Dictionnaire Maloine de l'Infirmière

Abréviations

adj.	adjectif
amér.	américain
angl.	anglais
DCI	dénomination commune internationale
f.	féminin
g	gramme
gr.	grec
lat.	latin
m.	masculin
µm	micromètre
mEq	milliéquivalent
mL	millilitre
mmol	millimole
µmol	micromole
p. ex.	par exemple
pl.	pluriel
®	marque déposée
s.	substantif
Syn.	synonyme
TA	Terminologia Anatomica
v.	verbe
V., v.	Voir

SYSTÈME INTERNATIONAL D'UNITÉS

Tableau I
Unités SI de base

Grandeur	Nom de l'unité	Symbole de l'unité
Longueur	mètre	m
Masse	kilogramme	kg
Temps	seconde	s
Intensité de courant électrique	ampère	A
Intensité lumineuse	candela	cd
Quantité de matière	mole	mol
Température thermodynamique	kelvin	K

Tableau II
Unités SI dérivées

Grandeur	Unité SI dérivées Nom	Symbole
Fréquence	hertz	Hz
Force	newton	N
Pression	pascal	Pa
Travail	joule	J
Puissance	watt	W
Quantité d'électricité	coulomb	C
Potentiel électrique	volt	V
Capacité électrique	farad	F
Résistance électrique	ohm	Ω
Conductance	siemens	S
Flux d'induction magnétique	weber	Wb
Induction magnétique	tesla	T
Inductance	henry	H
Flux lumineux	lumen	lm
Éclairement lumineux	lux	lx
Radioactivité	becquerel	Bq
Équivalent de dose	gray	Gy
Catalyse, activité enzymatique	katal	Kat

Tableau III

Multiples et sous-multiples de 10

Facteur	Préfixe	Symbole	Facteur	Préfixe	Symbole
10^{18}	exa	E	10^{-1}	déci	d
10^{15}	péta	P	10^{-2}	centi	c
10^{12}	téra	T	10^{-3}	milli	m
10^{9}	giga	G	10^{-6}	micro	µ
10^{6}	méga	M	10^{-9}	nano	n
10^{3}	kilo	k	10^{-12}	pico	p
10^{2}	hecto	h	10^{-15}	femto	f
10^{1}	déca	da	10^{-18}	atto	a

Tableau IV

Correspondance entre le système international d'unités (unités SI) et les unités anciennes, concernant les principaux constituants du sang

Substances	Unités anciennes	Facteurs de conversion des unités anciennes en unités SI	Unités SI	Facteurs de conversion des unités SI en unités anciennes
Albumine	g/L	14,5	µmol/L	0,069
Ammoniac	mg/L	58,7	µmol/L	0,017
Bilirubine	mg/L	1,71	µmol/L	0,585
Calcium	mg/L	0,025	mmol/L	40
	mEq/L	0,5	mmol/L	2
Chlorure	mEq/L	1	mmol/L	1
Cholestérol total	g/L	2,58	mmol/L	0,387
Créatinine	mg/L	8,84	µmol/L	0,113
Cuivre	mg/L	15,74	µmol/L	0,063
Fer	µg/dL	0,179	µmol/L	5,585
Fibrinogène	g/L	2,94	µmol/L	0,34
Glucose	g/L	5,55	mmol/L	0,18
Hémoglobine	g/dl	0,62	mmol/L	1,611
Lipides	g/L	1	g/L	1
Magnésium	mg/L	0,041	mmol/L	24,31
	mEq/L	0,5	mmol/L	2
Oxygène	mL/dL	0,446	mmol/L	2,24
	mmHg	0,133	kPa	7,502
Phosphates	mg/L	0,032	mmol/L	31
Potassium	mEq/L	1	mmol/L	1
Protéines	g/L	1	g/L	1
Sodium	mEq/L	1	mmol/L	1
Triglycérides	g/L	1,143	mmol/L	0,875
Urique (acide)	mg/L	5,95	µmol/L	0,168
Urée	g/L	16,65	mmol/L	0,06

Ces coefficients multiplicatifs permettent d'effectuer les conversions entre les deux systèmes d'unités.

Ainsi :
- un taux de créatinine de 10 mg/L (unités anciennes) correspond à $10 \times 8{,}84 = 88{,}4$ µmol/L en unités de système international ;
- un taux d'acide urique de 300 µmol/L (unités de système international) correspond à $300 \times 0{,}168 = 50{,}4$ mg/L en unités anciennes.

Principales constantes biologiques

Biochimie, enzymologie, hématologie, hormonologie

s = sang (veineux sauf indication contraire); u = urines

		VALEURS NORMALES	
		UNITÉS CONVENTIONNELLES	SYSTÈME INTERNATIONAL
ACE	s	voir antigène carcino-embryonnaire	
acétone	s	< 30 mg/L	< 0,51 mmol/L
"	u	0	0
acide ascorbique	s	0,4-1,5 mg/100 mL	23-85 µmol/L
acide folique	s	> 3,3 ng/mL	> 7,3 nmol/L
acide lactique artériel	s	0,6-1,8 mEq	0,6-1,8 mmol/L
acide pyruvique	s		0,00-0,11 mmol/L
acide urique	s	35-70 mg/L	208-420 µmol/L
"	u	250-700 mg/24 h	1,5-4,2 mmol/24 h
acide vanyl-mandélique	u	< 9 mg/24 h	< 45 µmol/24 h
ACTH	u	< 80 ng/L	< 17,6 pmol/L
activité anti-Xa	s	en cas de traitement curatif : 0,51-1,00 UI/mL	
adrénaline & noradrénaline	u	< 100 µg/24 h	
albumine	s	voir protéines	
alcool éthylique (seuil de responsabilité légale)	s	0,50 g/L	10,8 mmol/L
AFP (alpha-fœto-protéine)	s	< 20 ng/mL	
ALAT		voir transaminases	
aldostérone	s	(régime normosodé) couché 40-80 ng/L = 110-220 pmol/L debout > taux couché × 2	

		VALEURS NORMALES	
		UNITÉS CONVENTIONNELLES	SYSTÈME INTERNATIONAL
amino-transférases	s	voir transaminases	
ammoniaque	s		12-55 μmol/L
amylase	s	30-160 UI/L	
"	u	35-150 UI/L	
antigène CA 125	s	< 35 U/mL	
CA 15-3	s	< 30 U/mL	
CA 19-9	s	< 37 U/mL	
CA 50	s	< 23 U/mL	
CA 72-4	s	< 6,5 U/mL	
antigène carcino-embryonnaire (ACE)	s	< 2,5 ng/mL	
antigène prostatique spécifique (PSA)	s	< 2,5 ng/mL	
apolipoprotéines	s		
A1		1,20-1,60 g/L	
B		0,70-1,30 g/L	
ARP	s	voir rénine	
ASAT		voir transaminases	
bicarbonates	s	24-32 mEq/L	24-32 mmol/L
bilirubine	s		
totale		5-25 mg/L	8-43 μmol/L
conjuguée		< 2,4 mg/mL	< 4 μmol/L
non conjuguée		3-10 mg/mL	5-17 μmol/L
BNP	s	< 100 pg/mL	
CA...	s	voir antigène CA...	
calcitonine (thyrocalcitonine)	s	< 200 ng/L	
calcium	s	90-105 mg/L	2,25-2,60 mmol/L
"	u	50-300 mg/24 h	1,25-7,50 mmol/24 h
carbamazépine (Tégrétol®) (taux thérapeutiques)	s	4-12 μg/mL	17-51 μmol/L
carboxyhémoglobine	s	< 15 % de l'hémoglobine totale	
caroténoïdes	s	0,8-4,0 μg/mL	1,5-7,4 μmol/L
catécholamines (voir aussi acide vanyl-mandélique, adrénaline, métanéphrines)	u	< 100 μg/24 h	< 592 nmol/24 h
céruloplasmine	s	27-37 mg/100 mL	1,8-2,5 μmol/L
chlore	s	100-110 mEq/L	100-110 mmol/L
"	u	120-250 mEq/24 h	120-250 mmol/24 h

		VALEURS NORMALES	
		UNITÉS CONVENTIONNELLES	SYSTÈME INTERNATIONAL
cholestérol total	s	1,50-2,50 g/L	3,10-6,00 mmol/L
HDL	s	> 0,40 g/L	
LDL	s	< 1,60 g/L	
rapport CT/HDL	s	< ou égal à 4,5	
chorio-gonadotrophine humaine	s	voir hCG	
CO_2 total plasmatique	s	voir bicarbonates	
corps cétoniques	s, u	voir acétone	
corticotrope (hormone)	s	voir ACTH	
cortisol	s	à 08 h : 70-230 µg/L = 190-630 nmol/L à 16 h : taux de 08 h × 1/2 à 1/3	
"	u	< 100 µg/24 h	< 276 nmol/L
CPK (créatine phosphokinase)	s	< 50 UI/L	
CPK-MB	s	< 3 % de la CPK	
créatinine	s	6-15 mg/L	60-130 µmol/L
"	u	14-26 mg/kg/24 h	
croissance (hormone de)	s	voir somatotrope	
CRP	s	voir protéine C réactive	
cuivre	s	100-200 µg/100 mL	16-31 µmol/L
DEHA	s	voir déhydroépiandrostérone	
déhydroépiandrostérone	s	homme 0,5-5,5 ng/mL femme (adulte) 1,4-8,0 ng/mL femme (post-ménop.) 0,3-4,5 ng/mL	 1,7-19,0 nmol/L 4,9-28,0 nmol/L 10-15 nmol/L
(sulfate) (DEHA-S)	s	homme 151-446 µg/100 mL femme (adulte) 84-433 µg/100 mL femme (post-ménop.) 1,7-177,0 µg/100 mL	 3,9-11,4 µmol/L 2,2-11,1 µmol/L 0,04-4,50 µmol/L
DHA	s	voir déhydroépiandrostérone	
DHT	s	homme 0,4-0,9 µg/L femme 0,2-0,4 µg/L voir testostérone	1,4-3,1 nmol/L 0,7-1,4 nmol/L
digoxine (dose convenable sous traitement)	s	1-2 ng/mL	
Di-hydan®	s	voir phénytoïne	
dihydrotestostérone (DHT)	s	voir DHT	

		VALEURS NORMALES	
		UNITÉS CONVENTIONNELLES	SYSTÈME INTERNATIONAL
estradiol	s	voir œstradiol	
éthanol	s	voir alcool éthylique	
fer	s	0,6-1,9 mg/L	11-34 μmol/L
ferritine	s	homme 60-300 μg/L femme 30-150 μg/L	
fibrinogène	s	2-4 g/L	6-12 μmol/L
FSH	s	femme phase folliculaire phase lutéale pic ovulatoire test au LHRH homme taux de base test au LHRH	 2,5-13,0 mU/mL 2,7-7,8 mU/mL 5-30 mU/mL pic = taux de base × 2 2,6-9,1 mU/mL pic = taux de base × 2
gamma-GT (γ-glutamyl-transférase)	s	< 40 UI/L	
gastrine	s	< 100 ng/L	
gaz du sang	s	voir bicarbonates, O_2 Hb, P CO_2, pH, P O_2	
GH	s	voir somatotrope (hormone)	
globulines	s	voir protéines	
glucose	s	0,7-1,1 g/L	3,9-5,6 mmol/L
"	u	0	
GOT	s	voir transaminases	
GPT	s	voir transaminases	
grossesse (test de)	s	voir hCG	
haptoglobine	s	0,5-2,5 g/L	7,75-39,00 μmol/L
hCG (β-hCG) (chorio-gonadotrophine humaine)	s	0 grossesse si > 10 UI/L dès le 10e jour	
hématies	s	voir numération-formule	
hémoglobine glycosylée	s	4-6 % de l'hémoglobine totale	
INR	s	voir TP	
lactates	s	voir acide lactique	
LDH (lactico déshydrogénase)	s	< 33 UI/L	
leucocytes	s	voir numération-formule et typage leucocytaire	
LH	s	femme phase folliculaire phase lutéale pic ovulatoire test au LHRH homme taux de base test au LHRH	 4,2-12,6 mU/mL 2,1-10,5 mU/mL 24-70 mU/mL pic = taux de base × 5 3,1-12,0 mU/mL pic = taux de base × 5

		VALEURS NORMALES	
		UNITÉS CONVENTIONNELLES	SYSTÈME INTERNATIONAL
LHRH (test au)	s	voir FSH et LH	
lipase	s	< 190 UI/L	
lipides totaux	s	4,5-8,0 g/L	
lipoprotéines (électrophorèse) alpha pré-bêta bêta	s	 20-30 % < 15 % 45-55 %	
lipoprotéine a Lp (a)	s	0,10-0,30 g/L	
lithium (taux convenable sous traitement) Intoxication si	s	0,5-0,8 mEq/L > 2 mEq/L	0,5-0,8 mmol/L > 2 mmol/L
Lp (a)	s	voir lipoprotéine a	
magnésium plasmatique	s	18-24 mg/L	0,74-1,00 mmol/L
métanéphrines	u	< 1,2 mg/24 h	< 6,5 µmol/24 h
β-2-microglobuline	s	1,0-2,4 mg/L	
monoxyde de carbone (CO)	s	< 5 % de l'hémoglobine totale	
Mysoline®	s	voir primidone	
noradrénaline	u	voir adrénaline	
myoglobine	s	N < 100 µg/L	
numération-formule	s		
hématies		4 000 000-5 500 000/mm³	4,0-5,5 T/L
hémoglobine hématocrite VGM TCMH CCMH réticulocytes		11-15 g/100 mL 37-47 % 80-100 fl 27-32 pg 30-35 g/100 mL 0,5-1,5 % des hématies	
leucocytes poly neutro poly éosino poly baso lymphocytes monocytes		4 000-10 000/mm³ 57-67 % 1-3 % 0,00-0,75 % 25-33 % 3-7 %	4-10 G/L 2,0-7,5 G/L 0,0-0,8 G/L 0,0-0,5 G/L 1-4 G/L 0,2-1,0 G/L
		voir aussi typage lymphocytaire	
plaquettes		150 000-300 000/mm³	150-300 G/L
O_2 Hb (saturation artérielle oxyhémoglobinée)	s	96-100 %	

<table>
<tr><th></th><th></th><th colspan="2">VALEURS NORMALES</th></tr>
<tr><th></th><th></th><th>UNITÉS CONVENTIONNELLES</th><th>SYSTÈME INTERNATIONAL</th></tr>
<tr><td>œstradiol</td><td>s</td><td colspan="2">femme
phase folliculaire
20-120 ng/L = 73-440 pmol/L
phase préovulatoire
140-400 ng/L = 514-1 468 pmol/L
phase lutéale
50-210 ng/L = 183-770 pmol/L
homme < 30 ng/L = < 110 pmol/L</td></tr>
<tr><td>osmolalité</td><td>s</td><td>280-296 mOsm/kg</td><td>280-296 mmol/kg</td></tr>
<tr><td>ostéocalcine</td><td>s</td><td colspan="2">6,00-6,40 µg/L</td></tr>
<tr><td>oxyhémoglobine</td><td>s</td><td colspan="2">voir O_2 Hb</td></tr>
<tr><td>P CO_2 artérielle</td><td>s</td><td colspan="2">35-45 mm Hg</td></tr>
<tr><td>parathormone</td><td>s</td><td colspan="2">voir PTH</td></tr>
<tr><td>pH artériel</td><td>s</td><td colspan="2">7,35-7,45</td></tr>
<tr><td>phénobarbital
(taux thérapeutiques)</td><td>s</td><td>15-50 µg/mL</td><td>65-125 µmol/L</td></tr>
<tr><td>phénytoïne (Di-hydan®)
(taux thérapeutiques)</td><td>s</td><td>5-20 µg/mL</td><td>20-80 µmol/L</td></tr>
<tr><td>phosphatase acide</td><td>s</td><td colspan="2">< 10 UI/L</td></tr>
<tr><td>phosphatase alcaline</td><td>s</td><td>20-80 UI/L</td><td></td></tr>
<tr><td>phosphore</td><td>s</td><td>30-45 mg/L</td><td>1,0-1,5 mmol/L</td></tr>
<tr><td>"</td><td>u</td><td>400-1 000 mg/24 h</td><td>12,8-32,0 mmol/24 h</td></tr>
<tr><td>plaquettes</td><td>s</td><td colspan="2">voir numération-formule</td></tr>
<tr><td>plomb</td><td>s</td><td>< 50 µg/100 mL</td><td>< 2,4 µmol/L</td></tr>
<tr><td>P O_2 artérielle</td><td>s</td><td colspan="2">75-100 mm Hg</td></tr>
<tr><td>potassium</td><td>s</td><td>3,5-5,0 mEq/L</td><td>3,5-5,0 mmol/L</td></tr>
<tr><td>"</td><td>u</td><td>1 500-4 000 mg/24 h</td><td>40-100 mmol/24 h</td></tr>
<tr><td>préalbumine</td><td>s</td><td colspan="2">voir transthyrétine</td></tr>
<tr><td>primidone (Mysoline®)
(taux thérapeutiques)</td><td>s</td><td>4-12 µg/mL</td><td>18-55 µmol/L</td></tr>
<tr><td>PRL</td><td>s</td><td colspan="2">voir prolactine</td></tr>
<tr><td rowspan="2">progestérone</td><td rowspan="2">s</td><td>homme < 1,0 ng/mL</td><td>< 3,2 nmol/L</td></tr>
<tr><td colspan="2">femme
phase folliculaire
0,2-0,6 ng/mL
0,6-1,9 nmol/L
milieu du cycle
0,3-3,5 ng/mL
0,95-11,00 nmol/L
post-ovulatoire
6,5-32,2 ng/mL
21-102 nmol/L</td></tr>
</table>

		VALEURS NORMALES	
		UNITÉS CONVENTIONNELLES	SYSTÈME INTERNATIONAL
prolactine (PRL)	s	femme (activité génitale) (ménopause) test au TRH homme < 13 ng/mL test au TRH	< 19 ng/mL < 13 ng/mL taux de base × 5 taux de base × 3
protéine C réactive	s	< 15 mg/mL	
protéines (électrophorèse) **protéines totales** **albumine** **globulines** **a-1-globulines** **a-2-globulines** **b-globulines** **g-globulines**	s	 60-75 g/L 35-50 g/L 20-35 g/L 2-4 g/L 3-9 g/L 6-9 g/L 7,5-16,0 g/L	 60 % 40 % 3-6 % 6-10 % 8-10 % 12-20 %
protéines	u	0	
PSA	s	voir antigène prostatique spécifique	
PTH	s	10-65 pg/mL	
quinidine (taux thérapeutiques)	s	1,2-4,0 µg/mL	3,7-12,3 µmol/L
rénine (activité rénine plasmatique, ARP)	s	(régime normosodé) couché : 7,5-19,0 ng/L debout : 7,5-40,0 ng/L	
réserve alcaline		voir bicarbonates	
salicylates (taux thérapeutiques)	s	20-25 mg/100 mL	1,4-1,8 mmol/L
SCC	s	< 2 ng/mL	
sodium	s	135-145 mEq/L	135-145 mmol/L
"	u	100-300 mEq/24 h	100-300 mmol/24 h
somatomédine-C	s	0,4-2,1 U/mL	
somatotrope (hormone)	s	adulte < 5 µg/L enfant 1-10 µg/L	
taux de prothrombine	s	voir TP	
TCA ou temps de céphaline activée	s	30 secondes traitement anticoagulant efficace : 1,5 à 2,5 fois le temps du témoin	
Tegretol®	s	voir carbamazépine	
temps de Quick	s	voir TP	
temps de saignement	s	3-9 minutes	
testostérone	s	homme 4-10 µg/L femme 0,2-0,6 µg/L	14-35 nmol/L 0,7-2,0 nmol/L
		voir DTH	
thyrocalcitonine	s	voir calcitonine	
thyroglobuline	s	< 50 µg/mL	

Lexique étymologique

Les mots communs du langage de la santé sont formés de radicaux (ou racines) provenant pour quelques-uns du latin, et pour la majorité, du grec ancien.
Grâce à ce lexique étymologique, vous pouvez en comprendre la signification.

A

a (gr.) privation, manque de : *aplasie*.
acanth (gr.) épine : *acanthose, hexacanthe*.
acou (gr.) audition : *acoumétrie*.
acro (gr.) extrémité : *acromégalie*.
actin (gr.) rayon, rayonnement : *actinothérapie*.
acu (lat.) aigu : *acupuncture*.
ad (lat.) près de : *adduction*.
adaman (gr.) émail : *adamantinome*.
aden (gr.) ganglion lymphatique, glande : *adénite*.
adip (gr.) graisse : *adipocyte*.
adjuv (lat.) aide : *adjuvant*.
adren (lat.) surrénal : *adrénaline*.
aer (gr.) air : *aérogastrie*.
ago (gr.) conduire : *cholagogue*.
alb (lat.) blanc : *albumine*.
alg (gr.) douleur : *algodystrophie, hépatalgie*.
alg (lat.) froid : *algidité*.
alien (lat.) étranger : *aliénation*.
all (gr.) autre : *allergie*.
allant (gr.) saucisse : *allantoïde*.
allel (gr.) l'un l'autre : *allèle*.
alpha (gr.) 1re lettre de l'alphabet grec : A : *alpha-bloquant*.
amb (lat.) les deux : *ambosexuel*.
amblyo (gr.) affaibli : *amblyopie*.
amph (gr.) des 2 côtés : *amphotère*.
amyl (gr.) amidon : *amylose*.
an (gr.) privation, manque de : *anorexie*.
ana (gr.) sur, en remontant : *anaphase*.
andr (gr.) homme, sexe masculin : *andropause* ; v. *anthrop*.
anév (gr.) dilatation : *anévrysme*.
ang (gr.) j'étrangle, je serre : *angine*.
angéi (gr.) vaisseau : *angéiologie*.
angio (gr.) vaisseau : *angiokératome*.
aniso (gr.) inégal : *anisocorie*.
ankylo (gr.) frein : *ankylostome*.
annul (lat.) anneau : *annuloplastie*.
ante (lat.) avant : *antépulsion*.
anthra (gr.) charbon : *anthrax*.
anthropo (gr.) homme, genre humain : *anthropométrie* ; v. *andro*.
anti (gr.) contre, action contraire : *antiagrégant*, propriété inhibitrice : *anticorps*.
apex (lat.) sommet, pointe : *apexogramme*.
apic (lat.) sommet, pointe : *apicolyse*.
apo (gr.) séparé, dérivé de : *apo-enzyme*.
arachn (gr.) araignée : *arachnodactylie*.
aréna (lat.) sable : *arénavirus*.
argyr (gr.) argent : *hydrargyrie, argyrisme*.
arter (gr.) artère : *artériotomie*.
arthr (gr.) articulation : *arthrose*.
aryté (gr.) aiguière : *aryténoïde*.
asc (gr.) outre : *ascite*.
ase (pour diastase) (gr.) enzyme dégradant le corps envisagé : *transaminase*.
aster (gr.) étoile : *astérion*.
atélé (gr.) incomplet, imparfait : *atélectasie*.
ather (gr.) bouillie : *athérome*.
atop (gr.) étrangeté : *atopie*.
atri (lat.) vestibule, oreillette : *atriotomie*.

audi (lat.) entendre : *audiogramme.*
auric (lat.) petite oreille, oreillette : *auriculaire.*
aut (gr.) soi-même : *autolyse.*

B

bacill (lat.) petit bâton : *bacillose.*
bacter (lat.) bâton : *bactériologie.*
balan (gr.) gland : *balanite.*
ballisto (gr.) agitation : *ballistocardiogramme.*
baln (lat.) bain : *balnéothérapie.*
bar (gr.) pression : *barosensible, hyperbare.*
bathm (gr.) gradation, excitabilité : *bathmotrope.*
bêta (gr.) 2ᵉ lettre de l'alphabet grec : Β : *bêtastimulant.*
bi (lat.) deux fois : *bigéminé.*
bil (gr.) bile : *bilirubine.*
bio (gr.) vie : *biochimie.*
blast (gr.) germe, cellule jeune : *blastoderme, myéloblaste.*
blen (gr.) mucus : *blennorragie.*
bléphar (gr.) paupière : *blépharospasme.*
bothrio (gr.) fossette : *bothriocéphale.*
botryo (gr.) grappe de raisin : *botryomycète.*
botul (lat.) boudin : *botulisme.*
brachy (gr.) court, bref : *brachycéphalie.*
brady (gr.) lent : *bradycardie.*
bubon (gr.) aine : *bubonocèle.*
bucc (lat.) bouche : *buccinateur.*

C

caco (gr.) mauvais : *cacosmie.*
cæco (lat.) aveugle : *cæcum.*
calc (lat.) chaux : *calcémie.*
camer (lat.) chambre : *camérulaire.*
capn (gr.) vapeur : *hypercapnie.*
capsul (lat.) petite boîte : *encapsulé.*
carb (lat.) charbon : *carbogénothérapie.*
carcino (gr.) cancer : *carcinoïde.*
card (gr.) cœur, cardia : *cardiologie, cardiospasme.*
caryo (gr.) noyau : *caryocinèse.*
casé (lat.) fromage : *caséeux.*
cata (gr.) en bas, indique une notion de chute, dégradation, décomposition : *catalyse.*
caten (lat.) chaîne : *bicaténaire.*
caud (lat.) queue : *caudal.*
cèle (gr.) hernie : *épiplocèle.*
cément (lat.) : moellon : *cément.*
centèse (gr.) piqûre : *paracentèse.*
céphal (gr.) tête : *céphalée.*
ceps (lat.) tête, chef : *biceps.*
cerebr (lat.) cerveau : *cérébrosidose.*
cerebell (lat.) cervelet : *cérébelleux.*
cervic (lat.) cou, col : *cervicite.*
chala (gr.) relâchement : *achalasie.*
cheil (gr.) lèvre : *cheiloplastie, macrocheilie.*
cheir (gr.) main : *cheiropodal.*
chel (gr.) pince : *chéloïde.*
chem (gr.) chimie : *chémosensibilité.*
chiasm (gr.) en croix : *chiasmatique.*
chir (gr.) main : *chirurgien.*
chloro (gr.) vert, chlore : *chlorome.*
chol (gr.) bile : *cholécystite.*
cholédoco (gr.) qui conduit la bile : *cholédocotomie.*
chondr (gr.) cartilage : *dyschondroplasie, chondrome.*
chord (gr.) corde : *chordome.*
choré (gr.) danse : *chorée.*
chorio (gr.) membrane : *chorion.*
chrom (gr.) couleur : *dyschromatopsie, chromaffine.*
chron (gr.) le temps (qui passe) : *chronotrope.*
chrys (gr.) or : *chrysothérapie.*
chyl (gr.) suc : *chylomicron.*
chym (gr.) suc : *chymotrypsine.*
cide (lat.) tuer : *fongicide.*
ciné (gr.) mouvement : *cinépathie, acinésie.*
circ (lat.) cercle : *circoncision.*
cirrh (gr.) roux : *cirrhose.*
cirs (gr.) varice : *cirsoïde.*
cistern (lat.) citerne : *cisternographie.*
clado (gr.) branche : *cladosporiose.*
clas (gr.) destruction : *ostéoclaste.*
claustr (lat.) barrière : *claustrophobie.*
clin (gr.) lit : *clinique.*
clon (gr.) rejeton : *clonage.*
clono (gr.) agitation : *clonus.*
co (lat.) avec : *co-enzyme.*
coarct (lat.) rétrécissement : *coarctation.*
cocc (gr.) grain : *coccobacille.*
cochl (gr.) limaçon : *cochléaire.*
cœl (gr.) ventre : *cœlioscopie.*
col (gr.) côlon : *coloscopie.*
coll (gr.) colle : *collagène.*
colp (gr.) vagin : *colpocèle.*
condyl (gr.) articulation : *condyle.*

coph (gr.) sourd : *cophochirurgie.*
copro (gr.) excrément : *coproculture.*
coque (gr.) coque, grain : *streptocoque.*
coré (gr.) pupille : *corépraxie, anisocorie.*
coron (gr.) couronne : *coronaire.*
cort (lat.) écorce : *cortectomie.*
cortico (lat.) écorce : *corticoïde.*
coryn (gr.) massue : *Corynebacterium.*
cost (lat.) côte : *sternocostal.*
cox (lat.) hanche : *coxite.*
cren (gr.) source : *crénothérapie.*
crin (gr.) sécrétion : *endocrine.*
crot (gr.) battement : *dicrotisme.*
cru (lat.) cuisse : *cruralgie.*
cryo (gr.) froid : *cryoglobuline.*
crypt (gr.) caché : *cryptoleucémie.*
cubit (lat.) coude : *décubitus.*
culi (lat.) moustique : *Culicidé.*
cupr (lat.) cuivre : *cuprémie.*
cyan (gr.) bleu : *cyanose.*
cybern (gr.) gouverner : *cybernétique.*
cycl (gr.) cercle : *cyclothérapie.*
cyn (gr.) chien : *cynique.*
cyph (gr.) courbé : *cyphose.*
cyst (gr.) vessie : *cystalgie, dacryocystite.*
cyt (gr.) cellule : *lymphocyte, cytolyse.*

D

dacr (gr.) larme : *dacryocystite.*
dactyl (gr.) doigt : *dactyloscopie.*
de (lat.) hors de, séparation : *défibrillation.*
déca (gr.) dix : *décapeptide.*
déci (gr.) dixième : *décibel.*
déhydr (gr.) perte d'un atome d'hydrogène : *deltacortisone.*
démo (gr.) peuple : *démographie, endémie.*
démono (gr.) diable : *démonolâtrie.*
dendr (gr.) arbre : *dendrite.*
derm (gr.) peau : *dermatologie, pachydermie.*
des (lat.) hors de, séparation : *déshydratation.*
dèse (gr.) action de lier : *arthrodèse.*
desmo (gr.) chaîne, lien : *desmodontite.*
dextr (lat.) à droite : *dextrocardie.*
di (gr.) deux : *didelphe.*
dia (gr.) à travers : *diathermie.*
dipht (gr.) membrane : *diphtérie.*
diplo (gr.) double : *diplopie.*
dolicho (gr.) allongé : *dolichocolon.*
drépano (gr.) faucille : *drépanocyte.*
dromo (gr.) course : *dromotrope.*
duct (lat.) conduire : *ductance.*
dyn (gr.) force : *isodynamie, dynamomètre.*
dys (gr.) difficulté, gêne : *dystocie.*

E

ebur (lat.) ivoire : éburnation.
ec (gr.) hors de : *eccrine.*
échino (gr.) hérisson : *échinocoque.*
ectasie (gr.) dilatation : *bronchectasie.*
ecto (gr.) au dehors : *ectoderme.*
ectomie (gr.) ablation : *gastrectomie.*
ectop (gr.) hors du lieu : *ectopie.*
ectro (gr.) avorté, absence congénitale de : *ectromèle.*
élé (gr.) huile : *éléidome.*
élytro (gr.) vagin : *élytrocèle* ; v. *colpo.*
em (gr.) dans : *emmétropie.*
embol (gr.) éperon : *embolie.*
émie (gr.) sang : *anémie.*
en (gr.) dans : *encéphale.*
end (gr.) dedans : *endoscopie.*
entér (gr.) intestin : *entérite.*
ento (gr.) dedans : *entoparasite.*
épi (gr.) au-dessus : *épilepsie.*
épisio (gr.) pubis : *épisiotomie.*
epsilon (gr.) lettre grecque E : *epsilonaminocaproïque.*
equ (lat.) cheval : *équin.*
erg (gr.) travail : *ergothérapie, adrénergique.*
éro (gr.) amour : *érotomanie.*
éryth (gr.) rouge : *érythème.*
esthési (gr.) sensibilité : *anesthésie.*
estr (gr.) rut : *estrogène.*
ethm (gr.) racine du nez : *ethmoïde.*
ethn (gr.) peuple : *ethnographie.*
étio (gr.) cause : *étiologie.*
eu (gr.) bien, bon, harmonieux, favorable : *euphorie.*
ex, exo (gr.) hors de : *exérèse, exophtalmie.*
extra (lat.) hors de : *extrait.*

F

falc (lat.) faux (pour faucher) : *falciforme.*
feb (lat.) fièvre : *fébricule.*
fec (lat.) excrément : *fécaloïde.*
fère (lat.) porter : *somnifère.*
ferr (lat.) fer : *ferriprive.*
fibro (lat.) fibre : *fibroscope.*
foc (lat.) foyer : *focal.*
follic (lat.) petit sac : *folliculine.*

fong (lat.) champignon : *fongicide.*
forme (lat.) forme : *vermiforme.*
fruct (lat.) fruit : *fructose.*
fuge (lat.) fuir : *vermifuge.*
fund (lat.) fond : *fundoplicature.*
fung (lat.) champignon : *fungique.*
funic (lat.) cordon : *funiculite.*

G

galact (gr.) lait : *galactose.*
gam (gr.) union : *gamète.*
gamma (gr.) lettre grecque G : *gamma encéphalographie.*
gangl (gr.) glande : *ganglion.*
gastr (gr.) estomac : *gastrectomie.*
gemell (lat.) jumeau : *gémellaire.*
gène (gr.) engendrant, origine : *pathogène, génétique.*
genèse (gr.) formation : *hormonogenèse.*
géo (gr.) terre : *géophagie.*
géro (gr.) vieux : *gérodermie.*
géronto (gr.) vieux : *gérontologie.*
geste (lat.) grossesse : *primigeste.*
giga (gr.) géant : *gigantisme.*
gingiv (lat.) gencive : *gingivorragie.*
glauc (gr.) verdâtre : *glaucurie.*
gli (gr.) colle : *névroglie.*
glom (lat.) pelote : *glomus.*
glomerul (lat.) petite pelote : *glomérulopathie.*
gloss (gr.) langue : *hypoglosse, glossodynie.*
gluc (gr.) doux, sucré : *glucide.*
gluté (gr.) fesse : *glutéal.*
glyc (gr.) doux, sucré : *glycémie.*
gnath (gr.) mâchoire : *gnathologie.*
gnos (gr.) connaissance : *asomatognosie.*
gon (gr.) genou : *gonathrose.*
gonad (gr.) génération : *gonadotrophine.*
goni (gr.) angle : *goniotomie.*
gono (gr.) semence : *gonorrhée.*
gramme (gr.) écrit : *adénogramme.*
granul (lat.) petit grain : *granulocyte.*
graph (gr.) écrire : *tomographie, graphomanie.*
grav (lat.) lourd : *gravidique.*
gyn, gynéco (gr.) féminin : *gynoïde, gynécologue.*
gyps (gr.) plâtre : *gypsotomie.*
gyr (gr.) cercle : *gyrus, lévogyre.*

H

hæm (gr.) sang : *Hæmophilus.*
hallus (lat.) marteau : *hallus valgus.*
hamarto (gr.) raté : *hamartome.*
haplo (gr.) simple : *haplotype.*
hapto (gr.) s'attacher : *haptène.*
hébé (gr.) puberté : *hébéphrénie.*
hélio (gr.) soleil : *héliothérapie.*
helmin (gr.) ver : *helminthiase, Némathelminthe.*
héma (gr.) sang : *hémangiome.*
hémato (gr.) sang : *hématologie.*
hémi (gr.) demi : *hémiplégie.*
hémo (gr.) sang : *hémoculture.*
hépar (gr.) foie : *héparine.*
hépat (gr.) foie : *hépatique.*
héré (lat.) héritier : *hérédité.*
hétéro (gr.) autre : *hétérochromosome* ; v. *homo.*
hexa (gr.) six : *hexacanthe.*
hidr (gr.) sueur : *hidrosadénite.*
hipp (gr.) cheval : *hippurique.*
hirud (lat.) sangsue : *hirudine.*
hist (gr.) tissu : *histologie.*
holo (gr.) entier : *holosystolique.*
homéo (gr.) semblable : *homéopathie.*
homo (gr.) semblable : *homogamétique.*
hormo (gr.) excitation : *hormone.*
hyal (gr.) verre : *hyalinose.*
hybrid (gr.) viol : *hybridome.*
hyd (gr.) eau : *hydatique, chlorhydrique.*
hyg (gr.) santé : *hygiène.*
hyper (gr.) au-dessus, indique excès, surabondance, situation plus élevée : *hyperuricémie.*
hypn (gr.) sommeil : *hypnotique.*
hypo (gr.) au-dessous, indique une diminution, une situation inférieure : *hypoderme.*
hyps (gr.) hauteur : *hypsarythmie.*
hystér (gr.) utérus : *hystérectomie.*

I

iatro (gr.) médecin : *iatrogénique.*
ichty (gr.) poisson : *ichtyose.*
icter (gr.) jaunisse : *ictérigène.*
ictu (gr.) choc, coup : *ictus amnésique.*
ide (gr.) désigne habituellement les manifestations d'intoxication ou les infections cutanées : *iodide, syphilide.*

idio (gr.) propre : *idiosyncrasie.*
ilé (gr.) intestin : *iléite.*
ili (lat.) iliaque : *iliite.*
immun (lat.) exempt : *immunologie.*
in (lat) négation : *inactivateur.*
in (lat.) dedans : *inclusion.*
infra (lat.) dessous : *infrarouge.*
insul (lat.) île : *insuline.*
inter (lat.) entre : *intertrigo.*
iota (gr.) lettre grecque I : *iotacisme.*
iso (gr.) égal : *iso-enzyme.*
ite (lat.) inflammation : *valvulite.*

J

jug (lat.) gorge : *jugulaire.*

K

kal (arabe) potasse : *kaliémie.*
kappa (gr.) lettre grecque K : *chaîne kappa.*
karyo (gr.) noyau : *karyokinèse* ; v. *caryo.*
kel (gr.) hernie : *kélotomie.*
kéra (gr.) corne, cornée : *kératine, kératome.*
kilo (gr.) mille : *kilogramme.*
kiné (gr.) mouvement : *kinésithérapeute.*
kyst (gr.) vessie : *kyste, kystome.*

L

lab (lat.) lèvre : *labiolecture.*
laco (gr.) réservoir : *lacorhinostomie.*
lacrym (lat.) larme : *lacrymogène* ; v. *dacr.*
lact (lat.) lait : *lactose* ; v. *galact.*
læv (gr.) gauche ; v. *lev.*
lagn (gr.) coït : *algolagnie.*
laparo (gr.) lombes : *laparotomie.*
later (lat.) côté : *latéropulsion.*
lécith (gr.) jaune d'œuf : *lécithine.*
léio (gr.) lisse : *léiomyome* ; v. *lio.*
lenti (lat.) lentille, cristallin : *lentiglobe.*
leon (gr.) lion : *leontiasis.*
lepto (gr.) mince : *leptospire.*
let (lat.) mort : *létal.*
leth (lat.) mort : *léthal.*
leuc (gr.) blanc : *leucémie.*
lev (gr.) gauche : *lévogyre.*
lien (lat.) rate : *liénal.*
lig (lat.) lien : *ligament.*
limb (lat.) bordure : *limbique.*
ling (lat.) langue : *linguatule.*
lio (gr.) lisse : *liomyome.*
lip (gr.) graisse : *lipome.*
lith (gr.) pierre : *lithémie.*
liv (lat.) tache bleue : *livedo.*
log (gr.) discours, science : *logorrhée, pneumologie.*
luc (gr.) lumière : *lucite.*
lum (lat.) lumière : *luminance.*
lumb (lat.) lombes : *lumbago.*
lup (lat.) loup : *lupoïde.*
lut (gr.) jaune : *lutéinome.*
lyc (gr.) loup : *lycanthropie.*
lymph (gr.) eau : *lymphoïde.*
lys (gr.) destruction, libération, dissolution : *thrombolyse, lysozyme.*
lyss (gr.) rage : *Lyssavirus.*
lyt (gr.) destruction : *lipolytique.*

M

macro (gr.) grand, gros : *macrocyte.*
macul (lat.) tache : *macula.*
magist (lat.) maître : *magistral.*
malac (gr.) ramollissement : *ostéomalacie.*
mam (lat.) mamelle : *mammographie.*
man (lat) main : *manuluve.*
mani (gr.) folie : *pharmacomanie.*
mast (gr.) mamelle : *mastodynie.*
media (lat.) milieu : *médianécrose.*
medul (lat.) moelle : *médullaire.*
méga (gr.) grand : *mégacôlon.*
méi (gr.) réduction : *méiose.*
mel (gr.) membre : *phocomèle, mélotomie.*
méla (gr.) noir : *mélanose.*
méli (gr.) miel : *mélitococcie.*
men (gr.) mois : *ménopause.*
méning (gr.) méninge : *méningocèle.*
mens, ment (lat.) esprit : *démence, mental.*
méro (gr.) partie : *mérozoïte.*
més (gr.) milieu : *mésothérapie.*
méta (gr.) changement, transformation : *métabolisme.*
métop (gr.) front : *métopique.*
metr (gr.) utérus, mesure : *endomètre, métrorragie.*
mi (gr.) demi : *migraine.*
micro (gr.) petit : *microsome.*
mil (lat.) millet : *miliaire.*
milli (lat.) millième 10^{-3} : *millicurie.*
mimétique (gr.) j'imite : *corticomimétique.*
mios (gr.) réduction : *miotique.*
mis (gr.) haine : *misogynie.*
mito (gr.) fil, peloton : *mitose.*

mné (gr.) mémoire : *amnésie.*
mogi (gr.) avec peine : *mogigraphie.*
mol (lat.) masse : *moléculaire.*
monil (lat.) collier : *moniliforme.*
mono (gr.) seul : *monocaténaire.*
morb (lat.) maladie : *morbide.*
morph (gr.) forme : *monomorphe, morphologie.*
morphi (lat.) sommeil : *morphinomane.*
mu (gr.) lettre grecque M : *chaîne lourde mu.*
muc (lat.) mucosité : *mucocèle.*
multi (lat.) beaucoup : *multifocal.*
mur (lat.) rat : *murin.*
mut (lat.) changement : *mutation.*
my (gr.) muscle : *myasthénie.*
myc (gr.) champignon : *mycose.*
myél (gr.) moelle : *dysmyélopoïèse.*
myo (gr.) muscle : *myotomie.*
mytil (gr.) moule (coquillage) : *mytilotoxine.*
myx (gr.) mucosité : *myxœdème.*

N

næv (lat.) tache : *nævocellulaire.*
nan (gr.) nain : *nanisme.*
nano (gr.) 10^{-9} : *nanogramme.*
narc (gr.) sommeil : *narcotique.*
nas (lat.) nez : *nasopharyngien.*
nat (lat.) fesse : *natiforme.*
natr (espagnol) sodium : *natrémie.*
nau (gr.) navire : *naupathie.*
né (gr.) nouveau : *néathrose.*
nécro (gr.) mort : *nécropsie.*
negat (lat.) négation : *négativisme.*
néo (gr.) nouveau : *néoplasme.*
néphel (gr.) nuage : *néphélémétrie.*
néphr (gr.) rein : *néphrotomie, anéphrique.*
nésidi (gr.) petite île : *nésidioblastome.*
neur (gr.) nerf : *neurologie.*
névr (gr.) nerf : *névralgie.*
nitr (gr.) azote : *nitroglycérine.*
noc (lat.) nuire : *nocebo.*
nod (lat.) nœud : *nodal.*
nona (lat.) neuf (chiffre) : *nonane (fièvre).*
noo (gr.) intelligence : *nootrope.*
nor (allemand) sans azote : *noradrénaline.*
norm (lat.) équerre : *normocytose.*
noso (gr.) maladie : *nosologie.*
not (gr.) dos : *notalgie.*
nucl (gr.) noyau : *nucléole.*
nutr (lat.) nourriture : *nutriment.*
nyct (gr.) nuit : *nyctalopie.*
nystag (gr.) s'incliner : *nystagmus.*

O

obi (lat.) mort : *obitoire.*
obl (lat.) offrir : *oblatif.*
oct (gr.) bruit : *octane.*
ocul (lat.) œil : *oculomoteur.*
ocy (gr.) prompt : *ocytocique.*
odont (gr.) dent : *odontalgie.*
odyn (gr.) douleur : *mastodynie.*
œd (gr.) gonflement : *œdème.*
œn (gr.) vin : *œnolisme.*
œso (gr.) œsophage : *œsophagoscopie.*
œstr (gr.) fureur, œstrus : *œstrogène* ; v. *estr.*
oïde (gr.) en forme de : *odontoïde.*
oléo (gr.) huile : *oléome.*
olig (gr.) peu, rareté : *oligurie.*
olisthésis (gr.) glissement : *spondylolisthésis.*
om (gr.) épaule : *omoplate.*
oma (gr.) tumeur : *épithéliome.*
oment (lat.) épiploon : *omental.*
omphal (gr.) ombilic : *omphalocèle.*
onc (gr.) masse : *oncogène.*
onir (gr.) songe : *onirisme.*
onto (gr.) l'être : *ontogenèse.*
onych (gr.) ongle : *koïlonychie, onychophagie.*
onyme (gr.) nom : *homonyme.*
oo (gr.) œuf : *oocyte.*
oophor (gr.) ovaire : *oophorome.*
ophi (gr.) serpent : *ophiase.*
ophtalm (gr.) œil : *ophtalmologie.*
opio (gr.) opium : *opiomane.*
opistho (gr.) en arrière : *opisthotonos.*
opo (gr.) suc : *opothérapie.*
ops (gr.) voir : *opsoclonie.*
opt (gr.) voir : *optique.*
orchi (gr.) testicule : *orchidectomie.*
orexi (gr.) appétit : *anorexie, orexigène.*
ornith (gr.) oiseau : *ornithose.*
ortho (gr.) droit : *orthopédie.*
oschéo (gr.) scrotum : *oschéoplastie.*
ose (gr.) désinence indiquant un sucre : *pentose.*
ose (gr.) suffixe désignant les maladies chroniques non inflammatoires : *tuberculose.*
osm (gr.) poussée : *osmotique.*
osté (gr.) os : *ostéocope.*

osti (lat.) orifice : *ostial*.
ot (gr.) oreille : *otite*.
ovo (lat.) œuf : *ovocyte*.
oxal (gr.) oseille : *acide oxalique*.
oxy (gr.) pointu, aigu : *oxygène*.

P

pachy (gr.) épais : *pachycurare*.
page (gr.) uni, soudure, réunion : *parapage*.
paléo (gr.) ancien : *paléopathologie*.
pali (gr.) de nouveau : *palicinésie*.
pall (gr.) secousse, vibration : *pallesthésie*.
palud (lat.) marais : *paludisme*.
pan (gr.) tout : *panoptique*.
para (gr.) auprès, contre, à travers : *paramédical*.
pare (lat.) accouchement : *primipare, dyspareunie*.
parthéno (gr.) vierge : *parthénogenèse*.
patell (lat.) rotule : *patellectomie*.
path (gr.) maladie : *pathologie, ostéopathe*.
pathie (gr.) maladie : *cardiopathie*.
pauci (lat.) peu : *paucisymptomatique*.
pause (gr.) arrêt : *ménopause*.
péd (gr.) enfant : *pédiatrie*.
pelv (lat.) petit bassin : *pelvimétrie*.
pemphi (gr.) bulle : *pemphigus*.
pénie (gr.) pauvreté, pénurie : *lymphopénie*.
pent (gr.) cinq : *pentalogie*.
pept, peps (gr.) digestion : *peptone, dyspepsie*.
per (gr.) pendant : *peropératoire*.
péri (gr.) autour : *péridural*.
pete (lat.) se diriger vers : *cellulipète*.
pexie (gr.) fixation : *néphropexie*.
phac (gr.) lentille, cristallin : *phacosclérose*.
phag (gr.) manger : *phagocytose*.
phak (gr.) lentille, cristallin : *phakolyse*.
phall (gr.) pénis : *phalloïdien*.
pharma (gr.) médicament : *pharmacie*.
phén (gr.) apparent : *phénotype*.
phil (gr.) ami, affinité : *hémophilie*.
phléb (gr.) veine : *phlébite*.
phlegm (gr.) inflammation : *phlegmon*.
phob (gr.) peur : *thermophobie*.
phon (gr.) voix : *aphonie*.
phor (gr.) porter : *mélanophore*.
phos (gr.) lumière : *phosphatase*.
phot (gr.) lumière : *photon*.
phrén (gr.) diaphragme : *phrénique*.
phrén (gr.) esprit : *schizophrénie*.
phtis (gr.) consomption : *phtisie*.
phylaxie (gr.) protection : *anaphylaxie*.
phylo (gr.) tribu : *phylogenèse*.
phys (gr.) nature : *géléophysique*.
phyt (gr.) plante : *phytoparasite*.
pico (espagnol) petit, 10^{-12} : *Picornavirus*.
piez (gr.) pression : *piézogramme*.
pil (lat.) poil : *pilosébacé*.
pineal (lat.) pomme de pin : *pinéalome*.
piri (gr.) poire : *piriforme*.
pisi (lat.) pois : *pisiforme*.
pithi (gr.) persuasion : *pithiatisme*.
pituit (lat.) mucosité : *pituite*.
pityr (gr.) son (du meunier) : *pityriasis*.
placent (lat.) galette : *placenta*.
plas (gr.) former : *anaplasie*.
plasm (gr.) former : *plasmodium*.
plast (gr.) former : *angioplastie*.
platy (gr.) large : *platyspondylie*.
piég (gr.) paralysie : *hémiplégie*.
pléio (gr.) plus abondant : *pléiotropie*.
pléo (gr.) plus abondant : *pléonostéose*.
plésio (gr.) voisin : *plésiocrinie*.
pleur (gr.) côté : *pleurodèse*.
plex (lat.) entrecroisement : *plexus*.
pné (gr.) respiration : *dyspnée*.
pneumato (gr.) respiration : *pneumatocèle*.
pneumo (gr.) respiration : *pneumologie*.
pod (gr.) pied : *podoscope*.
poïèse (gr.) création : *hématopoïèse*.
poïkilo (gr.) varié : *poïkilocytose*.
polio (gr.) gris : *poliomyélite*.
pollaki (gr.) souvent : *pollakiurie*.
poly (gr.) plusieurs : *polynucléaire*.
poro (gr.) cavité : *ostéoporose*.
post (lat.) après : *post-charge*.
posth (gr.) prépuce : *posthectomie*.
pot (lat.) boire : *potomanie*.
praxie (gr.) action : *chiropraxie*.
pre (lat.) avant : *précoma*.
presb (gr.) vieux : *presbyacousie*.
prive (lat.) priver : *ferriprive*.
pro (lat.) en avant, pour : *prolactine*.
proct (gr.) anus : *proctologie*.
prosop (gr.) visage : *prosopalgie*.
proto (gr.) premier : *protozoaire*.
pseud (gr.) faux, erreur, similitude : *pseudarthrose*.
psor (gr.) gale : *psoriasis*.
psych (gr.) âme : *psychodrame*.
ptéryg (gr.) aile : *ptérygoïde*.
ptos (gr.) chute : *ptosis*.

ptyal (gr.) salive : *ptyaline*.
ptys (gr.) crachat : *hémoptysie*.
pub (lat.) poil : *puberté*.
puer (lat.) enfant : *puériculture*.
pulm (lat.) poumon : *pulmonaire*.
puls (lat.) pouls : *pulsation*.
punct (lat.) point : *acupuncture*.
purpur (lat.) pourpre : *purpura*.
py (gr.) pus : *pyurie*.
pyc (gr.) fort : *pycnose*.
pyél (gr.) bassinet : *pyélonéphrite*.
pylo (gr.) porte : *pylore*.
pyo (gr.) pus : *pyohémie*.
pyr (gr.) feu, fièvre : *pyrexie*.

Q

quadr (lat.) quatre : *quadriceps*.
quinq (lat.) cinq : *quinquane*.

R

rachi (gr.) colonne vertébrale : *rachianesthésie*.
radi (lat.) rayon : *radiation*.
radic (lat.) racine : *radiculaire*.
radio (lat.) rayon : *radiographie*.
raph (gr.) couture, suture : *tarsorraphie*, *raphé*.
rect (lat.) droit : *rectum*.
ren (lat.) rein : *surrénal*.
réticul (lat.) filet, réseau : *réticulo-endothélial*.
retro (lat.) en arrière : *rétropulsion*.
rhabdo (gr.) raie : *rhabdomyome*.
rhéo (gr.) écoulement : *rhéobase*.
rhin (gr.) nez : *rhinolalie*.
rhiz (gr.) racine : *rhizotomie*.
rhod (gr.) rouge : *rhodopsine*.
rhonch (gr.) ronflement : *rhonchopathie*.
rhuma (gr.) fluxion : *rhumatisme*.
rhyti (gr.) ride : *rhytidectomie*.
rota (lat.) roue : *Rotavirus*.
rragie (gr.) jaillissement : *hémorragie*.
rrhée (gr.) écoulement : *leucorrhée*.
rrhexi (gr.) déchirure : *élastorrhexis*.
rub (lat.) rouge : *rubéole*.
rup (gr.) crasse : *rupia*.
rythm (gr.) rythme : *arythmie*.

S

sabul (lat.) sable : *sabulographie*.
sacch (gr.) sucre : *saccharose*.
saccul (lat.) petit sac : *sacculaire*.
salping (gr.) trompe : *salpingite*.
sapon (lat.) savon : *saponé*.
sarc (gr.) chair, muscle : *sarcome*.
saturn (lat.) plomb : *saturnisme*.
scabi (lat.) gale : *scabieux*.
scalen (gr.) oblique : *scalène*.
scapho (gr.) barque : *scaphoïde*.
scapul (lat.) épaule : *scapulalgie*.
scat (gr.) excrément : *scatome*.
schisis (gr.) division, fente, fissure, séparation : *rachischisis*, *schizophrénie*.
scler (gr.) dur : *sclérodermie* ; sclère : *sclérite*.
scop, scopie (gr.) voir : *fibroscope*, *radioscopie*.
scoto (gr.) obscurité : *scotome*.
sebo (lat.) suif : *séborrhée*.
semin (lat.) semence : *séminome*.
sémio (gr.) signe : *sémiologie*.
sénes (gr.) gauche : *sénestrogyre*.
senesc (lat.) vieillesse : *sénescence*.
sept (lat.) cloison : *septotomie*.
septic (gr.) corruption : *aseptique*.
sér (gr.) soie : *sérine*.
ser (lat.) petit lait : *sérum*.
sex (lat.) sexe : *sexologie*.
sext (lat.) six : *sextane*.
sial (gr.) salive : *sialorrhée*.
sidér (gr.) fer : *sidérophiline*.
sigm (gr.) sinueux : *sigmoïde*.
sinis (lat.) gauche, de mauvais augure : *sinistrose*.
sinu (lat.) cavité : *sinusal*.
skèle (gr.) membre : *macroskèle*.
ski (gr.) ombre : *skiascopie*.
soma (gr.) corps : *asomatognosie*, *somatotrope*.
sperm (gr.) semence : *spermatogenèse*.
sphén (gr.) coin : *sphénoïde*.
sphinct (gr.) serré : *sphincter*.
sphygm (gr.) pouls : *sphygmomanomètre*.
spic (lat.) épi : *spicule*.
spin (lat.) épine : *spinal* ; v. *acanth*.
spir (lat.) respiration : *spiromètre*.
splanch (gr.) viscère : *mégasplanchnie*.
splén (gr.) rate : *asplénie*.
spondyl (gr.) vertèbre : *spondylarthrite*.
spong (gr.) éponge : *spongioblaste*.
spor (gr.) semence : *sporulé*.
spum (lat.) écume : *Spumavirinæ*.
squan (lat.) écaille : *desquamation*.

squir (gr.) dur : *squirrhe.*
stap (gr.) étrier : *stapédectomie.*
staphyl (gr.) luette, grain de raisin : *staphylocoque.*
stas (gr.) arrêt : *coprostase.*
stat (gr.) arrêt : *lombostat.*
stéa (gr.) graisse : *cholestéatome.*
stell (lat.) étoile : *stellectomie.*
stén (gr.) étroit : *sténose.*
sterc (lat.) excrément : *stercobiline.*
stéréo (gr.) solide, à trois dimensions : *stéréotaxie.*
sternut (lat.) éternuement : *sternutation.*
stéth (gr.) poitrine : *stéthoscope.*
sthén (gr.) force : *asthénique.*
stigm (gr.) marque : *astigmate.*
stom (gr.) bouche : *stomatologie.*
stomie (gr.) bouche : *gastrostomie.*
strab (gr.) qui louche : *strabisme.*
strang (lat.) étranglement : *strangulation.*
strept (gr.) tortillé : *streptocoque.*
strid (lat.) sifflement : *striduleux.*
strom (gr.) tapis : *stroma.*
strongyl (gr.) rond : *strongyloïdes.*
strophul (lat.) bandelette : *strophulus.*
strum (lat.) goitre : *strumite.*
sub (lat.) amoindrissement, au-dessous : *subluxation.*
sulc (lat.) sillon : *sulciforme.*
sulf (lat.) soufre : *sulfamide.*
super (lat.) sur : *superfétation.*
supra (lat.) sur : *supraventriculaire.*
sura (lat.) jambe : *sural.*
surd (lat.) sourd : *surdimutité.*
sus (lat.) au-dessus : *suspensoir.*
sym (gr.) avec : *sympathectomie.*
syn (gr.) avec, alliance, cohésion, association : *synesthésie.*
syrin (gr.) canal : *syringomyélie.*
syst (gr.) resserrement : *systole.*

T

tach (gr.) vitesse : *tachycardie.*
tal (lat.) talon : *talalgie.*
tars (gr.) pied : *tarsectomie.*
tax (gr.) arrangement : *ataxie, taxonomie.*
teg (lat.) couverture : *tégument.*
télé (gr.) loin : *téléradiographie.*
télo (gr.) fin, terminaison : *télophase.*
téno (gr.) tendon : *ténosite.*
téphro (gr.) gris : *téphromyélite.*
téra (gr.) monstre : *tératologie.*
terebr (lat.) percer : *térébrant.*
tétan (gr.) rigidité spasmodique : *tétanos.*
tétra (gr.) quatre : *tétracycline.*
thalam (gr.) chambre : *thalamus.*
thalass (gr.) mer : *thalassémie.*
thana (gr.) mort : *thanatopraxie.*
thèque (gr.) boîte : *sérothèque.*
thélé (gr.) mamelon : *athélie.*
thérap (gr.) soin, traitement : *chimiothérapie.*
therm (gr.) chaleur : *thermocautère.*
thèse (gr.) placer : *prothèse.*
thi (gr.) soufre : *thiopexie.*
thora (gr.) poitrine : *thoracotomie.*
thrich (gr.) cheveu : *atrichie.*
thromb (gr.) caillot : *prothrombine.*
thym (gr.) âme : *thymus, thymoleptique.*
thyr (gr.) bouclier : *thyroïde.*
toco (gr.) accouchement : *dystocie.*
tom (gr.) section, ouverture, incision : *tomographie.*
ton (gr.) tension : *atonie, tonomètre.*
tonsill (lat.) amygdale : *tonsillectomie.*
top (gr.) lieu : *topique.*
toxi (gr.) poison : *toxicologie.*
toxo (gr.) arc : *toxoplasmose.*
trabec (lat.) poutrelle : *trabéculectomie.*
trach (gr.) trachée : *trachéotomie.*
tract (lat.) traînée : *tractotomie.*
trans (lat.) à travers : *transmural.*
trauma (gr.) blessure : *atraumatique.*
trép (gr.) percer : *trépanation.*
trés (gr.) trou : *atrésie.*
tri (lat.) trois : *trilogie.*
trib (gr.) frottement : *triboélectricité.*
trich (gr.) cheveu : *trichinose.*
trochl (gr.) poulie : *trochlée.*
trope (gr.) tourner, orientation, affinité : *dromotrope.*
troph (gr.) nourriture : *atrophie.*
trypan (gr.) tarière : *trypanosome.*
tuber (lat.) tumeur : *tubérosité.*
tuph (gr.) stupeur : *tuphos.*
turbid (lat.) trouble : *turbidimètre.*
turg (lat.) gonflement : *turgescence.*
tuss (lat.) toux : *tussigène.*
tyl (gr.) cal : *tylosis.*
tymp (gr.) tambour : *tympanisme.*
typ (gr.) marque, caractère : *atypique.*
typh (gr.) stupeur : *typhoïde.*
typhl (gr.) aveugle, cæcum : *typhlocolite.*
tyro (gr.) fromage : *tyrosine.*

U

ubi (lat.) partout : *ubiquitine.*
ul (gr.) gencive : *ulectomie.*
ulc (lat.) ulcère : *ulcération.*
uln (gr.) bras : *ulnaire.*
ultra (gr.) au-delà : *ultramicroscope.*
unc (lat.) crochet : *unciné.*
ung (lat.) ongle : *unguéal.*
un, uni (lat.) un seul : *univitellin.*
ur (gr.) urine : *urée.*
uran (gr.) palais : *uranoplastie.*
ureter (gr.) uretère : *urétéroplastie.*
urètr (gr.) urètre : *urétrotomie.*
uric (gr.) acide urique : *uricémie.*
urtic (lat.) ortie : *urticaire.*
uv (lat.) grappe : *uvéite.*

V

vacc (lat.) vache : *vaccin.*
vacu (lat.) vide : *vacuole.*
vagin (lat.) fourreau : *vaginisme.*
vari (lat.) tacheté : *variegata.*
vas (lat.) vaisseau, vase : *vasculaire.*
vect (lat.) porté : *vectocardiogramme.*
veget (lat.) vigoureux : *végétation.*
velo (lat.) rapide : *vélocimètre.*
venen (lat.) poison : *vénéneux.*
vener (lat.) Vénus : *vénéréologie.*
ventric (gr.) ventricule : *ventriculaire.*
verg (lat.) tourner : *sursumvergence.*
verm (lat.) ver : *vermis.*
vern (lat.) printemps : *vernal.*
vers (lat.) tourner : *version.*
vesic (lat.) vessie : *vésical.*
vespertil (lat.) chauve-souris : *vespertilio.*
vicar (lat.) remplaçant : *vicariant.*
vill (lat.) velu : *villosité.*
vir (lat.) poison : *virologie.*
viril (lat.) masculin : *virilisme.*
volv (lat.) rouler : *volvulus.*

X

xanth (gr.) jaune : *xanthome.*
xéno (gr.) étranger : *xénogreffe.*
xéro (gr.) sec, sécheresse : *xérographie.*
xipho (gr.) épée : *xiphoïde.*

Z

zon (gr.) ceinture : *zona.*
zoo (gr.) animal : *zoonose.*
zoster (gr.) ceinture : *zostérien.*
zygo (gr.) union, réunion, jonction : *zygomatique, azygos.*
zym (gr.) levure, ferment : *enzyme, zymotique.*

A

A. Symbole de l'*ampère*.

a. Symbole de : *atto*.

A (agglutinogène ou **antigène).** V. *agglutinogène* et *groupes sanguins*.

ABAISSE-LANGUE, *s. m. invariable* [angl. ***tongue depressor***]. Instrument, en forme de palette, servant à déprimer la base de la langue pour l'examen de la gorge.

ABARTICULAIRE, *adj.* [angl. ***abarticular***]. Qui est en dehors de l'articulation.

ABASIE, *s. f.* [angl. ***abasia***]. Perte plus ou moins complète de la faculté de marcher, sans trouble de la force musculaire ni de la sensibilité.

ABATTEMENT, *s. m.* [angl. ***exhaustion***]. Diminution rapide des forces physiques et des fonctions psychiques.

ABCÉDÉ, E, *adj.* [angl. ***abscessed***]. Transformé en abcès ou qui a donné lieu à un abcès.

ABCÈS, *s. m.* [angl. ***abscess***]. Amas de pus collecté dans une cavité formée aux dépens des tissus environnants détruits ou refoulés. On distingue des *a. chauds*, accompagnés de phénomènes inflammatoires aigus et des *a. froids* qui se forment lentement à bas bruit (tuberculose).

ABDOMEN, *s. m.* [angl. ***abdomen***]. Partie du tronc située entre le thorax et le bassin. L'*a.* comprend une paroi et une cavité qui abrite la plus grande partie des appareils digestif et urinaire.

ABDUCENS (nerf) [angl. ***abducens nerve***]. Syn. ancien *nerf moteur oculaire externe*. Sixième paire crânienne qui innerve le muscle droit latéral de l'œil.

ABDUCTION, *s. f.* [angl. ***abduction***]. Mouvement d'un membre ou d'un segment de membre qui a pour résultat de l'écarter du plan médian du corps.

ABERRANT, E, *adj.* [angl. ***aberrant***]. Qui s'écarte de la normale par son aspect, sa structure ou son siège.

ABERRATION, *s. f.* [angl. ***aberration***]. Dérangement, déviation hors de l'état normal.

ABERRATION CHROMOSOMIQUE [angl. ***chromosome aberration***]. Modification du patrimoine chromosomique survenue pendant la division de la cellule et source de mutation. Elle peut consister en addition ou soustraction de chromosomes entiers, ou en remaniement de la structure des chromosomes dont le nombre reste normal.

ABH (substances ou **système)** [angl. ***ABH antigen***]. Ensemble des agglutinogènes présents dans les hématies des sujets des groupes sanguins A, B et AB.

ABLATION, *s. f.* [angl. ***ablation***]. Action d'enlever chirurgicalement une partie du corps ou d'un organe.

ABLATIVES EN CARDIOLOGIE (méthodes) [angl. ***catheter ablation***]. Techniques de destruction localisée des voies de conduction intracardiaques par radiofréquence en cas de trouble du rythme grave.

ABLÉPHARIE, *s. f.* [angl. ***ablephary***]. Absence congénitale totale des paupières.

ABO (groupe ou **système)** [angl. ***ABO blood group***]. V. *groupes sanguins.*

ABORTIF, IVE, *adj.* [angl. ***abortive***]. 1° Qui est venu avant terme. – 2° Qui provoque l'avortement. – 3° S'applique aussi à des processus qui ne vont pas jusqu'au terme normal de leur évolution. – Employé comme *s. m.* pour désigner une substance abortive.

ABOULIE, *s. f.* [angl. ***abulia***]. Trouble mental caractérisé par l'absence ou la diminution de la volonté.

ABRACHIE, *s. f.* [angl. ***abrachia***]. Absence congénitale des bras.

ABRASION, *s. f.* [angl. ***abrasion***]. Séparation ou excision de petits fragments cutanés ou muqueux superficiels en frottant ou en râclant.

ABSENCE, *s. f.* [angl. ***absence***]. Syn. *absence épileptique.* Perte passagère de la mémoire et même de la conscience. C'est une manifestation mineure de l'épilepsie généralisée (petit mal).

ABSORBANT, *adj.* et *s. m.* [angl. ***absorbent***]. Médicament destiné à absorber les liquides et les gaz.

ABSORPTIOMÉTRIE OSSEUSE. V. *ostéodensimétrie.*

ABSORPTION, *s. f.* [angl. ***absorption***]. Pénétration sans lésion traumatique à l'intérieur d'un organisme. L'*a.* fait partie de la nutrition.

Ac. Abréviation d'*anticorps.*

ACANTHOCYTOSE, *s. f.* [angl. ***acanthocytosis***]. Déformation des hématies qui semblent hérissées d'épines.

ACANTHOME, *s. m.* [angl. ***acanthoma***]. Tumeur cutanée développée aux dépens de la couche de Malpighi (verrues).

ACANTHOSIS NIGRICANS [angl. ***acanthosis nigricans***]. Dermatose caractérisée par une hypertrophie papillaire végétante et une pigmentation localisée aux aisselles, au cou, aux régions génito-crurales où la peau est rugueuse, épaissie et quadrillée. Elle coexiste dans la moitié des cas avec un cancer abdominal, souvent gastrique.

ACANTHOSE, *s. f.* [angl. ***acanthosis***]. Lésion cutanée caractérisée par l'épaississement du corps muqueux de Malpighi.

ACARBOSE, *s. m.* [angl. ***acarbose***]. V. *inhibiteur de l'α-glucosidase.*

ACARE, *s. m.* [angl. ***acarus***]. Nom de certains parasites de l'ordre des Acariens ; il désigne le plus souvent le *Sarcoptes* ou *Acarus scabiei,* parasite de la gale.

ACARIOSE, *s. f.* [angl. ***acariasis***]. Maladie déterminée par les acares.

ACCÉLÉRINE, *s. f.* [angl. ***accelerin***]. Syn. *facteur VI.* Pseudoglobuline thermolabile intervenant dans le mécanisme de la coagulation du sang. Elle agit sur la thromboplastine déjà activée par la proconvertine et accélère la transformation de la prothrombine en thrombine.

ACCÈS, *s. m.* [angl. ***crisis, fit, access, attack***]. Apparition brusque d'un phénomène morbide souvent violent et de courte durée, se répétant avec une certaine régularité. P. ex. : *a. de fièvre, de toux,* etc.

ACCÈS PALUSTRE. V. *paludisme.*

ACCESSOIRE (nerf) [angl. ***accessory nerve***]. Syn. ancien *nerf spinal.* Onzième paire crânienne, nerf moteur des muscles trapèze et sterno-cléido-mastoïdien.

ACCIDENT DE TRAJET. Événement imprévu et soudain survenant lors du parcours direct effectué par un salarié entre son domicile et son lieu de travail et vice versa. Il est assimilé à un accident de travail.

ACCIDENT DU TRAVAIL [angl. ***professional accident***]. Événement imprévu et soudain survenu du fait ou à l'occasion du travail.

ACCIDENT VASCULAIRE CÉRÉBRAL (AVC) [angl. ***stroke***]. Complication encéphalique aiguë d'une maladie vasculaire. Les signes de certains d'entre eux régressent complètement en moins de 24 heures : ce sont les accidents ischémiques transitoires ou *AIT.*

ACCOMMODATION, *s. f.* [angl. ***accomodation***]. 1° (ophtalmologie). Propriété que possède l'œil de s'adapter à diverses distances. V. *cristallin.* – 2° (obstétrique). Modification de l'attitude du fœtus ayant pour effet de loger sa grosse extrémité dans la partie la plus large de l'utérus.

ACCOMPAGNEMENT, *s. m.* [angl. ***accompaniment***]. Soutien thérapeutique et socio-psychologique apporté aux patients atteints de maladies graves et de longue durée ainsi qu'à leur entourage. V. *prendre en charge*.

ACCOUCHEMENT, *s. m.* [angl. ***delivery***]. Acte par lequel une femme se délivre ou bien est délivrée du produit de la conception (fœtus et annexes), à une époque où le fœtus est viable. V. *travail*. – ***a. sans douleur.*** Ensemble des techniques destinées à préparer la femme enceinte à accoucher sans angoisse (information, relaxation).

ACCOUCHEUR, *s. m.* [angl. ***obstetrician***]. Médecin spécialisé dans l'art des accouchements. – *main d'a.* V. *main*.

ACCOUTUMANCE, *s. f.* [angl. ***acquired tolerance***]. Processus par lequel l'organisme devient insensible à l'action d'un médicament ou d'un poison, à la suite de l'administration de quantités progressivement croissantes de celui-ci.

ACCRÉDITATION, *s. f.* [angl. ***accreditation***]. Initialement, évaluation d'un établissement de santé, effectuée à la demande de celui-ci par un organisme extérieur et portant sur la sécurité et la qualité. Elle aboutit à l'obtention d'un label. On utilise maintenant dans ce sens le terme de *certification*. Plus récemment, l'*a.* concerne aussi la formation individuelle de chaque praticien.

ACE. Antigène carcino-embryonnaire. V. *antigènes fœtaux*.

ACÉTABULUM, *s. m.* [angl. ***acetabulum***]. Syn. *cotyle, cavité cotyloïde*. Cavité articulaire de l'os coxal où se loge la tête du fémur.

ACÉTONÉMIE, *s. f.* [angl. ***acetonaemia***]. Présence dans le sang d'acétone et par extension des autres corps cétoniques. V. *cétonémie* et *cétoniques (corps)*.

ACÉTONIQUES (corps). V. *cétoniques (corps)*.

ACÉTONURIE, *s. f.* [angl. ***acetonuria***]. Élimination pathologique d'acétone par l'urine.

ACÉTYLCHOLINE, *s. f.* [angl. ***acetylcholine***]. Ester de la choline. Ce corps vagomimétique est le médiateur chimique des nerfs cholinergiques ; il provoque la vasodilatation des artères et des capillaires, renforce les contractions du tube digestif, déclenche la contraction et l'hypersécrétion des bronches.

ACÉTYLSALICYLIQUE (acide). V. *aspirine*.

ACHALASIE, *s. f.* [angl. ***achalasia***]. Fonctionnement défectueux des sphincters, dont le relâchement ne s'effectue pas au moment des contractions des conduits sus-jacents.

ACHARNEMENT THÉRAPEUTIQUE. « Obstination déraisonnable refusant (...) de reconnaître qu'un homme est voué à la mort et qu'il n'est pas curable » (Comité consultatif national d'éthique).

ACHILLE (tendon d') (A., héros de la mythologie grecque) [angl. ***Achilles's tendon***]. Syn. moderne *tendon calcanéen*. Tendon du muscle triceps sural, s'insérant sur la tubérosité du calcanéus (anciennement calcanéum). V. *ténosite*.

ACHILLÉEN, NE *adj*. En médecine, relatif au tendon d'Achille. – *réflexe a.* V. *réflexe*.

ACHOLIE, *s. f.* [angl. ***acholia***]. Suppression de la sécrétion biliaire.

ACHONDROPLASE, *s. m.* ou *f.* [angl. ***achondroplastic dwarf***]. Sujet atteint d'achondroplasie.

ACHONDROPLASIE, *s. f.* [angl. ***achondroplasia***]. Affection congénitale, héréditaire, caractérisée par un arrêt de développement des os en longueur, leur volume étant, au contraire, augmenté ; c'est un nanisme portant uniquement sur les membres ; la tête est volumineuse, le tronc à peu près normal.

ACHROMIE, *s. f.* [angl. ***achromasia***]. Diminution ou disparition de la pigmentation normale de la peau.

ACHYLIE, *s. f.* [angl. ***achylia***]. Syndrome caractérisé chimiquement par l'absence, dans le suc gastrique, de la pepsine et de l'acide chlorhydrique et cliniquement par des troubles gastriques, intestinaux et nerveux associés parfois à une anémie.

ACICLOVIR. V. *acyclovir*.

ACIDE, *s. m.* [angl. ***acid***]. Nom générique des composés capables de céder des ions H^+ et de s'unir avec une base pour former un sel. – V. aussi à l'adjectif.

ACIDE BILIAIRE [angl. ***bile acid***]. Acide comportant un noyau stéroïde et formé dans le foie à partir du cholestérol. Les ***a. b. primaires*** (*a. cholique* et *a. chénodé-*

soxycholique) sont conjugués dans le foie à des acides aminés, la glycine et la taurine, pour former les sels biliaires dont la fonction est de contribuer à la digestion des graisses. Les ***a. b. secondaires*** (*a. désoxycholique* et *a. lithocholique*) sont formés dans l'intestin à partir des précédents par déshydroxylation bactérienne. V. *pigment biliaire*.

ACIDE CHÉNODÉSOXYCHOLIQUE [angl. ***chenodeoxycholic acid***]. V. *acide biliaire*.

ACIDE CHOLIQUE [angl. ***cholic acid***]. V. *acide biliaire*.

ACIDE DÉSOXYCHOLIQUE [angl. ***deoxycholic acid***]. V. *acide biliaire*.

ACIDE GRAS [angl. ***fatty acid***]. Acide organique rencontré dans les lipides sous forme d'ester du glycérol ou triglycérides.

ACIDE LITHOCHOLIQUE [angl. ***lithocholic acid***]. V. *acide biliaire*.

ACIDE NUCLÉIQUE [angl. ***nucleic acid***]. Polymère de nucléotides. Les *a. n.* sont les acides désoxyribonucléique (ADN) et ribonucléique (ARN). V. ces termes à *désoxyribonucléique* et *ribonucléique*.

ACIDE RÉTINOÏQUE [angl. ***retinoic acid***]. Syn. *trétinoïne*. Dérivé oxydé du rétinol ou vitamine A1. Il est utilisé en dermatologie comme kératolytique (traitement de l'acné).

ACIDÉMIE, *s. f.* [angl. ***acidaemia***]. État caractérisé par la chute du pH sanguin au-dessous de sa valeur normale.

ACIDO-ALCOOLORÉSISTANT, E, *adj.* Propriété de certaines bactéries (essentiellement des Mycobactéries) qui, une fois colorées à la fuchsine phéniquée, résistent à la décoloration par l'acide nitrique et l'éthanol. V. *acidorésistant*.

ACIDOCÉTOSE, *s. f.* [angl. ***ketoacidosis***]. Syn. *cétose, céto-acidose*. Variété d'acidose observée essentiellement dans le diabète. Elle est due à l'accumulation des corps cétoniques qui s'éliminent par l'urine. Cliniquement, elle correspond au précoma et au coma diabétiques.

ACIDOGENÈSE, *s. f.* [angl. ***acidogenesis***]. Formation d'acide.

ACIDOPHILE, *adj.* [angl. ***acidophilia***]. Se dit des éléments figurés qui se teintent de préférence par les réactifs dont l'élément acide est le colorant.

ACIDORÉSISTANT, E, *adj.* [angl. ***acid fast***]. Se dit des bacilles qui ont la propriété, après coloration par la solution de fuchsine phéniquée, de résister à la décoloration par l'acide nitrique au tiers. Le bacille de la tuberculose est le type des microbes de ce groupe.

ACIDOSE, *s. f.* [angl. ***acidosis***]. Rupture de l'équilibre acido-basique du plasma dans le sens de l'acidité ; son pH devient inférieur à 7,40. Cette rupture se traduit par l'augmentation du rapport : acide carbonique/bicarbonates du plasma. Celle-ci peut être due à l'accroissement du CO_2 dissous du plasma (*a. gazeuse* ou *respiratoire*) ou à la diminution des bicarbonates (*a. fixe* ou a. *métabolique*). Lorsque, grâce aux mécanismes régulateurs de l'organisme (*tampons*), l'autre terme du rapport évolue parallèlement à celui qui est perturbé, la valeur du rapport et le pH sanguin ne changent pas : l'*a.* est *compensée*. Si ces mécanismes régulateurs sont débordés, le pH s'abaisse (*a. décompensée*).

ACIDOSE LACTIQUE [angl. ***lactic acidosis***]. Acidose métabolique sans cétose, due à l'accumulation excessive de lactates ; elle s'observe au cours du diabète sucré.

ACIDOSE RÉNALE [angl. ***renal acidosis***]. Acidose métabolique consécutive à une insuffisance rénale globale ou partielle (tubulaire). Les *a. r.* tubulaires congénitales peuvent être proximales ou plus souvent distales, telle l'*a. r.* hyperchlorémique ou syndrome d'Albright.

ACIDURIE, *s. f.* [angl. ***aciduria***]. Présence d'acide en excès dans l'urine.

ACINÉSIE, *s. f.* [angl. ***akinesia***]. Syn. *akinésie*. Absence de mouvement, immobilité.

ACINETOBACTER, *s. m.* [angl. ***Acinetobacter***]. Genre de diplobacilles Gram – largement répandus et rarement pathogènes.

ACINEUX, EUSE, *adj.* [angl. ***acinous***]. En forme de grappe.

ACINUS, *s. m., pl. acinus.* [angl. ***acinus*** ; *pl.* ***acini***]. Cavité arrondie, élément d'une structure en grappe (glande, poumon).

ACMÉ, *s. f.* [angl. ***acme, climax***]. Syn. *période d'état*. Durée pendant laquelle les symptômes ont leur maximum d'intensité.

ACNÉ, *s. f.* [angl. ***acne***]. Dermatose, très fréquente à la puberté, due à l'inflammation des follicules pileux liée à une rétention sébacée chez des sujets séborrhéiques. C'est l'*a. vulgaire, juvénile* ou *polymorphe* qui siège au visage et au thorax ; elle est caractérisée par une éruption de papules ou de papulopustules, apparaissant autour des comédons. – *a. rosacée*. V. *couperose*.

ACOUMÉTRIE, *s. f.* [angl. ***acoumetry***]. Examen de l'audition au moyen de différentes épreuves ou divers instruments.

ACOUPHÈNE, *s. m.* [angl. ***tinnitus***]. Sensation auditive ne résultant pas d'une excitation extérieure de l'oreille (bourdonnement, sifflement, tintement, etc.).

ACOUSTICIEN, ENNE, *s. m.* ou *f.* V. *audioprothésiste*.

ACQUIS, E, *adj.* [angl. ***acquired***]. Survenu après la fécondation. V. *maladie acquise*.

ACROCÉPHALIE, *s. f.* [angl. ***acrocephalia***]. Malformation crânienne due à la soudure précoce des sutures sagittale et coronale et donnant au crâne un aspect en tour ou en pain de sucre.

ACROCYANOSE, *s. f.* [angl. ***acrocyanosis***]. Coloration violacée permanente des mains, quelquefois des jambes et plus rarement des oreilles, du nez, des pommettes observée surtout chez les jeunes filles.

ACROMÉGALE, *adj.* et *s. m.* ou *f.* Sujet atteint d'acromégalie.

ACROMÉGALIE, *s. f.* [angl. ***acromegaly***]. Affection caractérisée par une « hypertrophie singulière non congénitale des extrémités supérieures, inférieures et céphalique, hypertrophie des os des extrémités et des extrémités des os » (Pierre Marie, médecin français, 1885). Elle est presque toujours due à un adénome éosinophile du lobe antérieur de l'hypophyse.

ACROMÉLIQUE, *adj.* [angl. ***acromelic***]. Qui concerne l'extrémité d'un membre.

ACROMION, *s. m.* [angl. ***acromion***]. Apophyse aplatie prolongeant en haut et en dehors l'épine scapulaire.

ACRONYME, *s. m.* [angl. ***acronym***]. Mot formé des initiales d'un nom composé. P. ex. *GABA, LASER, SIDA*.

ACROPARESTHÉSIE, *s. f.* [angl. ***acroparaesthesia***]. Sensations de fourmillements et d'engourdissement des doigts et de la main survenant souvent la nuit et devant faire rechercher une compression nerveuse périphérique ou radiculaire.

ACROPATHIE, *s. f.* [angl. ***acropathy***]. Nom générique des affections des extrémités.

ACT. Abréviation *d'angioplastie coronaire transcutanée*.

ACTE DE SOINS INFIRMIERS. Intervention effectuée par un(e) infirmier(ère) dans l'exercice de sa profession. La liste des actes de soins infirmiers fait l'objet de divers articles du décret n° 2004-802 du 29 juillet 2004, que l'on trouvera en annexe à la fin de l'ouvrage. Ces actes sont cotés à la nomenclature de la Sécurité sociale en AIS (acte infirmier de soins).

ACTE INFIRMIER DE SOINS (AIS). Élément de nomenclature pour la cotation par la Sécurité sociale des actes de soins infirmiers relevant du rôle propre. V. *acte de soins infirmiers*.

ACTE MANQUÉ [angl. ***faulty act***]. Réaction d'apparence illogique, liée à des motifs cachés dans le subconscient.

ACTE MÉDICAL INFIRMIER (AMI). V. *AMI*.

ACTH. Initiales de l'anglais *adrenocorticotrophic hormone*. V. *corticotrope (hormone)*.

ACTINIQUE, *adj.* [angl. ***actinic***]. Qualifie les radiations électromagnétiques du spectre lumineux ou du proche ultraviolet qui provoquent des réactions chimiques.

ACTINITE, *s. f.* Syn. *lucite*. Dermatite ou dermatose due à l'action des rayons lumineux.

ACTINOCANCER, *s. m.* [angl. ***actinocancer***]. Cancer cutané dont l'origine est attribuée aux radiations lumineuses.

ACTINOMYCÉTOME, *s. m.* [angl. ***actinomycetoma***]. Variété de mycétome due à un *Actinomyces*.

ACTINOMYCOSE, *s. f.* [angl. ***actinomycosis***]. Maladie rare, causée par le développement d'*Actinomyces israelii*. Cette bactérie filamenteuse anaérobie provoque la formation d'abcès chroniques, s'ouvrant par de multiples fistules.

ADHÉSION, *s. f.* [angl. ***adhesion***]. Faculté que possèdent deux corps en contact de s'opposer à leur séparation.

ADIADOCOCINÉSIE, *s. f.* [angl. ***adiadochokinesia***]. Impossibilité de faire se succéder rapidement certains mouvements, comme la pronation et la supination alternatives du poignet.

ADIASTOLIE, *s. f.* [angl. ***adiastole***]. Gêne apportée au remplissage du cœur par la péricardite constrictive et par certaines affections myocardiques.

ADIPOCYTE, *s. m.* [angl. ***adipocyte***]. Cellule dont le cytoplasme contient une ou plusieurs gouttelettes de lipides.

ADIPOSE ou **ADIPOSITÉ,** *s. f.* [angl. ***adiposis***]. État morbide caractérisé par la surcharge graisseuse du tissu cellulaire.

ADJUVANT, E, *adj.* [angl. ***adjuvant***]. Auxiliaire. – *s. m.* Thérapeutique d'appoint.

ADN. V. *désoxyribonucléique (acide).*

ADOLESCENCE, *s. f.* [angl. ***adolescence***]. Période de la vie intermédiaire entre l'enfance et l'âge adulte, contemporaine de la puberté et située entre 12 et 15 ans.

ADRÉNALINE, *s. f.* [angl. ***epinephrine***]. Hormone sécrétée par la substance médullaire de la glande surrénale. L'*a.*, sympathicomimétique parfait, est le médiateur chimique des nerfs adrénergiques : elle stimule les récepteurs alpha et bêta. Elle accélère le cœur, augmente la force et l'amplitude de ses battements, contracte les vaisseaux, élève la tension artérielle et la glycémie, inhibe les musculatures bronchiques et intestinales, accroît les sécrétions et provoque la mydriase.

ADRÉNERGIQUE, *adj.* [angl. ***adrenergic***]. Qui se rapporte à la libération d'adrénaline ou qui agit par l'intermédiaire de l'adrénaline.

ADRÉNOCORTICOTROPE (hormone) ou **ADRÉNOCORTICOTROPHINE (ACTH).** Voir *corticotrope (hormone).*

ADRÉNOLYTIQUE, *adj.* [angl. ***adrenolytic***]. Qui s'oppose à l'action de l'adrénaline.

ADRÉNOPRIVE, *adj.* [angl. ***adrenoprival***]. Lié à l'insuffisance surrénalienne.

ADSORPTION, *s. f.* [angl. ***adsorption***]. Fixation d'une substance libre (molécule, atome, ion) à la surface d'une autre substance par une liaison chimique.

ADVENTICE, *s. f.* [angl. ***tunica adventitia vasorum***]. Tunique externe conjonctive d'un conduit.

ADYNAMIE, *s. f.* [angl. ***adynamia***]. Épuisement neuromusculaire qui caractérise certaines maladies.

AEDES, *s. m.* [angl. ***Aedes***]. Genre de moustique de la famille des Culicidés.

AÉRATEUR TRANSTYMPANIQUE. Dispositif en forme de yoyo ou de diabolo faisant communiquer l'oreille moyenne avec l'oreille externe à travers la membrane tympanique. Il sert surtout chez l'enfant à traiter les otites récidivantes.

AÉRIUM, *s. m.* Établissement de cure au grand air, destiné aux enfants soumis à une contamination tuberculeuse, mais ne relevant pas du préventorium.

AEROBACTER, *s. m.* V. *Entérobacteriacées.*

AÉROBIE, *adj.* [angl. ***aerobic***]. S'applique à tout microbe, phénomène ou métabolisme tributaire de l'oxygène.

AÉROCOLIE, *s. f.* [angl. ***aerocolia***]. Accumulation de gaz dans le côlon.

AÉROGASTRIE, *s. f.* [angl. ***aerogastria***]. Présence de gaz dans l'estomac, déterminant parfois la distension de cet organe.

AÉROÏLÉIE, *s. f.* Présence de gaz dans l'iléon.

AEROMONAS, *s. m.* [angl. ***Aeromonas***]. Genre de bactérie appartenant à la famille des Vibrionacées et dont certaines espèces sont responsables d'infections opportunistes.

AÉROPHAGIE, *s. f.* [angl. ***aerophagia***]. Déglutition d'une certaine quantité d'air qui pénètre dans l'œsophage et l'estomac.

AÉROSOL, *s. m.* [angl. ***aerosol***]. Système composé de particules très fines solides ou liquides tenues en suspension dans l'air ou dans un gaz.

AES. V. *sang (accident d'exposition au).*

AFFECT, *s. m.* [angl. ***affect***]. Réaction psychique immédiate, devant certaines situations intéressantes, agréables ou désagréables. L'*a.* représente l'aspect élémentaire de l'affectivité.

AFFECTION, *s. f.* [angl. ***affection***]. Maladie.

AFFECTION DE LONGUE DURÉE (ALD). Maladie inscrite sur une liste particulière et qui, du fait du caractère long et coûteux de son traitement, est exonérée du ticket modérateur.

AFFÉRENT, E, *adj.* [angl. ***afferent***]. Qui s'approche de ; centripète ; qui amène un fluide ou un influx nerveux vers un organe. V. *efférent*.

AFFRONTEMENT, *s. m.* Action de rapprocher les lèvres d'une plaie pour en faciliter la cicatrisation.

AFFUSION, *s. f.* [angl. ***affusion***]. Application thérapeutique d'eau sur le corps ou l'une de ses parties au moyen d'un tuyau ou d'un récipient. V. *douche 1°*.

AFIPIA FELIS [angl. ***Afipia felis***]. Un des bacilles tenus pour responsables de la maladie des griffes de chat (v. ce terme).

AFP ou **ALPHA- FP.** Abréviations d'*alphafœtoprotéine*.

A FRIGORE. Locution latine désignant un certain nombre d'affections où le refroidissement est considéré comme une cause déclenchante ou favorisante. P. ex. *paralysie faciale a. f. ; pleurésie a. f.*

AFSSA. Voir *Agence française de sécurité sanitaire des aliments*.

AFSSAPS. Voir *Agence française de sécurité des produits de santé*.

Ag. Abréviation d'*antigène*.

AGAMMAGLOBULINÉMIE, *s. f.* [angl. ***agammaglobulinaemia***]. Absence de gammaglobulines dans le sang. – Ce terme désigne un groupe de maladies dues à une carence de l'immunité humorale, dont certaines gammaglobulines, les immunoglobulines, sont le support.

AGAR ou **AGAR-AGAR,** *s. f.* [angl. ***agar***]. Algue renfermant un produit colloïde, utilisé notamment pour faire des milieux de culture bactériologique solides, que l'on nomme *agar* ou *gélose*.

ÂGE, *s. m.* [angl. ***age***]. Temps écoulé depuis la naissance d'un individu. – *Premier â.* Les deux premières années de la vie. – *Deuxième â.* Période de l'existence allant du 2ᵉ au 5ᵉ anniversaire. – *Troisième â.* Terme imprécis désignant les personnes retraitées valides. – *Quatrième â.* Personnes d'âge très avancé, invalides, complètement dépendantes du milieu.

ÂGE GESTATIONNEL [angl. ***gestational age***]. 1° Durée de la grossesse à compter du premier jour des dernières règles, soit en moyenne 280 jours. – 2° Âge du produit de la conception calculé à partir du jour probable de la conception, soit en moyenne 266 jours.

ÂGE MENTAL [angl. ***mental age***]. Terme servant à fixer le niveau intellectuel d'un enfant.

ÂGE OSSEUX [angl. ***bone age***]. Stade du développement du squelette, mis en évidence grâce à des radiographies.

AGENCE FRANÇAISE DE SÉCURITÉ SANITAIRE DES ALIMENTS (AFSSA). Organisme chargé de surveiller la qualité des produits alimentaires.

AGENCE FRANÇAISE DE SÉCURITÉ SANITAIRE DES PRODUITS DE SANTÉ (AFSSAPS). Cet organisme s'est substitué à *l'agence du médicament* avec des attributions plus larges concernant l'évaluation et la vigilance.

AGENCE NATIONALE D'ACCRÉDITATION ET D'ÉVALUATION EN SANTÉ (ANAES). V. *ANAES*.

AGENCE RÉGIONALE DE L'HOSPITALISATION. Groupement d'intérêt public entre l'État et des organismes d'assurance maladie et dont la mission est « de définir et de mettre en œuvre la politique régionale d'offre de soins hospitaliers, d'analyser et de coordonner l'activité des établissements de santé publics et privés, de contrôler leur fonctionnement et de déterminer leurs ressources » (code de la santé publique, art. L. 6115-1).

AGÉNÉSIE, *s. f.* [angl. ***agenesia***]. 1° Impuissance ; impossibilité d'engendrer. – 2° Arrêt partiel de développement frappant l'embryon et provoquant certaines atrophies d'ordre tératologique et des malformations.

AGENT DELTA. V. *hépatite D*.

AGENT DES SERVICES HOSPITALIERS [angl. ***orderly***]. Personne entretenant, nettoyant, désinfectant les locaux, s'occupant de l'hygiène et du rangement du matériel d'hôtellerie.

AGENT INFECTIEUX ou **TRANSMISSIBLE NON CONVENTIONNEL.** V. *prion*.

AGENT PHYSIQUE MÉDICAL [angl. ***medical physical agent***]. Moyen physique utilisé en thérapeutique. P. ex. le froid et la chaleur, le son et l'ultrason, le soleil et la lumière, les divers courants électriques, l'eau, le mouvement et le massage.

AGGLUTINATION, *s. f.* [angl. ***agglutination***]. Groupement en petits amas distincts de corps figurés (microbes, hématies) porteurs d'un antigène et en suspension dans un liquide, survenant lorsqu'on ajoute à ce liquide l'anticorps correspondant.

AGGLUTININE, *s. f.* [angl. ***agglutinin***]. Substance spécifique (anticorps) contenue dans certains sérums, qui provoque l'agglutination, soit de certaines bactéries, soit des globules rouges (*hémagglutinine*), qui renferment l'agglutinogène correspondant.

AGGLUTINOGÈNE, *s. m.* [angl. ***agglutinogea***]. Substance (antigène) possédée par certaines bactéries ou certains globules rouges (*hémagglutinogènes*), qui rend ces microbes ou ces globules agglutinables par des sérums contenant les agglutinines correspondantes.

AGGRAVATION, *s. f.* (médecine légale ou d'expertise) [angl. ***worsening***]. Dommage corporel nouveau survenu depuis la consolidation (v. ce terme). Imputable au fait générateur, temporaire ou définitive, l'*a.* témoigne de l'évolutivité propre des séquelles traumatiques.

Ag HBs. V. *antigène Australia.*

AGLYCONE, *s. m.* V. *hétéroside.*

AGNOSIE, *s. f.* [angl. ***agnosia***]. Impossibilité de reconnaître les objets, alors qu'il n'existe aucun déficit sensoriel.

AGONIE, *s. f.* [angl. ***agony***]. Période de transition entre la vie et la mort, caractérisée par une irrigation cérébrale insuffisante et la diminution ou l'abolition de l'intelligence.

AGONISTE, *adj.* et *s. m.* [angl. ***agonist***]. Se dit d'un muscle dont l'action produit le mouvement désiré. Plus généralement, phénomène ou substance qui concourt à produire l'effet recherché.

AGORAPHOBIE, *s. f.* [angl. ***agoraphobia***]. Peur des espaces vides accompagnée souvent d'angoisse.

AGRAFE, *s. f.* [angl. ***clip***]. Petite attache métallique servant à fermer les plaies.

AGRANULOCYTOSE, *s. f.* [angl. ***agranulocytosis***]. Disparition des leucocytes granuleux du sang.

AGRAPHIE, *s. f.* [angl. ***agraphia***]. Impossibilité d'exprimer les idées et les sentiments en se servant de mots écrits ou de signes.

AGRÉGANT, E, *adj.* [angl. ***aggregating***]. Qui provoque ou favorise l'agrégation des globules rouges ou des plaquettes.

AGRÉGATION, *s. f.* [angl. ***aggregation***]. Le fait de se grouper, de se réunir en petits amas dans les vaisseaux (hématies, plaquettes).

AGUEUSIE, *s. f.* [angl. ***aguesia***]. Diminution ou abolition du sens du goût.

AIDE À LA MARCHE [angl. ***walking aid***]. Aide fonctionnelle destinée à pallier un trouble de la déambulation : p. ex. cannes, déambulateur, main courante.

AIDE FONCTIONNELLE [angl. ***functional aid***]. Objet ou appareil destiné à faciliter les activités des personnes handicapées et qui n'est ni une prothèse (laquelle remplace un organe ou un membre) ni directement fixé au corps (orthèse). P. ex. canne, lunettes, fauteuil roulant.

AIDE SENSORIELLE [angl. ***sensorial aid***]. Aide fonctionnelle destinée à pallier une insuffisance sensorielle : p. ex. lunettes, amplificateur auditif.

AIDE-SOIGNANT, E, *s. m.* ou *f.* [angl. ***nursing auxiliary, healthcare assistant***]. Personne qui, munie du diplôme nécessaire et sous la responsabilité de l'infirmière, assure les soins d'hygiène et le confort des malades hospitalisés ainsi que le nettoyage et la désinfection du mobilier et de la chambre. V. *IFAS.*

AIGU, Ë, *adj.* [angl. ***acute***]. 1° D'évolution courte (maladie). P. ex. *appendicite a., œdème pulmonaire a.* V. *subaigu, suraigu* et *chronique.* – 2° Intense et localisé (douleur).

AINE, *s. f.* [angl. ***groin***]. Région unissant les faces antérieures de la paroi abdominale et de la cuisse. V. *inguinal.*

AINS. Initiales d'*anti inflammatoire non stéroïdien.*

AIR COMPLÉMENTAIRE. V. *volume de réserve inspiratoire.*

AIR COURANT. V. *volume courant.*

AIR DE RÉSERVE. V. *volume de réserve expiratoire.*

AIR RÉSIDUEL. V. *volume résiduel.*

AIS. Initiales de 1° *anti-inflammatoire stéroïdien.* 2° *acte infirmier de soins.*

AISSELLE, *s. f.* [angl. ***armpit***]. Espace creux situé sous l'épaule, entre la face latérale du thorax et la face interne du bras. V. *axillaire.*

AIT [angl. ***TIA***]. Abréviation d'*accident ischémique (cérébral) transitoire.* V. *accident vasculaire cérébral.*

AKINÉSIE, *s. f.* V. *acinésie.*

ALANINE, *s. f.* (Symbole *Ala* ou *A*) [angl. ***alanine***]. Acide aminé non essentiel, constituant des protéines, glycoformateur, provenant de la transamination des pyruvates. V. *transaminase.*

ALAT. Alanine-aminotransférase. V. *transaminase.*

ALBINISME, *s. m.* [angl. ***albinism***]. Absence congénitale de pigment, partielle ou générale, parfois limitée au globe oculaire.

ALBINOS, *s. m.* [angl. ***albino***]. Individu atteint d'albinisme.

ALBUGINÉE, *s. f.* [angl. ***tunica albuginea***]. Enveloppe conjonctive blanchâtre et dense de certains organes génitaux (testicule, corps caverneux et spongieux, ovaire).

ALBUGINITE, *s. f.* [angl. ***albuginitis***]. Inflammation de l'albuginée.

ALBUGO, *s. m.* [angl. ***albugo***]. Trouble trophique des ongles, caractérisé par la formation de petites taches blanches, transversales, striées ou non.

ALBUMINE, *s. f.* [angl. ***albumin***]. Variété de protéine simple (holoprotéine) soluble dans l'eau. Les *a.* existent dans le sérum sanguin (*sérum a.*), l'œuf (*ovalbumine*), le lait, le protoplasma.

ALBUMINÉMIE, *s. f.* [angl. ***albuminaemia***]. Présence et taux de la sérum-albumine dans le plasma sanguin.

ALBUMINORACHIE, *s. f.* Présence d'albumine dans le liquide céphalorachidien.

ALBUMINURIE, *s. f.* [angl. ***albuminuria***]. Présence d'albumine dans l'urine. V. *protéinurie.*

ALCALINOTHÉRAPIE, *s. f.* [angl. ***alkalitherapy***]. Emploi thérapeutique des sels alcalins.

ALCALOÏDE, *s. m.* [angl. ***alkaloid***]. Substance organique azotée d'origine végétale, à caractère alcalin, douée d'une action puissante, souvent toxique, sur l'organisme (p. ex. : atropine, caféine, colchicine, morphine, quinine...).

ALCALOSE, *s. f.* [angl. ***alkalosis***]. Rupture de l'équilibre acidobasique du plasma dans le sens d'une augmentation de l'alcalinité ; le pH devient supérieur à 7,40. Cette rupture se traduit par l'abaissement du rapport : acide carbonique/bicarbonates du plasma. Celui-ci peut être dû à la diminution du CO_2 dissous du plasma (*a. gazeuse* ou *respiratoire*) ou à l'augmentation des bicarbonates (*a. non gazeuse, fixe* ou *métabolique*). Lorsque, grâce aux mécanismes régulateurs de l'organisme (tampons), l'autre terme du rapport évolue parallèlement à celui qui est perturbé, la valeur du rapport et le pH sanguin ne changent pas : l'*a.* est *compensée.* Si les mécanismes régulateurs sont débordés, le pH s'élève (*a. décompensée*).

ALCAPTONURIE, *s. f.* [angl. ***alcaptonuria***]. Présence dans l'urine de l'alcaptone (ou acide homogentisique). Les urines alcaptonuriques noircissent. L'*a.*, anomalie enzymatique héréditaire transmise selon le mode récessif, ne correspond pas à un état pathologique déterminé et peut même s'observer chez les sujets bien portants.

ALCOOL, *s. m.* [angl. ***alcohol***]. Tout corps chimique comportant un radical -OH non fixé directement sur un noyau aromatique. Employé seul, ce terme désigne l'*alcool éthylique* (C_2H_5OH).

ALCOOL ÉTHYLIQUE. Syn. *éthanol.* V. *alcool.*

ALCOOLAT, *s. m.* [angl. ***alcoholate***]. Médicament qui résulte de la distillation de l'alcool éthylique sur une ou plusieurs substances aromatiques.

ALCOOLATURE, *s. f.* [angl. ***alcoholature***]. Médicament obtenu en faisant macérer parties égales d'alcool éthylique et d'une plante fraîche.

ALCOOLÉ, *s. m.* [angl. ***alcoholic tincture***]. Syn. *teinture alcoolique.* Médicament obtenu en faisant dissoudre dans l'alcool éthylique les principes actifs de substances médicinales.

ALCOOLÉMIE, *s. f.* [angl. ***alcoholaemia***]. Présence passagère d'alcool éthylique dans le sang à la suite d'ingestion de boisson alcoolique. – Une *a.* supérieure à 0,5 g/L ou 10,8 mmol/L engage ou aggrave la responsabilité de l'auteur d'un accident de la circulation, délit ou crime (loi française de 1995).

ALCOOLISATION, *s. f.* [angl. ***alcoholization***]. 1° Toute consommation d'alcool. – 2° Injection d'alcool éthylique dans un tronc nerveux pour traiter une névralgie ou dans une artère pour l'oblitérer.

ALCOOLISME, *s. m.* [angl. ***alcoholism***]. Syn. *éthylisme.* Ensemble des accidents morbides produits par l'abus des boissons alcooliques.

ALCOOLOGIE, *s. f.* Étude de l'alcool éthylique et de ses effets sur l'organisme.

ALCOOLOMANIE, *s. f.* [angl. ***alcoholomania***]. Période latente de l'intoxication alcoolique chronique, pendant laquelle l'alcool éthylique ne manifeste son action que par l'accoutumance et le besoin.

ALCOOLOPATHIE, *s. f.* Complications morbides de l'alcoolisme.

ALCOOTEST, *s. m.* 1° Appareil portatif (syn. *éthylotest de type B,* chimique) servant à apprécier le degré d'alcoolémie d'après la teneur en alcool du gaz expiré. – 2° Examen effectué avec cet appareil.

ALD. Abréviation de *affection de longue durée.*

ALDÉHYDE, *s. m.* [angl. ***aldehyde***]. Corps chimique obtenu par oxydation d'un alcool, dont la fonction $-CH_2OH$ devient $-CHO$.

ALDOLASE, *s. f.* [angl. ***aldolase***]. Enzyme normalement présente dans les tissus du fœtus. Elle intervient dans le catabolisme du fructose.

ALDOSTÉRONE, *s. f.* [angl. ***aldosterone***]. Hormone minéralocorticoïde sécrétée par la zone glomérulée de la corticosurrénale ; elle règle, dans l'organisme, le bilan du Na^+ et du K^+ dont elle contrôle les échanges au niveau de la partie distale du tube rénal.

ALEXIE, *s. f.* [angl. ***alexia***]. V. *cécité verbale.*

ALÈZE, *s. f.* [angl. ***aleze***]. Pièce de toile destinée à protéger le lit des malades.

ALGÉSIMÈTRE, *s. m.* [angl. ***algesimeter***]. Appareil permettant de mesurer l'intensité de l'excitation nécessaire pour faire naître une impression douloureuse.

ALGIDE, *adj.* [angl. ***algid***]. Se dit d'une maladie ou d'un syndrome s'accompagnant d'algidité.

ALGIDITÉ, *s. f.* [angl. ***algidity***]. État morbide caractérisé par le refroidissement avec sensation de froid et tendance au collapsus.

ALGIE, *s. f.* [angl. ***pain***]. Douleur d'un organe ou d'une région, ne correspondant pas à une lésion anatomique évidente. – ***a. vasculaire de la face.*** V. *névralgisme facial.*

ALGIQUE, *adj.* [angl. ***algetic***]. Qui est en rapport avec la douleur.

ALGODYSTROPHIE SYMPATHIQUE [angl. ***sympathetic algodystrophy***]. Ensemble de syndromes douloureux vasomoteurs et trophiques d'origine sympathique.

ALGOLAGNIE, *s. f.* [angl. ***algolagnia***]. Perversion du sens génital qui a besoin, pour être excité, d'être associé à une douleur ressentie (*a.* passive ou *masochisme*) ou infligée à autrui (*a.* active ou *sadisme*).

ALGOLOGIE, *s. f.* [angl. ***algology***]. Branche de la médecine consacrée à la douleur et à ses traitements. V. *CLUD.*

ALGOPARALYSIE, *s. f.* [angl. ***painful paralysis***]. Paralysie accompagnée de phénomènes douloureux.

ALGOPARESTHÉSIE, *s. f.* [angl. ***painful paraesthesia***]. Paresthésie douloureuse.

ALGORITHME, *s. m.* [angl. ***algorithm***]. Ensemble des règles pratiques permettant d'effectuer un calcul.

ALICAMENT, *s. m.* [angl. ***functional food***]. « Aliment ou nutriment présenté comme possédant des propriétés curatives ou préventives à l'égard de certaines maladies humaines ».

ALIÉNATION *s. f.* ou **ALIÉNATION MENTALE** [angl. ***insanity***]. Syn. *folie.* Terme du langage administratif et judiciaire désignant toute maladie mentale. V. *psychose.*

ALIÉNÉ, E, *adj.* et *s.* [angl. ***insane***]. Qui est atteint(e) d'aliénation.

ALIMENT, *s. m.* [angl. ***food***]. Substance qui, introduite dans l'organisme, sert à la nutrition.

ALIMENT DE LEST. Substance comestible, dépourvue de valeur nutritive, dont l'utilité est de donner volume et consistance au bol alimentaire et de faciliter sa progression dans le tube digestif. V. *cellulose.*

ALIPHATIQUE, *adj.* (chimie) [angl. ***aliphatic***]. Caractérise les dérivés hydrocarbonés gras à chaine ouverte (s'oppose à *aromatique*).

ALKYL, *s. m.* (chimie) [angl. ***alkyl***]. Radical constitué par un alcool ayant perdu un hydroxyle.

ALKYLANT, *adj.* et *s. m.* Se dit d'un corps chimique possédant une ou plusieurs chaînes de la série alkyle.

ALLAITEMENT, *s. m.* [angl. ***breast feeding***]. Alimentation lactée d'un nourrisson.

ALLANTOÏDE, *s. f.* [angl. ***allantois***]. Diverticule de l'intestin embryonnaire dont la paroi, contenant des vaisseaux sanguins, contribue à former le cordon ombilical et le placenta.

ALLÈLE, *s. m.* [angl. ***allele***]. Nom donné à deux gènes d'une paire de chromosomes, formant paire eux-mêmes, ayant des emplacements identiques sur chacun de ces deux chromosomes et possédant tous deux la même fonction, mais chacun l'exerçant d'une manière différente.

ALLERGÈNE, *s. m.* [angl. ***allergen***]. Substance (antigène) déterminant l'allergie (le terme d'allergie étant pris dans le sens d'augmentation de la sensibilité).

ALLERGIE, *s. f.* [angl. ***allergy, allergia***]. État d'un organisme apte à présenter des manifestations pathologiques lors d'une rencontre avec un antigène auquel il est sensible (conflit antigène-anticorps).

ALLERGIQUE, *adj.* [angl. ***allergic***]. Qui se rapporte à l'allergie. – *maladie a.* Maladie provoquée par la sensibilisation de l'organisme à une substance étrangère. P. ex. : *asthme, urticaire, eczéma.*

ALLERGOLOGIE, *s. f.* [angl. ***allergology***]. Étude de l'allergie et de ses manifestations morbides.

ALLOCATIONS FAMILIALES [angl. ***family allowancies***]. Prestation familiale (v. ce terme) versée à partir du 2e enfant à charge et résidant en France. V. *organisme social.*

ALLOCINÉSIE, *s. f.* [angl. ***allocinesia***]. Trouble de la motilité, consistant dans le fait de mouvoir un membre lorsqu'on veut faire agir le membre symétrique.

ALLOESTHÉSIE, *s.f.* [angl. ***allochiria***]. Trouble de la sensibilité caractérisé par la localisation en un point symétrique des sensations perçues à un endroit quelconque du revêtement cutané.

ALLOGREFFE, *s. f.* V. *homogreffe.*

ALLO-IMMUNISATION, *s. f.* V. *iso-immunisation.*

ALLOPATHIE, *s. f.* [angl. ***allopathy***]. Méthode de traitement opposée à l'homéopathie.

ALOPÉCIE, *s. f.* [angl. ***alopecia***]. Chute générale ou partielle des cheveux ou des poils.

ALPHA. Première lettre de l'alphabet grec (α) : a.

ALPHABLOQUANT, E, *adj.* [angl. ***alphablocking***]. Syn. *alpha-inhibiteur, alphalytique.* Qui paralyse les récepteurs adrénergiques alpha (v. ce terme).

ALPHACHYMOTRYPSINE, *s. f.* [angl. ***alphachymotrypsin***]. Enzyme résultant de l'activation du chymotrypsinogène par la trypsine dans le duodénum et dont le rôle est le même que celui de la trypsine.

ALPHAFŒTOPROTÉINE, *s. f.* (**AFP**) [angl. ***alphafetoprotein***]. Variété de glycoprotéine, de type alpha-1-globuline, synthétisée uniquement pendant la vie fœtale et qui disparaît définitivement du sérum quelques jours après la naissance. C'est un marqueur peu spécifique des cancers primitifs du foie et du testicule.

ALPHAGLUCOSIDASE, *s.f.* V. *maltase* et *inhibiteur de l'alphaglucosidase.*

ALPHAHERPESVIRINÆ, *s. f. pl.* [angl. ***Alphaherpesvirinae***]. Sous-famille de la famille des *Herpesviridæ* (v. ce terme) comprenant les genres *Simplexvirus* (virus de l'herpès) et *Varicellovirus* (virus de la varicelle-zona).

ALPHA-INHIBITEUR, TRICE, *adj.* V. *alphabloquant.*

ALPHASTIMULANT, E, *adj.* [angl. ***alpha-adrenergic stimulating agent***]. Qui excite les récepteurs adrénergiques alpha (v. ce terme). V. *sympathicomimétique.*

ALPHAVIRUS, *s. m.* [angl. ***Alphavirus***]. Genre de virus de la famille des Togaviridées, autrefois classé parmi les arbovirus du groupe A. Ils sont responsables notamment des encéphalites équines américaines.

ALUMINIUM, *s. m.* [angl. ***aluminium***]. Élément chimique de numéro atomique 13. – Symbole Al. Sous forme oxydée, ce métal, lié de diverses manières à la silice, est l'un des principaux constituants des argiles. Ainsi l'utilise-t-on en thérapeutique comme pansement intestinal.

ALVÉOLAIRE, *adj.* [angl. ***alveolar***]. Qui a rapport aux alvéoles dentaires ou pulmonaires. – ***syndrome a.*** Opacités radiologiques consécutives à l'oblitération des alvéoles pulmonaires. Elles peuvent être lobaires, segmentaires ou bien non systématisées : lobulaires, à limites floues, parfois confluentes, à prédominance hilaire et bilatérales, dites alors « en ailes de papillon ». Ce syndrome s'observe p. ex. dans la pneumonie et dans l'œdème pulmonaire. V. *interstitiel.*

ALVÉOLE, *s. m.* ou *f.* [angl. ***alveolus,*** *pl.* ***alveoli***]. Élément anatomique ayant la forme d'une petite cavité. – *a. dentaire.* Cavité osseuse où s'implante une dent. – *a. pulmonaire.* Dilatation terminale d'une bronchiole.

ALVÉOLITE, *s. f.* [angl. ***alveolitis***]. 1° V. *périostite alvéolo-dentaire.* – 2° Inflammation des alvéoles pulmonaires.

ALVÉOLOPLASTIE, *s. f.* [angl. ***alveoloplasty***]. Remodelage de l'os alvéolaire après une avulsion dentaire.

ALVÉOLYSE, *s. f.* [angl. ***alveolysis***]. Destruction des alvéoles dentaires. Terme pris souvent comme syn. de pyorrhée alvéolo-dentaire.

ALYMPHOCYTOSE, *s. f.* [angl. ***alymphocytosis***]. Absence de lymphocytes.

ALZHEIMER (maladie d') (Alois A., neurologue allemand, 1864-1915) [angl. ***Alzheimer's disease***]. Variété la plus fréquente de démence présénile, caractérisée par une démence massive avec gros troubles de la mémoire et désorientation temporo-spatiale. La mort survient dans la cachexie en quelques années.

AMAIGRISSEMENT, *s. m.* [angl. ***emaciation***]. Perte de poids supérieure à 5% du poids corporel habituel.

AMANTADINE, *s. f.* (DCI) [angl. ***amantadine***]. Composé doué d'une action antivirale contre la grippe A, utilisé également dans le traitement de la maladie de Parkinson.

AMARIL, E, *adj.* [angl. ***amaril***]. Qui a rapport à la fièvre jaune.

AMAUROSE, *s. f.* [angl. ***amaurosis***]. Perte complète de la vue, sans altération des milieux de l'œil.

AMBIDEXTRE, *adj.* [angl. ***ambidextrous***]. Qui se sert aussi habilement de sa main gauche que de sa main droite. V. *droitier* et *gaucher.*

AMBLYOPIE, *s. f.* [angl. ***amblyopia***]. Diminution de l'acuité visuelle.

AMBULANCE, *s. f.* [angl. ***ambulance***]. Véhicule aménagé destiné au transport des malades.

AMBULATEUR, *s. m.* [angl. ***walking frame device***]. Syn. *cadre de marche, déambulateur.* Appareil de rééducation de la marche constitué de quatre montants reliés sur trois côtés par des barres horizontales et sur lequel le patient prend appui en le soulevant ou faisant rouler à chaque pas.

AMBULATION, *s. f.* [angl. ***ambulation***]. Démarche, marche. V. ces termes.

AMBULATOIRE, *adj.* [angl. ***ambulatory***]. Qui peut s'accompagner de déambulation ; qui permet de marcher ; qui n'exige pas l'hospitalisation.

AME. Aide médicale d'État.

AMÉLIE, *s. f.* [angl. ***amelia***]. Malformation caractérisée par l'absence des quatre membres.

AMÉLOBLASTOME, *s. m.* [angl. ***ameloblastoma***]. V. *adamantinome.*

AMÉLOGENÈSE, *s. f.* [angl. ***amelogenesis***]. Formation de l'émail dentaire.

AMÉLOME, *s. m.* V. *adamantinome.*

AMÉLOPATHIE, *s. f.* [angl. ***amelopathy***]. Maladie de l'émail dentaire.

AMÉNORRHÉE, *s. f.* [angl. ***amenorrhoea***]. Absence du flux menstruel, en dehors de l'état de grossesse, chez une femme en période d'activité génitale.

AMÉTROPIE, *s. f.* [angl. ***ametropia***]. Nom des troubles de la réfraction dus à une mauvaise mise au point de l'image sur la rétine.

AMG. Abréviation d'*assistance médicale gratuite.*

AMI. Acte médical infirmier dispensé sur *prescription médicale* par l'infirmier(ère) exerçant à domicile.

AMIBE, *s. f.* [angl. ***amoeba*** ; *pl.* ***amoebae***]. Organisme rudimentaire, appartenant au règne animal (protozoaire), formé d'une seule cellule et se déplaçant au moyen de pseudopodes.

AMIBIASE, *s. f.* [angl. ***amoebiasis***]. Maladie parasitaire due à un protozoaire, *Entamœba dysenteriæ,* qui se localise d'abord au niveau du gros intestin en donnant lieu à un syndrome dysentérique (*dysenterie amibienne*), mais qui peut atteindre ensuite d'autres viscères (foie), sièges possibles d'*abcès amibiens.*

AMIBOÏDE, *adj.* [angl. ***amoeboid***]. Qui ressemble aux amibes. – *mouvements a.* Mouvements analogues à ceux des amibes.

AMIDE, *s. m.* [angl. ***amide***]. Composé organique dérivé d'un acide par substitution d'un radical $- NH_2$ à un radical – OH.

AMIMIE, *s. f.* [angl. ***amimia***]. Perte plus ou moins complète de l'utilisation des gestes.

AMINE, *s. f.* [angl. ***amine***]. Base organique azotée dérivant de l'ammoniaque. Elle entre notamment dans la composition des acides aminés et des catécholamines.

AMINÉ (acide) [angl. ***aminoacid***]. Syn. *amino-acide.* Nom générique des acides organiques possédant une fonction amine ($- NH_2$). Ils se combinent entre eux pour former les peptides, éléments constituants des protéines. Les ***a. a. essentiels*** ne peuvent être synthétisés par l'organisme.

AMINO-ACIDE, *s. m.* V. *aminé* (*acide*).

AMINO-ACIDÉMIE, *s. f.* [angl. ***aminoacidaemia***]. Présence dans le sang d'acides aminés.

AMINO-ACIDURIE, *s. f.* [angl. ***aminoaciduria***]. Présence d'acides aminés dans l'urine.

AMIODARONE, *s. f.* (DCI) [angl. ***amiodarone***]. Médicament iodé utilisé dans le traitement de fond de l'insuffisance coronaire et comme antiarythmique ; il peut entraîner des dysthyroïdies.

AMINOSIDES, *s. m. pl.* [angl. ***aminoglycosides***]. Famille d'antibiotiques toxiques pour le rein et l'appareil auditif (la streptomycine, la gentamycine, la kanamycine).

AMINOTRANSFÉRASE, *s. f.* V. *transaminase.*

AMM. Abréviation d'*autorisation de mise sur le marché.*

AMMONIÉMIE, *s. f.* [angl. ***ammonaemia***]. Présence dans le sang de carbonate d'ammoniaque. Son taux normal très faible augmente (*hyperammoniémie*) dans les ictères graves et les comas hépatiques.

AMNÉSIE, *s. f.* [angl. ***amnesia***]. Perte totale ou partielle de la mémoire. Elle est dite *rétrograde* quand elle comprend les faits qui ont précédé un événement pris comme point de repère ; *antérograde* quand elle comprend ceux qui l'ont suivi ; cette dernière est appelée aussi *a. de fixation.* L'*a.* est enfin *générale* quand le sujet perd tous les souvenirs de sa vie passée. – ***a. psychogène.*** V. *hystérie.*

AMNÉSIQUE, *adj.* [angl. ***amnesic***]. Qui concerne l'amnésie. – *s. m.* ou *f.* Sujet qui a perdu la mémoire.

AMNIOCENTÈSE, *s. f.* [angl. ***amniocentesis***]. Ponction de l'utérus gravide dans le but de prélever du liquide amniotique.

AMNIOS, *s. m.* [angl. ***amnion***]. Membrane limitant la cavité amniotique, elle tapisse la face interne du placenta et du chorion.

AMNIOSCOPIE, *s. f.* [angl. ***amnioscopy***]. Examen du liquide amniotique par transillumination des membranes au pôle inférieur de l'œuf.

AMNIOTIQUE, *adj.* [angl. ***amniotic***]. Qui a rapport à l'amnios.

AMŒBICIDE, *adj.* [angl. ***amœbicidal***]. Qui tue les amibes.

AMPÈRE, *s. m.* [angl. ***ampere***]. (Symbole A). Unité de base du système international pour l'intensité du courant électrique.

AMPHÉTAMINE, *s. f.* [angl. ***amphetamine***]. Substance excitant le système nerveux central et accroissant les activités physiques et psychiques.

AMPHIARTHROSE, *s. f.* [angl. ***amphiarthrosis***]. Articulation peu mobile où les surfaces osseuses sont unies par du fibrocartilage. P. ex. *les articulations intervertébrales.*

AMPHOTÈRE, *adj.* (chimie) [angl. ***amphoteric***]. Doué de propriétés opposées, acides comme basiques.

AMPICILLINE, *s. f.* (DCI) [angl. ***ampicilline***]. Pénicilline semi-synthétique.

AMPLIATION, *s. f.* [angl. ***ampliation***]. Augmentation de dimensions de la cavité thoracique pendant l'inspiration.

AMPLIFICATEUR DE BRILLANCE ou **DE LUMINANCE** [angl. ***intensifying screen***]. Appareil permettant de transformer une image optique en image électronique.

AMPLIFICATION GÉNIQUE [angl. ***polymerase chain reaction***]. Technique moderne d'analyse de l'acide désoxyribonucléique, se prêtant à l'automatisation et utilisant la biologie moléculaire. Elle permet, en faisant intervenir une ADN-polymérase, d'augmenter (c'est l'*amplification en chaîne – PCR*) la quantité d'ADN (gène ou fragment de gène) provenant du prélèvement étudié. La séquence amplifiée est comparée à d'autres séquences nucléotidiques conservées dans des banques de données. Il est ainsi possible d'identifier p. ex. une bactérie ou un virus ou bien de mettre en évidence une mutation de gène pour diagnostiquer une maladie génétique.

AMPOULE, *s. f.* [angl. ***ampoule***] (pharmacie). Petit récipient cylindrique et hermétique en verre, dans lequel on conserve des médicaments liquides ou pulvérulents ou bien des solutés stérilisés, prêts à l'emploi sous forme injectable ou buvable.

AMPOULE DE VATER (Abraham V., médecin allemand, 1684-1751) [angl. ***ampoule of Vater***]. Partie terminale et dilatée des canaux cholédoque et pancréatique réunis avant leur abouchement dans la deuxième portion du duodénum.

AMPULLOME VATÉRIEN. Tumeur développée au niveau de l'ampoule de Vater.

AMPUTATION, *s. f.* [angl. ***amputation***]. Opération qui consiste dans l'ablation d'un membre, d'un segment de membre ou d'une partie saillante (langue, sein, verge) et plus généralement d'une partie du corps.

AMYGDALE, *s. f.* [angl. ***tonsil***]. Organe en forme d'amande. P. ex. *a. palatine* (v. *amygdalectomie*) ; *a. pharyngienne* (v. *adénoïdes, végétations*) ; *a. linguale* ; *a. cérébelleuse.*

AMYGDALECTOMIE, *s. f.* [angl. ***tonsillectomy***]. Ablation totale des deux amygdales palatines.

AMYGDALITE, *s. f.* [angl. ***amygdalitis***]. Inflammation des amygdales.

AMYLACÉ, E, *adj.* [angl. ***amylaceous***]. Qui renferme de l'amidon. – *corps a.* V. *amyloïde.*

AMYLASE, *s. f.* [angl. ***amylase***]. Enzyme du suc pancréatique et de la salive qui transforme l'amidon et le glycogène en dextrine et en maltose au cours de la digestion intestinale.

AMYLASÉMIE, *s. f.* [angl. ***amylasaemia***]. Présence d'amylase dans le sang. L'*a.* est anormalement élevée dans les pancréatites aiguës.

AMYLASURIE, *s. f.* [angl. ***amylasuria***]. Présence d'amylase dans l'urine.

AMYLOÏDE, *adj.* [angl. ***amyloid***]. Qui ressemble à l'amidon. – *substance a.* Substance amorphe, colorée en brun acajou par l'iode, et donnant une biréfringence verte en lumière polarisée après coloration par le rouge Congo. Il en existe plusieurs types chimiques correspondant aux différentes variétés cliniques d'amyloïdose.

AMYLOÏDE (dégénérescence, infiltration ou **maladie)** [angl. ***amyloid degeneration***]. Infiltration de différents organes et tissus par la substance amyloïde.

AMYLOSE, *s. f.* V. *amyloïde (dégénérescence).*

AMYOTONIE, *s. f.* V. *myatonie.*

AMYOTROPHIE, *s. f.* [angl. ***amyotrophia***]. Syn. *myatrophie.* Diminution de volume des muscles ; fonte musculaire.

ANABOLISANT, E, *adj.* [angl. ***anabolic***]. Qui favorise l'anabolisme.

ANABOLISME, *s. m.* [angl. ***anabolism***]. Transformation des matériaux nutritifs en tissu vivant.

ANACHLORHYDRIE, *s. f.* [angl. ***anachlorhydria***]. Absence complète d'acide chlorhydrique libre dans le suc gastrique.

ANAÉROBIE, *adj.* et *s. m.* [angl. ***anaerobic***]. Se dit des microbes qui ne peuvent vivre au contact de l'air.

ANAES. Agence nationale d'accréditation et d'évaluation en santé. Établissement public destiné à « favoriser le développement de l'évaluation médicale dans l'ensemble du système de santé et mettre en place la procédure d'accréditation dans les établissements de santé ». Il a été dissous et intégré en 2005 dans la *Haute Autorité de santé* (HAS). V. ce terme.

ANAL, E, *adj.* [angl. ***anal***]. Qui a rapport à l'anus. – ***stade a.*** Deuxième phase de la libido infantile. V. *oral (stade)* et *phallique (stade).*

ANALEPTIQUE, *adj.* et *s. m.* [angl. ***analeptic***]. Se dit des médicaments et des aliments qui stimulent le fonctionnement des différents appareils de l'organisme.

ANALGÉSIE, *s. f.* [angl. ***analgesia***]. Abolition de la sensibilité à la douleur.

ANALGÉSIQUE [angl. ***analgesic***]. 1° *adj.* Qui diminue ou supprime la douleur. V. *antalgique.* – 2° *s. m.* Médicament possédant cette propriété. – Les *a. centraux* comprennent essentiellement les narcotiques et les antidépresseurs tricycliques. – Les *a. périphériques* le paracétamol, l'aspirine et les anti-inflammatoires non stéroïdiens.

ANALYSE, *s. f.* [angl. ***analysis***]. Séparation des éléments d'un composé. Elle peut être qualitative ou quantitative. En médecine, il s'agit essentiellement d'*a. biologique* utilisant des procédés chimiques ou physiques (spectrographie, chromatographie, électrophorèse, isotopes, etc.) – Ce terme est parfois employé comme synonyme de *psychanalyse* (v. ce terme).

ANALYSE DE SITUATION [angl. ***situation analysis***]. Décomposition des divers éléments fournis par l'observation et l'anamnèse en vue de comprendre un contexte ou un environnement. Première étape de la demande de soins, l'*a. d. s.* permet à l'infirmier(ère) de mettre en œuvre des soins personnalisés.

ANAMNÈSE, *s. f.* ou **ANAMNESTIQUES,** *s. m. pl.* [angl. ***anamnesia***]. Renseignements que fournit le malade lui-même ou son entourage sur le début de sa maladie jusqu'au moment où il se trouve soumis à l'observation du médecin. V. *antécédents.*

ANAPHASE, *s. f.* [angl. ***anaphase***]. Troisième stade de la division cellulaire, au cours duquel les chromosomes se dédoublent, se séparent et se dirigent vers les pôles de la cellule. V. *mitose.*

ANAPHYLACTIQUE, *adj.* [angl. ***anaphylactic***]. Qui concerne l'anaphylaxie. – *choc a.* V. *choc anaphylactique.*

ANAPHYLAXIE, *s. f.* [angl. ***anaphylaxis***]. Augmentation de la sensibilité de l'organisme à une substance étrangère (antigène) après que celle-ci y a été introduite ; c'est le contraire de l'immunité (ce terme étant pris dans son sens restrictif de protection de l'organisme). Cet *état* d'*a.* n'apparaît qu'un certain temps (2 ou 3 semaines) après le premier contact avec l'antigène.

ANAPLASIE, *s. f.* [angl. ***anaplasia***]. Processus par lequel certaines cellules perdent une partie de leurs caractères propres, sans pourtant retourner à l'état de cellules primitives.

ANARTHRIE, *s. f.* [angl. ***anarthria***]. Trouble du langage consistant uniquement dans l'impossibilité d'articuler les sons.

ANASARQUE, *s. f.* [angl. ***anasarca***]. Œdèmes généralisés, sous-cutanés et viscéraux, accompagnés d'épanchements dans les séreuses.

ANASCITIQUE, *adj.* [angl. ***anascitic***]. Qui n'est pas accompagné d'ascite.

ANASTOMOSE, *s. f.* [angl. ***anastomosis***]. Communication entre deux vaisseaux et, par extension, entre deux conduits de même nature et entre deux nerfs.

ANATOMIE, *s. f.* [angl. ***anatomy***]. Science consacrée à l'étude de la structure des êtres vivants. – *a. descriptive.* Étude morphologique séparée de chaque organe. – *a. microscopique.* V. *histologie.* – *a. pathologique.* Syn. *anatomopathologie.* Étude des modifications structurales des organes, résultant des actions et des réactions morbides. – *a. topographique.* Étude des rapports des différents organes entre eux.

ANATOMOPATHOLOGIE, *s. f.* V. *anatomie pathologique* à *anatomie.*

ANATOXINE, *s. f.* [angl. ***anatoxia***]. Toxine formolée : elle perd ses propriétés toxiques et conserve ses propriétés immunisantes. V. *vaccin antidiphtérique* et *vaccin antitétanique*.

ANCILLAIRE (étude) [angl. ***ancillary trial***]. Étude portant sur un nombre limité de cas (lesquels font partie d'un essai thérapeutique clinique plus vaste) destinée à apprécier l'effet du médicament sur un point particulier.

ANCONÉ, E, *adj.* [angl. ***anconeal***]. Relatif au coude. – *muscle a.* Muscle situé à la face postérieure du coude, tendu de l'humérus à l'ulna (cubitus), extenseur de l'avant-bras.

ANDROGÈNE, *adj.* [angl. ***androgenic***]. Qui provoque l'apparition des caractères sexuels masculins.

ANDROGÈNES (HORMONES) [angl. ***androgen***]. Syn. *hormones mâles*. Hormones stéroïdes (v. 17-*cétostéroïdes*) qui provoquent le développement des caractères sexuels masculins et stimulent l'anabolisme protéique. Elles sont sécrétées accessoirement par la corticosurrénale et surtout par le testicule, qui, sous l'influence de la gonadostimuline hypophysaire, produit essentiellement la testostérone (v. *testiculaires, hormones*), l'hormone masculinisante la plus puissante.

ANDROGYNE, *adj.* et *s. m.* 1° Hermaphrodite. – 2° V. *androgynoïde*.

ANDROGYNIE, *s. f.* [angl. ***androgynism***]. Pseudo-hermaphrodisme partiel chez l'homme.

ANDROGYNOÏDE, *s. m.* [angl. ***androgynoid***]. Syn. *androgyne*. Individu du sexe masculin, chez lequel le segment inférieur de l'appareil génital a évolué suivant le type féminin.

ANDROÏDE, *adj.* [angl. ***android***]. Qui présente des caractères masculins.

ANDROLOGIE, *s. f.* [angl. ***andrology***]. Étude de l'homme et plus particulièrement des maladies spéciales à l'homme.

ANDROPAUSE, *s. f.* [angl. ***male climacteric***]. Ensemble des manifestations organiques et psychiques survenant chez l'homme entre 50 et 70 ans.

ANDROSTÉRONE, *s. f.* [angl. ***androsterone***]. Hormone extraite de l'urine d'homme, et favorisant le développement de la puberté chez l'homme.

ANÉMIE, *s. f.* [angl. ***anaemia***]. Diminution du nombre des globules rouges, ou plus exactement de la quantité d'hémoglobine contenue dans l'unité de volume de sang.

ANÉMIE À HÉMATIES FALCIFORMES [angl. ***sickle-cell anaemia***]. Variété d'anémie hémolytique avec érythroblastose, héréditaire, familiale, apparaissant dès l'enfance. Cette hémoglobinose, décrite aux USA chez les Noirs, doit son nom à la forme allongée, en croissant, que prennent de nombreux globules rouges (drépanocytes).

ANÉMIE APLASTIQUE [angl. ***aplastic anaemia***]. Syn. *anémie arégénérative*. Forme d'anémie caractérisée par l'absence de réaction de l'appareil hématopoïétique et l'évolution rapidement fatale.

ANÉMIE ARÉGÉNÉRATIVE. V. *anémie aplastique*.

ANÉMIE DE BIERMER. V. *Biermer (anémie de)*.

ANÉMIE DRÉPANOCYTAIRE. V. *anémie à hématies falciformes*.

ANÉMIE ÉRYTHROBLASTIQUE [angl. ***erythroblastic anaemia***]. Anémie caractérisée par l'abondance particulière d'érythroblastes dans le sang. V. *érythroblastose* et *splénomégalie myéloïde*.

ANÉMIE FERRIPRIVE [angl. ***asiderotic anae-mia***]. Syn. *anémie sidéropénique*. Variété la plus importante d'anémie hypochrome ; elle est due à un manque de fer par défaut d'apport ou d'absorption, ou par perte ferrique (hémorragie).

ANÉMIE HÉMOLYTIQUE [angl. ***haemolytic anaemia***]. Anémie due à la destruction des globules rouges anormalement fragiles ou lésés par un facteur d'agression apparu dans le plasma du malade.

ANÉMIE HYPERCHROME [angl. ***hyperchromic anaemia***]. Variété d'anémie dans laquelle le chiffre des hématies est beaucoup plus abaissé que le taux de l'hémoglobine ; la valeur globulaire est augmentée. V. *Biermer (anémie de)*.

ANÉMIE HYPOCHROME [angl. ***hypochromic anaemia***]. Anémie par manque d'hémoglobine. Elle est caractérisée par la diminution de la teneur et de la concentration en hémoglobine des globules rouges, que le nombre de ceux-ci soit ou non réduit. La valeur globulaire est abaissée.

ANÉMIE INFLAMMATOIRE [angl. ***inflammatory anaemia***]. Anémie hyposidérémique observée au cours de diverses infections et inflammations chroniques.

ANÉMIE ISOCHROME [angl. ***isochromic anaemia***]. Syn. *a. normochrome.* Variété d'anémie dans laquelle le taux de l'hémoglobine est abaissé, le chiffre des hématies aussi et dans les mêmes proportions ; la valeur globulaire est normale.

ANÉMIE MACROCYTAIRE. V. *anémie mégalocytaire.*

ANÉMIE MÉGALOCYTAIRE [angl. ***megalocytic anaemia***]. Syn. *anémie macrocytaire.* Anémie avec présence, dans le sang, d'hématies de grande taille.

ANÉMIE MICROCYTAIRE [angl. ***microcytic anaemia***]. Anémie avec présence de microcytes (microcytose) dans le sang circulant.

ANÉMIE NORMOCHROME. V. *anémie isochrome.*

ANÉMIE PERNICIEUSE. V. *Biermer (anémie de).*

ANÉMIE SIDÉROPÉNIQUE. V. *anémie ferriprive.*

ANENCÉPHALIE, *s. f.* [angl. ***anencephalia***]. Monstruosité caractérisée par l'absence d'encéphale.

ANÉPHRIQUE, *adj.* [angl. ***anephric***]. Dépourvu de rein.

ANERGIE, *s. f.* [angl. ***anergia***]. Disparition de l'allergie.

ANERGISANT, E, *adj.* Qui provoque l'anergie. – *maladie anergisante.*

ANESTHÉSIE, *s. f.* [angl. ***anaesthesia***]. Perte de la sensibilité. Elle peut être due à un état morbide, ou provoquée par un médicament. – *a. épidurale. A.* loco-régionale obtenue par l'introduction dans l'espace épidural (compris entre la dure-mère et les parois du canal rachidien), d'une solution anesthésique qui baigne les racines sensitives et motrices. – *a. péridurale.* V. *anesthésie épidurale. – a. rachidienne.* V. *rachianesthésie.*

ANESTHÉSIOLOGIE, *s. f.* [angl. ***anaesthesiology***]. Étude de l'anesthésie artificielle et de ses applications médico-chirurgicales.

ANESTHÉSIQUE, *adj.* et *s. m.* [angl. ***anaesthesic***]. Se dit d'une substance médicamenteuse employée pour obtenir une insensibilité locale ou générale.

ANESTHÉSISTE, *s. m.* ou *f.* [angl. ***anaesthetist***]. Personne chargée de provoquer et d'entretenir l'anesthésie locale ou générale au cours d'une opération.

ANEURINE, *s. f.* V. *thiamine.*

ANÉVRISME ou **ANÉVRYSME,** *s. m.* [angl. ***aneurysm***]. Tumeur circonscrite développée dans le trajet d'une artère par dilatation des parois.

ANÉVRISME ARTÉRIOVEINEUX [angl. ***arteriovenous fistula***]. Communication permanente d'une artère et d'une veine sans (*fistule artérioveineuse*) ou avec sac anévrismal (*a. a. proprement dit*).

ANÉVRISME DISSÉQUANT [angl. ***dissecting aneurysm***]. Cavité développée dans l'épaisseur de la paroi artérielle, aux dépens de la tunique moyenne du vaisseau. – *a. d. de l'aorte.* V. *dissection aortique.*

ANÉVRISME FUSIFORME [angl. ***fusiform aneurysm***]. Dilatation cylindrique d'un segment d'une artère, se continuant insensiblement en fuseau, en amont et en aval, avec le vaisseau normal.

ANÉVRISME MYCOTIQUE [angl. ***mycotic aneurysm***]. Anévrisme artériel dû à une localisation bactérienne sur les parois du vaisseau au cours d'une endocardite infectieuse subaiguë.

ANÉVRISME SACCIFORME [angl. ***saccular aneurysm***]. Poche limitée, appendue à la paroi d'une artère, développée aux dépens de cette paroi, et communiquant avec l'artère par un canal étroit, le collet.

ANÉVRISME VENTRICULAIRE [angl. ***ventricular aneurysm***]. Distension de la paroi du ventricule gauche au niveau de la cicatrice d'un infarctus.

ANÉVRISMECTOMIE, *s. f.* [angl. ***aneurysmectomy***]. Résection d'un anévrisme.

ANÉVRISMORRAPHIE, *s. f.* [angl. ***aneurysmorrhaphy***]. Méthode chirurgicale de traitement des anévrismes par voie endovasculaire.

ANGÉIOLOGIE, *s. f.* [angl. ***angiology***]. Syn. *angiologie.* Étude des vaisseaux et de leurs maladies.

ANGÉITE ou **ANGIITE,** *s. f.* [angl. ***angeitis***]. Syn. *vascularite.* Nom générique désignant toutes les inflammations vasculaires (artérite, phlébite, lymphangite, etc.). La classification des *a.* varie selon les auteurs et distingue en général les atteintes des vaisseaux de *gros calibre* (maladie de Takayashu, artérite temporale) ; de *moyen calibre* (maladie de Buerger, périartérite noueuse, syndrome de Kawasaki) ; de *petit calibre* (granulomatose de Wegener, angéite granulomateuse allergique, micropolyangéite microscopique, purpura rhumatoïde, cryoglobulinémie, maladie du sérum).

ANGIECTASIE, *s. f.* [angl. ***angiectasia***]. Nom générique désignant toutes les dilatations vasculaires.

ANGINE, *s. f.* [angl. ***angina***]. Inflammation de l'isthme du gosier et du pharynx.

ANGINE À MONOCYTES ou **MONOCYTAIRE.** V. *mononucléose infectieuse.*

ANGINE DE POITRINE [angl. ***angina pectoris***]. Syn. *angor pectoris.* Crises de douleurs constrictives d'origine coronaire, siégeant dans la région précordiale, irradiant dans le bras gauche et s'accompagnant d'une angoisse poignante avec sensation de mort imminente.

ANGIOBLASTE, *s. m.* [angl. ***angioblast***]. Cellule embryonnaire génératrice de l'endothélium.

ANGIOBLASTOME, *s. m.* [angl. ***angioblastoma***]. Tumeur vasculaire rencontrée au niveau des centres nerveux.

ANGIOCARDIOGRAPHIE, *s. f.* [angl. ***angiocardiography***]. Radiographies des cavités du cœur et des gros vaisseaux de la base après injection d'une substance opaque aux rayons X.

ANGIOCHOLÉCYSTITE, *s. f.* [angl. ***angiocholecystitis***]. Inflammation de la vésicule et des voies biliaires.

ANGIOCHOLÉGRAPHIE, *s. f.* V. *cholangiographie.*

ANGIOCHOLITE, *s. f.* [angl. ***angiocholitis***]. Inflammation des voies biliaires.

ANGIOCONVERTASE, *s. f.* V. *enzyme de conversion.*

ANGIODYSPLASIE, *s. f.* [angl. ***angiodysplasia***]. Anomalie vasculaire par trouble de développement.

ANGIOFLUOROGRAPHIE, *s. m.* [angl. ***angiofluorography***]. Photographie du fond d'œil après injection intraveineuse de fluorescéine, destinée à mettre en évidence les vaisseaux rétiniens et choroïdiens.

ANGIOGENÈSE, *s. f.* [angl. ***angiogenesis***]. Formation, développement de vaisseaux.

ANGIOGRAPHIE, *s. f.* [angl. ***angiography***]. Radiographie des vaisseaux après injection d'un liquide opaque aux rayons X.

ANGIOGRAPHIE DIGITALE [angl. ***digital angiography***]. V. *angiographie numérique.*

ANGIOGRAPHIE NUMÉRIQUE ou **NUMÉRISÉE.** Procédé radiologique et informatisé d'examen des vaisseaux sanguins qui a l'avantage de fournir de bonnes images par introduction intraveineuse du produit de contraste, évitant ainsi la ponction et le cathétérisme artériels.

ANGIOLOGIE, *s. f.* V. *angéiologie.*

ANGIOMATOSE, *s. f.* [angl. ***angiomatosis***]. Maladie générale caractérisée par la formation d'angiomes multiples.

ANGIOME, *s. m.* [angl. ***angioma***]. Production pathologique circonscrite constituée par une agglomération de vaisseaux sanguins (*hémangiome*) ou lymphatiques (*lymphangiome*) de nouvelle formation, hyperplasiés et ectasiés. – ***a. plan.*** Syn. *tache de vin, envie. A.* cutané se présentant sous l'aspect d'une tache rouge ou violacée, pâlissant à la pression. – ***a. stellaire.*** *A.* siégeant généralement au visage, formé d'un minuscule point rouge vif saillant d'où irradient de fines télangiectasies. Il est formé d'ectasies capillaires.

ANGIOMYOME, *s. m.* [angl. ***angiomyoma***]. Tumeur formée de fibres musculaires lisses et de nombreux vaisseaux.

ANGIONÉCROSE, *s. f.* [angl. ***angionecrosis***]. Nécrose des parois d'un vaisseau.

ANGIOPATHIE, *s. f.* [angl. ***angiopathy***]. Toute affection vasculaire.

ANGIOPLASTIE, *s. f.* [angl. ***angioplasty***]. Opération destinée à réparer ou à remodeler un vaisseau.

ANGIOPLASTIE TRANSLUMINALE PERCUTANÉE [angl. ***percutaneous transluminal angioplasty***]. Procédé de dilatation d'une artère rétrécie par une sonde à ballonnet.

ANGIO-RM. Variété d'imagerie par résonance magnétique (v. ce terme) sensible au flux et à son orientation. Elle permet de réaliser une véritable angiographie sans injection de produit de contraste iodé.

ANGIOSARCOME, *s. m.* [angl. ***angiosarcoma***]. Sarcome où la prolifération cellulaire dérive des éléments conjonctifs des vaisseaux sanguins.

ANGIOSCANNER, *s. m.* [angl. *angioscan*]. Examen tomodensitométrique avec injection intravasculaire de produit de contraste.

ANGIOSCINTIGRAPHIE, *s. f.* V. *gamma-angiocardiographie.*

ANGIOSCOPE, *s. m.* [angl. ***angioscope***]. Variété de fibroscope adaptée à l'examen intravasculaire.

ANGIOSPASME, *s. m.* [angl. ***angiospasm***]. Spasme des vaisseaux s'accompagnant d'une ischémie du territoire considéré.

ANGIOSPASTIQUE, *adj.* [angl. ***angiospastic***]. Se dit d'une affection qui s'accompagne de spasme des vaisseaux.

ANGIOSTÉNOSE, *s. f.* [angl. ***angiostenosis***]. Rétrécissement des vaisseaux.

ANGIOTENSINE, *s. f.* [angl. ***angiotensin***]. Polypeptide produit par l'action de la rénine sur l'angiotensinogène. – L'*a. I*, inactive, est transformée par une enzyme hépatique (enzyme de conversion, v. ce terme) en *a. II*, qui provoque une vasoconstriction intense des artérioles périphériques et une hypertension artérielle.

ANGLE STERNAL ou **de LOUIS** (Antoine L., chirurgien français, 18e siècle) [angl. ***sternal angle***]. Angle saillant en avant formé, chez certains sujets, par la rencontre du manubrium et du corps du sternum.

ANGOISSE, *s. f.* [angl. ***anguish***]. Sensation de resserrement épigastrique avec striction respiratoire et cardiaque, malaise général, accélération de la respiration et du pouls. Ces réactions neurovégétatives accompagnent les formes sévères d'anxiété.

ANGOR, *s. m.* ou **ANGOR PECTORIS.** V. *angine de poitrine.*

ANGUILLULOSE, *s. f.* [angl. ***strongyloidiasis***]. Ensemble des accidents dus à l'infestation de l'organisme par *Strongyloides stercoralis* (anguillule de l'intestin). V. *larva currens.*

ANHIDROSE ou **ANIDROSE,** *s. f.* [angl. ***anhydrosis***]. Abolition ou diminution de la sécrétion sudorale.

ANHIDROTIQUE, *adj.* et *s. m.* [angl. ***anhydrotic***]. Médicament qui diminue la sécrétion sudorale.

ANHISTE, *adj.* [angl. ***anhistic***]. Qui n'a pas de texture déterminée.

ANHYDRASE CARBONIQUE [angl. ***carbonic anhydrase***]. Enzyme catalysant la décomposition réversible de l'acide carbonique en eau et gaz (ou anhydride) carbonique.

ANICTÉRIQUE, *adj.* [angl. ***anicteric***]. Qui ne s'accompagne pas d'ictère.

ANIDROSE, *s. f.* V. *anhidrose.*

ANILISME, *s. m.* [angl. ***anilism***]. Intoxication par l'aniline.

ANION, *s. m.* [angl. ***anion***]. Ion négatif qui, au cours de l'électrolyse, semble remonter le courant.

ANISAKIASE, *s. f.* [angl. ***anisakiasis***]. Infestation par les larves d'un ascaris présent dans le poisson cru ; elle provoque des douleurs et des tumeurs abdominales.

ANISOCHROMIE, *s. f.* [angl. ***anisochromia***]. Inégalité de coloration des globules rouges du sang.

ANISOCORIE, *s. f.* [angl. ***anisocoria***]. Inégalité pupillaire.

ANISOCYTOSE, *s. f.* [angl. ***anisocytosis***]. Inégalité de dimension des globules rouges.

ANITE, *s. f.* [angl. ***proctitis***]. Inflammation de l'anus.

ANKYLOSE, *s. f.* [angl. ***ankylosis***]. Diminution ou suppression des mouvements d'une articulation naturellement mobile.

ANKYLOSTOMIASE, *s. f.* ou **ANKYLOSTOMOSE** *s. f.* [angl. ***ankylostomasis***]. Maladie provoquée par de petits nématodes (ankylostomes) qui se fixent en grand nombre à la muqueuse de l'intestin grêle et entraînent une anémie.

ANNEXES, *s. f. pl.* [angl. ***adnexa***]. Organes rattachés à un organe principal.

ANNEXITE, *s. f.* V. *salpingo-ovarite.*

ANNULOPLASTIE, *s. f.* [angl. ***annuloplasty***]. Réparation d'un orifice annulaire anormal.

ANODE, *s. f.* [angl. ***anode***]. Électrode positive.

ANODIN, E, *adj.* [angl. ***anodyne***]. Indolore, bénin, sans danger.

ANOPHELES, *s. m.* Genre de moustique de la famille des Culicidés.

ANOPSIE, *s. f.* [angl. ***anopsia***]. Privation de la vue.

ANORCHIDIE, *s. f.* [angl. ***anorchia***]. Absence congénitale de l'un ou des deux testicules.

ANOREXIE, *s. f.* [angl. ***anorexia***]. Perte ou diminution de l'appétit.

ANOREXIE MENTALE [angl. ***anorexia nervosa***]. Diminution ou abolition de l'alimentation par refus de la nourriture observée chez des malades présentant des troubles psychopathiques. Elle est surtout fréquente chez les jeunes filles.

ANOREXIGÈNE, *adj.* [angl. ***anorexiant***]. Qui diminue l'appétit. – *s. m.* Médicament capable de réduire la sensation de faim.

ANORGANIQUE, *adj.* [angl. ***anorganic***]. Syn. *inorganique.* 1° Se dit d'un phénomène qui est indépendant de toute lésion d'un organe. – 2° (chimie). Syn. *minéral.* Se dit d'un élément chimique non inclus dans une molécule contenant du carbone. P. ex. phosphore *a.* ou minéral.

ANOSMIE, *s. f.* [angl. ***anosmia***]. Diminution ou perte complète de l'odorat.

ANOVULATION, *s. f.* [angl. ***anovulation***]. Absence de ponte ovarienne.

ANOVULATOIRE, *adj.* [angl. ***anovulatory***]. 1° Qui empêche l'ovulation. – 2° Sans ovulation.

ANOXÉMIE, *s. f.* [angl. ***anoxaemia***]. Diminution de la quantité d'oxygène contenu dans le sang.

ANOXIE, *s. f.* [angl. ***anoxia***]. Diminution de la quantité d'oxygène distribuée aux tissus par le sang dans l'unité de temps.

ANTABUSE®. Nom de marque, dans les pays anglo-américains, du disulfirame (DCI) commercialisé en France sous le nom d'*Espéral®*. – *effet A.* Vasodilatation gênante provoquée lors de l'association de ce produit avec les boissons alcoolisées.

ANTAGONISTE, *adj.* et *s. m.* [angl. ***antagonist***]. Dont l'action s'oppose à celle d'un autre.

ANTALGIQUE, *adj.* et *s. m.* [angl. ***antalgesic***]. Qui calme la douleur. – *attitude a.* – *médicament a.* V. *analgésique.*

ANTE MORTEM. Locution latine signifiant : avant la mort.

ANTÉCÉDENTS, *s. m. pl.* [angl. ***previous history***]. Renseignements concernant l'histoire du patient, antérieure à la maladie considérée (*a. personnels*) et les maladies de sa famille (*a. familiaux*). V. *anamnèse.*

ANTÉDÉVIATION DE L'UTÉRUS. Terme général désignant tous les déplacements en avant de l'utérus en totalité ou en partie.

ANTÉFLEXION, *s. f.* [angl. ***anteflexion***]. Inclinaison en avant de la partie supérieure d'un organe qui forme un angle avec la partie inférieure.

ANTÉFLEXION DE L'UTÉRUS [angl. ***anteflexion of the uterus***]. Déviation de l'utérus dans laquelle le fond de l'organe se trouve incliné en avant, tandis que le col garde sa situation normale.

ANTÉHYPOPHYSAIRE (INSUFFISANCE). V. *hypopituitarisme antérieur.*

ANTÉNATAL, E, *adj.* [angl. ***antenatal***]. Qui précède la naissance.

ANTE PARTUM. Locution latine signifiant : *avant l'accouchement.*

ANTÉPOSITION DE L'UTÉRUS [angl. ***anteposition of the uterus***]. Déplacement en totalité de l'utérus qui se trouve porté en avant.

ANTÉPULSION, *s. f.* V. *propulsion.*

ANTÉROGRADE, *adj.* [angl. ***anterograde***]. Qui va dans le sens normal, vers l'avant, vers le futur. V. *amnésie.*

ANTÉVERSION, *s. f.* [angl. ***anteversion***]. Inclinaison en avant de la totalité d'un organe.

ANTÉVERSION DE L'UTÉRUS [angl. ***anteversion of the uterus***]. Déviation de l'utérus dans laquelle le fond de l'organe se trouve incliné en avant, tandis que le col remonte en arrière et s'appuie sur le rectum.

ANTHÉLIX, *s. m.* [angl. ***anthelix***]. Saillie semi-circulaire de la face latérale de l'auricule, située en arrière de la conque de l'oreille et en avant et en dessous de l'hélix.

ANTHELMINTHIQUE, *adj.* [angl. ***anthelminthic***]. Syn. *vermifuge.* Qui s'oppose aux vers. – *s. m.* Médicament destiné à provoquer l'évacuation ou la destruction des vers parasitant l'organisme humain.

ANTHRACOÏDE, *adj.* [angl. ***anthracoid***]. 1° Qui a la couleur du charbon. P. ex. : *tumeur a.* ou *mélanique.* – 2° Qui ressemble à l'anthrax. – *furoncle a.* Petit anthrax.

ANTHRACOSE, *s. f.* [angl. ***anthracosis***]. Infiltration des poumons par la poussière de charbon inhalée.

ANTHRACOSILICOSE, *s. f.* [angl. ***anthracosilicosis***]. Infiltration des poumons par des poussières de charbon et de silice.

ANTHRACYCLINES, *s. f. pl.* [angl. ***anthracyclines***]. Groupe d'antibiotiques antimitotiques dont la toxicité s'exerce notamment à l'égard du cœur.

ANTHRAX, *s. m.* [angl. ***carbuncle***]. Inflammation due au staphylocoque, touchant l'appareil glandulaire pilosébacé. Il diffère du furoncle par la multiplicité des foyers et la tendance à la diffusion.

ANTHROPOLOGIE, *s. f.* [angl. ***anthropology***]. Ensemble des sciences de l'homme.

ANTHROPOMÉTRIE, *s. f.* [angl. ***anthropometry***]. Partie de l'anthropologie qui a pour but la mensuration des diverses parties du corps.

ANTIACIDE, *adj.* [angl. ***antacid***]. Qui s'oppose aux acides. – *s. m.* Médicament doué de cette propriété, exercée essentiellement vis-à-vis de l'acidité gastrique. V. *antiulcéreux.*

ANTIAGRÉGANT, E, *adj.* [angl. ***antisludge***]. Qui s'oppose à la formation d'amas de globules rouges ou de plaquettes sanguines dans les vaisseaux. – *s. m.* Substance douée de cette propriété.

ANTIALLERGIQUE, *adj.* [angl. ***antiallergic***]. Qui s'oppose à l'allergie. – *s. m.* Médicament doué de cette propriété. P. ex. les antihistaminiques, les corticoïdes.

ANTIAMARIL, E, *adj.* [angl. ***antiamarilic***]. Qui s'oppose à la fièvre jaune. V. *vaccin a.*

ANTIANDROGÈNE, *adj.* [angl. ***antiandrogen***]. Qui s'oppose à l'action des androgènes. V. *androgènes* (*hormones*).

ANTIANGINEUX, SE, *adj.* [angl. ***antianginal***]. Qui s'oppose à l'angine de poitrine – *s. m.* Médicament de l'insuffisance coronaire.

ANTIARYTHMIQUE, *adj.* [angl. ***antiarrhythmic***]. Qui combat l'arythmie. – *s. m.* Médicament qui s'oppose aux irrégularités du rythme cardiaque.

ANTIASTHMATIQUE, *adj.* [angl. ***antiasthmatic***]. Qui s'oppose à l'asthme. – *s. m.* Substance douée de cette propriété. P. ex. les bêtastimulants, la théophylline et ses dérivés, les corticoïdes, les cromones (dérivées de la khelline).

ANTIBIOGRAMME, *s. m.* [angl. ***antibiogram***]. Résultat de l'étude de la sensibilité d'une bactérie aux divers antibiotiques.

ANTIBIORÉSISTANCE, *s. f.* [angl. ***antibiotic resistance***]. Résistance aux antibiotiques.

ANTIBIOTHÉRAPIE, *s. f.* [angl. ***antibiotic therapy***]. Emploi thérapeutique des substances antibiotiques.

ANTIBIOTIQUE, *adj.* et *s. m.* [angl. ***antibiotic***]. Qui s'oppose à la vie. Se dit de substances telles que la pénicilline et les sulfamides qui empêchent le développement de certains micro-organismes en perturbant leur métabolisme ou en les détruisant.

ANTICALCIQUE, *adj.* [angl. ***anticalcic***]. Qui s'oppose au calcium. – *s. m.* V. *inhibiteur calcique.*

ANTICANCÉREUX, SE, *adj.* [angl. ***anticancer***]. Syn. *antinéoplasique.* Qui s'oppose au cancer. – *s. m.* Médicament doué de cette propriété. V. *antimitotique.*

ANTICHOLÉRIQUE, *adj.* [angl. ***anticholeric***]. Qui s'oppose au choléra. V. *vaccin a.*

ANTICHOLINESTÉRASIQUE, *adj.* [angl. ***anticholinesterase***]. Qui s'oppose à la cholinestérase (v. ce terme). – *s. m.* Substance douée de cette propriété (néostigmine).

ANTICOAGULANT, E, *adj.* [angl. ***anticoagulant***] Qui s'oppose à la coagulation. – *s. m.* Médicament s'opposant à la coagulation du sang. V. *antivitamine K, héparine, céphaline (temps de), INR* et *Quick (temps de).*

ANTICONCEPTIONNEL, LE, *adj.* V. *contraceptif.*

ANTICONVULSIVANT, *adj.* et *s. m.* V. *antiépileptique.*

ANTICORPS, *s. m.* [angl. ***antibody***]. Immunoglobuline synthétisée par les plasmocytes et les lymphocytes B, apparaissant généralement après l'introduction d'antigènes dans l'organisme.

ANTICORPS MONOCLONAUX [angl. ***monoclonal antibodies***]. Anticorps issus d'une seule et même souche de lymphocytes (plasmocytes) et ayant tous des caractères rigoureusement identiques, en particulier la même étroite spécificité pour le même antigène.

ANTIDÉPRESSEUR, *adj.* [angl. ***antidepressant***]. Qui s'oppose aux états dépressifs. – *s. m.* Substance douée de cette propriété.

ANTIDIABÉTIQUE, *adj.* et *s. m.* [angl. ***antidiabetic***]. Qui s'oppose au diabète.

ANTIDIARRHÉIQUE, *s. f.* [angl. ***antidiarrhoeal***]. Qui s'oppose à la diarrhée – *s. m.* Médicament doué de cette propriété. P. ex. opiacés et opioïdes (élixir parégorique, lopéramide), astringents (tanins), mucilages (pectine), antibactériens, adsorbants (charbon).

ANTIDIURÉTIQUE (hormone). V. *vasopressine.*

ANTIDOTE, *s. m.* [angl. ***antidote***]. Contre poison.

ANTIÉMÉTIQUE, *adj.* [angl. ***antiemetic***]. Qui s'oppose aux vomissements. – *s. m.* Substance douée de cette propriété.

ANTIÉPILEPTIQUE, *adj.* [angl. ***antiepileptic***]. Syn. *anticonvulsivant.* Qui s'oppose à l'épilepsie. – *s. m.* Médicament doué de cette propriété.

ANTIFIBRILLANT, E, *adj.* [angl. ***antifibrillatory***]. Qui s'oppose à la fibrillation cardiaque. – *s. m.* Substance douée de cette propriété. V. *antiarythmique.*

ANTIFIBRINOLYTIQUE, *adj.* [angl. ***antifibrinolytic***]. Qui s'oppose à la fibrinolyse. – *s. m.* Substance douée de cette propriété.

ANTIFOLIQUE, *adj.* [angl. ***antifolate***]. Qui s'oppose à l'acide folique. – *s. m.* Médicament doué de cette propriété, utilisé dans le traitement des leucémies et de certains cancers.

ANTIFONGIQUE ou **ANTIFUNGIQUE,** *adj.* et *s. m.* [angl. ***antifungal***]. Syn. antimycotique. Qui s'oppose au développement des champignons.

ANTIGÈNE, *s. m.* [angl. ***antigen***]. Toute substance qui, apparaissant dans un organisme qui ne la possédait pas, provoque chez celui-ci la formation d'un anticorps spécifique avec lequel elle peut se combiner de façon élective.

ANTIGÈNE AUSTRALIA ou **AUSTRALIE** (ou **AU**) [angl. ***Australia antigen***]. Syn. *Ag HBs.* Antigène de surface situé sur l'enveloppe du virus de l'hépatite B.

ANTIGÈNE CA. V. *marqueurs tumoraux.*

ANTIGÈNE CARCINO-EMBRYONNAIRE (ACE). Marqueur tumoral peu spécifique, utile pour la surveillance (et non le dépistage) des cancers colo-rectaux.

ANTIGÈNE HLA [angl. ***HLA antigen***]. Antigène plaquettaire ou tissulaire groupé dans le système HLA. V. ce terme.

ANTIGÈNE P 24 [angl. ***P24 antigen***]. Antigène produit par la replication du VIH dans les lymphocytes CD4. C'est un marqueur *évolutif* du sida.

ANTIGÈNE PROSTATIQUE SPÉCIFIQUE (PSA) [angl. ***prostate-specific antigen***]. Glycoprotéine sécrétée par la prostate. L'élévation de son taux sanguin est caractéristique des affections de cette glande mais non spécifique de leur malignité.

ANTIGÉNIQUE, *adj.* [angl. ***antigenic***]. Qui se rapporte à un antigène.

ANTIHELMINTHIQUE, *adj.* et *s. m.* V. *anthelminthique.*

ANTIHISTAMINIQUE, *adj.* [angl. ***antihistaminic***]. Qui s'oppose aux effets de l'histamine. – *s. m.* Médicament doué de cette propriété, utilisé notamment dans les états allergiques ou pour traiter l'ulcère gastrique.

ANTIHYPERTENSEUR, SIVE, *adj.* [angl. ***antihypertensive***]. Qui s'oppose à l'hypertension. – *s. m.* Médicament de l'hypertension artérielle.

ANTI-INFLAMMATOIRE, *adj.* [angl. ***antiinflammatory***]. Qui s'oppose à l'inflammation. – *s. m.* Médicament doué de cette propriété. – *a. non stéroïdien (AINS) ; a. stéroïdien (AIS).*

ANTILÉPREUX, SE, *adj.* [angl. ***antileprotic***]. Qui s'oppose à la lèpre. – *s. m.* Médicament doué de cette propriété. P. ex. *clofazimine, dapsone.*

ANTILYMPHOCYTAIRE ou **ANTILYMPHOCYTE** *adj.* [angl. ***antilymphocytic***]. Qui s'oppose aux lymphocytes. V. *sérum antilymphocyte.*

ANTIMÉTABOLIQUE, *s. m.* [angl. ***antimetabolite***]. Substance entravant le métabolisme et particulièrement celui des cellules cancéreuses.

ANTIMITOTIQUE, *adj.* [angl. ***antimitotic***]. Qui empêche la mitose. – *s. m.* Médicament qui empêche la division et donc la prolifération cellulaire et que l'on utilise pour traiter les cancers et les leucémies.

ANTIMORBILLEUX, SE, *adj.* V. *antirougeoleux.*

ANTIMYCOTIQUE, *adj.* V. *antifongique.*

ANTINAUPATHIQUE, *adj.* Qui s'oppose au mal des transports. – *s. m.* Médicament doué de cette propriété.

ANTINÉOPLASIQUE, *adj.* V. *anticancéreux.*

ANTIOURLIEN, NE, *adj.* Qui s'oppose aux oreillons. V. *vaccin a.*

ANTIOXYDANT, E, *adj.* [angl. ***antioxidant***]. Qui s'oppose à l'oxydation. – *s. m.* Médicament doué de cette propriété et qui s'oppose à l'action de certains radicaux libres.

ANTIOXYGÈNE, *adj.* V. *antioxydant.*

ANTIPALUDÉEN, NE, ou **ANTIPALUDIQUE,** *adj.* [angl. ***antimalarial***]. Syn. *antimalarique.* Qui s'oppose au paludisme (ou malaria). – *s. m.* Médicament doté de cette propriété.

ANTIPARASITAIRE, *adj.* [angl. ***antiparasitic***]. Qui s'oppose aux parasites. - *s. m.* Médicament doué de cette propriété. On distingue les antipaludéens, les antiprotozoaires intestinaux, les trypanocides et leishmanicides et enfin les antihelminthiques.

ANTIPARKINSONIEN, NE, *adj.* [angl. ***antiparkinsonian***]. Qui diminue la rigidité ou le tremblement de la maladie de Parkinson. – *s. m.* Médicament possédant ces propriétés.

ANTIPELLAGREUSE (VITAMINE) [angl. ***antipellagra vitamin***]. Vitamine PP, identique à l'amide nicotinique ou nicotinamide ou niacine.

ANTIPÉRISTALTIQUE, *adj.* [angl. ***antiperistaltic***]. Se dit des contractions qui se font de bas en haut dans l'intestin et l'estomac.

ANTIPLAQUETTAIRE, *adj.* [angl. ***antiplatelet***]. Qui s'oppose à l'action des plaquettes. – *s. m.* Médicament doué de cette propriété. P. ex. *aspirine, dipyridamole, ticlopidine, clopidogrel, abciximab.* V. *antiagrégant* et *récepteur plaquettaire.*

ANTIPLASMINE, *s. f.* [angl. ***antiplasmin***]. Syn. *antifibrinolysine.* Enzyme sanguine qui, au cours de la coagulation normale, s'oppose à la dissolution du caillot.

ANTIPROGESTATIF, VE, *adj.* [angl. ***antiprogesterone***]. Qui s'oppose à la gestation. – *s. m.* Substance douée de cette propriété.

ANTIPROTÉASE, *s. f.* [angl. ***antiprotease***]. Substance s'opposant à l'action des protéases. Certaines d'entre elles sont à l'étude dans le traitement de l'infection par le HIV.

ANTIPRURIGINEUX, SE, *adj.* [angl. ***antipruritic***]. Qui s'oppose au prurit. – *s. m.* Médicament doué de cette propriété, utilisé par voie locale ou générale (antihistaminique).

ANTIPSYCHOTIQUE, *adj.* [angl. ***antipsychotic***]. Qui s'oppose aux troubles mentaux. – *s. m.* Médicament qui possède ces propriétés. V. *neuroleptique.*

ANTIPURINE, *s. f.* [angl. ***purine antagonist***]. Substance s'opposant à la synthèse des bases puriques. Ce sont des antimétaboliques utilisés comme antimitotiques.

ANTIPYRÉTIQUE, *adj.* [angl. ***antipyretic***]. Qui combat la fièvre. – *s. m.* Médicament doué de cette propriété.

ANTIPYRIMIDINE, *s. f.* [angl. ***pyrimidic antagonist***]. Substance s'opposant à la synthèse des bases pyrimidiques. Ce sont des antimétaboliques utilisés comme antimitotiques.

ANTIRABIQUE, *adj.* [angl. ***antirabic***]. Qui s'oppose à la rage. V. *sérum a., vaccin a.*

ANTIRADICALAIRE, *adj.* Qui s'oppose à l'action des radicaux libres. – *s. m.* Substance douée de cette propriété. V. *radical libre.*

ANTIRÉTROVIRAL, E, *adj.* [angl. ***antiretroviral***]. Qui s'oppose aux rétrovirus. – *s. m.* Substance douée de cette propriété, prescrite dans l'infection par le VIH. Les *a.* sont des inhibiteurs de la transcriptase inverse ou des antiprotéases.

ANTISCABIEUX, SE, *adj.* [angl. ***acaricide***]. Qui s'oppose à la gale. - *s. m.* Médicament doué de cette propriété.

ANTISEPSIE, *s. f.* [angl. ***antisepsis***]. Méthode qui consiste à combattre ou prévenir les maladies septiques ou infectieuses, en détruisant systématiquement les bactéries ou virus qui en sont la cause.

ANTISEPTIQUE, *adj.* [angl. ***antiseptic***]. Qui détruit les microbes et empêche leur développement. – *s. m.* Substance jouissant de cette propriété et que l'on utilise au niveau des tissus vivants.

ANTISÉRUM, *s. m.* [angl. ***antiserum***]. Sérum d'un animal préparé par l'injection d'antigène étranger, ayant élaboré des anticorps actifs contre cet antigène.

ANTISPASMODIQUE, *adj.* et *s. m.* [angl. ***antispastic***]. Syn. *antispastique.* Médicament destiné à combattre les contractures, crampes et convulsions.

ANTISPASTIQUE, *adj.* V. *antispasmodique.*

ANTISTREPTOLYSINE O (ASL O) *s.f.* [angl. ***antistreptolysin*** O]. Anticorps neutralisant la streptolysine O. Il apparaît dans le sérum au cours des infections à streptocoques hémolytiques A, C ou G et au cours du rhumatisme articulaire aigu.

ANTISUDORAL, E, *adj.* [angl. ***antisudoral***]. Syn. *anhidrotique.* Qui lutte contre la production de la sueur.

ANTISYPHILITIQUE, *adj.* [angl. ***antisyphilitic***]. Qui s'oppose à la syphilis. – *s. m.* Médicament doué de cette propriété.

ANTITÉTANIQUE, *adj.* [angl. ***antitetanic***]. Qui s'oppose à la tétanie ou au tétanos. V. *sérum a.* et *vaccin a.*

ANTITHROMBINE, *s. f.* [angl. ***antithrombin***]. Substance qui existe dans le sang circulant, antagoniste des coagulants. Elle intervient, une fois le caillot constitué, pour neutraliser lentement la thrombine restant en excès. – les *a. artificielles* (médicamenteuses) sont les héparines et l'hirudine.

ANTITHROMBOTIQUE, *adj.* [angl. ***antithrombotic***]. Qui s'oppose à la thrombose. – *s. m.* Médicament doué de cette propriété, tels les anticoagulants oraux, les antithrombiques indirects (héparines) et directs (hirudine) ainsi que les antiplaquettaires (v. ce terme). V. *anti Xa.*

ANTITHYROÏDIEN, NE, *adj.* [angl. ***antithyroid***]. Qui s'oppose à l'action du corps thyroïde. – *s. m.* Substance qui empêche la formation des hormones thyroïdiennes.

ANTITOXINE, *s. f.* [angl. ***antitoxin***]. Anticorps produit par l'organisme pour combattre les effets d'une toxine.

ANTITOXIQUE, *adj.* [angl. ***antitoxic***]. Qui agit contre une toxine.

ANTITRAGUS, *s. m.* [angl. ***antitragus***]. Saillie de la face latérale de l'auricule, continuant vers le bas l'anthélix, située en face et en arrière du tragus dont elle est séparée par l'incisure intertragique.

ANTITUBERCULEUX, SE, *adj.* [angl. ***antituberculous***]. Qui s'oppose au développement de la tuberculose. – Vaccination *a.* V. *BCG.*

ANTITUSSIF, VE, *adj.* [angl. ***antitussive***]. Qui s'oppose à la toux. – *s. m.* Médicament sédatif de la toux.

ANTIULCÉREUX, SE, *adj.* [angl. *antiulcerative*]. Qui s'oppose à l'ulcère (en général, sous-entendu gastro-duodénal). – *s. m.* Médicament doué de cette propriété.

ANTIVENIMEUX (sérum) [angl. *antivenermeus serum*]. Sérum provenant de chevaux hyperimmunisés contre le venin de serpents.

ANTIVIRAL, E, *adj.* [angl. ***antiviral***]. Qui s'oppose aux virus. – *s. m.* Substance douée de cette propriété. On distingue les agents *virulicides* (antiseptiques et désinfectants : eau de Javel etc) et *virustatiques,* inhibant la multiplication virale.

ANTIVITAMINE, *s. f.* [angl. ***antivitamin***]. Substance capable d'inhiber des doses proportionnelles de vitamine.

ANTIVITAMINE K (AVK) [angl. ***oral anticoagulant***]. Substance anticoagulante active par voie buccale, antagoniste de la vitamine K.

ANTI-Xa, *adj.* [angl. ***anti-Xa***]. Qui s'oppose au facteur de coagulation Xa (v. *facteur Stuart*). – *s. m.* Substance douée de cette activité qui est *antithrombotique* (v. terme). Ce sont p. ex. les *héparines* *fractionnées* (dites aussi de bas poids moléculaire) utilisées en thérapeutique et le peptide anticoagulant de la tique (TAP) ou recombinant (rTAP). – Les héparines fractionnées sont prescrites en *unités internationales (UI) anti-Xa*. – ***activité anti-Xa*** *(dosage de l')*. Test biologique permettant de régler un traitement antithrombotique par les héparines fractionnées. Cette activité doit être habituellement comprise entre 0.50 et 1 UI/mL de plasma pour un traitement curatif. (Une telle surveillance est inutile en cas de traitement préventif).

ANTIXÉNIQUE, *adj.* [angl. ***antixenic***]. Qui s'oppose à des substances étrangères.

ANTIXÉROPHTALMIQUE, *adj.* [angl. ***antixerophtalmic***]. Qui s'oppose à la xérophtalmie. P. ex. *vitamine a.*

ANTRECTOMIE, *s. f.* [angl. ***antrectomy***]. Résection de l'antre du pylore.

ANTRITE, *s. f.* [angl. ***antritis***]. Inflammation de l'antre mastoïdien ou de l'antre du pylore.

ANTROMASTOÏDITE, *s. f.* [angl. ***antromastoiditis***]. Inflammation de l'antre et de la mastoïde.

ANTROTOMIE, *s. f.* [angl. ***antrotomy***]. Trépanation de l'apophyse mastoïde donnant accès à l'*antre mastoïdien*.

ANURIE, *s. f.* [angl. ***anuria***]. Absence d'urine dans la vessie. Elle est due à l'arrêt de la sécrétion rénale (*anurie vraie* ou *sécrétoire*) ou bien à un obstacle au cours de l'urine entre le rein et la vessie (*fausse anurie* ou *a. excrétoire*).

ANUS, *s. m.* [angl. ***anus***]. Orifice terminal du tube digestif.

ANUS ARTIFICIEL [angl. ***artificial anus***]. Orifice anormal pratiqué sur le gros intestin (v. *colostomie*), au niveau des téguments de l'abdomen, permettant une dérivation totale des matières.

ANUS CONTRE NATURE [angl. ***preternatural anus***]. Ouverture anormale de l'intestin, siégeant en un point différent de l'anus ordinaire et livrant continuellement passage à la plus grande partie ou à la totalité des matières.

ANUSCOPE, *s. m.* [angl. ***proctoscope***]. Petit spéculum tubulaire destiné à l'examen du canal anal.

ANXIÉTÉ, *s. f.* [angl. ***anxiety***]. Sentiment d'un danger imminent et indéterminé s'accompagnant d'un état de malaise, d'agitation, et d'anéantissement devant ce danger.

ANXIEUX, SE, *adj.* [angl. ***anxious***]. Qui s'accompagne d'anxiété.

ANXIOGÈNE, *adj.* Qui provoque l'anxiété ou l'angoisse.

ANXIOLYTIQUE, *adj.* [angl. ***anxiolytic***]. Qui apaise l'anxiété ou l'angoisse. – *s. m.* Médicament possédant cette propriété.

AORTE, *s. f.* [angl. ***aorta***]. Artère principale du corps, issue du ventricule gauche, irrigant la totalité de l'organisme à l'exclusion de la circulation fonctionnelle des poumons.

AORTOGRAPHIE, *s. f.* [angl. ***aortography***]. Radiographie de l'aorte après injection dans le vaisseau d'un liquide opaque aux rayons X.

AORTOPLASTIE, *s. f.* [angl. ***aortoplasty***]. Angioplastie aortique.

AOÛTAT, *s. m.* V. *rouget.*

AP. Abréviation d'*Assistance Publique.*

AP-HP. Assistance Publique-Hôpitaux de Paris.

APAREUNIE, *s. f.* [angl. ***apareunia***]. Impossibilité totale de copulation par malformation des organes génitaux féminins.

APATHIE, *s. f.* [angl. ***apathy***]. Absence ou baisse de l'affectivité avec indifférence et inertie physique.

APC (virus). V. *adénovirus.*

APÉRISTALTISME, *s. m.* [angl. ***aperistalsis***]. Absence du péristaltisme d'une partie ou de la totalité de l'intestin.

APEX, *s. m.* [angl. ***apex***]. Extrémité pointue d'un organe conique ou pyramidal (poumon, cœur, etc.).

APEXIEN, NE, *adj.* [angl. ***apecal***]. Syn. *apical.* Qui a rapport à l'extrémité d'un organe de forme conique.

APEXOAXILLAIRE, *adj.* Se dit d'un souffle, d'un roulement entendu à la pointe du cœur et irradiant vers l'aisselle.

APGAR (indice d') (Virginia A., anesthésiste américaine, 1909-1974) [angl. ***Apgar's score***]. Chiffre permettant d'apprécier l'état de santé d'un nouveau-né, calculé dans les minutes qui suivent la naissance, en faisant intervenir divers éléments cliniques.

APHAKIE, *s. f.* [angl. ***aphakia***]. Absence de cristallin.

APHAQUE, *adj.* [angl. ***aphakial***]. Se dit de l'œil privé de cristallin. – *s. m.* ou *f.* Sujet dont l'œil est privé de cristallin.

APHASIE, *s. f.* [angl. ***aphasia***]. Impossibilité de traduire la pensée par des mots, malgré l'intégrité fonctionnelle de la langue et du larynx. C'est un défaut d'adaptation du mot à l'idée, qu'il s'agisse d'une idée à transmettre (aphasie motrice), ou d'une idée à recevoir (aphasie sensorielle).

APHONIE, *s. f.* [angl. ***aphonia***]. Perte plus ou moins complète de la voix, causée par une lésion ou une paralysie de l'organe de la phonation.

APHRODISIAQUE, *adj.* [angl. ***aphrodisiac***]. Qui excite l'appétit génésique. – *s. m.* Substance possédant cette propriété.

APHTE, *s. m.* [angl. ***aphta** ; pl.* ***aphtae***]. Petite ulcération muqueuse superficielle succédant à une vésicule. Les *a.* sont douloureux, ils évoluent par poussées.

APHTEUX, SE, *adj.* [angl. ***aphthous***]. Qui se rapporte aux aphtes.

APHTOSE, *s. f.* [angl. ***aphtosis***]. Affection caractérisée par la présence d'aphtes sur les muqueuses buccale et génitale, évoluant par poussées récidivantes.

APICAL, E, *adj.* V. *apexien.*

APLASIE, *s. f.* [angl. ***aplasia***]. Arrêt du développement d'un tissu ou d'un organe survenant avant ou après la naissance.

APLASIE MÉDULLAIRE [angl. ***bone marrow aplasia***]. Appauvrissement plus ou moins considérable de la moelle osseuse en cellules formatrices des 3 lignées myéloïdes normales. C'est une insuffisance médullaire quantitative.

APM. Abréviation d'*Assistance publique de Marseille.*

APNÉE, *s. f.* [angl. ***apnoea***]. Arrêt plus ou moins prolongé de la respiration.

APNÉES DU SOMMEIL, (syndrome des) [angl. ***sleep apnoea syndrome***]. Terme générique désignant différentes affections provoquant des troubles ventilatoires au cours du sommeil (obstruction par chute de la langue sur l'orifice laryngé, obésité, divers troubles métaboliques et neurologiques).

APOCRINE, *adj.* [angl. ***apocrine***]. Se dit d'une glande dont le produit de sécrétion est expulsé avec une partie de la cellule dans laquelle il a été accumulé.

APODIE, *s. f.* [angl. ***apodia***]. Absence congénitale de pieds.

APO-ENZYME, *s. f.* [angl. ***apoenzyme***]. Fraction protéique des enzymes hétéroprotéiniques. C'est elle qui donne à l'enzyme sa spécificité.

APOMORPHINE, *s. f.* [angl. ***apomorphine***]. Alcaloïde dérivé de la morphine ; actif par voie sous-cutanée, c'est un agoniste dopaminergique doué de propriétés émétisantes.

APONÉVRECTOMIE, *s. f.* [angl. ***aponevrectomy***]. Résection d'une aponévrose.

APONÉVROSE, *s. f.* [angl. ***aponevrosis***]. Membrane fibreuse conjonctive blanchâtre et résistante, liée au muscle squelettique. Les *a. d'insertion* sont les tendons des muscles plats, les *a. de revêtement* enveloppent les muscles ou les groupes musculaires (v. *fascia*). – ***a. épicrânienne.*** V. *galéa aponévrotique.* – ***a. palmaire (rétraction de l').*** V. *Dupuytren (maladie de).*

APONÉVROSITE, *s. f.* [angl. ***aponevrositis***]. Inflammation d'une aponévrose.

APOPHYSE, *s. f.* [angl. ***apophysis***]. Syn. *processus.* Partie nettement saillante d'un os, protubérance osseuse.

APOPHYSITE, *s. f.* [angl. ***apophysitis***]. Dystrophie de croissance limitée à une apophyse osseuse. C'est une variété d'ostéochondrose.

APOPLECTIQUE, *adj.* [angl. ***apoplectic***]. 1° Qui se rapporte à l'apoplexie ou qui est provoqué par elle. – *attaque* ou *ictus a.* V. *apoplexie.* – 2° Qui est prédisposé à l'apoplexie.

APOPLEXIE, *s. f.* [angl. ***apoplexy***]. Syn. *attaque* ou *ictus apoplectique.* Suspension brusque et plus ou moins complète de toutes les fonctions du cerveau ; ce mot n'est plus guère utilisé que dans le langage populaire.

APPAREIL, *s. m.* [angl. ***device***]. Dispositif. V. *aide fonctionnelle, orthèse* et *prothèse.* – ***a. plâtré.*** V. *plâtre.*

APPAREIL JUXTA-GLOMÉRULAIRE [angl. ***juxtaglomerular apparatus***]. Formation cellulaire comprenant des éléments entourant l'artère afférente du glomérule rénal (qui sécrètent la rénine) et la *macula densa*, épaississement de la paroi du tubule distal dans son segment contigu à l'artère afférente.

APPAREILLAGE, *s. m.* [angl. ***fitting***]. – 1° Application d'un appareil sur une partie du corps. – 2° Terme générique englobant les prothèses, les orthèses et pour certains les aides fonctionnelles.

APPARTEMENT THÉRAPEUTIQUE [angl. ***therapeutic flat***]. Alternative à l'hospitalisation en milieu psychiatrique. C'est une unité de soins insérée dans la ville et dédiée, pendant une durée limitée, à la réinsertion sociale.

APPENDICE VERMIFORME [angl. ***vermiform appendix***]. Syn. *a. vermiculaire*. Prolongement tubulaire, mince et flexueux du caecum.

APPENDICECTOMIE, *s. f.* [angl. ***appendicectomy***]. Ablation chirurgicale de l'appendice vermiforme.

APPENDICITE, *s. f.* [angl. ***appendicitis***]. Inflammation de l'appendice vermiforme du cæcum.

APPENDICULAIRE, *adj.* [angl. ***appendicular***]. Qui a rapport à l'appendice vermiforme.

APPÉTIT, *s. m.* [angl. ***appetite***]. Envie, en particulier de manger.

APRAGMATISME, *s. m.* [angl. ***apragmatism***]. Absence d'activité efficace.

APRAXIE, *s. f.* [angl. ***apraxia***]. 1° (phénomène psychosensoriel). Perte de la compréhension de l'usage des objets usuels. – 2° (phénomène psychomoteur). Impossibilité de conformer les mouvements au but proposé, le sujet n'étant atteint ni de parésie ni d'ataxie.

APTYALISME, *s. m.* [angl. ***aptyalia***]. Syn. *asialie*. Diminution notable, ou suppression, de la salivation.

APUD. V. *cellule APUD*.

APUDOME, *s. m.* [angl. ***apudoma***]. Tumeur développée aux dépens des cellules APUD (v. ce terme).

APYRÉTIQUE, *adj.* [angl. ***apyretic***]. Qui ne s'accompagne pas de fièvre.

APYRÉTOGÈNE, *adj.* [angl. ***apyrogenic***]. Qui ne provoque pas de fièvre.

APYREXIE, *s. f.* [angl. ***apyrexia***]. Absence de fièvre.

APYROGÈNE, *adj.* [angl. ***apyrogenic***]. Terme employé à tort comme syn. d'apyrétogène.

AQUAJOGGING, *s. m.* (angl.). Course en eau profonde effectuée en piscine avec un gilet spécial permettant de flotter sans toucher le fond.

AQUEDUC CÉRÉBRAL [angl. ***cerebral aqueduct***]. Syn. *a. du mésencéphale* ; ancien : *a. de Sylvius*. Canal traversant le mésencéphale et reliant en haut le IIIe et en bas le IVe ventricule.

ARACHNIDES, *s. m. pl.* [angl. ***Arachnida***]. Classe d'Arthropodes dont le corps est composé de deux segments, le céphalothorax et l'abdomen. Les *A.* comprennent les *Araignées*, les *Scorpions* et les *Acariens*.

ARACHNODACTYLIE, *s. f.* [angl. ***arachnodactyly***]. Longueur exagérée des doigts et des orteils avec gracilité des os, sans trouble nerveux ni rétraction tendineuse et rappelant l'aspect des pattes d'araignée.

ARACHNOÏDE, *s. f.* [angl. ***arachnoidea***]. Membrane molle, avasculaire, intermédiaire entre la dure-mère et la pie-mère. L'espace sous-arachnoïdien, situé entre cette dernière et l'*a.* contient le liquide céphalorachidien. V. *méninges*.

ARACHNOÏDITE, *s. f.* [angl. ***arachnoiditis***]. Inflammation subaiguë ou chronique de l'arachnoïde avec formation d'adhérences.

ARBOVIROSE, *s. f.* [angl. ***arbovirosis***]. Nom d'un groupe de maladies dues aux arbovirus. Selon le virus en cause, elles présentent des aspects très divers : affections fébriles avec rashs, arthralgies et adénopathies (p. ex. *dengue, fièvre à pappataci, fièvre de la vallée du Rift*), fièvres hémorragiques (p. ex. *fièvre jaune, fièvre de Corée, fièvre de la forêt* de *Kyasanur*) ou encéphalites (p. ex. *encéphalite de St-Louis, encéphalite japonaise, encéphalite verno-estivale russe, louping-ill*).

ARBOVIRUS, *s. m.* [angl. ***arbovirus***]. Terme désignant un groupe de virus très nombreux transmis par des piqûres d'arthropodes hématophages dans l'organisme desquels ils se multiplient. Ces virus sont responsables de nombreuses maladies, les arboviroses (v. ce terme).

ARBRE DE DÉCISION. V. *algorithme*.

ARC HÉMAL [angl. *hemal arch*]. Nom donné en embryologie et en anatomie comparée à un arc formé par la partie antérieure du corps de la vertèbre et par les côtes.

ARC NEURAL [angl. ***neural arch***]. Nom donné en embryologie et en anatomie comparée à l'arc formé par la partie postérieure du corps de la vertèbre et par les lames vertébrales.

ARC SÉNILE [angl. ***arcus senilis***]. Syn. *gérontoxon*. Cercle cornéen grisâtre apparaissant chez le sujet âgé.

ARCHÉOCÉRÉBELLUM, *s. m.* [angl. ***archaeocerebellum***]. Partie phylogénétiquement la plus ancienne du cervelet (v. ce terme). Elle est en rapport avec les régions vestibulo-cochléaires et régit essentiellement l'équilibration.

ARCHÉOCORTEX, *s. m.* [angl. ***archicortex***]. Syn. *archéopallium*. Partie de l'écorce cérébrale phylogénétiquement la plus ancienne. Elle correspond à une région du rhinencéphale (hippocampe et girus dentatus).

ARCHÉOPALLIUM, *s. m.* V. *archéocortex*.

ARÉFLEXIE, *s. f.* [angl. ***areflexia***]. Absence de réflexes.

ARENAVIRUS, *s. m.* [angl. ***Arenavirus***]. Terme réunissant un certain nombre de virus à ARN qui ont été séparés du groupe des arbovirus. Le groupe des arénavirus comprend le virus Tacaribe, les virus Junin et Machupo (ces derniers responsables des fièvres hémorragiques d'Argentine et de Bolivie), le virus de Lassa et celui de la chorioméningite lymphocytaire.

ARÉOLE, *s. f.* [angl. ***areola***]. Zone rougeâtre de forme circulaire qui entoure un point enflammé comme l'aréole entoure le mamelon.

ARGENTAFFINE, *adj.* [angl. ***argentaffine***]. Se dit de substances qui se colorent par les sels d'argent.

ARGININE, *s. f.* (Symbole *Arg* ou *R*) [angl. ***arginine***]. Acide aminé basique non essentiel, constituant des protéines, jouant un rôle important dans la synthèse hépatique de l'urée.

ARGYLL ROBERTSON (signe d') (Douglas A.R., 1837-1909, médecin écossais [angl. ***Argyll Robertson's pupil***]. Abolition du réflexe pupillaire à la lumière et conservation du réflexe à l'accommodation et à la convergence, avec myosis permanent ; signe de syphilis nerveuse.

ARGYRIE, *s. f.* ou **ARGYROSE,** *s. f.* [angl. ***argyria***]. Lésion cutanée indélébile, consistant en une coloration anormale des téguments qui deviennent ardoisés et consécutive à l'administration prolongée de sels d'argent.

ARGYRISME, *s. m.* [angl. ***silver poisoning***]. Ensemble des phénomènes toxiques provoqués par l'emploi prolongé des sels d'argent.

ARH. V. *Agence régionale de l'hospitalisation*.

ARIBOFLAVINOSE, *s. f.* [angl. ***ariboflavinosis***]. Maladie déterminée par la carence en vitamine B_2 (riboflavine ou lactoflavine, v. ce terme).

ARN [angl. ***RNA***]. V. *ribonucléique (acide)*.

ARNOLD (névralgie d') [angl. ***Arnold's neuralgia***]. Douleur occipitale ressentie sur le trajet du nerf grand occipital d'Arnold, rameau dorsal du 2e nerf cervical, innervant le muscle oblique de la tête et les téguments de la partie postérieure du crâne.

AROMATHÉRAPIE, *s. f.* [angl. ***aromatherapy***]. Thérapeutique par les huiles essentielles végétales.

AROMATIQUE, *adj.* [angl. ***aromatic***] (chimie). Caractérise les dérivés hydrocarbonés de structure fermée (s'oppose à *aliphatique*).

ARRÊT CARDIAQUE [angl. ***cardiac standstill***]. Syn. *arrêt circulatoire*. Cessation des contractions du cœur (essentiellement des contractions ventriculaires) entraînant un arrêt de la circulation et une disparition de la pression artérielle.

ARRÊT CIRCULATOIRE. V. *arrêt cardiaque*.

ARRIÉRATION AFFECTIVE (syndrome d') [angl. ***anaclitic depression***]. Retard psychomoteur provoqué, chez les petits enfants, par la privation des soins maternels.

ARRIÉRATION INTELLECTUELLE ou **MENTALE** [angl. ***mental deficiency***]. État des sujets dits arriérés. Il est caractérisé dès l'enfance par l'arrêt ou l'insuffisance du développement des facultés intellectuelles, l'instabilité psychique et l'inaptitude à réagir normalement aux excitations fournies par le milieu éducatif ordinaire.

ARRIÉRÉ, E, *s. m.* ou *f.* Sujet atteint d'arriération mentale.

ARRIÈRE-FAIX, *s. m.* [angl. ***secundines***]. Ce qui reste dans l'utérus après l'expulsion du fœtus (placenta et membranes).

ARSENIC, *s. m.* [angl. ***arsenic***]. Élément chimique de numéro atomique 33. Symbole *As*. C'est un non-métal oxydable, toxique sous presque toutes ses formes.

ARSENICISME, *s. m.* [angl. ***arsenicalism***]. Empoisonnement par les composés de l'arsenic.

ARTÉFACT, *s. m.* [angl. ***artefact***]. Perturbation apportée, dans les résultats d'un examen de laboratoire ou d'imagerie, par les procédés techniques utilisés.

ARTÈRE, *s. f.* [angl. ***artery***]. Vaisseau conduisant le sang loin du cœur. Les *a.* principales sont l'*a.* pulmonaire et l'aorte, provenant respectivement des ventricules droit et gauche.

ARTÈRE POPLITÉE PIÉGÉE [angl. ***popliteal artery entrapment***]. Compression de l'artère poplitée par une anomalie soit de son trajet soit d'une insertion musculaire au niveau des condyles fémoraux.

ARTÈRE PULMONAIRE [angl. ***pulmonary artery***]. Artère fonctionnelle des poumons contenant du sang désaturé « veineux ». Son tronc naît du ventricule droit par un orifice garni de 3 valvules sigmoïdes situé en avant de l'orifice aortique, il se dirige en haut et en arrière et se divise rapidement sous la crosse aortique en 2 branches droite et gauche destinées à chaque poumon.

ARTÉRIECTOMIE, *s. f.* [angl. ***arteriectomy***]. Résection d'un segment artériel et du plexus sympathique qui l'entoure.

ARTÉRIOGRAPHIE, *s. f.* [angl. ***arteriography***]. Radiographie d'un territoire artériel après injection dans le tronc principal, directement ou au moyen d'un cathéter, d'un liquide opaque aux rayons X.

ARTÉRIOLE, *s. f.* [angl. ***arteriole***]. Artère de petit calibre.

ARTÉRIOLITE, *s. f.* [angl. ***arteriolitis***]. Inflammation de l'artériole.

ARTÉRIOPATHIE, *s. f.* [angl. ***arteriopathy***]. Maladie des artères. – ***a. oblitérante des membres inférieurs.*** Variété d'*athérosclérose* (v. ce terme) localisée à l'aorte abdominale et à ses branches de terminaison, pouvant entraîner par ischémie une insuffisance artérielle des membres inférieurs. Latente au début, elle se manifeste typiquement par une claudication intermittente d'effort ; à un stade évolué, la thrombose entraîne une gangrène, particulièrement grave chez le diabétique.

ARTÉRIOSCLÉREUX, SE, *adj.* [angl. ***arteriosclerotic***]. Atteint d'artériosclérose.

ARTÉRIOSCLÉROSE, *s. f.* [angl. ***arteriosclerosis***]. Variété de sclérose artérielle qui prédomine sur les fibres musculaires de la tunique moyenne.

ARTÉRIOSPASME, *s. m.* [angl. ***arteriospasm***]. Contraction des parois d'une artère.

ARTÉRIOTOMIE, *s. f.* [angl. ***arteriotomy***]. Incision d'une artère.

ARTÉRITE, *s. f.* [angl. ***arteritis***]. Nom générique des lésions artérielles d'origine inflammatoire ou dégénérative, aboutissant à l'épaississement des parois, parfois à la dilatation où à l'oblitération du vaisseau.

ARTÉRITE TEMPORALE [angl. ***temporal arteritis***]. Syn. *maladie de Horton*. Affection survenant vers la soixantaine et caractérisée par des céphalées temporales avec altération de l'état général, thrombose des artères temporales et complications oculaires.

ARTHRALGIE, *s. f.* [angl. ***arthralgia***]. Douleur articulaire.

ARTHRITE, *s. f.* [angl. ***arthritis***]. Nom générique des affections inflammatoires des articulations. V. *synovite*.

ARTHROCENTÈSE, *s. f.* [angl. ***arthrocentesis***]. Ponction d'une articulation.

ARTHRODÈSE, *s. f.* [angl. ***arthrodesis***]. Opération qui a pour but de provoquer l'ankylose d'une articulation.

ARTHROGRAPHIE, *s. f.* [angl. ***arthrography***]. Radiographie d'une articulation dans laquelle on a fait pénétrer un gaz ou une substance opaque aux rayons X.

ARTHROLOGIE, *s. f.* [angl. ***arthrology***]. Partie de l'anatomie qui traite des articulations.

ARTHROPATHIE, *s. f.* [angl. ***arthropathy***]. Nom générique des maladies des articulations.

ARTHROPHYTE, *s. m.* [angl. ***arthrophyte***]. Syn. *souris articulaire*. Corps étranger articulaire très mobile et fuyant sous les doigts qui cherchent à le palper ; il prend naissance dans l'articulation à la suite d'une lésion de celle-ci.

ARTHROPLASTIE, *s. f.* [angl. ***arthroplasty***]. Réfection opératoire d'une articulation destinée à rendre à celle-ci une mobilité satisfaisante.

ARTHRO-PNEUMOGRAPHIE, *s. f.* [angl. ***arthropneumography***]. Radiographie d'une articulation dans la cavité de laquelle on a, au préalable, injecté un gaz.

ARTHROPODES, *s. m. pl.* [angl. ***Arthropoda***]. Animaux constitués d'un exosquelette et de pattes articulées. Les *Arachnides* et les *Insectes* sont des *A.*

ARTHROSCOPIE, *s. f.* [angl. ***arthroscopy***]. Exploration visuelle de la cavité d'une articulation (genou) au moyen d'un arthroscope. Elle permet de pratiquer, au besoin, une biopsie de la synoviale ou du cartilage articulaire et même certaines manœuvres thérapeutiques.

ARTHROSE, *s. f.* [angl. ***arthrosis***]. Nom générique des affections chroniques dégénératives non inflammatoires des articulations. Elles surviennent après la cinquantaine et frappent surtout le genou, la hanche, les articulations vertébrales et les articulations des doigts.

ARTHROTOMIE, *s. f.* [angl. ***arthrotomy***]. Ouverture chirurgicale d'une articulation.

ARTICULATION, *s. f.* [angl. ***joint***]. Lieu de réunion de plusieurs os. Ces os peuvent être soudés (*synarthrose*), peu mobiles (*amphiarthrose*) ou très mobiles (*diarthrose*).

ARTICULÉ DENTAIRE [angl. ***dental articulation***]. Rapports entre les dents antagonistes pendant l'occlusion.

ARYTÉNOÏDE, *adj.* [angl. ***arythenoid***]. En forme d'aiguière. – *cartilage a.* C. pair du larynx, de forme pyramidale, situé dans le c. thyroïde et au-dessus du c. cricoïde avec lequel il s'articule.

ARYTHMIE, *s. f.* [angl. ***arrhythmia***]. Anomalie du rythme essentiellement cardiaque.

ARYTHMIE COMPLÈTE (ou atriale) [angl. ***continuous arrhythmia***]. Irrégularité du rythme cardiaque telle que les contractions ventriculaires sont séparées les unes des autres par des intervalles toujours inégaux. Elle est provoquée en général par la fibrillation auriculaire.

ARYTHMOGÈNE, *adj.* [angl. ***arrhythmogenic***]. Générateur de troubles du rythme.

ASA (CLASSIFICATION) [angl. ***ASA classification***]. Classification (établie par la Société américaine des anesthésistes) des futurs opérés selon le risque prévisible. – ***I*** = patient n'ayant pas d'autre affection que celle nécessitant l'acte chirurgical. – ***II*** = Perturbation modérée d'une grande fonction. – ***III*** = Perturbation grave d'une grande fonction. – ***IV*** = Risque vital imminent. – ***V*** = Patient moribond.

ASAT. Abréviation d'*aspartate aminotransférase*. V. *transaminase*.

ASBESTOSE, *s. f.* [angl. ***asbestosis***]. Variété de pneumoconiose due à l'inhalation de poussière d'asbeste (amiante).

ASCARIDIASE ou **ASCARIDIOSE,** *s. f.* [angl. ***ascaridiasis***]. Ensemble des troubles dus aux Ascaris.

ASCARIS, *s. m.* [angl. ***Ascaris***]. Genre de vers, de l'ordre des Nématodes, parmi lesquels se trouve l'*Ascaris lumbricoides* : ver cylindrique, grisâtre ou rougeâtre, long de 20 à 40 cm, parasite de l'intestin.

ASCHOFF-TAWARA (nœud d') (Karl A., médecin allemand, 1866-1942 ; Sunao T., médecin japonais, 1873-1952) [angl. ***atrioventricular node***]. Élément du système cardionecteur (v. ce terme).

ASCITE, *s. f.* [angl. ***ascites***]. Accumulation de liquide dans la cavité péritonéale.

ASCORBIQUE (acide) [angl. ***ascorbic acid***]. Syn. *vitamine* C. Important facteur d'oxydo-réduction cellulaire présent dans tous les tissus de l'organisme. Sa carence provoque le scorbut.

ASEPSIE, *s. f.* [angl. ***asepsis***]. Méthode qui consiste à prévenir les maladies septiques ou infectieuses en empêchant, par des moyens appropriés, l'introduction de microbes dans l'organisme.

ASEPTIQUE, *adj.* [angl. ***aseptic***]. Qui a rapport à l'asepsie.

ASEXUÉ, E, *adj.* [angl. ***asexual***]. Dépourvu de sexe.

ASH. Agent des services hospitaliers. V. ce terme.

ASIALIE, *s. f.* [angl. ***asialia***]. Absence de salive. V. *aptyalisme.*

ASILE, *s. m.* [angl. ***asylum***]. Établissement destiné à héberger des sujets qui ne peuvent être surveillés ou soignés chez eux.

ASL O. V. *antistreptolysine O.*

ASN. Symbole de l'*asparagine.*

ASOMATOGNOSIE, *s. f.* [angl. ***somatoagnosia***]. Perte de la conscience d'une partie ou de la totalité du corps observée dans les lésions du lobe pariétal.

ASP. Symbole de l'*acide aspartique.*

ASPARAGINE, *s. f.* [angl. ***asparagine***]. (Symbole *Asn* ou *N*). Acide aminé non essentiel, constituant des protéines, amide de l'acide aspartique (v. ce terme), présent dans de nombreux végétaux.

ASPARTAME, *s. m.* (DCI) [angl. ***aspartame***]. Édulcorant de synthèse.

ASPARTATE AMINOTRANSFÉRASE, *s. f.* V. *transaminase.*

ASPARTIQUE (acide) [angl. ***aspartic acid***]. (Symbole *Asp* ou *D*). Acide aminé non essentiel, constituant des protéines, jouant un rôle central dans le métabolisme des autres acides aminés et la synthèse de l'urée.

ASPERGILLOME, *s. m.* [angl. ***aspergilloma***]. Variété d'aspergillose dans laquelle le champignon forme une masse pseudo-tumorale (mycétome), se développant dans une cavité résiduelle, après guérison bactériologique de la tuberculose pulmonaire.

ASPERGILLOSE, *s. f.* [angl. ***aspergillosis***]. Maladie causée par le développement d'un champignon, *Aspergillus fumigatus.* Elle se présente généralement sous la forme d'une affection pulmonaire ou cutanée.

ASPERMATISME, *s. m.* [angl. ***aspermatism***]. Impossibilité ou difficulté de l'éjaculation du sperme.

ASPHYXIE, *s. f.* [angl. ***asphyxia***]. Difficulté ou arrêt de la respiration par obstacle mécanique qui aboutit à la fois à l'anoxie et à l'hypercapnie.

ASPIRINE, *s. f.* [angl. ***aspirin***]. Syn. *acide acétyl-salicylique.* Médicament inhibiteur de la cyclo-oxygénase et largement utilisé comme anti-inflammatoire, antipyrétique, analgésique, antiagrégant plaquettaire et antithrombotique.

ASPLÉNIE, *s. f.* [angl. ***asplenia***]. Absence de rate.

ASSIMILATION, *s. f.* [angl. ***assimilation***]. Phénomène vital par lequel les êtres organisés transforment en leur propre substance les matières qu'ils absorbent.

ASSISTANCE CIRCULATOIRE ou **CARDIO-CIRCULATOIRE** [angl. ***circulatory assistance***]. Technique destinée à pallier temporairement une défaillance cardiaque aiguë.

ASSISTANCE PUBLIQUE (AP). Administration municipale chargée de gérer à Paris et à Marseille (APM) l'aide sociale et les établissements hospitaliers publics. À Lyon, cette administration se nomme les *Hospices civils de Lyon. (HCL).*

ASSISTANT(E) SOCIAL(E) [angl. ***social worker***]. Personne qui, munie des diplômes nécessaires, recherche « les causes qui compromettent l'équilibre physique, psychologique, économique ou moral d'un individu, d'une famille ou d'un groupe et mène toute action susceptible d'y remédier » (circulaire du ministère de la Santé).

ASSUÉTUDE, *s. f.* [angl. ***addiction***]. Dépendance du toxicomane envers son toxique.

ASTASIE, *s. f.* [angl. ***astasia***]. Perte plus ou moins complète de la faculté de garder la station verticale.

ASTÉRÉOGNOSIE, *s. f.* [angl. ***astereognosis***]. V. *stéréo-agnosie.*

ASTÉRIXIS, *s. m.* [angl. ***asterixis***]. V. *tremor (flapping).*

ASTHÉNIE, *s. f.* [angl. ***asthenia***]. Affaiblissement de l'état général. L'*a.* diffère de la fatigue (v. ce terme) car c'est une impression d'épuisement *avant* tout effort.

ASTHMATIQUE, *adj.* [angl. ***asthmatic***]. Qui se rapporte à l'asthme. – *s. m.* ou *f.* Malade atteint d'asthme.

ASTHME, *s. m.* [angl. ***asthma***]. Affection caractérisée par des accès de dyspnée lente, expiratoire, liés au spasme, à la congestion et à l'hypersécrétion des bronches. Entre ces accès, l'appareil respiratoire est pratiquement normal. C'est l'allergie qui joue le rôle principal dans son déclenchement.

ASTIGMATISME, *s. m.* [angl. ***astigmatism***]. Défaut de courbure des milieux réfringents de l'œil, rendant impossible la convergence en un seul point des rayons partis d'un point.

ASTRAGALE, *s. m.* [angl. ***astragalus***]. V. *talus*.

ASTRAGALECTOMIE, *s. f.* [angl. ***astragalectomy***]. Extirpation de l'astragale.

ASTRINGENT, E, *adj.* et *s.* [angl. ***astringent***]. Qui exerce sur les tissus vivants un resserrement fibrillaire plus ou moins visible.

ASTROCYTE, *s. m.* [angl. ***astrocyte***]. Cellule de la macroglie comportant de nombreux prolongements cytoplasmiques qui lui donnent une forme étoilée.

ASTROCYTOME, *s. m.* [angl. ***astrocytoma***]. Variété de gliome bénin du névraxe, constituée aux dépens des astrocytes, siégeant surtout dans le cerveau et le cervelet.

ASTROVIRIDÆ, *s. f. pl.* [angl. ***Astroviridae***]. Famille de virus à ARN comprenant le genre *Astrovirus*.

ASTROVIRUS, *s. m.* [angl. ***Astrovirus***]. Genre viral de la famille des *Astroviridae*.

ASYMPTOMATIQUE, *adj.* [angl. ***asymptomatic***]. Qui manque de symptôme clinique. – *maladie a.*

ASYNERGIE, *s. f.* [angl. ***asynergia***]. Impossibilité d'associer des mouvements élémentaires dans les actes complexes. Elle s'observe dans certaines affections du cervelet.

ASYSTOLE, *s. f.* [angl. ***asystole***]. Arrêt des contractions cardiaques ventriculaires, le cœur restant immobile en diastole.

ATARAXIE, *s. f.* [angl. ***ataraxia***]. Tranquillité morale ; paix intérieure.

ATARAXIQUE, *adj.* [angl. ***ataraxic***]. Qui tranquillise.

ATAVISME, *s. m.* [angl. ***atavism***]. Réapparition chez un descendant d'un caractère des ascendants, demeuré latent pendant une ou plusieurs générations intermédiaires.

ATAXIE, *s. f.* [angl. ***ataxia***]. Incoordination des mouvements volontaires avec conservation de la force musculaire. – *a. locomotrice*. Incoordination des mouvements pendant la marche, rendant celle-ci incertaine.

ATAXIQUE, *adj.* [angl. ***ataxic***]. Qui a rapport à l'ataxie. – *s. m.* ou *f.* Malade atteint d'ataxie.

ATÉLECTASIE, *s. f.* [angl. ***atelectasis***]. Affaissement des alvéoles pulmonaires dépourvues de leur ventilation tandis que fonctionne leur circulation sanguine.

ATELIER PROTÉGÉ [angl. ***protected workshop***]. Institution agréée par le ministère du Travail, destinée aux travailleurs handicapés, pour leur permettre, après décision de la COTOREP, d'exercer un métier salarié adapté, à fins de réinsertion.

ATELIER THÉRAPEUTIQUE [angl. ***therapeutic workshop***]. Activités proposées aux personnes dans le cadre d'un projet de soins. Des objectifs de soins sont fixés, le personnel soignant en précise le cadre, le but à plus ou moins long terme étant la réinsertion vers le monde professionnel.

ATHÉRECTOMIE, *s. f.* [angl. ***atherectomy***]. Destruction ou ablation des plaques d'athérome.

ATHÉROME ARTÉRIEL [angl. ***arterial atheroma***]. Lésion chronique des artères caractérisée par la formation, dans la tunique interne, de plaques jaunâtres constituées de dépôts lipidiques (cholestérol).

ATHÉROGÈNE, *adj.* [angl. ***atherogenous***]. Qui produit de l'athérome.

ATHÉROSCLÉROSE, *s. f.* [angl. ***atherosclerosis***]. Variété de sclérose artérielle caractérisée par l'accumulation de lipides amorphes dans la tunique interne du vaisseau (athérome). Elle atteint surtout les grosses et les moyennes artères (aorte, artères coronaires et cérébrales, artères des membres) dont elle peut provoquer l'oblitération.

ATHÉTOÏDE, *adj.* [angl. ***athetoid***]. Qui ressemble à l'athétose.

ATHÉTOSE, *s. f.* [angl. ***athetosis***]. Mouvements involontaires, incoordonnés, de grande amplitude, affectant surtout les extrémités des membres et la face.

ATHÉTOSIQUE, *adj.* [angl. ***athetosic***]. Qui a rapport à l'athétose.

ATHREPSIE, *s. f.* [angl. ***athrepsia***]. État de déchéance profonde de l'organisme constituant la phase ultime de la dénutrition chez des enfants privés du sein et âgés de moins de quatre mois.

ATHYMIE, *s. f.* [angl. ***athymia***]. 1° Trouble de l'humeur caractérisé par une indifférence, une inactivité totales. – 2° Absence de thymus.

ATHYROÏDIE, *s. f.* [angl. ***athyroidism***]. Absence complète de la sécrétion thyroïdienne, déterminant le myxœdème.

ATLAS, *s. m.* [angl. ***atlas***]. Première vertèbre cervicale, qui supporte la tête et s'articule avec l'axis.

ATOME, *s. m.* [angl. ***atom***]. Unité constitutive des molécules. L'*a.* comporte un noyau central très petit, dense, composé de neutrons et de protons, ces derniers chargés positivement et de petites particules très légères, les électrons, porteuses d'une charge élémentaire négative.

ATONIE, *s. f.* [angl. ***atonia***]. Diminution de la tonicité normale d'un organe contractile.

ATOPIE, *s. f.* [angl. ***atopy***]. Tendance constitutionnelle ou héréditaire à la sensibilisation à un, et souvent à plusieurs allergènes.

ATRÉSIE, *s. f.* [angl. ***atresia***]. Occlusion complète ou incomplète, congénitale ou acquise d'un orifice ou d'un conduit naturel.

ATRIAL, E, *adj.* [angl. ***atrial***]. Syn. *auriculaire.* Qui se rapporte à l'oreillette ou atrium du cœur.

ATRICHIE, *s. f.* [angl. ***atrichia***]. Absence complète des poils, le plus souvent congénitale.

ATRIOVENTRICULAIRE, *adj.* V. *auriculo-ventriculaire.*

ATRIUM DU CŒUR [angl. ***atrium cordis***]. Syn. *oreillette.* Cavité cardiaque à paroi musculaire mince, interposée entre les veines (caves à droite – pulmonaires à gauche) et le ventricule avec lequel elle communique par l'orifice auriculo- ou atrio-ventriculaire (gauche ou mitral, droit ou tricuspide). V. *circulation.*

ATROPHIE, *s. f.* [angl. ***atrophy***]. Défaut de nutrition des organes et des tissus, caractérisé par une diminution notable de leur volume et de leur poids.

ATROPINE, *s. f.* [angl. ***atropine***]. Alcaloïde de la belladone, vagolytique (ou parasympathicolytique) de référence. L'*a.* accélère le cœur, dilate la pupille, inhibe les sécrétions et calme les spasmes.

ATROPISME, *s. m.* [angl. ***atropism***]. Intoxication par la belladone ou l'atropine.

ATTAQUE, *s. f.* [angl. ***stroke***]. Chaque retour d'un état morbide qui apparaît brusquement.

ATTELLE, *s. f.* [angl. ***splint***]. Syn. *éclisse.* Lame mince et résistante destinée à maintenir en place un segment de membre en cas de fracture, entorse, luxation.

ATTICITE, *s. f.* [angl. ***atticitis***]. Variété d'otite moyenne dans laquelle l'inflammation prédomine dans la partie de la caisse nommée attique.

ATTICO-ANTROTOMIE, *s. f.* [angl. ***atticoantrotomy***]. Large trépanation ouvrant à la fois l'attique et l'antre mastoïdien.

ATTICOTOMIE, *s. f.* [angl. ***atticotomy***]. Trépanation du temporal donnant accès à la partie de l'oreille moyenne nommée attique (étage supérieur de la caisse du tympan).

ATTIQUE, *s. m.* [angl. ***attic***]. Partie supérieure de la caisse du tympan, située dans l'oreille moyenne au-dessus de la membrane du tympan.

ATTITUDE, *s. f.* [angl. ***attitude***]. Manière de se tenir. V. *position* et *posture.* – ***a. vicieuse.*** Mauvaise *a.*

ATTO..., *adj.* (Symbole a). Préfixe signifiant 10^{-18}.

ATTRITION, *s. f.* [angl. ***attrition***]. Écorchure résultant d'un frottement. Très violente contusion.

ATYPIQUE, *adj.* [angl. ***atypical***]. Qui diffère du type normal.

AUDIBILITÉ, *s. f.* [angl. ***audibility***]. Intensité physiologique d'un son. Limites entre lesquelles un son commence à être perçu et devient une sensation douloureuse.

AUDIMUTITÉ, *s. f.* [angl. ***audimutism***]. Mutité congénitale ne s'accompagnant pas de surdité, n'étant pas liée à un état mental ni à une anomalie des organes de la phonation et disparaissant avec les années.

AUDIOGRAMME, *s. m.* [angl. ***audiogram***]. V. *audiographie.*

AUDIOGRAPHIE, *s. f.* [angl. ***audiography***]. Enregistrement graphique des résultats de l'audiométrie. La courbe obtenue est un audiogramme.

AUDIOLOGIE, *s. f.* [angl. ***audiology***]. Science de l'audition.

AUDIOMÈTRE, *s. m.* [angl. ***audiometer***]. Appareil utilisé pour la mesure de l'acuité auditive.

AUDIOMÉTRIE, *s. f.* [angl. ***audiometry***]. Mesure du seuil d'audibilité pour des hauteurs de son différentes, son provenant d'une même source (audiomètre) et dont on fait varier la hauteur et l'intensité.

AUDIOPROTHÉSISTE, *s. m.* ou *f.* Syn. *acousticien.* Personne fabriquant des prothèses auditives destinées à traiter les surdités de perception par amplification du signal sonore.

AUDIT, *s. m.* [angl. ***audit***]. Évaluation critique d'un système ou d'une unité de soins, destinée à en déceler et corriger les insuffisances.

AUDITIF (nerf). V. *vestibulocochléaire (nerf).*

AUDITION, *s. f.* [angl. ***audition***]. Action d'entendre (*a. passive*), d'écouter (*a. active*).

AURA, *s. f.* [angl. ***aura***]. Sensation subjective passagère qui précède l'attaque d'épilepsie, Cette sensation est très variable suivant les sujets.

AURICULAIRE, *adj.* [angl. ***auricular***]. Qui se rapporte à l'oreille, à une auricule ou à une oreillette du cœur. – *s. m.* Cinquième doigt de la main.

AURICULE, *s. f.* [angl. ***auricle***]. 1° Syn. *pavillon de l'oreille.* Partie visible de l'oreille. – 2° Diverticule de chaque oreillette du cœur.

AURICULECTOMIE, *s. f.* [angl. ***auriculectomy***]. Résection d'une auricule.

AURICULOTOMIE, *s. f.* [angl. ***auriculotomy***]. 1° Syn. *atriotomie.* Ouverture chirurgicale d'une oreillette du cœur. – 2° Ouverture chirurgicale d'une auricule cardiaque.

AURICULO-VENTRICULAIRE, *adj.* [angl. ***auriculoventricular***]. Syn. *atrio-ventriculaire.* Qui se rapporte aux oreillettes et aux ventricules ou bien au nœud auriculo-ventriculaire d'Aschoff-Tawara ; syn. alors de *nodal* (v. ce mot). – *bloc a. v.* V. ce terme.

AUSCULTATION, *s. f.* [angl. ***auscultation***]. Mode d'exploration clinique qui consiste à écouter les bruits provenant de l'intérieur de l'organisme, soit en appliquant directement l'oreille sur la partie à explorer (*a.* immédiate), soit en interposant un stéthoscope entre l'oreille et le malade (*a.* médiate).

AUSTRALIA ou **AUSTRALIE (antigène).** V. *antigène Australia.*

AUTISME, *s. m.* [angl. ***autism***]. Degré le plus avancé de la schizophrénie ; développement exagéré de la vie intérieure et perte de tout contact avec la réalité.

AUTISTE, *adj.* [angl. ***autistic***]. Se dit de la notion exagérée que certains individus ont d'eux-mêmes et qui les retranche en quelque sorte de la réalité. – *s. m.* ou *f.* Sujet atteint d'autisme.

AUTO-ACCUSATION, *s. f.* [angl. ***autoaccusation***]. Variété de délire qui consiste non pas à se croire coupable, mais à se *dire* coupable et à s'accuser ; on l'observe surtout chez les mélancoliques.

AUTO-AGGLUTINATION, *s. f.* [angl. ***autoagglutination***]. Agglutination des globules rouges d'un sujet par son propre sérum.

AUTO-AGGLUTININE, *s. f.* [angl. ***autoagglutinin***]. Anticorps sérique capable d'agglutiner les hématies du même sujet (auto-agglutination).

AUTO-ANALYSEUR, *s. m.* [angl. ***autoanalyzer***]. Appareil dosant automatiquement les constituants des divers liquides de l'organisme.

AUTO-ANTICORPS, *s. m.* [angl. ***autoantibody***]. Anticorps sérique réagissant de façon spécifique avec une partie (tissu ou organe) du sujet qui l'a sécrété, laquelle partie se comporte comme un antigène (auto-antigène).

AUTO-ANTIGÈNE, *s. m.* [angl. ***autoantigen***]. Antigène capable de susciter, dans l'organisme auquel il appartient, la formation d'anticorps réagissant contre lui (auto-anticorps).

AUTOCHTONE, *adj.* [angl. ***autochtonous***]. Se dit d'une infection contractée sur place, dans la région même où habite le malade.

AUTOCLAVE, *s. m.* [angl. ***autoclave***]. Appareil servant à la stérilisation par la chaleur des conserves, des milieux de culture etc., au moyen de la vapeur d'eau sous pression.

AUTOCRITIQUE, *s. f.* [angl. ***self criticism***]. Faculté d'émettre une analyse ou un jugement sur son propre état et ses propres actions.

AUTODIALYSE, *s. f.* [angl. ***autodialysis***]. Dialyse (hémodialyse ou dialyse péritonéale) réalisée par le patient lui-même dans des locaux spécialisés, distincts des centres d'hémodialyse.

AUTODIGESTION, *s. f.* [angl. ***autodigestion***]. Digestion du tube digestif (estomac) ou de ses annexes (pancréas) par ses propres sécrétions.

AUTOGREFFE, *s. f.* [angl. ***autograft***]. Greffe dans laquelle le greffon est emprunté au sujet lui-même.

AUTOHÉMOLYSE, *s. f.* [angl. ***autohaemolysis***]. Destruction des globules rouges dans le propre plasma du sujet.

AUTOIMMUNITÉ, *s. f.* [angl. ***autoimmunity***]. État d'un organisme dans lequel sont apparus des anticorps (auto-anticorps) réagissant avec des antigènes de cet organisme considérés comme étrangers (auto-antigènes). L'*a.-i.* est à l'origine de certaines *maladies dites autoimmunes*, parmi lesquelles figure le lupus érythémateux aigu disséminé.

AUTOINFECTION, *s. f.* [angl. ***autoinfection***]. Maladie infectieuse déterminée par des germes existant dans l'organisme, depuis un temps plus ou moins long, sans y provoquer de troubles.

AUTOINTOXICATION, *s. f.* [angl. ***autointoxication***]. Ensemble des accidents provoqués par des toxines qui prennent naissance dans l'organisme.

AUTOLOGUE, *adj.* [angl. ***autologous***]. Se dit de tissus, de cellules, de sérum etc. appartenant au sujet lui-même.

AUTOLYSE, *s. f.* [angl. ***autolysis***]. 1° Suicide. – 2° Autodigestion d'un organe, d'un tissu ou d'une cellule, sous l'influence de ferments protéolytiques propres à cet organe, à ce tissu ou à cette cellule.

AUTOMATISME, *s. m.* [angl. ***automatism***]. Accomplissement de divers actes sans que la volonté y participe.

AUTOMÉDICATION, *s. f.* [angl. ***self-treatment***]. Traitement pharmaceutique institué par le patient de sa propre initiative, sans prescription médicale.

AUTOMUTILATION, *s. f.* [angl. ***automutilation***]. Blessure et mutilation, surtout des organes génitaux, que se font à eux-mêmes certains aliénés ou déséquilibrés.

AUTONOME, *adj.* [angl. ***autonomic***]. Qui s'administre lui-même, indépendant. V. *système nerveux autonome.*

AUTONOMIE DE L'INFIRMIER(ÈRE) [angl. ***nurse's autonomy***]. Liberté pour l'infirmier(ère) de prendre des initiatives d'ordre professionnel tout en respectant le cadre réglementaire de ses missions. V. *rôle propre de l'infirmier(ère).*

AUTOPIQUEUR, *s. m.* Appareil permettant au patient de prélever sur lui-même une goutte de sang capillaire afin de l'analyser (glycémie chez les diabétiques).

AUTOPLASTIE, *s. f.* V. *autogreffe.*

AUTOPSIE, *s. f.* [angl. ***autopsy***]. Syn. *nécropsie.* Inspection et description de toutes les parties d'un cadavre.

AUTOPUNITION, *s. f.* [angl. ***self-punishment***]. Conduite de certains sujets atteints de névroses ou de psychoses, qui éprouvent un sentiment non motivé de faute (sentiment de culpabilité) pour lequel ils s'infligent un traitement pénible allant parfois jusqu'au suicide.

AUTORADIOGRAPHIE, *s. f.* [angl. ***autoradiography***]. Image obtenue par l'application, sur un film photographique, d'une coupe de tissu contenant un corps radioactif.

AUTORISATION DE MISE SUR LE MARCHÉ (AMM) [angl. ***marketing authorization application***]. Étape administrative permettant de commercialiser un produit pharmaceutique nouveau.

AUTOSOME, *s. m.* [angl. ***autosome***]. Syn. *chromosome somatique.* Nom donné à tous les chromosomes qui n'ont pas d'action sur la détermination du sexe ; il en existe 22 paires chez l'homme. V. *gonosome.*

AUTOSOMIQUE, *adj.* [angl. ***autosomal***]. Qui se rapporte aux chromosomes somatiques ou autosomes.

AUTOSUGGESTION, *s. f.* [angl. ***autosuggestion***]. Suggestion née spontanément en l'absence de toute influence étrangère.

AUTOTRANSFUSION, *s. f.* V. *transfusion.*

AUXILIAIRE MÉDICAL. Membre d'une profession paramédicale. V. *santé (professions de).*

AUXILIAIRE DE PUÉRICULTURE [angl. ***auxiliary paediatric nurse***]. Professionnel de santé qui réalise auprès de jeunes enfants des soins de prévention, d'éducation à la santé, de maintien. L'*a. d. p.* travaille en collaboration avec l'infirmier(ère), la puéricultrice (v. ce terme), la sage-femme. Elle est placée sous leur responsabilité. Sa formation, en partie commune avec la formation d'aide-soignant, dure une année.

AUXILIAIRE DE VIE [angl. ***life auxiliary***]. Professionnel de santé aidant, à domicile et pour les actes de la vie courante, les personnes âgées ou handicapées. V. *garde-malade.*

A VACUO. En latin : provoqué par le vide.

AVANT-BRAS, *s. m.* [angl. ***fore arm***]. Segment du membre supérieur compris entre le coude et le poignet. V. *ulna* et *radius.*

AVANT-MUR. V. *claustrum.*

AVANT-PIED, *s. m.* V. *métatarse.*

AVASCULAIRE, *adj.* [angl. ***avascular***]. Dépourvu de vaisseau.

AVC. Initiales d'*accident vasculaire cérébral.*

AVEUGLE, *adj.* [angl. ***blind***]. Privé de vue. – *s. m.* ou *f.* Personne dont l'acuité visuelle est nulle ou inférieure à 1/20e de la normale (définition légale française). – ***tache a.*** Scotome physiologique correspondant à la papille optique, point de la rétine où convergent les fibres qui vont former le nerf optique et qui ne peut recevoir d'impression lumineuse.

aVF, aVL, aVR (électrocardiographie). Symboles des 3 dérivations unipolaires des membres augmentées.

AVITAMINOSE, *s. f.* [angl. ***avitaminosis***]. Nom donné aux manifestations qui suivent la suppression, dans la ration alimentaire, d'une ou de plusieurs vitamines. On les désigne par la lettre caractéristique de la vitamine qui fait défaut.

AVK. Abréviation d'*antivitamine K.*

aVL. V. *aVF.*

AVORTEMENT, *s. m.* [angl. ***abortion***]. Syn. *fausse couche.* Expulsion du fœtus avant qu'il soit viable, c'est-à-dire avant la fin du sixième mois de la grossesse.

AVP. Arginine vasopressine. V. *vasopressine.*

aVR. V. *aVF.*

AVULSION, *s. f.* [angl. ***avulsion***]. Arrachement, extraction.

AXÉNIQUE, *adj.* [angl. ***axenic***]. Se dit d'animaux de laboratoire élevés en dehors de tout contact microbien et dépourvus de tout germe.

AXÉROPHTOL, *s. m.* [angl. ***axerophtol***]. V. *vitamine A.*

AXILLAIRE, *adj.* [angl. ***axillary***]. Relatif à l'aisselle.

AXIS, *s. m.* [angl. ***axis***]. Deuxième vertèbre cervicale, supportant l'atlas avec lequel il s'articule au moyen de l'apophyse odontoïde, ou dent de l'axis.

AXONE, *s. m.* V. *neurone.*

AXONGE, *s. f.* [angl. ***axongia***]. Graisse de porc préparée.

AZIDOTHYMIDINE (AZT) *s. f.* [angl. ***azidothymidine***]. Substance antivirale.

AZOOSPERMIE, *s. f.* [angl. ***azoospermia***]. Absence de spermatozoïdes dans le sperme.

AZOTÉMIE, *s. f.* [angl. ***azotaemia***]. Présence dans le sang de produits d'excrétion azotée (urée, urates etc.).

AZT. Abréviation d'*azidothymidine.*

AZYGOS, *adj.* [angl. ***azygos***]. Impair, qui n'existe que d'un seul côté.

AZYGOS (lobe) [angl. ***azygous lobe***]. Zone du lobe supérieur du poumon droit située parfois à la partie interne de celui-ci. Elle apparaît séparée du reste de ce lobe par une ligne verticale visible sur les radiographies, représentant le méso de la crosse de la grande veine azygos.

AZYGOS (veine) [angl. ***azygos vein***]. V. *veine azygos.*

AZYME, *adj.* [angl. ***azymic***]. Dépourvu de ferment. – *pain a.* Pain fabriqué sans levain ni levure. On en faisait autrefois l'enveloppe des cachets. V. ce terme.

B

B1. Premier bruit du cœur, survenant au moment de la fermeture des valves atrio-ventriculaires.

B2. Deuxième bruit du cœur, dû à la fermeture des valvules sigmoïdes aortiques et pulmonaires.

BABINSKI (signe de) (Joseph B. 1857-1932, neurologue français) [angl. ***Babinski's toe sign***]. Extension du gros orteil et accessoirement des quatre autres, sous l'influence de l'excitation de la plante du pied, qui normalement provoque leur flexion. Ce signe est en rapport avec une lésion du faisceau pyramidal.

BABY BLUES (angl.). État dépressif passager survenant chez la mère dans la période qui suit l'accouchement.

BACILLAIRE, *adj.* [angl. ***bacillar***]. Qui se rapporte à un bacille et, en particulier, au bacille de Koch. – *s. m.* ou *f.* Malade atteint de tuberculose pulmonaire.

BACILLE, *s. m.* [angl. ***bacillus***]. Toute bactérie qui revêt la forme d'un bâtonnet.

BACTÉRICIDE, *adj.* [angl. ***bactericidal***]. Qui tue les bactéries.

BACTÉRIE, *s. f.* [angl. ***bacterium*** ; *pl.* ***bacteria***]. Être unicellulaire autonome, se reproduisant par scission. Le genre *bactérie* renferme plusieurs espèces, dont les deux principales sont les coques et les bacilles.

BACTÉRIE OPPORTUNISTE [angl. ***opportunistic bacterium***]. Bactérie saprophyte qui devient pathogène.

BACTÉRIÉMIE, *s. f.* [angl. ***bacteriaemia***]. Présence de bactéries dans le sang circulant.

BACTÉRIOLOGIE, *s. f.* [angl. ***bacteriology***]. Étude des bactéries.

BACTÉRIOLYSE, *s. f.* [angl. ***bacteriolysis***]. Dissolution des bactéries.

BACTÉRIOLYSINE, *s. f.* [angl. ***bacteriolysin***]. Anticorps capable de dissoudre et de détruire les bactéries.

BACTÉRIOPHAGE, *s. m.* [angl. ***bacteriophage***]. Syn. *phage.* Virus des bactéries. Les *b.* ont la propriété de lyser certains microbes dans lesquels ils pénètrent et se multiplient.

BACTÉRIOSTATIQUE, *adj.* [angl. ***bacteriostatic***]. Se dit de l'action de certaines substances qui suspendent la division des bactéries.

BACTÉRIOTOXINE, *s. f.* [angl. ***bacteriotoxin***]. Toxine d'origine bactérienne.

BACTÉRIOTROPE, *adj.* [angl. ***bacteriotropic***]. Se dit des substances chimiques qui se fixent d'une façon élective sur les bactéries.

BACTÉRIURIE, *s. f.* [angl. ***bacteriuria***]. Présence de bactéries en très grande quantité dans l'urine fraîchement émise.

BAGASSOSE, *s. f.* [angl. ***bagassosis***]. Pneumopathie immunologique observée surtout aux Antilles chez les ouvrières qui manipulent les résidus fibreux moisis de canne à sucre.

BAILLEMENT, *s. m.* [angl. ***yawning***]. Ouverture involontaire de la bouche accompagnée d'une inspiration profonde. Elle exprime en général le besoin de sommeil ou l'ennui.

BAIN, *s. m.* [angl. ***bath***]. Immersion totale ou partielle du corps dans l'eau ou diverses substances. Par extension, exposition du corps à divers rayonnements.

BAL. Initiales du *British-Anti-Lewisite* (2-3 dimercapto-propanol). Le *BAL* est employé pour traiter les intoxications par l'arsenic et les métaux lourds.

BALANITE, *s. f.* [angl. ***balanitis***]. Inflammation de la muqueuse du gland.

BALANOPOSTHITE, *s. f.* [angl. ***balanoposthitis***]. Inflammation du gland et du prépuce.

BALANO-PRÉPUTIAL, E, *adj.* [angl. ***balanopreputial***]. Qui concerne le gland et le prépuce.

BALBUTIEMENT, *s. m.* [angl. ***stammering***]. Vice de prononciation qui consiste en une articulation imparfaite et hésitante des mots.

BALLISME, *s. m.* [angl. ***ballism***]. Mouvements désordonnés consécutifs à une lésion du corps de Luys.

BALLONNEMENT (ou **ballonnisation**) **DE LA VALVE MITRALE** [angl. ***balloon mitral valve***]. Syn. *syndrome de Barlow*. Anomalie de fonctionnement de l'appareil valvulaire par bombement mitral dans l'oreillette gauche au moment de la systole ventriculaire. Elle peut s'accompagner d'insuffisance mitrale.

BALLOTTEMENT, *s. m.* [angl. ***ballotement***]. Mouvement que communique le doigt ou la main à un corps solide flottant dans un liquide.

BALNÉATION, *s. f.* [angl. ***balneation***]. Immersion et séjour plus ou moins prolongé du corps ou d'une partie du corps dans un milieu quelconque autre que l'atmosphère.

BALNÉOTHÉRAPIE, *s. f.* [angl. ***balneotherapy***]. Emploi thérapeutique des bains généraux ou locaux.

BALSAMIQUE, *adj.* [angl. ***balsamic***]. Qui contient un baume ; aromatique.

BANDAGE, *s. m.* [angl. ***bandage***]. Pièce ou bande de tissu – et par extension tout appareil – appliqué sur le corps pour maintenir un pansement, exercer une compression, immobiliser une fracture ou une luxation.

BAR, *s. m.* [angl. ***bar***] (Symbole bar). Unité de pression, proche de la pression atmosphérique.

BARBITURIQUE, *s. m.* [angl. ***barbiturate***]. Dérivé de l'acide barbiturique ou malonylurée. Les *b.* sont utilisés comme sédatifs, hypnotiques, anticonvulsivants et en anesthésie générale.

BARBITURISME, *s. m.* [angl. ***barbiturism***]. Intoxication par les dérivés de l'acide barbiturique.

BARLOW (syndrome de) (Thomas B., médecin sud-africain 20e siècle) [angl. ***Barlow's syndrome***]. V. *ballonnement (ou ballonnisation) de la valve mitrale.*

BARORÉCEPTEUR, *s. m.* [angl. ***baroreceptor***]. Organe ou région du corps sensible à des variations de pression.

BAROTRAUMATISME, *s. m.* [angl. ***barotrauma***]. Lésion provoquée par des variations de pression.

BARR (corpuscule de) [angl. ***Barr's body***]. Masse chromatinienne fortement colorable, accolée à la membrane, dans le noyau de la cellule. Les sujets mâles normaux n'en ont pas. La recherche de ce corpuscule permet de déterminer le sexe nucléaire.

BARRAGE, *s. m.* [angl. ***blocking***]. Arrêt brusque, chez le schizophrène, d'un acte volontaire ou provoqué.

BARRES PARALLÈLES, [angl. ***parallel bars***]. – 1° Appareil de gymnastique constitué de deux traverses parallèles de hauteur et d'espacement réglables. – 2° Appareil de marche de configuration identique pour la rééducation.

BARTHOLIN (glande de) [angl. ***Bartholin's gland***] (Caspar B. 1655-1738, anatomiste danois). Glande paire située dans la paroi du vestibule du vagin, qu'elle contribue à lubrifier.

BARTHOLINITE, *s. f.* [angl. ***bartholinitis***]. Inflammation de la glande de Bartholin.

BARYTE, *s. f.* [angl. ***barium sulphate***] . Sulfate de baryum, utilisé comme produit de contraste en radiologie digestive en raison de son opacité aux rayons X.

BASE, *s. f.* [angl. ***base***]. 1° (chimie) Substance capable de libérer des ions OH– et de réagir avec les acides pour former des sels. – 2° (génétique) Espacement des plans des paires de bases azotées puriques et pyrimidiques reliant les deux chaînes spiralées de l'ADN. – 3° (anatomie) Partie élargie ou inférieure d'un élément anatomique (cœur, crâne). – 4° (pharmacie) Médicament (v. ce terme) que l'on désire employer pour l'effet thérapeutique recherché.

BASE PURIQUE [angl. ***purine base***]. Substance azotée qui entre dans la composition des nucléotides ; ce sont l'*adénine* et la *guanine*, cette dernière étant dégradée en hypoxanthine puis xanthine et finalement en acide urique. V. *base pyrimidique*.

BASE PYRIMIDIQUE [angl. ***pyrimidine base***]. Substance azotée entrant dans la composition des nucléotides. Ce sont la cytosine, la thymine, l'uracile. V. *base purique*.

BASE XANTHIQUE [angl. ***xanthine base***]. Ensemble de substances dérivées de la xanthine. Elles comprennent notamment la caféine, la théophylline et la théobromine.

BASEDOW (maladie de) (Karl von B., 1799-1854, médecin allemand) [angl. ***Graves's disease***]. Syn. *goitre exophtalmique*. Affection observée surtout chez la femme, caractérisée par l'hyperplasie diffuse de l'épithélium thyroïdien entraînant une sécrétion excessive d'hormone thyroïdienne ; elle comporte une augmentation de volume de la glande thyroïde, une tachycardie, une exophtalmie bilatérale, un tremblement, un amaigrissement avec anxiété. Le diagnostic est affirmé par le dosage des hormones thyroïdiennes dans le sang et par l'étude de la fixation de l'iode radioactif par le corps thyroïde.

BASEDOWIEN, NE, *adj.* [angl. ***basedowian***]. Qui se rapporte à la maladie de Basedow. – *s. m.* ou *f.* Sujet atteint de maladie de Basedow.

BASOCELLULAIRE, *adj.* Relatif à la couche profonde ou *basale* de l'épiderme.

BASOPHILE, *adj.* [angl. ***basophilic***]. Se dit des éléments figurés qui se colorent de préférence par les réactifs dont la base est l'agent colorant. – *polynucléaire b.*

BASOPHILIE, *s. f.* [angl. ***basophilia***]. Affinité tinctoriale pour les colorants basiques.

BASSIN (petit) [angl. ***pelvis***]. V. *excavation pelvienne*.

BASSIN, *s. m.* (hygiène) [angl. ***bedpan***]. Récipient aplati, que l'on glisse sous le siège d'un patient alité, afin d'y recueillir ses excréments.

BASSINET DU REIN [angl. ***pelvis of the ureter***]. Partie dilatée de la voie excrétrice du rein, formée par la réunion des grands calices et se drainant par l'uretère.

BASSINI (opération ou **procédé de)** (Edouard B., 1844-1924, chirurgien italien) [angl. ***Bassini's operation***]. Méthode de cure radicale de la hernie inguinale.

BATEMAN (purpura sénile de) (Thomas B., médecin anglais, 1818) [angl. ***purpura senilis***]. Purpura chronique et bénin des personnes âgées.

BATHMOTROPE, *adj.* [angl. ***bathmotropic***]. Se dit en physiologie de tout ce qui concerne l'excitabilité de la fibre musculaire.

BATTEMENT, *s. m.* [angl. ***beating***]. Type de *massage* exécuté en tapotant avec le poing fermé.

BAUHIN (valvule de) (Gaspard B., 1560-1624, anatomiste suisse) [angl. ***ileocaecal valve***]. Syn. *valve iliocaecale*. Valve située a la partie terminale de l'iléon.

BAUHINITE, *s. f.* Inflammation de la valvule de Bauhin.

BAUME, *s. m.* [angl. ***balsam***]. 1° Plante ou résine végétale odoriférante. – 2° Préparation pharmaceutique aromatique destinée aux onctions adoucissantes. P. ex. *b. du Pérou*.

BAV. Abréviation de *bloc atrio-* (ou *auriculo-) ventriculaire*.

BBD. Bloc de branche droit (v. *bloc de branche*).

BBG. Bloc de branche gauche (v. *bloc de branche*).

BBS Abréviation de *Besnier-Bœck-Schaumann (maladie de)*.

BCG (Initiales du bacille *bilié Calmette-Guérin*). Bacille tuberculeux d'origine bovine rendu inoffensif par des passages très nombreux sur milieu bilié, servant pour la vaccination antituberculeuse.

BEC-DE-LIÈVRE, *s. m.* [angl. ***harelip***]. Malformation du visage provenant d'un défaut de soudure des bourgeons faciaux. Elle se présente le plus souvent sous la forme d'une simple fissure de la lèvre supérieure. Syn. *fente labiopalatine.*

BEC-DE-PERROQUET [angl. ***lipping***]. Nom donné aux ostéophytes en forme de crochet qui apparaissent sur les corps vertébraux dans certains cas de rhumatisme chronique.

BECQUEREL, *s. m.* (Symbole Bq) (Henri B., 1852-1908, physicien français) [angl. ***becquerel***]. Unité de radioactivité qui, dans le système international, a remplacé le curie.

BÉGAIEMENT, *s. m.* [angl. ***stammering***]. Répétition saccadée involontaire d'une syllabe ou impossibilité d'émettre certains mots pendant un temps variable.

BEHÇET (maladie de) (Hulusi B., dermatologue turc, 1937) [angl. ***Behçet's syndrome***]. Aphtose avec uvéite d'évolution grave chez des sujets originaires de la partie orientale du bassin méditerranéen.

BEL, *s. m.* (Graham Bell, 1847-1922, physicien américain) [angl. ***bel***]. Unité de sensation auditive (appelée aussi intensité sonore).

BELL (signe de) (Sir Charles B., médecin écossais, 1823) [angl. ***Bell's phenomenon***]. Signe de paralysie faciale périphérique: le globe oculaire se porte en haut et en dehors quand le malade regarde vers le bas.

BELLADONE, *s. f.* [angl. ***belladonna***]. V. *atropine.*

BELL-MAGENDIE (loi de) (Charles B., 1774-1842, médecin écossais ; François M., 1783-1855, physiologiste français) [angl. ***Bell Magendie law***]. La racine antérieure d'un nerf est motrice, la racine postérieure sensitive.

BENCE-JONES (protéine de) (Henry B. J., 1813-1873, médecin anglais) [angl. ***Bence Jones's protein***]. Protéine présente dans le sang et l'urine au cours de la maladie de Kahler.

BÉNIGNITÉ, *s. f.* [angl. ***benignity***]. 1. Caractère d'une affection aisément curable. – 2. (anatomie pathologique). Éléments distinctifs d'une tumeur non cancéreuse.

BÉNIN, IGNE, *adj.* [angl. ***benign***]. 1. Sans gravité, d'évolution favorable. – 2. Non cancéreux. V. *bénignité* et *malin.*

BÉNIQUÉ (bougie de) (Pierre B., 1806-1851, chirurgien français) [angl. ***Béniqué's sound***]. Cathéter métallique, présentant une double courbure destinée à s'adapter au trajet de l'urètre et employé dans le traitement des rétrécissements de ce conduit.

BENZÉNISME ou **BENZOLISME,** *s. m.* [angl. ***benzolism***]. Intoxication par le benzène et les benzols. Elle entraîne une aplasie médullaire.

BENZODIAZÉPINE, *s. f.* **(BZP)** [angl. ***benzodiazepine***]. Nom générique de diverses substances douées de propriétés anxiolytiques, anti-épileptiques et hypnotiques.

BÉQUILLARD, E, *s. m.* ou *f.* Personne marchant avec des béquilles.

BÉQUILLARDS (syndrome des) [angl. ***crutch paralysis***]. Compression chronique de l'artère axillaire par la traverse d'une béquille axillaire.

BÉQUILLE, *s. f.* [angl. ***crutch***]. Aide fonctionnelle à la marche et à la station debout dont le niveau atteint le bras ou le creux axillaire. – ***b. axillaire.*** *B.* comportant un ou deux montants surmontés d'une traverse placée sous l'aisselle. – ***b. canadienne.*** *B.* d'aluminium s'appuyant à la partie moyenne du bras par une demi-embrasse postérieure. V. *béquillon* et *canne.*

BÉQUILLON, *s. m.* [angl. ***crutch-handled walking stick***]. Petite béquille dont le niveau n'atteint que l'avant-bras.

BERGER (maladie de) (Jean B., médecin français, 20e siècle) [angl. ***Berger's disease***]. Glomérulonéphrite chronique caractérisée par des dépôts sur la tunique moyenne des vaisseaux.

BÉRIBÉRI, *s. m.* [angl. ***beriberi***]. Avitaminose B_1 fréquemment observée en Extrême-Orient et due à l'alimentation par le riz décortiqué. Elle se présente sous deux formes : 1° *b. sec, paralytique* ou *atrophique,* caractérisé par une paralysie prédominant aux membres inférieurs. – 2° *b. humide,* insuffisance cardiaque congestive à débit élevé, avec œdème et épanchements des séreuses.

BÉRYLLIOSE, *s. f.* [angl. ***berylliosis***]. Maladie professionnelle provoquée par le béryllium : surtout pulmonaire, accessoirement conjonctivale ou cutanée.

BESNIER-BŒCK-SCHAUMANN (maladie de) (BBS) (Ernest Besnier, 1831-1909, dermatologue français; César Bœck, 1845-1917, dermatologue norvégien; Jorgen S., 1879-1953, dermatologue suédois) [angl. ***Besnier - Bœck - Schaumann disease***]. Syn. *sarcoïdose.* Maladie caractérisée par l'association de lésions cutanées, ganglionnaires et pulmonaires et considérée comme une réticulo-endothéliose de nature inconnue, pouvant intéresser aussi les os, la rate, le foie, l'œil (iridocyclite) et d'autres viscères.

BESOIN, *s. m.* [angl. ***need***]. Exigence, nécessité. – ***b. fondamental.*** [angl. ***basic need***]. Nécessité vitale commune à tout être humain.

BESREDKA (méthode de) (Alexandre B., bactériologiste d'origine russe, 1910) [angl. ***Besredka's method***]. Injection de doses progressives d'antigène pour éviter l'anaphylaxie.

BESTIALITÉ, *s. f.* [angl. ***bestiality***]. Syn. *zoophilie érotique.* Acte vénérien pratiqué par un homme ou par une femme avec un animal.

BÊTA. Deuxième lettre de l'alphabet grec (β) : b.

BÊTABLOQUANT, E, *adj.* [angl. ***betablocker***]. Syn. *bêtabloqueur.* Qui paralyse les récepteurs adrénergiques bêta. – *s. m.* Médicament doué de cette propriété. Les *b.* sont largement utilisés en thérapeutique, notamment dans l'insuffisance coronaire et dans l'hypertension artérielle.

BETAHERPESVIRINÆ, *s. f. pl.* [angl. ***Betaherpesvirinae***]. Sous-famille de la famille des *Herpesviridœ* comprenant les genres *Cytomegalovirus* et *Roseolovirus.*

BÊTALACTAMASE, *s. f.* [angl. ***betalactamase***]. Enzyme bactérienne neutralisant l'action des bêtalactamines par hydrolyse du noyau bêtalactame.

BÊTALACTAMINES, *s. f. pl.* [angl. ***betalactam antibiotic***]. Famille d'antibiotiques comprenant les pénicillines et les céphalosporines, naturelles ou semi-synthétiques.

BÊTALIPOPROTÉINE, *s. f.* V. *lipoprotéine.*

BÊTAMIMÉTIQUE, *adj.* [angl. ***betamimetic***]. Qui imite l'action des récepteurs adrénergiques bêta (v. ce terme) et, par extension, qui les stimule.

BÊTASTIMULANT, E, *adj.* [angl. ***beta-stimulant***]. Qui excite les récepteurs adrénergiques bêta (v. ce terme).

BÊTATHÉRAPIE, *s. f.* [angl. ***betatherapy***]. Emploi thérapeutique des rayons bêta émis par le radium ou des isotopes radioactifs.

BÊTATRON, *s. m.* [angl. ***betatron***]. Source d'électrons de haute énergie pouvant être utilisés directement en thérapie ou servir de source de rayons X ou gamma.

BETH-VINCENT (méthode de) (Beth V., chirurgien américain, 1918) [angl. ***Vincent's test***]. Procédé de détermination du groupe sanguin ABO.

BGN. Bacille Gram négatif.

BIBLOC, *s. m.* [angl. ***bilateral bundle branch block***]. Perturbation de la conduction dans les deux branches du faisceau de His.

BICARBONATE, *s. m.* [angl. ***bicarbonate***]. Sel de l'acide carbonique. L'anion *b.* (CO_3H^-) est un des anions essentiels de l'organisme, et constitue principalement la réserve alcaline.

BICATÉNAIRE, *adj.* [angl. ***double-stranded***]. Qui possède deux chaînes.

BICEPS, *adj.* [angl. ***biceps***]. Qui possède deux chefs. P. ex. *muscle b. brachial.*

BICHAT (boule graisseuse de) (Xavier Bichat, chirurgien français, 1771-1802) [angl. ***Bichat's fat pad***]. Amas de tissu adipeux situé entre les plans musculaires superficiel et profond de la joue à laquelle il donne sa forme arrondie.

BICUSPIDE, *adj.* [angl. ***bicuspid***]. Se dit d'un orifice muni de deux valvules.

BICYCLETTE, *s. f.* [angl. ***bicycle***]. – ***b. de rééducation.*** Appareil stationnaire permettant l'exercice des membres inférieurs d'un sujet assis sur une selle, au moyen d'un pédalier entraînant un mécanisme (ce n'est donc pas à proprement parler une bicyclette). – ***b. ergométrique.*** Syn. *cyclo-ergomètre. b.* munie d'une résistance réglable et d'un instrument de mesure du travail effectué, utilisée notamment en *rééducation* des cardiaques (coronariens ou non, p. ex. après un infarctus ou un pontage aorto-coronaire), ou bien pour effectuer des épreuves d'effort à titre *diagnostique* chez des sujets suspects d'insuffisance coronaire.

BIERMER (anémie ou maladie de) (Anton B., 1827-1892, médecin allemand) [angl. ***pernicious anaemia***]. Syn. *anémie pernicieuse.* Anémie caractérisée par une diminution considérable du nombre des globules rouges, leur augmentation de volume et leur teneur plus grande en hémoglobine. Elle s'accompagne de troubles digestifs (glossite de Hunter, achylie, atrophie des muqueuses digestives) et nerveux (syndrome neuro-anémique). Son évolution, autrefois mortelle (*a.* pernicieuse), a été transformée par le traitement, car elle est due, en effet, à une carence en vitamine B12, provoquée par un manque de sécrétion du facteur intrinsèque lié à une gastrite atrophique.

BIERMÉRIEN, NE, *adj.* Qui se rapporte à la maladie de Biermer.

BIFIDE, *adj.* [angl. ***bifid***]. Divisé en deux.

BIFIDOBACTERIUM, *s. m.* [angl. ***Bifidobacterium***]. Genre bactérien classé en général dans la famille des *Actinomycetaceæ,* Gram +, immobile, non sporulé, de grande diversité morphologique, normalement présent dans l'intestin humain. Non pathogène, il produit de l'acide lactique.

BIFIDITÉ, *s. f.* État de ce qui se divise en deux.

BIFOCAL, E, *adj.* [angl. ***bifocal***]. Qui possède deux foyers.

BIGÉMINÉ, E, *adj.* [angl. ***bigeminal***]. Redoublé. Pouls *b.*

BIGÉMINISME, *s. m.* [angl. ***bigeminy***] (cardiologie) Groupement répété de 2 systoles.

BIGUANIDE, *s. m.* [angl. ***biguanide***]. Substance utilisée dans le traitement oral du diabète sucré de type 2 (metformine). Elle agit en diminuant la résistance de l'organisme à l'insuline, économisant ainsi cette hormone.

BILAN ARTICULAIRE [angl. ***articular check-up***]. Appréciation de l'amplitude des mouvements articulaires actifs et passifs au moyen d'un goniomètre.

BILAN MUSCULAIRE [angl. ***muscular check-up***]. Évaluation clinique de la force d'un muscle ou d'un groupe de muscles avec cotation selon une *échelle allant de 0 à 5 :* 0 : contraction nulle ; 1 : contraction perceptible sans aucun mouvement ; 2 : mouvement partiel contre la pesanteur ; 3 : mouvement complet contre la pesanteur ; 4 : mouvement complet contre une résistance modérée ; 5 : mouvement complet contre une forte résistance. D'autres échelles de cotations ont été proposées par divers auteurs.

BILATÉRAL, E, *adj.* [angl. ***bilateral***]. Qui concerne les deux côtés.

BILE, *s. f.* [angl. ***bile***]. Liquide jaune ou verdâtre, visqueux, amer, alcalin, sécrété par le foie, emmagasiné dans la vésicule biliaire et excrété dans le duodénum par le canal cholédoque. Il comprend notamment de l'eau et du cholestérol, des *pigments biliaires,* produits par l'hémolyse et des *sels biliaires* (bilirubine, biliverdine) qui contribuent à l'émulsification et à la digestion des graisses.

BILHARZIOSE, *s. f.* V. *schistosomiase.*

BILIAIRE, *adj.* [angl. ***biliary***]. Qui a rapport à la bile.

BILIEUX, SE, *adj.* [angl. ***bilious***]. Qui est dû à une hypersécrétion biliaire.

BILIGRAPHIE, *s. f.* V. *cholangiographie.*

BILIRUBINE, *s. f.* [angl. ***bilirubin***]. Pigment biliaire jaune-rougeâtre produit par la réduction de la biliverdine. Il est transporté dans le sang sous forme insoluble dans l'eau, lié à l'albumine (*b. libre, vraie,* donnant la réaction *indirecte* d'Hymans Van den Bergh) jusqu'au foie qui la conjugue à l'acide glycuronique. La *b. glycuro-conjuguée* (donnant la réaction *directe* d'H. Van den Bergh), hydrosoluble, peut alors être excrétée par la bile.

BILIRUBINÉMIE, *s. f.* [angl. ***bilirubinaemia***]. Présence de bilirubine dans le sang.

BILIRUBINURIE, *s. f.* [angl. ***bilirubinuria***]. Présence et taux de la bilirubine dans l'urine. Normalement absente de l'urine, la *b.* y apparaît dans les divers ictères par hépatite et par obturation des voies biliaires.

BILIVERDINE, *s. f.* [angl. ***biliverdin***]. Pigment biliaire vert, produit par le tissu réticulo-endothélial à partir de l'hémoglobine. Sa réduction aboutit à la bilirubine.

BILOCULAIRE, *adj.* [angl. ***bilocular***]. Se dit d'une cavité naturelle subdivisée en deux loges.

BINOCULAIRE, *adj.* [angl. ***binocular***]. Qui résulte de l'emploi simultané des deux yeux. P. ex. : *vision b.*

BIOCHIMIE, *s. f.* [angl. ***biochemistry***]. Application de la chimie à l'étude des phénomènes vitaux.

BIODISPONIBILITÉ, *s. f.* V. *disponibilité biologique des médicaments.*

BIOÉTHIQUE, *s. f.* [angl. ***bioethics***]. Étude des problèmes moraux posés par les progrès de la médecine (procréation médicalement assistée, manipulations génétiques, transplantation d'organes).

BIOGENÈSE, *s. f.* [angl. ***biogenesis***]. Création d'un organisme vivant.

BIOLOGIE, *s. f.* [angl. ***biology***]. Science de la vie ; étude des êtres vivants.

BIOLOGIE MÉDICALE [angl. ***medical biology***]. Partie de la biologie qui contribue au diagnostic des maladies humaines.

BIOLOGIE MOLÉCULAIRE [angl. ***molecular biology***]. Partie de la biologie traitant des structures moléculaires. Elle permet, grâce aux *sondes génétiques* (v. ce terme) d'identifier des microorganismes, des maladies héréditaires ou des tumeurs et par *génie génétique* (v. ce terme) de fabriquer des médicaments (p. ex. des hormones et des vaccins).

BIOMÉDICAMENT, *s. m.* Médicament fabriqué à partir d'organismes vivants (p. ex. l'insuline).

BIOMÉTRIE, *s. f.* [angl. ***biometry***]. Identification d'un individu par l'étude de ses particularités morphologiques (empreintes digitales, reconnaissance de l'iris...), comportementales ou par l'analyse de l'ADN.

BIOPROTHÈSE, *s. f.* [angl. ***bioprosthesis***]. Syn. *hétérogreffe valvulaire.* Organe de remplacement fabriqué avec du tissu prélevé sur un organisme animal ou humain. P. ex. *hétérogreffe valvulaire cardiaque.*

BIOPSIE, *s. f.* [angl. ***biopsy***]. Opération qui consiste à enlever sur le vivant un fragment d'organe ou de tumeur, dans le but de le soumettre à l'examen microscopique.

BIOPUCE, *s. f.* V. *puce ADN.*

BIOSYNTHÈSE, *s. f.* [angl. ***biosynthesis***]. Élaboration d'une substance dans un organisme vivant.

BIOTAXIE, *s. f.* [angl. ***biotaxis***]. Syn. *taxinomie, taxonomie.* Science de la classification des êtres vivants.

BIOTECHNOLOGIE, *s. f.* [angl. ***biotechnology***]. Discipline qui étudie les applications industrielles des connaissances acquises dans le domaine de la biologie.

BIOTINE, *s. f.* [angl. ***biotin***]. Substance organosoufrée appartenant au groupe des vitamines B ; on l'utilise dans le traitement des dermatoses séborrhéiques.

BIOTYPE, *s. m.* [angl. ***biotype***]. Ensemble de caractères propres à certains êtres vivants et permettant leur classification.

BI-OVULAIRE, *adj.* V. *dizygote.*

BIPHOSPHONATE, *s. m.* [angl. ***biphosphonate***]. Syn. *diphosphonate.* Sel ou ester de l'acide phosphonique [HPO $(OH)_2$]. L'action anti-ostéoclastique des *b.* les fait utiliser pour traiter la maladie de Paget et diverses autres hyperostéolyses (cancers).

BIPOLAIRE, *adj.* [angl. ***bipolar***]. Qui comporte deux pôles. P. ex. *cellule b., dérivation b.*

BIRÉFRINGENCE, *s. f.* [angl. ***double refringency***]. Propriété de pouvoir diviser en deux un rayonnement reçu.

BISEXUALITÉ, *s. f.* [angl. ***bisexuality***]. État d'un individu ayant une apparence et des aspirations communes aux deux sexes.

BISMUTH, *s. m.* [angl. ***bismuth***]. Élément chimique de numéro atomique 83. Symbole *Bi.* Métal dont on a utilisé les sels en thérapeutique, notamment des troubles gastro-intestinaux.

BISTOURI, *s. m.* [angl. ***bistoury***]. Instrument de chirurgie en forme de couteau. – *b. électrique* ou *à haute fréquence.* Instrument utilisant la chaleur dégagée par les courants de haute fréquence pour sectionner les tissus.

BITHÉRAPIE, *s. f.* Traitement double, p. ex. au moyen de l'association de deux médicaments.

BIVITELLIN, E, *adj.* V. *dizygote.*

BJ. Initiales de *Bravais Jackson. – crise, épilepsie B J.* Crise, épilepsie bravais-jacksonnienne.

BK. Abréviation de *bacille de Koch.* V. *Mycobacterium tuberculosis.*

BLALOCK-TAUSSIG (opération de) (Alfred B., chirurgien ; Helen T., médecin, américains, 1945) [angl. ***Blalock-Taussig operation***]. Intervention palliative de certaines cardiopathies cyanogènes visant à ramener du sang bleu dans les poumons en anastomosant l'artère sous-clavière gauche et la branche gauche de l'artère pulmonaire.

BLANC, CHE, *adj.* [angl. ***blank***]. Qui n'a pas donné de résultat. P. ex. : *ponction b.*

BLANCHIR, *v.* Effacer momentanément, par un traitement de courte durée, les symptômes d'une maladie telle que la syphilis.

...BLASTE. Suffixe grec indiquant une *cellule jeune,* non arrivée au stade de maturité : *myéloblaste, lymphoblaste, normoblaste.*

BLASTOCÈLE, *s. f.* V. *blastula.*

BLASTODERME, *s. m.* [angl. ***blastoderm***]. Membrane primitive de l'embryon.

BLASTOME, *s. m.* [angl. ***blastoma***]. Suffixe indiquant l'origine embryonnaire d'une tumeur.

BLASTOMÈRE, *s. m.* [angl. ***blastomer***]. Ensemble des cellules nées des premières divisions de l'œuf fécondé.

BLASTOMYCÈTES, *s. m. pl.* [angl. ***blastomycetes***]. Famille de champignons se reproduisant par bourgeonnement, et se présentant soit sous la forme de levure, soit sous celle de filaments mycéliens. Elle comprend, notamment, la levure de bière et le muguet.

BLASTOMYCOSE, *s. f.* [angl. ***blastomycosis***]. Nom sous lequel on groupe toutes les infections par les Blastomycètes.

BLASTULA, *s. f.* [angl. ***blastula***]. Stade du développement embryonnaire succédant à la morula et précédant la gastrula. Le blastoderme ne présente encore qu'un seul feuillet, limitant une cavité centrale ou blastocèle.

BLENNORRAGIE, *s. f.* [angl. ***gonorrhoea***]. Syn. *gonorrhée* et populaire : *chaudepisse, échauffement.* Maladie infectieuse vénérienne dont l'agent pathogène est le gonocoque. Elle se manifeste surtout sous forme d'urétrite chez l'homme ; de vulvite, de vaginite ou de métrite chez la femme.

BLÉPHARITE, *s. f.* [angl. ***blepharitis***]. Inflammation du bord libre des paupières.

BLÉPHAROCHALASIS, *s. f.* [angl. ***blepharochalasis***]. Atrophie du derme des paupières supérieures, accompagnée de relâchement du tissu cellulaire sous-cutané. Il en résulte la formation d'un large repli cutané qui tombe jusqu'au rebord ciliaire et gêne la vision directe en haut.

BLÉPHARO-CONJONCTIVITE, *s. f.* [angl. ***blepharoconjunctivitis***]. Inflammation des paupières et de la conjonctive.

BLÉPHAROPHIMOSIS, *s. m.* [angl. ***blepharophimosis***]. Insuffisance de la longueur de la fente palpébrale.

BLÉPHAROPLASTIE, *s. f.* [angl. ***blepharoplasty***]. Opération qui a pour but de réparer une paupière détruite ou déformée.

BLÉPHAROSPASME, *s. m.* [angl. ***blepharospasm***]. Contraction spasmodique de l'orbiculaire des paupières.

BLÉPHAROTIC, *s. m.* [angl. ***blepharospasm***]. Tic convulsif des paupières.

BLESSURE, *s. f.* [angl. ***injury***]. Lésion locale, produite par une violence extérieure.

BLEU DE MÉTHYLÈNE [angl. ***methylene blue***]. Substance colorante utilisée comme désinfectant urinaire et dans le traitement de la méthémoglobinémie.

BLEUE (maladie) [angl. ***congenital cyanosis***]. Maladie due à des malformations cardiovasculaires qui entraînent le passage du sang veineux dans le sang artériel.

BLIND-TEST, *s. m.* (anglais). V. *placebo.*

BLISTER, *s. m.* (anglais). Mode de conditionnement en logettes déformant une feuille de matière plastique et fermées par une pellicule d'aluminium.

BLOC ALVÉOLO-CAPILLAIRE [angl. ***alveolar capillary block***]. État pathologique empêchant la diffusion de l'oxygène de l'air des alvéoles pulmonaires vers le sang.

BLOC ATRIO- ou **AURICULO-VENTRICULAIRE (BAV)** [angl. ***atrioventricular heart block***]. Trouble du rythme cardiaque caractérisé par le ralentissement ou l'arrêt de la conduction de l'onde d'excitation entre les oreillettes et les ventricules. Le *b. du 1er degré* est le simple allongement de l'espace PR. Dans le *b. du 3e degré, complet* ou *total,* la contraction ventriculaire est indépendante de celle des oreillettes et le rythme ventriculaire plus lent que le rythme auriculaire. Les *b. du 2e degré* réunissent les états intermédiaires.

BLOC DE BRANCHE (image dite de) [angl. ***bundle branch block***]. Aspect crocheté et élargi de l'onde QRS de l'électrocardiogramme dû habituellement à la lésion d'une des deux branches droite ou gauche du faisceau de His.

BLOC OPÉRATOIRE [angl. ***operating theaters***]. Partie d'un établissement hospitalier où sont groupées les salles destinées aux interventions chirurgicales.

BLOC SINO-AURICULAIRE [angl. ***sino-auricular heart block***]. Blocage de l'onde d'excitation entre le sinus et les oreillettes ; comme la pause sinusale, il entraîne un ralentissement du cœur.

BLOC VERTÉBRAL [angl. ***intervertebral synostosis***]. Fusion de deux ou quelquefois trois vertèbres entraînant une attitude vicieuse.

BLOCAGE ARTICULAIRE [angl. ***blocking of the joint***]. Immobilisation brutale, douloureuse, temporaire mais récidivante d'une articulation, due à la présence d'un corps étranger intra-articulaire ou à la lésion d'un ménisque (genou).

BLOCAGE GANGLIONNAIRE [angl. ***ganglionic blockade***]. Interruption de la conduction nerveuse au niveau des synapses des ganglions sympathiques.

BLOCAGE MÉNINGÉ [angl. ***spinal block***]. Constitution d'un barrage en un ou plusieurs points de l'espace sous-arachnoïdien, isolant certaines parties de cet espace (cloisonnement).

BLOCPNÉE D'EFFORT, *s. f.* Crise de suffocation avec impression de « respiration bouchée », équivalent mineur et non douloureux de l'angine de poitrine.

BLOUSE BLANCHE (effet) [angl. ***white coat effect***]. Dénomination familière de la cause des variations tensionnelles déclenchées par l'examen médical à l'hôpital chez des sujets particulièrement anxieux.

BOBOLOGIE, *s. f.* (*bobo,* mal, dans le langage enfantin). Terme du langage familier (ou populaire) désignant ce qui se rapporte à des affections mineures, bénignes, guérissant toutes seules ou avec des traitements peu agressifs. P. ex. poussière dans l'œil, petite écorchure.

BOITERIE, *s. f.* V. *claudication.*

BOL ALIMENTAIRE. Portion d'aliments déglutie en une seule fois.

BOPPE (attelle de) [angl. ***Boppe's splint***]. Attelle permettant la traction d'un membre inférieur maintenu en bonne position et en situation de détente musculaire (hanche et genou moyennement fléchis).

BORBORYGME, *s. m.* [angl. ***borborygmus***]. Gargouillement produit dans l'abdomen par les gaz intestinaux.

BORDET-GENGOU (bacille de) (Jules B., 1870-1961 ; Octave Gengou, 1875-1959 ; bactériologistes belges) [angl. ***Bordetella pertussis***]. Bactérie responsable de la coqueluche.

BORGNE, *adj.* [angl. ***one eyed***]. 1° Qui a perdu un œil ou qui ne voit que d'un oeil. – 2° Désigne un conduit ou une cavité ne possédant qu'un orifice et se terminant donc en cul-de-sac.

BORISME, *s. m.* [angl. ***borism***]. Ensemble des troubles toxiques provoqués par l'ingestion d'acide borique ou de borax.

BORRELIA, *s. f.* [angl. ***Borrelia***]. Genre bactérien de la famille des *Spirochaetacées* comprenant les parasites spiralés des diverses fièvres récurrentes.

BORRÉLIOSE, *s. f.* [angl. ***borreliasis***]. Nom générique des affections provoquées par les diverses variétés de *Borrelia.*

BOSSE DE BISON. V. *buffalo neck.*

BOSSE SÉROSANGUINE. Épanchement séro-hématique sous-cutané localisé sur la présentation (le crâne en général), observé parfois chez le nouveau-né.

BOT, E, *adj.* Difforme. V. *main bote, pied bot.*

BOTAL (trou de) (Léonard B., médecin italien, 16e siècle) [angl. ***ostium secundum***]. Syn. *ostium secundum.* Orifice embryologique de la cloison interatriale, rétréci ensuite en foramen ovale, lequel persiste parfois après la naissance.

BOTHRIOCÉPHALE, *s. m.* [angl. ***bothriocephalus***]. Genre de ver parasite intestinal de l'ordre des Cestodes.

BOTRYOMYCOME, *s. m.* [angl. ***botryomycoma***]. Petite tumeur bénigne pédiculée, comparée à une framboise, saignant facilement ; le *b.* siège souvent aux extrémités.

BOTTE, *s. f.* [angl. ***boot***]. Orthèse enveloppant la jambe et le pied. – ***b. de marche.*** *B.* plâtrée munie d'un talon. – ***b. plâtrée.*** – ***b. de Unna.*** V. *Unna (botte de).*

BOTULIQUE (TOXINE) [angl. ***botulinum toxin***]. Neurotoxine produite par *Clostridium botulinum* et provoquant une paralysie musculaire. On l'utilise pour traiter le torticolis spasmodique, le blépharospasme et en médecine esthétique.

BOTULISME, *s. m.* [angl. ***botulism***]. Intoxication due à l'ingestion de toxine d'une bactérie, *Clostridium botulinum* contenue le plus souvent dans la charcuterie avariée ou des conserves mal préparées.

BOUCHE, *s. f.* [angl. ***mouth***]. Cavité de la face située sous les fosses nasales, entre les joues, constituant la partie initiale du tube digestif, logeant la langue, les glandes salivaires et garnie de dents. Elle s'ouvre en avant par les lèvres et communique en arrière avec le pharynx.

BOUCHE-À-BOUCHE (méthode du) [angl. ***mouth-to-mouth respiration***]. Procédé de respiration artificielle dans lequel le sauveteur insuffle l'air de ses propres poumons dans la bouche du malade.

BOUE THERMALE [angl. ***fango***]. Substance limoneuse d'origine végétale ou minérale que l'on utilise chaude en bains, enveloppements ou cataplasmes.

BOUGIE, *s. f.* [angl. ***bougie***]. Instrument formé par une tige que l'on introduit dans l'urètre ou dans un autre canal naturel, pour l'explorer ou le dilater. V. *Béniqué (bougie de).*

BOUGIRAGE, *s. m.* [angl. ***bougienage***]. Cathétérisme pratiqué à l'aide d'une bougie.

BOUILLAUD (maladie de) (Jean-Baptiste B., 1796-1881, médecin français) [angl. ***rheumatic fever***]. Syn. *rhumatisme articulaire aigu.* Maladie de l'enfance et de l'adolescence, survenant à la suite d'une angine à streptocoque hémolytique A. Dans sa forme typique, elle se manifeste par une polyarthrite douloureuse et mobile, une fièvre et surtout une atteinte cardiaque ainsi qu'une tendance aux rechutes.

BOUILLON DE CULTURE [angl. ***culture medium***]. Bouillon préparé avec de la viande, stérilisé et destiné à la culture des microbes.

BOULIMIE, *s. f.* [angl. ***bulimia***]. Sensation de faim excessive et besoin d'absorber une grande quantité d'aliments.

BOURBILLON, *s. m.* Masse filamenteuse blanchâtre s'éliminant après l'ouverture d'un furoncle.

BOURDONNET, *s. m.* [angl. ***bolster***]. Petit rouleau de compresses stériles placé sur une suture chirurgicale lorsque l'on veut obtenir une hémostase du tissu cellulaire par compression.

BOURSE, *s. f.* [angl. ***bursa***]. Élément anatomique sacculaire. – *b. séreuse, b. synoviale* destinée à faciliter le glissement de tendons ou de muscles. V. *bursite.* – *b. testiculaire*, syn. de *scrotum.*

BOURSE DE FABRICIUS [angl. ***bursa of Fabricius***]. Formation annexe du cloaque des oiseaux, où les lymphocytes B acquièrent leur immunocompétence.

BOUTON, *s. m.* [angl. ***pimple***]. Terme populaire désignant un élément dermatologique en relief.

BOUVERET (maladie de) (Léon B., 1850-1929, médecin français). V. *tachycardie paroxystique.*

BPCO. Bronchopneumopathie chronique obstructive.

Bq. Symbole de *becquerel.*

BRACHIALGIE, *s. f.* [angl. ***brachialgia***]. Névralgie du plexus brachial.

BRACHYCÉPHALIE, *s. f.* [angl. ***brachycephalia***]. 1° Forme du crâne quand il est tronqué en arrière. – 2° Variété de craniosténose due à la soudure précoce des deux sutures coronales.

BRACHYDACTYLIE, *s. f.* [angl. ***brachydactyly***]. Malformation des doigts qui n'ont pas leur longueur normale.

BRACHYMÉLIE, *s. f.* V. *micromélie.*

BRACHYMORPHE, *adj.* [angl. ***brachymorphic***]. Dont la forme est peu élevée, large et épaisse, trapue, ramassée.

BRACHY-ŒSOPHAGE, *s. m.* [angl. ***brachyœsophagus***]. Malformation de l'œsophage caractérisée par sa brièveté anormale et la présence dans le thorax d'une partie de l'estomac.

BRADYARYTHMIE, *s. f.* [angl. ***bradyarrhythmia***]. Arythmie cardiaque lente.

BRADYCARDIE, *s. f.* [angl. ***bradycardia***]. Ralentissement des battements du cœur.

BRADYCINÉSIE ou **BRADYKINÉSIE,** *s. f.* [angl. ***bradykinesia***]. Lenteur des mouvements volontaires.

BRADYPEPSIE, *s. f.* [angl. ***bradypepsia***]. Digestion lente.

BRADYPHASIE, *s. f.* [angl. ***bradyphasia***]. Lenteur de la prononciation des mots.

BRADYPHÉMIE, *s. f.* [angl. ***bradyphemia***]. Lenteur de la parole.

BRADYPNÉE, *s. f.* [angl. ***bradypnoea***]. Respiration lente.

BRADYPSYCHIE, *s. f.* [angl. ***bradypsychia***]. Syn. *viscosité psychique.* Ralentissement psychique des réactions.

BRADYSPHYGMIE, *s. f.* [angl. ***bradysphygmia***]. Ralentissement du pouls.

BRAILLE, *s. m.* ou **ÉCRITURE BRAILLE** (Louis B., 1809-1857, éducateur français d'aveugles) [angl. ***braille***]. Système d'écriture destiné aux aveugles, basé sur la disposition variable de points gravés en relief et perçus par le toucher.

BRANCARD, *s. m.* [angl. ***stretcher***]. Syn. *civière.* Appareil destiné au transport d'un malade ou d'un blessé allongé.

BRAS, *s. m.* [angl. ***arm***]. Segment du membre supérieur compris entre l'épaule et le coude.

BREDOUILLEMENT, *s. m.* [angl. ***stammering***]. Vice de prononciation qui consiste à précipiter les mots les uns à la suite des autres sans les espacer.

BREGMA, *s. m.* [angl. ***bregma***]. Région du crâne située au point de rencontre des sutures sagittale et coronale, occupée chez le fœtus et le nouveau-né par la fontanelle antérieure.

BRÉVILIGNE, *adj.* [angl. ***brevilineal***]. Se dit d'un type d'individu caractérisé par la brièveté des membres et la longueur du tronc.

BRICOLE ANGLAISE [angl. ***English breastharness***]. Harnais croisé entre les omoplates et permettant la suspension d'une prothèse d'avant-bras.

BRIDE, *s. f.* [angl. ***adhesion***]. Adhérence fibreuse consécutive à une intervention chirurgicale (plèvre, abdomen).

BRIDGE, *s. m.* (angl.). Prothèse destinée à remplacer une ou plusieurs dents voisines et fixée sur celles qui encadrent la région considérée.

BRILLANCE, *s. f.* V. *luminance.*

BRIN, *s. m.* (génétique) [angl. ***strand***]. Chaîne constitutionnelle des acides nucléiques.

BRITISH-ANTI-LEWISITE (anglais). V. *BAL.*

BROCHE, *s. f.* [angl. ***pin***]. Tige métallique destinée aux traitements orthopédiques.

BROME, *s. m.* [angl. ***bromine***]. Élément chimique de numéro atomique 35. Ce non-métal est un oxydant qui donne des sels, les bromures, dont certains sont utilisés en thérapeutique.

BROMHIDROSE ou **BROMIDROSE** *s. f.* [angl. ***bromhydrosis***]. Sécrétion en plus ou moins grande abondance d'une sueur d'odeur désagréable.

BROMISME, *s. m.* [angl. ***bromism***]. Accidents toxiques provoqués par le brome et ses composés.

BROMOCRIPTINE, *s. f.* (DCI) [angl. ***bromocriptine***]. Substance dérivée de l'ergot de seigle et dont les effets sont analogues à ceux de la dopamine. Elle s'oppose à la prolactine.

BRONCHE, *s. f.* [angl. ***bronchus*** ; *pl.* ***bronchi***]. Conduit aérien situé entre la trachée et les alvéoles pulmonaires.

BRONCHECTASIE, *s. f.* ou **BRONCHIECTASIE,** *s. f.* [angl. ***bronchiectasis***]. Dilatation des bronches.

BRONCHIOLE, *s. f.* [angl. ***bronchiole***]. Dernière ramification bronchique, dépourvue de cartilage et dont le diamètre n'excède pas 1 mm.

BRONCHIOLITE, *s. f.* [angl. ***bronchiolitis***]. Inflammation des dernières ramifications bronchiques.

BRONCHITE, *s. f.* [angl. ***bronchitis***]. Inflammation de la muqueuse des bronches.

BRONCHO-ASPIRATION, *s. f.* Aspiration des sécrétions bronchiques par bronchoscopie.

BRONCHOCÈLE, *s. f.* [angl. ***bronchocele***]. 1° Dilatation bronchique localisée, située en amont d'une sténose. – 2° Tumeur gazeuse du cou en connexion avec une bronche.

BRONCHOCONSTRICTION, *s. f.* [angl. ***bronchoconstriction***]. Contraction des bronches.

BRONCHODILATATION, *s. f.* [angl. ***bronchodilatation***]. Augmentation thérapeutique du calibre des bronches au moyen p. ex. de la théophylline et des bêtastimulants qui sont des traitements de l'asthme.

BRONCHO-EMPHYSÈME, *s. m.* [angl. ***bronchoemphysema***]. Affection fréquente de l'appareil respiratoire où l'obstruction des bronchioles entraîne un emphysème pulmonaire qui aboutit à l'insuffisance respiratoire grave.

BRONCHOGÈNE, *adj.* ou **BRONCHOGÉNIQUE,** *adj.* [angl. ***bronchogenic***]. D'origine bronchique.

BRONCHOGRAPHIE, *s. f.* [angl. ***bronchography***]. Examen radiographique d'une partie de l'arbre bronchique injectée préalablement avec un liquide opaque aux rayons X.

BRONCHOPATHIE, *s. f.* [angl. ***bronchopathy***]. Nom générique des affections des bronches.

BRONCHOPLÉGIE, *s. f.* [angl. ***bronchoplegia***]. Paralysie des bronches.

BRONCHOPNEUMONIE, *s. f.* [angl. ***bronchopneumonia***]. Affection caractérisée anatomiquement par l'inflammation du parenchyme pulmonaire et des bronches.

BRONCHOPNEUMOPATHIE, *s. f.* [angl. ***bronchopneumopathia***]. Nom générique des affections atteignant à la fois les bronches et les poumons.

BRONCHOPULMONAIRE, *adj.* [angl. ***bronchopulmonary***]. Relatif aux bronches et aux poumons.

BRONCHORRHÉE, *s. f.* [angl. ***bronchorrhoea***]. Hypersécrétion pathologique du mucus bronchique.

BRONCHOSCOPIE, *s. f.* [angl. ***bronchoscopy***]. Examen de la cavité des bronches à l'aide d'un fibroscope.

BRONCHOSPASME, *s. m.* [angl. ***bronchospasm***]. Contraction spasmodique des bronches.

BRONCHOSPIROGRAPHIE, *s. f.* [angl. ***bronchospirography***]. Enregistrement graphique des résultats de la bronchospirométrie.

BRONCHOSPIROMÉTRIE, *s. f.* [angl. ***bronchospirometry***]. Examen fonctionnel simultané des deux poumons.

BRONCHOSTÉNOSE, *s. f.* [angl. ***bronchostenosis***]. Diminution de diamètre siégeant en un point quelconque de l'arbre bronchique.

BRONCHOTOMIE, *s. f.* [angl. ***bronchotomy***]. Ouverture chirurgicale d'une bronche.

BRONZÉE (maladie). V. *Addison (maladie d')*.

BROWN-SÉQUARD (syndrome de) (Édouard B.-S., 1818-1894, physiologiste français) [angl. *Brown-Séquard's disease*]. Syndrome dû à une lésion de la moelle et caractérisé par une hémiparaplégie avec hémianesthésie profonde du côté de la lésion et une hémianesthésie tactile, douloureuse et thermique du côté opposé.

BRUCE (protocole de) [angl. ***Bruce's protocol***]. Protocole d'épreuve d'effort sur tapis roulant. Il procède par paliers de 3 minutes, utilisant des pentes croissantes de 2 % en allant de 10 à 20 %. V. *effort (épreuve d')*.

BRUCELLA, *s. f.* (David Bruce, 1855-1931, bactériologiste britannique) [angl. ***Brucella***]. Genre bactérien comprenant 3 espèces principales : *B. melitensis, B. abortus bovis* et *suis*. Ce sont des coccobacilles immobiles Gram–. *B. melitensis* est responsable de la mélitococcie ; les autres, d'avortements épizootiques des bovidés et des porcins.

BRUCELLOSE, *s. f.* [angl. ***brucellosis***].V. *mélitococcie.*

BRUIT DE... V. au second mot.

BRÛLURE, *s. f.* [angl. ***burn***].Lésion provoquée par la chaleur. On distingue la *b. du premier degré* : simple érythème douloureux ; la *b. du deuxième degré* : phlyctène, la *b. du troisième degré* : carbonisation.

BRUXISME, *s. m.* V. *brycomanie.*

BRYCOMANIE, *s. f.* [angl. ***brycomania***]. Syn. *bruxisme.* Habitude de grincer des dents.

BUBON, *s. m.* [angl. ***bubo***]. Tuméfaction ganglionnaire inguinale d'origine infectieuse.

BUCCAL, E, *adj.* [angl. ***buccal***]. Syn. *oral.* Relatif à la bouche.

BUCCINATEUR (muscle) [angl. ***buccinator muscle***]. Muscle peaucier situé à la face profonde de la joue, innervé par le facial.

BUCKYTHÉRAPIE, *s. f.* [angl. ***Bucky's rays therapy***]. Emploi thérapeutique des rayons X mous en particulier en dermatologie.

BUFFALO NECK. En amér. : cou de buffle. Syn. *bosse de bison*. Déformation cervicale en bosse observée dans l'hypercorticisme de la *maladie* ou du *syndrome de Cushing*. V. ce terme.

BULBE, *s. m.* [angl. ***bulb***]. Toute structure anatomique arrondie et renflée. – *b. de l'œil,* globe oculaire. – *gaine du b.* Syn. *capsule de Tenon*. Membrane fibreuse recouvrant la sclère.

BULBO-URÉTRALE (glande). V. *Cowper (glande de).*

BULLE, *s. f.* [angl. ***bulla***]. Lésion élémentaire de la peau, qui n'est autre qu'une grande vésicule. V. *phlyctène.*

BULLOSE, *s. f.* [angl. ***bullosis***]. Dermatose bulleuse.

BUPHTALMIE, *s. f.* [angl. ***buphthalmia***]. Augmentation considérable du volume de l'œil.

BURSITE, *s. f.* [angl. ***bursitis***]. Inflammation d'une bourse séreuse.

BURSODÉPENDANT, E, *adj.* [angl. ***bursa-derived***]. Qui dépend de la bourse (de Fabricius), organe présent chez les oiseaux, responsable de la compétence immunitaire des lymphocytes B. V. *cellule bursodépendante.*

BUTÉE OSSEUSE [angl. ***bolt***]. Greffe osseuse saillante destinée à limiter un mouvement articulaire ou à empêcher la luxation récidivante d'une épiphyse.

BYSSINOSE, *s. f.* [angl. ***byssinosis***]. Pneumopathie immunologique provoquée par l'inhalation des poussières de coton.

BZD. Abréviation de *benzodiazépine.*

C

C. 1° Symbole chimique du *carbone*. – 2° Symbole de *coulomb*. – 3° Symbole de la *concentration d'un gaz dans le sang*.

c. Symbole de *centi*.

°C. Symbole de *degré Celsius*.

C (PROTÉINE – ANTICOAGULANTE et **PROTÉINE – RÉACTIVE).** V. à *protéine C*.

CA. Abréviation anglaise de *cancer antigen*. V. *marqueur tumoral*.

ÇÀ, *s. m.* [angl. ***id***]. Terme de psychanalyse désignant la source des pulsions.

Ca. Symbole chimique du *calcium*.

CACAO, *s. m.* [angl. ***cocoa***]. Poudre obtenue par broyage des graines torréfiées du cacaoyer (*Theobroma cacao*). Le *beurre de cacao* est utilisé en pharmacie comme excipient des suppositoires. V. *théobromine*.

CACHET, *s. m.* [angl. ***cachet***]. Forme ancienne de préparation pharmaceutique destinée à être avalée et dans laquelle le médicament, pulvérulent, est enfermé entre deux cupules discoïdes de pain azyme soudées par leurs bords. Le *c.* a été remplacé par la gélule.

CACHEXIE, *s. f.* [angl. ***cachexia***]. Amaigrissement extrême et altération très grave de l'état général.

CACOSMIE, *s. f.* [angl. ***cacosmia***]. Perception habituelle d'une odeur mauvaise.

CACOSTOMIE, *s. f.* [angl. ***cacostomia***]. Mauvaise odeur de la bouche.

CADRE CONCEPTUEL [angl. ***conceptual framework***]. Système de références théoriques enrichissant la réflexion et la recherche. V. *conception des soins infirmiers*.

CADRE DE MARCHE. V. *ambulateur*.

CADRE DE SANTÉ [angl. ***health manager***]. Personne titulaire d'un diplôme créé par décret le 18 août 1995. « Le cadre de santé assure des fonctions d'animation, de gestion, de formation et de pédagogie. Il intervient dans un service de soins en qualité de surveillant ou dans un institut de formation des professionnels paramédicaux comme formateur ou directeur ». Les professions paramédicales concernées sont celles énumérées à l'article *santé (professions de)* à l'exception des prothésistes dentaires et des psychologues.

CADRE DE SANTÉ FORMATEUR ou **ENSEIGNANT.** Syn. ancien *moniteur(trice)*. Enseignant(e) dans un institut formateur en soins infirmiers.

CADUCÉE, *s. m.* [angl. ***caduceus***]. Emblème des médecins, constitué d'un serpent s'enroulant autour d'une baguette surmontée d'un miroir.

CADUQUE, *adj.* [angl. ***caduca***]. Qui se détache. – *s. f.* Partie de la muqueuse gravide de l'utérus qui est évacuée avec le placenta. – *c. basale*. Partie maternelle du placenta.

CÆCOPEXIE, *s. f.* V. *typhlopexie*.

CÆCOSTOMIE, *s. f.* V. *typhlostomie*.

CÆCOTOMIE, *s. f.* [angl. ***caecotomy***]. Ouverture chirurgicale du cæcum.

CÆCUM, *s. m.* [angl. ***caecum***]. Cul-de-sac constituant la partie initiale du gros intestin, situé au-dessous de la valvule iléo-cæcale. L'appendice vermiforme le prolonge vers le bas.

CÆRULOPLASMINE, *s. f.* [angl. ***caeruloplasmin***]. Alphaglobuline contenant 90% du cuivre plasmatique.

CAFÉINE, *s. f.* [angl. ***caffeine***]. Syn. *théine.* Alcaloïde extrait principalement du café et du thé, doué de propriétés stimulantes et antimigraineuses.

CAFÉISME, *s. m.* [angl. ***caffeinism***]. Intoxication par le café.

CAILLOT, *s. m.* [angl. ***clot***]. Masse spongieuse formée par la fibrine du sang qui contient des globules rouges.

CAISSONS (maladie des) [angl. ***caisson disease***]. Accidents survenant chez les ouvriers travaillant dans l'air comprimé. Ils sont dus à la libération de l'azote dissous dans le sang provoquant des embolies gazeuses lors de la décompression.

CAL, *s. m.* [angl. ***callus***]. Néoformation osseuse qui soude les deux parties d'un os fracturé. – *c. vicieux.* C. fixant les fragments osseux en mauvaise position.

cal. Symbole de *calorie.*

CALCANÉITE, *s. f.* [angl. ***calcaneitis***]. Inflammation du calcanéus.

CALCANÉUS, *s. m.* [angl. ***calcaneus***]. Dénomination internationale du calcanéum, os du talon.

CALCARINE (scissure) [angl. ***calcarine sulcus***]. Profond sillon de la face interne de l'hémisphère cérébral s'étendant horizontalement vers l'avant à partir du pôle occipital et recevant le sillon pariéto-occipital.

CALCÉMIE, *s. f.* [angl. ***calcaemia***]. Quantité de calcium contenue dans le sang.

CALCIFÉROL, *s. m.*[angl. ***calciferol***]. Vitamine D_2 antirachitique, qui joue un rôle important dans la fixation du calcium.

CALCIFICATION, *s. f.* [angl. ***calcification***]. Dépôt de carbonate et de phosphate de calcium dans les tissus et les organes.

CALCINOSE, *s. f.* [angl. ***calcinosis***]. Production, dans l'organisme, de dépôts de sels de calcium.

CALCIPEXIE, *s. f.* [angl. ***calcipexis***]. Fixation de calcium.

CALCIPRIVE, *adj.* [angl. ***calciprivic***]. Qui est provoqué par le manque de calcium.

CALCITHÉRAPIE, *s. f.* [angl. ***calcitherapy***]. Emploi thérapeutique de sels de calcium.

CALCITONINE, *s. f.* [angl. ***calcitonin***]. Syn. *thyrocalcitonine.* Hormone sécrétée par la thyroïde. Elle agit sur l'os, dont elle bloque la résorption, sur le rein (augmentation discrète de la calciurie et de la phosphaturie) et sur l'intestin (l'absorption de calcium est accrue et son excrétion diminuée). C'est un marqueur spécifique du cancer thyroïdien.

CALCIUM-BLOQUANT ou **-BLOQUEUR.** V. *inhibiteur calcique.*

CALCIURIE, *s. f.* [angl. ***calciuria***]. Présence de calcium dans l'urine.

CALCUL, *s. m.* [angl. ***calculus***]. Concrétion pierreuse prenant naissance dans les réservoirs glandulaires ou dans les canaux excréteurs.

CALLOSITÉ, *s. f.* [angl. ***callosity***]. Induration du revêtement cutané, siégeant le plus souvent aux mains et aux pieds.

CALORIE, *s. f.* [angl. ***calory***]. Unité de mesure de la chaleur. Quantité de chaleur nécessaire pour élever de 1 °C la température de 1 g d'eau pure.

CALVITIE, *s. f.* [angl. ***baldness***]. Absence plus ou moins complète et définitive des cheveux.

CAMÉRULAIRE, *adj.* Qui concerne la chambre antérieure de l'œil.

CAMPHRE, *s. m.* [angl. ***camphor***]. Composé terpénique présent naturellement dans un arbre asiatique, le camphrier (*Laurus camphora*). Il se présente sous forme de cristaux blancs d'odeur aromatique et de saveur brûlante et possède des propriétés analeptiques cardio-respiratoires et, en usage externe, des vertus calmantes et antiseptiques.

CAMPIMÈTRE, *s. m.* [angl. ***campimeter***]. Instrument destiné à mesurer l'étendue du champ visuel.

CAMPTOCORMIE, *s. f.* [angl. ***camptocormia***]. Syndrome caractérisé par l'incurvation du dos avec flexion plus ou moins accentuée des hanches et limitation des mouvements seulement dans la position debout.

CAMPTODACTYLIE, *s. f.* [angl. ***camptodactylia***]. Malformation des doigts caractérisée par la flexion permanente d'un (auriculaire) ou de plusieurs doigts de la main.

CANAL ARTÉRIEL (persistance du) [angl. ***patent ductus arteriosus***]. Conservation, après la naissance, de la perméabilité du court vaisseau qui relie, pendant la vie intra-utérine, l'aorte au niveau de l'isthme et l'origine de la branche gauche de l'artère pulmonaire.

CANAL ATRIO- (ou AURICULO-) VENTRICULAIRE COMMUN (persistance du) (CAV) [angl. ***common atrioventricular canal persistent defect***]. Malformation du cœur comprenant une *forme complète* dans laquelle on trouve : un orifice atrio-ventriculaire commun, une communication interatriale basse et une communication interventriculaire haute et des *formes incomplètes*.

CANAL CALCIQUE [angl. ***calcium channel***]. Canal ionique permettant l'entrée du calcium. V. *inhibiteur calcique*.

CANAL CARPIEN (syndrome du) [angl. ***carpal channel syndrome***]. Syndrome dû à la compression du nerf médian dans le canal carpien ; il est caractérisé par des fourmillements, une hypoesthésie des trois premiers doigts et par une atrophie des muscles de l'éminence thénar.

CANAL CERVICAL ÉTROIT [angl. ***narrowing of the cervical vertebral canal***]. Compression médullaire au niveau du rachis cervical dont le canal est rétréci par des ostéophytes. Elle se traduit par un syndrome pyramidal progressif.

CANAL (ou conduit) ÉJACULATEUR [angl. ***ejaculatory duct***]. Portion terminale des voies spermatiques reliant le confluent du conduit déférent et du conduit excréteur de la vésicule séminale à la partie prostatique de l'urètre.

CANAL DE GUYON (syndrome du) [angl. ***ulnar canal syndrome***]. Compression du paquet vasculo-nerveux cubital dans le canal de Guyon, défilé ostéofibreux situé à la face antérieure du poignet.

CANAL DE HAVERS [angl. ***haversian canal***]. V. *ostéon*.

CANAL IONIQUE [angl. ***ion channel***]. Pore localisé dans certaines protéines de la membrane cellulaire, permettant aux ions de traverser cette dernière. Des agonistes et antagonistes artificiels de ces *c.i.* sont utilisés en thérapeutique.

CANAL LOMBAIRE (étroit ou rétréci) [angl. ***narrowing of the lumbar vertebral canal***]. Syndrome provoqué par le rétrécissement congénital ou acquis du canal lombaire et alors secondaire à des protrusions discales ou ostéophytiques. Il se traduit le plus souvent par une claudication intermittente polyradiculaire, avec lombosciatique.

CANAL POTASSIQUE [angl. ***potassium channel***]. Canal ionique permettant la sortie du potassium de la cellule. Ses inhibiteurs sont des antiarythmiques et des anti-ischémiques, ses agonistes des vasodilatateurs.

CANAL SODIQUE [angl. ***sodium channel***]. Canal ionique permettant l'entrée du sodium. Ses antagonistes sont des antiarythmiques, des anesthésiques locaux , des anticonvulsivants et des diurétiques.

CANALICULITE, *s. f.* Inflammation des conduits glandulaires.

CANCER, *s. m.* [angl. ***cancer***]. Tumeur maligne qui s'étend rapidement et a tendance à se généraliser. On divise les *c.* selon leur type histologique en *carcinomes* ou *c.* épithéliaux (ou épithélomas, v. ce terme) et en *sarcomes* d'origine conjonctive. Leur traitement fait appel à la chirurgie, à la radiothérapie, à la chimiothérapie. – ***c. secondaire.*** Localisation à distance (métastase) d'un cancer dit *primitif*, développé dans un organe différent. P. ex. *c.* secondaire du foie, d'origine colique. V. *néoplasie* et *marqueur tumoral*.

CANCER BRONCHIQUE [angl. ***bronchogenic cancer***]. Tumeur maligne fréquente développée aux dépens du tissu des bronches. On distingue les *adénocarcinomes,* les carcinomes *épidermoïdes* et les carcinomes *anaplasiques* à petites et grandes cellules.

CANCER COLORECTAL [angl. ***colorectal cancer***]. Adénocarcinome du gros intestin (nodulaire, squirrheux, papillaire ou mucoïde).

CANCER CUTANÉ [angl. ***skin cancer***]. Mélanome (v. ce terme) ou épithélioma épidermoïde, soit *basocellulaire* (fréquent) soit *spinocellulaire* ou *malpighien* (plus rare et pouvant métastaser). V. *épiderme.*

CANCER DE LA PROSTATE [angl. ***prostate cancer***]. Adénocarcinome prostatique.

CANCER DE LA THYROÏDE [angl. ***cancer of the thyroid***]. Carcinome – soit *différencié* (sécrétant de la thyroglubuline) papillaire (le plus fréquent), parfois vésiculaire – soit *médullaire* (sécrétant de la calcitonine), – rarement *anaplasique.*

CANCER DE LA VESSIE [angl. ***cancer of the bladder***]. Tumeur maligne développée aux dépens de l'urothélium vésical.

CANCER DE L'ESTOMAC [angl. ***gastric cancer***]. Adénocarcinome gastrique (polypoïde, squirrheux ou ulcéré).

CANCER DE L'ŒSOPHAGE [angl. ***oesophageal cancer***]. Carcinome épidermoïde œsophagien.

CANCER DE L'OVAIRE [angl. ***ovarian cancer***]. Tumeur maligne développée aux dépens de l'épithélium germinatif (carcinome séreux ou plus rarement mucineux, endométroïde, à cellules claires ou indifférencié).

CANCER DE L'UTÉRUS [angl. ***cancer of the uterus***]. Tumeur maligne développée aux dépens de la matrice. Le cancer de l'*endomètre* est un adénocarcinome ; celui du *col* un carcinome épidermoïde.

CANCER DES OS [angl. ***bone cancer***]. V. *chondrosarcome, ostéosarcome, Ewing (sarcome d'), fibrosarcome* et *Kahler (maladie de).*

CANCER DU FOIE [angl. ***hepatic cancer***]. Tumeur maligne soit ***secondaire*** (métastase d'un cancer digestif, bronchique ou mammaire), soit ***primitive*** : hépatocarcinome de l'adulte (v. *hépatome*) ; hépatoblastome de l'enfant.

CANCER DU PANCRÉAS [angl. ***pancreatic cancer***]. Tumeur maligne développée aux dépens du pancréas *exocrine* (adénocarcinome canaliculaire), rarement du pancréas *endocrine* (insulinome, apudome).

CANCER DU POUMON [angl. ***lung cancer***]. Tumeur maligne rare développée aux dépens du tissu alvéolaire pulmonaire.

CANCER DU RECTUM V. *cancer colorectal.*

CANCER DU REIN [angl. ***renal cell carcinoma***]. Tumeur maligne développée chez l'adulte aux dépens des tubes urinifères *(néphrocarcinome,* carcinome à cellules rénales) ; chez l'enfant s'observe le *néphroblastome.*

CANCER DU SEIN [angl. ***breast cancer***]. Adénocarcinome canalaire, rarement lobulaire, médullaire ou colloïde.

CANCER DU TESTICULE [angl. ***testicular cancer***]. Tumeur germinale *(séminome* : v. ce terme).

CANCÉRIGÈNE, *adj.* V. *cancérogène.*

CANCÉROGÈNE, *adj.* [angl. ***cancerogenic***]. Syn. *cancérigène, carcinogène.* Se dit de tout ce qui peut provoquer le développement d'un cancer ou d'une lésion qui peut être le point de départ d'un cancer.

CANCÉROLOGIE, *s. f.* [angl. ***carcinology***]. V. *carcinologie.*

CANCÉROPHOBIE, *s. f.* [angl. ***cancerophobia***]. Crainte angoissante et injustifiée qu'éprouvent certains sujets d'être atteints de cancer.

CANDELA, *s. f.* (cd) [angl. ***candela***]. Unité d'intensité lumineuse : 1 cm^2 de surface d'un corps noir, porté à la température de fusion du platine, émet, perpendiculairement à cette surface, une intensité de 60 candelas.

CANDIDA, *s. f.* [angl. ***candida***]. Levure dont quelques espèces sont pathogènes pour l'homme ; la plus importante est *Candida albicans.*

CANDIDOSE, *s. f.* [angl. ***candidiasis***]. Syn. *moniliase.* Nom générique des maladies provoquées par des champignons du genre *Candida.*

CANINE, *s. f.* [angl. ***canine tooth***]. Syn. *dent canine.* Dent souvent pointue, munie d'une seule racine et située entre les incisives et les prémolaires.

CANITIE, *s. f.* [angl. ***canities***]. Décoloration généralisée ou partielle, congénitale ou acquise, du système pileux.

CANNABISME, *s. m.* [angl. ***cannabism***]. Syn. *hachischisme.* Intoxication par le chanvre indien.

CANNE, *s. f.* [angl. ***walking-stick***]. Aide fonctionnelle destinée à la marche et à la station debout et constituée d'une tige avec poignée. – ***c.-accoudoir, c. anglaise,***

c.-béquille. Béquille d'avant-bras, béquillon (v. ces termes). – ***c. blanche.*** C. d'aveugle. – ***c. tripode***. C. métallique à trois pieds donnant une bonne stabilité d'appui.

CANULE, *s. f.* [angl. ***cannula***]. Tube servant au cathétérisme ou bien à le faciliter.

CAPACITÉ INSPIRATOIRE (CI) [angl. ***inspiratory capacity***]. Volume d'air maximum qui peut être inspiré à partir de la position de repos expiratoire ; il comprend le volume courant additionné du volume de réserve inspiratoire.

CAPACITÉ PULMONAIRE TOTALE (CPT) [angl. *total lung capacity*]. Volume de gaz maximum contenu dans les poumons et les voies aériennes à la suite d'une inspiration forcée. Il correspond à la somme de la capacité vitale et du volume résiduel.

CAPACITÉ PULMONAIRE VITALE [angl. ***vital capacity***]. Volume de gaz recueilli lors d'une expiration forcée faite après une inspiration forcée ; il comprend la somme : volume courant + volume de réserve inspiratoire + volume de réserve expiratoire.

CAPACITÉ RÉSIDUELLE FONCTIONNELLE (CRF) [angl. ***functional residual capacity***]. Volume de gaz contenu dans les voies aériennes après une expiration spontanée, au repos. C'est la somme de volume de réserve expiratoire et volume résiduel.

CAPACITÉ TUBULAIRE MAXIMUM D'EXCRÉTION ou **DE RÉABSORPTION** (Symbole **Tm**) [angl. *maximal tubular excretory capacity*]. Quantité maximale d'une substance que les tubes rénaux peuvent excréter ou réabsorber.

CAPE CERVICALE. Préservatif féminin.

CAPILLAIRE [angl. ***capillary***]. 1° *adj.* Fin comme un cheveu. – 2° *s. m.* Très fin vaisseau dépourvu de fibres musculaires, assurant en périphérie un réseau de transition entre les circulations artérielle et veineuse. Il existe également des *c.* lymphatiques.

CAPILLARITE, *s. f.* [angl. ***capillaritis***]. Lésions aiguës ou chroniques des petits vaisseaux cutanés.

CAPILLAROSCOPIE, *s. f.* [angl. ***capillaroscopy***]. Examen au microscope des capillaires du derme ou de la muqueuse conjonctivale sur le sujet vivant.

CAPITATUM, *s. m.* [angl. ***os capitatum***]. Désignation internationale du grand os du carpe.

CAPITONNAGE, *s. m.* [angl. ***capitonnage***]. Procédé opératoire destiné à effacer une cavité en rapprochant par suture leurs parois opposées.

CAPNIMÉTRIE, *s. f.* [angl. ***capnimetry***]. Mesure de la concentration en CO_2 dans un fluide.

CAPSULÉ, E, *adj.* [angl. ***encapsulated***]. Syn. *encapsulé*. Se dit d'une tumeur circonscrite, entourée d'une enveloppe fibreuse.

CAPSULE, *s. f.* [angl. ***capsule***]. 1° (anatomie) [angl. ***capsule***]. Élément d'enveloppe (V. *c. articulaire*) ; (neuroanatomie) : *c.* externe, *c.* extrême, *c.* interne : lames de substance blanche séparant divers noyaux gris du cerveau (v. ces termes). – 2° (pharmacie). Préparation médicamenteuse en forme de coque, destinée à se dissoudre dans le tube digestif, y libérant ainsi le principe actif qu'elle contient. – 3° *c. bactérienne*. Enveloppe enrobant certaines bactéries, douées de propriétés protectrices et antigéniques.

CAPSULE ARTICULAIRE [angl. ***articular capsula***]. Enveloppe fibreuse des diarthroses, contribuant à maintenir au contact les surfaces articulaires des os.

CAPSULE EXTERNE [angl. ***external capsule***]. Lame de substance blanche séparant le noyau lenticulaire en dedans et le claustrum en dehors.

CAPSULE EXTRÊME [angl. ***capsula extrema***]. Lame de substance blanche séparant en dedans le claustrum, en dehors le cortex de l'insula.

CAPSULE INTERNE [angl. ***internal capsule***]. Lame épaisse de substance blanche séparant le thalamus et le noyau caudé en dedans, du noyau lenticulaire en dehors. V. *pyramidal (faisceau)*.

CAPSULITE, *s. f.* [angl. ***capsulitis***]. Inflammation d'une capsule : 1° articulaire. – 2° Syn. *tenonite*. Inflammation de la *c.* de Tenon.

CAPSULOTOMIE, *s. f.* [angl. ***capsulotomy***]. Incision d'une capsule articulaire.

CAPTATIF, IVE, *adj.* Se dit de sentiments qui portent le sujet à se faire aimer plutôt qu'à aimer activement.

CARACTÈRE, *s. m.* (psychologie) [angl. ***character***]. Manière habituelle de sentir, de penser et de réagir qui fait l'originalité du comportement de l'individu.

CARACTÈRE SEXUEL [angl. ***sex character***]. Particularité liée au sexe. On distingue les *c.s. primaires* qui sont les gonades et les *c.s. secondaires* qui sont d'ordre morphologique, physiologique ou psychologique.

CARACTÉRIEL, LE, *adj.* [angl. ***characterial***]. Qui se rapporte au caractère. – *s. m.* Malade atteint de trouble du caractère.

CARBOXYHÉMOGLOBINE, *s. f.* [angl. ***carboxyhaemoglobin***]. Combinaison de l'hémoglobine et du monoxyde de carbone, plus stable que l'oxyhémoglobine.

CARBOXYLASE, *s. f.* [angl. ***carboxylase***]. Enzyme indispensable au catabolisme des glucides.

CARCINO-EMBRYONNAIRE, *adj.* V. *antigène carcino-embryonnaire.*

CARCINOGENÈSE, *s. f.* [angl. ***carcinogenesis***]. Production de cancer.

CARCINOÏDE INTESTINAL ou **C. DU GRÊLE** [angl. ***intestinal carcinoid***]. Petite tumeur jaune, développée dans la muqueuse de l'intestin grêle, d'évolution lente, malgré la précocité et la multiplicité des métastases. Elle se manifeste notamment par des bouffées de vasodilatation cutanée attribuées à une sécrétion abondante de sérotonine.

CARCINOLOGIE, *s. f.* [angl. ***carcinology***]. Syn. *cancérologie.* Étude du cancer.

CARCINOMATOSE, *s. f.* V. *carcinose.*

CARCINOME, *s. m.* [angl. ***carcinoma***]. Tumeur épithéliale maligne. V. *épithélioma ou épithéliome.*

CARCINOSARCOME, *s. m.* [angl. ***carcinosarcoma***]. Tumeur maligne comportant des éléments épithéliaux et mésenchymateux.

CARCINOSE, *s. f.* [angl. ***carcinosis***]. Syn. *carcinomatose.* Épithélioma généralisé.

CARDIA, *s. m.* [angl. ***cardia***]. Orifice inférieur de l'œsophage faisant communiquer celui-ci avec l'estomac.

CARDIAL, *adj.* [angl. ***cardial***]. Relatif au cardia.

CARDIALGIE, *s. f.* [angl. ***cardialgia***]. 1° Douleur au niveau du cardia. – 2° Douleur dans la région précordiale.

CARDIAQUE [angl. ***cardiac***]. 1° *adj.* Qui a rapport au cœur. – 2° *s. m.* et *f.* Malade atteint d'une affection du cœur.

CARDINAL, E, *adj.* [angl. ***cardinal***]. Principal. – ***signe c.*** Signe principal d'une maladie. – ***veines c.*** Les quatre veines principales de l'embryon.

CARDIOFRÉQUENCEMÈTRE, *s. m.* V. *cardiotachymètre.*

CARDIO-INHIBITEUR, TRICE, *adj.* [angl. ***cardioinhibitory***]. Qui ralentit le rythme des contractions cardiaques ou qui les arrête.

CARDIOLOGIE, *s. f.* [angl. ***cardiology***]. Étude du cœur et de ses maladies.

CARDIOMÉGALIE, *s. f.* [angl. ***cardiomegalia***]. Cœur volumineux.

CARDIOMYOPATHIE, *s. f.* V. *myocardiopathie.*

CARDIONECTEUR (appareil ou **système)** [angl. ***cardionector system***]. Système nerveux spécifique du cœur ; il produit et conduit dans tout le muscle cardiaque l'excitation qui déclenche la contraction du cœur. Il est formé du nœud sinusal (ou de Keith et Flack), situé dans l'oreillette droite près de l'embouchure de la veine cave supérieure et du nœud d'Aschoff-Tawara, placé sur le plancher de l'oreillette droite près du septum, prolongé du faisceau de His dont le tronc se divise rapidement en deux branches, droite et gauche, destinées à chacun des ventricules.

CARDIOPATHIE, *s. f.* [angl. ***cardiopathy***]. Nom générique des affections du cœur.

CARDIOPLÉGIE, *s. f.* [angl. ***cardioplegia***]. Paralysie du cœur.

CARDIOSÉLECTIF, VE, *adj.* [angl. ***cardioselective***]. Qui agit seulement sur le cœur.

CARDIOSPASME, *s. m.* [angl. ***cardiospasm***]. Contraction spasmodique du cardia s'opposant au passage des aliments de l'œsophage dans l'estomac.

CARDIOSTIMULATEUR, *s. m.* V. *stimulateur cardiaque.*

CARDIOTACHYMÈTRE, *s. m.* [angl. ***cardiotachometer***]. Syn. à éviter : *cardiofréquen-*

cemètre. Appareil de mesure de la fréquence cardiaque.

CARDIOTHYRÉOSE, *s. f.* [angl. ***cardiothyreotoxicosis***]. Complications cardiaques de l'hyperthyroïdie.

CARDIOTOCOGRAPHIE, *s. f.* [angl. ***cardiotocography***]. Enregistrement du rythme cardiaque du fœtus et des contractions utérines au cours de l'accouchement.

CARDIOTONIQUE, *adj.* [angl. ***cardiotonic***]. Qui augmente la tonicité du muscle cardiaque. – *s. m.* Médicament jouissant de cette propriété. Les *c.* employés en thérapeutique sont essentiellement des dérivés de la digitale et certains sympathicomimétiques.

CARDIOTOXIQUE, *adj.* [angl. ***cardiotoxic***]. Nocif pour le cœur.

CARDIOVASCULAIRE, *adj.* [angl. ***cardiovascular***]. Se dit de tout ce qui concerne à la fois le cœur et les vaisseaux.

CARDIOVERSION, *s. f.* [angl. ***cardioversion***]. Rétablissement d'un rythme cardiaque normal au moyen d'un choc électrique externe.

CARDITE, *s. f.* [angl. ***carditis***]. Inflammation du cœur.

CARENCE, *s. f.* [angl. ***deficiency***]. Absence ou insuffisance, dans l'organisme, d'un ou de plusieurs éléments indispensables à son équilibre ou à son développement.

CARENCE AFFECTIVE. V. *arriération affective (syndrome d')* et *hospitalisme.*

CARENCE ou **DÉFICIT IMMUNITAIRE** [angl. ***immunodeficiency***]. Insuffisance des moyens de défense naturels de l'organisme. Elle peut être secondaire à certaines affections du tissu lymphoïde, au sida ou à un traitement immunodépresseur.

CARENTIEL, LE, *adj.* Qui se rapporte à une carence.

CARIE, *s. f.* [angl. ***caries***]. Ostéite tuberculeuse chronique, caractérisée par la formation de séquestres et la destruction progressive du tissu osseux.

CARIE DENTAIRE. Affection qui consiste dans la formation de cavités dans une ou plusieurs dents, et la destruction progressive de ces organes.

CARMINATIF, VE, *adj.* et *s. m.* [angl. ***carminative***]. Qui provoque l'expulsion des gaz intestinaux.

CARONCULE, *s. f.* [angl. ***caruncle***]. Petite excroissance de chair. P. ex. *c. de l'hymen* ou *c. myrtiformes :* vestiges de l'hymen déchiré.

CAROTÈNE, *s. m.* [angl. ***carotene***]. Pigment orangé particulièrement abondant dans certains aliments (carottes, jaune d'œuf, beurre).

CAROTIDE (artère) [angl. ***carotid artery***]. Artère de la tête et du cou. L'*a. c. commune* ou *primitive* naît à droite du tronc brachiocéphalique et à gauche directement de la crosse aortique ; elle se divise en *a. c. interne* destinée à l'encéphale et en *a. c. externe* à destination faciale.

CAROTIDOGRAMME, *s. m.* [angl. ***carotidogram***]. Courbe obtenue par l'enregistrement, à travers les téguments, des pulsations (sphygmogramme) ou des variations de pression (piézogramme) de l'artère carotide.

CARPE, *s. m.* [angl. ***carpus***]. Ensemble des os du poignet ; ils sont disposés sur deux rangées : *proximale* (de dehors en dedans), os scaphoïde, lunatum (semi-lunaire), triquetum (pyramidal), os piriforme ; et *distale* : trapèze, trapézoïde, capitatum (grand os) et hamatum (os crochu).

CARPHOLOGIE, *s. f.* [angl. ***carphology***]. Mouvements continuels et automatiques des mains qui semblent chercher à saisir des flocons voltigeant dans l'air.

CARPOCYPHOSE, *s. f.* [angl. ***Madelung's disease***]. Malformation héréditaire, généralement bilatérale, du poignet, consistant en une flexion en avant du carpe qui semble luxé.

CARTE SANITAIRE. Système de planification jadis destiné à harmoniser la politique des équipements hospitaliers.

CARTILAGE, *s. m.* [angl. ***cartilage***]. Variété de tissu conjonctif dont les éléments cellulaires et fibreux sont contenus dans une substance fondamentale compacte et avasculaire. – *c. articulaire.* Tissu nacré et lisse recouvrant les surfaces osseuses des articulations mobiles. – *c. de conjugaison. C.* séparant chez l'enfant la diaphyse et l'épiphyse des os longs, dont il permet la croissance longitudinale.

CARTOGRAPHIE, *s. f.* [angl. ***mapping***]. Établissement d'une carte (image radio-isotopique).

CARUS, *s. m.* [angl. ***complete coma***]. Coma profond.

CARYOCINÈSE, *s. f.* Division du noyau de la cellule. V. *mitose.*

CARYOCLASIQUE, *adj.* [angl. ***karyoklastic***]. Se dit d'un poison qui frappe la cellule en division en s'opposant à la caryocinèse.

CARYOLYSE, *s. f.* [angl. ***karyolysis***]. Stade de mort du noyau de la cellule.

CARYOLYTIQUE, *adj.* [angl. ***karyolytic***]. Qui provoque la caryolyse.

CARYORRHEXIE, *s. f.* [angl. ***karyorrhexis***]. Éclatement du noyau de la cellule en débris basophiles ; stade de mort du noyau succédant à la pycnose.

CARYOTYPE, *s. m.* [angl. ***karyotype***]. Équipement chromosomique caractéristique d'une espèce donnée. Chez l'homme, le *c.* comporte 46 chromosomes : 44 autosomes + 2 chromosomes sexuels ou gonosomes qui sont X et Y chez l'homme, 2 X chez la femme.

CASÉEUX, SE, ou **CASÉIFORME,** *adj.* [angl. ***caseous***]. Qui a l'apparence du fromage. V. *caséum.*

CASÉINE, *s. f.* [angl. ***casein***]. Protéine extraite du fromage ; elle contient du phosphore et des acides aminés essentiels.

CASÉUM, *s. m.* [angl. ***caseum***]. Substance blanchâtre et pâteuse formant le centre nécrosé des lésions tuberculeuses.

CASTRAT, *s. m.* [angl. ***castrate***]. Qui a subi la castration.

CASTRATION, *s. f.* [angl. ***castration***]. Opération ayant pour but de priver un individu de la faculté de se reproduire. Ablation des gonades.

CAT. V. *centre d'aide par le travail.*

CATABOLISME, *s. m.* [angl. ***catabolism***]. Tranformation en énergie des matériaux assimilés par les tissus.

CATABOLITE, *s. m.* [angl. ***catabolite***]. Substance provenant de la transformation d'un précurseur, au cours du catabolisme.

CATAIRE, *adj.* [angl. ***purring***]. Qui ressemble au ronronnement du chat. – *frémissement c.*

CATALASE, *s. f.* [angl. ***catalase***]. Enzyme oxydante capable de décomposer l'eau oxygénée.

CATALEPSIE, *s. f.* [angl. ***catalepsy***]. Perte momentanée de la contractilité volontaire des muscles avec hypertonie s'opposant à tout essai de mobilisation et aptitude des membres et du tronc à conserver les attitudes qu'on leur donne.

CATALEPTIQUE, *adj.* [angl. ***cataleptic***]. Qui a rapport à la catalepsie. – *s. m.* et *f.* Sujet atteint de catalepsie.

CATALYSE, *s. f.* [angl. ***catalysis***]. Action physico-chimique par laquelle certains corps dits *catalyseurs* déterminent des modifications dans le milieu où ils se trouvent, sans être eux-mêmes chimiquement modifiés.

CATAMÉNIAL, E, *adj.* [angl. ***catamenial***]. Qui a rapport aux règles.

CATAMNÈSE, *s. f.* [angl. ***catamnesis***]. Renseignements obtenus sur un malade, après sa sortie de l'établissement hospitalier.

CATAPLASME, *s. m.* [angl. ***cataplasm***]. Médicament de la consistance d'une bouillie épaisse, destiné à être appliqué sur la peau. V. *sinapisme.*

CATAPLEXIE, *s. f.* [angl. ***cataplexy***]. Affection caractérisée par la perte soudaine plus ou moins complète du tonus musculaire.

CATARACTE, *s. f.* [angl. ***cataract***]. Affection oculaire aboutissant à l'opacité du cristallin.

CATARRHE, *s. m.* [angl. ***catarrh***]. Nom donné autrefois aux inflammations aiguës ou chroniques des muqueuses avec hypersécrétion des glandes de la région enflammée.

CATATONIE, *s. f.* [angl. ***catatonia***]. Attitude psychomotrice constituée essentiellement par une inertie et un négativisme vis-à-vis du milieu extérieur.

CATÉCHOLAMINE, *s. f.* [angl. ***catecholamine***]. Nom générique des amines vasopressives sympathicomimétiques (adrénaline, noradrénaline), ainsi que leurs précurseurs et les produits qui en dérivent.

CATÉCHOLERGIQUE, *adj.* [angl. ***catecholergic***]. Qui se rapporte à la production de catécholamines ; qui est déclenché par les catécholamines ; qui agit par leur intermédiaire.

CATÉNAIRE, *adj.* [angl. ***catenary***]. Qui se rapporte à une *chaîne*, de ganglions sympathiques par exemple ou bien moléculaire.

CATGUT, *s. m.* [angl. ***catgut***]. Lien résorbable employé en chirurgie pour la réunion des plaies.

CATHÉTER, *s. m.* [angl. ***catheter***]. Tube long et mince destiné à être introduit dans un canal, un vaisseau ou un organe creux pour l'explorer, injecter un liquide ou vider une cavité. – ***c. à chambre implantable***. V. *chambre de perfusion*.

CATHÉTÉRISME, *s. m.* [angl. ***catheterization***]. Introduction d'une bougie ou d'une sonde dans un canal, un vaisseau ou un organe creux.

CATHODE, *s. f.* [angl. ***cathode***]. Électrode négative.

CATTP. V. *centre d'accueil thérapeutique à temps partiel*.

CATION, *s. m.* [angl. ***cation***]. Ion positif qui, au cours de l'électrolyse, semble descendre le courant.

CAUDAL, E, *adj.* [angl. ***caudal***]. Qui se rapporte à la queue, ou bien à la partie inférieure du corps.

CAUSALGIE, *s. f.* ou **CAUSALGIQUE (syndrome)** [angl. ***causalgia***]. Syndrome caractérisé par une sensation de brûlure cuisante avec hyperesthésie cutanée et par une altération spéciale de la peau qui devient rouge et luisante.

CAUSTIQUE, *adj.* et *s. m.* [angl. ***caustic***]. Se dit de toute substance chimique qui détruit les tissus.

CAUTÈRE, *s. m.* [angl. ***cautery***]. Instrument destiné à brûler les tissus : *thermocautère*.

CAUTÉRISATION, *s. f.* [angl. ***cauterization***]. Destruction d'un tissu vivant à l'aide d'un caustique ou d'un cautère.

CAV. V. *canal atrio-ventriculaire commun (persistance du)*.

CAVE INFÉRIEURE (veine). V. *veine cave inférieure*.

CAVE SUPÉRIEURE (veine). V. *veine cave supérieure*.

CAVERNE, *s. f.* [angl. ***cavern***]. Excavation située dans l'épaisseur d'un parenchyme et en particulier dans un poumon, succédant à l'évacuation d'un abcès ou d'un tubercule ramolli.

CAVERNEUX, SE, *adj.* [angl. ***cavernous***]. 1° Qui présente une structure analogue à celle des organes érectiles. – 2° Qui se rapporte aux cavernes d'origine pathologique, en particulier aux cavernes pulmonaires.

CAVITAIRE, *adj.* [angl. ***cavitary***]. Qui se rapporte à une cavité.

CAVOGRAPHIE, *s. f.* [angl. ***phlebography of the vena cava***]. Radiographie d'une veine cave après injection d'un liquide opaque aux rayons X.

CCMH. V. *hémoglobine (concentration corpusculaire – ou globulaire – moyenne en)*.

cd. Abréviation de *candela*.

CD. V. *différenciation (classes d'antigènes de)*.

CDAPH. Commission pour les droits et l'autonomie des personnes handicapées. V. *maison départementale des personnes handicapées*.

CEC. V. *circulation extracorporelle*.

CÉCITÉ, *s. f.* [angl. ***blindness***]. Privation de la vue.

CÉCITÉ CORTICALE [angl. ***cortical blindness***]. Cécité due à une lésion des lobes occipitaux sans altération de l'œil.

CÉCITÉ VERBALE [angl. ***alexia***]. Syn. *alexie*. Impossibilité de comprendre les idées exprimées par l'écriture.

CECOS. Initiales de *Centre d'étude et de conservation du sperme*.

CEINTURE, *s. f.* (anatomie) [angl. ***girdle***]. Partie fixe d'un membre attachée au tronc et comprenant des os, des muscles et des articulations. – *c. du membre supérieur, c. du membre inférieur*.

CELLULE, *s. f.* [angl. ***cell***]. Petite masse de protoplasma individualisée par un noyau et entourée d'une membrane. Les tissus sont formés de *c.* identiques juxtaposées.

CELLULE APUD (initiales de l'anglais *amine precursor uptake decarboxylation*) [angl. ***APUD cell***]. Nom générique des cellules réparties dans de nombreux organes : encéphale, glandes endocrines, cellules endocriniennes du tube digestif, et que certains caractères communs permettent de réunir en un véritable système, le *système APUD*. Ces cellules sécrètent, pour la plupart, des hormones, amines ou polypeptides.

CELLULE BURSODÉPENDANTE (par référence à la *bourse de Fabricius*) (immunologie). Syn. *lymphocyte B*. Petit lymphocyte, agent de l'immunité humorale, sécréteur des immunoglobulines.

CELLULE-CIBLE, *s. f.* [angl. ***target-cell***]. Globule rouge dans lequel l'hémoglobine, inégalement répartie, forme des anneaux concentriques. On l'observe dans certaines formes d'anémie (thalassémie et hémoglobinose C).

CELLULE DE HARGRAVES. V. *Hargraves (cellule de)*.

CELLULE IMMUNOCOMPÉTENTE [angl. ***immunocyte***]. Cellule du tissu lymphoréticulaire qui joue un rôle essentiel dans les réactions d'immunité. Ce sont : 1° les *cellules* ou *lymphocytes bursodépendants* ou *lymphocytes B*, les *plasmocytes*, et leurs précurseurs qui sécrètent les immunoglobulines ; 2° les *cellules* ou *lymphocytes thymodépendants* ou *lymphocytes T* et leurs précurseurs : ce sont les agents de l'immunité à médiation cellulaire.

CELLULE LE. V. *Hargraves (cellule de)*.

CELLULE SUPPRESSIVE (immunologie) [angl. ***suppressive cell***]. Syn. *lymphocyte T8* ou *T-CD8*$^+$. Variété de lymphocyte T inhibant la réponse immunitaire de l'organisme vis-à-vis d'une substance étrangère.

CELLULE T AUXILIAIRE [angl. ***helper T-cell***]. Syn. *cellule T-CD4*$^+$, *lymphocyte T4*$^+$. Variété de lymphocytes T qui collaborent avec les lymphocytes B à la production d'anticorps et avec d'autres lymphocytes T à l'immunité à médiation cellulaire.

CELLULE THYMODÉPENDANTE (immunologie) [angl. ***T lymphocyte***]. Syn. *lymphocyte T*. Petit lymphocyte qui, grâce à l'action cellulaire et humorale du thymus a acquis une immunocompétence particulière. Ces éléments sont en effet les agents de l'immunité cellulaire. V. *cellule suppressive* et *cellule T auxiliaire*.

CELLULITE, *s. f.* [angl. ***cellulitis***]. Inflammation du tissu cellulaire observée surtout sous la peau.

CELLULOSE, *s. f.* [angl. ***cellulose***]. Polymère du glucose constituant la paroi des cellules végétales. Si l'homme ne peut la digérer, son utilité vient de ce qu'elle leste le bol alimentaire.

CÉMENT, *s. m.* [angl. ***cementum***]. Tissu mésodermique calcifié qui revêt la dentine de la racine des dents.

CÉMENTOBLASTE, *s. m.* [angl. ***cementoblastoma***]. Cellule-mère du cémentocyte, située en bordure du cément.

CÉMENTOBLASTOME, *s. m.* [angl. ***cementoblasma***]. Tumeur odontogène localisée au voisinage d'une racine dentaire, et formée de cémentoblastes et de tissu cémentaire plus ou moins calcifié.

CÉMENTOME, *s. m.* [angl. ***cementoma***]. Tumeur du cément considérée par certains comme une forme adulte du cémentoblastome.

CÉNESTHÉSIE, *s. f.* [angl. ***cenesthesia***]. Sentiment vague que nous avons de notre être indépendamment du concours des sens.

CÉNESTOPATHIE, *s. f.* [angl. ***cenesthopathy***]. Trouble de la sensibilité interne ou commune consistant en une sensation corporelle anormale.

CENTIMORGAN, *s. m.* [angl. ***centimorgan***]. Syn. *unité de recombinaison*. V. *morgan*.

CENTRE D'ACCUEIL THÉRAPEUTIQUE À TEMPS PARTIEL (CATTP). Unité de consultations et de soins ambulatoires dépendant de la sectorisation psychiatrique.

CENTRE D'AIDE PAR LE TRAVAIL (CAT). Structure de jour qui accueille des personnes handicapées et leur fournit un travail adapté, sur décision de la COTOREP. Le CAT a pour finalité la réinsertion sociale des personnes handicapées. V. *atelier protégé*.

CENTRE DE CRISE [angl. ***crisis centre***]. Unité ouverte en permanence, dépendant de la sectorisation psychiatrique, disposant de quelques lits et destinée à l'accueil des sujets dont l'état aigu nécessite des soins de courte durée.

CENTRE DE SANTÉ. V. *dispensaire*.

CENTRE HOSPITALIER [angl. ***general hospital***]. Établissement public de santé comportant non seulement les services (ou départements), consultations et laboratoires habituels des hôpitaux, mais aussi certains services (ou départements) *spécialisés*. – *centre hospitalier régional* (CHR). Centre hospitalier situé dans une ville importante et comportant certains services (ou départements) hautement spécialisés. – *centre hospitalier universitaire* (CHU). Structure associant un CHR et des unités d'enseignement et de recherche. – CHRU : *centre hospitalier régional et universitaire.*

CENTRE MÉDICO-PSYCHOLOGIQUE (CMP) [angl. ***center for ambulatory psychiatric and psychologic care***]. Unité de coordination et d'accueil en milieu ouvert, organisant des actions de prévention, de diagnostic, de soins ambulatoires et d'interventions à domicile. Le travail infirmier y assure la permanence, l'accueil des personnes (patients et famille). Il participe à des thérapies individuelles ou de groupe, au dépistage des troubles précoces du comportement, anime des activités socio-thérapeutiques. Il assure un suivi médical et un soutien psychologique.

CENTRE OU FOYER DE POST-CURE. Établissement de moyen séjour dépendant de la sectorisation psychiatrique.

CENTRIFUGEUR, *s. m.* ou **CENTRIFUGEUSE,** *s. f.* [angl. ***centrifugal machine***]. Instrument de laboratoire appliquant la force centrifuge à la séparation des particules solides tenues en suspension dans un liquide.

CENTROMÈRE, *s. m.* [angl. ***centromere***]. Portion du chromosome qui, au moment de la division cellulaire, unit les deux chromatides, c.-à-d. les deux éléments issus de la division longitudinale de ce chromosome et qui formeront les deux chromosomes-fils.

CENTROSOME, *s. m.* [angl. ***centrosome***]. Nodule existant parfois dans le cytoplasme de la cellule, à côté du noyau ; il joue un rôle important dans la division de la cellule.

CÉPHALALGIE, *s. f.* [angl. ***cephalalgia***]. Toute douleur de tête, quelle qu'en soit la nature.

CÉPHALÉE, *s. f.* [angl. ***headache***]. Souvent pris comme synonyme de céphalalgie, ce mot désigne une douleur violente et tenace.

CÉPHALHÉMATOME, *s. m.* [angl. ***cephalhaematoma***]. Tumeur formée, chez le nouveau-né, par un épanchement traumatique sanguin entre les os du crâne et leur périoste.

CÉPHALINE (temps de) [angl. ***partial thromboplastin time***]. Temps de recalcification (v. *Howell, temps de*) d'un plasma totalement dépourvu de plaquettes, en présence de céphaline (variété de phospholipide). C'est un test global de la coagulation.

CÉPHALIQUE, *adj.* [angl. ***cephalic***]. Qui a rapport à la tête.

CÉPHALORACHIDIEN, NE, *adj.* [angl. ***cephalorachidian***]. Qui se rapporte à la tête et au rachis. P. ex. *liquide c.* V. *cérébrospinal.*

CÉPHALOSPORINE, *s. f.* [angl. ***cephalosporin***]. Groupe d'antibiotiques de la famille des bêtalactamines.

CERCAIRE, *s. f.* [angl. ***cercaria***]. Stade larvaire final des trématodes.

CERCEAU DE LIT, *s. m.* [angl. ***cradle***]. Support demi-cylindrique destiné à soustraire les membres inférieurs du poids du drap du dessus et des couvertures.

CERCLAGE, *s. m.* [angl. ***banding***]. Contention d'un os fracturé à l'aide de fils ou de lames métalliques qui encerclent les fragments. – Procédé de rétrécissement d'un orifice trop large au moyen d'un fil qui l'entoure et le resserre.

CÉRÉBELLEUX, SE, *adj.* [angl. ***cerebellar***]. Qui a rapport au cervelet. – *syndrome c.* Ensemble des troubles nerveux déterminés par les lésions du cervelet et traduisant le défaut de coordination des mouvements.

CÉRÉBELLITE, *s. f.* [angl. ***cerebellitis***]. Variété d'encéphalite localisée au cervelet, se manifestant par le syndrome cérébelleux.

CÉRÉBRAL, E, *adj.* [angl. ***cerebral***]. Qui a rapport au cerveau, à l'encéphale. – *accident vasculaire c., ramollissement c.*

CÉRÉBROSPINAL, E, *adj.* [angl. ***cerebrospinal***]. Qui se rapporte au cerveau et à la mœlle épinière. V. *céphalorachidien.*

CERTIFICAT MÉDICAL [angl. ***medical certificate***]. Acte officieux rédigé par un médecin sur la demande de l'intéressé et destiné à constater un fait d'ordre médical.

CERTIFICAT PRÉNUPTIAL [angl. ***premarital certificate***]. Certificat médical nécessaire aux formalités du mariage, attestant d'un examen clinique et du dépistage sérologique de la syphilis (qui n'est plus obligatoire) ; en outre chez une femme de moins de 50 ans, du dépistage sérologique de la rubéole, de la toxoplasmose et de la détermination des groupes sanguins ABO et rhésus, les résultats de tous ces examens ayant été portés à la connaissance de l'intéressé(e).

CERTIFICATION, *s. f.* V. *accréditation.*

CÉRULOPLASMINE, *s. f.* [angl. ***caeruloplasmin***]. V. *cæruloplasmine.*

CÉRUMEN, *s. m.* [angl. ***cerumen***]. Sécrétion grasse, jaunâtre, des glandes sébacées du conduit auditif externe.

CERVEAU, *s. m.* [angl. ***cerebrum***]. Partie la plus volumineuse de l'encéphale, située au-dessus de la tente du cervelet, comprenant deux hémisphères, droit et gauche, réunis par le corps calleux.

CERVELET, *s. m.* [angl. ***cerebellum***]. Partie de l'encéphale située sous la tente du cervelet et en arrière du tronc cérébral. Il comporte une région médiane, le vermis, et 2 hémisphères situés latéralement. Le *c.* contrôle l'équilibre et la coordination des mouvements.

CERVICAL, E, *adj.* [angl. ***cervical***]. Qui a rapport à la région du cou ou bien au col utérin et à sa cavité ou bien encore au col vésical, fémoral, etc.

CERVICALGIE, *s. f.* [angl. ***cervicodynia***]. Douleur ayant son siège au niveau du rachis cervical.

CERVICARTHROSE, *s. f.* [angl. ***osteoarthrosis of the cervical spine***]. Rhumatisme chronique dégénératif (arthrose) localisé à la colonne cervicale.

CERVICITE, *s. f.* [angl. ***cervicitis***]. Inflammation du col utérin.

CERVICOBRACHIAL, E, *adj.* [angl. ***cervicobrachial***]. Relatif au cou et au bras. P. ex. *névralgie c.*

CERVICOPEXIE, *s. f.* [angl. ***cervicopexy***]. Fixation d'un col (utérin, vésical...).

CERVICOTOMIE, *s. f.* [angl. ***cervicotomy***]. Incision chirurgicale pratiquée au niveau du cou ou d'un col (vésical...).

CERVICOVAGINITE, *s. f.* [angl. ***cervicovaginitis***]. Inflammation du col utérin et de la région voisine de la muqueuse vaginale.

CÉSARIENNE (opération) [angl. ***caesarean operation***]. Opération qui consiste à pratiquer l'ouverture de la paroi abdominale et de l'utérus gravide dans le but d'en extraire le fœtus vivant.

CESTODE, *s. m.* [angl. ***Cestode***]. Ordre de vers de la classe des Plathelminthes qui comprend le *Tænia* et le *Bothriocéphale.*

CÉTO-ACIDOSE, *s. f.* V. *acidocétose.*

CÉTOGÈNE, *adj.* [angl. ***ketogenic***]. Qui se rapporte à la formation des corps cétoniques.

CÉTOGENÈSE, *s. f.* [angl. ***ketogenesis***]. Formation des corps cétoniques.

CÉTOLYSE, *s. f.* [angl. ***ketolysis***]. Destruction des corps cétoniques.

CÉTONÉMIE, *s. f.* [angl. ***ketonaemia***]. Présence normale des corps cétoniques dans le sang.

CÉTONIQUES (corps). V. *corps cétoniques.*

CÉTONURIE, *s. f.* [angl. ***ketonuria***]. Présence pathologique de corps cétoniques dans l'urine.

CÉTOSE, *s. f.* V. *acidocétose.*

17-CÉTOSTÉROÏDES [angl. ***17-ketosteroids***]. Syn. *17-CS.* Groupe d'hormones dérivées des stérols et caractérisées par la présence en 17 d'un radical cétone. Elles ont toutes une action androgène, sont sécrétées par la corticosurrénale et le testicule et sont éliminées par l'urine.

CGMH. V. *hémoglobine (concentration corpusculaire ou globulaire moyenne en).*

CHAGAS (maladie de) (Carlos C. 1879-1934, médecin brésilien) [angl. ***Chagas's disease***]. Syn. *trypanosomiase américaine.* Maladie infectieuse, répandue en Amérique du Sud et centrale, due à l'inoculation au niveau de la muqueuse conjonctivale du *Trypanosoma cruzi* contenu dans les déjections d'un insecte du genre *Triatoma.* Elle atteint surtout les enfants et se manifeste par un œdème de la face avec fièvre et myocardite. Son évolution est souvent mortelle. À côté de cette forme aiguë existent de nombreuses formes chroniques.

CHALAZION, *s. m.* [angl. ***chalazion***]. Petite tumeur palpébrale provenant de l'inflammation chronique d'une glande de Meibomius (glande sébacée des paupières).

CHAMBRE DE PERFUSION [angl. ***implantable drug delivery system***]. Syn. *chambre à cathéter implantable.* Petit boitier cylindrique et plat le plus souvent implanté sous les téguments thoraciques et relié à une veine. Il est destiné à recevoir les transfusions ou perfusions de substances thérapeutiques chez des patients dont le capital veineux est épuisé ou qui sont promis à des traitements intraveineux de longue durée.

CHAMP OPÉRATOIRE [angl. ***operation area***]. Zone cutanée au niveau de laquelle on pratique une opération et, par extension, les linges stériles (champs) qui servent à limiter et à protéger cette zone.

CHAMP VISUEL [angl. ***field of vision***]. Étendue de l'espace qu'embrasse le regard, l'œil étant immobile.

CHAMPIGNON, *s. m.* [angl. ***fungus*** ; *pl.* ***fungi***]. Végétal thallophyte dépourvu de chlorophylle et de fleur, vivant en parasite ou saprophyte. Les *c.* inférieurs ou micromycètes peuvent créer des mycoses et l'ingestion de *c.* vénéneux entraîner des intoxications.

CHANCRE, *s. m.* [angl. ***chancre***]. 1° Nom générique des ulcérations vénériennes. – 2° Ulcérations servant de porte d'entrée à certaines maladies infectieuses.

CHARBON, *s. m.* ou **CHARBONNEUSE (fièvre)** [angl. ***anthrax***]. Maladie infectieuse commune à l'homme et aux animaux, provoquée par le *Bacillus anthracis.* Elle se manifeste par la pustule maligne.

CHARBON ACTIVÉ [angl. ***activated charcoal***]. Charbon végétal préparé de telle sorte qu'il puisse fixer par adsorption diverses substances liquides ou gazeuses. Il est notamment utilisé pour traiter certaines intoxications.

CHARCOT (maladie de) (Jean Martin C., 1825-1893, neurologue français). V. *sclérose latérale amyotrophique.*

CHARGE (prendre en, prise en). V. *prendre en charge.*

CHARGE DE TRAVAIL EN SOINS INFIRMIERS. Estimation qualitative et quantitative des actes infirmiers destinés aux soins directs et indirects concernant une personne considérée.

CHARGE VIRALE PLASMATIQUE [angl. ***viral load***]. Mesure quantitative de l'ARN du VIH-1 par diverses techniques d'amplification. Elle est estimée faible si inférieure à 5 000 copies/mL, élevée si supérieure à 30 000. C'est le meilleur critère actuel pour évaluer la réplication du virus dans l'organisme et par conséquent l'évolutivité de l'affection. V. *sida* et *HIV.*

CHARLATAN, *s. m.* [angl. ***quack***]. Personne exerçant la médecine illégalement ou l'exerçant légalement, mais au moyen de remèdes secrets ou d'annonces mensongères.

CHARTE DU MALADE HOSPITALISÉ. Document annexé au livret d'accueil remis à l'admission dans un établissement de santé. Son objet « est de faire connaître concrètement les droits essentiels des malades accueillis dans les établissements de santé, tels qu'ils sont affirmés par les lois, décrets et circulaires ». (Circulaire ministérielle n° 95-22 du 6 mai 1995.)

CHASSE (syndrome de) [angl. ***dumping syndrome***]. Syn. anglais *dumping syndrome.* Complication de la gastrectomie avec anastomose gastrojéjunale, liée à l'évacuation trop rapide du moignon gastrique. C'est un malaise avec lipothymie, qui disparaît en décubitus dorsal.

CHAUD, E, *adj.* [angl. ***hot***]. Qui fixe avec une forte intensité les substances marquées par un isotope radio-actif administrées dans un but de diagnostic. P. ex. *nodule thyroïdien c.*

CHAUDEPISSE, *s. f.* V. *blennorragie.*

CHAUSSURE ORTHOPÉDIQUE [angl. ***orthopaedic shoe***]. Chaussure fabriquée sur mesures pour pallier diverses anomalies du pied en s'y adaptant. V. *podo-orthésiste.*

CHECK-UP, *s. m.* (anglais). Inventaire, examen de santé.

CHEF DE CLINIQUE-ASSISTANT (CCA). Docteur en médecine venant de terminer son internat et exerçant à titre temporaire et à plein-temps dans un centre hospitalo-universitaire des fonctions d'enseignement et de soins.

CHEF DU MUSCLE [angl. ***head of muscle***]. Extrémité proximale d'un muscle, l'extrémité distale étant constituée par un tendon vers lequel convergent les différentes fibres musculaires.

CHEILITE, *s. f.* [angl. ***cheilitis***]. Inflammation des lèvres.

CHEILO... Préfixe grec signifiant *lèvre.* V. aussi *chilo...*

CHEILOPLASTIE, *s. f.* [angl. ***cheiloplastie***]. Opération qui consiste à restaurer plus ou moins complètement l'une ou l'autre lèvre.

CHEILORRAPHIE, *s. f.* [angl. ***cheilorrhaphy***]. Suture d'une lèvre.

CHEIRO... Préfixe grec signifiant *main.* V. aussi *chiro...*

CHEIROPLASTIE, *s. f.* [angl. ***cheiroplasty***]. Chirurgie réparatrice de la main.

CHEIROPODAL, E, *adj.* Qui se rapporte à la fois à la main et au pied.

CHÉLATION, *s. f.* [angl. ***chelation***]. Processus physico-chimique de captation d'ions positifs multivalents (calcium, cuivre, plomb, mercure, fer, chrome) par certains corps, les agents chélateurs lesquels forment avec le métal dont on veut débarrasser l'organisme, un complexe (le chélate) éliminé par le rein.

CHÉLOÏDE, *s. f.* [angl. ***cheloid***]. Tumeur cutanée en forme de bourrelet allongé, muni de prolongements radiculaires. Elle est souvent secondaire à une cicatrice opératoire.

CHÉMO... Préfixe grec signifiant *chimie.* V. aussi *chimio...*

CHÉMORÉCEPTEUR, *s. m.* [angl. ***chemoreceptor***]. Organe ou région du corps sensible aux excitants chimiques.

CHÉMOSENSIBILITÉ, *s. f.* Sensibilité aux excitants chimiques.

CHÉMOSIS, *s. m.* [angl. ***chemosis***]. Infiltration œdémateuse de la conjonctive qui forme un bourrelet.

CHEVEU, *s. m.* [angl. ***hair***]. Long poil implanté sur la peau du crâne (ou cuir chevelu).

CHEVILLE, *s. f.* [angl. ***ankle***]. Articulation du membre inférieur située entre la jambe et le pied. Elle comporte deux saillies, la malléole tibiale et la malléole péronière.

CHEYNE-STOKES (respiration de) (John C., 1777-1836, médecin écossais ; William S., 1804-1878, médecin irlandais) [angl. ***Cheyne-Stokes breathing***]. Variété de rythme respiratoire, caractérisée par une apnée plus ou moins longue, à laquelle succède une série de respirations d'amplitude croissante, puis décroissante, aboutissant à une nouvelle pause.

CHIASMA OPTIQUE [angl. ***optic chiasm***]. Lame quadrilatère transversale de substance blanche formée par le croisement des fibres provenant des nerfs optiques et se rendant par les tractus optiques au cortex occipital.

CHIKUNGUNYA, *s. f.* ou *m.* (ce qui fait plier, en dialecte swahili) [angl. ***chikungunya***]. Variété de dengue (v. ce terme) observée en 1952 au Tanganyika et due à un alphavirus de la famille des Togaviridæ transmis par des moustiques du genre *Ædes.* Une épidémie de *c.* transmise par *Ædes albopictus* sévit à la Réunion depuis 2005.

CHILO... V. *cheilo...*

CHIMIO... V. aussi *chémo...*

CHIMIOPRÉVENTION, *s. f.* V. *chimioprophylaxie.*

CHIMIOPROPHYLAXIE, *s. f.* [angl. ***chemoprophylaxis***]. Syn. *chimioprévention.* Emploi préventif de certaines substances chimiques dans le but d'empêcher l'apparition d'une maladie.

CHIMIORÉSISTANCE, *s. f.* [angl. ***drug resistance***]. Inefficacité de la chimiothérapie.

CHIMIOTAXIE, *s. f.* [angl. ***chemotaxis***]. Propriété que possède le protoplasma d'être attiré (*ch. positif*), ou repoussé (*ch. négatif*), par certaines substances chimiques.

CHIMIOTHÉRAPIE, *s. f.* [angl. ***chemotherapy***]. Thérapeutique par les substances chimiques, en particulier au cours des maladies infectieuses et des cancers.

CHIQUE, *s. f.* [angl. ***chigo***]. Variété de puce commune en Amérique du Sud et en Afrique. La femelle pénètre dans la peau des pieds où elle détermine des abcès et des plaies profondes.

CHIRO... V. aussi *cheiro...*

CHIROMÉGALIE, *s. f.* [angl. ***chiromegaly***]. Hypertrophie des doigts et des mains analogue à celle que l'on observe dans l'acromégalie.

CHIROPRACTEUR, *s. m.* [angl. ***chiropractor***]. Praticien exerçant la chiropraxie.

CHIROPRAXIE, *s. f.* [angl. ***chiropractic***]. Méthode empirique de traitement par des manipulations diverses.

CHIRURGIE, *s. f.* [angl. ***surgery***]. Partie de la thérapeutique qui consiste à pratiquer certaines manœuvres externes ou opérations sanglantes. – ***c. esthétique.*** Partie de la chirurgie plastique destinée à améliorer l'aspect de certaines parties du corps. – ***c. générale.*** C'est principalement la *c. digestive* car en sont exclues la *c.* thoracique et cardiaque, la neurochirurgie, l'orthopédie, l'urologie et l'obstétrique. – ***c. plastique.*** Chirurgie destinée à corriger les déformations congénitales ou acquises.

CHIRURGIEN, *s. m.* [angl. ***surgeon***]. Médecin spécialisé en chirurgie. V. ce terme.

CHLAMYDIA, *s. f.* [angl. ***Chlamydia***]. Genre bactérien Gram–, agent de diverses infections génito-urinaires et pulmonaires, d'une part, de l'ornithose et de la psittacose d'autre part.

CHLOASMA, *s. m.* [angl. ***chloasma***]. Taches pigmentaires de forme irrégulière siégeant habituellement à la face et s'observant surtout chez les femmes enceintes (masque de grossesse).

CHLORAMPHÉNICOL, *s. m.* (DCI) [angl. ***chloramphenicol***]. Antibiotique de la famille des phénicoles élaboré par le *Streptomyces venezuelæ* et doué d'une grande activité dans les salmonelloses et d'autres affections à bacilles Gram–. Sa toxicité médullaire en limite l'emploi.

CHLORATION, *s. f.* [angl. ***chlorination***]. Procédé de purification des eaux destinées à la consommation, au moyen de chlore liquide.

CHLORÉMIE, *s. f.* [angl. ***chloraemia***]. Teneur en chlore du sang.

CHLORURIE, *s. f.* [angl. ***chloruria***]. Présence normale de chlorures dans l'urine.

CHOANES, *s. f. pl.* [angl. ***choanae***]. Orifice postérieur des fosses nasales (ou cavité nasale) qu'il fait communiquer avec le nasopharynx.

CHOC, *s. m.* [angl. ***shock***]. Insuffisance circulatoire aiguë, le *c.* peut relever de deux mécanismes : cardiogénique ou hypovolémique (v. ces termes).

CHOC ANAPHYLACTIQUE [angl. ***anaphylactic shock***]. Choc qui suit l'injection intraveineuse déchaînante d'un antigène chez un sujet sensibilisé.

CHOC BACTÉRIÉMIQUE [angl. ***bacteriaemic shock***]. Syn. *choc infectieux, choc septique.* Insuffisance circulatoire aiguë, déclenchée par une infection bactérienne, surtout à germes Gram–.

CHOC CARDIOGÉNIQUE [angl. ***cardiogenic shock***]. Choc dans lequel le collapsus est dû à une brusque défaillance du cœur.

CHOC ÉLECTRIQUE [angl. ***cardioversion***]. Application, sur le cœur, d'un courant électrique pendant une fraction de seconde. V. *défibrillateur, défibrillation, cardioversion.* – (neuropsychiatrie). V. *électrochoc.*

CHOC HYPOVOLÉMIQUE [angl. ***hypovolaemic shock***]. Choc dans lequel le collapsus est dû à une brusque et importante diminution de la masse sanguine : *c.* hémorragique ; *c.* par déshydratation extracellulaire.

CHOC INFECTIEUX. V. *choc bactériémique.*

CHOC OPÉRATOIRE [angl. ***surgical shock***]. Choc survenant au cours d'une intervention chirurgicale ou aussitôt après.

CHOC ROTULIEN. V. *rotulien.*

CHOC SEPTIQUE. V. *choc bactériémique.*

CHOLAGOGUE, *adj.* et *s. m.* [angl. ***cholagogue***]. Se dit des substances qui facilitent l'évacuation de la bile.

CHOLALÉMIE, *s. f.* Présence des sels biliaires dans le sang.

CHOLALURIE, *s. f.* Présence des sels biliaires dans l'urine.

CHOLANGIECTASIE, *s. f.* [angl. ***cholangiectasy***]. Dilatation des voies biliaires.

CHOLANGIOGRAPHIE, *s. f.* [angl. ***cholangiography***]. Radiographie de la vésicule et des voies biliaires préalablement opacifiées par un produit iodé.

CHOLANGIOLITE, *s. f.* [angl. ***cholangiolitis***]. Inflammation des cholangioles ou canaux biliaires interlobulaires.

CHOLANGIOME, *s. m.* [angl. ***cholangioma***]. Tumeur du foie bénigne ou maligne développée aux dépens des cellules des canalicules biliaires intra-hépatiques.

CHOLANGIOTOMIE, *s. f.* [angl. ***cholangiotomy***]. Ouverture chirurgicale d'un conduit biliaire.

CHOLANGITE, *s. f.* [angl. ***cholangitis***]. Inflammation des voies biliaires.

CHOLÉCALCIFÉROL, *s. m.* Vitamine D3. V. *vitamine D.*

CHOLÉCYSTALGIE, *s. f.* [angl. ***cholecystalgia***]. Douleur au niveau de la vésicule biliaire.

CHOLÉCYSTECTASIE, *s. f.* [angl. ***cholicystectasia***]. Distension de la vésicule biliaire.

CHOLÉCYSTECTOMIE, *s. f.* [angl. ***cholecystectomy***]. Ablation chirurgicale de la vésicule biliaire.

CHOLÉCYSTITE, *s. f.* [angl. ***cholecystitis***]. Inflammation de la vésicule biliaire.

CHOLÉCYSTOGRAPHIE, *s. f.* [angl. ***cholecystography***]. Examen radiologique de la vésicule biliaire après ingestion ou injection intraveineuse d'un produit de contraste iodé.

CHOLÉCYSTOTOMIE, *s. f.* [angl. ***cholecystotomy***]. Incision de la vésicule biliaire.

CHOLÉDOCHO-DUODÉNOSTOMIE, *s. f.* [angl. ***choledocho-duodenostomy***]. Opération qui consiste à anastomoser le canal cholédoque avec le duodénum.

CHOLÉDOCHOLITHIASE, *s. f.* [angl. ***choledocholithiasis***]. Présence de calculs dans le canal cholédoque.

CHOLÉDOCHOPLASTIE, *s. f.* [angl. ***choledochoplasty***]. Réfection chirurgicale du canal cholédoque.

CHOLÉDOCHOSTOMIE, *s. f.* [angl. ***choledochostomy***]. Drainage externe du canal cholédoque.

CHOLÉDOCHOTOMIE, *s. f.* [angl. ***choledochotomy***]. Incision du canal cholédoque.

CHOLÉDOCITE, *s. f.* Inflammation du canal cholédoque.

CHOLÉDOCO... V. *cholédocho...*

CHOLÉDOQUE (conduit ou **canal)** [angl. ***bile duct***]. Segment terminal de la voie d'excrétion de la bile, né du confluent des conduits hépatique commun et cystique ; il s'abouche dans la deuxième partie du duodénum directement ou par l'intermédiaire de l'ampoule de Vater.

CHOLÉLITHIASE, *s. f.* [angl. ***cholelithiasis***]. Présence de calcul dans la vésicule ou dans les voies biliaires ; lithiase biliaire.

CHOLÉLITHOTRIPSIE, *s. f.* ou **CHOLÉLITHOTRITIE,** *s. f.* [angl. ***cholelithotripsy***]. Action de broyer un calcul dans les voies biliaires. V. *lithotritie.*

CHOLÉMÈSE, *s. f.* [angl. ***cholemesis***]. Vomissement de bile.

CHOLÉMIE, *s. f.* [angl. ***cholaemia***]. Existence des éléments de la bile dans le sang.

CHOLÉMIE FAMILIALE [angl. ***familial cholaemia***]. Syn. *maladie de Gilbert.* Anomalie héréditaire bénigne du métabolisme des pigments biliaires, se traduisant par une hyperbilirubinémie de type indirect (ou libre). C'est un subictère chronique évoluant par poussées.

CHOLÉPÉRITOINE, *s. m.* [angl. ***choleperitoneum***]. Épanchement de bile dans le péritoine.

CHOLÉRA, *s. m.* [angl. ***cholera***]. Infection intestinale aiguë, très contagieuse, due à *Vibrio choleræ,* transmis par l'eau ou par contact interhumain. La diarrhée profuse et les vomissements entraînent rapidement des pertes hydro-électrolytiques importantes et un collapsus ; l'évolution spontanée est rapidement mortelle.

CHOLÉRÈSE, *s. f.* [angl. ***choleresis***]. Sécrétion de la bile.

CHOLÉRÉTIQUE, *adj.* et *s. m.* [angl. ***choleretic***]. Se dit des substances qui augmentent la sécrétion de la bile.

CHOLÉRIFORME, *adj.* [angl. ***choleriform***]. Se dit des diarrhées ressemblant à celles du choléra.

CHOLÉRIQUE, *adj.* [angl. ***choleraic***]. Qui a rapport au choléra. – *s. m.* et *f.* Malade atteint du choléra.

CHOLESTASE, *s. f.* [angl. ***cholestasis***]. Syn. *cholostase.* Diminution ou arrêt de l'écoulement de la bile.

CHOLESTÉATOME, *s. m.* [angl. ***cholesteatoma***]. Masse non néoplasique formée de cellules épithéliales pavimenteuses, infiltrées de cholestérol, se développant le plus souvent dans l'oreille moyenne.

CHOLESTÉROL, *s. m.* [angl. ***cholesterol***]. Variété de stérol (alcool possédant un noyau polycyclique) présent dans l'organisme. Il intervient dans la formation des hormones sexuelles, des corticostéroïdes, des acides biliaires. – *HDL cholestérol.* Cholestérol contenu dans les lipoprotéines lourdes (*High Density Lipoproteins*), surtout dans les alpha-lipoprotéines. Son taux plasmatique est abaissé chez le sujet menacé ou atteint d'athérosclérose. Le plasma de ce dernier est au contraire riche en *LDL cholestérol* (*Low Density Lipoprotein*), cholestérol des protéines de basse densité ou bêta-lipoprotéines. Le rapport normal cholestérol total/HDL cholestérol est de 4,5. Un chiffre supérieur indiquerait un risque athérogène important.

CHOLESTÉROLÉMIE, *s. f.* [angl. ***cholesterolaemia***]. Présence de cholestérol dans le sang.

CHOLESTÉROPEXIE, *s. f.* [angl. ***cholesteropexy***]. Précipitation et fixation du cholestérol.

CHOLÉTHORAX, *s. m.* [angl. ***cholethorax***]. Épanchement de bile dans la plèvre.

CHOLINE, *s. f.* [angl. ***choline***]. Alcool azoté classé parmi les vitamines du groupe B.

CHOLINERGIQUE, *adj.* [angl. ***cholinergy***]. Qui se rapporte à la libération d'acétylcholine, ou qui agit par son intermédiaire. – *nerfs c.*

CHOLINESTÉRASE, *s. f.* [angl. ***cholinesterase***]. Enzyme inactivant par hydrolyse l'acétylcholine.

CHOLOSTASE, *s. f.* V. *cholestase.*

CHOLOSTATIQUE, *adj.* [angl. ***cholestatic***]. Qui se rapporte à la stase biliaire ou qui est déterminé par elle.

CHOLURIE, *s. f.* [angl. ***choluria***]. Présence dans l'urine des éléments de la bile.

CHONDRAL, E, *adj.* [angl. ***chondral***]. Relatif au cartilage.

CHONDRECTOMIE, *s. f.* [angl. ***chondrectomy***]. Résection de cartilage.

CHONDRIOME, *s. m.* [angl. ***chondriome***]. Ensemble des formations qui parsèment le protoplasma des cellules.

CHONDRITE, *s. f.* [angl. ***chondritis***]. Inflammation d'un cartilage.

CHONDROBLASTE, *s. m.* [angl. ***chondroblast***]. Cellule du cartilage, stade précurseur du chondrocyte.

CHONDROBLASTOME BÉNIN [angl. ***chondroblastoma***]. Tumeur siégeant électivement dans les épiphyses des os longs, chez les adolescents.

CHONDROCALCINOSE ARTICULAIRE [angl. ***articular chondrocalcinosis***]. Imprégnation calcaire des cartilages articulaires, des ménisques et des ligaments articulaires.

CHONDROCYTE, *s. m.* [angl. ***chondrocyte***]. Cellule cartilagineuse ayant atteint sa maturité.

CHONDRODYSPLASIE, *s. f.* V. *chondrodystrophie.*

CHONDRODYSTROPHIE, *s. f.* [angl. ***chondrodystrophia***]. Syn. *chondrodysplasie.* Terme générique des troubles de l'ossification enchondrale et des perturbations de la chondrogenèse.

CHONDROFIBROME, *s. m.* V. *fibrochondrome.*

CHONDROGENÈSE, *s. f.* [angl. ***chondrogenesis***]. Formation de tissu cartilagineux.

CHONDROÏDE, *adj.* [angl. ***chondroid***]. Qui a l'aspect du cartilage.

CHONDROLYSE, *s. f.* [angl. ***chondrolysis***]. Destruction du cartilage.

CHONDROMALACIE, *s. f.* [angl. ***chondromalacia***]. Ramollissement des cartilages.

CHONDROMATOSE, *s. f.* [angl. ***chondromatosis***]. Chondrodystrophie génotypique caractérisée par l'existence de chondromes bilatéraux et plus ou moins symétriques, prédominant aux extrémités, tout particulièrement à la main.

CHONDROME, *s. m.* [angl. ***chondroma***]. Tumeur bénigne formée de tissu cartilagineux.

CHONDROPATHIE, *s. f.* [angl. ***chondropathy***]. Maladie du cartilage.

CHONDROPHYTE, *s. m.* [angl. ***chondrophyte***]. Excroissance cartilagineuse intra-articulaire.

CHONDROSARCOME, *s. m.* [angl. ***chondrosarcoma***]. Tumeur maligne mixte présentant, avec du tissu cartilagineux, des éléments embryonnaires.

CHONDROTOMIE, *s. f.* [angl. ***chondrotomy***]. Section d'un cartilage costal.

CHOPART (articulation de) [angl. ***Chopart's articulation***]. Ensemble de deux articulations médiotarsiennes, situées entre astragle et scaphoïde d'une part, calcanéum et cuboïde d'autre part. V. *Lisfranc (articulation de).*

CHORDE, *s. f.* [angl. ***notochord***]. Cordon cellulaire mésodermique déterminant l'axe primitif de l'embryon et dont les vestiges chez l'adulte sont représentés par le nucleus pulposus du disque intervertébral.

CHORDOPEXIE, ou **CORDOPEXIE,** *s.f.* [angl. ***chordopexy***]. Fixation chirurgicale d'une corde vocale en abduction destinée à remédier à l'obstruction laryngée provoquée par une paralysie bilatérale des adducteurs.

CHORDOTOMIE, *s. f.* ou **CORDOTOMIE,** *s. f.* [angl. ***chordotomy***]. Section d'un cordon médullaire dans un but thérapeutique.

CHORÉE, *s. f.* [angl. ***chorea***]. Troubles nerveux caractérisés essentiellement par des contractions cloniques des muscles, tantôt lentes, tantôt brusques. Employé seul, ce mot désigne une maladie spéciale, dite encore *chorée rhumatismale,* ou *chorée de Sydenham,* caractérisée en outre par des douleurs articulaires vagues et fugaces et parfois par un syndrome inflammatoire très discret. C'est une maladie de la deuxième enfance, très proche du *rhumatisme articulaire aigu* par ses récidives, ses manifestations cardiaques et le rôle du streptocoque dans sa pathogénie.

CHORÉIFORME, *adj.* [angl. ***choreiform***]. Qui ressemble à la chorée.

CHORÉO-ATHÉTOSIQUE, *adj.* Qui participe à la fois de la chorée et de l'athétose.

CHORION, *s. m.* [angl. ***chorion***]. Membrane externe de l'œuf.

CHORIORÉTINITE, *s. f.* [angl. ***chorioretinitis***]. Inflammation de la choroïde et de la rétine.

CHOROÏDE, *s. f.* [angl. ***choroid***]. Portion postérieure de la tunique vasculaire du globe oculaire, comportant des cellules pigmentaires, se prolongeant en avant par le corps ciliaire. Elle est située entre en dedans la rétine et en dehors la sclérotique.

CHOROÏDITE, *s. f.* [angl. ***choroiditis***]. Inflammation de la choroïde oculaire.

CHR. Abréviation de *centre hospitalier régional.* V. *centre hospitalier.*

CHROMAFFINE, *adj.* [angl. ***chromaffin***]. Se dit des cellules qui se colorent en brun par les sels de chrome.

CHROMATIDE, *s. f.* V. *centromère.*

CHROMATINE, *s.f.* [angl. ***chromatin***]. Substance basophile disposée en réseau dans le noyau cellulaire et composée essentiellement d'acide désoxyribonucléique.

CHROMATOGRAPHIE, *s. f.* [angl. ***chromatography***]. Procédé de séparation des différentes substances en solution ou en suspension dans un liquide.

CHROMATOLYSE, *s. f.* [angl. ***chromatolysis***]. Modification, dégénérescence et disparition de la chromatine dans le noyau de la cellule.

CHROMATOPSIE, *s. f.* [angl. ***chromatopsia***]. 1° Vision des couleurs. – 2° Perturbation acquise de la vision des couleurs.

CHROME, *s. m.* [angl. ***chromium***]. Élément chimique de numéro atomique 24. Symbole *Cr.* Ce métal est très oxydable. Le ^{51}Cr radioactif sert à marquer les hématies pour mesurer leur durée de vie.

CHROMOGÈNE, *adj.* [angl. ***chromogen***]. Qui produit de la couleur.

CHROMOPHILE, *adj.* [angl. ***chromophil***]. Qui possède une affinité pour les colorants.

CHROMOPHORE, *s. m.* [angl. ***chromophore***]. Groupement chimique conférant une couleur à un composé organique.

CHROMOPROTÉINE, *s. f.* [angl. ***chromoprotein***]. Variété de protéine complexe (hétéroprotéine) résultant de la combinaison d'une protéine et d'un composé coloré métallifère (fer ou cuivre). L'hémoglobine est une *c.*

CHROMOSOME, *s. m.* [angl. ***chromosome***]. Nom donné aux bâtonnets apparaissant dans le noyau de la cellule en voie de division et résultant de la segmentation du réseau sur lequel s'était concentrée la chromatine. Le nombre des *c.* est fixe dans chaque espèce animale. Les *c.,* constitués par une double chaîne d'acide désoxyribonucléique, sont les supports des gènes. Il existe deux sortes de *c.* : les *c. somatiques* (v. *autosome*) et les *c. sexuels* (v. *gonosome*).

CHROMOSOMIQUE, *adj.* [angl. ***chromosomal***]. Qui concerne le chromosome.

CHRONICITÉ, *s. f.* [angl. ***chronicity***]. Le fait de durer.

CHRONIQUE, *adj.* [angl. ***chronic***]. Qui dure, qui évolue longtemps. P. ex. *maladie c.*

CHRONOBIOLOGIE, *s. f.* [angl. ***chronobiology***]. Branche de la biologie qui étudie les variations des phénomènes vitaux en fonction du temps.

CHRONOTROPE, *adj.* [angl. ***chronotropic***]. Se dit, en physiologie, de tout ce qui concerne la régularité et la fréquence d'un rythme.

CHRU. V. *centre hospitalier.*

CHRYSOTHÉRAPIE, *s. f.* [angl. ***chrysotherapy***]. Emploi thérapeutique des sels d'or.

CHS. Centre hospitalier spécialisé.

CHU. Abréviation de *centre hospitalier universitaire.* V. *centre hospitalier.*

CHUINTEMENT, *s. m.* [angl. ***hissing***]. Vice de prononciation consistant dans la substitution du son *ch.* à l'*s.*

CHVOSTEK (signe de) (Frantz C. 1835-1884, chirurgien autrichien). V. *signe du facial.*

CHYLE, *s. m.* [angl. ***chyle***]. Liquide laiteux constitué de lymphe et de graisses, présent dans les canaux lymphatiques de l'intestin grêle pendant la digestion.

CHYLEUX, SE, *adj.* [angl. ***chylous***]. Qui appartient au chyle. Qui contient du chyle.

CHYLIFORME, *adj.* [angl. ***chyliform***]. Se dit d'un liquide d'apparence laiteuse et sans odeur qui ressemble à du chyle et constitue certains épanchements. P. ex. : *ascite c.*

CHYLOMICRON, *s. m.* [angl. ***chylomicron***]. Une des variétés de lipoprotéines sanguines : celle dont les molécules sont les plus légères et les plus volumineuses. Elles sont constituées presque uniquement de triglycérides exogènes et apparaissent dans le sang après un repas riche en graisses.

CHYLOPÉRITOINE, *s. m.* [angl. ***chyloperitoneum***]. Syn. *ascite chyleuse.* Épanchement de chyle dans le péritoine.

CHYLOTHORAX, *s. m.* [angl. ***chylothorax***]. Syn. *pleurésie chyleuse.* Épanchement de chyle dans la plèvre à la suite de la rupture du canal thoracique.

CHYLURIE, *s. f.* [angl. ***chyluria***]. Présence de chyle dans l'urine, qui prend un aspect laiteux.

CHYME, *s. m.* [angl. ***chyme***]. Produit de la digestion gastrique lorsqu'il pénètre dans le duodénum.

CHYMOTRYPSINOGÈNE, *s. m.* [angl. ***chymotrypsinogen***]. Substance inactive sécrétée par le pancréas et que la trypsine transforme en alphachymotrypsine active.

CI. Capacité inspiratoire.

Ci. Symbole de *curie.*

CIA. Communication interauriculaire (ou interatriale).

CICATRICE, *s. f.* [angl. ***scar***]. Tissu fibreux de nouvelle formation qui réunit les parties divisées et remplace, s'il y a lieu, les pertes de substance.

CICATRISATION, *s. f.* [angl. ***healing***]. Guérison d'une plaie. – 1° *c. par première intention* ou *immédiate.* C. obtenue rapidement quand les lèvres de la plaie sont accolées. – 2° *c. par deuxième intention* ou *secondaire.* Guérison plus lente, obtenue quand les lèvres de la plaie sont écartées.

CICLOSPORINE, *s. f.* V. *cyclosporine.*

CIL, *s. m.* 1° [angl. ***eyelash***]. Poil implanté sur le bord libre des paupières. – 2° Fin filament vibratile prolongeant certaines cellules épithéliales des muqueuses bronchiques et intestinales, ou bien certains organismes unicellulaires.

CILIAIRE, *adj.* [angl. ***ciliary***]. Relatif au cil ou lui ressemblant. – ***corps c.*** Partie épaissie de la membrane vasculaire de l'œil, intermédiaire à la choroïde et à l'iris, en forme d'anneau triangulaire à la coupe, à sommet postérieur. Il comprend les *procès c.* dont les franges secrètent l'humeur aqueuse, et le *muscle c.* qui intervient dans l'accommodation.

CINÉ-ANGIOCARDIOGRAPHIE, *s. f.* [angl. ***cineangiocardiography***]. Enregistrement cinématographique des images radiologiques des cavités cardiaques et des gros vaisseaux de la base du cœur opacifiés par une substance de contraste.

CINÉ-ANGIOGRAPHIE, *s. f.* [angl. ***cineangiography***]. Enregistrement cinématographique des images radiologiques des vaisseaux opacifiés par une substance de contraste.

CINÉMATIQUE, *s. f.* [angl. ***kinematics***]. Étude des mouvements.

CINÈSE, *s. f.* V. *mitose.*

CINÉSIOLOGIE, *s. f.* [angl. ***kinesiology***]. Science du mouvement dans ses rapports avec l'éducation, l'hygiène et la thérapeutique.

CINÉTIQUE, *adj.* [angl. ***kinetic***]. Qui a rapport au mouvement.

CINGULUM, *s. m.* [angl. ***cingulum***]. Faisceau incurvé de substance blanche unissant les lobes frontal et temporal du cerveau.

CIRCADIEN, NE, *adj.* [angl. ***circadian***]. Qui se rapporte à une durée d'environ 24 heures. V. *nycthéméral.*

CIRCINÉ, E, *adj.* [angl. ***circinate***]. Se dit des lésions élémentaires de la peau, quand elles dessinent des fragments de cercle dont le centre est relativement indemne.

CIRCONCISION, *s. f.* [angl. ***circoncision***]. Excision du prépuce.

CIRCONFLEXE, *adj.* [angl. ***circumflex***]. Arciforme, incurvé.

CIRCONVOLUTION CÉRÉBRALE. Syn. *gyrus.* Repli arrondi et saillant situé à la surface du cerveau.

CIRCULAIRES DU CORDON. Enroulement du cordon ombilical autour du cou du fœtus pendant l'accouchement.

CIRCULATION, *s. f.* [angl. ***circulation***] Littéralement, mouvement décrivant une boucle, un cercle. – *c. sanguine.* Transport du sang, du cœur gauche au cœur droit suivant la *grande c.* ou *c. systémique,* puis du cœur droit au cœur gauche suivant la *petite c.* ou *c. pulmonaire.* – *c. lymphatique.* Parcours suivi par la lymphe, de la périphérie vers le canal ou conduit thoracique, qui se jette dans la veine subclavière gauche.

CIRCULATION EXTRACORPORELLE (CEC) [angl. ***extracorporeal circulation***]. Dérivation, en dehors du corps humain, d'une partie ou de la totalité de la circulation sanguine (chirurgie cardiaque, rein artificiel).

CIRCULATOIRE, *adj.* [angl. ***circulatory***]. Relatif à la circulation du sang.

CIRCUMDUCTION, *s. f.* [angl. ***circumduction***]. Mouvement faisant décrire à un membre ou à un segment de membre un cône dont l'articulation supérieure forme le sommet.

CIREUX, SE, *adj.* [angl. ***waxy***]. Qui a la consistance ou l'aspect de la cire.

CIRRHOGÈNE, *adj.* [angl. ***cirrhogenous***]. Qui détermine un processus de cirrhose hépatique.

CIRRHOSE, *s. f.* [angl. ***cirrhosis***]. Groupe d'affections hépatiques ayant pour caractères anatomiques communs une sclérose annulaire et mutilante, des nodules parenchymateux de régénération et une nécrose cellulaire. – *c. atrophique.* V. *Laennec (cirrhose de).*

CIRRHOSE ALCOOLIQUE [angl. ***alcoholic cirrhosis***]. Variété la plus fréquente de cirrhose en France. Qu'elle soit atrophique ou hypertrophique, elle est la conséquence de la stéatose et de l'hépatite alcoolique qui, souvent intriquées, constituent le foie alcoolique.

CIRRHOTIQUE, *adj.* [angl. ***cirrhotic***]. Qui se rapporte à la cirrhose. – *s. m.* et *f.* Malade atteint de cirrhose du foie.

CIRSOÏDE, *adj.* Qui ressemble aux varices.

CISTERNAL, E, *adj.* [angl. ***cisternal***]. Qui se rapporte à une citerne, région élargie des espaces sous-arachnoïdiens.

CISTERNOGRAPHIE, *s. f.* [angl. ***cisternography***]. Radiographie des citernes de la base du crâne.

CISTERNOTOMIE, *s. f.* [angl. ***cisternotomy***]. Ouverture chirurgicale des citernes de la base du crâne.

CISTRON, *s. m.* [angl. ***cistron***] (génétique). Groupement de plusieurs codons qui tient sous sa dépendance la synthèse d'une protéine : c'est l'unité fonctionnelle la plus petite du chromosome, également appelée gène.

CITERNE, *s. f.* [angl. ***cistern***]. 1° *c. cérébrale.* Région élargie des espaces sous-arachnoïdiens contenant du liquide céphalorachidien. – 2° *c. du chyle* ou *c. de*

Pecquet. Dilatation sacculaire située à l'origine du conduit thoracique.

CITRATÉMIE, *s. f.* Présence des citrates dans le sang.

CITRÉMIE, *s. f.* Présence d'acide citrique dans le sang.

CIV. Communication interventriculaire.

CIVD. Coagulation intravasculaire disséminée.

CK. V. *créatine-kinase.*

Cl. Symbole chimique du *chlore.*

CLAIRANCE, *s. f.* [angl. ***clearance***]. Syn. *clearance.* Coefficient d'épuration plasmatique. Il a été étudié d'abord à propos du fonctionnement du *rein :* c'est le rapport entre le débit urinaire, par minute, d'un corps et sa concentration dans le plasma. La *c.* rénale d'un corps est représentée par le nombre de mL de plasma que le rein peut débarrasser totalement en une minute de ce corps. La notion de *c.* est aussi appliquée à l'exploration fonctionnelle d'autres organes *(foie).*

CLAMP, *s. m.* [angl. ***clamp***]. Variété de pince à mors très longs et munie d'un cran d'arrêt.

CLAMPAGE, *s. m.* [angl. ***clamping***]. Pose d'un clamp sur un vaisseau ou sur un segment du tube digestif, pour en oblitérer temporairement la lumière.

CLANGOR, *s. m.* Se dit du deuxième bruit du cœur quand il prend une résonance métallique.

CLAQUADE, *s. f.* [angl. ***clapping***]. Technique de kinésithérapie respiratoire visant à mobiliser les sécrétions bronchiques par des percussions du tronc avec la paume de la main.

CLAQUAGE MUSCULAIRE [angl. ***strain of a muscle***]. Distension des fibres musculaires entraînant ou non leur rupture.

CLAQUEMENT, *s. m.* [angl. ***click***]. 1° Type particulièrement sec, intense et éclatant de bruit, cardiaque ou artériel par exemple. – 2° Technique de massage consistant en tapotements exécutés avec le plat de la main.

CLAR (miroir de) [angl. ***frontal mirror***]. Miroir frontal concave, percé de deux trous, et portant à son foyer une petite ampoule électrique. Cet instrument est surtout utilisé en oto-rhino-laryngologie.

CLASSE ÉCONOMIQUE (syndrome dit de la) [angl. ***economy class syndrome***]. Complications des longs voyages aériens où le manque de place impose aux passagers de la classe économique une station assise prolongée nuisant à la circulation de retour. Elles vont de l'œdème des pieds à la thrombose veineuse des membres inférieurs.

CLASSIFICATIONS UTILISÉES EN MÉDECINE. Elles sont innombrables. – ***Les plus générales*** sont la *classification générale des êtres vivants* (v. *biotaxie*) qui répertorie notamment les bactéries, champignons, virus et parasites, causes de diverses affections humaines et celle *(internationale) des maladies.* – ***Les autres*** portent le nom de leur auteur, d'une ville ou du pays où elles ont été élaborées, d'association médicales promotrices, ou sont désignées par diverses initiales. – Certaines ont trait p. ex. au risque opératoire *(ASA),* à l'extension des cancers en général *(TNM),* d'autres répertorient les lymphosarcomes *(Kiel),* les leucémies *(FAB),* les antigènes de différenciation des leucocytes *(CD),* les anti-arythmiques *(Vaughan-Williams),* le retentissement fonctionnel des cardiopathies *(NYHA),* les stades évolutifs du fond d'œil dans l'hypertension artérielle *(Wagener),* ceux du cancer de la prostate *(Whitmore),* les formes anatomiques des dissections aortiques *(De Bakey ; Stanford),* les maladies mentales *(DSM),* les diverses glycogénoses *(Cori),* les groupes antigéniques de streptocoques *(Lancefield),* etc.

CLAUDICATION, *s. f.* [angl. ***claudication***]. Boiterie, démarche avec inclinaison asymétrique du corps.

CLAUDICATION INTERMITTENTE [angl. ***intermittent claudication***]. Claudication survenant après quelques instants de marche et due à des causes ischémiques ou médullaires.

CLAUSTROPHOBIE, *s. f.* [angl. ***claustrophobia***]. Angoisse particulière que certains névropathes éprouvent dans les lieux clos.

CLAUSTRUM, *s. m.* [angl. ***claustrum***]. Syn. *avant-mur.* V. *noyaux basaux* et *capsule extrême.*

CLAVICULE, *s. f.* [angl. ***clavicle***]. Os en forme de S italique, articulé avec l'omoplate ou scapula en dehors et le sternum en dedans, situé transversalement à la partie antérieure de la ceinture scapulaire.

CLEARANCE, *s. f.* (anglais). V. *clairance.*

CLÉIDECTOMIE, *s. f.* [angl. ***cleidoctomy***]. Ablation chirurgicale de la clavicule.

CLEPTOMANIE, *s. f.* V. *kleptomanie.*

CLIGNEMENT, *s. m.* [angl. ***blinking, winking***]. Contraction rapide, involontaire ou non, du muscle orbiculaire des paupières, entraînant l'occlusion de ces dernières.

CLIMATÈRE, *s. m.* [angl. ***climacteric***]. Âge critique, correspondant à la ménopause.

CLIN. V. *comité de lutte contre les infections nosocomiales.*

CLINICIEN, NE, *s. m.* ou *f.* [angl. ***clinician***]. Médecin exerçant son art au chevet de ses patients.

CLINIQUE, *adj.* [angl. ***clinic***]. 1° Qui concerne l'enseignement de l'art médical donné auprès du lit du malade. – 2° Qui peut être effectué ou constaté par le médecin, au lit du malade, sans le secours d'appareils ou de méthodes de laboratoire (*examen c. ; signe c.*). – *s. f.* 1° Enseignement de l'art médical donné auprès du lit du malade et ensemble des connaissances acquises de cette manière. – 2° Service hospitalier où se donne cet enseignement et local spécialement affecté à cet usage. – 3° Établissement privé destiné aux soins des malades, hospitalisés ou non.

CLINOÏDE, *adj.* [angl. ***clinoid***]. En forme de lit. P. ex. *apophyse* (ou *processus*) *c.*

CLINOMANIE, *s. f.* [angl. ***clinomania***]. Tendance exagérée à garder le lit que l'on observe chez certains neurasthéniques.

CLINOSTATIQUE, *adj.* [angl. ***clinostatic***]. Se dit des phénomènes provoqués par la position couchée.

CLINOSTATISME, *s. m.* [angl. ***clinostatism***]. Position couchée et phénomènes qui en résultent.

CLIP, *s. m.* [angl. ***clip***]. Variété d'agrafe utilisée en chirurgie pour oblitérer totalement ou partiellement un vaisseau.

CLITORIS, *s. m.* [angl. ***clitoris***]. Organe érectile féminin, situé sur la ligne médiane à la partie antérieure de la vulve.

CLIVAGE, *s. m.* [angl. ***cleavage***]. Séparation, segmentation, fractionnement.

CLIVAGE (plan de). Espace virtuel de séparation des organes, permettant leur dissection par le chirurgien.

CLIVUS, *s. m.* [angl. ***clivus***]. Surface osseuse inclinée en haut et en avant, formée de la lame quadrilatère du sphénoïde et de la partie basilaire de l'occipital. Elle supporte le tronc cérébral et le pont.

CLOAQUE, *s. m.* [angl. ***cloaca***] (embryologie). Conduit endoblastique dont le cloisonnement par la membrane cloacale donnera en arrière le rectum et en avant le sinus urogénital.

CLONAGE, *s. m.* [angl. ***cloning***] (génétique). Opération de génie génétique consistant en la production d'un *clone*, c'est-à-dire à partir d'un modèle unique, d'un ensemble de nombreuses copies identiques possédant le même capital génétique. Il peut s'agir de *cellules* ou *d'un gène.*

CLONAL, E, *adj.* [angl. ***clonal***]. Qui se rapporte à un clone.

CLONE, *s. m.* [angl. ***clone***]. Groupe d'individus, ou de cellules, de même constitution génétique, issus, par reproduction asexuée, d'un seul individu, ou d'une seule cellule.

CLONIDINE, *s. f.* **(DCI)** [angl. ***clonidine***]. Substance alphastimulante utilisée dans le traitement de l'hypertension artérielle.

CLONIE, *s. f.* ou **CLONIQUE (convulsion)** [angl. ***clonism***]. Convulsion caractérisée par une série de rapides contractions musculaires, plus ou moins régulières, produisant de grands mouvements. V. *myoclonie.*

CLONUS, *s. m.* [angl. ***clonus***]. Série de contractions rapides et réflexes obtenues par étirement brusque de certains muscles et qui témoignent d'une lésion du faisceau pyramidal.

CLOSTRIDIUM, *s. m.* [angl. ***clostridium***]. Genre bactérien comprenant des germes Gram+, sporogènes, anaérobies stricts et généralement mobiles. V. *botulisme* et *tétanos.*

CLUD. V. *comité de lutte contre la douleur.*

CME. 1° Conférence médicale d'établissement. – 2° Commission médicale d'établissement.

CMP. V. *centre médico-psychologique.*

CMV. V. *cytomégalovirus.*

CO. V. *monoxyde de carbone.*

COAGULABILITÉ, *s. f.* [angl. ***coagulability***]. Propriété que possèdent certaines substances de coaguler.

COAGULANT, *s. m.* [angl. ***coagulant***]. Substance capable de provoquer la coagulation.

COAGULATION, *s. f.* [angl. ***coagulation***]. Transformation d'une substance organique liquide en une masse solide ou demi-solide, de consistance plus ou moins molle et gélatineuse. – La *c. du sang* s'effectue en trois stades grâce à l'action simultanée ou successive de nombreuses enzymes : thromboplastinoformation, thrombinoformation, fibrinoformation. – *temps de c.* Durée nécessaire à la coagulation du sang *in vitro.* Suivant le procédé employé, le *t. de c.* est normalement de 5 à 10 minutes.

COAGULATION INTRAVASCULAIRE DISSÉMINÉE (syndrome de) (CIVD) [angl. ***disseminated intravascular coagulation syndrome***]. Syndrome hémorragique particulier caractérisé par la disparition du fibrinogène du sang circulant.

COAGULUM, *s. m.* Mot synonyme de *caillot.*

COALESCENCE, *s. f.* [angl. ***coalescence***]. Adhérence de deux surfaces en contact.

COAPTATION, *s. f.* [angl. ***coaptation***]. Réduction d'une fracture ou d'une luxation.

COARCTATION, *s. f.* [angl. ***coarctation***]. Rétrécissement d'un conduit naturel. – *c. aortique.*

COBALAMINE, *s. f.* [angl. ***cobalamine***]. Variété de vitamine B12. V. *Biermer (anémie ou maladie de).*

COBALTHÉRAPIE, *s. f.* ou **COBALTOTHÉRAPIE,** *s. f.* [angl. ***cobaltotherapy***]. Emploi, dans le traitement du cancer, des rayonnements émis par le Cobalt 60, isotope radioactif du cobalt.

COCAÏNE, *s. f.* [angl. ***cocaine***]. Alcaloïde doué de propriétés anesthésiques locales. Ce stupéfiant n'est plus guère utilisé en médecine.

COCAÏNOMANIE, *s. f.* [angl. ***cocainomania***]. Habitude morbide de la cocaïne.

COCCI, *s. m. pl.* [angl. ***cocci***]. Pluriel latin ou anglais de *coccus.*

COCCOBACILLE, *s. m.* [angl. ***coccobacillus***]. Petit bacille très court et de forme ovalaire.

COCCUS, *s. m.* ; pl. *coccus.* [angl. ***coccus*** ; *pl.* ***cocci***]. Bactérie de forme arrondie, coque.

COCCYDYNIE ou COCCYGODYNIE, *s. f.* [angl. ***coccydynia***]. Douleur localisée au coccyx.

COCCYX, *s. m.* [angl. ***coccyx***]. Petit os terminal de la colonne vertébrale, triangulaire, situé sous le sacrum et constitué de 4 ou 5 os soudés.

COCHLÉAIRE, *adj.* [angl. ***cochlear***]. Qui se rapporte à la cochlée et, par extension, à l'audition.

COCHLÉE, *s. f.* [angl. ***cochlea***]. Partie antérieure du labyrinthe osseux.

COCHLÉOVESTIBULAIRE, *adj.* [angl. ***cochleovestibular***]. Qui se rapporte à la fois à la cochlée et au vestibule, à leurs deux nerfs (cochléaire et vestibulaire) ou bien à l'audition et à l'équilibration.

CODE DE DÉONTOLOGIE. Le code de déontologie (v. ce terme) médicale, élaboré par l'Ordre des médecins, figure dans le code de la Santé publique sous les numéros R. 4127-1 à R. 4127-112. En ce qui concerne la profession infirmière, consulter en annexe les articles R. 4312-1 à R. 4312-32 relatifs aux règles professionnelles et aux devoirs généraux des membres de la profession.

CODE DE LA SANTÉ PUBLIQUE. Recueil officiel de textes législatifs et réglementaires ainsi que de décrets régissant en France le monde de la Santé.

CODE DE LA SÉCURITÉ SOCIALE. Recueil officiel de textes législatifs et réglementaires ainsi que de décrets régissant le fonctionnement de la Sécurité sociale.

CODE GÉNÉTIQUE [angl. ***genetic code***]. Ensemble des informations héréditaires inscrites dans les chaînes d'ADN chromosomique nécessaires pour réaliser la synthèse des protéines cellulaires.

CODÉINE, *s. f.* [angl. ***codeine***]. Alcaloïde extrait du pavot, doué d'une action sédative et utilisé surtout pour ses propriétés antitussives.

CODEX, *s. m.* [angl. ***Codex***]. Formulaire officiel contenant toutes les préparations qui doivent être délivrées par le pharmacien.

CODON, *s. m.* [angl. ***codon***]. Unité du code génétique de l'ADN ou de l'ARN chromosomique tenant sous sa dépendance la synthèse d'un seul acide aminé. V. *cistron.*

CŒLIALGIE, *s. f.* [angl. ***coelialgia***]. Nom générique des différentes variétés d'algies abdominales profondes sympathiques.

CŒLIAQUE, *adj.* [angl. ***coeliac***]. Qui a rapport au ventre et aux intestins. – *maladie c.*

CŒLIAQUE (maladie) [angl. ***coeliac disease***]. Affection du nourrisson et du jeune enfant, due à une intolérance au gluten, caractérisée par une diarrhée avec amaigrissement et rachitisme. L'évolution est chronique, par poussées ; la guérison est possible, laissant un infantilisme.

CŒLIOCHIRURGIE, *s. f.* [angl. ***coeliosurgery***]. Chirurgie effectuée sous cœlioscopie (p. ex. cholécystectomie, appendicectomie).

CŒLIOSCOPIE, *s. f.* [angl. ***coelioscopy***]. Examen visuel direct de la cavité abdominale, au moyen d'un endoscope.

CŒLOME, *s. m.* [angl. ***coeloma***]. Cavité comprise entre les deux feuillets du mésoderme chez l'embryon.

CŒLONYCHIE, *s. f.* [angl. ***koelonychia***]. V. *koïlonychie.*

COENZYME, *s. f.* [angl. ***coenzyme***]. Partie dépourvue de spécificité d'une enzyme hétéroprotéinique. V. *apoenzyme.*

CŒUR, *s. m.* [angl. ***heart***]. Organe musculaire creux dont les contractions permettent la circulation du sang. Situé dans le médiastin il est formé de 3 tuniques, l'endocarde, le myocarde et le péricarde. Il comporte 2 oreillettes (v. *atrium*) et 2 ventricules, droits et gauches, séparés par une cloison ou septum ; chaque ventricule communique avec l'oreillette correspondante et l'artère dans laquelle il s'évacue par un orifice valvulé. Voir tous ces termes, *diastole, systole* et *cardionecteur (système).*

CŒUR ARTIFICIEL [angl. ***artificial heart***]. Appareil implantable destiné à remplacer le cœur défaillant. De tels dispositifs n'en sont actuellement qu'au stade expérimental.

CŒUR-POUMON ARTIFICIEL. V. *circulation extracorporelle.*

CŒUR PULMONAIRE [angl. ***pulmonary heart***]. Accidents cardiaques, chroniques ou aigus provoqués par une affection pulmonaire.

CŒUR PULMONAIRE AIGU (CPA) [angl. ***acute pulmonary heart***]. Insuffisance cardiaque droite brutale, consécutive à la soudaine élévation de la pression artérielle pulmonaire, telle qu'on peut l'observer dans les embolies pulmonaires massives.

CŒUR PULMONAIRE CHRONIQUE (CPC) [angl. *chronic pulmonary heart*]. Hypertrophie ventriculaire droite associée ou non à une insuffisance ventriculaire droite, consécutive à une hypertension artérielle pulmonaire provoquée par une affection respiratoire lentement progressive.

COFACTEUR, *s. m.* [angl. ***cofactor***]. Substance dont l'action renforce celle d'un autre principe actif.

COGNITIF, IVE, *adj.* Relatif à la connaissance (perception, pensée).

COHORTE, *s. f.* [angl. ***cohort***]. Groupe de sujets ayant en commun une particularité statistique se prêtant à une étude épidémiologique longitudinale.

COIFFE, *s. f.* [angl. ***caul***]. Fragment plus ou moins circulaire des membranes de l'œuf qui recouvre la tête du fœtus au moment de l'expulsion (*enfant né coiffé*).

COIFFE DES ROTATEURS DE L'ÉPAULE [angl. ***rotator cuff***]. Renforcement de la capsule articulaire par les 4 muscles rotateurs de l'épaule qui y adhèrent : sus- et sous-épineux, sus-scapulaire et petit rond.

COÏT, *s. m.* [angl. ***coitus***]. Rapport sexuel.

COL, *s. m.* (anatomie) [angl. ***neck, cervix***]. Partie étroite d'un organe. P. ex. *c. utérin, c. fémoral.* V. *cou* et *cervical.*

COLCHICINE, *s. f.* [angl. ***colchicine***]. Alcaloïde du crocus d'automne utilisé dans le traitement de l'accès aigu de goutte. Il possède une toxicité digestive et bloque les mitoses en métaphase.

COLD-CREAM, *s. m.* (anglais). Excipient au blanc de baleine et à la cire blanche, utilisé en parfumerie et en dermatologie.

COLECTASIE, *s. f.* [angl. ***colectasia***]. Dilatation du côlon.

COLECTOMIE, *s. f.* [angl. ***colectomy***]. Résection de la totalité ou d'une partie du côlon. – *c. idéale.* C. totale en un temps.

COLIBACILLE, *s. m.* V. *Escherichia coli.*

COLIBACILLOSE, *s. f.* [angl. ***colibacillosis***]. Ensemble des accidents morbides causés par le colibacille.

COLIFORME, *adj.* [angl. ***coliform***]. Qui a l'aspect d'un colibacille. – *s. m.* Bacille Gram – d'origine fécale et pouvant souiller l'eau de boisson.

COLIQUE, *s. f.* [angl. ***colic***]. Ce mot, qui désignait une affection douloureuse du côlon, s'applique actuellement aux douleurs qui siègent dans la plupart des viscères abdominaux.

COLIQUE HÉPATIQUE [angl. ***hepatic colic***]. Douleur de l'hypocondre droit, irradiant vers l'épaule, due à la contraction de la vésicule biliaire sur un calcul dont elle peut provoquer la migration à travers les voies biliaires.

COLIQUE NÉPHRÉTIQUE [angl. ***nephretic colic***]. Violente douleur de la région lombaire irradiant vers la vessie et la cuisse due à la migration d'un calcul ou d'un corps étranger, du rein vers la vessie, à travers les uretères.

COLITE, *s. f.* [angl. ***colitis***]. Inflammation du côlon.

COLLABER, *v.* [angl. ***to collapse***]. Provoquer l'affaissement d'un organe.

COLLAGÈNE, *s. m.* [angl. ***collagen***]. Une des scléroprotéines du tissu conjonctif.

COLLAGÈNE (maladie du) [angl. ***collagen disease***]. Syn. *collagénose, connectivite.* Terme sous lequel on groupe un certain nombre de maladies d'apparence dissemblable unies par l'atteinte diffuse du collagène : le lupus érythémateux aigu disséminé, la dermatomyosite, la sclérodermie et la périartérite noueuse.

COLLAGÉNOSE, *s. f.* V. *collagène* (*maladie du*).

COLLAPSUS, *s. m.* [angl. ***collapse***]. 1° V. *collapsus cardiaque.* – 2° Affaissement d'un organe (*c. pulmonaire*).

COLLAPSUS CARDIAQUE ou **CARDIOVASCULAIRE** [angl. ***cardiac shock***]. Syndrome brutal, caractérisé par un refroidissement des extrémités avec prostration, sueurs profuses, cyanose, pouls rapide et imperceptible, chute de la tension artérielle systolique à 80 mm de mercure ou au-dessous, oligurie ou anurie. V. *choc.*

COLLATÉRAL, E, *adj.* [angl. ***collateral***]. 1° Situé à côté de, naissant sur le flanc de. – 2° Situé du même côté.

COLLIER, *s. m.* [angl. ***collar***]. Appareil servant à immobiliser partiellement la colonne vertébrale cervicale. V. *minerve.*

COLLIER DE VÉNUS [angl. ***Venus's collar***]. Syphilide pigmentaire siégeant au niveau du cou surtout chez la femme.

COLLODION, *s. m.* [angl. ***collodion***]. Solution de coton-poudre (ou nitrocellulose) dans un mélange d'alcool et d'éther. Ce liquide incolore laisse en s'évaporant sur la peau une pellicule protectrice.

COLLOÏDAL, E, *adj.* [angl. ***colloidal***]. Qui se rapporte à une substance colloïde.

COLLOÏDE, *adj.* [angl. ***colloid***]. Qui ressemble à de la gelée.

COLLUTOIRE, *s. m.* [angl. ***collutory***]. Médicament destiné à agir sur les gencives et les parois de la cavité buccale.

COLLYRE, *s. m.* [angl. ***collyrium***]. Médicament liquide destiné à être appliqué sur la conjonctive.

COLOBOMA ou **COLOBOME,** *s. m.* [angl. ***coloboma***]. 1° Malformation consistant en une fissure siégeant au niveau des paupières, de l'iris, de la choroïde ou de la rétine. Elle peut intéresser la face. – 2° Malformation du cristallin consistant en encoche périphérique, unique ou multiple.

COLO-COLOSTOMIE, *s. f.* [angl. ***colocolostomy***]. Opération qui consiste à aboucher deux segments du gros intestin.

COLOFIBROSCOPE, *s. m.* [angl. ***fibrocolonoscopy***]. Syn. *coloscope.* Fibroscope à vision axiale destiné à l'examen du côlon.

CÔLON, *s. m.* [angl. ***colon***]. Gros intestin. Il débute à la valvule iléo-cæcale, comporte 4 parties (le *c.* droit ou ascendant, le *c.* transverse, le *c.* gauche ou descendant et le *c.* sigmoïde) et se continue par le rectum.

COLOPATHIE, *s. f.* [angl. ***colopathy***]. Toute affection du côlon.

COLOPEXIE, *s. f.* [angl. ***colopexy***]. Fixation du côlon.

COLOPTOSE, *s. f.* [angl. ***coloptosis***]. Ptose du côlon transverse.

COLORRAPHIE, *s. f.* [angl. ***colorrhaphy***]. Suture du côlon.

COLOSCOPE, *s. m.* V. *colofibroscope.*

COLOSTOMIE, *s. f.* [angl. ***colostomy***]. Création d'un anus artificiel en abouchant à l'extérieur le côlon descendant ou iliaque.

COLOSTRUM, *s. m.* [angl. ***colostrum***]. Sécrétion mammaire observée en fin de grossesse et peu après l'accouchement.

COLPOCÈLE, *s. f.* [angl. ***colpocele***]. Saillie faite dans le vagin soit par le rectum soit par la vessie.

COLPOCYTOLOGIE, *s. f.* [angl. ***Papanicolaou's method***]. Étude des cellules épithéliales du vagin recueillies par frottis.

COLPO-HYSTÉRECTOMIE, *s. f.* [angl. ***colpohysterectomy***]. Extirpation de l'utérus et d'une partie plus ou moins étendue du vagin.

COLPO-PÉRINÉOPLASTIE, *s. f.* [angl. ***colpoperineoplasty***]. Opération destinée à augmenter l'épaisseur du périnée en diminuant l'orifice vulvaire.

COLPO-PÉRINÉORRAPHIE, *s. f.* [angl. ***colpoperineorrhaphy***]. Opération destinée à refaire le périnée pour remédier au prolapsus des organes génitaux.

COLPOPEXIE, *s. f.* [angl. ***colpopexy***]. Fixation du vagin.

COLPOPLASTIE, *s. f.* [angl. ***colpoplasty***]. Réfection du vagin.

COLPOPTOSE, *s. f.* [angl. ***colpoptosis***]. Prolapsus du vagin.

COLPOSCOPIE, *s. f.* [angl. ***colposcopy***]. Inspection du vagin et du col de l'utérus au moyen du colposcope.

COLPOSTÉNOSE, *s. f.* [angl. ***colpostenosis***]. Rétrécissement du vagin.

COLPOTOMIE, *s. f.* [angl. ***colpotomy***]. Incision du vagin.

COMA, *s. m.* [angl. ***coma***]. État morbide caractérisé par une perte totale ou partielle de la conscience et de la vigilance, de la sensibilité et de la motilité, avec, sauf dans les formes les plus graves, conservation des fonctions respiratoire et circulatoire.

COMA ACIDO-CÉTOSIQUE. V. *coma diabétique.*

COMA AZOTÉMIQUE [angl. ***uraemic coma***]. Phase terminale de l'insuffisance rénale.

COMA CARUS. V. *carus.*

COMA DÉPASSÉ [angl. ***irreversible coma***]. Syn. *mort cérébrale.* Coma dans lequel s'associe à l'abolition complète des fonctions de la vie de relation celle des fonctions de la vie végétative.

COMA DIABÉTIQUE [angl. ***diabetic coma***]. Complication du diabète insulinoprive lié à l'accumulation dans le sang de corps cétoniques entraînant une acidose métabolique. Il se manifeste par une perte de conscience avec déshydratation et respiration de Kussmaul.

COMA HÉPATIQUE [angl. ***hepatic coma***]. Ensemble de manifestations neuropsychiques observées au cours des ictères graves et des cirrhoses et attribuées aux effets toxiques de l'ammoniaque sur l'encéphale.

COMA VIGIL [angl. ***light coma***]. Variété de coma léger accompagnée de délire.

COMÉDON, *s. m.* [angl. ***comedo***]. Lésion des glandes sébacées, caractérisée par une petite saillie blanchâtre centrée par un point noir.

COMITÉ DE LUTTE CONTRE LA DOULEUR (CLUD). Instance hospitalière pluridisciplinaire comportant notamment des médecins, des infirmiers(ères), des psychologues et le pharmacien. Ses missions sont de coordonner les connaissances et les actions en matière de douleur, de manière à en améliorer le traitement chez les patients de l'établissement.

COMITÉ DE LUTTE CONTRE LES INFECTIONS NOSOCOMIALES (CLIN). Instance consultative pluridisciplinaire qui définit et évalue dans chaque établissement de santé la politique de prévention et de traitement des infections qui y sont contractées.

COMITIAL, E, *adj.* [angl. ***epileptic***]. Qui a rapport à l'épilepsie.

COMITIALITÉ, *s. f.* V. *épilepsie généralisée.*

COMMENSAL, E, *adj.* [angl. ***commensal***]. Qui partage le repas. – *s. m.* Organisme se nourrissant aux dépens d'un autre sans lui causer dommage. V. *parasite.*

COMMINUTIF, VE, *adj.* [angl. ***comminuted***]. Qui réduit en petits fragments. – *fracture c.*

COMMISSION DU SERVICE DE SOINS. Instance consultative composée de représentants des différentes catégories de personnels du service de soins infirmiers d'un établissement de santé réunis sous la présidence du directeur de ce service. Elle traite de l'organisation, de la politique, de la recherche et de la qualité des soins.

COMMISSURE, *s. f.* [angl. ***commissure***]. 1° Point de jonction de deux éléments anatomiques analogues (lèvres, paupières, valvules cardiaques). – 2° Entrecroisement de fibres nerveuses situé sur la ligne médiane.

COMMISSUROPLASTIE, *s. f.* [angl. ***commissuroplasty***]. Réparation chirurgicale de la commissure d'un orifice cardiaque.

COMMISSUROTOMIE, *s. f.* [angl. ***commissurotomy***]. Section chirurgicale des commissures. Il s'agit en général d'un orifice cardiaque (mitral, aortique ou pulmonaire) rétréci.

COMMOTION, *s. f.* [angl. ***concussion***]. Ébranlement traumatique d'un organe.

COMMUNICATION INTERAURICULAIRE ou **ATRIALE (CIA)** [angl. ***atrial septal defect***]. Malformation du cœur caractérisée par l'existence d'un orifice faisant communiquer les deux oreillettes ou atriums.

COMMUNICATION INTERVENTRICULAIRE (CIV) [angl. ***ventricular septal defect***]. Malformation du cœur caractérisée par l'existence d'un orifice dans la cloison interventriculaire.

COMPARTIMENTS LIQUIDIENS. Zones de répartition des liquides de l'organisme. On distingue physiologiquement le *c. intracellulaire* et le *c. extracellulaire.*

COMPATIBILITÉ SANGUINE [angl. ***blood compatibility***]. Rapports entre les sangs de deux sujets tels qu'une transfusion soit possible de l'un à l'autre sans accident.

COMPENSATION, *s. f.* [angl. ***compensation***]. Suppression des effets nuisibles d'une anomalie par des modifications secondaires de l'organisme qui tendent à rétablir l'équilibre physiologique.

COMPENSÉ, E, *adj.* [angl. ***compensated***]. Se dit d'une lésion dont les effets nuisibles ont été supprimés.

COMPLÉMENT, *s. m.* [angl. ***complement***]. Système complexe de globulines présent dans tout sérum sanguin frais. C'est un facteur non spécifique qui joue un rôle essentiel dans les réactions immunologiques de défense de l'organisme.

COMPLÉMENT (déviation et **fixation du).** V. *fixation du complément.*

COMPLÉMENTAIRE, *adj.* [angl. ***complementary***]. 1° Qui s'unit à un autre élément pour former un tout achevé. – 2° (immunologie) Qui se rapporte au complément.

COMPLEXE, *s. m.* [angl. ***complex***]. 1° Terme employé en physiologie et en pathologie pour désigner les associations pathologiques concourant au même effet total. – 2° (psychanalyse). Mélange d'attitudes affectives contradictoires dont certaines jalonnent le développement affectif normal de l'enfant.

COMPLIANCE, *s. f.* [angl. ***compliance***]. Rapport entre le volume d'un réservoir élastique et la pression du fluide qu'il contient. Ses variations permettent d'apprécier la souplesse de ce réservoir.

COMPLICATION, *s. f.* [angl. ***complication***]. Phénomène survenant au cours d'une maladie, distinct des manifestations habituelles de celle-ci et conséquence des lésions provoquées par elle. Les *c.* aggravent généralement le pronostic.

COMPRESSE, *s. f.* [angl. ***compress***]. Pièce de gaze utilisée en chirurgie, notamment comme pansement.

COMPRIMÉ, *s. m.* [angl. ***tablet***]. Préparation pharmaceutique obtenue par compression d'une poudre composée de la substance active et de l'excipient.

CONCENTRATION IONIQUE DU PLASMA [angl. *ionic concentration of the plasma*]. Taux, dans le plasma sanguin, des différents ions ; il règle la pression osmotique et l'équilibre acidobasique du plasma ; on le représente par un ionogramme.

CONCEPTION, *s. f.* [angl. ***conception***]. Ensemble des phénomènes aboutissant à la formation de l'œuf (copulation, fécondation).

CONCEPTION DES SOINS INFIRMIERS [angl. ***nursing conception***]. Façon personnelle d'un(e) infirmier(ère) d'envisager la façon dont il(elle) considère les soins qu'il(elle) dispense. V. *cadre conceptuel.*

CONCOMITANCE, *s.f.* [angl. ***concomitance***]. Absence de modification d'un strabisme lors du changement de direction du regard.

CONCRÉTION, *s.f.* [angl. ***concretion***]. Corps étranger solide se formant parfois dans les tissus ou les organes.

CONDITIONNÉ, E, *adj.* [angl. ***conditioned***] (physiologie). Se dit d'un sujet chez lequel a été développé un réflexe conditionné ou d'un objet modifié à des fins déterminées (p. ex. *air conditionné*).

CONDITIONNEMENT, *s. m.* [angl. ***conditioning***]. Développement d'un réflexe conditionné. – D'une façon plus générale, préparation particulière d'un objet ou d'un sujet à des fins déterminées.

CONDOM, *s. m.* [angl. ***condom***]. Syn. *préservatif masculin.* Fin manchon de latex par lequel on recouvre la verge et qui est destiné à éviter la conception ainsi que la transmission des maladies vénériennes.

CONDUCTANCE, *s. f.* [angl. ***conductance***] (physique). Perméabilité d'un corps au courant électrique. C'est le contraire de la résistance. Elle se mesure en *siemens* dans le système international d'unités.

CONDUCTEUR, TRICE, *adj.* [angl. ***conductor***] (génétique). Sujet sain en apparence mais porteur, sur l'un des chromosomes d'une paire, d'un gène anormal récessif et capable de transmettre à ses enfants la tare correspondante.

CONDUCTIBILITÉ, *s. f.* [angl. ***conductibility***]. Propriété de certains tissus de propager une excitation reçue.

CONDUIT, *s. m.* [angl. ***duct***]. Syn. *canal.* Organe tubulaire destiné à l'écoulement des fluides. – *c. artériel.* V. *canal artériel (persistance du).* – *c. cholédoque, c. déférent,* V. à l'adjectif.

CONDYLE, *s. m.* [angl. ***condyle***]. Surface articulaire arrondie et saillante, s'adaptant en général à une cavité glénoïde. P. ex. *c. fémoral, c. huméral.*

CONDYLOME, *s. m.* [angl. ***condyloma***]. Petite tumeur cutanée siégeant au niveau de l'anus ou des organes génitaux.

CÔNE ARTÉRIEL [angl. ***conus arteriosis***]. Syn. ancien *infundibulum de l'artère pulmonaire.* Partie de la chambre de chasse du ventricule droit, située immédiatement sous les valves de l'orifice pulmonaire.

CONFABULATION, *s. f.* [angl. ***confabulation***]. Fabulation délirante.

CONFUSION MENTALE [angl. ***confusion***]. Syndrome psychique caractérisé par un état stuporeux avec idéation difficile et obnubilation intellectuelle.

CONGÉNITAL, E, *adj.* [angl. ***congenital***]. Qui dépend de l'organisation de l'individu telle qu'elle est au moment de sa naissance.

CONGESTION, *s. f.* [angl. ***congestion***]. Excès de sang dans les vaisseaux d'un organe ou d'une partie d'organe.

CONIOSE, *s. f.* [angl. ***coniosis***]. Maladie produite par les poussières. P. ex. : *pneumoconiose.*

CONISATION, *s. f.* [angl. ***conization***]. Ablation d'une partie du col utérin, taillée en forme de cône.

CONJONCTIF (tissu) [angl. ***connective tissue***]. Tissu de connexion dérivé du mésenchyme.

CONJONCTIVE, *s. f.* [angl. ***conjunctiva***]. Muqueuse mince, transparente, recouvrant la face postérieure des paupières et la face antérieure du bulbe ou globe oculaire.

CONJONCTIVITE, *s. f.* [angl. ***conjunctivitis***]. Inflammation de la conjonctive.

CONN (syndrome de) (Jérôme C., médecin américain, 1955) [angl. ***Conn's syndrome***]. Hyperaldostéronisme primaire entraînant une hypertension artérielle avec hypokaliémie, dû le plus souvent à une tumeur corticosurrénale.

CONNECTIF, VE, *adj.* [angl. ***connective***]. Qui relie. – ***tissu c.*** V. *conjonctif (tissu).*

CONNECTIVITE, *s. f.* V. *collagène (maladie du).*

CONQUE, *s. f.* **(de l'auricule)** [angl. ***concha auriculae***]. Dépression de la partie centrale du pavillon de l'oreille (ou auricule) dont le fond se continue en dedans par le méat acoustique externe.

CONSANGUIN, E, *adj.* [angl. ***consanguineous***]. Né(e) du même père.

CONSANGUINITÉ, *s. f.* [angl. ***consanguinity***]. Parenté du côté du père. – Par extension, lien de parenté qui existe entre deux sujets ayant un procréateur commun, père ou mère.

CONSCIENCE, *s. f.* [angl. ***consciousness***]. Perception immédiate des événements et de sa propre activité psychique.

CONSCIENT, *s. m.* [angl. ***consciousness***] (psychanalyse). Ensemble des informations immédiatement accessibles à la connaissance.

CONSEIL SUPÉRIEUR DES PROFESSIONS PARAMÉDICALES. Instance consultative réunie par le ministre de la Santé à propos de questions relatives à l'exercice des professions paramédicales.

CONSEILLER(ÈRE) PÉDAGOGIQUE. Directeur(trice) de soins de première classe, exerçant auprès d'une direction régionale des affaires sanitaires et sociales (DRASS), dans le champ de la formation initiale des professions paramédicales. La fonction de conseiller(ère) pédagogique s'exerce pour une ou plusieurs régions ; elle a été définie par le décret n° 2002-550 du 19 avril 2002, article 8 portant statut particulier du corps de directeur de soins de la fonction publique hospitalière et comporte des activités d'animation, de conseil et d'expertise.

CONSEILLER(ÈRE) TECHNIQUE EN SOINS. Directeur(trice) de soins exerçant des fonctions de coordination générale des activités en soins infirmiers. Le corps des directeurs techniques a le grade de directeur en soins infirmiers de première classe. Cette fonction a été définie par le décret n° 2002-550 du 19 avril 2002, article 7 portant statut particulier du corps de directeur de soins de la fonction publique hospitalière.

CONSENSUS, *s. m.* [angl. ***consensus***]. Accord.

CONSENTEMENT ÉCLAIRÉ [angl. ***informed consent***]. Approbation par le patient des prescriptions que lui propose le médecin après que celui-ci en ait expliqué de façon simple, compréhensible et loyale les motifs, les risques éventuels et les modalités. Le *c. e.* est notamment obligatoire lors des essais thérapeutiques ou des recherches biomédicales.

CONSOLIDATION, *s. f.* [angl. ***healing***]. Raffermissement. – ***c. osseuse.*** Constitution d'un cal résistant au niveau d'un foyer de fracture. – ***c. médicolégale.*** Moment faisant suite à la période des soins, où la lésion s'est fixée et prend un caractère permanent. La stabilisation des séquelles permet l'appréciation du degré de l'incapacité permanente.

CONSONANT, E, *adj.* [angl. ***consonating***]. Se dit d'un râle pulmonaire qui prend un timbre particulier parce qu'il se produit dans un bloc de condensation ou dans une excavation.

CONSTIPATION, *s. f.* [angl. ***constipation***]. Lenteur du transit intestinal.

CONSTITUTION, *s. f.* [angl. ***constitution***]. Structure du corps.

CONSULTANT, *s. m.* 1° [angl. ***out patient***]. Patient venant demander conseil à son médecin. – 2° [angl. ***consultant***]. Praticien ayant acquis une certaine notoriété et dont l'avis est requis à la demande de ses confrères. – 3° Qualité d'un professeur des universités – praticien hospitalier bénéficiant d'une prolongation d'activité au-delà de l'âge de 65 ans et qui poursuit pendant un an renouvelable des *fonctions hospitalières* à l'exclusion de celles de chef de service.

CONSULTATION, *s. f.* 1°. [angl. ***visit, consultation***]. Examen d'un patient ambulatoire au cabinet médical. – 2°. [angl. ***consultation***]. Délibération entre plusieurs médecins au sujet d'un cas difficile. – 3°. [angl. ***surgery***]. Structure hospitalière destinée à recevoir les patients venant de l'extérieur.

CONSULTATION INFIRMIÈRE [angl. ***nurse consultation***]. Entretien programmé d'un patient avec un(e) infirmier(ère), consacré à l'information, au conseil, ou à l'éducation de l'intéressé.

CONTACT LOMBAIRE. Perception large et immédiate d'un rein ptosé ou hypertrophié pesant sur la main glissée sous la région lombaire.

CONTACTOLOGISTE, *s. m.* ou *f.* [angl. ***contactologist***]. Spécialiste des lentilles de contact.

CONTAGE, *s. m.* [angl. ***contagium***]. Cause matérielle de la contagion, servant de vecteur aux microbes.

CONTAGIEUX, SE, *adj.* [angl. ***contagious***]. Transmissible par un contage. P. ex. : *maladie c.* – *s. m.* ou *f.* Sujet atteint d'une maladie contagieuse.

CONTAGION, *s. f.* [angl. ***contagion***]. Transmission d'une affection d'un malade à une personne bien portante.

CONTAGIOSITÉ, *s. f.* Qualité de ce qui est contagieux.

CONTAMINATION, *s. f.* [angl. ***contamination***]. Infection par des germes pathogènes, des virus, ou des contages quelconques.

CONTENTION, *s. f.* [angl. ***restraint***]. Immobilisation forcée.

CONTINENCE, *s. f.* 1°. [angl. ***continence***]. Abstention de relations sexuelles. – 2° [angl. ***competence***]. Occlusion parfaite d'un orifice.

CONTONDANT, E, *adj.* [angl. ***contunding***]. Qui provoque des contusions.

CONTRACEPTIF, VE, *adj.* [angl. ***contraceptive***]. Qui empêche la fécondation ou, d'une façon plus générale, la grossesse. – *s. m.* Substance ou dispositif doué de cette propriété. – Les ***c. oraux*** (« pilules ») sont composés de stéroïdes de synthèse : d'une part *un seul œstrogène*, l'éthynilœstradiol, et de l'autre *différents progestatifs*, pratiquement tous dérivés de la 19-nortestostérone. – On utilise soit un progestatif à dose faible et de façon continue, soit une *association œstroprogestative* dont il existe plusieurs modalités : combinée [minidosée (monophasique, biphasique ou triphasique), normodosée] ou séquentielle. – Les ***c. locaux*** comprennent les *préservatifs* masculins (condoms) et féminins (diaphragmes) ; les crèmes, ovules et éponges vaginales *spermicides* ainsi que les *stérilets*.

CONTRACEPTION, *s. f.* [angl. ***contraception***]. Prévention de la fécondation ou, de manière plus générale, de la grossesse.

CONTRACTILITÉ, *s. f.* [angl. ***contractility***]. Propriété vitale que possèdent certaines cellules et surtout la fibre musculaire, de réduire une ou plusieurs de leurs dimensions en effectuant un travail actif.

CONTRACTION, *s. f.* [angl. ***contraction***]. Modification de la forme de certains tissus sous l'influence d'excitations diverses.

CONTRACTURE, *s. f.* [angl. ***contracture***]. Contraction prolongée et involontaire d'un ou de plusieurs muscles sans lésion de la fibre musculaire.

CONTRAT DE SOINS INFIRMIERS [angl. ***care contract***]. Convention liant la personne soignée et l'infirmier(ère), concernant la réalisation des soins considérés.

CONTRE-EXTENSION, *s. f.* [angl. ***counterextension***]. Immobilisation de la partie supérieure d'un membre pendant la réduction d'une fracture ou d'une luxation.

CONTRE-INCISION, *s. f.* [angl. ***counteropening***]. Seconde incision effectuée à distance de l'ouverture principale.

CONTRE-INDICATION, *s. f.* [angl. ***contraindication***]. Circonstance empêchant d'appliquer le traitement qui semblerait d'abord approprié à la maladie.

CONTROLATÉRAL, E, *adj.* [angl. ***controlateral***]. Du côté opposé.

CONTUSION, *s. f.* [angl. ***contusion***]. Lésion produite par le choc d'un corps mousse avec ou sans déchirure des téguments.

CONVALESCENCE, *s. f.* [angl. ***convalescence***]. Période succédant à la fin de la maladie et pendant laquelle se rétablit progressivement le fonctionnement normal des divers organes et appareils.

CONVERTINE, *s. f.* [angl. ***convertin***]. Pseudoglobuline intervenant dans le mécanisme de la coagulation du sang.

CONVULSION, *s. f.* [angl. ***convulsion***]. Contractions involontaires et instantanées, d'un ou plusieurs groupes musculaires ou généralisées à tout le corps. Elles peuvent être *toniques* ou *cloniques*.

CONVULSIVANT, E, *adj.* [angl. ***convulsant***]. Qui provoque des convulsions.

COORDINATION DES MOUVEMENTS. Combinaison des contractions des muscles dans un ordre rigoureux nécessaire pour atteindre le but recherché.

COPHOCHIRURGIE, *s. f.* Chirurgie de la surdité par otospongiose.

COPROCULTURE, *s. f.* Ensemencement d'un milieu de culture avec une petite quantité de matière fécale.

COPROLITHE, *s. m.* [angl. ***coprolith***]. Concrétions formées de matières fécales durcies.

COPROLOGIE, *s. f.* [angl. ***coprology***]. Étude des matières fécales.

COPROPHILIE, *s. f.* [angl. ***coprophilia***]. Tendance de certains malades mentaux à se complaire au contact des excréments.

COPROSTASE, *s. f.* [angl. ***coprostasis***]. Accumulation de matières fécales dans le gros intestin.

COPULATION, *s. f.* [angl. ***copulation***]. Accouplement.

COQUELUCHE, *s. f.* [angl. ***whooping cough***]. Maladie infectieuse épidémique et contagieuse due à *Bordetella pertussis* et caractérisée, à la période d'état, par des accès de toux spasmodique, ces *quintes* étant séparées par une inspiration longue et sifflante appelée *reprise* (*chant du coq*). V. *vaccin anticoquelucheux*.

COQUILLE, *s. f.* [angl. ***shell***]. Moule de la partie postérieure du tronc, réalisé en plâtre ou en matière plastique et destiné à la contention des patients alités.

COR, *s. m.* [angl. ***clavus***]. Petite tumeur dure, très douloureuse, siégeant au-dessus des articulations des phalanges et parfois à la plante du pied.

CORACOÏDE, *adj.* [angl. ***coracoid***]. Qui ressemble à un bec de corbeau. – *processus* ou *apophyse c.* Excroissance implantée sur la face supérieure du col de l'omoplate.

CORDAGES TENDINEUX [angl. ***tendinous cords***]. Fins cordons fibreux reliant le bord libre des feuillets des valves atrioventriculaires aux muscles papillaires des ventricules avec lesquels ils constituent l'appareil sous-valvulaire de ces orifices.

CORDE DU TYMPAN [angl. ***chorda tympani***]. Branche collatérale sensitivo-sensorielle du nerf facial, rejoignant le nerf lingual (lequel provient du nerf trijumeau) en passant notamment dans la membrane tympanique. Il comporte des filets parasympathiques destinés aux glandes sublinguale et submandibulaire ; il innerve également les 2/3 antérieurs de la langue.

CORDE VOCALE [angl. ***true vocal cord***]. Repli muqueux laryngé de 2 cm de long, pair, tendu horizontalement d'avant en arrière et de dedans en dehors à la partie inférieure du vestibule laryngé. Ses vibrations produisent la voix.

CORDON, *s. m.* [angl. ***funiculus***] (anatomie). Formation cylindrique et pleine. – *cordons de la moelle spinale.* Bandes longitudinales de substance blanche. – *c. spermatique.* Pédicule épididymo-testiculaire comprenant le conduit déférent et des éléments vasculonerveux. – *c. ombilical.* Conduit reliant le placenta au fœtus.

CORDONAL, E, *adj.* [angl. ***funicular***]. Qui se rapporte aux cordons de la moelle épinière.

CORDOCENTÈSE, *s. f.* [angl. ***cordocentesis***]. Ponction vasculaire du cordon ombilical.

CORECTOPIE, *s. f.* [angl. ***corectopia***]. Anomalie de la pupille qui se trouve placée en dehors du centre de l'iris.

CORNAGE, *s. m.* [angl. ***cornage***]. Sifflement laryngotrachéal traduisant une gêne, d'abord inspiratoire, au passage de l'air dans les voies respiratoires hautes.

CORNÉE, *s. f.* [angl. ***cornea***]. Partie antérieure, transparente, de la membrane fibreuse externe du bulbe de l'œil.

CORONAIRE, *adj.* [angl. ***coronary***]. Qui se rapporte aux vaisseaux coronaires (nourriciers du cœur) ou à la couronne dentaire. – *insuffisance c.* Irrigation imparfaite du myocarde due à une altération des artères coronaires ; elle se traduit par l'angine de poitrine.

CORONAL, E, *adj.* [angl. ***coronal***]. Relatif à la couronne. – *suture c.* Articulation de l'os frontal et des pariétaux. V. *suture crânienne.* – *coupe c.* Coupe frontale située dans le plan de la suture *c.*

CORONARIEN, NE, *adj.* [angl. ***coronary***]. Qui se rapporte aux vaisseaux coronaires.

CORONARITE, *s. f.* [angl. ***coronaritis***]. Artérite des coronaires, entraînant la sténose de ces vaisseaux et pouvant déterminer des accès d'angine de poitrine.

CORONAROGRAPHIE, *s. f.* [angl. ***coronarography***]. Radiographie des artères coronaires injectées d'un liquide opaque aux rayons X.

CORONAVIRUS, *s. m.* [angl. ***Coronavirus***]. Genre de virus à ARN responsable de rhinites.

CORPS CALLEUX [angl. ***corpus callosum***]. Importante commissure transversale unissant les 2 hémisphères cérébraux.

CORPS CAVERNEUX [angl. ***cavernous body***]. Formation érectile du pénis et du clitoris. Organes pairs et symétriques, ils se rejoignent et s'adossent sur la ligne médiane.

CORPS CÉTONIQUES [angl. ***ketone bodies***]. Syn. *corps acétoniques.* Substances (acétone, acide diacétique et acide bêta-oxybutyrique) provenant de la dégradation des albumines et des graisses. Détruits chez le sujet sain, ces corps, presque tous acides, apparaissent dans l'organisme du diabétique, provoquent les accidents d'acidocétose et sont éliminés par l'urine.

CORPS ÉTRANGER [angl. ***foreign body***]. Corps inanimé se trouvant dans un point de l'organisme, qu'il ait été apporté du dehors ou se soit formé sur place.

CORPS FLOTTANTS [angl. ***vitreous floaters***]. Corps étrangers mobiles du corps vitré.

CORPS JAUNE [angl. ***yellow body***]. Vestige de la vésicule de De Graaf après sa rupture et la chute de l'ovule.

CORPS MAMILLAIRES [angl. ***mamillary bodies***]. Paire de reliefs arrondis situés dans l'hypothalamus près de la ligne médiane, en avant des pédoncules cérébraux et en arrière de la tige de l'hypophyse.

CORPS SPONGIEUX [angl. ***spongy body***]. Formation érectile et médiane du pénis engainant l'urètre, logée dans la gouttière inférieure des corps caverneux et dont les extrémités renflées forment en avant le gland, et en arrière le bulbe du pénis.

CORPS STRIÉ. V. *noyaux basaux.*

CORPS VITRÉ [angl. ***vitreous body***]. Syn. *humeur vitrée.* Masse gélatineuse blanchâtre remplissant le bulbe de l'œil, en arrière du cristallin et en avant de la rétine.

CORSET, *s. m.* [angl. ***jacket***]. Appareil de contention ou de support d'une partie du tronc.

CORTECTOMIE, *s. f.* [angl. ***cortectomy***]. Résection d'une partie de l'écorce cérébrale.

CORTEX, *s. m.* [angl. ***cortex***]. Partie superficielle de certains organes (cerveau, glande surrénale, rein).

CORTICAL, E, *adj.* [angl. ***cortical***]. Relatif au cortex. – ***corticale***, *s. f.* Région corticale, cortex.

CORTICODÉPENDANT, E, *adj.* [angl. ***corticodependant***]. Qui ne peut se passer d'hormones corticosurrénales.

CORTICOÏDES, *s. m. pl.* [angl. ***corticosteroids***]. Hormones corticosurrénales et produits de synthèse ayant les mêmes propriétés que ces hormones.

CORTICOMIMÉTIQUE, *adj.* [angl. ***cortisone-like***]. Dont l'action est semblable à celle de la cortisone.

CORTICOPRIVE, *adj.* [angl. ***corticoprival***]. Qui se rapporte à l'insuffisance de la corticosurrénale.

CORTICORÉSISTANCE, *s. f.* État de certains malades chez lesquels les hormones corticosurrénales sont inefficaces.

CORTICOSPINAL, E, *adj.* [angl. ***corticospinal***]. Relatif au cortex cérébral et à la moelle épinière. – ***faisceau c.*** Faisceau pyramidal. V. *pyramidal.*

CORTICOSTÉROÏDES *s. m. pl.* V. *corticoïdes.*

11-CORTICOSTÉROÏDES V. *11-oxycorticostéroïdes.*

CORTICOSTÉRONE, *s. f.* [angl. ***corticosterone***]. Un des 11-oxycorticostéroïdes sécrétés par la corticosurrénale.

CORTICOSURRÉNAL, E, *adj.* [angl. ***adrenocortical***]. Qui a rapport au tissu cortical de la glande surrénale.

CORTICOSURRÉNALES (hormones) [angl. ***adrenocortical hormones***]. Hormones sécrétées par le cortex surrénal : hormones minéralotropes, glucocorticoïdes et androgènes.

CORTICOTHÉRAPIE, *s. f.* [angl. ***corticotherapy***]. Emploi thérapeutique des corticoïdes et de l'ACTH.

CORTICOTROPE, *adj.* [angl. ***corticotrophic***]. Qui a des affinités pour la corticosurrénale.

CORTICOTROPE (hormone). Syn. *ACTH.* Hormone d'origine anté-hypophysaire, excitant la sécrétion de la corticosurrénale.

CORTISOL, *s. m.* [angl. ***cortisol***]. Syn. *hydrocortisone.* Un des 11-oxycorticostéroïdes très proche de la cortisone et beaucoup plus actif qu'elle.

CORTISONE, *s. f.* [angl. ***cortisone***]. Un des 11-oxycorticostéroïdes sécrétés par la corticosurrénale. Il inhibe les réactions inflammatoires et allergiques.

CORYMBIFORME, *adj.* [angl. ***corymbiform***]. Se dit d'une éruption quand les éléments en sont réunis par groupes séparés par des intervalles de peau saine.

CORYNÉBACTÉRIOSE, *s. f.* Affection due aux germes du genre *Corynebacterium :* diphtérie, septicémies et suppurations localisées.

CORYZA, *s. m.* [angl. ***coryza***]. Syn. *rhume de cerveau.* Rhinite à virus. Affection caractérisée par une obstruction nasale avec écoulement, éternuements et léger mal de gorge.

CORYZA SPASMODIQUE [angl. ***hay fever***]. Syn. *rhume des foins.* Catarrhe aigu des muqueuses oculaires et nasales survenant périodiquement à la période de floraison des graminées.

COSMÉTOLOGIE, *s. f.* [angl. ***cosmetology***]. Étude des soins du corps et des techniques destinées à l'embellir.

COSTECTOMIE, *s. f.* [angl. ***costectomy***]. Résection costale.

COTATION MUSCULAIRE [angl. ***muscular quotation***]. Indice chiffré attribué à un muscle ou groupe de muscles d'après le bilan musculaire.

CÔTE, *s. f.* [angl. ***rib***]. Os plat, allongé et arqué, formant latéralement le squelette thoracique. Les douze paires de côtes s'articulent en arrière avec les vertèbres thoraciques.

CÔTE CERVICALE. V. *dorsalisation.*

COTOREP. Acronyme désignant la *Commission technique d'orientation et de reclassement*, organisme chargé dans chaque département de mettre en œuvre et coordonner l'ensemble des mesures en faveur des personnes handicapées adultes. Depuis 2006, la COTOREP a été intégrée à la *maison départementale des personnes handicapées (MDPH,* v. ce terme). Elle est remplacée par la CDAPH ou commission pour les droits et l'autonomie des personnes handicapées.

COTYLE, *s. m.* V. *acétabulum.*

COTYLÉDON, *s. m.* [angl. ***cotyledon***] (anatomie). Élément constitutif de la face maternelle (ou utérine) d'un placenta discoïde.

COU, *s. m.* [angl. ***neck***]. Portion étroite du corps supportant la tête et surplombant le thorax.

COU DE PIED [angl. ***instep***]. Partie du membre inférieur correspondant à l'articulation de la cheville et du tarse postérieur.

COUCHE OPTIQUE. V. *thalamus.*

COUCHES (retour de) [angl. ***postpartum return of menses***]. Premières règles survenant après un accouchement. Le délai habituel de un à six mois est d'autant plus long que la mère allaite son enfant.

COUDE, *s. m.* [angl. ***elbow***]. Partie du membre supérieur reliant le bras et l'avant-bras. Elle comprend deux régions, antérieure, le pli du *c.* et postérieure convexe, olécrânienne. – *articulation du c.* Ensemble des articulations huméro-radiale, huméro-ulnaire et radio-ulnaire.

COULOMB, *s. m.* (Symbole C) (Charles de C., 1736-1806, physicien français) [angl. ***coulomb***]. Unité du système international. C'est la quantité d'électricité transportée en une seconde par un courant d'une intensité d'un ampère.

COUMARINE, *s. f.* [angl. ***coumarin***]. Composé cétonique présent dans divers végétaux, utilisé en parfumerie et en pharmacie (certains de ses dérivés sont des anticoagulants).

COUP DE CHALEUR [angl. ***heat stroke***]. Association de céphalée intense, somnolence, vomissements et parfois perte de connaissance ; cet ensemble est consécutif à l'irradiation solaire (*insolation*) ou à l'exposition à une chaleur excessive.

COUP DU LAPIN [angl. ***whiplash injury***]. Mouvement brutal de flexion du rachis cervical à la suite d'un choc violent à distance, entraînant la tête et le rachis (accident de voiture). Le risque est l'écrasement du corps vertébral et le cisaillement médullaire.

COUPEROSE, *s. f.* [angl. ***acne rosacea***]. Syn. *acné rosacée, rosacée.* Lésion cutanée du visage, caractérisée par une congestion avec dilatation vasculaire, se compliquant presque toujours d'une altération des glandes sébacées.

COURBATURE, *s. f.* [angl. ***stiffness***]. Sensation de douleur et fatigue musculaires ressentie après un effort physique important ou lors d'états fébriles.

COURONNE DENTAIRE. V. *dent.*

COURROIE DE RAPPEL [angl. ***strap***]. Courroie destinée à corriger une attitude vicieuse d'un segment de membre : pied, doigt.

COURSE, *s. f.* [angl. ***racing***]. Mode de locomotion pédestre plus rapide que la marche et pendant lequel le sujet ne garde pas en permanence le contact avec le sol.

COUVERTURE MALADIE UNIVERSELLE (CMU). Prestation de solidarité nationale française financée par l'État. La *CMU de base* s'adresse aux personnes dépourvues de régime d'assurance maladie ; la *CMU complémentaire* remplace depuis 2000 l'ancienne assistance médicale gratuite (AMG), réalisant alors une dispense complète d'avance de frais.

COUVEUSE, *s. f.* [angl. ***incubator***]. Appareil destiné à maintenir à une température constante les enfants nés avant terme.

COWPER (glande de) (William C., 1666-1709, chirurgien anglais) [angl. ***Cowper's gland***]. Dénomination ancienne de la glande bulbo-urétrale. Petite glande paire située chez l'homme près de la partie membraneuse de l'urètre, canal dans la partie spongieuse duquel elle déverse sa sécrétion qui contribue à former le sperme.

COWPÉRITE, *s. f.* [angl. ***cowperitis***]. Inflammation des glandes de Cowper.

COWPOX, *s. m.* (anglais). Maladie des pis et des mamelles de la vache due à un poxvirus. Transmise à l'homme, elle est analogue à la *vaccine.*

COXA ADDUCTA, *s. f.* ou ***COXA FLEXA*** *s. f.* V. *coxa vara.*

COXA PLANA, *s. f.* (lat.) [angl. ***coxa plana***]. Déformation de la hanche consécutive à une ostéochondrite juvénile. La tête fémorale est aplatie, le col est raccourci et il existe une légère subluxation.

COXA VALGA, *s. f.* (lat.) [angl. ***coxa valga***]. Déviation du membre inférieur en abduction et rotation externe, due au redressement du col fémoral.

COXA VARA, *s. f.* (lat.) [angl. ***coxa vara***]. Syn. *coxa adducta, coxa flexa.* Déviation du membre inférieur en adduction et rotation interne, par suite de la flexion du col fémoral.

COXAL (os) [angl. ***coxa***]. Nouvelle dénomination de l'os iliaque. Os pair formant avec le sacrum le squelette du bassin, composé de 3 parties : l'ilium (ou ilion), l'ischium (ou ischion) et le pubis.

COXALGIE, *s. f.* [angl. ***coxalgia***]. Tuberculose de l'articulation coxofémorale.

COXARTHRIE ou **COXARTHROSE** *s. f.* [angl. ***coxarthrosis***]. Rhumatisme chronique non inflammatoire de la hanche, survenant après la cinquantaine.

COXIB, *s. m.* [angl. ***coxib***]. Inhibiteur spécifique de la cyclo-oxygénase 2, variété d'anti-inflammatoire non stéroïdien.

COXITE, *s. f.* [angl. ***coxitis***]. Arthrite coxofémorale.

COXOPATHIE, *s. f.* Nom générique des maladies de la hanche.

CPA. V. *cœur pulmonaire aigu.*

CPC. V. *cœur pulmonaire chronique.*

CPK. V. *créatine-phosphokinase.*

CPT. V. *capacité pulmonaire totale.*

Cr. Symbole chimique du *chrome.*

CRAMPE, *s. f.* [angl. ***cramp***]. Contraction involontaire, douloureuse et transitoire d'un muscle ou d'un groupe musculaire.

CRÂNE, *s. m.* [angl. ***skull***]. Partie postéro-supérieure de la tête, surplombant la face. Sa cavité contient l'encéphale et ses enveloppes. Ses parois osseuses comprennent une base et une voûte, supérieure et convexe, recouverte de la galéa et du cuir chevelu. Les *os du crâne* sont le frontal en avant, les 2 pariétaux et temporaux latéralement, en arrière l'occipital, en bas l'ethmoïde et le sphénoïde.

CRANIOPHARYNGIOME, *s. m.* [angl. ***craniopharyngioma***]. Tumeur cérébrale souvent calcifiée, se développant chez l'enfant ou l'adolescent, au-dessus de la selle turcique.

CRANIOPLASTIE, *s. f.* [angl. ***cranioplasty***]. Transport et greffe d'un lambeau ostéo-périostique au niveau d'une brèche faite au crâne, dans le but de faciliter la formation de tissu osseux nouveau.

CRANIOTABÈS, *s. m.* [angl. ***craniotabes***]. Ramollissement des os du crâne, d'origine rachitique, chez les enfants du premier âge.

CRANIOTOMIE, *s. f.* [angl. ***craniotomie***]. Opération consistant à sectionner les os du crâne.

CRÉATINE, *s. f.* [angl. ***creatine***]. Substance azotée présente en particulier dans les muscles, où sa combinaison avec le phosphore constitue une importante réserve d'énergie.

CRÉATINE-KINASE, *s. f.* **(CK)** [angl. ***creatine-kinase***]. Syn. *créatine-phosphokinase.* Enzyme existant uniquement dans les cellules des muscles. Une variété de cette enzyme (isozyme), la *créatine-kinase MB* (CK-MB) n'apparaît dans le sérum qu'en cas de lésion du myocarde.

CRÉATINE-PHOSPHOKINASE, *s. f.* **(CPK)**. V. *créatine-kinase.*

CRÉATINÉMIE, *s. f.* [angl. ***creatinaemia***]. Présence de créatine dans le sang.

CRÉATININE, *s. f.* [angl. ***creatinine***]. Base forte, dérivé cyclisé de la créatine. La clairance de la *c.* endogène sert à mesurer le taux de filtration glomérulaire.

CRÉATININÉMIE, *s. f.* [angl. ***creatininaemia***]. Présence de créatinine dans le sang.

CRÉATININURIE, *s. f.* [angl. ***creatininuria***]. Présence de créatinine dans l'urine.

CRÉATINURIE, *s. f.* [angl. ***creatinuria***]. Présence de créatine dans l'urine.

CRÈCHE, *s. f.* [angl. ***day nursery***]. Établissement destiné à accueillir seulement pendant la journée des nourissons en bonne santé.

CRÉMASTER (muscle) [angl. ***cremaster muscle***]. Muscle élévateur du testicule, situé le long du cordon spermatique.

CRÉMATION, *s. f.* [angl. ***cremation***]. Combustion et réduction en cendres des cadavres.

CRÉMATORIUM, *s. m.* [angl. ***crematorium***]. Partie du funérarium destinée à l'incinération des corps ou crémation.

CRÈME, *s. f.* [angl. ***cream***] (pharmacie). Préparation onctueuse destinée à l'usage externe, comportant une proportion d'eau plus importante que celle de la pommade.

CRÉNOTHÉRAPIE, *s. f.* [angl. ***crenotherapy***]. Application thérapeutique des eaux minérales.

CRÉPITANTS (râles) [angl. ***crepitation***]. Bruits fins, rapides, régulièrement espacés, éclatant en bouffées à la fin de l'inspiration.

CRÉPITATION, *s. f.* [angl. ***crepitation***]. Bruit spécial, produit par le frottement des deux fragments d'un os fracturé (*c. osseuse*) ou par la pression sur un emphysème sous-cutané (*c. neigeuse*).

CRÊTES DE COQ. Expression populaire désignant des végétations vénériennes du sillon balano-préputial.

CRÉTIN, *s. m.* [angl. ***cretin***]. Individu atteint de crétinisme.

CRÉTINISME, *s. m.* [angl. ***cretinism***]. État de l'organisme caractérisé par l'absence à peu près complète des facultés intellectuelles (idiotie), l'arrêt de développement du corps (nanisme) et en particulier des organes génitaux, ainsi que par le ralentissement des diverses fonctions.

CRÉTINOÏDE, *adj.* [angl. ***cretinoid***]. Qui ressemble au crétin. – *état c.* État se rapprochant du crétinisme, mais dans lequel la déchéance physique et intellectuelle est moins marquée.

CREUTZFELDT-JAKOB (maladie de) (Hans C., 1920 ; Alfons J., 1921 ; médecins allemands) [angl. ***Jakob-Creutzfeldt disease***]. Affection survenant vers la cinquantaine, caractérisée *cliniquement* par l'association de troubles psychiques à type de démence, d'un syndrome extrapyramidal avec mouvements anormaux et rigidité, de signes pyramidaux ; *anatomiquement* par une atteinte (destruction des neurones avec gliose astrocytaire) du cortex cérébral, des corps striés et du thalamus. Elle *évolue* vers la mort en quelques mois. L'agent responsable de la maladie, transmissible expérimentalement au chimpanzé, est un prion. On classe cette affection parmi les encéphalopathies subaiguës spongiformes transmissibles (v. ce terme).

CREVASSE, *s. f.* (populaire). V. *gerçure.*

CRF. V. *capacité résiduelle fonctionnelle.*

CRICOÏDE, *adj.* [angl. ***cricoid***]. En forme d'anneau, annulaire. – *cartilage c.* Cartilage impair et annulaire du larynx, situé sous le cartilage thyroïde.

CRIMINALISTIQUE, *s. f.* [angl. ***criminalistics***]. Ensemble des techniques destinées à identifier l'auteur ou la victime d'un crime.

CRISE, *s. f.* [angl. ***crisis***]. 1° Changement rapide qui se produit dans l'état d'un malade et qui annonce presque toujours la guérison. – 2° Accident subit survenant en bonne santé apparente.

CRISTALLIN, *s. m.* [angl. ***lens***]. Lentille biconvexe transparente située dans le bulbe oculaire entre, en arrière le corps vitré et en avant l'iris. Ses variations de courbure permettent l'accommodation.

CRITIQUE, *adj.* [angl. ***critical***]. Qui a rapport à la crise d'une maladie. – *âge c.* Époque de la ménopause.

CROISEMENT (signe du) [angl. ***Gunn's crossing sign***]. Disparition apparente des veines de la rétine au point où elles sont croisées par des artères, indice d'artériosclérose rétinienne.

CROSSECTOMIE, *s. f.* Résection de la crosse de la saphène interne.

CROSSING-OVER, *s. m.* (anglais). V. *enjambement*.

CROUP, *s. m.* [angl. ***laryngial diphtheria***]. Diphtérie laryngée.

CROUPAL, E, *adj.* [angl. ***croupous***]. 1° Qui dépend du croup. – 2° Qui rappelle le croup par l'existence de fausses membranes.

CRP. V. *protéine C réactive*.

CRUENTÉ, E, *adj.* [angl. ***bleeding***]. Saignant.

CRURAL, E, *adj.* [angl. ***crural***]. Relatif à la cuisse.

CRURALGIE, *s. f.* Douleur siégeant à la cuisse ; névralgie crurale.

CRYANESTHÉSIE, *s. f.* [angl. ***cryanaesthesia***]. Anesthésie au froid.

CRYOBIOLOGIE, *s. f.* [angl. ***cryobiology***]. Étude du comportement des tissus vivants aux très basses températures.

CRYOCAUTÈRE, *s. m.* [angl. ***cryocautery***]. Appareil en forme de cautère, utilisant, dans un but thérapeutique, le froid obtenu par l'évaporation de CO_2 solide.

CRYOCHIRURGIE, *s. f.* [angl. ***cryosurgery***]. Utilisation du froid au cours d'une intervention chirurgicale, en particulier en urologie et en ophtalmologie.

CRYODESSICCATION, *s. f.* V. *lyophilisation*.

CRYOGLOBULINÉMIE, *s. f.* [angl. ***cryoglobulinaemia***]. Présence dans le plasma sanguin d'une ou de plusieurs gammaglobulines (cryoglobulines), appartenant presque toujours au groupe des IgG ou des IgM, qui précipitent par refroidissement et se dissolvent par réchauffement.

CRYOPATHIE, *s. f.* [angl. ***cryopathy***]. Terme désignant l'ensemble des affections provoquées par le froid.

CRYOTHÉRAPIE, *s. f.* [angl. ***cryotherapy***]. Applications thérapeutiques du froid.

CRYPTE, *s. f.* [angl. ***crypt***]. Petit diverticule tubulaire.

CRYPTITE, *s. f.* [angl. ***cryptitis***]. Inflammation d'une crypte.

CRYPTOCOCCOSE, *s. f.* [angl. ***cryptococcosis***]. Affection grave provoquée par le développement d'une levure, *Cryptococcus neoformans,* dans la peau, les poumons, les os et l'axe cérébrospinal.

CRYPTORCHIDIE, *s. f.* [angl. ***cryptorchidia***]. Absence des deux testicules dans les bourses, par suite de l'arrêt de leur migration dans l'abdomen.

CUBITUS VALGUS, *s. m.* (lat.) [angl. ***cubitus valgus***]. Exagération de la légère abduction que présente normalement l'avant-bras.

CUBITUS VARUS, *s. m.* (lat.) [angl. ***cubitus varus***]. Déformation de la région du coude portant l'avant-bras en adduction.

CUBOÏDE, *adj.* [angl. ***cuboid***]. En forme de cube. P. ex. les 3 os *c.* du tarse.

CUILLER ou **CUILLÈRE,** *s. f.* Par analogie avec l'ustensile de table, instrument ou partie d'instrument en ayant la forme. – *c. du forceps*.

CUIR CHEVELU [angl. ***scalp***]. Peau du crâne.

CUISSARD, *s. m.* [angl. ***socket***]. Dispositif s'adaptant à la cuisse, destiné à la protéger ou bien à fixer une orthèse ou une prothèse.

CUISSE, *s. f.* [angl. ***thigh***]. Segment proximal du membre inférieur s'étendant de la hanche au genou.

CULDOCENTÈSE, *s. f.* [angl. ***culdocentesis***]. Ponction du cul-de-sac de Douglas.

CULDOSCOPIE, *s. f.* V. *pélycoscopie.*

CULEX, *s. m.* [angl. ***Culex***]. Genre de moustique de la famille des Culicidés.

CULOT URINAIRE. V. *urocytogramme.*

CUNÉIFORME, *adj.* [angl. ***cuneiform***]. En forme de coin. P. ex. *cartilage c. du larynx* ; les os *c. du tarse.*

CUPRÉMIE, *s. f.* [angl. ***cupraemia***]. Présence de cuivre dans le sang.

CUPRORRACHIE, *s. f.* [angl. ***cuprorrhachia***]. Présence de cuivre dans le liquide céphalorachidien.

CUPULE DIGITALIQUE (électrocardiographie). Déformation curviligne à concavité supérieure de l'espace ST, signe fréquent d'imprégnation digitalique.

CURAGE, *s. m.* V. *curetage.*

CURARE, *s. m.* [angl. ***curare***]. Mélange d'alcaloïdes utilisé par les chasseurs primitifs sud-américains qui en enduisent leurs pointes de flèches pour paralyser leurs proies. Le principe actif, la *D-tubocurarine*, est un myorésolutif. V. *curarisation.*

CURARISANT, E, *adj.* [angl. ***curarising***]. Se dit des substances qui, agissant comme le curare, suppriment l'action des nerfs moteurs sur les muscles.

CURARISATION, *s. f.* [angl. ***curarization***]. Emploi thérapeutique des médicaments curarisants pour obtenir le relâchement des muscles striés. V. *myorésolutif.*

CURATELLE, *s. f.* Régime de protection des incapables majeurs où le sujet est assisté d'un curateur dont l'adhésion est nécessaire aux initiatives comportant un acte « de disposition », p. ex. une transaction immobilière ou un emprunt.

CURE, *s. f.* [angl. ***cure***]. Traitement et, plus particulièrement, traitement heureux. – *c. radicale.* Opération destinée à remédier d'une façon complète et définitive à une déformation ou à une lésion. – *c. thermale.* Emploi thérapeutique des eaux chaudes. Par extension, des eaux minérales. V. *thermalisme.*

CURETAGE ou **CURETTAGE**, *s. m.* [angl. ***curettage***]. Syn. *curage.* Opération qui consiste à dépouiller avec le doigt (*curage*) ou avec un instrument (*curetage*), une cavité des produits qu'elle peut contenir.

CURETTE, *s. f.* Instrument servant au curettage.

CURIE, *s. m.* (Symbole Ci) [angl. ***curie***]. Unité de radioactivité dans le système international remplacée par le becquerel.

CURIETHÉRAPIE, *s. f.* [angl. ***brachytherapy***]. Syn. *radiumthérapie.* Emploi thérapeutique du radium.

CUSHING (maladie et syndrome de) (Harvey C., 1869-1939, chirurgien américain) [angl. ***Cushing's disease or syndrome***]. Syndrome survenant surtout chez la femme jeune, caractérisé par une obésité, une hypertension artérielle, une ostéoporose, une insuffisance génitale, des vergetures pourpres et une hyperglycémie. Il est dû à l'hypersécrétion des hormones glycocorticoïdes du cortex surrénal. Celle-ci provient soit d'un excès d'ACTH, lié à une *affection neuro-hypophysaire*, c'est la *maladie de Cushing* ; soit d'une *tumeur corticosurrénale* : c'est le *syndrome de Cushing* qui peut être aussi la conséquence d'un long traitement par les corticoïdes.

CUSHINGOÏDE *adj.* [angl. ***Cushing-like***]. Qui ressemble à la maladie de Cushing.

CUSPIDE, *s. f.* [angl. ***cusp***]. Pointe aiguë et allongée. P. ex. *c. dentaire, c. des valves cardiaques.*

CUTIRÉACTION, *s. f.* [angl. ***cutireaction***]. Réaction cutanée inflammatoire survenant au point où l'on a déposé, après une légère scarification, une très petite quantité d'un antigène, quand le sujet lui est sensibilisé. – *c.* pratiquée à la tuberculine.

CV. 1° (pneumologie). Capacité vitale. – 2° (ophtalmologie). Champ visuel.

CYANOCOBALAMINE, *s. f.* [angl. ***cyanocobalamin***]. Variété de vitamine B12. V. *Biermer (anémie ou maladie de).*

CYANOGÈNE, *adj.* Qui produit la cyanose.

CYANOSE, *s. f.* [angl. ***cyanosis***]. Coloration bleue des téguments due à l'augmentation, dans le sang capillaire, de l'hémoglobine réduite dont le taux dépasse 5 g par 100 mL.

CYANOSÉ, E, *adj.* [angl. ***cyanosed***]. Se dit de la couleur bleu violacé présentée par la face, les lèvres, etc., en cas de gêne importante de l'hématose. – *s. m.* Malade atteint de cyanose.

CYCLIQUE, *adj.* [angl. ***cyclic***]. Se dit d'une maladie dont l'évolution passe par des étapes successives.

CYCLITE, *s. f.* [angl. ***cyclitis***]. Inflammation du corps ciliaire de l'œil.

CYCLODIATHERMIE, *s. f.* [angl. ***cyclodiathermy***]. Destruction par diathermie d'une partie du corps ciliaire, dans le but de traiter le glaucome.

CYCLODUCTION, *s. f.* [angl. ***cycloduction***]. Mouvement rotatoire de l'œil autour de l'axe antéro-postérieur.

CYCLOSPORINE, *s. f.* ou **CICLOSPORINE,** *s. f.* [angl. ***cyclosporin***]. Polypeptide immunosuppresseur d'origine fongique.

CYCLOTHYMIE, *s. f.* [angl. ***cyclothymia***]. Anomalie psychique caractérisée par des alternances de périodes d'excitation et de dépression mélancolique.

CYLINDRAXE, *s. m.* V. *neurone.*

CYLINDRES URINAIRES [angl. ***urinary casts***]. Petits cylindres microscopiques de substance protéique, qui se produisent dans les tubes urinifères et en prennent la forme. On les trouve dans les urines. On décrit des *cylindres amorphes* et des *cylindres* constitués par des *éléments figurés.*

CYLINDRURIE, *s. f.* [angl. ***cylindruria***]. Présence dans les urines de cylindres d'origine rénale.

CYPHOSCOLIOSE, *s. f.* [angl. ***kyphoscoliosis***]. Double déviation de la colonne vertébrale à convexité postérieure et latérale.

CYPHOSE, *s. f.* [angl. ***kyphosis***]. Déviation de la colonne vertébrale à convexité postérieure.

CYS. Symbole de la *cystéine.*

CYSTADÉNOME, *s. m.* [angl. ***cystadenoma***]. Tumeur bénigne développée aux dépens d'un parenchyme glandulaire et creusée de cavités kystiques.

CYSTALGIE, *s. f.* [angl. ***cystalgia***]. Névralgie de la vessie.

CYSTECTASIE, *s. f.* [angl. ***cystectasia***]. Dilatation de la vessie.

CYSTECTOMIE, *s. f.* [angl. ***cystectomy***]. Résection totale ou partielle de la vessie.

CYSTÉINE, *s. f.* (Symbole Cys ou C) [angl. ***cysteine***]. Acide aminé soufré non essentiel constituant des protéines. V. *cystine.*

CYSTICERCOSE, *s. f.* [angl. ***cysticercosis***]. Maladie causée par le développement de cysticerques dans l'organisme et en particulier de la larve de *Tænia solium.*

CYSTICERQUE, *s. m.* [angl. ***cysticercus***]. Nom des tænias vésiculaires pendant le stade de leur évolution qui succède à l'état larvaire.

CYSTICITE, *s. f.* Inflammation du canal cystique.

CYSTINE, *s. f.* [angl. ***cystine***]. Acide aminé soufré formé de deux molécules de cystéine.

CYSTIQUE, *adj.* [angl. ***cystic***]. Qui appartient à la vessie ou à la vésicule biliaire. – *conduit c.* Segment de la voie biliaire accessoire reliant la vésicule à la voie biliaire principale.

CYSTITE, *s. f.* [angl. ***cystitis***]. Inflammation de la vessie.

CYSTOCÈLE, *s. f.* [angl. ***cystocele***]. Hernie de la vessie.

CYSTOGRAPHIE, *s. f.* [angl. ***cystography***]. Radiographie de la vessie remplie d'une substance opaque aux rayons X.

CYSTOMANOMÉTRIE, *s. f.* V. *cystométrie.*

CYSTOMÉTRIE, *s. f.* [angl. ***cystometry***]. Syn. *cystomanométrie.* Mesure de la capacité et de diverses pressions vésicales lorsqu'on la remplit progressivement avec de l'eau.

CYSTOPEXIE, *s. f.* [angl. ***cystopexy***]. Fixation de la paroi antérieure de la vessie à la paroi abdominale au-dessus de la symphyse pubienne.

CYSTOPLASTIE, *s. f.* [angl. ***cystoplasty***]. Opération ayant pour but de réparer la vessie.

CYSTOPLÉGIE, *s. f.* [angl. ***cystoplegia***]. Paralysie de la vessie.

CYSTOSCOPE, *s. m.* [angl. ***cystoscope***]. Instrument qui permet, après cathétérisme de l'urètre, de regarder dans la vessie en éclairant sa cavité.

CYSTOSCOPIE, *s. f.* [angl. ***cystoscopy***]. Examen de la vessie à l'aide du cystoscope.

CYTOCHIMIE, *s. f.* [angl. ***cytochemistry***]. Ensemble des réactions chimiques intracellulaires.

CYTOCHROME, *s. m.* [angl. ***cytochrome***]. Pigment protéique contenant du fer et jouant un rôle essentiel dans la respiration cellulaire.

CYTOCINÈSE ou **CYTOKINÈSE,** *s. f.* [angl. ***cytokinesis***]. Modifications cytoplasmiques survenant pendant la mitose ou la méiose.

CYTODIAGNOSTIC, *s. m.* [angl. ***cytodiagnosis***]. Recherche des diverses formes cellulaires normales ou pathologiques trouvées dans les liquides organiques ou recueillies par raclage d'une lésion.

CYTOKINE, *s. f.* [angl. ***cytokine***]. Protéine sécrétée par une cellule et allant se fixer sur une autre cellule. Les *c.* se différencient des hormones, secrétées par des cellules groupées en organes (les glandes endocrines) et agissant toujours à distance. En effet, les *c.* ont une action locale et interviennent dans les phénomènes d'inflammation et d'immunité ; d'autres sont des facteurs de croissance hématopoïétique ou possèdent des propriétés antivirales. P. ex. *lymphokine, monokine, interleukine.* V. ces termes.

CYTOLOGIE, *s. f.* [angl. ***cytology***]. Étude de la cellule considérée au point de vue de sa constitution intime, de sa forme et de son évolution.

CYTOLYSE, *s. f.* [angl. ***cytology***]. Dissolution ou destruction des cellules.

CYTOMÉGALOVIRUS, *s. m.* **(CMV).** Virus à ADN de la famille des *Herpèsviridés*, responsable de la maladie des inclusions cytomégaliques et, au cours du sida, de rétinites.

CYTOPATHIE, *s. f.* [angl. ***cytopathy***]. Maladie de la cellule ou de ses constituants.

CYTOPATHOGÈNE, *adj.* [angl. ***cytopathogenetic***]. Qui provoque un état pathologique de la cellule.

CYTOPATHOLOGIE, *s. f.* [angl. ***cytopathology***]. Étude des maladies de la cellule.

CYTOPÉNIE, *s. f.* [angl. ***cytopenia***]. Diminution du nombre des cellules.

CYTOPONCTION, *s. f.* [angl. ***fine needle biopsy***]. Prélèvement cellulaire effectué à la seringue et avec une aiguille fine, au niveau d'un tissu ou d'un organe.

CYTOSQUELETTE, *s. m.* [angl. ***cytoskeleton***]. Ensemble de filaments d'actine qui forment l'armature de la cellule et lui donnent sa forme, sa plasticité et sa mobilité.

CYTOSTATIQUE, *adj.* [angl. ***cytostatic***]. Qui arrête la multiplication des cellules.

CYTOTOXICITÉ, *s. f.* [angl. ***cytotoxicity***]. Pouvoir destructeur envers les cellules.

CYTOTROPE, *adj.* [angl. ***cytotropic***]. Qui a de l'affinité pour les cellules.

D

d. 1° Symbole de *dalton*. – 2° Symbole de *déci*.

da. Symbole de *déca*.

DACRYADÉNITE ou **DACRYOADÉNITE,** *s. f.* [angl. ***dacryadenitis***]. Inflammation de la glande lacrymale.

DACRYOCYSTITE, *s. f.* [angl. ***dacryocystitis***]. Inflammation du sac lacrymal.

DACRYOGÈNE, *adj.* [angl. ***dacryogenic***]. Mot préférable à *lacrymogène* ; v. ce terme.

DACRYOLITHE, *s. m.* [angl. ***dacryolith***]. Calcul formé dans les conduits lacrymaux.

DACTYLOGRAMME, *s. m.* [angl. ***dactylogram***]. Empreinte digitale. V. *dactyloscopie*.

DACTYLOPHASIE, *s. f.* [angl. ***dactylophasia***]. Procédé employé par les sourds-muets pour communiquer entre eux et dans lequel les sons se trouvent remplacés par les mouvements des doigts.

DACTYLOSCOPIE, *s. f.* [angl. ***dactyloscopy***]. Étude des empreintes digitales destinée à l'identification des individus.

DAKIN (liqueur ou **soluté de)** (Henry D., 1880-1952, pharmacien américain) [angl. ***Dakin's fluid***]. Liquide antiseptique de couleur rosée à base d'eau de Javel.

DALIBOUR (eau de) (Jacques D., chirurgien français au 18e siècle). Solution aqueuse antiseptique à base de sulfate de zinc et de sulfate de cuivre.

DALTON, *s. m.* (Symbole d) (John D., 1766-1844, chimiste britannique) [angl. ***dalton***]. Unité de masse moléculaire égale à celle d'un atome d'hydrogène.

DALTONIEN, NE, *adj.* (John Dalton, 1766-1844, chimiste britannique). Se dit d'un sujet atteint de *daltonisme*.

DALTONISME, *s. m.* (John Dalton, 1766-1844, chimiste britannique) [angl. ***daltonism***]. Trouble de la vue héréditaire qui consiste dans l'abolition de la perception de certaines couleurs, généralement le rouge et le vert.

DARWINISME, *s. m.* (Charles Darwin, 1809-1882, naturaliste britannique) [angl. ***darwinism***]. Théorie qui explique le *transformisme* par la sélection naturelle due à la lutte pour l'existence.

DASS. Abréviation de *Direction des affaires sanitaires et sociales*. V. *action sanitaire et sociale*.

DAVIER, *s. m.* [angl. ***dental forceps***]. Pince très solide ayant de longs bras de levier et des mors très courts, utilisée en chirurgie osseuse et dans la pratique de l'art dentaire.

DC. Abréviation de *Dénomination commune*. Ce peut être une DC internationale (DCI) ou une DCF (DC française publiée à la Pharmacopée française).

DCEM. Deuxième cycle d'études médicales. Il dure quatre ans et fait suite au PCEM.

DCI. Abréviation de *Dénomination commune internationale*.

DCSSA. Direction centrale du service de santé des armées.

DDB. V. *dilatation des bronches.*

DDC. V. *didéoxycytidine.*

DDI. V. *didéoxyinosine.*

DDT. V. *dichloro-diphényl-trichloréthane.*

DÉAMBULATEUR, *s. m.* V. *ambulateur.*

DÉAMBULATION, *s. f.* [angl. ***deambulation***]. Action de se promener. Marche sans but défini. V. *démarche, marche, ambulation.*

DÉBILE, *adj.* [angl. ***weak***]. Qui est atteint d'une des formes de débilité.

DÉBILITÉ, *s. f.* [angl. ***debility***]. Manque de force. – *d. intellectuelle.* Degré le moins accentué d'arriération mentale. Il comporte un retard intellectuel moins profond que l'idiotie et l'imbécillité. – *d. mentale.* Nom donné à un certain genre de fausseté de jugement s'exerçant quel que soit le degré des acquisitions intellectuelles. La *d. m.* correspond à ce qu'on appelle dans le langage courant la *sottise.*

DÉBIT CARDIAQUE (Symbole Q ou Qc) [angl. ***cardiac output***]. Quantité de sang propulsée par chaque ventricule du cœur en une minute (5,5 L en moyenne).

DÉBIT-MINUTE, *s. m.* V. *Addis-Hamburger (technique d').*

DÉBRIDEMENT, *s. m.* [angl. ***debridement***]. Opération supprimant l'étranglement d'un organe en sectionnant la bride qui le comprime.

DÉCALCIFICATION, *s. f.* [angl. ***decalcification***]. Diminution de la quantité de calcium contenue dans le squelette.

DÉCALVANT, E, *adj.* [angl. ***decalvant***]. Qui provoque la chute des cheveux.

DÉCANULATION, *s. f.* [angl. ***decanulation***]. Enlèvement d'une canule.

DÉCARBOXYLATION, *s. f.* [angl. ***decarboxilation***]. Élimination d'une molécule de CO_2 au cours de la dégradation, dans l'organisme, des substances alimentaires.

DÉCÈS, *s. m.* [angl. ***death***]. Mort.

DÉCHETS D'ACTIVITÉS DE SOINS [angl. ***care rubbish***]. Résidus de matériels souillés, infectés, toxiques, périmés, radioactifs, piquants ou tranchants, provenant des diverses variétés de soins et dont l'élimination doit se faire selon des règles de sécurité et d'hygiène précises.

DÉCHOQUAGE, *s. m.* Traitement du choc.

DÉCIBEL, *s. m.* ou **dB** [angl. ***decibel***]. Sous-multiple du *bel,* employé plus couramment que le *bel.* Unité logarithmique d'intensité sonore.

DÉCIDUAL, E, *adj.* [angl. ***decidual***]. Qui concerne la caduque, c'est-à-dire la portion de la muqueuse utérine qui, après l'accouchement, sera expulsée avec le placenta.

DÉCLAMPAGE, *s. m.* Ablation d'un clamp.

DÉCLARATION OBLIGATOIRE (maladies à). Ce sont en France : **1)** des affections justiciables de mesures exceptionnelles au niveau national ou international : choléra, peste, variole, fièvre jaune, rage, typhus exanthématique, fièvres hémorragiques africaines ; **2)** d'autres affections relevant de mesures à l'échelon local : rougeole, charbon, saturnisme de l'enfant mineur, fièvres typhoïde et paratyphoïde, tuberculose, tétanos, poliomyélite antérieure aiguë, diphtérie, méningite cérébrospinale à méningocoques et méningococcémies, toxi-infections alimentaires collectives, botulisme, paludisme autochtone et d'importation dans les départements d'outre-mer, légionelloses, infection par le VIH quel que soit le stade, brucellose, tularémie, l'hépatite B, suspicion de maladie de Creutzfeldt-Jakob, et autres encéphalopathies subaiguës spongiformes transmissibles humaines, listériose. V. *quarantenaire (maladie).*

DÉCLIVE, *adj.* [angl. ***declive***]. Se dit du point le plus bas d'une plaie, d'un épanchement ou d'une partie quelconque du corps.

DÉCOCTION, *s. f.* [angl. ***decoction***]. 1° Ébullition dans un liquide, de substances médicamenteuses dont on veut extraire les principes actifs. – 2° Syn. *décocté.* Liquide résultant de cette opération.

DÉCOLLEMENT DE LA RÉTINE (ou **D. RÉTINIEN)** [angl. ***retinal detachment***]. Affection due au clivage des deux feuillets de la rétine, l'externe et l'interne avec interposition de liquide.

DÉCOMPENSATION, *s. f.* [angl. ***decompensation***]. Rupture de l'équilibre réalisé par la compensation.

DÉCOMPENSÉ, E, *adj.* [angl. ***decompensated***]. Se dit d'une lésion dont les effets nuisibles se manifestent à la suite de la rupture de l'équilibre réalisé jusque-là par la compensation.

DÉCONDITIONNEMENT, *s. m.* Abolition d'un réflexe conditionné.

DÉCONTAMINATION, *s. f.* [angl. ***decontamination***]. Action de débarrasser un objet, une personne ou un local de souillures infectantes, toxiques ou radioactives.

DÉCONTRACTION, *s. f.* [angl. ***relaxation***]. Relâchement du muscle succédant à la contraction.

DÉCORTICATION, *s. f.* [angl. ***decortication***]. 1° Séparation chirurgicale d'un organe et de son enveloppe fibreuse. – 2° Ablation des couches superficielles d'un organe.

DÉCOURS, *s. m.* [angl. ***decrement***]. Période de déclin d'une maladie.

DÉCRÉMENT, *s. m.* [angl. ***decrement***]. Diminution, raccourcissement. V. *incrément*.

DÉCRÉMENTIEL, LE, *adj.* [angl. ***decremental***]. Décroissant.

DÉCUBITUS, *s. m.* [angl. ***decubitus***]. Attitude du corps reposant sur un plan horizontal.

DÉCUSSATION, *s. f.* [angl. ***decussation***]. 1° Croisement en X. – 2° (neurologie). Franchissement de la ligne médiane par certains faisceaux nerveux.

DÉFÉCATION, *s. f.* [angl. ***defecation***]. 1° Expulsion des fèces par l'extrémité inférieure du rectum. – 2° Séparation des sédiments qui se forment dans un liquide et décoloration de ce dernier.

DÉFÉRENT (conduit) [angl. ***ductus deferent***]. Syn. *canal déférent*. Portion des voies spermatiques comprise entre l'épididyme et la vésicule séminale.

DÉFÉRENTITE, *s. f.* [angl. ***deferentitis***]. Inflammation des conduits déférents.

DÉFÉRENTOGRAPHIE, *s. f.* [angl. ***deferentography***]. Radiographie avec injection d'un produit opaque dans le conduit déférent.

DÉFERVESCENCE, *s. f.* [angl. ***defervescence***]. Diminution ou disparition complète de la fièvre.

DÉFIBRILLATEUR, TRICE, *adj.* [angl. ***defibrillator***]. Qui supprime la fibrillation. – *s. m.* Appareil employé pour arrêter la fibrillation cardiaque au moyen d'un *choc électrique*. Certains *d.*, dits *semi-automatiques* (DSA), peuvent être mis à la disposition de personnes entraînées, dans divers lieux publics. Il existe enfin des *d.* implantables destinés à traiter des troubles du rythme ventriculaires particulièrement graves et rebelles.

DÉFIBRILLATION, *s. f.* [angl. ***defibrillation***]. Suppression d'une fibrillation musculaire.

DÉFIBRINATION, *s. f.* [angl. ***defibrination***]. Disparition de la fibrine du sang, qui devient incoagulable.

DÉFICIENCE, *s. f.* [angl. ***deficiency***]. Insuffisance, épuisement.

DÉFLEXION, *s. f.* [angl. ***deflexion***]. 1° Extension de la tête du fœtus pendant l'accouchement. – 2° (électrocardiographie). Déviation du tracé au-dessus ou au-dessous de la ligne isoélectrique, pendant le passage du courant cardiaque.

DÉFLORATION, *s. f.* [angl. ***defloration***]. Action d'enlever à une fille sa virginité.

DÉFORMATION, *s. f.* [angl. ***deformity***]. Anomalie acquise d'une partie du corps. V. *malformation*.

DÉFOULEMENT, *s. m.* Retour dans le conscient de souvenir, d'idée ou d'émotion jusque-là refoulés dans le subconscient (v. *refoulement*).

DÉFRÉNATION, *s. f.* Section des nerfs dépresseurs de la tension artérielle ou bien énervation des zones vasosensibles aortiques et sinucarotidiennes.

DÉGAGEMENT, *s. m.* [angl. ***disengagement***] (obstétrique). Ensemble des évolutions qui permettent à la présentation fœtale de franchir le détroit inférieur et l'orifice vulvaire.

DÉGÉNÉRATION, *s. f.* V. *dégénérescence*.

DÉGÉNÉRESCENCE, *s. f.* [angl. ***degeneration***]. Syn. *dégénération*. Dégradation totale ou partielle d'un organisme. En anatomie pathologique, modification d'un tissu ou d'un organe dont les cellules se transforment en ou sont infiltrés par une substance inerte.

DÉGÉNÉRESCENCE HÉPATO-LENTICULAIRE [angl. ***hepatolenticular degeneration***]. Affection héréditaire, apparaissant chez des adolescents et caractérisée par la dégénérescence des noyaux gris centraux du cerveau ; par une atteinte hépatique, évoluant parfois vers la cirrhose ; par des troubles pigmentaires dont le principal est le cercle cornéen de Kayser-Fleischer et par des troubles importants du métabolisme du cuivre.

DÉGLOBULISATION, *s. f.* Diminution du nombre des globules rouges du sang.

DÉGLUTITION, *s. f.* [angl. ***swallowing***]. Action d'avaler.

DÉGRANULATION, *s. f.* [angl. ***degranulation***]. Disparition des granulations contenues dans le protoplasme cellulaire.

DEGRÉ CELSIUS (Symbole °C) (Anders C., 1701-1744, savant suédois) [angl. ***Celsius degree***]. Syn. ancien : *degré centigrade.* Unité de mesure de température égale au centième de la différence entre la température de l'eau bouillante (100 °C) et celle de la glace fondante (0 °C).

DEGRÉ CENTIGRADE. V. *degré Celsius.*

DEGRÉ FAHRENHEIT (Symbole °F) (Gabriel F. 1686-1736, physicien allemand) [angl. ***Fahrenheit degree***]. Unité britannique de mesure de la température. Pour convertir une température exprimée en degrés F en degrés C, il convient de soustraire 32 et de multiplier par 5/9.

DÉHYDRASE, *s. f.* V. *déshydrase.*

DEI. Diplôme d'État d'infirmier(ère). V. ce terme.

DÉLÉTÈRE, *adj.* [angl. ***deleterious***]. Dangereux, nuisible, toxique.

DÉLÉTION, *s. f.* [angl. ***deletion***]. Amputation, perte, disparition : – 1° (biologie moléculaire) d'un fragment moléculaire. – 2° (génétique) d'un segment de chromosome.

DÉLIRE, *s. m.* [angl. ***delirium***]. Désordre des facultés intellectuelles caractérisé par une suite d'idées erronées, choquant l'évidence, inaccessibles à la critique.

DELIRIUM TREMENS (lat.) [angl. ***delirium tremens***]. Délire alcoolique aigu accompagné d'agitation et de tremblement. Il évolue de façon paroxystique, en quelques jours et s'accompagne de fièvre, de sueurs et de déshydratation.

DÉLIVRANCE, *s. f.* [angl. ***placental stage***]. Expulsion naturelle ou extraction des annexes du fœtus (cordon, placenta, membranes).

DELTA [angl. ***delta***]. Quatrième lettre de l'alphabet grec (δ) : d.

DELTACORTISONE, *s. f.* [angl. ***deltacortisone***]. Syn. *prednisone.* Composé stéroïde de synthèse, obtenu par déshydrogénation de la cortisone.

DELTA-HYDROCORTISONE, *s. f.* [angl. ***deltahydrocortisone***]. Syn. *prednisolone.* Composé stéroïde de synthèse, obtenu par déshydrogénation de l'hydrocortisone.

DELTOÏDE, *adj.* [angl. ***deltoid***]. En forme de delta, triangulaire. – *muscle d.* Muscle formant l'arrondi de l'épaule, puissant abducteur du bras.

DÉMARCHE, *s. f.* [angl. ***gait***]. Manière de marcher.

DÉMARCHE DE SOINS INFIRMIERS [angl. ***care process***]. Processus d'analyse de situation ou de résolution de problèmes adapté aux soins. La spécificité de la démarche de soins tient au fait qu'elle s'inscrit dans une dimension relationnelle. Le but est de dispenser des soins adaptés à une personne et à ses besoins.

DÉMARCHE EN SANTÉ COMMUNAUTAIRE [angl. ***community health process***]. Processus concernant une population donnée associée à l'opération et destiné à tenter de résoudre un problème sanitaire relatif à cette population.

DÉMARCHE EN SANTÉ PUBLIQUE [angl. ***public health process***]. Processus concernant la population en général et destiné à tenter de résoudre un problème sanitaire relatif à cette population.

DÉMENCE, *s. f.* [angl. ***dementia***]. Diminution importante et irréversible des facultés intellectuelles. C'est une altération de la mémoire, de la pensée abstraite, du jugement et de la personnalité. Parmi les *d.* séniles et préséniles, on distingue les *d.* dégénératives (maladies d'Alzheimer et de Pick) et les *d.* vasculaires ou artériopathiques.

DÉMINÉRALISATION, *s. f.* [angl. ***demineralization***]. Élimination d'une quantité exagérée de substances minérales, essentiellement phosphore et calcium.

DEMI-VIE, *s. f.* [angl. ***half-life***]. Temps nécessaire pour que la moitié de la quantité d'une substance introduite dans l'organisme en soit éliminée.

DÉMOGRAPHIE, *s. f.* [angl. ***demography***]. Application des statistiques à l'étude collective de l'homme. Elle étudie l'état et les mouvements de la population.

DÉMYÉLINISATION, *s. f.* [angl. ***demyelinization***]. Disparition de la gaine de myéline qui entoure le cyclindraxe d'une fibre nerveuse.

DENDRITE, *s. m.* V. *neurone.*

DÉNERVATION, *s. f.* [angl. ***denervation***]. 1° Ablation des nerfs. – 2° Perte de l'innervation physiologique.

DENGUE, *s. f.* [angl. ***dengue***]. Maladie endémo-épidémique provoquée par un arbovirus inoculé par un moustique, caractérisée par un début brutal, des douleurs musculaires et articulaires, une température oscillant autour de 38 °C avec rémission vers le 4e jour. Après une recrudescence fébrile avec exanthème, la guérison est de règle. La *d.* hémorragique est de pronostic plus réservé.

DÉNOMINATION COMMUNE INTERNATIONALE (DCI) [angl. ***International Nonproprietary Name, INN***]. Terme désignant une préparation pharmaceutique précise et homologuée par l'Organisation mondiale de la Santé.

DENSITOMÉTRIE, *s. f.* [angl. ***densitometry***]. Mesure de la densité, optique en particulier.

DENT, *s. f.* [angl. ***tooth*** ; *pl.* ***teeth***]. Petit organe dur et blanchâtre destiné à broyer les aliments, implanté sur le rebord alvéolaire du maxillaire et de la mandibule. La *d.* comporte une racine implantée dans l'os et une couronne qui en émerge. – *d. de lait.* 20 dents temporaires de l'enfant qui tomberont et seront remplacées à partir de 7 ans par des *d. permanentes* : il en existe 32 (2 incisives, 1 canine, 2 prémolaires et 3 molaires par demi-mâchoire). – *d. de sagesse.* 3e molaire d'apparition tardive. – *d. de l'axis.* V. *axis.*

DENTAIRE (art). Odontologie.

DENTAIRE (formule). Numérotation des dents. Voir l'illustration.

DENTINE, *s. f.* [angl. ***dentin***]. Syn. *ivoire.* Tissu blanchâtre constituant la dent.

DENTISTE, *s. m.* ou *f.* [angl. ***dentist***]. Syn. *odontologiste.* Personne diplomée pratiquant l'art dentaire, c'est-à-dire soignant les dents et les structures anatomiques voisines.

DENTITION, *s. f.* [angl. ***teething***]. Formation des dents. V. *denture.*

DENTOME, *s. m.* [angl. ***dentoma***]. Syn. *odontome, paradentome.* Tumeur bénigne de la dent adulte, dont elle reproduit la structure histologique.

DENTURE, *s. f.* [angl. ***dentition***]. Ensemble des dents naturelles, considéré à un moment déterminé. – *d. lactéale.* Ensemble des dents de lait. V. *dentition.*

DÉNUDATION, *s. f.* [angl. ***denudation***]. Action de mettre à nu, d'exposer.

DÉNUTRITION, *s. f.* [angl. ***denutrition***]. Trouble de la nutrition caractérisé par l'excès de la désassimilation sur l'assimilation.

DENVER (classification de) (ville du Colorado, USA) [angl. ***Denver nomenclature***]. Classification des 23 paires de chromosomes humains d'après leur taille et la position de leur centromère.

DÉONTOLOGIE, *s. f.* [angl. ***deontology***]. Partie de la médecine qui traite des devoirs des médecins.

DÉPARTEMENT, *s. m.* [angl. ***department***]. Structure hospitalière constituée d'au moins trois unités fonctionnelles (v. ce terme).

DÉPENDANCE, *s. f.* V. *pharmacodépendance.*

DÉPERSONNALISATION, *s. f.* Impression de ne plus être soi-même.

DÉPIGMENTATION, *s. f.* [angl. ***depigmentation***]. Perte de coloration.

DÉPILATION, *s. f.* [angl. ***depilation***]. Chute des poils.

DÉPISTAGE, *s. m.* [angl. ***screening***]. Recherche de certaines affections inapparentes, par des examens effectués systématiquement dans des collectivités.

DÉPLÉTIF, VE, *adj.* Qui diminue la masse de liquide contenue dans l'organisme.

DÉPLÉTION, *s. f.* [angl. ***depletion***]. Diminution de la quantité de liquide, et en particulier de sang, contenu dans l'organisme.

DÉPOLARISATION, *s. f.* [angl. ***depolarization***]. Pertes de charges électriques positives. La *d.* de la surface de la fibre musculaire est la conséquence de son activation ; sur l'électrocardiogramme elle correspond à l'onde QRS.

DÉPRESSION, *s. f.* [angl. ***depression***]. Diminution du tonus neuropsychique.

DÉPURATIF, VE, *adj.* [angl. ***depurant***]. Qui purifie l'organisme ; qui élimine les toxines ou les poisons. – *s. m.* Médicament passant pour avoir la propriété de débarrasser les humeurs de leurs principes nuisibles.

DÉRIVATION, *s. f.* 1° (chirurgie) [angl. ***derivation***]. Intervention destinée à rétablir la circulation d'aval dans un conduit dont un segment est oblitéré, en abouchant ensemble les portions sus et sous-jacentes à l'obstacle. V. *pontage* et *shunt*. – 2° (cardiologie) [angl. ***lead***]. Mode de connexion des deux électrodes de l'électrocardiographe avec le sujet.

DERMATITE, *s. f.* [angl. ***dermatitis***]. Syn. *dermite.* Inflammation de la peau.

DERMATOFIBROME, *s. m.* [angl. ***dermatofibroma***]. Tumeur fibreuse de la peau.

DERMATOGLYPHE, *s. m.* [angl. ***dermatoglyphe***]. Dessins formés sur les paumes des mains, les plantes des pieds et la pulpe des doigts, par les plis cutanés, les crêtes et les sillons dermiques.

DERMATOLOGIE, *s. f.* [angl. ***dermatology***]. Partie de la médecine qui s'occupe des maladies de la peau, des muqueuses voisines et des phanères.

DERMATOME, *s. m.* [angl. ***dermatome***]. 1° Rasoir destiné à prélever des greffes de peau. – 2° Bande cutanée innervée par les fibres sensitives d'une racine postérieure.

DERMATOMYCOSE, *s. f.* [angl. ***dermatomycosis***]. Syn. *dermatophytie, dermatophytose.* Nom générique des maladies de la peau causées par des champignons parasites (dermatophytes).

DERMATOMYOME, *s. m.* [angl. ***dermatomyoma***]. Myome de la peau, développé aux dépens des fibres musculaires lisses.

DERMATOMYOSITE, *s. f.* [angl. ***dermatomyositis***]. Affection de cause inconnue, caractérisée par un érythème accompagné d'œdème, débutant à la face, puis gagnant le cou et les mains et une inflammation des muscles. On la considère comme une maladie du collagène.

DERMATOPHYTIE, *s. f.* ou **DERMATOPHYTOSE,** *s. f.* V. *dermatomycose.*

DERMATOSE, *s. f.* [angl. ***dermatosis***]. Nom générique de toutes les affections de la peau.

DERME, *s. m.* [angl. ***corium***]. Partie profonde, conjonctive, nourricière de la peau, située entre l'épiderme et l'hypoderme.

DERMITE, *s. f.* V. *dermatite.*

DERMOCORTICOÏDE, *s. m.* [angl. ***topical corticosteroid***]. Préparation à base de corticoïde et destinée à l'usage dermatologique (pommade, crème).

DERMO-ÉPIDERMITE, *s. f.* [angl. ***dermitis with epidermitis***]. Inflammation du derme et de l'épiderme.

DERMOGRAPHIE, *s. f.* ou **DERMOGRAPHISME,** *s. m.* [angl. ***dermographism***]. Tuméfaction cutanée dessinée par la pointe d'un instrument mousse.

DERMOÏDE, *adj.* [angl. ***dermoid***]. Dont la structure rappelle celle de la peau.

DÉROTATION, *s. f.* [angl. ***derotation***]. Opération destinée à remédier à l'attitude d'un membre en rotation interne irréductible.

DÉROULEMENT AORTIQUE. Aspect radiologique anormal de la crosse de l'aorte vue en position oblique antérieure gauche : elle élargit son cercle et barre transversalement l'ombre rachidienne.

DES. Diéthylstilboestrol.

DÉSAMINATION, *s. f.* Dégradation d'un acide aminé, caractérisée par la perte du radical amine (NH_2).

DÉSARTICULATION, *s. f.* [angl. ***disarticulation***]. Amputation au niveau d'une articulation.

DÉSASSIMILATION, *s. f.* Processus par lequel les organismes vivants dégradent des éléments de leur propre substance puis les éliminent.

DÉSENSIBILISATION, *s. f.* [angl. ***desensitization***]. Procédé par lequel on arrive à faire disparaître la sensibilité anormale ou l'intolérance de certains sujets à divers antigènes.

DÉSÉQUILIBRATION, *s. f.* [angl. ***disequilibration***]. Perte de la possibilité, pour l'organisme, de maintenir l'équilibre du corps.

DÉSHYDRASE, DÉHYDRASE ou **DÉSHYDROGÉNASE,** *s. f.* [angl. ***dehydrase***]. Enzyme capable de libérer par déshydrogénation l'hydrogène des molécules organiques lors de leur combustion in vivo.

DÉSHYDRATATION, *s. f.* [angl. ***dehydration***]. Perte d'eau.

DÉSHYDROGÉNASE, *s. f.* V. *déshydrase.*

DÉSINFECTANT, E, *adj.* [angl. ***disinfectant***]. Se dit de substances à l'aide desquelles on pratique la désinfection.

DÉSINFECTION, *s. f.* [angl. ***disinfection***]. Opération qui a pour but de débarrasser les téguments, les locaux et le mobilier des germes qui s'y trouvent.

DÉSINHIBITION, *s. f.* (neurologie). [angl. ***disinhibition***]. Libération des centres psychiques et moteurs inférieurs, sous-corticaux et automatiques, du contrôle des centres psychiques supérieurs corticaux.

DÉSINSERTION, *s. f.* [angl. ***disinsertion***]. Arrachement, de son point d'attache, d'un muscle, d'un tendon ou d'une membrane.

DÉSINTOXICATION, *s. f.* [angl. ***disintoxication***]. Action par laquelle l'organisme se débarrasse ou est débarrassé des toxines qui l'imprègnent.

DÉSINVAGINATION, *s. f.* [angl. ***disinvagination***]. Réduction d'une invagination.

DESMODONTE, *s. m.* [angl. ***periodontial ligament***]. Syn. *périodonte.* Ligament alvéolodentaire.

DESMODONTITE, *s. f.* Inflammation du desmodonte.

DESMODONTOSE, *s. f.* [angl. ***periodontosis***]. Dégénérescence du desmodonte.

DESMOÏDE (tumeur) [angl. ***desmoma***]. Tumeur formée de tissus dérivés du mésenchyme, siégeant au niveau de la peau ou des muscles de la paroi abdominale.

DÉSOBLITÉRATION ou **DÉSOBSTRUCTION ARTÉRIELLE** [angl. ***arterial thrombectomy***]. Ablation d'un corps étranger bouchant une artère.

DÉSODÉ, E, *adj.* [angl. ***sodium-free***]. Dépourvu de sodium. – *régime d.*

DÉSORIENTATION, *s. f.* [angl. ***disorientation***]. Perte de la notion de l'espace et du temps, parfois aussi de celle du schéma corporel.

DÉSOXYCORTICOSTÉRONE, *s. f.* [angl. ***disoxycorticosterone***]. Syn. *DOCA.* Substance synthétique dont l'action, identique aux hormones minéralotropes corticosurrénales, favorise la fixation du sodium et de l'eau et l'excrétion du potassium.

DÉSOXYRIBONUCLÉIQUE (acide) (ADN) [angl. ***deoxyribonucleic acid, DNA***]. Molécule géante formant les chromosomes et comportant deux chaînes spiralées faites de groupements sucre (désoxyribose) et phosphate alternés, réunies par des bases azotées, puriques ou pyrimidiques.

DÉSOXYRIBONUCLÉOPROTÉINE, *s. f.* **(DNP)** [angl. ***deoxyribonucleoprotein***]. Molécule constituée d'acide désoxyribonucléique et de protéine, présente dans le noyau cellulaire.

DÉSOXYRIBOSE, *s. m.* [angl. ***deoxyribose***]. Pentose dérivé par réduction du ribose.

DESQUAMATION, *s. f.* [angl. ***peeling***]. Exfoliation de l'épiderme sous forme de squames ou de plaques.

DÉTECTION, *s. f.* [angl. ***detection***]. Recherche.

DÉTERGER, *v.* [angl. ***to deterge***]. Nettoyer une plaie.

DÉTERSIF, VE, *adj.* [angl. ***detergent***]. Se dit de substances qui avivent les plaies torpides et en favorisent la cicatrisation.

DÉTOXICATION *s. f.* ou **DÉTOXIFICATION,** *s. f.* [angl. ***detoxication***]. Neutralisation du pouvoir toxique de certains corps par leur combinaison avec d'autres substances.

DÉTRESSE RESPIRATOIRE DE L'ADULTE [angl. ***adult respiratory distress syndrome***]. Insuffisance respiratoire aiguë accompagnant un œdème pulmonaire lésionnel. V. *Mendelson (syndrome de).*

DÉTROIT, *s. m.* [angl. ***strait***] (obstétrique). Chacun des deux rétrécissements du bassin osseux. – 1° *d. inférieur.* Orifice inférieur du petit bassin. C'est le lieu de dégagement de la présentation. – 2° *d. supérieur.* Rétrécissement qui sépare le grand bassin du pelvis ou petit bassin. C'est le lieu de l'engagement de la présentation.

DÉTRUSOR, *s. m.* [angl. ***detrusor***]. Muscle vésical.

DÉTUBAGE, *s. m.* [angl. ***extubation***]. Enlèvement d'un tube.

DÉTUMESCENCE, *s. f.* [angl. ***detumescence***]. Dégonflement du corps ou d'une de ses parties.

DEUTÉRANOPE, *adj.* [angl. ***deuteranope***]. Se dit de l'œil incapable de voir le vert.

DÉVIRILISATION, *s. f.* [angl. ***demasculinization***]. Syn. *démasculinisation.* Disparition, chez l'homme, des caractères sexuels qui lui sont particuliers.

DÉVITALISATION, *s. f.* [angl. ***devitalization***]. Destruction de la pulpe dentaire.

DEXTROCARDIE, *s. f.* [angl. ***dextrocardia***]. Déplacement du cœur dans l'hémithorax droit.

DEXTROGYRE, *adj.* [angl. ***dextrogyral***]. Qui fait tourner à droite.

DEXTROPOSITION DE L'AORTE [angl. ***overriding aorta***]. Syn. *aorte à cheval, aorte biventriculaire.* Déviation vers la droite de l'origine de l'aorte, qui naît à cheval sur le septum, au niveau d'une communication interventriculaire et reçoit le sang des deux ventricules (tétralogie de Fallot).

DEXTROSE, *s. m.* [angl. ***dextrose***]. V. *glucose.*

DIABÈTE, *s. m.* [angl. ***diabetes***]. Employé seul, ce mot désigne le diabète sucré.

DIABÈTE BRONZÉ [angl. ***bronzed diabetes***]. Forme complète de l'hémochromatose primitive.

DIABÈTE INSIPIDE [angl. ***diabetes insipidus***]. Affection caractérisée par une polydipsie et une polyurie intenses, sans modification de l'urine autre que sa faible densité ; elle est due à un déficit en hormone antidiurétique ou vasopressine.

DIABÈTE INSULINO-DÉPENDANT ou **INSULINOPRIVE.** V. *diabète sucré.*

DIABÈTE NON INSULINO-DÉPENDANT ou **NON INSULINOPRIVE.** V. *diabète sucré.*

DIABÈTE RÉNAL [angl. ***renal glycosuria***]. Affection héréditaire caractérisée par une glycosurie permanente coexistant avec une glycémie normale. Elle est due à une anomalie de la portion proximale du tube rénal qui ne réabsorbe pas le glucose.

DIABÈTE SUCRÉ [angl. ***diabetes mellitus***]. Trouble du métabolisme hydrocarboné lié soit à un déficit d'insuline, soit à une résistance anormale à cette hormone. On distingue le diabète *type 1* insulinoprive ou insulinodépendant et le diabète *type 2* non insulinoprive ou non insulinodépendant. Le premier requiert impérativement pour son traitement l'administration d'insuline ; on l'observe le plus souvent chez des sujets jeunes. Il est dû à l'absence d'insuline, les cellules du pancréas ayant été détruites par des auto-anticorps. Le deuxième type, le plus fréquent, est habituellement celui de la maturité ; dans ce type, l'insuline, normalement sécrétée, est mal utilisée par les récepteurs cellulaires de cette hormone. Le *d. s.* s'accompagne d'une glycémie élevée (à jeun supérieure à 1,26 g/L ou 7 mmol/L).

DIABÈTE TYPE 1, TYPE 2. V. *diabète sucré.*

DIABÉTIQUE, *adj.* [angl. ***diabetic***]. Qui concerne le diabète. – *s. m.* ou *f.* Sujet atteint de diabète.

DIABÉTOGÈNE, *adj.* [angl. ***diabetogenic***]. Qui détermine le diabète.

DIACÉTYLMORPHINE, *s. f.* [angl. ***diacetylmorphine***]. Syn. *héroïne* (nom déposé). Dérivé de la *morphine* qui n'est plus utilisé en thérapeutique en raison des risques de dépendance qu'elle entraîne.

DIADOCOCINÉSIE, *s. f.* [angl. ***diadochocinesia***]. Faculté de faire se succéder rapidement certains mouvements, comme la pronation et la supination alternatives du poignet. Cette fonction est troublée chez les cérébelleux et dans la sclérose en plaques.

DIAGNOSTIC, *s. m.* [angl. ***diagnosis***]. Acte par lequel le médecin, groupant les symptômes qu'offre son patient, les rattache à une maladie.

DIAGNOSTIC DIFFÉRENTIEL [angl. ***differential diagnosis***]. Élimination par le raisonnement, des affections voisines de celle que cherche à identifier le médecin.

DIAGNOSTIC ÉTIOLOGIQUE [angl. ***aetiologic diagnosis***]. Recherche de la cause des affections.

DIAGNOSTIC INFIRMIER [angl. ***nurse diagnosis***]. Appréciation clinique portée par l'infirmier(ère) et relative à la façon dont un patient réagit à son état de santé. ***- d. i. prévalent*** [angl. ***prevalent nurse diagnosis***]. Diagnostic infirmier le plus souvent observé dans un même groupe homogène de patients.

DIAGRAMME DE SOINS [angl. ***nursing diagram***]. Représentation schématique contribuant à planifier et réaliser les soins infirmiers d'un service.

DIALYSE, *s. f.* [angl. ***dialysis***]. Procédé permettant de changer la répartition des molécules dissoutes dans 2 liquides différents séparés par une membrane semi-perméable. Cette méthode de séparation des substances dissoutes est utilisée dans les divers procédés d'épuration extrarénale.

DIAPÉDÈSE, *s. f.* [angl. ***diapedesis***]. Migration des leucocytes hors des capillaires.

DIAPHANOSCOPIE, *s. f.* V. *transillumination.*

DIAPHRAGME, *s. m.* [angl. ***diaphragm***]. Cloison musculo-tendineuse séparant les cavités thoracique et abdominale. En forme de voûte à concavité inférieure comportant 2 coupoles droite et gauche, il présente divers orifices laissant passer notamment l'aorte, la veine cave inférieure et l'œsophage. Le *d.* est le principal muscle respiratoire.

DIAPHYSE, *s. f.* [angl. ***diaphysis***]. Corps d'un os long.

DIARRHÉE, *s. f.* [angl. ***diarrhoea***]. Fréquence et liquidité des selles.

DIARTHROSE, *s. f.* [angl. ***diarthrosis***]. Articulation mobile dont la cavité est limitée par une synoviale, les extrémités osseuses étant recouvertes de cartilage et réunies par une capsule articulaire et des ligaments. P. ex. *genou.*

DIASTASE, *s. f.* [angl. ***diastase***]. Terme ancien pour enzyme.

DIASTASIS, *s. m.* [angl. ***diastasis***]. Écartement permanent de deux surfaces articulaires appartenant à deux os parallèles, comme le tibia et la fibula (ou péroné).

DIASTÈME, *s. m.* [angl. ***diasteme***]. Écartement anormal de deux dents, en général les incisives médianes supérieures.

DIASTOLE, *s. f.* [angl. ***diastole***]. Relâchement du cœur. La *d.* des oreillettes précède celle des ventricules. Celle-ci correspond au grand silence.

DIASTOLIQUE, *adj.* [angl. ***diastolic***]. Qui se rapporte à la diastole.

DIATHERMIE, *s. f.* [angl. ***diathermy***]. Utilisation des courants de haute fréquence à forte intensité pour obtenir le développement d'effets thermiques dans les tissus.

DICHLORO-DIPHÉNYL-TRICHLORÉTHANE, *s. m.* **(DDT)** [angl. ***dichlorodiphenyl-trichlorethane***]. Insecticide organochloré.

DICHOTOMIE, *s. f.* [angl. ***dichotomy***]. 1° Mode de division d'un organe qui se ramifie. – 2° Partage illicite d'honoraires.

DICHROMATE, *adj.* [angl. ***dichromatic***]. Se dit de l'œil qui ne voit que 2 des 3 couleurs fondamentales.

DICOUMAROL, *s. m.* [angl. ***dicoumarol***]. Dérivé de la coumarine possédant une action anticoagulante.

DID. Abréviation de *diabète insulino-dépendant.* V. *diabète sucré.*

DIDELPHE (utérus) [angl. ***didelphic uterus***]. Malformation caractérisée par la présence de deux utérus et de deux vagins indépendants.

DIDÉOXYCYTIDINE (DDC), *s. f.* (DCI) [angl. ***dideoxycytidine***]. Molécule de synthèse possédant une action antivirale et prescrite dans le sida.

DIDÉOXY-INOSINE (DDI), *s. f.* (DCI) [angl. ***dide-oxyinosin***]. Molécule de synthèse possédant une action antivirale et prescrite dans le sida.

DIDUCTION, *s. f.* [angl. ***diduction***]. Mouvements latéraux de la mandibule.

DIENCÉPHALE, *s. m.* [angl. ***diencephalon***]. Partie postérieure du prosencéphale unissant le mésencéphale et les hémisphères cérébraux. Disposé autour du 3e ventricule, il comprend le thalamus, l'hypothalamus et l'épithalamus.

DIENCÉPHALITE, *s. f.* [angl. ***diencephalitis***]. Inflammation du diencéphale.

DIENCÉPHALO-HYPOPHYSAIRE, *adj.* [angl. ***diencephalohypophyseal***]. Qui se rapporte au diencéphale et à l'hypophyse.

DIÈTE, *s. f.* [angl. ***diet***]. 1° Régime. – 2° Emploi raisonné de nourriture.

DIÉTÉTICIEN, NE, *s. m.* ou *f.* [angl. ***dietetician***]. Personne consacrant son activité professionnelle à la diététique. V. ce terme.

DIÉTÉTIQUE, *adj.* [angl. ***dietetic***]. Qui a rapport au régime. – *s. f.* [angl. ***dietetics***]. Étude de l'hygiène et de la thérapeutique alimentaire.

DIÉTHYLSTILBŒSTROL, *s. m.* **(DES)** [angl. ***diethylstilboestrol***]. Œstrogène de synthèse.

DIFFÉRENCIATION, *s. f.* [angl. ***differenciation***] (hématologie). Évolution aboutissant à la cellule mature, à partir de la cellule-souche.

DIFFÉRENCIATION (classes d'antigènes de) (CD) [angl. ***cluster of differenciation***]. Nomenclature internationale des antigènes de différenciation, ou marqueurs de surface. Ceux-ci permettent l'identification de diverses variétés d'éléments figurés du sang, à la superficie desquels ils sont fixés, grâce à des anticorps monoclonaux.

DIFFLUENT, E, *adj.* [angl. ***diffluent***]. Se dit des tissus ramollis ayant une consistance presque liquide.

DIGASTRIQUE, *adj.* [angl. ***digastric***]. Qui possède deux ventres. – ***muscle d.*** muscle possédant un tendon intermédiaire, p. ex. au cou, le *m. d.* et le *m. omohyoïdien*.

DIGESTION, *s. f.* [angl. ***digestion***]. Transformation que subissent les aliments ingérés, pour les rendre assimilables par l'organisme.

DIGITAL, E, *adj.* [angl. ***digital***]. Qui concerne le doigt.

DIGITALE, *s. f.* [angl. ***digitalis***]. Nom commun d'un genre de plantes répandues en Europe, dont on extrait divers cardiotoniques, les glucosides digitaliques.

DIGITALISATION, *s. f.* 1°[angl. ***digitalization***]. Traitement par la digitale ou ses dérivés. – 2°. [angl. ***computerization***]. Syn. *numérisation*. Traitement numérique d'un signal, aboutissant à une variété d'imagerie dite numérisée. V. *imagerie médicale*.

DIGITIFORMES (impressions) [angl. ***digital impression***]. Zones multiples d'amincissement de la table interne de la voûte du crâne en forme d'empreintes digitales.

DIHYDROERGOTAMINE, *s. f.* [angl. ***dihydroergotamine***]. Substance alphasympathicolytique dérivée de l'ergot de seigle et utilisée notamment dans le traitement de la migraine.

DILACÉRATION, *s. f.* [angl. ***dilaceration***]. Déchirement fait avec violence.

DILATATION DES BRONCHES (DDB) [angl. ***bronchiectasis***]. Syn. *bronchectasie.* Augmentation de calibre avec destruction de la charpente musculaire et élastique de la bronche et provoquant une bronchorrhée chronique.

D-DIMÈRE, *s. m.* [angl. ***D-dimer***]. Un des produits de dégradation de la fibrine. Sa présence dans le plasma témoigne de l'existence d'un caillot en voie de fibrinolyse. De très faible spécificité, seule sa valeur prédictive négative est bonne.

DIMIDIÉ, E, *adj.* Qui concerne seulement une moitié du corps.

DIMORPHISME, *s. m.* [angl. ***dimorphism***]. Propriété de se présenter sous deux aspects.

DIOPTRIE, *s. f.* [angl. ***diopter***]. Unité employée dans la mesure de la réfraction des lentilles et de l'œil considéré comme système optique.

DIP, *s. m.* (anglais). Brève dépression protodiastolique inscrite sur les courbes de pression obtenues par cathétérisme cardiaque dans la péricardite chronique constrictive. Le *d.* est en règle suivi d'un *plateau*.

DIPHASIQUE, *adj.* [angl. ***diphasic***]. Se dit de tout ce qui présente dans son existence ou dans son évolution deux périodes alternantes.

DIPHOSPHONATE, *s. m.* V. *biphosphonate*.

DIPHTÉRIE, *s. f.* [angl. ***diphtheria***]. Maladie contagieuse, caractérisée par des pseudo-membranes fibrineuses localisées au pharynx et au larynx et très riches en bacille de Löffler ou *Corynebacterium diphteriæ* ainsi que des phénomènes d'intoxication générale (paralysies, myocardite) dus aux toxines sécrétées par cette bactérie. V. *croup*.

DIPLACOUSIE, *s. f.* [angl. ***diplacusis***]. Perception simultanée par une oreille ou par les deux oreilles, de deux sons de hauteur différente ou séparés par un court laps de temps.

DIPLÉGIE, *s. f.* [angl. ***diplegia***]. Paralysie bilatérale, atteignant symétriquement des régions du corps plus ou moins étendues.

DIPLOBACILLE, *s. m.* [angl. ***diplobacillus***]. Microorganisme ayant la forme de deux bâtonnets accolés.

DIPLOCOQUE, *s. m.* [angl. ***diplococcus***]. Microcoque formé de deux éléments associés. P. ex. : *pneumocoque, gonocoque.*

DIPLOÉ, *s. m.* [angl. ***diploe***]. V. *diploïque.*

DIPLOÏDE ou **DIPLO,** *adj.* [angl. ***diploid***]. (génétique). Se dit de la constitution des cellules de *soma,* qui possèdent le nombre normal de chromosomes : 2 *n* (23 paires chez l'homme).

DIPLOÏDIE, *s. f.* [angl. ***diploidy***]. État d'une cellule ou d'un individu diploïde (v. ce terme).

DIPLOÏQUE, *adj.* [angl. ***diploic***]. Qui se rapporte au *diploé* (tissu spongieux des os du crâne séparant les deux tables compactes, externe et interne).

DIPLÔME DE CADRE DE SANTÉ [angl. ***health manager diploma***]. Document officiel attestant de la formation de cadre de santé et conférant à son possesseur le droit d'exercer cette profession. Il porte mention de la profession considérée. V. *institut de formation de cadres de santé.*

DIPLÔME D'ÉTAT D'INFIRMIER(ÈRE) (DEI) [angl. ***registered nurse diploma***]. Document officiel qui, au terme de trente-six mois d'études dans un IFSI (v. *institut de formation en soins infirmiers*) et après avoir satisfait aux épreuves de fin de parcours, confère le titre et le grade d'infirmier(ère) et atteste le droit d'exercer la profession infirmière. V. *infirmier(ère) diplômé(e) d'État.*

DIPLOPIE, *s. f.* [angl. ***diplopia***]. Perception de deux images pour un seul objet.

DIPSOMANIE, *s. f.* [angl. ***dipsomania***]. Impulsion qui force certains malades mentaux à boire avec excès des liquides généralement alcooliques.

DIRECTEUR(TRICE) DES SOINS INFIRMIERS. Cadre de santé [avant 2002, infirmier(ère) général(e)] chargé dans un hôpital « de coordonner l'organisation et la mise en œuvre des soins infirmiers, d'assurer l'animation, l'encadrement et la gestion du service des soins infirmiers et de développer la recherche infirmière ».

DISCAL, E, *adj.* [angl. ***discal***]. Qui se rapporte à un disque intervertébral. – *hernie d.*

DISCARTHROSE, *s. f.* Variété de rhumatisme chronique dégénératif vertébral caractérisé, sur les radiographies par un pincement de l'interligne discal avec production d'ostéophytes.

DISCITE, *s. f.* [angl. ***discitis***]. Inflammation d'un disque intervertébral.

DISCOPATHIE, *s. f.* [angl. ***discopathy***]. Maladie du disque intervertébral.

DISCORADICULOGRAPHIE, *s. f.* [angl. ***discoradiculography***]. Radiculographie appliquée à la recherche des hernies du disque intervertébral.

DISCRET, ÈTE, *adj.* [angl. ***discrete***]. Se dit d'une éruption dont les éléments sont espacés.

DISJONCTION, *s. f.* [angl. ***disjunction***]. Séparation de deux os ou de deux organes, normalement accolés.

DISPENSAIRE, *s. m.* [angl. ***dispensary***]. Établissement ne comportant pas de lits d'hospitalisation, où l'on distribue des soins ou des conseils de médecine préventive.

DISPONIBILITÉ BIOLOGIQUE DES MÉDICAMENTS [angl. ***bioavalaibility***]. Syn. *biodisponibilité.* Possibilité pour un médicament d'être résorbé en quantité suffisante et assez rapidement pour être efficace.

DISPOSITIF INTRA-UTÉRIN (DIU). V. *stérilet.*

DISQUE INTERVERTÉBRAL (hernie du) [angl. ***intervertebral disk hernia***]. Syn. *hernie discale.* Saillie anormale du disque intervertébral (souvent L4-L5) dans le canal rachidien, due à l'expulsion, en arrière du *nucleus pulposus :* elle provoque une névralgie tenace du sciatique.

DISSECTION, *s. f.* [angl. ***dissection***]. Opération qui consiste à séparer méthodiquement les différents organes, à en étudier les rapports et l'aspect macroscopique.

DISSECTION AORTIQUE [angl. ***aortic dissection***]. Syn. *anévrisme disséquant de l'aorte.* Clivage de la tunique moyenne de l'aorte se manifestant par un tableau clinique voisin de celui de l'infarctus du myocarde.

DISTAL, E, *adj.* [angl. ***distal***]. Éloigné, terminal. V. *proximal.*

DISTOMATOSE, *s. f.* [angl. ***distomatosis***]. Nom générique des maladies déterminées par les distomes.

DISTOME, *s. m.* [angl. ***distoma***]. Syn. *douve.* Ver plat, parasitant de nombreux mammifères et l'homme, agent des distomatoses.

DIU. Abréviation de *dispositif intra-utérin.* V. *stérilet.*

DIURÈSE, *s. f.* [angl. ***diuresis***]. Élimination des urines.

DIURÉTIQUE, *adj.* [angl. ***diuretic***]. Qui augmente la sécrétion urinaire. – *s. m.* Substance pharmaceutique destinée à accroître l'élimination rénale de l'eau et des électrolytes, essentiellement du sodium (salidiurétiques).

DIVERTICULE, *s. m.* [angl. ***diverticulum*** ; *pl.* ***diverticula***]. Cavité pathologique ou tératologique terminée en cul-de-sac et communiquant avec un conduit naturel (p. ex. *tube digestif*). – ***d. de Meckel :*** *d.* situé sur l'intestin grêle à 80 cm environ de la valvule iléocæcale ; c'est un vestige du canal vitellin.

DIVERTICULITE, *s. f.* [angl. ***diverticulitis***]. Inflammation d'un diverticule.

DIVERTICULOSE, *s. f.* [angl. ***diverticulosis***]. Existence de diverticules en un point quelconque du tube digestif : œsophage ou côlon.

DIZYGOTE, *adj.* [angl. ***dizygotic***]. Syn. *biovulaire, bivitellin.* Se dit des jumeaux à placentas séparés, provenant de deux œufs différents.

DNA. Abréviation du terme anglais signifiant *acide désoxyribonucléique.*

DNID. Abréviation de *diabète non insulino-dépendant.* V. *diabète sucré.*

DNP. Abréviation de *désoxyribonucléoprotéine.*

DOCA. Initiales de *désoxycorticostérone acétate.*

DOCIMASIE, *s. f.* [angl. ***docimasia***] (médecine légale). Terme qui désigne les diverses épreuves auxquelles on soumet les organes d'un cadavre pour déterminer les circonstances de la mort.

DOCIMOLOGIE, *s. f.* Étude des examens.

DOIGTS EN COUP DE VENT [angl. ***seal fin deformity***]. Déformation de la main dont les doigts, en demi-flexion sur les métacarpiens, sont déviés en masse sur le bord cubital. Elle s'observe au cours de la polyarthrite rhumatoïde.

DOLICHO ET MÉGA-ARTÈRE, *s. f.* [angl. ***megadolichoartery***]. Allongement et dilatation d'une artère sur un point de son trajet sans qu'il y ait anévrisme.

DOLICHOCÉPHALIE, *s. f.* [angl. ***dolichocephalia***]. Forme du crâne quand il est allongé d'avant en arrière. Elle caractérise certaines races humaines.

DOLICHOCÔLON, *s. m.* [angl. ***dolichocolon***]. Allongement d'un segment de côlon pouvant être accompagné d'une augmentation de son calibre (mégacôlon).

DOLICHOSIGMOÏDE, *s. m.* [angl. ***dolichosigmoid***]. Allongement anormal de l'anse sigmoïde du côlon.

DOMINANT, E, *adj.* [angl. ***dominant***] (génétique). Se dit d'un gène qui manifeste son effet même s'il n'existe que sur un seul des chromosomes de la paire. Le *caractère dominant* est le caractère transmis par ce gène.

DOMMAGE CORPOREL [angl. ***bodily damage***]. Altération des capacités physiques et psychiques survenant au décours d'un accident ou d'une maladie.

DONNEUR UNIVERSEL [angl. ***universal doner***]. Nom donné aux individus appartenant au groupe sanguin O. Leurs hématies, privées d'agglutinogène, ne sont agglutinables par aucun sérum.

DOPA, *s. f.* Dihydroxyphénylalanine. Précurseur de la dopamine dérivant de la tyrosine.

DOPAGE, *s. m.* [angl. ***doping***]. Emploi de médicaments destiné à améliorer artificiellement le rendement physique ou mental, en particulier des athlètes.

DOPAMINE, *s. f.* [angl. ***dopamine***]. Acide aminé précurseur de la noradrénaline. La *d.* est un médiateur chimique du système nerveux central et périphérique.

DOPAMINERGIE, *s. f.* [angl. ***dopaminergia***]. Libération de dopamine.

DOPPLER (effet) (Johann D. 1803-1853, physicien autrichien) [angl. ***Doppler effect***]. Modification de la fréquence perçue en raison du déplacement relatif de la source de vibrations et du récepteur.

DOPPLER (examen) [angl. ***Doppler velocimetry***]. Étude renseignant sur le sens, la vitesse et la durée du passage du flux sanguin au moyen d'une sonde émettrice d'ultrasons, jointe à une sonde réceptrice utilisant l'effet Doppler. L'émission peut être continue ou pulsée, le résultat codé en couleurs, l'examen couplé avec une échocardiographie.

DORSAL, E, *adj.* [angl. ***dorsal***]. Relatif au dos, face postérieure du tronc. – *vertèbres d.* Dénomination ancienne des vertèbres thoraciques.

DORSALGIE, *s. f.* [angl. ***dorsalgia***]. Douleur ayant son siège au niveau du rachis dorsal.

DORSALISATION, *s. f.* [angl. ***dorsalization***]. Anomalie de développement de la 7e vertèbre cervicale dont l'apophyse costiforme s'est transformée en une côte plus ou moins évoluée (*côte cervicale*). V. *scalène antérieur (syndrome du)*.

DORSARTHROSE, *s. f.* [angl. ***rachidian arthrosis***]. Rhumatisme chronique dégénératif localisé au rachis dorsal.

DORSIFLEXION, *s. f.* [angl. ***dorsiflexion***]. Inclinaison antérieure des vertèbres dorsales.

DORSOLOMBAIRE, *adj.* [angl. ***dorsolumbar***]. Qui concerne le dos et les lombes.

DOS, *s. m.* [angl. ***back***]. Partie postérieure du tronc.

DOSSIER DE SOINS INFIRMIERS [angl. ***nursing file***]. Ensemble d'informations, incluses dans le dossier d'un patient hospitalisé, ayant trait au volet infirmier des soins dont il bénéficie.

DOSSIER MÉDICAL. Ensemble d'informations (observation médicale – v. ce terme – comportant par écrit les antécédents personnels et familiaux, la description des symptômes et de l'examen physique, le résultat des examens complémentaires [biologie, imagerie médicale, tracés électriques], les comptes rendus de consultations spécialisées, les compte rendus opératoires, les discussions diagnostiques et thérapeutiques, les feuilles de surveillance, le suivi de l'évolution) relatives à un cas observé en milieu hospitalier ou en pratique de ville. Certains de ses éléments, en général regroupés dans la lettre de sortie adressée au médecin traitant dans le cas d'une hospitalisation, sont communicables au patient (loi du 4 mars 2002), à l'exception toutefois des notes personnelles du médecin.

DOUBLE ANONYMAT ou **DOUBLE AVEUGLE (épreuve en)** [angl. ***double blind test***]. Syn. *épreuve en double insu.* Méthode d'essai clinique d'un médicament destinée à éliminer tout élément subjectif dans l'appréciation des résultats. Elle consiste à donner le médicament en le faisant alterner avec un placebo à l'insu du sujet ainsi que du médecin.

DOUBLE INSU (épreuve en). V. *double anonymat ou double aveugle (épreuve en)*.

DOUCHE, *s. f.* [angl. ***shower***]. – 1° Application d'eau en pluie ou en jet sur tout le corps ou l'une de ses parties. – 2° Dispositif muni d'une pomme d'arrosoir servant à cette application.

DOUGLAS (cri ou **signe du)** (James D., 1675-1742, anatomiste écossais). [angl. ***Douglas's cry***]. Douleur extrêmement vive, arrachant un cri à la malade, déterminée par la palpation profonde du cul-de-sac de Douglas, chez la femme atteinte de rupture de grossesse extra-utérine.

DOUGLAS (cul-de-sac de) [angl. ***Douglas's pouch***]. Cul-de-sac péritonéal situé en avant du rectum et en arrière du fornix vaginal et de la vessie. V. *Douglas (cri ou signe du)*.

DOULEUR, *s. f.* [angl. ***pain***]. Impression anormale et pénible reçue par une partie vivante et perçue par le cerveau. – *d. exquise. : d.* vive et nettement localisée en un point très limité – ***évaluation de la d.*** [angl. ***pain evaluation***]. Elle s'effectue grâce à diverses échelles, visuelles, analogiques ou autres, selon le degré de communication verbale dont on dispose – ***prise en charge de la d.*** [angl. ***pain management***]. V. *comité de lutte contre la douleur (CLUD)* et *algologie*.

DOUVE, *s. f.* V. *distome*.

DOWN (maladie ou **syndrome de)** (J. Langdon D., 1828-1896, médecin britannique). V. *trisomie 21*.

DRACUNCULOSE, *s. f.* [angl. ***dracunculosis***]. Infestation de l'organisme par la filaire de Médine femelle : *Dracunculus medinensis*. Elle se manifeste par une ou plusieurs tumeurs sous-cutanées qui vont s'abcéder ; on peut en extraire les parasites.

DRAGÉE, *s. f.* [angl. ***sugar-coated tablet***] (pharmacie). Comprimé enrobé de sucre.

DRAIN, *s. m.* [angl. ***drain***]. Tube percé de trous le long de sa paroi et destiné à assurer le drainage.

DRAINAGE, *s. m.* [angl. ***drainage***]. Traitement des collections liquidiennes, qui consiste à favoriser leur écoulement continu en maintenant la béance de leur orifice par un tube (drain) permettant l'aspiration, par une lame ou par une mèche.

DRASTIQUE, *adj.* [angl. ***drastic***]. Énergique. Purgatif *d.*

DRÉPANOCYTE, *s. m.* [angl. ***sickle-cell***]. Hématie déformée, en faucille ou en fuseau. V. *drépanocytose.*

DRÉPANOCYTOSE, *s. f.* [angl. ***sickle-cell anaemia***]. Présence, dans le sang de certains anémiques de race noire, d'hématies en forme de croissant. V. *anémie à hématies falciformes.*

DROGUE, *s. f.* [angl. ***drug***]. Médicament dont l'abus peut entraîner une pharmacodépendance.

DROITS DES MALADES [angl. ***patients'rights***]. Règles juridiques relatives aux personnes hospitalisées, garantissant la protection de leur santé. V. *charte du patient hospitalisé, livret d'accueil, dossier médical* et *information du malade.*

DROITIER, ÈRE, *adj.* ou *s.* [angl. ***right-handed***]. Celui ou celle qui a une tendance innée et irréversible à se servir de sa main et de son pied droits pour tous les mouvements spontanés.

DROP-ATTACK, *s. f.* (angl.). Brusque suspension du tonus postural entraînant la chute par dérobement des jambes, sans perte de connaissance, attribuée à une ischémie paroxystique du tronc cérébral.

DSA. V. *défibrillateur.*

DSSI. Direction du service des soins infirmiers.

Dt. Symbole de la *capacité de diffusion d'un tissu pour un gaz.*

DT. Abréviation de 1° *delirium tremens.* – 2° *(vaccin) antidiphtérique et antitétanique.*

DTC. Abréviation de *(vaccin) antidiphtérique, antitétanique et anticoquelucheux.*

DT-TAB. Abréviation de *(vaccination) antidiphtérique, antitétanique, antityphique et paratyphique A et B.*

DUCTION, *s. f.* [angl. ***duction***]. Mouvement d'un seul œil (adduction, circumduction).

DUMPING SYNDROME (angl.). V. *chasse (syndrome de).*

DUNANT (HENRI) (1828-1910). Philanthrope suisse, fondateur de la Croix-Rouge, prix Nobel de la paix en 1901.

DUODÉNECTOMIE, *s. f.* [angl. ***duodenotomy***]. Résection du duodénum.

DUODÉNITE, *s. f.* [angl. ***duodenitis***]. Inflammation du duodénum.

DUODÉNO-PANCRÉATECTOMIE, *s. f.* [angl. ***duodenopancreatectomy***]. Ablation chirurgicale du pancréas et du duodénum.

DUODÉNOSCOPE, *s. m.* [angl. ***duodenofibrescope***]. Fibroscope destiné à l'exploration visuelle du duodénum.

DUODÉNOTOMIE, *s. f.* [angl. ***duodenotomy***]. Incision du duodénum.

DUODÉNUM, *s. m.* [angl. ***duodenum***]. Portion initiale, fixe, de l'intestin grêle, faisant suite au pylore et se continuant par le jéjunum. Il comporte 4 parties, dessinant un anneau, incomplet, ouvert en haut et à gauche. Il reçoit les canaux cholédoque et du pancréas, glande avec laquelle il a des rapports étroits.

DUPLICATION, *s. f.* [angl. ***duplication***] (génétique). Aberration chromosomique consistant en la présence d'un fragment chromosomique surnuméraire fixé sur un autre chromosome.

DUPLICITÉ, *s. f.* [angl. ***duplication***]. État de ce qui est double. V. *bifidité.*

DUPUYTREN (fracture de) (Guillaume D., 1777-1835, chirurgien français) [angl. ***Dupuytren's fracture***]. Fracture du péroné (ou fibula) à 5 cm environ de la pointe de la malléole externe, souvent accompagnée de l'arrachement de la malléole interne.

DUPUYTREN (maladie de) [angl. ***palmar fibromatosis***]. Rétraction de l'aponévrose palmaire.

DURAL, E, ou **DURE-MÉRIEN, NE,** *adj.* [angl. ***dural***]. Qui se rapporte à la dure-mère.

DURE-MÈRE, *s. f.* [angl. ***dura mater***]. Membrane fibreuse et résistante constituant la méninge externe. Elle adhère fortement à la boîte crânienne et contient des vaisseaux.

DURILLON, *s. m.* [angl. ***callosity***]. Épaississement localisé de l'épiderme de la paume de la main et de la plante du pied.

DYNAMOGÈNE, *adj.* [angl. ***dynamogenic***]. Qui crée ou augmente la force, l'énergie.

DYNAMOMÈTRE, *s. m.* [angl. ***dynamometer***]. Instrument destiné à mesurer la force musculaire.

DYNE, *s. f.* (Symbole dyn) [angl. ***dyne***]. Unité de force dans le système CGS remplacée dans le système international d'unités par le newton. 10^5 dynes = 1 newton.

DYSARTHRIE, *s. f.* [angl. ***dysarthria***]. Difficulté de la parole par spasme ou paralysie des organes de la phonation : langue, lèvres, voile du palais, etc.

DYSARTHROSE, *s. f.* [angl. ***dysarthrosis***]. Articulation défectueuse.

DYSAUTONOMIE, *s. f.* [angl. ***dysautonomia***]. Fonctionnement anormal du système nerveux autonome.

DYSBASIE, *s. f.* [angl. ***dysbasia***]. Difficulté de la marche.

DYSCHROMATOPSIE, *s. f.* [angl. ***dyschromatopsia***]. Nom générique des troubles de la perception des couleurs.

DYSCHROMIE, *s. f.* [angl. ***dyschromia***]. Nom générique des troubles de la pigmentation de la peau.

DYSCINÉSIE, *s. f.* V. *dyskinésie.*

DYSECTASIE, *s. f.* **(du col de la vessie)** [angl. ***dysectasia of bladder***]. Difficulté d'ouverture du col de la vessie.

DYSEMBRYOME, *s. m.* [angl. ***dysembryoma***]. Tumeur développée aux dépens de débris embryonnaires restés inclus dans l'organisme.

DYSEMBRYOPLASIE, *s. f.* [angl. ***dysembryoplasia***]. Syn. *hamartome.* Malformation d'un organe, d'origine embryonnaire.

DYSENDOCRINIE, *s. f.* Perturbation du fonctionnement des glandes endocrines.

DYSENTERIE, *s. f.* [angl. ***dysentery***]. Maladie infectieuse endémo-épidémique et contagieuse, caractérisée par une inflammation ulcéreuse du gros intestin donnant lieu à des évacuations fréquentes de glaires sanguinolentes accompagnées de coliques violentes. – On en distingue deux variétés : 1° La *d. amibienne* due à un parasite (*Amœba dysenteriæ histolytica*), observée dans les pays chauds, sujette aux récidives et pouvant se compliquer d'abcès du foie. – 2° La *d. bacillaire* due à une bactérie (*Shigella dysenteriæ*), observée sous toutes les latitudes et ne récidivant pas.

DYSENTÉRIFORME, *adj.* Se dit des entérites dans lesquelles les évacuations ressemblent à celles de la dysenterie.

DYSESTHÉSIE, *s. f.* [angl. ***dysaesthesia***]. Diminution ou exagération de la sensibilité.

DYSFIBRINOGÉNÉMIE, *s. f.* [angl. ***dysfibrinogenaemia***]. Anomalie qualitative congénitale ou acquise du fibrinogène du plasma sanguin.

DYSFONCTION ÉRECTILE [angl. ***erectile dysfunction***]. Syn. *impuissance masculine, dysérection.* Insuffisance de rigidité de la verge, rendant impossible son intromission pour un rapport sexuel satisfaisant.

DYSFONCTIONNEMENT, *s. m.* [angl. ***dysfunction***]. Fonctionnement défectueux.

DYSGAMMAGLOBULINÉMIE, *s. f.* [angl. ***dysgammaglobulinaemia***]. Anomalie des gammaglobulines sanguines. V. *dysglobulinémie.*

DYSGÉNÉSIE, *s. f.* [angl. ***dysgenesia***]. Développement imparfait d'une partie du corps pendant la vie intra-utérine, entraînant des malformations.

DYSGLOBULINÉMIE, *s. f.* [angl. ***dysglobulinaemia***]. Anomalie quantitative ou qualitative des globulines du plasma sanguin.

DYSGRAVIDIQUE, *adj.* Qui se rapporte à une grossesse anormale.

DYSHIDROSE ou **DYSIDROSE,** *s. f.* [angl. ***dyshidrosis***]. Variété d'eczéma récidivant dans laquelle les vésicules siègent sur les faces latérales des doigts et dans les espaces interdigitaux.

DYSKALIÉMIE, *s. f.* [angl. ***dyskaliaemia***]. Perturbation du taux du potassium sanguin.

DYSKÉRATOSE, *s. f.* [angl. ***dyskeratosis***]. Trouble de la kératinisation des téguments cutanés ou muqueux.

DYSKINÉSIE, *s. f.* [angl. ***dyskinesia***]. Syn. *dyscinésie.* Difficulté des mouvements. – *d. biliaire.* Syn. *dystonie biliaire.* Ensemble des troubles fonctionnels, affectant un appareil biliaire exempt de toute altération organique. Son diagnostic repose essentiellement sur l'étude de la radiomanométrie des voies biliaires. – *d. cardiaque.* Mouvements du ventricule gauche, caractérisant l'anévrisme pariétal et consistant en une dilatation systolique paradoxale du segment lésé.

DYSLALIE, *s. f.* [angl. ***dyslalia***]. Difficulté de la prononciation des mots due à une malformation ou à une lésion de l'appareil extérieur de la parole (langue, lèvres, dents, larynx).

DYSLEXIE, *s. f.* [angl. ***dyslexia***]. Difficulté particulière à reconnaître, comprendre et reproduire les symboles écrits.

DYSLIPÉMIE, *s. f.* [angl. ***dyslipaemia***]. Modification du taux des triglycérides contenus dans le sang.

DYSLIPIDÉMIE, *s. f.* [angl. ***dyslipaemia***]. Modification du taux des lipides sanguins totaux. Souvent pris dans le sens plus général de trouble du métabolisme des lipides.

DYSMÉNORRHÉE, *s. f.* [angl. ***dysmenorrhoea***]. Menstruation difficile et douloureuse.

DYSMÉTRIE, *s. f.* [angl. ***dysmetria***]. Exécution des mouvements avec trop de brusquerie, de rapidité ou d'amplitude.

DYSMNÉSIE, *s. f.* [angl. ***dysmnesia***]. Affaiblissement de la mémoire.

DYSMORPHIE, *s. f.* [angl. ***dysmorphosis***]. Difformité.

DYSOCCLUSION, *s. f.* V. *malocclusion.*

DYSORIQUE, *adj.* [angl. ***dysoric***]. 1° Qui est lié à une anomalie du sérum. – 2° En rapport avec une anomalie de la perméabilité vasculaire. – *nodule d.* Tache blanchâtre découverte à l'examen du fond d'œil, témoignant de l'occlusion d'une artériole rétinienne.

DYSOSMIE, *s. f.* [angl. ***dysosmia***]. Nom générique sous lequel on réunit les divers troubles de l'olfaction.

DYSOSTOSE, *s. f.* [angl. ***dysostosis***]. Trouble du développement osseux.

DYSPAREUNIE, *s. f.* [angl. ***dyspareunia***]. Douleur pendant le coït chez la femme sans contracture vaginale.

DYSPEPSIE, *s. f.* [angl. ***dyspepsia***]. Digestion difficile, quelle qu'en soit la cause.

DYSPHAGIA LUSORIA (lat.) [angl. ***dysphagia lusoria***]. Dysphagie provoquée par une malformation de la crosse aortique ou d'une de ses branches (sous-clavière), encerclant et comprimant l'œsophage.

DYSPHAGIE, *s. f.* [angl. ***dysphagia***]. Difficulté d'accomplir l'action de manger. Ce terme est souvent pris dans le sens restreint de *difficulté d'avaler.*

DYSPHASIE, *s. f.* [angl. ***dysphasia***]. Difficulté de la fonction du langage provoquée par des lésions des centres cérébraux.

DYSPHONIE, *s. f.* [angl. ***dysphonia***]. Difficulté de la phonation, quelle que soit son origine : centrale (*dysarthrie*) ou périphérique (*dyslalie*).

DYSPHORIE, *s. f.* [angl. ***dysphoria***]. Instabilité de l'humeur.

DYSPLASIE, *s. f.* [angl. ***dysplasia***]. 1° Trouble dans le développement de tissus, d'organes ou de parties anatomiques survenant *avant la naissance.* – 2° Trouble acquis survenant *après la naissance,* de la maturation d'un tissu à renouvellement rapide et constituant souvent un état précancéreux.

DYSPNÉE, *s. f.* [angl. ***dyspnoea***]. Difficulté de la respiration.

DYSPRAXIE, *s. f.* [angl. ***dyspraxia***]. Terme servant à désigner l'ensemble des diverses formes d'*apraxie.*

DYSPROTÉINÉMIE, *s. f.* V. *dysprotidémie.*

DYSPROTIDÉMIE, *s. f.* [angl. ***dysproteinaemia***]. Syn. *dysprotéinémie.* Anomalie quantitative ou qualitative des protides du plasma sanguin.

DYSRAPHIE, *s. f.* [angl. ***dysraphia***]. Trouble dans le coalescence des raphés médians ou latéraux entraînant des malformations telles que : bec-de-lièvre, hernie ombilicale, spina bifida, syringomyélie.

DYSRÉFLEXIE, *s. f.* Trouble du fonctionnement des réflexes.

DYSRYTHMIE, *s. f.* [angl. ***dysrhythmia***]. Trouble du rythme.

DYSSOMNIE, *s. f.* [angl. ***dyssomnia***]. Trouble du sommeil.

DYSTHYROÏDIE, *s. f.* [angl. ***dysthyreosis***]. Anomalie de la sécrétion thyroïdienne.

DYSTOCIE, *s. f.* [angl. ***dystocia***]. Accouchement difficile.

DYSTONIE, *s. f.* [angl. ***dystonia***]. Trouble de la tension, de la tonicité ou du tonus. – *d. neuro-végétative* ou *vagosympathique.* Trouble de l'excitabilité des nerfs vague et sympathique (*sympathicotonie, vagotonie*).

DYSTROPHIE, *s. f.* [angl. ***dystrophia***]. Trouble de la nutrition d'un organe ou d'une partie anatomique ; lésions qui en sont la conséquence.

DYSURIE, *s. f.* [angl. ***dysuria***]. Difficulté à la miction.

E

E. Symbole de l'*acide glutamique*.

EAU DE JAVEL. V. *Javel (eau de)*.

EAU OXYGÉNÉE [angl. ***hydrogen peroxide***]. Composé de formule H_2O_2 utilisé en solution aqueuse comme antiseptique.

EAUX MINÉRALES [angl. ***mineral waters***]. Nom donné aux eaux de source utilisées en médecine.

EBERTH (bacille d') (Karl E., 1835-1926, anatomopathologiste allemand). V. *Salmonella* et *fièvre typhoïde*.

ÉBRANLEMENT, *s. m.* [angl. ***shaking***]. Technique de massage consistant en une succession de secousses communiquées au membre ou segment de membre que l'on étire par ailleurs.

ÉBURNATION, *s. f.* [angl. ***eburnation***]. Augmentation considérable de la densité d'un os, qui devient comme de l'ivoire.

ECBU. Abréviation d'*examen cyto-bactériologique des urines*.

ECCHONDROME, *s. m.* ou **ECCHONDROSE,** *s. f.* [angl. ***ecchondroma***]. Saillie formée au niveau des articulations, des côtes etc., par la prolifération du tissu cartilagineux.

ECCHYMOSE, *s. f.* [angl. ***ecchymosis***]. Tache violacée qui résulte de l'infiltration du tissu cellulaire par une quantité variable de sang.

ECG. V. *électrocardiogramme*.

ÉCHARPE, *s. f.* [angl. ***sling***]. Pièce de toile triangulaire utilisée pour l'immobilisation temporaire, en flexion, du membre supérieur.

ÉCHAUFFEMENT, *s. m.* V. *blennorragie*.

ÉCHINOCOCCOSE, *s. f.* [angl. *echinococcosis*]. Maladie due au développement dans l'organisme de la larve de *Taenia echinococcus*. Elle se traduit, soit par un *kyste hydatique*, soit par de nombreuses petites alvéoles parsemant le tissu hépatique.

ECHO (VIRUS) ou **ECHOVIRUS** [angl. ***echovirus***]. Espèce virale à laquelle, lors de sa découverte, on ne pouvait attribuer aucune maladie humaine. En fait, certains virus ECHO donnent des affections analogues à celles provoquées par les virus Coxsackie.

ÉCHOCARDIOGRAPHIE, *s. f.* [angl. ***echocardiography***]. Exploration du cœur par les ultrasons (v. *échographie*). Elle peut se faire par voie transthoracique ou transœsophagienne, être couplée à l'examen Doppler codé ou non en couleurs et lors d'une épreuve de stress.

ÉCHO-ENCÉPHALOGRAPHIE, *s. f.* [angl. ***echoencephalography***]. Exploration de l'encéphale par les ultrasons.

ÉCHOGÈNE, *adj.* [angl. ***echogenic***]. Qui produit des échos.

ÉCHOGRAMME, *s. m.* [angl. ***echogram***]. Tracé recueilli par l'échographie.

ÉCHOGRAPHIE, *s. f.* [angl. ***echographia***]. Syn. *ultrasonographie*. Exploration d'un organe, ou d'une région du corps, au moyen des ultrasons. On utilise différents modes : A (amplitude), B (brillance), TM (temps-mouvement), bi- (voire tri-) dimensionnel.

ÉCHOLALIE, *s. f.* [angl. ***echolalia***]. Impulsion qui pousse certains malades mentaux à répéter comme un écho les paroles prononcées devant eux.

ÉCHOMIMIE, *s. f.* [angl. ***echomimia***]. Impulsion qui pousse certains malades mentaux à répéter les jeux de physionomie de leur entourage.

ÉCHOPRAXIE, *s. f.* [angl. ***echopraxia***]. Reproduction automatique des mouvements exécutés par une autre personne.

ÉCHOTOMOGRAPHIE, *s. f.* [angl. ***echotomography***]. Échographie bidimensionnelle.

ECHOVIRUS, *s. m.* V. *ECHO (virus)*.

ÉCLAMPSIE, *s. f.* [angl. ***eclampsia***]. Accès de convulsions offrant la plus grande analogie avec l'épilepsie pouvant survenir dans les trois derniers mois de la grossesse ou au moment de l'accouchement. V. *toxémie gravidique*.

ÉCLAMPTIQUE, *adj.* [angl. ***eclamptic***]. Qui a rapport à l'éclampsie. – *s. f.* Malade atteinte d'éclampsie.

ÉCLISSE, *s. f.* V. *attelle*.

ÉCOLE DES CADRES INFIRMIERS. Dénomination ancienne abandonnée en 1995. V. *institut de formation de cadres de santé*.

ÉCOLE D'INFIRMIERS(ÈRES) [angl. ***nursing school***]. Dénomination ancienne abandonnée en 1992. V. *institut de formation en soins infirmiers*.

ÉCOLOGIE, *s. f.* [angl. ***ecology***]. 1° Étude de l'habitat d'une espèce animale ou végétale. – 2° Étude des êtres vivants dans leur milieu habituel.

ÉCOUVILLONNAGE, *s. m.* [angl. ***ecouvillonnage***]. Nettoyage et brossage d'une cavité.

ECTASIE, *s. f.* [angl. ***ectasia***]. Dilatation d'un organe creux ou d'un vaisseau.

ECTHYMA, *s. m.* [angl. ***ecthyma***]. Affection cutanée microbienne caractérisée par des pustules ayant tendance à s'étendre par leurs bords ; c'est un impétigo ulcéreux.

ECTODERME, *s. m.* [angl. ***ectoderm***]. Feuillet externe du blastoderme qui formera le revêtement cutané et les organes des sens d'une part, le système nerveux central et les nerfs périphériques, d'autre part.

ECTOPIE, *s. f.* [angl. ***ectopia***]. Anomalie de situation d'un organe.

ECTROMÈLE, *s. m.* [angl. ***ectromelus***]. Monstre caractérisé par l'arrêt de développement d'un ou de plusieurs membres.

ECTROPION, *s. m.* [angl. ***ectropion***]. Renversement en dehors des paupières.

ECTROPODIE, *s. f.* [angl. ***ectropodism***]. Absence congénitale d'un pied en totalité ou en partie.

ECZÉMA, *s. m.* [angl. ***eczema***]. Lésion cutanée caractérisée par un placard rouge vif, prurigineux, sur lequel apparaissent rapidement des groupes de petites vésicules transparentes qui se rompent, laissant suinter une sérosité. L'*e.* est souvent de nature allergique.

ECZÉMATIFORME, *adj.* Qui ressemble à l'eczéma.

EDTA. Abréviation d'*éthylène-diamine-tétra-acétique*, acide utilisé comme chélateur.

ÉDULCORATION, *s. f.* [angl. ***edulcoration***]. Adjonction d'une substance sucrée à un médicament dont on veut masquer la saveur.

EEG. Électroencéphalogramme.

EFFÉRENT, TE, *adj.* [angl. ***efferent***]. Qui s'éloigne de ; qui est issu d'un organe, centrifuge. V. *afférent*.

EFFORT, *s. m.* [angl. ***effort***]. Contraction musculaire intense destinée à vaincre une résistance, extérieure ou non.

EFFORT (épreuve d') [angl. ***exercise test***]. Épreuve destinée à apprécier la valeur fonctionnelle du cœur surtout en cas d'insuffisance coronaire.

EFFRACTIF, VE, *adj.* [angl. ***invasive***]. Se dit d'un acte médical qui comporte un passage à travers le revêtement cutané ou muqueux.

EIAS. Épine iliaque antéro-supérieure.

EIPS. Épine iliaque postéro-supérieure.

ÉJACULAT, *s. m.* [angl. ***ejaculum***]. Quantité de sperme expulsée au cours d'une éjaculation.

ÉJACULATEUR, TRICE, *adj.* [angl. ***ejaculatory***]. Qui concerne l'éjaculation.

ÉJACULATION, *s. f.* [angl. ***ejaculation***]. Expulsion du sperme sous l'effet de la contraction des vésicules séminales.

ÉJACULATORITE, *s. f.* Inflammation des canaux éjaculateurs.

ÉLASTANCE PULMONAIRE (EL) [angl. ***pulmonary elastance***]. Variation de pression nécessaire pour produire une variation du volume pulmonaire d'une unité. C'est l'inverse de la compliance pulmonaire.

ÉLASTORRHEXIE, *s. f.* [angl. ***elastorrhexis***]. Rupture des fibres élastiques des tissus survenant à la suite de leur dégénérescence.

ÉLECTIVITÉ, *s. f.* [angl. ***affinity***]. Propriété de certaines substances de se fixer sur des humeurs ou à des éléments anatomiques déterminés.

ÉLECTRISATION, *s. f.* [angl. ***electrification***]. Effet du passage d'un courant électrique à travers l'organisme. V. *électrocution*.

ÉLECTROCARDIOGRAMME, *s. m.* **(ECG)** [angl. ***electrocardiogram***]. Courbe obtenue avec l'électrocardiographe. Dans toutes les dérivations, elle comprend : 1° *une onde P*, auriculaire ; 2° une série d'ondes correspondant à la contraction des ventricules : le ventriculogramme, formé d'une *onde rapide QRS* de forte amplitude, suivie d'une *onde T* lente et moins élevée et parfois d'une *onde U*. Entre ces ondes, le tracé revient à la ligne isoélectrique.

ÉLECTROCARDIOGRAPHE, *s. m.* [angl. ***electrocardiograph***]. Appareil enregistreur des courants électriques qui accompagnent les contractions cardiaques.

ÉLECTROCARDIOGRAPHIE, *s. f.* [angl. ***electrocardiography***]. Enregistrement des courants électriques accompagnant les contractions cardiaques.

ÉLECTROCHIRURGIE, *s. f.* [angl. ***electrosurgery***]. Application à la chirurgie des courants de haute fréquence : bistouri électrique et électrocoagulation.

ÉLECTROCHOC, *s. m.* [angl. ***electroshock***]. Crise convulsive provoquée par le passage d'un courant alternatif entre deux électrodes placées de part et d'autre du crâne et agissant sur les centres épileptogènes. L'*é.* est employé dans le traitement de certaines affections mentales telles que la schizophrénie, les états dépressifs, mélancoliques et confusionnels. V. *sismothérapie*.

ÉLECTROCOAGULATION, *s. f.* [angl. ***electrocoagulation***]. Méthode utilisant la chaleur développée dans un tissu, au voisinage d'un électrode punctiforme, lorsqu'on y fait passer un courant de haute fréquence, l'autre électrode étant très large.

ÉLECTROCOCHLÉOGRAMME, *s. m.* [angl. ***electrocochleogram***]. Courbe enregistrée lors de l'étude des phénomènes électriques apparaissant dans la cochlée au moment d'une stimulation sonore (électrocochléographie).

ÉLECTROCORTICOGRAPHIE, *s. f.* [angl. ***electrocorticography***]. Électroencéphalographie pratiquée en plaçant les électrodes au contact même de l'écorce cérébrale.

ÉLECTROCUTION, *s. f.* [angl. ***electrocution***]. Effet *mortel* du passage d'un courant électrique à travers l'organisme. V. *électrisation*.

ÉLECTRODE, *s. f.* [angl. ***electrode***]. Extrémité d'entrée ou de sortie d'un conducteur électrique.

ÉLECTRODIAGNOSTIC, *s. m.* [angl. ***electrodiagnosis***]. Application de l'électricité à l'examen des malades. Terme généralement réservé à l'étude des réponses musculaires à l'excitation électrique (*é. de stimulation*). – *é. de détection*. Méthode d'exploration qui utilise l'enregistrement des potentiels d'action nerveux ou musculaire (électromyographie).

ÉLECTROENCÉPHALOGRAMME, *s. m.* **(EEG)** [angl. ***electroencephalogram***]. Courbe obtenue par l'électroencéphalographie.

ÉLECTROENCÉPHALOGRAPHIE, *s. f.* [angl. ***electroencephalography***]. Enregistrement graphique des variations de potentiel électrique qui se produisent de façon continue au niveau de l'écorce cérébrale.

ÉLECTROGRAMME, *s. m.* [angl. ***electrogram***]. Tracé représentant l'activité électrique d'un tissu ou d'un organe.

ÉLECTROLOGIE MÉDICALE [angl. ***medical electrology***]. Partie de la physique concernant les applications médicales de l'électricité.

ÉLECTROLYSE, *s. f.* [angl. ***electrolysis***]. Décomposition électrochimique d'un corps.

ÉLECTROLYTE, *s. m.* [angl. ***electrolyte***]. Corps dont les molécules, lorsqu'elles sont en solution, sont capables de se dissocier en ions.

ÉLECTROMYOGRAMME, *s. m.* **(EMG)** [angl. ***electromyogram***]. Courbe obtenue par l'enregistrement graphique des courants électriques liés aux contractions musculaires.

ÉLECTRON, *s. m.* [angl. ***electron***]. Syn. *négaton*. Particule fondamentale constitutive de la matière, de masse extrêmement faible et porteuse d'une charge électrique négative. – *é. positif.* V. *positon*.

ÉLECTRONEUROGRAPHIE, *s. f.* [angl. ***electroneurography***]. Enregistrement graphique des potentiels électriques recueillis au niveau des fibres constituant les nerfs périphériques.

ÉLECTRO-NYSTAGMOGRAPHIE, *s. f.* [angl. ***electronystagmography***]. Enregistrement graphique du nystagmus.

ÉLECTRO-OCULOGRAPHIE, *s. f.* [angl. ***electrooculography***]. Enregistrement graphique des courants électriques produits par les membranes oculaires, au moyen d'électrodes placées sur le rebord orbitaire.

ÉLECTROPHORÈSE, *s. f.* [angl. ***electrophoresis***]. Transport vers les électrodes, sous l'influence d'un champ électrique, des particules formées de grosses molécules chargées électriquement, en solution ou en suspension dans un liquide. – L'*é.* est employée pour séparer en plusieurs fractions les protéines du sérum sanguin.

ÉLECTROPHYSIOLOGIE, *s. f.* [angl. ***electrophysiology***]. Étude des courants électriques émis par l'organisme. P. ex. *électromyographie, électro-encéphalographie, électrocardiographie, électronystagmographie*.

ÉLECTROPUNCTURE, *s. f.* [angl. ***electroacupuncture***]. Introduction thérapeutique dans les tissus d'un courant électrique au moyen d'aiguilles.

ÉLECTRORADIOLOGIE, *s. f.* [angl. ***electroradiology***]. Partie de la physique concernant les applications de l'électricité et de la radiologie.

ÉLECTRORÉTINOGRAPHIE, *s. f.* [angl. ***electroretinography***]. Enregistrement graphique des divers courants électriques produits par la rétine sous l'influence de la stimulation lumineuse.

ÉLECTROSTIMULATION, *s. f.* [angl. ***electrostimulation***]. Stimulation (musculaire, cardiaque) au moyen d'un courant électrique.

ÉLECTROSTIMULUS, *s. m.* [angl. ***spike***]. Pic traduisant, sur l'électrocardiogramme des sujets reliés à un stimulateur cardiaque, l'activité électrique propre de ce dernier.

ÉLECTROSYSTOLIE, *s. f.* Déclenchement artificiel des contractions cardiaques au moyen d'impulsions électriques rythmées.

ÉLECTROTHÉRAPIE, *s. f.* [angl. ***electrotherapy***]. Emploi thérapeutique de l'électricité.

ÉLÉPHANTIASIS, *s. m.* [angl. ***elephantiasis***]. Augmentation considérable du volume d'un membre ou d'une partie du corps, causée par un œdème dur et chronique des téguments.

ÉLIMINATION, *s. f.* V. *éradication*.

ELISA. V. *immuno-enzymatique ou enzymologique (méthode)*.

ÉLIXIR, *s. m.* [angl. ***elixir***]. Préparation pharmaceutique consistant dans le mélange de certains sirops avec des alcoolats.

ÉLIXIR PARÉGORIQUE [angl. ***paregoric***]. Élixir à base d'opium et d'anis ; ses propriétés antidiarrhéiques sont puissantes.

ELLIPTOCYTE, *s. m.* [angl. ***elliptocyte***]. Hématie de forme elliptique présentant deux extrémités arrondies et des parois latérales peu bombées.

ÉLONGATION, *s. f.* [angl. ***elongation***]. 1° Allongement traumatique d'un organe. – 2° Étirement thérapeutique par traction.

ÉLYTROCÈLE, *s. f.* [angl. ***elytrocele***]. Hernie de l'intestin descendu dans le cul-de-sac de Douglas et refoulant la paroi vaginale postérieure à travers la vulve.

ÉMACIATION, *s. f.* [angl. ***emaciation***]. Amaigrissement pathologique.

ÉMAIL DENTAIRE [angl. ***enamel***]. Tissu brillant et très dur recouvrant la dentine au niveau de la couronne dentaire.

ÉMANATION, *s. f.* [angl. ***emanation***]. En radiologie, gaz radioactif très instable produit par la décomposition spontanée du radium et des substances radio-actives.

ÉMASCULATION, *s. f.* [angl. ***emasculation***]. Castration chez l'homme.

EMBARRAS GASTRIQUE [angl. ***acute gastric attack***]. Ensemble de troubles gastro-intestinaux accompagnés ou non de fièvre, pouvant s'observer sous l'influence d'infections ou d'intoxications diverses.

EMBARRURE, *s. f.* [angl. ***dish-pan fracture***]. Fracture complète de la voûte du crâne par enfoncement, comportant un fragment complètement détaché et déplacé parallèlement à la surface du crâne.

EMBOÎTURE, *s. f.* [angl. ***socket***]. Extrémité proximale d'une prothèse, appliquée sur le moignon.

EMBOLE, *s. m.* [angl. ***embolus***]. Corps étranger qui détermine l'embolie.

EMBOLECTOMIE, *s. f.* [angl. ***embolectomy***]. Ablation chirurgicale du caillot qui a provoqué l'embolie.

EMBOLIE, *s. f.* [angl. ***embolism***]. Oblitération brusque d'un vaisseau sanguin ou lymphatique par un corps étranger entraîné par la circulation.

EMBOLIE GAZEUSE [angl. ***air embolism***]. Obstruction vasculaire par des bulles gazeuses (ordinairement de l'air) introduites accidentellement à la suite d'un trauma ou bien d'une intervention thérapeutique (chirurgie, perfusion, injection intravasculaire).

EMBOLISATION, *s. f.* [angl. ***embolization***]. Oblitération thérapeutique du pédicule artériel d'une lésion chirurgicalement inaccessible.

EMBRASSE, *s. f.* [angl. ***embracing***]. Bande semi-circulaire rigide reliant en arrière les montants d'une orthèse de membre.

EMBROCATION, *s. f.* [angl. ***embrocation***]. 1° Action de verser lentement un liquide sur une partie malade. – 2° Ce liquide lui-même.

EMBROCHAGE, *s. m.* [angl. ***pinning***]. Perforation d'un os au moyen d'une broche, destinée à l'ostéosynthèse ou l'extension continue.

EMBRYOGENÈSE, *s. f.* [angl. ***embryogenesis***]. Développement de l'embryon.

EMBRYOLOGIE, *s. f.* [angl. ***embryology***]. Étude de l'embryon et de ses organes.

EMBRYON, *s. m.* [angl. ***embryo***]. Dans l'espèce humaine, produit de la conception pendant les trois premiers mois ; à partir du quatrième mois, l'*embryon* devient *fœtus*.

EMBRYOPATHIE, *s. f.* [angl. ***embryopathia***]. Malformations dues à certaines actions exercées sur le produit de la conception pendant les 3 premiers mois de la vie intra-utérine.

ÉMÉTIQUE, *adj.* [angl. ***emetic***]. Se dit de toute substance qui provoque le vomissement.

ÉMÉTISANT, TE, *adj.* [angl. ***emetic***]. Qui détermine le vomissement.

EMG. Électromyogramme.

ÉMISSION, *s. f.* [angl. ***emission***]. Se dit de l'écoulement sous pression de certains liquides.

EMMÉNAGOGUE, *adj.* et *s. m.* [angl. ***emmenagogue***]. Qui provoque ou régularise le flux menstruel.

EMMÉTROPIE, *s. f.* [angl. ***emmetropia***]. Vision normale, c'est-à-dire état de l'œil dans lequel les rayons partis de l'infini viennent former une image exactement sur la rétine.

ÉMOLLIENT, E, *adj.* et *s. m.* [angl. ***emollient***]. Qui relâche et ramollit les tissus enflammés.

ÉMONCTOIRE, *s. m.* [angl. ***emonctory***]. Organe destiné à éliminer les déchets de la nutrition.

ÉMOTIF, VE, *adj.* et *s.* [angl. ***emotive***]. Sujet réagissant vivement aux émotions.

ÉMOTIVITÉ, *s. f.* [angl. ***emotivity***]. Aptitude de chaque individu à réagir plus ou moins vivement aux impressions perçues. C'est l'aspect le plus élémentaire de l'affectivité.

EMPÂTÉ, E, *adj.* [angl. ***choked***]. De consistance pâteuse, molle et non élastique.

EMPATHIE, *s. f.* [angl. ***empathy***]. Identification aux pensées ou à l'action d'une autre personne, allant jusqu'à ressentir les sentiments de cette dernière.

EMPHYSÈME, *s. m.* [angl. ***emphysema***]. Infiltration gazeuse diffuse du tissu cellulaire.

EMPHYSÈME PULMONAIRE [angl. ***pulmonary emphysema***]. État pathologique du poumon caractérisé par la dilatation et la destruction des bronchioles respiratoires et des éléments conjonctivo-élastiques de la paroi des alvéoles. – *e. bulleux.*

EMPIRISME, *s. m.* [angl. ***empirism***]. Médecine fondée sur l'expérience.

EMPLÂTRE, *s. m.* [angl. ***emplastrum***]. Médicament externe se ramollissant légèrement à une chaleur douce et devenant alors adhérent.

EMPYÈME, *s. m.* [angl. ***empyema***]. Collection purulente située dans une cavité naturelle.

ÉMULSION, *s. f.* [angl. ***emulsion***]. Liquide d'apparence laiteuse tenant en suspension un corps gras finement divisé.

ÉNANTHÈME, *s. m.* [angl. ***enanthem***]. Taches rouges plus ou moins étendues, que l'on observe sur les muqueuses, dans un grand nombre de maladies et qui correspondent à l'exanthème cutané.

ENCAPSULÉ, E, *adj.* V. *capsulé.*

ENCÉPHALE, *s. m.* [angl. ***encephalon***]. Partie du système nerveux central contenue dans la boîte crânienne, comprenant le cerveau, le cervelet et le tronc cérébral. V. *rhombencéphale, diencéphale, mésencéphale, prosencéphale, télencéphale, myélencéphale.*

ENCÉPHALITE, *s. f.* [angl. ***encephalitis***]. Inflammation, sans suppuration, d'une partie plus ou moins étendue de l'encéphale.

ENCÉPHALOCÈLE, *s. f.* [angl. ***encephalocele***]. Ectopie congénitale à la face externe du crâne, d'une partie du cerveau ou de ses enveloppes.

ENCÉPHALOGRAPHIE, *s. f.* [angl. ***encephalography***]. Nom donné aux différents procédés d'exploration radiographique de l'encéphale. – *e. gazeuse.*

ENCÉPHALOÏDE, *adj.* [angl. ***encephaloid***]. Se dit des tumeurs ayant l'aspect et la consistance du cerveau.

ENCÉPHALOMALACIE, *s. f.* V. *ramollissement cérébral.*

ENCÉPHALOMYÉLITE, *s. f.* [angl. ***encephalomyelitis***]. Inflammation du névraxe.

ENCÉPHALOPATHIE, *s. f.* [angl. ***encephalopathy***]. Ensemble de troubles cérébraux qui compliquent parfois certaines infections, altérations de l'état général, (métaboliques) ou intoxications.

ENCÉPHALOPATHIE SUBAIGUË SPONGIFORME À VIRUS (Daniel Gajdusek, 1968-1972) [angl. ***subacute viral spongiform encephalopathy***]. V. le terme préférable : *encéphalopathie subaiguë spongiforme transmissible.*

ENCÉPHALOPATHIE SUBAIGUË SPONGIFORME TRANSMISSIBLE [angl. ***subacute transmissible spongiform encephalopathy***]. Dénomination sous laquelle on groupe un certain nombre d'affections du système nerveux central caractérisées *anatomiquement* par une atteinte prédominante et dégénérative de la substance grise avec raréfaction des neurones, gliose, astrocytose et spongiose due à une vacuolisation des cytoplasmes des neurones et des cellules de la névroglie. Il n'y a pas de réaction inflammatoire ni d'altération des vaisseaux ; l'atteinte de la substance blanche est modérée et secondaire à celle de la substance grise. *Ce groupe comprend :* la tremblante du mouton ou scrapie (18e siècle), l'encéphalopathie du vison (Hartsough et Burger, 1965), l'encéphalopathie spongiforme bovine (ESB) (Wells, 1986), l'encéphalopathie spongiforme féline – et chez l'homme le kuru, la maladie de Creutzfeldt-Jakob, le syndrome de Gerstmann-Sträussler-Scheinker et l'insomnie fatale familiale, toutes affections caractérisées *cliniquement* par des manifestations nerveuses et une lente et mortelle évolution. Ces maladies ne s'accompagnent d'aucune réaction immunitaire, mais le cerveau infecté contient une quantité anormalement élevée d'une protéine amyloïde, la PrP-Sc qui diffère légèrement de la PrP normale ou PrP-c. Leur agent pathogène n'est pas, comme on l'avait primitivement supposé, un virus dit lent, mais une protéine nommée prion (v. ce terme).

ENCHEVILLEMENT, *s. m.* [angl. ***pegging***]. Immobilisation des deux fragments d'un os fracturé au moyen d'une forte cheville d'acier ou d'un greffon osseux introduit dans la cavité médullaire de l'os brisé.

ENCHONDRAL, E, *adj.* [angl. ***enchondral***]. Qui se trouve ou se produit à l'intérieur du cartilage.

ENCHONDROMATOSE, *s. f.* [angl. ***enchondromatosis***]. Chondrodystrophie génotypique caractérisée par la présence d'îlots de tissu cartilagineux dans les métaphyses des os.

ENCHONDROME, *s. m.* [angl. ***enchondroma***]. Chondrome développé aux dépens de la substance médullaire des os.

ENCLOUAGE, *s. m.* [angl. ***pegging***]. Emploi de clous pour maintenir les fragments osseux fracturés en bonne position.

ENCLUME, *s. f.* V. *osselet*.

ENCOPRÉSIE, *s. f.* [angl. ***encopresis***]. Incontinence des matières fécales, d'origine fonctionnelle.

ENDAPEXIEN, NE, *adj.* Qui siège en dedans de la pointe (du cœur).

ENDARTÈRE, *s. f.* [angl. ***endarterium***]. Tunique interne (ou intima) d'une artère.

ENDARTÉRIECTOMIE, *s. f.* [angl. ***endarteriectomy***]. Résection d'un caillot et des parties adhérentes des tuniques artérielles lésées avoisinantes.

ENDÉMICITÉ, *s. f.* [angl. ***endemicity***]. Qualité des maladies endémiques.

ENDÉMIE, *s. f.* [angl. ***endemia***]. Persistance, dans une région, d'une maladie particulière.

ENDÉMIQUE, adj. [angl. ***endemic***]. Qui a le caractère de l'endémie.

ENDÉMO-ÉPIDÉMIQUE, *adj.* Qui est à la fois endémique et épidémique.

ENDOCARDE, *s. m.* [angl. ***endocardium***]. Tunique interne du cœur ; elle en tapisse les cavités et en constitue les valvules ; elle se continue avec l'endothélium des gros vaisseaux.

ENDOCARDITE, *s. f.* [angl. ***endocarditis***]. Inflammation de l'endocarde souvent localisée au niveau des différentes valvules du cœur. – *e. infectieuse, e. bactérienne, e. infectante, e. ulcéreuse, e. végétante.* Maladie infectieuse provoquée par le passage dans le sang de différentes sortes de microbes qui se localisent spécialement au niveau de l'endocarde où ils provoquent des lésions ulcéreuses ou végétantes. V. *Osler (maladies d') 1°.*

ENDOCAVITAIRE, *adj.* Situé à l'intérieur d'une cavité.

ENDOCERVICAL, E, *adj.* [angl. ***endocervical***]. Qui est situé sur ou dans le canal cervical utérin.

ENDOCERVICITE, *s. f.* [angl. ***endocervicitis***]. Inflammation de la muqueuse du canal cervical utérin.

ENDOCRINE, *adj.* [angl. ***endocrine***]. Se dit d'une glande dont la sécrétion est directement déversée dans le sang (glande à sécrétion interne).

ENDOCRINIEN, NE, *adj.* [angl. ***endocrinous***]. Qui se rapporte à une glande endocrine.

ENDOCRINOLOGIE, *s. f.* [angl. ***endocrinology***]. Étude des glandes à sécrétion interne ou endocrines.

ENDOCRINOPATHIE, *s. f.* [angl. ***endocrinopathy***]. Maladie des glandes endocrines.

ENDODERME, *s. m.* ou **ENTODERME,** *s. m.* [angl. ***endoderm***]. Feuillet interne du blastoderme, qui formera la muqueuse intestinale et les glandes annexes.

ENDOGAMIE, *s. f.* [angl. ***endogamy***]. Union entre sujets consanguins.

ENDOGASTRIQUE, *adj.* [angl. ***endogastric***]. Situé dans l'estomac.

ENDOGÈNE, *adj.* [angl. ***endogenous***]. Qui est produit dans l'organisme.

ENDOLUMINAL, E, *adj.* Qui concerne l'intérieur d'un vaisseau ou d'un canal.

ENDOLYMPHE, *s. f.* [angl. ***endolymph***]. Liquide situé dans le labyrinthe membraneux. V. *périlymphe.*

ENDOMÈTRE, *s. m.* [angl. ***endometrium***]. Muqueuse utérine.

ENDOMÉTRIOME, *s. m.* [angl. ***endometrioma***]. Tumeur bénigne se développant presque toujours au niveau du tractus génital chez la femme non ménopausée et formée d'éléments normaux aberrants de la muqueuse utérine (v. *endométriose*).

ENDOMÉTRIOSE, *s. f.* [angl. ***endometriosis***]. Développement, hors de son emplacement habituel, de tissu endométrial normal.

ENDOMÉTRITE, *s. f.* [angl. ***endometritis***]. Inflammation de la muqueuse utérine.

ENDOPARASITE, *s. m.* [angl. ***endoparasite***]. Parasite vivant dans l'intérieur de l'organisme.

ENDOPHTALMIE, *s. f.* [angl. ***endophtalmitis***]. Inflammation du contenu oculaire.

ENDOPROTHÈSE, *s. f.* [angl. ***endoprothesis***]. Inclusion, à l'intérieur de l'organisme, d'une pièce étrangère, destinée à remplacer de façon permanente un organe ou une de ses parties.

ENDORPHINE, *s. f.* [angl. ***endorphine***]. Variété de morphine endogène ; son action antalgique est due à sa fixation sur les récepteurs morphiniques des centres de la douleur (thalamus).

ENDOSCOPE, *s. m.* [angl. ***endoscope***]. Instrument destiné à permettre l'examen visuel direct des cavités profondes du corps et à les éclairer. – *e. à fibres.* V. *fibroscope.*

ENDOTHÉLIITE, *s. f.* [angl. ***endotheliitis***]. Inflammation de l'endothélium.

ENDOTHÉLIOME, *s. m.* [angl. ***endothelioma***]. Tumeur développée aux dépens des cellules endothéliales.

ENDOTHÉLIUM, *s. m.* [angl. ***endothelium***]. Tissu pavimenteux formant le revêtement interne du cœur et des vaisseaux. V. *mésothélium.*

ENDOTOXINE, *s. f.* [angl. ***endotoxin***]. Toxine contenue dans l'intérieur du corps des bactéries et ne diffusant pas dans les milieux de culture.

ENDOVEINE, *s. f.* Tunique interne (ou intima) d'une veine.

ÉNERGIE, *s. f.* [angl. ***energy***] (physique). Capacité à fournir du travail.

ÉNERVATION, *s. f.* [angl. ***enervation***]. Ablation ou section d'un nerf ou d'un groupe de nerfs innervant une région du corps.

ENFANCE, *s. f.* [angl. ***childhood***]. Période prépubertaire de l'existence. La *première e.* fait suite à l'état de nourrisson, et va de 2 à 6 ans ; la *seconde e.* va de 6 à 12 ans ; elle précède l'adolescence. V. *âge.*

ENFLAMMÉ, E, *adj.* [angl. ***inflamed***]. Atteint d'inflammation.

ENFOUISSEMENT, *s. m.* Temps opératoire consistant à recouvrir par une suture séro-séreuse la tranche de section dépéritonisée d'un organe abdominal.

ENGAGEMENT, *s. m.* [angl. ***engagement***]. Franchissement du détroit supérieur du bassin par la partie du fœtus qui s'y présente (la « présentation ») pour descendre dans l'excavation pelvienne.

ENGAGEMENT CÉRÉBRAL [angl. ***cerebral herniation***]. Refoulement de certaines parties du cerveau à travers les orifices intracrâniens de la dure-mère.

ENGELURE, *s. f.* [angl. ***chilblain***]. Lésion due au froid, siégeant surtout au niveau des doigts et des orteils, caractérisée par une enflure rouge et douloureuse, compliquée parfois de phlyctènes et de crevasses.

ENGORGEMENT, *s. m.* [angl. ***engorgement***]. Augmentation de volume et de consistance d'un organe, provoquée par une accumulation de liquide biologique.

ENGOUEMENT, *s. m.* [angl. ***obstruction***]. Obstruction d'un conduit ou d'une cavité. – *e. herniaire.* Arrêt des matières dans une anse intestinale herniée ; c'est le premier degré de l'étranglement herniaire.

ENJAMBEMENT, *s. m.* [angl. ***crossing over***]. Échange de segments entre chromosomes homologues au moment de la méiose et parfois aussi au cours d'une mitose.

ENKÉPHALINE, *s. f.* [angl. ***enkephalin***]. Protéine de faible poids moléculaire qui forme, avec les endorphines, le groupe des morphines endogènes.

ENKYSTEMENT, *s. m.* [angl. ***encystment***]. Formation d'une couche de tissu conjonctif dense autour d'un corps étranger ou d'une production pathologique qui se trouve ainsi isolée du tissu environnant.

ÉNOLASE NEUROSPÉCIFIQUE (NSE) [angl. ***neuron specific enolase***]. Enzyme glycolytique, marqueur du cancer pulmonaire à petites cellules et du neuroblastome.

ÉNOPHTALMIE, *s. f.* [angl. ***enophtalmus***]. Position anormale du globe oculaire qui se trouve situé dans l'orbite plus profondément qu'il ne l'est à l'état normal.

ÉNOSTOSE, *s. f.* [angl. ***enostosis***]. Production osseuse, généralement formée de tissu compact qui comble en partie le canal médullaire d'un os.

ENSEIGNEMENT CLINIQUE [angl. ***clinical teaching***]. Transmission de savoir effectuée au lit du malade, pendant un stage hospitalier.

ENSP. École nationale de la santé publique.

ENTAMŒBA, *s. f.* [angl. ***entamoeba***]. Genre d'amibes parasitant l'intestin. Seule *E. histolytica* (syn. *E. dysenteriae*) peut être à l'origine de dysenterie ou d'abcès. V. *amibiase.*

ENTÉRAL, E, *adj.* [angl. ***enteric***]. Qui concerne l'intestin. P. ex. *alimentation entérale*

ENTÉRALGIE, *s. f.* [angl. ***enteralgia***]. Douleur intestinale.

ENTÉRITE, *s. f.* [angl. ***enteritis***]. Inflammation de la muqueuse intestinale.

ENTEROBACTERIACÉES, *s. f. pl.* [angl. ***Enterobacteriacae***]. Famille de bacilles Gram –, anaérobies facultatifs, hôtes habituels de l'intestin de l'homme et des animaux.

ENTÉROCÈLE, *s. f.* [angl. ***enterocele***]. Hernie ne comprenant que des anses intestinales.

ENTÉROCOLITE, *s. f.* [angl. ***enterocolitis***]. Inflammation simultanée des muqueuses de l'intestin grêle et du côlon.

ENTÉROCOQUE, *s. m.* [angl. ***enterococcus***]. Syn. *Streptococcus fœcalis.* Bactérie ovoïde non hémolytique, trouvée dans l'intestin de l'homme sain, responsable d'infections urinaires et d'endocardites subaiguës.

ENTÉROCYSTOCÈLE, *s. f.* [angl. ***enterocyctocele***]. Hernie dont le sac contient de l'intestin et une partie de la vessie.

ENTÉROCYSTOPLASTIE, *s. f.* [angl. ***enterocystoplasty***]. Opération consistant dans la reconstruction, partielle ou totale, d'une vessie à l'aide d'une anse intestinale grêle ou d'une partie du côlon.

ENTÉROKINASE, *s. f.* [angl. ***enterokinase***]. Enzyme contenue dans le suc duodénal et dont l'action est nécessaire pour activer la trypsine du pancréas.

ENTÉROPATHIE, *s. f.* [angl. ***enteropathy***]. Terme générique désignant les affections de l'intestin.

ENTÉROPATHIE EXSUDATIVE [angl. ***protein-loosing enteropathy***]. Maladie caractérisée par une dilatation des vaisseaux lymphatiques de l'intestin, des œdèmes et une importante déperdition protidique par voie digestive.

ENTÉROPATHOGÈNE, *adj.* [angl. ***enteropathogenic***]. Responsable d'une maladie intestinale.

ENTÉROPEXIE, *s. f.* [angl. ***enteropexy***]. Fixation de l'intestin à la paroi abdominale.

ENTÉROPLASTIE, *s. f.* [angl. ***enteroplasty***]. Opération qui a pour but le rétablissement du diamètre normal de l'intestin dans le cas de sténose de cet organe.

ENTÉRORRAGIE, *s. f.* [angl. ***enterorrhagia***]. Hémorragie intestinale.

ENTÉRORRAPHIE, *s. f.* [angl. ***enterorrhaphy***]. Suture d'une plaie intestinale.

ENTÉROSPASME, *s. m.* [angl. ***enterospasm***]. Contraction spasmodique, douloureuse, d'une portion plus ou moins étendue de l'intestin.

ENTÉROTROPE, *adj.* [angl. ***enterotropic***]. Qui présente de l'affinité pour l'intestin : *toxine e.*

ENTÉROVIRUS, *s. m.* [angl. ***enterovirus***]. Nom générique des nombreux virus à ARN découverts dans le tube digestif humain.

ENTORSE, *s. f.* [angl. ***sprain***]. Lésion traumatique d'une articulation résultant de sa distorsion brusque, avec élongation ou arrachement des ligaments, sans déplacement permanent des surfaces articulaires.

ENTRECROISEMENT, *s. m.* V. *enjambement* et *chiasma.*

ENTRETIEN INDIVIDUEL À VISÉE PSYCHOTHÉRAPIQUE. Consultation infirmière (v. ce terme) en milieu psychiatrique.

ENTROPION, *s. m.* [angl. ***entropion***]. Renversement des paupières en dedans.

ÉNUCLÉATION, *s. f.* [angl. ***enucleation***]. Mode particulier d'extirpation d'une tumeur encapsulée à travers les deux lèvres d'une incision.

ÉNURÉSIE, *s. f.* [angl. ***enuresis***]. Émission involontaire et inconsciente d'urines, survenant en l'absence de lésion de l'appareil urinaire, en général la nuit, chez un enfant de plus de cinq ans.

ENVENIMATION, *s. f.* [angl. ***envenomization***]. Intoxication consécutive à la morsure d'un serpent, à la piqûre d'un insecte etc.

ENZYME, *s. f.* [angl. ***enzyme***]. Substance de nature protéinique capable, par ses propriétés catalytiques, d'activer une réaction chimique définie. L'*e.* contient une partie protéique : l'*apo-enzyme* et un groupement prosthétique, la *co-enzyme.*

ENZYME DE CONVERSION [angl. ***converting enzyme***]. Syn. *angioconvertase.* Enzyme d'origine hépatique qui transforme l'angiotensine I en angiotensine II. Les *inhibiteurs* de cette enzyme sont utilisés dans le traitement de l'hypertension artérielle et de l'insuffisance cardiaque.

ENZYMOLOGIE, *s. f.* [angl. ***enzymology***]. Syn. *zymologie.* Étude des enzymes ou ferments.

ÉONISME, *s. m.* [angl. ***eonism***]. Désir et besoin que ressentent certains hommes de se vêtir de costumes féminins. V. *travestisme.*

ÉOSINE, *s. f.* [angl. ***eosin***]. Colorant acide dérivé de la fluorescéine et de couleur rose, utilisé en hématologie et histologie ainsi qu'en dermatologie comme désinfectant.

ÉOSINOPÉNIE, *s. f.* [angl. ***eosinopenia***]. Diminution du nombre des polynucléaires éosinophiles.

ÉOSINOPHILE, *adj.* [angl. ***eosinophil***]. Qui présente une grande affinité pour l'éosine. – *polynucléaires e.*

ÉOSINOPHILIE, *s. f.* [angl. ***eosinophilia***]. 1° Affinité pour les réactifs dont l'acide est l'agent colorant et en particulier pour l'éosine. V. *acidophile.* – 2° Présence de leucocytes *éosinophiles.*

ÉPANCHEMENT, *s. m.* [angl. ***effusion***]. Présence de liquide (sérosité, sang), ou de gaz dans une partie du corps qui n'en renferme pas normalement.

ÉPAULE, *s. f.* [angl. ***shoulder***]. Jonction du tronc et du bras, ceinture scapulaire. – *articulation de l'é.* A. scapulo-humérale.

ÉPAULIÈRE, *s. f.* [angl. ***shoulder strap***]. Orthèse couvrant l'épaule.

ÉPENDYME, *s. m.* [angl. ***ependyma***]. Membrane composée d'un épithélium cylindrique, tapissant la surface du canal central de la moelle osseuse et des ventricules cérébraux. – *canal de l'é.* Canal central de la moelle spinale ou épinière, communiquant avec le quatrième ventricule.

ÉPENDYMITE, *s. f.* [angl. ***ependymitis***]. Inflammation du canal de l'épendyme.

ÉPENDYMOME, *s. m.* [angl. ***ependymoma***]. Gliome observé surtout chez l'enfant, siégeant dans les ventricules cérébraux ou à l'intérieur de la moelle et développé aux dépens des cellules de l'épendyme.

ÉPERON, *s. m.* [angl. ***spur***]. Cloison qui sépare les deux orifices intestinaux dans l'anus contre nature.

ÉPHÉDRINE, *s. f.* [angl. ***ephedrine***]. Alcaloïde sympathicomimétique et stimulant du système nerveux central ; on l'utilise surtout actuellement comme décongestionnant nasal.

ÉPHÉLIDE, *s. f.* [angl. ***ephelis***]. Petites taches brunes observées sur les parties découvertes de la peau et dues à l'action du soleil.

ÉPI CANTHUS, *s. m.* [angl. ***epicanthus***]. Repli semilunaire que forme parfois la peau au-devant de l'angle interne de l'œil.

ÉPICARDE, *s. m.* [angl. ***epicardium***]. Feuillet viscéral du péricarde séreux.

ÉPICONDYLALGIE, *s. f.* [angl. ***epicondylalgia***]. Forme légère d'épicondylite.

ÉPICONDYLE, *s. m.* [angl. ***epicondyle***]. Saillie osseuse située au-dessus et au voisinage d'un condyle. P. ex. *é. médial* de l'humérus (épitrochlée) ; *é. m. du fémur* : tubercule condylien interne ; *é. latéral* du fémur ou de l'humérus.

ÉPICONDYLITE, *s. f.* [angl. ***epicondylitis***]. Inflammation de l'épicondyle.

ÉPICRÂNE, *s. m.* V. *galéa aponévrotique.*

ÉPICRITIQUE, *adj.* [angl. ***epicritic***]. 1° Qui survient après une crise. – 2° *sensibilité é.* Sensibilité tactile et thermique fine et discriminative.

ÉPICUTANÉ, E, *adj.* [angl. ***epicutaneous***]. Qui est sur la peau. – *test é.* Épreuve destinée à rechercher la sensibilité de la peau à une substance et consistant à déposer une petite quantité de celle-ci sur l'épiderme.

ÉPIDÉMICITÉ, *s. f.* [angl. ***epidemicity***]. Qualité des maladies épidémiques.

ÉPIDÉMIE, *s. f.* [angl. ***epidemia***]. 1° Développement d'une maladie ou d'un phénomène pathologique qui atteint simultanément de nombreux individus. – 2° Apparition intermittente et diffusion rapide d'une maladie infectieuse contagieuse. P. ex. : *é. de grippe.*

ÉPIDÉMIOLOGIE, *s. f.* [angl. ***epidemiology***]. 1° Primitivement, étude des épidémies. – 2° Plus généralement branche de la médecine qui étudie les différents facteurs intervenant dans l'apparition et l'évolution des maladies. P. ex. : *é. de la variole, de l'athérosclérose, du cancer.*

ÉPIDÉMIQUE, *adj.* [angl. ***epidemic***]. Qui a le caractère de l'épidémie.

ÉPIDERME, *s. m.* [angl. ***epidermis***]. Partie superficielle de la peau, faite d'un épithélium malpighien stratifié kératinisé. Il comporte notamment une couche basale et le corps muqueux de Malpighi comprenant *une couche profonde* ou corps muqueux de Malpighi et une *couche superficielle* ou couche cornée.

ÉPIDERMOÏDE, *adj.* [angl. ***epidermoid***]. Dont la nature rappelle celle de l'épiderme. – *kyste é.*

ÉPIDIDYME, *s. m.* [angl. ***epididymis***]. Organe allongé sur le bord postérieur du testicule dont il constitue le début de la voie excrétrice ; il comporte une tête antérieure renflée, un corps puis une queue, laquelle se continue par le conduit (ou canal) déférent.

ÉPIDIDYMITE, *s. f.* [angl. ***epididymitis***]. Inflammation de l'épididyme.

ÉPIDURALE (méthode) [angl. ***epidural method***]. Introduction d'une substance médicamenteuse dans l'espace épidural, en dehors des méninges.

ÉPIDURITE, *s. f.* [angl. ***epiduritis***]. Inflammation localisée à l'espace épidural, c.-à-d. à l'espace compris entre la dure-mère en avant et le canal rachidien en arrière.

ÉPIGASTRE, *s. m.* [angl. ***epigastrium***]. Région supérieure et médiane de l'abdomen présentant une légère dépression encadrée latéralement par les hypocondres et correspondant à l'estomac et au lobe gauche du foie.

ÉPIGLOTTE, *s. f.* [angl. ***epiglottis***]. Pièce cartilagineuse médiane, aplatie, mobile, surplombant la glotte et située derrière la racine de la langue. Elle protège le larynx en basculant en arrière lors de la déglutition.

ÉPILEPSIE, *s. f.* [angl. ***epilepsy***]. Affection chronique caractérisée par la répétition de paroxysmes dus à des « décharges épileptiques », c.-à-d. à l'activation subite, simultanée et anormalement intense d'un grand nombre de neurones cérébraux. Ces paroxysmes se traduisent cliniquement par des *crises épileptiques* : celles-ci, toujours soudaines, ont des aspects cliniques variables allant des crises convulsives généralisées aux crises partielles et aux absences. Elles s'accompagnent de manifestations électroencéphalographiques particulières.

ÉPILEPSIE BRAVAIS-JACKSONIENNE [angl. ***Jacksonian epilepsy***]. Épilepsie partielle motrice, à début conscient, caractérisée par des secousses localisées à un groupe musculaire et qui peuvent s'étendre à toute la moitié du corps. Cette *é.* est due à l'irritation d'une zone corticale située dans la circonvolution frontale ascendante du côté opposé à l'épilepsie.

ÉPIEPSIE GÉNÉRALISÉE [angl. ***generalized epilepsy***]. Variété d'épilepsie caractérisée par des crises dont les manifestations frappent d'emblée tout le corps, avec perte de connaissance, chute et troubles moteurs.

ÉPILEPTIQUE, *adj.* [angl. *epileptic*]. Qui a rapport à l'épilepsie. – *s. m.* et *f.* Malade atteint d'épilepsie.

ÉPILEPTOÏDE, *adj.* [angl. ***epileptoid***]. Qui rappelle l'épilepsie.

ÉPINE CALCANÉENNE [angl. ***calcaneal spur***]. Excroissance osseuse située à la face inférieure du calcanéus, témoin radiologique ou séquelle d'une aponévrosite plantaire qui est la cause des douleurs.

ÉPINE ILIAQUE ANTÉRO-SUPÉRIEURE [angl. ***iliac spine, anterior superior***]. Tubérosité située à l'extrémité antérieure de la crête iliaque (ou bord supérieur de l'os iliaque) et sur laquelle s'insèrent les muscles sartorius (ou couturier) et tenseur du fascia lata.

ÉPINE ILIAQUE POSTÉRO-SUPÉRIEURE [angl. ***iliac spine, posterior superior***]. Tubérosité située à l'extrémité postérieure de la crête iliaque.

ÉPINÈVRE, *s. m.* [angl. ***epinevrium***]. Enveloppe conjonctive du nerf.

ÉPIPHÉNOMÈNE, *s. m.* [angl. ***epiphenomenon***]. Symptôme accessoire.

ÉPIPHYSE, *s. f.* [angl. ***epiphysis***]. 1° Extrémité parfois renflée des os longs. – 2° *é. cérébrale.* Syn. de *glande pinéale*, maintenant *corps pinéal* (v. ce terme).

ÉPIPHYSIODÈSE, *s. f.* [angl. ***epiphysiodesis***]. 1° Arrêt de la croissance d'un os. – 2° Opération destinée à freiner la croissance osseuse, et consistant dans le verrouillage, par greffon, des cartilages de conjugaison.

ÉPIPHYSIOLYSE, *s. f.* [angl. ***epiphysiolysis***]. Destruction de l'extrémité d'un os.

ÉPIPHYSITE *s. f.* [angl. ***epiphysitis***]. Ostéochondrose épiphysaire.

ÉPIPLOCÈLE, *s. f.* [angl. ***epiplocele***]. Hernie de l'épiploon.

ÉPIPLOON, *s. m.* V. *omentum.*

ÉPISIOTOMIE, *s. f.* [angl. ***episiotomy***]. Incision du pourtour de la vulve, de manière à en agrandir l'orifice, ayant pour but d'empêcher la rupture traumatique du périnée au cours de l'accouchement.

ÉPISPADIAS, *s. m.* [angl. ***epispadias***]. Malformation de l'urètre de l'homme, caractérisée par la situation anormale de son orifice sur la face dorsale de la verge.

ÉPISTAXIS, *s. f.* [angl. ***epistaxis***]. Saignement de nez.

ÉPITHALAMUS, *s. m.* [angl. ***epithalamus***]. Région dorsale du diencéphale comprenant notamment le corps pinéal et l'habenula.

ÉPITHÉLIITE, *s. f.* [angl. ***epithelitis***]. Inflammation de l'épithélium.

ÉPITHÉLIOÏDE, *adj.* [angl. ***epithelioid***]. Qui ressemble à l'épithélium.

ÉPITHÉLIOMA, *s. m.* ou **ÉPITHÉLIOME,** *s. m.* [angl. ***epithelioma***]. Tumeur maligne formée par la prolifération désordonnée d'un épithélium. Elle présente de nombreuses variétés, suivant le type d'épithélium reproduit (*é. spinocellulaire, basocellulaire, cylindrique ou glandulaire*) et la disposition des cellules (*é. lobulé, é. tubulé, é. perlé*).

ÉPITHÉLIUM, *s. m.* [angl. ***epithelium***]. Tissu de recouvrement de la surface et des cavités internes de l'organisme. L'é. peut être *simple* ou *stratifié* d'une part, *pavimenteux, cuboïde* ou *cylindrique* d'autre part.

ÉPITROCHLÉE, *s. f.* [angl. ***epitrochlea***]. V. *épicondyle médial.*

ÉPONYME, *s. m.* [angl. ***eponym***]. Terme comportant un nom de personne. P. ex. *maladie d'Addison, signe de Babinski, eau de Dalibour, test de Guthrie.*

ÉPREINTES, *s. f. pl.* Coliques violentes précédant les évacuations dans les inflammations du gros intestin.

ÉPREUVE, *s. f.* [angl. ***test***]. Recherche des caractères spécifiques d'une chose, d'une maladie. – *é. d'effort.* V. *effort (épreuve d').* – *traitement d'é.* Traitement spécifique pour une maladie déterminée appliqué dans les cas douteux et dont l'efficacité est censée prouver la nature de la maladie.

ÉPREUVES FONCTIONNELLES HÉPATIQUES [angl. ***hepatic function tests***]. Ensemble de dosages biologiques destinés à renseigner sur l'état du foie. Ce sont principalement : la bilirubinémie, le taux des phosphatases alcalines, des aminotransférases ALAT et ASAT, de la gamma-glutamyl-transférase, l'électrophorèse des protides sériques, le taux de prothrombine.

ÉPREUVES FONCTIONNELLES RESPIRATOIRES. Ensemble des examens étudiant la ventilation pulmonaire (spirographie) et les échanges gazeux au niveau des poumons.

EPU. Abréviation d'*enseignement post-universitaire.*

ÉPULIDE ou **ÉPULIS,** *s. f.* [angl. ***epulis***]. Petite tumeur bénigne, rouge violacé, développée au niveau du rebord alvéolaire des gencives, aux dépens de l'os ou des parties molles.

ÉPURATION EXTRARÉNALE. Suppléance thérapeutique de la fonction des reins défaillants. On emploie, dans ce but, la dialyse péritonéale et surtout le rein artificiel. V. *hémodialyse.*

ÉQUIN, E, *adj.* [angl. ***equinus***]. Se dit du pied atteint d'équinisme.

ÉQUINISME, *s. m.* [angl. ***equinism***]. Hyperextension de tout le pied sur la jambe.

ÉQUIVALENT, *s. m.* [angl. ***equivalent***]. 1° Manifestation pathologique survenant dans l'intervalle des accès de certaines affections paroxystiques et considérée comme une expression différente de la même maladie. P. ex. *le rhume des foins, é. de l'asthme*. – 2° (Eq) Syn. *équivalent gramme* (chimie). Quantité d'un anion ou d'un cation correspondant à une fonction monoacide ou à une fonction monobasique. L'équivalent est le poids atomique en grammes divisé par la valence. V. *milliéquivalent*.

ÉRADICATION, *s. f.* [angl. ***eradication***]. Suppression totale. P. ex. : *é. d'un foyer endémique*. L'*é.* se distingue de l'*élimination* en ce sens que cette dernière indique seulement la disparition de la maladie concernée dans une zone géographique déterminée et non pas à l'échelle mondiale.

ÉRECTILE, *adj.* [angl. ***erectile***]. Qui peut se gonfler et durcir par afflux de sang dans ses vaisseaux. P. ex. : *tissu é.*

ÉRECTION, *s. f.* [angl. ***erection***]. Durcissement et gonflement d'un organe par afflux de sang dans ses vaisseaux.

ÉRÉSIPÈLE, *s. m.* V. *érysipèle*.

ÉRÉTHISME, *s. m.* [angl. ***erethism***]. État d'excitation d'un organe. P. ex. : *é. cardiaque*.

ERG, *s. m.* [angl. ***erg***]. Unité de travail ou d'énergie dans le système CGS. L'*e.* est remplacé dans le système international d'unités, par le *joule*. 1 erg = 10^{-7} joule.

ERGOMÈTRE, *s. m.* [angl. ***ergometer***]. Instrument destiné à mesurer le travail exécuté par un muscle ou par un groupe musculaire.

ERGONOMIE, *s. f.* [angl. ***ergonomia***]. Étude physiologique et psychologique de l'être humain au travail.

ERGOSTÉROL, *s. m.* [angl. ***ergosterol***]. Stérol contenu dans l'ergot de seigle. C'est une provitamine qui, sous l'action des rayons ultraviolets, se transforme en vitamine D_2 (calciférol).

ERGOT DE SEIGLE [angl. ***ergot***]. Champignon parasite du seigle, responsable de l'ergotisme ; l'étude de ses dérivés est à l'origine de divers médicaments.

ERGOTHÉRAPEUTE, *s. m.* ou *f.* [angl. ***ergotherapist***]. Personne pratiquant l'ergothérapie.

ERGOTHÉRAPIE, *s. f.* [angl. ***ergotherapy***]. Méthode de rééducation active des infirmes qui consiste à leur faire exécuter un travail manuel.

ERGOTISME, *s. m.* [angl. ***ergotism***]. Ensemble des accidents convulsifs ou gangréneux provoqués par l'ergot de seigle.

ÉROSION, *s. f.* [angl. ***erosion***]. Syn. *exulcération*. Perte de substance superficielle au niveau de la peau ou d'une muqueuse.

ÉROTISATION, *s. f.* [angl. ***erotization***]. Apparition, au moment de la maturité sexuelle, de réflexes innés, restés latents jusqu'alors, tendant au rapprochement et à la fécondation.

ERRATIQUE, *adj.* [angl. ***erratic***]. 1° Irrégulier. – 2° Éloigné.

ÉRUCTATION, *s. f.* [angl. ***eructation***]. Émission bruyante par la bouche, de gaz venant de l'estomac.

ÉRUPTION, *s. f.* [angl. ***eruption***]. 1° Apparition sur la peau de taches (rougeurs, purpura), ou d'éléments figurés (vésicules, phlyctènes, etc.). – 2° *é. des dents*. Apparition des dents.

ÉRYSIPÈLE ou **ÉRÉSIPÈLE,** *s. m.* [angl. ***erysipelas***]. Inflammation aiguë des téguments caractérisée par un placard rouge, surélevé, limité par un bourrelet, accompagnée de signes généraux sévères et due au streptocoque hémolytique.

ÉRYTHÉMATEUX, SE, *adj.* [angl. ***erythematous***]. Qui présente les caractères de l'érythème. P. ex. : *lupus érythémateux*.

ÉRYTHÈME, *s. m.* [angl. ***erythema***]. Nom générique d'une série d'affections cutanées ayant en commun une rougeur plus ou moins intense des téguments disparaissant par la pression.

ÉRYTHÈME NOUEUX [angl. ***erythema nodosum***]. Éruption de nodosités érythémateuses dermo-épidermiques localisées aux jambes et aux pieds, que l'on considère comme un syndrome d'origine allergique.

ÉRYTHÈME POLYMORPHE [angl. ***erythema multiforme***]. Syndrome de cause inconnue, caractérisé par une éruption de papules rouges qui s'étendent et peuvent confluer et dont le centre s'affaisse, se plisse et parfois se couvre d'une bulle.

ERYTHÈME PUDIQUE. Éruption maculeuse et fugace localisée au décolleté, survenant lors des émotions chez des femmes particulièrement sensibles.

ÉRYTHRASMA, *s. m.* [angl. ***erythrasma***]. Maladie de la peau se présentant sous forme d'une plaque jaune brunâtre sèche, desquamant peu, non prurigineuse et située dans la région inguino-scrotale.

ÉRYTHRÉMIE, *s. f.* [angl. ***polycythaemia vera***]. Syn. *maladie de Vaquez, polycythémie vraie*. Maladie de cause inconnue, caractérisée notamment par une coloration rouge des téguments et une splénomégalie. Il existe une importante polyglobulie avec élévation parallèle du taux de l'hémoglobine. Elle s'accompagne d'un accroissement du nombre des globules blancs et des plaquettes et se complique de thromboses vasculaires ou de transformation maligne.

ÉRYTHROBLASTE, *s. m.* [angl. ***erythroblast***]. Cellule nucléée de la lignée des globules rouges présente dans la moelle osseuse, précurseur du réticulocyte.

ÉRYTHROBLASTOSE, *s. f.* [angl. ***erythroblastosis***]. Augmentation du nombre des globules rouges nucléés (érythroblastes) dans les organes hématopoïétiques et, éventuellement, dans le sang circulant.

ÉRYTHROCYANOSE DES JAMBES. Affection observée surtout chez les jeunes filles et caractérisée par une cyanose froide et symétrique du tiers inférieur de la peau des jambes.

ÉRYTHROCYTE, *s. m.* [angl. ***erythrocyte***]. V. *hématie*.

ÉRYTHROCYTOSE, *s. f.* [angl. ***erythrocytosis***]. Augmentation du nombre des globules rouges.

ÉRYTHRODERMIE, *s. f.* [angl. ***erythroderma***]. Rougeur inflammatoire de la peau, généralisée ou très étendue, accompagnée de desquamation contemporaine de l'érythème.

ÉRYTHROGÈNE, *adj.* [angl. ***erythrogenic***]. 1° Qui fait rougir la peau, qui provoque un érythème (toxine *é.*). – 2° Qui produit des globules rouges.

ÉRYTHROLEUCÉMIE, *s. f.* [angl. ***erythroleukaemia***]. Association de polyglobulie et de leucémie.

ÉRYTHROMÉLALGIE, *s. f.* [angl. ***erythromelalgia***]. Affection caractérisée par des accès de douleurs accompagnées de gonflement et de rougeur des téguments, siégeant aux extrémités.

ÉRYTHROPOÏÈSE, *s. f.* [angl. ***erythropoiesis***]. Formation des globules rouges.

ÉRYTHROPSINE, *s. f.* [angl. ***erythropsin***]. Syn. *pourpre rétinien*. Pigment rouge des cellules à bâtonnets de la rétine, permettant la vision crépusculaire.

ÉRYTHROSE, *s. f.* 1° [angl. ***erythrosis***]. Coloration rouge des téguments observée dans la polyglobulie. – 2° [angl. ***erythromania***]. Grande facilité à rougir.

ESCARRE, *s. f.* [angl. ***eschar***]. Croûte noirâtre plus ou moins épaisse formée par du tissu mortifié.

ESCARRIFICATION, *s. f.* Formation d'une escarre.

ESCHERICHIA COLI (Theodor Escherich, 1857-1911, médecin allemand) [angl. ***Escherichia coli***]. Syn. *colibacille*. Genre bactérien, présent dans l'intestin. Non pathogène à l'état normal, il peut acquérir, dans certains cas, une virulence très grande ; il engendre alors des affections variées : diarrhée, infections urinaires.

ESQUILLE, *s. f.* [angl. ***splinter of bone***]. Fragment d'os brisé dans les fractures comminutives.

ESSAI CLINIQUE [angl. ***clinical trial***]. Les étapes du développement d'un médicament comportent, après des essais précliniques (effectuées sur des cellules, tissus, organes isolés puis des animaux), des essais chez l'homme. Ce sont successivement la phase 1 conduite chez des volontaires sains ; la phase 2 chez quelques malades sélectionnés ; la phase 3 chez des patients plus nombreux et comparativement à des traitements de référence. La phase 4 intervient après l'autorisation de mise sur le marché (v. ce terme).

ESSENCE, *s. f.* [angl. ***essence***]. Nom générique de substances huileuses, volatiles et aromatiques obtenues par distillation de divers végétaux et solubles dans l'alcool. V. *aromathérapie.*

ESSENTIEL, LE, *adj.* [angl. ***essential***]. Se dit des affections, des syndromes, ou des symptômes qui ne se rattachent à aucun état morbide défini, par opposition à *symptomatique.* V. *idiopathie.*

ESTER, *s. m.* [angl. ***ester***]. Produit d'une réaction de condensation d'un acide carboxylique et d'un alcool, s'accompagnant d'une élimination d'eau. P. ex. *glycéride* (v. ce terme).

ESTÉRASE, *s. f.* [angl. ***esterase***]. Enzyme hydrolysant les fonctions ester. P. ex. : *lipase, cholinestérase.*

ESTHÉSIE, *s. f.* [angl. ***aesthesia***]. Sensibilité.

ESTOMAC, *s. m.* [angl. ***stomach***]. Partie dilatée du tube digestif faisant suite à l'œsophage (par l'intermédiaire du cardia) et se continuant par le duodénum (à travers l'orifice pylorique). Cet organe réservoir est doté d'une puissante musculature et de glandes secrétant de l'acide chlorhydrique et la pepsine.

ESTRA..., ESTRO... (orthographe américaine). V. *œstra..., œstro...* P. ex. : *estral,* v. *œstral* ; estrogène, v. *œstrogène.*

ÉTABLISSEMENT DE SANTÉ. V. *hôpital* et *hospitalier (service public).*

ÉTABLISSEMENT FRANÇAIS DES GREFFES. Établissement public national créé en 1994, chargé notamment de gérer l'inscription des malades en attente de greffe et la répartition des greffons d'organes, de moelle, de cornée et autres tissus, ainsi que d'établir les règles de bonne pratique en matière de transplantation. Ses activités ont été reprises le 10 mai 2005 par l'Agence de la biomédecine.

ÉTABLISSEMENT FRANÇAIS DU SANG. Établissement public créé en 1998, chargé notamment de gérer le service public de la transfusion sanguine (approvisionnement, qualité, bonnes pratiques).

ÉTAT DE MAL [angl. ***subintrant crisis***]. Série de paroxysmes, survenant immédiatement les uns après les autres, entre lesquels le malade ne revient pas à son état normal. P. ex. : *état de mal épileptique, angineux, asthmatique,* etc.

ÉTERNUEMENT, *s. m.* [angl. ***sneeze***]. Expulsion violente et bruyante d'air par le nez et la bouche, d'origine réflexe. Elle s'accompagne d'occlusion réflexe des paupières.

ÉTHIQUE, *s. f.* [angl. ***ethics***]. Morale. Règles de bonne conduite.

ETHMOÏDE, *adj.* [angl. ***ethmoide***]. Criblé ; en forme de tamis. – *os e.* L'un des os de la base du crâne ; il forme le toit des fosses nasales.

ETHMOÏDITE, *s. f.* [angl. ***ethmoiditis***]. Inflammation de la muqueuse qui recouvre l'os ethmoïde et de cet os lui-même.

ÉTHYLISME *s. m.* V. *alcoolisme.*

ÉTINCELAGE, *s. m.* V. *fulguration.* 2°.

ÉTIOLOGIE, *s. f.* [angl. ***aetiology***]. Étude des causes des maladies.

ÉTIREMENT, *s. m.* [angl. ***stretching***]. Action d'allonger. L'*é.* peut être *passif* (réalisé par traction, manuelle ou non) ou bien le fait d'une action interne, c'est l'*é. actif* ou *auto-étirement.*

ÉTRANGLEMENT D'UN ORGANE [angl. ***stricture***]. Constriction d'un organe avec arrêt de la circulation.

ÉTRIER, *s. m.* 1° (anatomie). V. *osselet.* 2° Pièce métallique en forme d'U.

ETS. Abréviation d'*établissement de transfusion sanguine.*

ÉTUVE, *s. f.* [angl. ***drying store***]. 1° Endroit clos dont on élève la température pour provoquer la sudation. – *é. sèche.* – *é. humide* ou *bain de vapeur.* – 2° Appareil destiné à obtenir une température déterminée, pour la désinfection ou la stérilisation ou bien faciliter les cultures microbiennes en laboratoire.

EUGÉNIE, EUGÉNIQUE, *s. f.* ou **EUGÉNISME,** *s. m.* [angl. ***eugenics***]. Science qui se propose de fixer les règles d'une bonne reproduction et vise essentiellement à éviter la naissance d'enfants atteints de maladies héréditaires.

EUNUCHISME, *s. m.* [angl. ***eunuchism***]. État des individus des deux sexes, privés depuis l'enfance de la sécrétion interne de leurs glandes génitales (eunuques).

EUNUCHOÏDE, *adj.* [angl. ***eunuchoid***]. Qui ressemble à l'eunuque.

EUNUQUE, *s. m.* [angl. ***eunuch***]. Individu à qui l'on a enlevé les organes génitaux.

EUPEPSIE, *s. f.* [angl. ***eupepsia***]. Digestion normale.

EUPEPTIQUE, *adj.* [angl. ***eupeptic***]. Qui facilite la digestion.

EUPHORIE, *s. f.* [angl. ***euphoria***]. État de confiance, de satisfaction, de bien-être.

EUSTACHE (trompe d') (Bartolomeo Eustachio, 1524-1574, anatomiste italien). V. *trompe.*

EUTHANASIE, *s. f.* [angl. ***euthanasia***]. Mort calme et exempte de souffrances, naturellement ou grâce à l'emploi de substances sédatives ou stupéfiantes. – Ce terme désigne actuellement une pratique consistant à précipiter la mort d'un malade incurable pour lui éviter de souffrir.

EUTHYSCOPE, *s. m.* [angl. ***euthyscope***]. Ophtalmoscope spécial utilisé dans le traitement des amblyopies fonctionnelles.

EUTOCIE, *s. f.* [angl. ***eutocia***]. Accouchement normal.

EUTOCIQUE, *adj.* Qui facilite l'accouchement. – *ceinture e.* Ceinture destinée à maintenir le fœtus en bonne position à la fin de la grossesse.

ÉVAGINATION, *s. f.* [angl. ***evagination***]. Saillie pathologique d'un organe.

ÉVALUATION, *s. f.* [angl. ***evaluation***]. Mesure de la valeur. – ***é. articulaire.*** V. *bilan articulaire.* – ***é. musculaire.*** V. *bilan musculaire.*

ÉVALUATION DE LA DOULEUR. V. *douleur.*

ÉVEINAGE, *s. m.* [angl. ***stripping***]. Procédé de cure chirurgicale des varices du membre inférieur, appliqué surtout au segment crural de la saphène.

ÉVENTRATION, *s. f.* [angl. ***eventration***]. Hernie se formant dans les régions antérieures et latérales de l'abdomen.

ÉVERSION, *s. f.* [angl. ***eversion***]. Bourrelet formé au niveau d'un orifice naturel par la muqueuse plus ou moins herniée.

ÉVICTION, *s. f.* [angl. ***eviction***]. Le fait d'être évincé, mis à l'écart. – ***é. scolaire.*** Interdiction faite à l'écolier atteint d'une affection contagieuse d'aller en classe pendant une période déterminée pour lutter contre la propagation de la maladie.

ÉVISCÉRATION, *s. f.* [angl. ***evisceration***]. Issue au dehors des organes abdominaux, provoquée par la désunion d'une plaie opératoire.

ÉVOLUTIF, VE, *adj.* [angl. ***evolutive***]. Se dit d'une affection ou d'une lésion qui se modifie incessamment, ce qui entraîne le plus souvent son aggravation.

ÉVOLUTION, *s. f.* [angl. ***evolution***]. Développement d'un organe, d'un être ou d'un groupement d'être organisés.

EWING (sarcome d') (E. James, américain, 1921) [angl. ***Ewing's sarcoma***]. Tumeur maligne de la moelle osseuse d'origine réticulo-endothéliale.

EXACERBATION, *s. f.* [angl. ***exacerbation***]. Exagération transitoire des symptômes d'une maladie.

EXAMEN DE CORPS [angl. ***external examination***]. Inspection et description des lésions *externes* d'un cadavre.

EXANTHÈME, *s. m.* [angl. ***exanthem***]. Rougeur cutanée, ne s'accompagnant ni de papule, ni de vésicule, que l'on rencontre dans un grand nombre de maladies.

EXANTHÈME SUBIT [angl. ***sixth disease***]. Syn. *sixième maladie.* Fièvre éruptive bénigne d'origine virale.

EXCAVATION PELVIENNE (obstétrique) [angl. ***pelvis***]. Syn. *petit bassin, pelvis.* Canal osseux limité en avant par le pubis, en arrière par le sacrum et le coccyx et latéralement par la surface quadrilatère de l'os coxal, l'épine sciatique et le corps de l'ischion qui encadrent le foramen obturé (ex-trou obturateur) et les échancrures sciatiques. Le détroit supérieur le sépare, en haut, du grand bassin ; en bas, son orifice est le détroit inférieur.

EXCIPIENT, *s. m.* [angl. ***excipient***]. Substance à laquelle on incorpore les principes actifs d'un médicament pour les rendre plus facilement absorbables.

EXCISION, *s. f.* [angl. ***excision***]. Amputation d'une partie peu volumineuse. P. ex. : *e. du prépuce.* – *e. d'une plaie.* Syn. *épluchage, parage.*

EXCITABILITÉ, *s. f.* [angl. ***excitability***]. Propriété des muscles et des nerfs d'entrer en action sous l'influence d'une excitation.

EXCITATION, *s. f.* [angl. ***excitation***]. 1° Déclenchement d'une réaction au niveau d'une cellule, d'un tissu, d'un viscère ou de l'organisme entier. – 2° État d'activité d'un élément nerveux ou musculaire. – 3° Terme parfois employé comme synonyme de stimulation. – 4° Agitation psychique ou physique.

EXCORIATION, *s. f.* [angl. ***excoriation***]. Écorchure légère.

EXCRETA, *s. m. pl.* (lat.) [angl. ***excreta***]. Ensemble des déchets de la nutrition rejetés hors de l'organisme (fèces, urine, sueur).

EXCRÉTION, *s. f.* [angl. ***excretion***]. Acte physiologique en vertu duquel le produit des sécrétions d'une glande est versé hors de cette glande par des conduits spéciaux, dits *conduits excréteurs.*

EXERCICE, *s. m.* [angl. ***exercise***]. Activité, entraînement. V. *effort.*

EXERCICE DE LA PROFESSION D'INFIRMIER(ÈRE). Il est régi par le chapitre premier du titre premier du livre III de la partie IV du décret n° 2004-802 du 29 juillet 2004. V. en annexe.

EXERCISEUR, *s. m.* V. *extenseur.*

EXÉRÈSE, *s. f.* [angl. ***exeresis***]. Ablation chirurgicale d'une partie inutile ou nuisible à l'organisme ou d'un corps étranger.

EXFOLIATION, *s. f.* [angl. ***exfoliation***]. 1° Élimination, sous forme de lamelles, de certaines parties nécrosées. – 2° Destruction des couches superficielles de l'épiderme. – 3° Application, sur la peau, de produits destinés à faire peler l'épiderme.

EXHIBITIONNISME, *s. m.* [angl. ***exhibitionnism***]. Obsession morbide qui pousse certains malades mentaux à montrer leurs organes génitaux.

EXOCERVICAL, E, *adj.* [angl. ***exocervical***]. Qui est situé à la surface du col de l'utérus.

EXOCERVICITE, *s. f.* [angl. ***exocervicitis***]. Nom sous lequel on groupe les lésions observées à la surface du col utérin inflammatoire.

EXOCOL, *s. m.* Partie vaginale du col utérin.

EXOCRINE, *adj.* [angl. ***exocrine***]. Qui a rapport à la sécrétion de produits éliminés directement, soit au niveau des téguments externes, soit au niveau d'une muqueuse.

EXOGAMIE, *s. f.* [angl. ***exogamy***]. Union entre sujets non consanguins.

EXOGÈNE, *adj.* [angl. ***exogenic***]. Qui est produit hors de l'organisme.

EXONÉRATION, *s. f.* [angl. ***exoneration***]. Défécation, vidange intestinale.

EXOPHTALMIE, *s. f.* [angl. ***exophtalmia***]. Saillie ou protrusion du globe oculaire hors de l'orbite.

EXOSTOSE, *s. f.* [angl. ***exostosis***]. Tumeur formée de tissus osseux, se développant à la surface d'un os.

EXOTOXINE, *s. f.* [angl. ***exotoxin***]. Toxine formée soit dans le microbe lui-même, soit en dehors de lui par l'action d'un ferment qu'il a sécrété, et diffusant dans le milieu ambiant.

EXPANSIF, VE, *adj.* [angl. ***expansive***]. Qui augmente de volume, qui tend à se développer, exubérant.

EXPECTANT, E, *adj.* [angl. ***expectant***]. Qui observe sans intervenir, attentiste.

EXPECTORANT, E, *adj.* et *s.* [angl. ***expectorant***]. Se dit des médicaments qui facilitent l'expectoration.

EXPECTORATION, *s. f.* [angl. ***expectoration***]. 1° Phénomène par lequel les produits formés dans les voies respiratoires sont rejetés hors de la poitrine. – 2° Crachat.

EXPÉRIENCE, *s. f.* [angl. ***experiment***]. 1° Épreuve destinée à étudier certains phénomènes. – 2° [angl. ***experience***]. Ensemble des connaissances acquises par une plus ou moins longue fréquentation des gens et des choses.

EXPÉRIMENTAL, E, *adj.* [angl. ***experimental***]. Qui est fondé sur l'expérience.

EXPERT MÉDICAL [angl. ***medical expert***]. Médecin désigné ou choisi pour donner un avis technique destiné à résoudre un litige à propos d'une maladie ou d'un accident.

EXPIRATION, *s. f.* [angl. ***expiration***]. Expulsion de l'air hors des poumons.

EXPLORATEUR, *s. m.* [angl. ***urethral sound***]. Instrument formé d'une tige mince et cylindrique, que l'on introduit dans un canal pour vérifier sa perméabilité.

EXPRESSION GÉNIQUE [angl. ***gene expression***]. 1 – Synthèse d'une protéine à partir du gène correspondant. Suivant l'intensité de la réaction, on dit que le gène s'exprime plus ou moins. La mesure quantitative de *l'e.g.* utilise les puces ADN (v. ce terme). – 2 – Manifestation des effets d'un gène aboutissant au phénotype.

EXQUIS, E, *adj.* [angl. ***exquisite***]. – ***douleur e.*** V. *douleur*.

EXSANGUINO-TRANSFUSION, *s. f.* [angl. ***exchange transfusion***]. Remplacement total du sang d'un malade, obtenu par une transfusion massive faite en même temps que la soustraction d'une quantité de sang équivalente.

EXSUDAT, *s. m.* [angl. ***exudate***]. Liquide organique tantôt séreux, tantôt fibrineux ou muqueux, qui suinte au niveau d'une surface enflammée. V. *transsudat*.

EXSUDATION, *s. f.* [angl. ***exudation***]. Suintement d'un liquide à travers les parois de son réservoir naturel.

EXSUFFLATION, *s. f.* [angl. ***exsufflation***]. Soustraction d'une certaine quantité de gaz d'une cavité. P. ex. : *e. thérapeutique* dans le cas de pneumothorax suffocant.

EXTASE, *s. f.* [angl. ***ecstasy***]. État mental caractérisé par une contemplation profonde avec abolition de la sensibilité et de la motricité.

EXTEMPORANÉ, E, *adj.* [angl. ***extemporaneous***]. Qui se fait sur-le-champ.

EXTENSEUR, *s. m.* [angl. ***exerciser***]. 1° Syn. *exerciseur*. Appareil de musculation comportant deux poignées qu'il faut écarter en luttant contre la résistance des ressorts qui les relient. – 2° Muscle ou tendon permettant l'extension active.

EXTENSION, *s. f.* [angl. ***extension***]. Action d'ouvrir l'angle que font deux segments de membres articulés en les écartant pour les aligner. V. *flexion*.

EXTENSION CONTINUE [angl. ***continuous extension***]. Méthode générale d'immobilisation des fractures. Elle assure le maintien de leur réduction et leur contention au moyen d'une force qui, s'opposant à la contracture musculaire, tire constamment le fragment osseux inférieur vers l'extrémité distale du membre.

EXTÉRIORISATION, *s. f.* [angl. ***exteriorization***]. 1° Action de placer hors de soi la cause des sensations. – 2° Opération consistant à sortir un viscère hors de la cavité qui le contient.

EXTERNE, *adj.* (anatomie) [angl. ***external***]. V. *latéral*.

EXTÉROCEPTEUR, *s. m.* [angl. ***exteroceptor***]. Terminaison nerveuse sensitive (récepteur sensitif) recueillant les excitations venues du milieu extérieur.

EXTIRPATION, *s. f.* [angl. ***extirpation***]. Action d'arracher, de retirer en totalité.

EXTRACARDIAQUE, *adj.* [angl. ***extracardial***]. Qui a son origine en dehors du cœur. P. ex. : *souffle e.*

EXTRACORPOREL, LE, *adj.* [angl. ***extracorporeal***]. En dehors du corps. – *circulation e.*

EXTRAIT, *s. m.* [angl. ***extract***]. Préparation pharmaceutique obtenue en traitant une substance animale ou végétale par un liquide (eau, alcool, éther) et en évaporant ce véhicule jusqu'à consistance voulue.

EXTRAPYRAMIDAL (syndrome) [angl. ***extrapyramidal syndrome***]. Ensemble de troubles provoqués par l'altération du système extrapyramidal : ce sont essentiellement des modifications de la tonicité musculaire et de la régulation des mouvements involontaires et automatiques ; elles se groupent en différents types : syndrome parkinsonien (le plus fréquent), chorées, athétose.

EXTRAPYRAMIDAL (système) [angl. ***extrapyramidal tact***]. Ensemble des noyaux gris moteurs et des fibres afférentes et efférentes situées dans les régions sous-corticales et sous-thalamiques, à l'exclusion de la voie pyramidale et du cervelet.

EXTRASYSTOLE, *s. f.* [angl. ***premature beat***]. Contraction prématurée du cœur qui altère la succession régulière des battements normaux.

EXTRA-UTÉRIN, E, *adj.* [angl. ***extra-uterine***]. Situé hors de la cavité utérine. – *grossesse e.-u.* Fixation et développement de l'œuf fécondé en dehors de la cavité utérine (trompe, péritoine).

EXTRAVERSION, *s. f.* [angl. ***extraversion***]. Tendance à se tourner vers le monde extérieur.

EXTRAVERTI, E, *adj.* [angl. ***extravert***]. Tourné vers le dehors, l'extérieur. V. *introversion*.

EXULCÉRATION, *s. f.* [angl. ***exulceration***]. Ulcération légère et superficielle.

F

°F. Symbole de *degré Fahrenheit*.

F. Symbole de *farad*.

f. Symbole de *femto*.

FABULATION, *s. f.* [angl. ***fabulation***]. Habitude prise par certains sujets de faire des récits fantaisistes tirés de leur imagination.

FACE, *s. f.* [angl. ***face***]. 1° Partie antérieure et inférieure de la tête, située au-dessous de la ligne des sourcils. – 2° Surface d'un organe.

FACIAL, E, *adj.* [angl. ***facial***]. Relatif à la face. – ***nerf f.*** Septième paire crânienne, nerf moteur des muscles peauciers de la face et du cou. – ***signe du f.*** Syn. *signe de Chvostek*. Contraction des muscles de la face observée dans la tétanie lorsque l'on percute doucement la branche temporo-faciale du nerf facial au milieu de la ligne joignant le lobule de l'oreille à la commissure labiale.

FACIES ou **FACIÈS,** *s. m.* [angl. ***facies***]. Expression de la face dans les maladies.

FACTEUR, *s. m.* [angl. ***factor***]. Substance, élément jouant un rôle dans le déclenchement ou l'évolution d'une réaction, d'une maladie ou d'un phénomène quelconque. P. ex. : *f. de coagulation, f. de gravité d'une maladie*.

FACTEUR ANTIHÉMOPHILIQUE A. V. *thromboplastinogène*.

FACTEUR ANTIHÉMOPHILIQUE B [angl. ***plasma thromboplastin factors***]. Syn. *facteur IX*. Globuline présente, sous une forme inactive, dans le plasma et le sérum sanguins. Elle est activée par le contact avec des surfaces étrangères au système vasculosanguin normal, concourt à la formation de la thromboplastine et fait défaut chez l'hémophile de type B.

FACTEUR D'ACTIVATION DES PLAQUETTES [angl. ***platelet activating factor***]. Syn. *PAF-acéther*. Un des médiateurs de l'hypersensibilité immédiate. Facteur très énergique d'agrégation plaquettaire, il contracte les bronches, abaisse la pression artérielle et favorise l'apparition d'œdèmes.

FACTEUR DE COAGULATION [angl. ***coagulation factor***]. Éléments intervenant dans la coagulation sanguine. Ce sont, pour la plupart, des protéines plasmatiques. Ils ont été désignés par un comité international de nomenclature, par des chiffres romains allant de I à XIII (v. ci-dessous).

FACTEUR I. V. *fibrinogène*.

FACTEUR II. V. *prothrombine*.

FACTEUR III. Thromboplastine tissulaire, v. *thromboplastine*.

FACTEUR IV. Calcium, en tant qu'élément nécessaire à la coagulation du sang.

FACTEUR V. Pro-accélérine. V. *accélérine*.

FACTEUR VI. V. *accélérine*.

FACTEUR VII. Proconvertine. V. *convertine*.

FACTEUR VIII. V. *thromboplastinogène*.

FACTEUR IX. V. *facteur antihémophilique B*.

FACTEUR X. V. *facteur Stuart*.

FACTEUR XI [angl. ***factor XI***]. Syn. *facteur Rosenthal*. Une des enzymes plasmatiques de coagulation dites facteurs de contact dont le déficit produit une affection hémorragique, la maladie de Rosenthal ou hémophilie C.

FACTEUR XII. V. *facteur Hageman.*

FACTEUR XIII [angl. ***factor XIII***]. Syn. *facteur de stabilisation de la fibrine*. Élément qui, au cours de la coagulation sanguine et en présence de calcium, stabilise la fibrine ; il est activé par la thrombine.

FACTEUR DE RISQUE D'UNE MALADIE [angl. ***risk factor***] (épidémiologie). Élément associé à une incidence accrue de la maladie considérée. Il peut s'agir d'une habitude de vie, d'un état physiologique ou pathologique.

FACTEUR HAGEMAN (nom du malade) [angl. ***Hageman factor***]. Syn. *facteur XII*. Une des enzymes plasmatiques de coagulation dites facteurs de contact.

FACTEUR RHÉSUS. V. *Rhésus (facteur).*

FACTEUR ROSENTHAL (Robert R., médecin américain 20e siècle) [angl. ***Rosenthal factor***]. V. *facteur XI.*

FACTEUR STUART (nom du malade) [angl. ***Stuart factor***]. Syn. *facteur X*. Élément qui, dans la coagulation sanguine, accélère la transformation de la prothrombine en thrombine ; il semble très proche de la proconvertine.

FACTICE, *adj.* [angl. ***facticious***]. Faux, artificiel, trompeur, truqué. P. ex. *fièvre, dermatose f.* V. *pathomimie* et *simulation.*

FAHRENHEIT. V. *degré Fahrenheit.*

FAIM, *s. f.* [angl. ***hunger***]. Sensation provenant du besoin de manger. V. *appétit.*

FAISCEAU, *s. m.* [angl. ***bundle***]. Groupement de fibres dont le trajet est commun.

FALCIFORME, *adj.* [angl. ***falciform***]. En forme de faux. V. *anémie à hématies falciformes.*

FALLOPE (trompe de) (Gabriel F., 1523-1562, anatomiste italien). V. *trompe.*

FALLOT (tétralogie ou **tétrade de)** (Arthur F., 1850-1911, médecin français) [angl. ***tetralogy of Fallot***]. Malformation cardiaque caractérisée par l'association d'une sténose pulmonaire, d'une dextroposition de l'orifice aortique, d'une communication interventriculaire haute et d'une hypertrophie ventriculaire droite. C'est la plus fréquente des maladies bleues.

FALLOT (trilogie ou **triade de)** [angl. ***trilogy of Fallot***]. Malformation cardiaque cyanogène caractérisée par un rétrécissement en diaphragme de l'orifice de l'artère pulmonaire, l'intégrité de la cloison interventriculaire et une communication interatriale.

FAMILIAL, E, *adj.* [angl. ***familial***]. Relatif à la famille. – ***maladie f.*** V. *maladie familiale.* – ***planification f.*** [angl. ***birth control***]. Ensemble des mesures destinées à permettre aux parents de maîtriser le nombre et le moment des naissances.

FANGOTHÉRAPIE, *s. f.* [angl. ***fangotherapy***]. Utilisation de boues volcaniques dans le but de soulager la douleur.

FANTASME, *s. m.* V. *phantasme.*

FARAD, *s. m.* (Symbole F) (Michael Faraday, 1791-1867, physicien britannique) [angl. ***farad***]. Unité du système international pour la *capacité électrique*. C'est celle d'un condensateur qui se charge d'une quantité de 1 coulomb pour une différence de potentiel de 1 volt.

FASCIA, *s. m.* (*pl. fascias*) [angl. ***fascia*** *; pl.* ***fasciae***]. Membrane fibreuse résistante située à la face profonde de la peau ou limitant des loges musculaires ou des régions anatomiques. V. *aponévrose.*

FASCIA LATA, *s. m.* (lat.) [angl. ***fascia lata femoris***]. Renforcement de l'aponévrose fémorale, situé à la face externe de la cuisse.

FASCICULATION, *s. f.* [angl. ***fasciculation***]. Contraction involontaire de quelques fibres musculaires.

FASCICULE, *s. m.* [angl. ***fascicle***]. Groupement d'un petit nombre de fibres. Diminutif de faisceau.

FASCICULÉ, E, *adj.* [angl. ***fasciculated***]. Qui est disposé en faisceaux.

FASCIITE, *s. f.* [angl. ***fasciitis***]. Inflammation d'un fascia.

FASCIOLA HEPATICA [angl. ***Fasciola hepatica***]. Syn. *grande douve, douve du foie.* Parasite des canaux biliaires. V. *distome.*

FATIGUE, *s. f.* [angl. ***fatigue***]. État résultant de l'activité prolongée d'un organe, se traduisant par une diminution du fonctionnement et une sensation particulière propre à chaque organe.

FAUCHER (tube de) (médecin français, fin du 19e siècle). Tube servant au lavage gastrique.

FAUSSE COUCHE. V. *avortement*.

FAUSSE MEMBRANE. V. *pseudomembrane*.

FAUSSE ROUTE [angl. ***false passage***]. 1° Accident du cathétérisme ; la sonde, ayant perforé la paroi du canal, s'enfonce dans les tissus environnants. – 2° Inhalation d'aliments ou de vomissements.

FAUX, *s. f.* [angl. ***false***] (anatomie). Partie de la dure-mère formant une cloison médiane entre deux hémisphères : *f. du cerveau, f. du cervelet*.

FAVUS, *s. m.* (lat.) [angl. ***favus***]. Dermatose parasitaire contagieuse, siégeant surtout au cuir chevelu, caractérisée par la formation de croûtes jaunâtres. Elle est due à un champignon.

FÉBRICULE, *s. f.* [angl. ***febricula***]. Petite fièvre.

FÉBRIFUGE, *adj.* [angl. ***febrifuge***]. Qui combat la fièvre. – *s. m.* Médicament ayant cette propriété.

FÉBRILE, *adj.* [angl. ***febrile***]. Qui se rapporte à la fièvre.

FÉCAL, E, *adj.* [angl. ***faecal***]. Qui concerne les excréments.

FÉCALOÏDE, *adj.* [angl. ***fecaloid***]. Qui a l'odeur et l'aspect des matières fécales. – *vomissements f.*

FÉCALOME, *s. m.* [angl. ***faecaloma***]. Considérable accumulation de matières, qui simule une tumeur intestinale.

FÈCES, *s. f. pl.* [angl. ***faeces***]. Excréments.

FÉCONDATION, *s. f.* [angl. ***fecundation***]. Union d'un gamète mâle (spermatozoïde) et d'un gamète femelle (ovule) avec formation d'un zygote (œuf). V. *conception*.

FÉCONDATION IN VITRO (FIV), FÉCONDATION IN VITRO ET TRANSFERT D'EMBRYON (FIVETE) [angl. ***in vitro fertilization and embryo transfert***]. Méthode de traitement de certaines stérilités féminines (essentiellement tubaires) mais aussi masculines, consistant à prélever les gamètes, puis à les mettre en présence au laboratoire, enfin à transplanter l'embryon dans l'utérus de la patiente.

FÉCONDITÉ, *s. f.* [angl. ***fecondity***]. Le fait d'avoir déjà eu un enfant.

FÉMINISANT, E, *adj.* Qui provoque l'apparition de caractères sexuels secondaires féminins. – *hormone f. ; tumeur f.*

FÉMINISATION, *s. f.* [angl. ***feminization***]. Apparition, chez l'homme, des caractères sexuels sescondaires appartenant au sexe féminin.

FEMMES SANS POULS (maladie des). V. *Takayashu ou Takayasu (maladie de)*.

FÉMORO-PATELLAIRE (syndrome) [angl. ***patellofemoral syndrome***]. Syn. *syndrome rotulien*. Association de douleur de la face antérieure du genou se manifestant à la montée ou descente des escaliers, lors des positions assises ou accroupies prolongées et retrouvée à la pression ou percussion de la rotule ; de faux blocages ; plus rarement de dérobements, d'hydarthrose et de limitation de la mobilité rotulienne. – Ce syndrome est dû soit aux luxations ou subluxations récidivantes, soit à des phénomènes dégénératifs d'origine traumatique ou dysplasique.

FEMTO... (Symbole f). Préfixe signifiant 10^{-15}.

FÉMUR, *s. m.* [angl. ***femur***]. Os de la cuisse, le plus long des os ; son extrémité supérieure comporte le col et la tête, articulée avec le condyle de l'os coxal et 2 tubérosités, les grand et petit trochanters; l'extrémité inférieure est renflée par les 2 condyles latéral et médial articulés avec les plateaux tibiaux.

FENESTRATION, *s. f.* [angl. ***fenestration***]. Intervention chirurgicale destinée à rendre l'audition aux sujets atteints d'otospongiose. V. *cophochirurgie*.

FENTE LABIOPALATINE. V. *bec-de-lièvre*.

FERMENT, *s. m.* [angl. ***ferment***]. Substance capable de déterminer certains processus chimiques sans être, elle-même, apparemment modifiée. – ***f. soluble :*** v. *enzyme*.

FERMENTATION, *s. f.* [angl. ***fermentation***]. Transformation chimique d'une substance, se produisant sous l'influence d'un corps (ferment) qui semble ne subir, lui-même, aucune modification du fait de l'action qu'il détermine.

FERMETURE, *s. f.* [angl. ***closing***]. Action de rapprocher, de réunir.

FERRIPRIVE, *adj.* Syn. *sidéropénique*. Qui est provoqué par le manque de fer.

FERRITINE, *s. f.* [angl. ***ferritin***]. Complexe hydrosoluble formé d'une coque protéique entourant un noyau d'hydroxyde de fer. Il assure le stockage de ce métal dans le foie, la rate et la moelle osseuse.

FERTILITÉ, *s. f.* [angl. ***fertility***]. Aptitude à concevoir un enfant.

FESSE, *s. f.* [angl. ***buttock***]. Région postérieure saillante et arrondie de la hanche, essentiellement composée des muscles fessiers.

FÉTICHISME, *s. m.* [angl. ***fetichism***]. Perversion sexuelle obsédante et impulsive conférant à un objet ou à une partie du corps le pouvoir exclusif de produire l'orgasme.

FIBRATE, *s. m.* [angl. ***fibrate***]. Classe de médicaments prescrits dans les hyperlipidémies.

FIBRE, *s. f.* [angl. ***fibre***]. Élément filamenteux constituant les tissus végétaux et animaux. Chez l'homme, on distingue les *f.* conjonctives (collagènes et élastiques), musculaires et nerveuses.

FIBRES ALIMENTAIRES [angl. ***dietary fibres***]. Portion fibreuse de certains aliments végétaux.

FIBRILLATION, *s. f.* [angl. ***fibrillation***]. 1° Contraction isolée d'une fibre musculaire. – 2° Faibles contractions dues à l'activation désordonnée des différentes fibres composant le muscle considéré.

FIBRILLATION AURICULAIRE ou **ATRIALE** [angl. ***atrial fibrillation***]. V. *fibrillation cardiaque*.

FIBRILLATION CARDIAQUE [angl. ***cardiac fibrillation***]. Trémulation désordonnée des fibres musculaires cardiaques. Elle entraîne la paralysie des cavités cardiaques intéressées ; limitée ordinairement aux oreillettes (*f. auriculaire* ou *atriale*), elle provoque l'arythmie des ventricules (*arythmie complète*). Si la *f.* touche les ventricules (*f. ventriculaire*), elle entraîne très rapidement la mort par arrêt cardiaque (v. ce terme).

FIBRILLATION VENTRICULAIRE [angl. ***ventricular fibrillation***]. V. *fibrillation cardiaque*.

FIBRILLE, *s. f.* [angl. ***fibrilla***]. Petite fibre.

FIBRINE, *s. f.* [angl. ***fibrin***]. Globuline filamenteuse insoluble, blanchâtre et élastique, qui se dépose par coagulation spontanée du sang, de la lymphe et de certains exsudats. Elle est formée aux dépens du fibrinogène grâce à l'action de la thrombine. – ***produits de dégradation de la f.*** Éléments issus de la fluidification d'un thrombus, possédant une action anticoagulante. V. *D-dimère*.

FIBRINOGÈNE, *s. m.* [angl. ***fibrinogen***]. Globuline soluble à grosses molécules allongées, contenue dans le plasma sanguin et dans certaines exsudations séreuses. Sous l'action de la thrombine, elle se transforme en fibrine.

FIBRINOLYSE, *s. f.* [angl. ***fibrinolysis***]. Dissolution de la fibrine et, par extension, dissolution d'un caillot sanguin (*thrombolyse*). Elle est parfois primitive, mais le plus souvent secondaire, réactionnelle, au cours d'un syndrome de coagulation intravasculaire disséminée. Elle peut être enfin thérapeutique.

FIBRINOLYTIQUE, *adj.* [angl. ***fibrinolytic***]. Qui dissout la fibrine et les caillots sanguins. – *s. m.* Médicament doué de cette propriété.

FIBROADÉNOME, *s. m.* V. *adénofibrome*.

FIBROBLASTE, *s. m.* [angl. ***fibroblast***]. Cellules fusiformes provenant des cellules conjonctives en voie de prolifération.

FIBROCARTILAGE, *s. m.* [angl. ***fibrocartilage***]. Cartilage dont la substance fondamentale est particulièrement riche en tissu fibreux.

FIBROCHONDROME, *s. m.* [angl. ***fibrochondroma***]. Syn. *chondrofibrome*. Variété de chondrome dans laquelle les lobules cartilagineux de la tumeur sont séparés par un abondant tissu fibreux.

FIBROCYTE, *s. m.* [angl. ***fibrocyte***]. Cellule conjonctive arrivée à maturité.

FIBROKYSTIQUE (tumeur) [angl. ***fibrocyst***]. Tumeur fibreuse contenant des kystes.

FIBROMATOSE, *s. f.* [angl. ***fibromatosis***]. Développement de tumeurs fibreuses, généralement situées dans le tissu cellulaire sous-cutané.

FIBROME, *s. m.* [angl. ***fibroma***]. Tumeur bénigne formée uniquement par du tissu fibreux, c.-à-d. par des faisceaux du tissu conjonctif au milieu desquels on observe des cellules de même nature.

FIBROMYOME, *s. m.* [angl. ***fibromyoma***]. Tumeur utérine formée de tissu conjonctif et de tissu musculaire lisse.

FIBROSARCOME, *s. m.* [angl. ***fibrosarcoma***]. Tumeur maligne développée aux dépens des fibroblastes.

FIBROSCOPE, *s. m.* [angl. ***fibroscope***]. Variété d'endoscope conduisant les rayons lumineux par un faisceau de fibres de verre souples. Le *f.* permet d'explorer la muqueuse des bronches et des zones étendues du tube digestif.

FIBROSE, *s. f.* [angl. ***fibrosis***]. Transformation fibreuse de certaines formations pathologiques.

FIBROXANTHOME, *s. m.* V. *xanthofibrome.*

FIBULA, *s. f.* (lat.) [angl. ***fibula***]. Dénomination internationale du péroné, le plus externe et le plus grêle des deux os de la jambe.

FIÈVRE, *s. f.* [angl. ***fever***]. Syndrome caractérisé par l'élévation de la température du corps au repos au-dessus de 37,5 °C le matin et 37,8 °C le soir, accompagnée d'accélération du pouls.

FIÈVRE JAUNE [angl. ***yellow fever***]. Maladie infectieuse, endémo-épidémique, due au virus amaril, observée dans la zone tropicale en Amérique du Sud et en Afrique. Elle est caractérisée par un début brutal avec fièvre élevée, violentes douleurs, vomissements. En 3 ou 4 jours la fièvre tombe et, après une légère reprise, la guérison survient dans les formes légères. Les formes graves sont caractérisées par des vomissements sanglants (vomito negro), un ictère et une protéinurie.

FIÈVRE DE MALTE. V. *mélitococcie.*

FIÈVRE PARATYPHOÏDE [angl. ***paratyphoid fever***]. Maladie ayant les allures cliniques et les lésions de la fièvre typhoïde, mais due à un microbe voisin du bacille d'Eberth, *Salmonella paratyphi.*

FIÈVRE RÉCURRENTE [angl. ***relapsing fever***]. Groupe de maladies caractérisées par des accès de fièvre à répétition et provoquées par des spirochètes (*Borrelia*) transmis par des arthropodes : poux ou tiques.

FIÈVRE TYPHOÏDE [angl. ***typhoid fever***]. Toxi-infection généralisée, contagieuse, due à *Salmonella typhi* (bacille d'Eberth). L'évolution clinique, classiquement, est cyclique, divisée en 3 périodes de 7 jours chacune : la 1re de fièvre croissante ; la 2e de fièvre en plateau, avec tuphos, diarrhée et discrètes taches rosées lenticulaires ; la 3e de fièvre décroissante. Cette évolution, qui pouvait comporter de redoutables complications (hémorragies et perforations intestinales, myocardite, encéphalite) a été heureusement transformée par les antibiotiques.

FIÈVRES HÉMORRAGIQUES AFRICAINES [angl. ***African haemorragic fevers***]. Terme générique désignant la maladie à virus Ebola, la maladie à virus Marburg et la fièvre de Lassa.

FILAIRE, *s. f.* [angl. ***filaria***]. Parasite de l'ordre des Nématodes que sa longueur a fait comparer à un fil. – ***Filaria loa***. Syn. *Loa loa.* Parasite produisant en se déplaçant sous les téguments des œdèmes fugaces dits *œdèmes de Calabar* ; – ***Dracunculus medinensis***. Syn. *filaire de Médine. F.* longue de plusieurs décimètres, dont la présence sous la peau provoque des collections suppurées. – ***Filaria bancrofti***. Syn. *Wuchereria bancrofti*, parasite des vaisseaux sanguins et lymphatiques provoquant la filariose.

FILARIOSE, *s. f.* [angl. ***filariasis***]. Maladie déterminée par la filaire du sang (*Wuchereria bancrofti*). Elle se manifeste par des accès fébriles avec névralgie, hématurie, chylurie, adénolymphocèle et éléphantiasis.

FILIÈRE, *s. f.* [angl. ***scale***]. Instrument destiné à déterminer le diamètre des sondes et bougies dont on se sert pour pratiquer le cathétérisme.

FILTRAT GLOMÉRULAIRE [angl. ***glomerular filtrate***]. Liquide provenant de l'ultrafiltration du plasma sanguin dans la capsule de Bowmann à travers les parois des capillaires des glomérules rénaux. On le mesure par la clairance à la créatinine.

FILTRE INTRAVEINEUX CAVE [angl. ***endovenous filter***]. Dispositif introduit dans une veine cave inférieure par cathétérisme, destiné à bloquer la migration de caillots afin d'éviter la constitution ou la récidive d'embolies pulmonaires.

FISSIPARITÉ, *s. f.* [angl. ***scissiparity***]. Syn. *scissiparité*. Mode de reproduction, par segmentation, de certains organismes monocellulaires (protozoaires, bactéries).

FISSURE, *s. f.*, **F. ANALE** [angl. ***fissure***]. Ulcération allongée et superficielle, généralement très douloureuse, siégeant dans les plis radiés de l'anus.

FISTULE, *s. f.* [angl. ***fistula***]. Trajet, congénital ou accidentel, livrant passage à un liquide physiologique ou pathologique et entretenu par l'écoulement même de ce liquide. – ***f. anale***. Trajet irrégulier allant de la muqueuse rectale à la marge de l'anus et faisant communiquer l'une de ces surfaces, ou toutes les deux, avec la cavité d'un abcès péri-anal. – ***f. artério-veineuse***. V. *anévrisme artério-veineux*.

FISTULOGRAPHIE, *s. f.* [angl. ***fistulography***]. Radiographie d'un trajet fistuleux avec injection d'un produit de contraste.

FIVETE. Abréviation de *fécondation in vitro et transfert d'embryon*.

FIXATEUR EXTERNE [angl. ***external fixation***]. Tiges métalliques placées à distance du foyer de fracture et maintenant immobiles les fragments osseux.

FIXATION, *s. f.* [angl. ***fixation***] (psychanalyse). 1° Immobilisation à un stade infantile des pulsions ; arrêt, voire régression de la personnalité, s'observant au cours de certaines névroses, psychoses et perversions. – 2° Attachement excessif et anormal à un objet ou bien à une personne.

FIXATION DU COMPLÉMENT [angl. ***fixation of the complement***] (immunologie). Syn. *déviation du complément*. Réaction d'hémolyse destinée à reconnaître la présence de certains antigènes.

FLACCIDITÉ, *s. f.* [angl. ***flaccidity***]. Absence de toute tonicité, mollesse.

FLAGELLATION, *s. f.* [angl. ***flagellation***]. Variété de tapotement qui consiste à frapper successivement avec les doigts la partie que l'on veut masser.

FLAGELLÉS, *s. m. pl.* [angl. ***flagellata***]. Protozoaires pourvus d'un ou de plusieurs flagelles, qui leur servent d'organes locomoteurs. Un certain nombre de *f.* sont parasites de l'homme : Leishmania, Trypanosoma, Trichomonas, etc.

FLAPPING TREMOR. V. *tremor (flapping)*.

FLASQUE, *adj.* [angl. ***flaccid***]. Mou ; qui s'accompagne d'hypotonie musculaire. – *paralysie f.*

FLATULENCE, *s. f.* [angl. ***flatulent***]. Production de gaz gastro-intestinaux donnant lieu à un ballonnement abdominal.

FLEXION, *s. f.* [angl. ***flexion***]. Action de fermer l'angle que font 2 segments de membre, en les rapprochant. V. *extension*.

FLOCULATION, *s. f.* [angl. ***floculation***]. (biophysique). Coagulation d'une solution colloïdale diluée, sous forme de flocons qui se déposent au fond du vase. – ***réaction de floculation de la syphilis*** : v. *VDRL (réaction)*.

FLORE, *s. f.* [angl. ***flora***]. 1° Ensemble des espèces végétales d'une région. – 2° Étude et description de ces dernières. – 3° Ensemble des bactéries peuplant une zone localisée de l'organisme à l'état normal ou pathologique. P. ex. *f. intestinale, vaginale*.

FLUCTUATION, *s. f.* [angl. ***fluctuation***]. Mouvement ondulatoire que l'on communique à un liquide contenu dans une cavité de l'organisme, en déprimant ou en percutant la paroi de celle-ci avec une main tandis que l'autre est placée de façon à percevoir ce mouvement.

FLUOR, *s. m.* [angl. ***fluorine***]. Élément chimique de numéro atomique 9. Symbole F. Appartenant à la famille des halogènes, très oxydant, il est doté d'une grande affinité pour le tissu osseux.

FLUORIDE, *s. f.* Accident cutané provoqué par le fluor ou ses composés.

FLUOROCHROME, *s. m.* [angl. ***fluochrome***]. Substance ayant la propriété de rendre fluorescents les objets qu'elle imprègne.

FLUSH, *s. m.* (angl.) Accès de rougeur cutanée siégeant surtout au visage, observé dans certaines maladies (carcinoïde du grêle) et après absorption de diverses substances (v. *Antabuse*).

FLUTTER, *s. m.* (angl.). Trouble du rythme cardiaque caractérisé par une suite de contractions se succédant régulièrement et rapidement sans pause aucune. Le *f.* est ordinairement auriculaire (ou atrial) ; le *f.* ventriculaire est un état pré-agonique.

FLUTTERING, *s. m.* (angl.) Vibration.

FLUX, *s. m.* [angl. ***flow***]. Écoulement d'un liquide. Règles.

FLUXION, *s. f.* Congestion. – Pris souvent dans le sens de *fluxion dentaire* : tuméfaction inflammatoire du tissu cellulaire des joues et des gencives, provoquée par une infection dentaire.

FLUXMÈTRE, *s. m.* [angl. ***flowmeter***]. Appareil permettant de mesurer l'écoulement d'un liquide dans un conduit ou simplement la vitesse d'écoulement ou vélocité (*vélocimètre*).

FO. Fond d'œil.

FOCALE (crise) [angl. ***focal epilepsy***]. Crise d'épilepsie localisée, au moins au début.

FŒTAL, E, *adj.* [angl. ***fetal***]. Qui se rapporte au fœtus. Par extension, qui ressemble aux organes du fœtus ou aux phénomènes observés chez lui.

FŒTOPATHIE, *s. f.* [angl. ***fetopathy***]. Terme groupant les malformations dues à certaines actions exercées sur le produit de la conception à partir du 4e mois de la vie intra-utérine.

FŒTOR HEPATICUS [angl. ***fetor hepaticus***]. Fétidité spéciale de l'haleine observée dans le coma hépatique.

FŒTUS, *s. m.* [angl. ***fetus***]. Produit de la conception après le troisième mois de la vie utérine, c'est-à-dire vers l'époque où il commence à présenter les caractères distinctifs de l'espèce humaine. V. *embryon*.

FŒTUS MACÉRÉ [angl. ***fetus sanguinolentis***]. Aspect, lors de son expulsion, d'un fœtus mort in utero au 5e mois de la grossesse.

FOGARTY (méthode de) (Thomas F., médecin américain, 20e siècle) [angl. ***Fogarty's balloon method***]. Syn. *embolectomie rétrograde*. Désobstruction artérielle au moyen d'une sonde spéciale munie d'un ballonnet à son extrémité.

FOIE, *s. m.* [angl. ***liver***]. La plus volumineuse des glandes de l'organisme, située dans l'hypocondre droit, annexée au tube digestif. À la fois exocrine et endocrine, elle secrète la bile et intervient dans de nombreux métabolismes.

FOIE ALCOOLIQUE [angl. ***alcoholic liver***]. Lésions hépatiques dues à l'éthylisme : ce sont la stéatose, l'hépatite alcoolique puis la cirrhose.

FOINS (rhume des). V. *coryza spasmodique*.

FOLATE, *s. m.* [angl. ***folate***]. Sel dérivé de l'acide folique.

FOLIE, *s. f.* [angl. ***madness***]. V. *psychose*.

FOLIQUE (ACIDE) [angl. ***folic acid***]. Substance complexe appartenant au groupe des vitamines B (vit. B_9) et douée d'un important pouvoir anti-anémique.

FOLLICULE, *s. m.* [angl. ***follicle***]. Petit élément anatomique en forme de sac.

FOLLICULINE, *s. f.* V. *œstrone*.

FOLLICULITE *s. f.* [angl. ***folliculitis***]. Terme générique désignant toutes les inflammations des follicules et en particulier des follicules pileux.

FONCTION INFIRMIÈRE [angl. ***nurse's function***]. Ensemble des missions confiées à l'infirmier(ère) dans le cadre de l'exercice de sa profession. V. *acte de soins infirmiers*.

FONCTIONNEL, LE, *adj.* [angl. ***functional***]. Qui se rapporte à une fonction. – ***souffle f.*** V. ***organique***. – ***trouble f.*** Manifestation morbide, généralement bénigne et réversible, qui semble due à une simple perturbation de l'activité d'un organe sans qu'il y ait de lésion actuellement décelable de celui-ci.

FOND D'ŒIL [angl. ***optic fundus***]. Aspect de la rétine examinée à l'ophtalmoscope.

FONGICIDE, *adj.* [angl. ***fungicidal***]. Qui tue les champignons.

FONGIQUE, *adj.* [angl. ***fungal***]. Qui a rapport aux champignons. – *intoxication f.* Empoisonnement par les champignons.

FONGISTATIQUE, *adj.* [angl. ***fungistatic***]. Qui suspend la croissance et le développement des champignons.

FONGOÏDE, *adj.* [angl. ***fungoid***]. Qui ressemble aux champignons. – ***mycosis f.*** V. *mycosis*.

FONGOSITÉ *s. f.* [angl. ***fungosity***]. Nom donné aux végétations qui se produisent à la surface d'une plaie, d'une muqueuse, ou dans une cavité naturelle et qui se présentent sous l'aspect d'une masse molle, friable et très vasculaire.

FONTANELLE, *s. f.* [angl. ***fontanelle***]. Espace membraneux compris entre les os du crâne chez les nouveau-nés. V. *suture crânienne.*

FORAMEN, *s. m.* (lat.) [angl. ***foramen***]. Orifice ; p. ex. *f. ovale.*

FORAMEN OBTURÉ [angl. ***obturator foramen***]. Syn. ancien *trou obturateur.* Vaste orifice de l'os coxal situé entre le pubis et l'ischium.

FORAMEN OVALE (lat.) [angl. ***foramen ovale***]. V. *Botal (trou de).*

FORCEPS, *s. m.* [angl. ***obstetrical forceps***]. Nom des instruments obstétricaux disposés en forme de pinces à branches séparables (*cuillers*). Ils sont destinés à saisir la tête du fœtus et à l'extraire rapidement, quand la lenteur de l'accouchement met en péril la mère ou l'enfant.

FORCIPRESSURE, *s. f.* [angl. ***forcipressure***]. Méthode d'hémostase provisoire consistant à saisir un vaisseau sectionné dans les mors d'une pince hémostatique.

FORMALDÉHYDE, *s. m.* V. *formol.*

FORMATEUR, *adj. m.* Qui forme, qui enseigne. – *s. m.* Personne exerçant une activité pédagogique, professeur, enseignant(e).

FORMOL, *s. m.* [angl. ***formaldehyde***]. Syn. *formaldéhyde.* Aldéhyde formique, antiseptique utilisé comme désinfectant et pour fixer les pièces anatomiques.

FORMULAIRE, *s. m.* [angl. ***formulary***]. Nomenclature des médicaments simples et recueil de formules comprenant les préparations officinales et un nombre plus ou moins considérable de préparations magistrales.

FORMULE LEUCOCYTAIRE DU SANG [angl. ***haemogram***]. Nombre des leucocytes contenus dans un mm cube de sang et proportions respectives de leurs différentes variétés.

FORNIX, *s. m.* (lat.) [angl. ***fornix***]. Structure arciforme ou voûtée, c'est-à-dire souvent en cul-de-sac. – *f. du cerveau* : commissure unissant l'hippocampe et les corps mamillaires – *f. de l'estomac* : fundus gastrique. – *f. du vagin* : cul-de-sac du vagin.

FOSSETTE CENTRALE, V. *fovea centralis.*

FOULURE, *s. f.* [angl. ***sprain***]. Entorse légère sans arrachement ligamentaire.

FOVEA, *s. f.* (lat.) [angl. ***fovea***]. Dépression en cupule. – ***f. centralis.*** Syn. *fossette centrale.* Dépression située au centre de la macula, au pôle postérieur de la rétine.

FOYER, *s. m.* [angl. ***focus***]. 1° Siège principal d'une maladie ; endroit exact d'une lésion; localisation d'un symptôme (souffle). – 2° Lieu d'où rayonne une maladie contagieuse.

FRACAS, *s. m.* [angl. ***comminuted fracture***]. Fracture comminutive, ouverte, avec dilacération des parties molles voisines.

FRACTURE, *s. f.* [angl. ***fracture***]. Lésion osseuse consistant en une solution de continuité complète ou incomplète avec ou sans déplacement des fragments. – *f. en bois vert.* Terme de radiologie désignant chez l'enfant une fracture sans déplacement, où la corticale n'est pas rompue sur toute sa circonférence. – *f. comminutive.* Fracture comportant de nombreux fragments. – *f. engrenée. F.* avec interpénétration et immobilisation des deux fragments. – *f. fermée. F.* dans laquelle le foyer ne communique pas avec l'extérieur. – *f. ouverte. F.* dans laquelle le foyer communique avec l'extérieur.

FRATRIE, *s. f.* [angl. ***sibship***]. Groupe d'individus d'une même génération appartenant à la même famille, comprenant frères, sœurs et cousins.

FREIN, *s. m.* [angl. ***frenum***] (anatomie). Repli en général muqueux limitant la mobilité d'un organe. P. ex. *f. de la langue, f. du prépuce.*

FRÉMISSEMENT, *s. m.* [angl. ***thrill***]. Tremblement léger localisé ou généralisé. – ***f. cataire.*** V. *cataire.*

FRÉQUENCE, *s. f.* [angl. ***frequency***]. Paramètre caractérisant un phénomène périodique. C'est le nombre de fois qu'il se répète dans l'unité de temps. V. *hertz.*

FREUDIEN, NE, *adj.* (Sigmund Freud, 1856-1939, psychanalyste autrichien) [angl. ***Freudian***]. Qui se rapporte à Freud ou à ses concepts. V. *psychanalyse.*

FRICTION, *s. f.* [angl. ***friction***]. Mode de massage consistant dans des mouvements de va-et-vient de la main assez appuyés pour entraîner les téguments et les déplacer sur les plans profonds.

FRIGIDITÉ, *s. f.* [angl. ***frigidity***]. Inertie des fonctions génitales ; en particulier chez la femme, absence de désir et de plaisir au cours de l'acte sexuel, surtout impossibilité d'obtenir l'orgasme par coït vaginal.

FRISSON, *s. m.* [angl. ***chill***]. Tremblement inégal et irrégulier accompagné d'une sensation de froid ; il marque le début de la fièvre.

FRONT, *s. m.* [angl. ***forehead***]. Partie supérieure de la face et région antérieure du crâne limitée en bas par les arcades sourcilières, en haut et latéralement par l'implantation des cheveux et dont le squelette est formé de l'os frontal.

FRONTAL, E, *adj.* [angl. ***frontal***]. Relatif au front. – *os f.* Os impair et médian situé à la partie antérieure du crâne. – ***coupe f.*** Syn. (*pro parte*) *coupe coronale.* Coupe selon le plan *f.* c'est-à-dire en plan vertical perpendiculaire au plan sagittal. – ***syndrome f.*** V. *préfrontal (syndrome).*

FROTTEMENT, *s. m.* [angl. ***friction rub***]. Bruit qui donne à l'oreille l'impression de deux surfaces qui glissent rudement l'une sur l'autre. On le perçoit en cas d'inflammation des séreuses pleurales ou péricardique.

FROTTIS, *s. m.* [angl. ***smear***]. Étalement sur une lame de verre d'un liquide biologique (sécrétion vaginale, sang) afin de l'examiner au microscope.

FRUCTOSE, *s. m.* [angl. ***fructose***]. Sucre simple à six atomes de carbone se trouvant à l'état naturel dans divers fruits et dans le miel.

FSH. Gonadostimuline hypophysaire folliculostimulante.

FUCHSINE, *s. f.* [angl. ***fuchsine***]. Colorant pourpre dérivé de l'aniline, utilisé en histologie et en bactériologie.

FUGUE, *s. f.* [angl. ***fugue***]. Abandon subit du domicile suivi presque toujours de déambulation plus ou moins prolongée, sous l'influence d'une impulsion morbide.

FULGURANT, E, *adj.* [angl. ***fulgurating***]. Rapide comme l'éclair. – *douleur f.*

FULGURATION, *s. f.* 1° [angl. ***lightning stroke***]. Nom donné à l'action de la foudre sur le corps de l'homme ou des animaux et, par extension, à l'ensemble des accidents causés par l'électricité. – 2° [angl. ***fulguration***]. Syn. *étincelage.* Emploi thérapeutique des étincelles de haute fréquence et de haute tension.

FUNÉRARIUM, *s. m.* [angl. ***funerarium***]. Local de présentation des corps dont le permis d'inhumer a été délivré aux familles.

FUNICULAIRE, *adj.* [angl. ***funicular***]. 1° Qui se rapporte au cordon spermatique. – 2° Qui se rapporte au cordon ombilical. – 3° Qui se rapporte au funiculus, c.-à-d. à la portion de la racine nerveuse qui chemine dans le trou de conjugaison, entre le ganglion rachidien et le plexus.

FUNICULITE, *s. f.* [angl. ***funiculitis***]. Inflammation du cordon spermatique.

FURFURACÉ, E, *adj.* [angl. ***furfuraceous***]. Qui ressemble à du son. P. ex. : *desquamation f. de la rougeole.*

FURONCLE, *s. m.* [angl. ***furuncle***]. Inflammation circonscrite de la peau dont le siège est l'appareil pilosébacé ; elle est caractérisée par une tuméfaction acuminée (clou) et la formation d'une petite escarre (bourbillon). L'agent habituel des *f.* est le *staphylocoque pyogène doré.*

FURONCULOSE, *s. f.* [angl. ***furunculosis***]. Éruption d'une série de furoncles.

FUSÉE, *s. f.* Trajet long et sinueux parcouru par le pus entre le foyer de l'abcès et le point d'émergence.

FUSION, *s. f.* [angl. ***fusion***]. Phénomène cérébral d'unification de deux images rétiniennes.

G

G. Symbole de *giga.*

G. Symbole du *glycocolle.*

g. Symbole de *gramme.*

GABA. Abréviation de *gamma-amino-butyrique (acide).*

GAINE, *s. f.* [angl. ***sheath***]. Lame conjonctive plus ou moins fibreuse enveloppant divers organes (muscles, tendons, oeil, vaisseaux).

GALACTOCÈLE, *s. f.* [angl. ***galactocele***]. Kyste contenant du lait plus ou moins modifié, se formant au cours de la lactation.

GALACTOGÈNE, *adj.* [angl. ***galactogenous***]. Qui détermine la sécrétion lactée.

GALACTOPHORITE, *s. f.* [angl. ***galactophoritis***]. Inflammation des conduits galactophores, qui sont les canaux excréteurs de la glande mammaire.

GALACTORRHÉE, *s. f.* [angl. ***galactorrhoea***]. 1° Écoulement surabondant de lait chez une nourrice. – 2° Écoulement de lait en dehors des conditions ordinaires de la lactation.

GALACTOSE, *s. m.* [angl. ***galactose***]. Sucre simple à six atomes de carbone entrant dans la composition du lactose (sucre du lait).

GALACTOSÉMIE, *s. f.* [angl. ***galactosaemia***]. Présence de galactose dans le sang. – *g. congénitale.* Affection héréditaire, très rare, apparaissant chez le nouveau-né, caractérisée par une cirrhose ascitique grave avec troubles psychomoteurs et due à une perturbation du métabolisme du galactose.

GALE, *s. f.* [angl. ***itch***]. Maladie cutanée produite par un parasite animal (*Sarcoptes* ou *Acarus scabiei*) et caractérisée par des démangeaisons et une lésion spécifique (sillon).

GALÉA APONÉVROTIQUE [angl. ***galea aponevrotica***]. Syn. *aponévrose épicrânienne, épicrâne.* Lame fibreuse en casque moulant la voûte crânienne. Elle est recouverte par le cuir chevelu et réunit les parties antérieure et postérieure du muscle fronto-occipital.

GALÉNIQUE, *adj.* [angl. ***galenic***]. Qui a rapport à la doctrine de Galien. – *remèdes g.* Remèdes d'origine organique, essentiellement végétale par opposition avec les substances chimiques pures. – *forme g.* Aspect sous lequel se présentent les médicaments.

GALOP (bruit et **rythme de)** [angl. ***gallop rhythm***]. Addition aux deux bruits normaux du cœur d'un troisième situé dans la diastole. C'est un signe d'insuffisance ventriculaire. On en décrit plusieurs variétés : *présystolique* (ou *auriculaire*) ; *protodiastolique* (ou *ventriculaire*).

GALVANISATION, *s. f.* [angl. ***galvanization***]. Application des courants continus.

GALVANOCAUTÈRE, *s. m.* [angl. ***galvanocautery***]. Cautère dont l'incandescence est obtenue par le passage d'un courant électrique.

GAMÈTE, *s. m.* [angl. ***gamete***]. Cellule spéciale sexuée, différenciée en *g.* mâle et en *g.* femelle, dont l'union formera l'œuf.

GAMMA [angl. ***gamma***]. Troisième lettre de l'alphabet grec (γ) : g.

GAMMA AMINO-BUTYRIQUE (ACIDE) (GABA) [angl. ***gammaamino-butyric acid***]. Substance dérivée de l'acide glutamique, médiateur chimique des neurones de la substance grise du cerveau.

GAMMA GT, *s. f.* V. *gammaglutamyl-transpeptidase.*

GAMMA-ANGIOCARDIOGRAPHIE, *s. f.* [angl. ***gamma angiocardiography***]. Étude de la forme et du fonctionnement du cœur et des gros vaisseaux (veines caves, aorte, artère pulmonaire) au moyen d'un radio-isotope émetteur de rayons gamma injecté par voie veineuse. V. *scintigraphie.*

GAMMA-ENCÉPHALOGRAPHIE, *s. f.* [angl. ***gammagraphy of the brain***]. Exploration de l'encéphale par les radio-isotopes.

GAMMAGLOBULINE, *s. f.* [angl. ***gammaglobulin***]. Fraction des protéines sériques qui, au cours de l'électrophorèse, se déplace le plus lentement. Elle comprend les immunoglobulines, supports des anticorps sériques.

GAMMAGLUTAMYL-TRANSPEPTIDASE, ou **GAMMAGLUTAMYL-TRANSFÉRASE,** *s. f.* (**gamma GT** ou **γ GT**) [angl. ***gammaglutamyl-transpeptidase***]. Enzyme intervenant dans le métabolisme du glutathion. Son taux sanguin augmente notamment au cours de l'alcoolisme chronique.

GAMMAGRAPHIE, *s. f.* V. *scintigraphie.*

GAMMAPATHIE, *s. f.* [angl. ***gammapathy***]. Maladie caractérisée par une anomalie des gammaglobulines sériques.

GANGLIECTOMIE, *s. f.* [angl. ***gangliectomy***]. Ablation d'un ganglion. – Ce terme désigne plus spécialement l'ablation d'un ganglion de la chaîne sympathique lombaire ou cervico-dorsale.

GANGLIOME, *s. m.* [angl. ***ganglioneuroma***]. Tumeur en règle générale bénigne développée aux dépens du système nerveux sympathique.

GANGLION, *s. m.* Amas cellulaire formant renflement situé sur le trajet soit d'un vaisseau *lymphatique (g. ou nœud lymphatique)* [angl. ***lymphatic node***], soit d'un *nerf (g. nerveux)* [angl. ***ganglion***], qu'il s'agisse d'un g. *cérébrospinal* ou d'un g. *sympathique.*

GANGLION SENTINELLE [angl. ***sentinel node***]. Premier ganglion (ou nœud) lymphatique drainant un cancer (mélanome, sein, etc). Son repérage par un traceur coloré ou radio-actif injecté au contact de la tumeur en permet la biopsie, dont le résultat indiquera ou non un curage des autres ganglions lymphatiques intéressés.

GANGLIONEUROME, *s. m.* [angl. ***ganglioneuroma***]. Tumeur relativement bénigne, formée de cellules nerveuses adultes et différenciées, développée le plus souvent au niveau de la chaîne sympathique ou de la médullosurrénale.

GANGLIOPLÉGIQUE, *adj.* [angl. ***ganglioblocking***]. Qui paralyse les ganglions nerveux.

GANGRÈNE, *s. f.* [angl. ***gangrene***]. Mortification des tissus. – *g. humide. G.* dans laquelle les phénomènes de putréfaction dominent. – *g. sèche.* Syn. *sphacèle. G.* avec faible putréfaction, dans laquelle les tissus sont noirs et desséchés.

GARDE-MALADE, *s. f.* ou *m.* [angl. ***home nurse***]. Personnel de santé surveillant à domicile un malade. V. *auxiliaire de vie.*

GARGARISME, *s. m.* [angl. ***gargle***]. 1° Médicament liquide destiné à être agité dans l'arrière-bouche et la gorge. – 2° Action de se gargariser.

GARGOYLISME, *s. m.* V. *Hurler* (*maladie, polydystrophie ou syndrome de*).

GARROT, *s. m.* [angl. ***garrot***]. Lien servant à comprimer l'artère principale d'un membre de manière à interrompre le cours du sang.

GASP, *s. m.* (angl.). Respiration soudaine, ample et bruyante de la fin de l'agonie.

GASTRALGIE, *s. f.* [angl. ***gastralgia***]. Douleur de l'estomac, localisée par le malade à l'épigastre.

GASTRECTOMIE, *s. f.* [angl. ***gastrectomy***]. Résection totale ou partielle de l'estomac.

GASTRINE, *s. f.* [angl. ***gastrin***]. Hormone sécrétée par les cellules de l'antre pylorique lorsqu'elles sont stimulées par la présence, dans l'estomac, de certains aliments. Elle provoque la sécrétion gastrique de pepsine et surtout d'HCl, celle des enzymes pancréatiques et les contractions de l'estomac, de l'intestin et de la vésicule biliaire.

GASTRIQUE, *adj.* [angl. ***gastric***]. Syn. *stomacal*. Qui a rapport à l'estomac.

GASTRITE, *s. f.* [angl. ***gastritis***]. Inflammation aiguë ou chronique de la muqueuse de l'estomac.

GASTROCOLITE, *s. f.* [angl. ***gastrocolitis***]. Inflammation de l'estomac et du côlon.

GASTRODUODÉNITE, *s. f.* [angl. ***gastroduodenitis***]. Inflammation de l'estomac et du duodénum.

GASTRO-ENTÉRITE, *s. f.* [angl. ***gastroenteritis***]. Inflammation des muqueuses gastrique et intestinale.

GASTRO-ENTÉROLOGIE, *s. f.* [angl. ***gastroenterology***]. Étude de la physiologie et de la pathologie de l'estomac et de l'intestin.

GASTRO-ENTÉROSTOMIE, *s. f.* [angl. ***gastroenterostomy***]. Opération qui consiste à mettre en communication l'estomac et une anse intestinale (le jéjunum).

GASTROPATHIE, *s. f.* [angl. ***gastropathy***]. Nom générique des affections de l'estomac.

GASTRORRAGIE, *s. f.* [angl. ***gastrorrhagia***]. Hémorragie d'origine gastrique.

GASTROSCOPIE, *s. f.* [angl. ***gastroscopy***]. Examen direct de la cavité gastrique à l'aide d'un instrument spécial (*gastroscope*) introduit par l'œsophage.

GASTROSTOMIE, *s. f.* [angl. ***gastrostomy***]. Ouverture de l'estomac à la peau.

GASTRULA, *s. f.* [angl. ***gastrula***]. Stade embryonnaire faisant suite à la morula. Il est caractérisé par la présence de 2 feuillets primitifs (endoderme et ectoderme).

GÂTEUX, SE, *adj.* et *s.* Nom donné aux malades qui émettent involontairement les urines et les selles.

GAUCHER, ÈRE, *adj.* ou *s.* [angl. ***left handed***]. Celui ou celle qui a une tendance innée à se servir de sa main et de son pied gauches, pour tous les mouvements spontanés.

GAVAGE, *s. m.* [angl. ***gavage***]. Introduction d'aliments dans l'estomac à l'aide d'un tube.

GAZOMÉTRIE, *s. f.* [angl. ***gasometry***]. Dosage des différents constituants d'un mélange gazeux.

GÉLOSE, *s. f.* [angl. ***gelose***]. Substance de nature cellulosique contenue dans une algue nommée agar, liquide à chaud et ayant la propriété de se prendre en gelée en se refroidissant. Elle sert à préparer des milieux de culture bactériologique solides.

GÉLULE, *s. f.* [angl. ***capsule***]. Capsule gélatineuse servant à contenir les médicaments.

GELURE, *s. f.* [angl. ***frostbite***]. Lésion due au froid, siégeant aux extrémités. Au début elle est blanche, insensible : c'est la période de vasoconstriction à laquelle fait suite une phase de réchauffement, douloureuse.

GÉMELLAIRE, *adj.* [angl. ***gemellary***]. Qui est relatif aux jumeaux. P. ex. : *grossesse g.*

GÉMELLIPARE, *adj.* [angl. ***gemellipara***]. Mère de jumeaux.

GÉMINÉ, E, *adj.* [angl. ***geminate***]. Se dit de la disposition d'une série d'objets placés deux par deux.

GENCIVE, *s. f.* [angl. ***gum***]. Partie de la muqueuse buccale recouvrant le bord alvéolaire des mâchoires.

GÈNE, *s. m.* [angl. ***gene***]. Particule située en un point défini d'un chromosome (locus) et dont dépend la transmission et le développement des caractères héréditaires de l'individu. Les *g.* sont formés de segments d'acide désoxyribonucléique (ADN).

GÉNÉRALISTE, *s. m.* ou *f.* [angl. ***general practicioner***]. Syn. *omnipraticien*. Praticien consacrant son activité à la médecine générale.

GÉNÉRATION, *s. f.* [angl. ***generation***]. Production d'un nouvel être à partir d'êtres antérieurs plus ou moins semblables.

GÉNÉRIQUE, *adj. et s. m.* V. *médicament générique*.

GÉNÉTIQUE, *adj.* [angl. ***genetic***]. Qui se rapporte aux fonctions de génération ou aux gènes.

GÉNÉTIQUE, *s. f.* [angl. ***genetics***]. Science de l'hérédité. – *g. moléculaire*. Branche de la génétique qui étudie, au niveau des molécules, le matériel de transmission des caractères héréditaires, sa structure et son fonctionnement.

GÉNÉTIQUE (conseil) [angl. ***genetic counseling***]. Avis donné sur les risques de maladie héréditaire d'un enfant à naître lorsqu'une affection génétique a été observée dans la famille, ou bien lorsque l'on recherche une trisomie 21 quand l'âge de la mère atteint 38 ans.

GÉNÉTIQUE (génie) [angl. ***genetic engeneering***]. Partie de la génétique moléculaire consacrée à la manipulation des gènes. Le *g.g.* permet d'obtenir la synthèse et la fabrication industrielle de substances d'origine bactérienne (hormones, vaccins, etc.).

GÉNÉTIQUES (empreintes) [angl. ***DNA «fingerprinting»***]. Méthode d'identification médicolégale utilisant l'analyse de l'ADN provenant p. ex. de leucocytes ou de spermatozoïdes.

GÉNICULÉ, E, *adj.* [angl. ***geniculate***]. Syn. *genouillé*. Incurvé comme un genou. P. ex. *ganglion g.*, ganglion nerveux situé sur le trajet du nerf intermédiaire (VII bis).

GÉNIE MÉDICAL ET BIOLOGIQUE, GÉNIE BIOMÉDICAL. V. *ingénierie médicale*.

GÉNIEN, NE, *adj.* [angl. ***genial***]. Mentonnier.

GÉNIQUE, *adj.* [angl. ***genic***]. Qui se rapporte à un gène. – ***thérapie g.*** V. *génothérapie*.

GÉNITOSURRÉNAL (syndrome) [angl. ***adrenogenital syndrome***]. Syndrome provoqué par un hyperfonctionnement de la glande corticosurrénale, d'origine tumorale, et caractérisé par un virilisme.

GÉNOME, *s. m.* [angl. ***genome***]. Ensemble des gènes des chromosomes.

GÉNOTHÉRAPIE, *s. f.* [angl. ***genotherapy***]. Syn. *thérapie génique*. Utilisation (expérimentale) des techniques de génie génétique afin de corriger des anomalies génétiques.

GÉNOTYPE, *s. m.* [angl. ***genotype***]. Patrimoine héréditaire de l'individu, dépendant de l'ensemble des gènes des cellules reproductrices dont il est issu. V. *phénotype*.

GENOU, *s. m.* [angl. ***knee***]. Partie du membre inférieur située entre la cuisse et la jambe. – *articulation du g.* Articulation unissant le fémur, le tibia et la rotule (ou patella).

GENOUILLÉ, E, *adj.* V. *géniculé*.

GENOUILLÈRE, *s. f.* [angl. ***kneecap***]. Orthèse destinée à la contention du genou.

GENU RECURVATUM (lat.) [angl. ***genu recurvatum***]. Déformation du genou caractérisée par la possibilité de fléchir la jambe sur la cuisse de façon à former un angle ouvert en avant.

GENU VALGUM (lat.) [angl. ***genu valgum***]. Déformation du membre inférieur caractérisée par l'obliquité de la jambe, qui forme avec la cuisse un angle ouvert en dehors.

GENU VARUM (lat.) [angl. ***genu varum***]. Déformation du membre inférieur caractérisée par ce fait que la cuisse et la jambe forment un arc à concavité interne.

GÉODE, *s. f.* [angl. ***geode***]. Cavité pathologique creusée dans divers tissus (os, poumon).

GÉOPHAGIE, *s. f.* ou **GÉOPHAGISME,** *s. m.* [angl. ***geophagy***]. Action de manger de la terre, aboutissant à un syndrome comportant une anémie microcytaire avec hyposidérémie.

GERÇURE, *s. f.* [angl. ***fissure***]. Syn. *crevasse*. Petite fissure intéressant l'épiderme et une partie du derme, qui s'observe surtout au niveau des mains, des lèvres, des mamelons.

GÉRIATRIE, *s. f.* [angl. ***geriatrics***]. Branche de la médecine qui s'occupe des maladies des personnes âgées.

GERMAIN, E, *s. m.* et *f.* et *adj.* [angl. ***sibling***]. Frère et sœur nés du même père et de la même mère (par opposition à *consanguin* et *utérin*). – *cousins g.* Enfants issus de deux frères, de deux sœurs ou du frère et de la sœur.

GERME, *s. m.* [angl. ***germ***]. 1° Ébauche embryonnaire d'un organe ; p. ex. : *g. dentaire*. – 2° V. *microbe*.

GERMEN, *s. m.* [angl. ***germ cells***]. Terme employé pour désigner le tissu génital par opposition au reste de l'organisme ou *soma*.

GERMINAL, *adj.* [angl. ***germinal***] (histologie). Qui concerne les lignées reproductrices.

GÉRONTOLOGIE, *s. f.* [angl. ***gerontology***]. Étude des personnes âgées, de leurs conditions de vie normales et pathologiques.

GÉRONTOXON, *s. m.* V. *arc sénile.*

GESTATION, *s. f.* [angl. ***gestation***]. Temps pendant lequel les femelles portent leurs petits. V. *grossesse.*

...GESTE [angl. ***gravida***]. Suffixe signifiant le numéro de la grossesse considérée. P. ex. : *primigeste :* femme enceinte pour la première fois.

GEU. Abréviation de *grossesse extra-utérine.* V. *grossesse.*

GIBBOSITÉ, *s. f.* [angl. ***gibbosity***]. Courbure anormale du rachis, se manifestant par une saillie de la cage thoracique.

GIGA... (Symbole G). Préfixe signifiant 10^9.

GIGANTISME, *s. m.* [angl. ***gigantism***]. Affection apparaissant à la puberté et caractérisée par un accroissement exagéré de la taille.

GILBERT (maladie de) (Nicolas G., 1858-1927, médecin français). V. *cholémie familiale.*

GINGIVAL, E, *adj.* [angl. ***gingival***]. Relatif à la gencive.

GINGIVITE, *s. f.* [angl. ***gingivitis***]. Syn. *ulite.* Inflammation des gencives.

GINGIVORRAGIE, *s. f .* [angl. ***ulorrhagia***]. Hémorragie survenant au niveau des gencives.

GINGKO BILOBA [angl. ***Gingko biloba***]. Arbre originaire d'Extrême-Orient des feuilles duquel on extrait un principe vasoprotecteur et anti-ischémique.

GINSENG, *s. m.* [angl. ***ginseng***]. Plante d'Extrême-Orient dont la racine est utilisée pour ses propriétés stimulantes.

GLA. V. *ostéocalcine.*

GLABELLE, *s. f.* [angl. ***glabella***]. Saillie située sur le squelette entre les deux crêtes sourcilières.

GLAÇON (signe du). Choc en retour du foie obtenu en cas d'ascite par la palpation brusque et saccadée de l'abdomen.

GLAIRE, *s. f.* [angl. ***glairy mucus***]. Liquide incolore, filant comme du blanc d'œuf, plus consistant que le mucus, sécrété par les muqueuses.

GLAND, *s. m.* (anatomie) [angl. ***glans***]. Extrémité libre, arrondie et renflée du clitoris ou du pénis.

GLANDE, *s. f.* [angl. ***gland***]. Organe constitué de cellules épithéliales dont la fonction est de produire des sécrétions. On distingue les *g.* à sécrétion externe ou *exocrines* dont le produit est rejeté à l'extérieur ou dans le tube digestif (*g. sudoripares, g. salivaires*), et les *g.* à sécrétion interne ou *endocrines,* dont les sécrétions sont déversées dans le sang (*g. thyroïde, g. surrénales*). Certaines *g.* sont mixtes (*foie, gonades, pancréas*).

GLAUCOME, *s. m.* [angl. ***glaucoma***]. Affection de l'œil caractérisée par une élévation de la pression oculaire. Elle est due à une gêne à l'écoulement normal de l'humeur aqueuse à travers le réseau trabéculaire situé dans l'angle iridocornéen. Suivant l'état de celui-ci on distingue : 1° le *g. à angle ouvert,* affection fréquente, d'évolution lente ; – 2° le *g. à angle fermé, g.* aigu à traiter d'urgence.

GLÈNE, *s. f.* [angl. ***glenoid cavity***]. Dépression osseuse peu profonde.

GLÉNOÏDE, ou **GLÉNOÏDAL, E,** *adj.* [angl. ***glenoid***]. En forme de glène, cupuliforme. – *cavité g.* Cavité articulaire s'adaptant à un condyle.

GLIE, *s. f.* V. *névroglie.*

GLIOBLASTOME, *s. m.* [angl. ***glioblastoma***]. Gliome malin formé de tissu nerveux à l'état embryonnaire.

GLIOME, *s. m.* [angl. ***glioma***]. Terme générique désignant les tumeurs primitives bénignes ou malignes du système nerveux central développées aux dépens des divers éléments cellulaires de la névroglie (tissu interstitiel).

GLISSEMENT (syndrome de) [angl. ***going off syndrome***]. Modification du comportement de certaines personnes très âgées, faite de détérioration des fonctions intellectuelles, de refus de mobilisation et d'alimentation ; il est de très mauvais pronostic.

GLISSON (capsule de) (Francis G., médecin anglais, 17e siècle) [angl. ***Glisson's capsule***]. Enveloppe conjonctive superficielle du foie.

GLITAZONE, *s. m.* [angl. ***glitazone***]. Syn. *thiazolidinedione.* Famille de médicaments oraux du diabète sucré du type 2, réduisant l'insulinorésistance, et prescrits uniquement en association avec la metformine ou un sulfamide antidiabétique en cas d'action insuffisante de ceux-ci.

Gln. Symbole de la *glutamine.*

GLOBE DE SÛRETÉ. Sensation que donne à la palpation l'utérus rétracté, immédiatement après l'accouchement.

GLOBE VÉSICAL [angl. ***bladder distension***]. Masse arrondie perçue à la palpation de la région hypogastrique et correspondant à la vessie en état de distension.

GLOBINE, *s. f.* [angl. ***globin***]. Protéine incolore, formée de 4 chaînes d'acides aminés liées à l'hème, qui est l'autre constituant de l'hémoglobine. Elle peut présenter des variations de structure qui sont à l'origine des différentes espèces d'hémoglobine.

GLOBULINE, *s. f.* [angl. ***globulin***]. Groupe des holoprotéines dont le poids moléculaire est le plus élevé. Il comprend les *euglobulines,* insolubles dans l'eau pure, et les *pseudoglobulines,* solubles dans l'eau pure. D'autre part, l'électrophorèse permet de séparer, selon leur vitesse de déplacement décroissante, les *g.* en plusieurs fractions : $alpha_1$ et $alpha_2$, bêta et gamma.

GLOBUS PALLIDUS (lat.) [angl. ***globus pallidus***]. Syn. ancien *pallidum.* Partie interne du noyau lenticulaire situé en dedans du putamen.

GLOMÉRULE, *s. m.* [angl. ***glomerulus***]. Peloton vasculaire ou nerveux. – ***g. du rein.*** Syn. *ancien corpuscule* ou *g. de Malpighi.* Peloton de capillaires artériels entouré d'une capsule, la *c. de Bowman* ; élément initial du néphron, siège de la filtration glomérulaire, il se continue par le tubule rénal.

GLOMÉRULONÉPHRITE, *s. f.* V. *glomérulopathie.*

GLOMÉRULOPATHIE, *s. f.* [angl. ***glomerulopathy***]. Terme général désignant toute maladie des reins atteignant électivement les glomérules. La *g.* peut être aiguë ou chronique, diffuse ou segmentaire, secondaire ou primitive.

GLOMUS, *s. m.* (lat.) [angl. ***glomus***]. Corpuscule arrondi composé de vaisseaux et richement innervé.

GLOMUS CAROTIDIEN [angl. ***glomus caroticum***]. Petit corpuscule richement vascularisé situé dans la bifurcation carotidienne. Il contient des chémorécepteurs.

GLOSSETTE, *s. f.* [angl. ***glossette***]. Comprimé destiné à fondre sous la langue. V. *tablette.*

GLOSSINE, *s. f.* [angl. ***glossina***]. Mouche piqueuse d'Afrique transmettant les trypanosomes. La mouche tsé-tsé est une *g.*

GLOSSITE, *s. f.* [angl. ***glossitis***]. Nom générique des lésions inflammatoires de la langue.

GLOSSOPHARYNGIEN (nerf) [angl. ***glossopharyngeal nerve***]. Neuvième paire crânienne ; nerf mixte à destination linguale et pharyngée.

GLOTTE, *s. f.* [angl. ***glottis***]. Segment moyen rétréci de la cavité laryngée, siège de la phonation, situé sous le vestibule au-dessus du cavum infraglottique. Il comprend notamment les cartilages aryténoïdes et les cordes vocales.

Glu. Symbole de l'*acide glutamique.*

GLUCAGON, *s. m.* [angl. ***glucagon***]. Hormone polypeptidique sécrétée par les cellules $alpha_2$ des îlots de Langerhans du pancréas ; elle est hyperglycémiante et antagoniste de l'insuline.

GLUCIDE, *s. m.* [angl. ***glucide***]. Terme sous lequel on désigne les hydrates de carbone (sucres simples, polysaccharides et glucosides). On les divise en 2 classes, les oses et les osides.

GLUCOGENÈSE, *s. f.* V. *glycogenèse.*

GLUCOSE, *s. m.* [angl. ***glucose***]. Sucre simple à six atomes de carbone (hexose). Le D-glucose ou *dextrose* est présent à l'état naturel dans les fruits et dans le sang. C'est la source principale d'énergie de l'organisme.

GLUCOSÉ, E, *adj.* [angl. ***glucosed***]. Contenant du glucose. P. ex. *soluté g.*

GLUCOSIDE, *s. m.* [angl. ***glucoside***]. Hétéroside (v. ce terme) dont l'hydrolyse donne le glucose et un aglycone.

GLUTAMINE, *s. f.* (Symbole Gln ou Q) [angl. ***glutamine***]. Acide aminé non essentiel, constituant des protéines, transporteur d'ammoniaque.

GLUTAMIQUE (acide) (Symbole Glu ou E) [angl. ***glutamic acid***]. Acide aminé non essentiel, constituant des protéines et précurseur de la *glutamine*.

GLUTÉAL, E, *adj.* [angl. ***gluteal***]. Fessier.

GLUTEN (intolérance au) [angl. ***coeliac disease***]. V. *cœliaque (maladie).*

Gly. Symbole du *glycocolle.*

GLYCÉMIE, *s. f.* [angl. ***glycaemia***]. Présence (normale) de glucose dans le sang.

GLYCÉRIDE, *s. m.* [angl. ***glyceride***]. Syn. *graisse neutre.* Variété de lipide résultant de l'estérification du glycérol par des acides gras. Selon le nombre des fonctions alcool du glycérol qui sont estérifiées on distingue les *triglycérides*, les *diglycérides* et les *monoglycérides.*

GLYCÉRINE, *s. f.* [angl. ***glycerine***]. Syn. *glycérol.* Trialcool obtenu par hydrolyse des graisses neutres. On l'utilise comme lubrifiant, émollient et comme laxatif. La *g.* et l'eau sont miscibles.

GLYCÉROL, *s. m.* V. *glycérine.*

GLYCINE, *s. f.* V. *glycocolle.*

GLYCO... V. aussi *gluco...*

GLYCOCOLLE, *s. m.* (Symbole Gly ou G). [angl. ***glycine***]. Acide aminé non essentiel, constituant des protéines, précurseur des porphyrines et des sels biliaires.

GLYCOGÈNE, *s. m.* [angl. ***glycogen***]. Substance présente dans le foie, où elle forme une réserve destinée à se transformer en glucose suivant les besoins de l'organisme.

GLYCOGENÈSE, *s. f.* [angl. ***glycogenesis***]. Formation du glucose dans l'organisme ; elle se fait surtout dans le foie, aux dépens du glycogène contenu dans cet organe.

GLYCOLIPIDE, *s. m.* [angl. ***glycolipid***]. Lipide contenant du glucose dans sa molécule.

GLYCOLYSE, *s. f.* [angl. ***glycolysis***]. Diminution ou disparition du glucose contenu dans les tissus ou liquides de l'organisme.

GLYCONÉOGENÈSE, *s. f.* V. *néoglycogenèse.*

GLYCOPEXIE, *s. f.* [angl. ***glycopexis***]. Fixation du glucose dans les tissus.

GLYCOPROTÉINE, *s. f.* [angl. ***glycoprotein***]. Protéine complexe formée d'une protéine et d'un oside.

GLYCORACHIE, *s. f.* [angl. ***glycorrhachia***]. Présence (normale) de glucose dans le liquide céphalorachidien.

GLYCOSURIE, *s. f.* [angl. ***glycosuria***]. Présence d'un sucre, le glucose, dans l'urine.

GLYQUÉ, E, *adj.* [angl. ***glucosylated***]. Glycosylé. V. *hémoglobine glycosylée.*

GNOSIE, *s. f.* [angl. ***gnosia***]. Faculté permettant de reconnaître par l'un des sens (toucher, vue, etc.), la forme d'un objet, de se le représenter et d'en saisir la signification.

GODET, *s. m.* [angl. ***pitting***]. Empreinte que laisse la pression du doigt sur un tégument cutané ou muqueux infiltré par de l'œdème.

GOITRE, *s. m.* [angl. ***goitre***]. Hypertrophie thyroïdienne diffuse et bénigne. – On donne quelquefois ce nom à toutes les tuméfactions de la glande thyroïde, quelle que soit leur nature.

GOITRE EXOPHTALMIQUE. V. *Basedow (maladie de).*

GOITREUX, SE, *adj.* et *s.* [angl. ***goitrous***]. Qui est atteint de goitre. Ce terme s'applique surtout aux sujets atteints du goitre endémique.

GOLFE (syndrome de la guerre du) [angl. ***Gulf war syndrome***]. Syndrome d'existence controversée et de cause indéterminée, décrit chez des anciens combattants essentiellement américains et britanniques de la guerre du golfe Persique (août 1990-juin 1991). Il associe de façon variable : état dépressif, asthénie, troubles de la mémoire et du sommeil, diarrhée et douleurs diverses (articulaires, abdominales, crampes musculaires, céphalées), ces symptômes étant apparus 2 à 3 mois après le départ de la zone des combats et ayant duré au moins 6 mois. Aucune anomalie objective n'a été décelée à l'examen physique ni par les examens complémentaires. Certains ont attribué sans certitude ce syndrome à une exposition à des gaz toxiques ou bien à des traitements préventifs (vaccins, médicaments anti-myasthéniques).

GOMME, *s. f.* [angl. ***gomma***]. Production pathologique, apparaissant sous la forme d'une tuméfaction limitée et passant par les phases de crudité, d'ulcération avec évacuation, puis de réparation. – *g. syphilitique*.

GONADE, *s. f.* [angl. ***gonad***]. Glande génitale (testicule et ovaire).

GONADOSTIMULINE ou **GONADOTROPHINE,** *s. f.* [angl. ***gonadotropin***]. Nom de plusieurs hormones d'origine hypophysaire ou chorionique qui agissent sur les glandes sexuelles, mâles et femelles et stimulent leur activité fonctionnelle. Parmi ces dernières figure la *bêta-hCG* dont le dosage permet de diagnostic biologique précoce de la grossesse et qui est un marqueur des tumeurs testiculaires et placentaires.

GONADOTROPE, *adj.* [angl. ***gonadotrope***]. Qui agit sur les glandes sexuelles. P. ex. : *hormone g.*

GONADOTROPHINE, *s. f.* V. *gonadostimuline.*

GONALGIE, *s. f.* [angl. ***gonalgia***]. Douleur du genou.

GONARTHROSE, *s. f.* [angl. ***gonarthrosis***]. Rhumatisme chronique non inflammatoire du genou.

GONOCOCCÉMIE, *s. f.* [angl. ***gonococcaemia***]. 1° Présence de gonocoques dans le sang. – 2° Septicémie à gonocoques.

GONOCOCCIE, *s. f.* [angl. ***gonorrhoea***]. Maladie due à l'infection de l'organisme par le gonocoque.

GONOCOQUE, *s. m.* [angl. ***Neisseria gonorrhoeae***]. Syn. *Neisseria gonorrhoeæ.* Espèce bactérienne, responsable de la blennorragie.

GONORRHÉE, *s. f.* [angl. ***gonorrhoea***]. Écoulement urétral observé dans la blennorragie.

GONOSOME, *s. m.* [angl. ***gonosome***]. Nom des chromosomes d'une même paire dont l'une des fonctions est la détermination du sexe. Chez la femme, cette paire est composée de deux éléments égaux, les chromosomes X. Chez l'homme, l'un est un chromosome X, et l'autre, de dimensions beaucoup plus faibles, est désigné sous le nom de chromosome Y.

GOSIER, *s. m.* [angl. ***fauces***]. Espace situé entre la cavité buccale (ou orale) et le pharynx.

GOT. Glutamique-oxalacétique transaminase. V. *transaminase.*

GOUGE, *s. f.* [angl. ***gouge***]. Instrument de chirurgie osseuse semi-cylindrique et tranchant à son extrémité.

GOURME, *s. f.* [angl. ***impetigo***]. Nom vulgaire donné à l'impétigo de la face.

GOUTTE, *s. f.* [angl. ***gout***]. Perturbation du métabolisme des purines qui provoque une surcharge de l'organisme en acide urique. La goutte se manifeste par des crises fluxionnaires articulaires d'allure inflammatoire, extrêmement douloureuses, localisées d'abord au gros orteil ; elles tendent à se répéter et à gagner d'autres articulations. Au stade chronique, s'observent des atteintes viscérales (lithiase rénale urique).

GOUTTE ÉPAISSE [angl. ***thick blood smear***]. Technique de laboratoire destinée à mettre en évidence le parasite du paludisme sur un frottis épais.

GOUTTIÈRE, *s. f.* [angl. ***cradle-like splint***]. Appareil non circonférentiel moulé sur une partie du corps pour l'immobiliser dans une position déterminée. V. *attelle* et *orthèse.*

GPT. Glutamique-pyruvique transaminase. V. *transaminase.*

GRABATAIRE, *adj.* [angl. ***bedridden***]. Confiné au lit par sa maladie.

GRAM (méthode de) (Hans G., 1853-1938, médecin danois) [angl. ***Gram's method***]. Méthode de coloration des bactéries dont certaines ne prennent pas le Gram et sont dites : *Gram négatif* ou Gram –, tandis que d'autres prennent le Gram : *Gram positif* ou Gram +.

GRAMME, *s. m.* (Symbole g) [angl. ***gram***]. Unité de masse valant la millième partie du kilogramme et représentant la masse d'un centimètre cube d'eau pure à 4 °C.

GRANULÉ, *s. m.* [angl. ***granule***]. Préparation pharmaceutique solide, de forme vermiculaire, contenant une forte proportion de sucre.

GRANULIE, *s. f.* [angl. ***acute miliary tuberculosis***]. Forme aiguë et généralisée de la tuberculose caractérisée par la présence, dans le poumon et presque tous les organes, de granulations grises ayant la taille d'un grain de mil.

GRANULOCYTE, *s. m.* V. *polynucléaire.*

GRANULOMATOSE, *s. f.* [angl. ***granulomatosis***]. Affection caractérisée par de multiples granulomes.

GRANULOME, *s. m.* [angl. ***granuloma***]. Tumeur formée de tissu conjonctif très vasculaire et infiltrée de cellules polymorphes : histiocytes, leucocytes, plasmocytes.

GRANULOPÉNIE, *s. f.* [angl. ***granulopenia***]. Taux insuffisant de leucocytes polynucléaires.

GRANULOPOÏÈSE, *s. f.* [angl. ***granulocytopoiesis***]. Formation des leucocytes granuleux.

GRANULOSA, *s. f.* (lat.) [angl. ***granular layer***]. Couche de cellules granuleuses entourant l'œuf et la cavité liquidienne du follicule ovarien.

GRASPING-REFLEX (angl.). V. *réflexe de préhension.*

GRAVATIF, VE, *adj.* Qui consiste en une sensation de pesanteur. – *douleur g.* V. *douleur.*

GRAVIDE (utérus). Utérus contenant un embryon ou un fœtus.

GRAVIDIQUE, *adj.* [angl. ***gravidic***]. Qui dépend de la grossesse. P. ex. : *accidents g.*

GRAVIDOCARDIAQUE, *adj.* [angl. ***gravidocardiac***]. Se dit des troubles cardiaques survenant pendant la grossesse.

GRAY, *s. m.* (Symbole Gy) (du nom d'un physicien britannique, 20e siècle) [angl. ***gray***]. Unité du système international, de dose de radiations ionisantes absorbée ; un gray est égal à 1 joule par kilo, ou à 100 rads.

GREFFE, *s. f.* [angl. ***graft***]. 1° Implantation sur un individu d'une portion de tissu ou d'organe, empruntée soit à lui-même, soit à un autre individu. Actuellement le mot greffe est employé comme syn. de *transplantation.* – 2° Parfois employé dans le sens de *greffon.*

GREFFON, *s. m.* [angl. ***graft***]. Partie de tissu ou d'un organe transplanté dans l'opération de la greffe.

GRIFFES DE CHAT (maladie des) [angl. ***cat scratch fever***]. Adénopathie aiguë bénigne, due à un coccobacille du genre *Rothia.*

GRIPPE, *s. f.* [angl. ***influenza***]. Syn. *influenza.* Maladie infectieuse, épidémique, contagieuse, due à un virus, *Influenzavirus.* Son début est brusque avec fièvre à 40°, courbatures, maux de tête violents, abattement général. Elle évolue le plus souvent vers la guérison en quelques jours. Il existe de nombreux variants, en particulier du type A : souches H1N1, grippe espagnole ; H2N2, grippe asiatique ; H3N2, grippe de Hong Kong ; H5N1, en Asie depuis 1997 (H pour hémagglutinine, N pour neuraminidase, deux glycoprotéines de l'enveloppe virale).

GRIPPE AVIAIRE [angl. ***avian influenza, fowl plague***]. Syn. *peste aviaire.* Maladie extrêmement contagieuse et souvent fatale, provoquée par un Influenzavirus, touchant les oiseaux sauvages comme les volailles d'élevage. Due au virus H5N1 et récemment transmissible à l'homme, elle est devenue une source d'épidémies observées à partir de 1997 – notamment en Extrême-Orient. Elle associe chez l'homme fièvre, myalgies et conjonctivite.

GROSSESSE, *s. f.* [angl. ***pregnancy***]. Syn. *gestation.* État de la femme enceinte commençant avec la fécondation et se terminant avec l'accouchement. – *g. ectopique* ou *extra-utérine* (GEU). Développement de l'ovule hors de la cavité utérine. – *g. gémellaire.* Développement simultané de deux fœtus dans la même cavité utérine. – *g. molaire.* G. évoluant vers la dégénérescence kystique des villosités choriales (môle hydatiforme). – *g. nerveuse* ou *fausse g.* État morbide présentant quelques-uns des signes de la grossesse, sans qu'il y ait développement d'un produit de la conception.

GROSSESSE (diagnostic biologique de la) [angl. ***biological diagnosis of pregnancy***]. Diagnostic de la grossesse fondé sur la recherche de l'hormone chorionique gonadotrophique (hCG) par des méthodes immunologiques.

GROSSESSE (interruption volontaire de). V. *Karman (méthode de)* et *mifépristone.*

GROUPAGE SANGUIN [angl. ***blood typing***]. Détermination du groupe sanguin.

GROUPES SANGUINS [angl. ***blood types***]. Catégories où l'on classe les individus selon la variété d'*agglutinogènes* (antigènes érythrocytaires) et d'*agglutinines* (anticorps sériques : hémo-agglutinines) possédée par leurs hématies et leurs sérums. Leur connaissance est indispensable pour la pratique de la transfusion sanguine et celle des greffes d'organe (v. *histocompatibilité*). – Dans le *système ABO*, il existe 4 groupes sanguins principaux : le groupe AB, dans lequel les hématies possèdent les agglutinogènes A et B et dont le sérum ne renferme pas d'agglutinine (receveurs universels) ; le groupe A, dont les hématies ont l'agglutinogène A et le sérum l'agglutinine bêta ; le groupe B, caractérisé par l'existence, dans les globules rouges, de l'agglutinogène B et, dans le sérum, de l'agglutinine alpha ; enfin le groupe O (donneurs universels) dont les hématies sont dépourvues d'agglutinogène, mais dont le sérum contient des agglutinines alpha et bêta. V. *Rhésus*.

γGT. Abréviation de *gamma-glutamyl-transpeptidase* (V. ce terme).

GUANIDINE, *s. f.* [angl. ***guanidine***]. Base forte très toxique et dont certains dérivés sont des constituants du muscle.

GUANINE, *s. f.* [angl. ***guanine***]. V. *base purique*.

GUÉRISON, *s. f.* [angl. ***healing***]. Terminaison heureuse d'un processus pathologique ; retour à l'état antérieur à la maladie (avec ou sans séquelles).

GUERRE DU GOLFE (syndrome de la). V. *Golfe (syndrome de la guerre du)*.

GUSTATION, *s. f.* [angl. ***gustation***]. Exercice du goût.

GUTHRIE (test de) (Robert G. pédiatre américain, 20e siècle) [angl. ***Guthrie's test***]. Méthode de diagnostic précoce de l'oligophrénie phénylpyruvique.

Gy. Symbole de *gray*.

GYMNASTIQUE, *s. f.* [angl. ***gymnastics***]. Pratique des exercices destinés à assouplir le corps et à développer ses muscles. – ***g. médicale***. Utilisation thérapeutique de la *g*.

GYMNIQUE, *adj.* [angl. ***gymnic***]. Relatif à la gymnastique, aux exercices du corps. – *s. f.* Science de ces exercices.

GYNANDRIE, *s. f.* [angl. ***gynandrism***]. Pseudo-hermaphrodisme partiel chez la femme qui présente certains caractères sexuels secondaires masculins.

GYNÉCOLOGIE, *s. f.* [angl. ***gynaecology***]. Étude de l'organisme de la femme et de son appareil génital considéré du point de vue morphologique, physiologique et pathologique.

GYNÉCOMASTIE, *s. f.* [angl. ***gynaecomastia***]. Hypertrophie des mamelles chez l'homme.

GYNOÏDE, *adj.* [angl. ***gynoid***]. Qui présente des caractères féminins.

GYPSOTOMIE, *s. f.* Section d'un appareil plâtré.

GYRUS, *s. m.* (lat.) [angl. ***gyrus***]. Circonvolution cérébrale.

H

h. 1° Symbole de *hecto*. – 2° Symbole de *heure*.

H. 1° Symbole de *henry*. – 2° Symbole chimique de l'*hydrogène*.

HABENULA, *s. f.* [angl. ***habenula***]. Syn. ancien *pédoncule antérieur de l'épiphyse cérébrale*. Petite saillie paire, faisant partie de l'épithalamus, située à la partie dorsale et médiane du thalamus, rejoignant l'épiphyse.

HABITUDES DE VIE [angl. ***behaviour habits***]. Comportement usuel, usages, manière d'être.

HABITUS, *s. m.* [angl. ***habitus***]. Apparence générale du corps, considérée comme expression extérieure de l'état de santé ou de maladie du sujet.

HACHISCHISME, *s. m.* V. *cannabisme*.

HACHURE, *s. f.* [angl. ***haching***]. Mode de massage qui consiste à percuter une partie du corps avec le bord cubital de la main.

HAD. 1° Hormone antidiurétique. V. *vasopressine*. – 2° Hospitalisation à domicile. V. ce terme.

HÆMOPHILUS, *s. m.* [angl. ***Haemophilus***]. Genre bactérien, dont la culture nécessite des milieux enrichis au sang. Ce sont des bacilles immobiles Gram – . Il en existe de nombreuses espèces dont *H. influenzæ* et *ducreyi*, agent du chancre mou. Il existe un *vaccin* contre *H. influenzae*.

HALLUCINATION, *s. f.* [angl. ***hallucination***]. Conviction intime d'une sensation réellement perçue, alors que nul objet extérieur propre à créer cette sensation n'est à portée des sens.

HALLUCINOGÈNE, *adj.* [angl. ***hallucinogenic***]. Qui provoque des hallucinations. – *s. m.* Substance qui possède cette propriété. V. *psychodysleptique*.

HALLUS ou **HALLUX RIGIDUS** (lat.) [angl. ***hallus rigidus***]. Arthrose ankylosante de l'articulation métatarso-phalangienne du gros orteil.

HALLUS ou **HALLUX VALGUS** (lat.) [angl. ***hallus valgus***]. Déviation en dehors du gros orteil, souvent avec subluxation de l'articulation métatarso-phalangienne.

HALLUS ou **HALLUX VARUS** (lat.). [angl. ***hallus varus***]. Déviation en dedans du gros orteil.

HALOGÉNIDE, *s. f.* [angl. ***halodermia***]. Accident cutané provoqué par un des halogènes (brome, chlore, fluor, iode) ou par un de leurs composés.

HALTÈRE, *s. f.* [angl. ***dumb-bell***]. Appareil de gymnastique formé de deux sphères ou disques de fonte réunis par une tige saisie manuellement ou manœuvrée avec le pied.

HAMARTOME, *s. m.* [angl. ***hamartoma***]. Nom donné en Allemagne à la *dysembryoplasie* des auteurs français.

HAMATUM, *s. m.* (lat.) [angl. ***hamatum***]. Désignation internationale de l'*os crochu* du carpe.

HANCHE, *s. f.* [angl. ***hip***]. Segment proximal du membre inférieur centré sur l'articulation coxo-fémorale et dont la fesse constitue la région postérieure.

HANDICAP, *s. m.* [angl. ***handicap***]. Conséquence socio-professionnelle d'une déficience ou d'une incapacité.

HANDICAPÉ, E, *adj.* et *s. m.* ou *f.* [angl. ***handicapped***]. V. *infirme.*

HANSEN (bacille de) (Gérard H., 1841-1912, médecin norvégien). V. *Mycobacterium leprae.*

HAPLOÏDE ou **HAPLO,** *adj.* [angl. ***haploid***]. Se dit de la constitution des gamètes, qui, après la méiose, ne possèdent que *n* chromosomes (23 chromosomes simples chez l'homme). L'ovule fécondé possède 2n chromosomes.

HAPTOGLOBINE, *s. f.* [angl. ***haptoglobin***]. Mucoprotéine plasmatique dont le taux s'élève dans diverses inflammations et infections.

HARGRAVES (cellule de) (Malcom H., médecin américain, 20ᵉ siècle) [angl. ***LE cell***]. Syn. *cellule LE.* Polynucléaire neutrophile contenant une grosse inclusion basophile arrondie, trouvé dans la moelle osseuse et le sang des sujets atteints de lupus érythémateux (LE) aigu disséminé. V. *Haserick (test de).*

HARNAIS, *s. m.* [angl. ***harness***]. Assemblage de sangles prenant appui sur le thorax pour suspendre, contenir ou fixer sur lui un appareillage.

HAS. Abréviation de *Haute Autorité de Santé.* V. ce terme.

HASCHICH, *s. m.* [angl. ***hashich***]. Préparation à base de feuilles séchées de chanvre indien.

HASCHICHISME, *s. m.* V. *cannabisme.*

HASERICK (test ou Plasma-test de) (John H., médecin américain, 20ᵉ siècle) [angl. ***LE cell phenomenon***]. Syn. *phénomène LE.* Le plasma ou le sérum d'un sujet atteint de lupus érythémateux aigu disséminé, mis en présence de moelle osseuse ou de leucocytes d'un sujet normal, y fait apparaître des cellules de Hargraves.

HASHIMOTO (goitre de) (Hakaru H., médecin japonais, 1912) [angl. ***Hashimoto's disease***]. Thyroïdite auto-immune.

HAUSTRATION, *s. f.* [angl. ***haustration***]. Aspect radiologique du côlon qui apparaît segmenté par la présence, sur ses deux bords, d'incisures profondes, fixes et symétriques.

HAUTE AUTORITÉ DE SANTÉ (HAS). Organisme public indépendant à caractère scientifique, institué en France en 2005 à l'occasion de la réforme de l'assurance maladie. Il se substitue à l'ANAES (v. ce terme) ainsi qu'aux commissions de la transparence et d'évaluation des produits et prestations, commissions qui étaient auparavant du ressort de l'AFSSAPS (v. ce terme).

HAV. V. *hépatite A.*

Hb. V. *hémoglobine.*

HBPM. Héparine de bas poids moléculaire.

HBV. V. *hépatite B.*

hCG. Initiales du terme anglais : *human chorionic gonadotropin* ; V. *gonadostimuline.*

HCL. Hospices civils de Lyon.

HCV. V. *hépatite C.*

HDL. Initiales du terme anglais *high density lipoprotein* : lipoprotéine de haute densité, ou lipoprotéines lourdes, ou alpha-lipoprotéines. – ***HDL-cholestérol.*** V. *cholestérol.*

HDV. Syn. *agent delta.*V. *Hépatite D.*

HÉBÉTUDE, *s. f.* [angl. ***hebetude***]. État morbide particulier caractérisé par la suppression des facultés intellectuelles avec conservation de l'usage des sens.

HECTIQUE, *adj.* [angl. ***hectic***]. Qui persiste : *fièvre h.*

HECTO... (Symbole h). Préfixe signifiant 10^2.

HÉDONISME, *s. m.* [angl. ***hedonism***]. Recherche du plaisir.

HEGAR (bougies de) (Alfred H., 1830-1914, médecin allemand) [angl. ***Hegar's dilators***]. Série de bougies cylindriques rigides servant à obtenir une dilatation extemporanée du col de l'utérus.

HEIMLICH (MANŒUVRE OU MÉTHODE DE) (Henry Heimlich, américain, 1974) [angl. ***Heimlich's maneuver***]. Manœuvre destinée à éviter la mort par asphyxie lors de l'obstruction du larynx par des fragments alimentaires inhalés accidentellement. Elle consiste à refouler d'urgence et brusquement le diaphragme vers le haut par une compression violente de l'épigastre. Celle-ci provoque le rejet du corps étranger chassé des poumons.

HEINE-MEDIN (maladie de) (Jacob von H., 1800-1879, médecin allemand ; Karl M., 1847-1927, médecin suédois) [angl. ***Heine-Medin disease***]. Dénomination historique donnée à la ***poliomyélite antérieure aiguë***. Caractérisée *anatomiquement* par l'atteinte des cornes antérieures de la moelle sur une étendue limitée et *cliniquement*, par l'apparition brusque, après quelques jours de fièvre et de céphalée, de paralysies flasques localisées à un ou plusieurs groupes musculaires qui s'atrophient ; le squelette subit également un arrêt de développement, d'où des déformations définitives. La vaccination contre le virus de la poliomyélite est obligatoire en France.

HELICOBACTER PYLORI [angl. ***Helicobacter pylori***]. Bactérie dont le rôle pathogène dans l'ulcère duodénal a été récemment mis en évidence.

HÉLIODERMITE, *s. f.* [angl. ***dermatitis solaris***]. Nom générique désignant toutes les affections cutanées dues aux rayons solaires.

HÉLIOTHÉRAPIE, *s. f.* [angl. ***heliotherapy***]. Application thérapeutique des rayons solaires.

HÉLIX, *s. m.* [angl. ***helix***]. Saillie du bord du pavillon de l'oreille dessinant un arc de cercle à concavité antéro-inférieure, partant de la conque et se terminant au-dessus du lobule.

HELLP (syndrome) [angl. ***HELLP syndrome***]. Complication de l'hypertension gravidique associant une hémolyse, une thrombocytopénie et une cytolyse hépatique. En raison de sa gravité, elle impose d'urgence l'interruption de la grossesse.

HELMINTHE, *s. m.* [angl. ***helminth***]. Nom générique donné aux vers parasites de l'homme et des animaux ; ils comprennent les *Plathelminthes* ou vers plats et les *Némathelminthes* ou vers ronds.

HELMINTHIASE, *s. f.* [angl. ***helminthiasis***]. Maladie causée par les vers intestinaux.

HÉMAGGLUTINATION, *s. f.* [angl. ***haemagglutination***]. Agglutination des hématies.

HÉMANGIOME, *s. m.* [angl. ***haemangioma***]. Angiome développé aux dépens des vaisseaux sanguins.

HÉMAPHÉRÈSE, *s. f.* [angl. ***haemapheresis***]. Syn. *aphérèse*. Séparation et prélèvement d'une partie (élément figuré ou plasma : plasmaphérèse) du sang soustrait, dont le reste est ensuite réinjecté au patient.

HÉMARTHROSE, *s. f.* [angl. ***haemarthrosis***]. Épanchement de sang dans une cavité articulaire.

HÉMATÉMÈSE, *s. f.* [angl. ***haematemesis***]. Vomissement de sang.

HÉMATIE, *s. f.* [angl. ***erythrocyte***]. Globule rouge, ayant la forme d'une lentille biconcave de 7,2 à 8,3 µm de diamètre. L'*h.* adulte (*érythrocyte*) est acidophile, d'aspect homogène et dépourvue de noyau. – ***h. falciforme***. V. *drépanocyte*. – ***h. granuleuse***. Syn. *réticulocyte*. *H.* comportant un réseau irrégulier de fines granulations : c'est une *h.* jeune.

HÉMATIMÈTRE, *s. m.* [angl. ***haemacytometer***]. Appareil permettant de compter les globules du sang.

HÉMATINE, *s. f.* [angl. ***haematin***]. Hème dont le fer ferreux, bivalent, a été transformé en fer ferrique, trivalent et qui est impropre au transport d'oxygène.

HÉMATIQUE, *adj.* [angl. ***haematic***]. Qui est d'origine sanguine.

HÉMATO... V. aussi *hémo...*

HÉMATOCÈLE, *s. f.* [angl. ***haematocele***]. Hémorragie enkystée des organes génitaux.

HÉMATOCRITE, *s. m.* (Symbole Ht) [angl. ***haematocrit***]. 1° Appareil destiné à mesurer le volume des globules par rapport à celui du sang. – 2° Par extension, résultat de l'examen fait avec cet appareil, c.-à-d. pourcentage du volume globulaire par rapport au volume sanguin total.

HÉMATODERMIE, *s. f.* [angl. ***cutaneous lymphoma***]. Terme désignant les diverses manifestations cutanées et muqueuses survenant au cours des maladies du sang.

HÉMATOGÈNE, *adj.* [angl. ***haematogenous***]. Qui dépend du sang. Qui est dû à la circulation sanguine.

HÉMATOLOGIE, *s. f.* [angl. ***haematology***]. Étude du sang au point de vue anatomique, physiologique et pathologique.

HÉMATOME, *s. m.* [angl. ***haematoma***]. Collection sanguine enkystée.

HÉMATOPHAGE, *adj.* [angl. ***haematophage***]. Qui se nourrit de sang.

HÉMATOPOÏÈSE, *s. f.* [angl. ***haematopoiesis***]. Formation des globules sanguins.

HÉMATOPOÏÉTIQUE, *adj.* [angl. ***haematopoietic***]. Qui concerne l'hématopoïèse. – *organes h.* Organes où se forment les globules sanguins : moelle osseuse, tissu lymphoïde.

HÉMATOSALPINX, *s. m.* [angl. ***haematosalpinx***]. Hématome de la trompe utérine, dû le plus souvent à une grossesse extra-utérine.

HÉMATOSARCOME, *s. m.* V. *lymphome malin.*

HÉMATOSE, *s. f.* [angl. ***haematosis***]. Transformation du sang veineux en sang artériel au niveau des poumons (fixation d'oxygène et élimination du CO_2).

HÉMATOSPECTROSCOPIE, *s. f.* [angl. ***haematospectroscopy***]. Application du spectroscope à l'étude du sang.

HÉMATOSPERMIE, *s. f.* [angl. ***haematospermia***]. Présence d'une quantité plus ou moins grande de sang dans le liquide émis au moment de l'éjaculation.

HÉMATOXYLINE, *s. f.* [angl. ***haematoxylin***]. Colorant de la chromatine.

HÉMATOZOAIRE, *s. m.* [angl. ***haematozoon***]. Parasites animaux vivant dans le sang. – *h. de Laveran.* Parasite du paludisme.

HÉMATURIE, *s. f.* [angl. ***haematuria***]. Émission par l'urètre de sang mélangé intimement à une plus ou moins grande proportion d'urine.

HÈME, *s. m.* [angl. ***haem***]. Dérivé ferreux (bivalent) de la protoporphyrine (v. *porphyrine*). Élément constitutif de l'hémoglobine se combinant, de manière réversible, à l'oxygène.

HÉMÉRALOPIE, *s. f.* [angl. ***nyctalopia***]. Affaiblissement considérable de la vision dès que la lumière diminue.

HÉMIANESTHÉSIE, *s. f.* [angl. ***hemianaesthesia***]. Anesthésie d'une moitié du corps.

HÉMIANOPSIE, *s. f.* [angl. ***hemianopsia***]. Affaiblissement ou perte de la vue dans une moitié (à limite verticale : *h. latérale*) du champ visuel de l'un, ou plus souvent, des deux yeux. L'*h.* est due à une lésion des voies optiques. L'*h. latérale* est *homonyme* si elle frappe les 2 côtés du même nom (droit ou gauche) de chaque rétine.

HÉMIASOMATOGNOSIE, *s. f.* [angl. ***hemiasomatognosia***]. Perte de la conscience d'une moitié du corps (généralement gauche).

HÉMIASYNERGIE, *s. f.* [angl. ***hemiasynergia***]. Asynergie observée d'un seul côté du corps.

HÉMIATAXIE, *s. f.* [angl. ***hemiataxia***]. Défaut de coordination des mouvements volontaires du côté paralysé dans les hémiplégies incomplètes.

HÉMIATHÉTOSE, *s. f.* [angl. ***hemiathetosis***]. Athétose ne portant que sur un côté du corps.

HÉMIATROPHIE, *s. f.* [angl. ***hemiatrophy***]. Atrophie unilatérale.

HÉMIBALLISME, *s. m.* [angl. ***hemiballism***]. Syndrome constitué par des mouvements involontaires violents, désordonnés, de la moitié du corps, débutant brusquement et d'évolution rapidement mortelle, liés à la lésion d'un noyau gris central controlatéral, le corps de Luys.

HÉMIBLOC, *s. m.* [angl. ***hemiblock***] (cardiologie). Variété de trouble de conduction intraventriculaire dû à l'interruption d'un des 2 faisceaux de division de la branche gauche du faisceau de His.

HÉMICOLECTOMIE, *s. f.* [angl. ***hemicolectomy***]. Résection de la moitié du côlon.

HÉMICRANIE, *s. f.* [angl. ***hemicrania***]. V. *migraine.*

HÉMIPARÉSIE, *s. f.* [angl. ***hemiparesis***]. Paralysie légère d'une moitié du corps.

HÉMIPARESTHÉSIE, *s. f.* [angl. ***hemiparaesthesia***]. Paresthésie limitée à une moitié du corps.

HÉMIPLÉGIE, *s. f.* [angl. ***hemiplegia***]. Paralysie frappant une moitié du corps.

HÉMISPASME, *s. m.* [angl. ***hemispasm***]. Spasme unilatéral.

HÉMISPHÈRE, *s. m.* [angl. ***hemisphere***]. Moitié d'une sphère. Par extension, moitié d'un organe de forme arrondie. P. ex. *h. cérébral.*

HÉMISYNTHÈSE, *s. f.* [angl. ***hemisynthesis***]. Transformation d'une molécule d'origine naturelle pour en faire un composé chimique nouveau.

HEMMAGE, *s. m.* [angl. ***hemming***]. Raclement de la gorge destiné à débarrasser le pharynx ou le larynx des mucosités qui l'encombrent.

HÉMO... Préfixe grec signifiant *sang*. V. aussi *hémato...*

HÉMOCHROMATOSE, *s. f.* [angl. ***haemochromatosis***]. Imprégnation de tous les tissus de l'organisme (et surtout du foie) par des pigments ferrugineux, accompagnée d'une sclérose plus ou moins importante des parenchymes. Il existe une *h. primitive familiale* ou *idiopathique*, dont le diabète bronzé constitue la forme complète et des *h. secondaires*.

HÉMOCONCENTRATION, *s. f.* [angl. ***haemoconcentration***]. Concentration du sang caractérisée par l'augmentation de sa viscosité, du taux des protides et du nombre des globules rouges. Elle est due à la seule diminution du volume plasmatique.

HÉMOCULTURE, *s. f.* [angl. ***haemoculture***]. Ensemencement d'un milieu de culture avec du sang veineux.

HÉMODÉTOURNEMENT, *s. m.* Dérivation du courant sanguin.

HÉMODIALYSE, *s. f.* [angl. ***haemodialysis***]. Procédé d'épuration extrarénale par diffusion à travers une membrane semi-perméable (rein artificiel).

HÉMODILUTION, *s. f.* [angl. ***haemodilution***]. Dilution du sang circulant, caractérisée par la diminution de sa viscosité, du taux des protéines et du nombre des globules rouges.

HÉMODYNAMIQUE, *adj.* [angl. ***haemodynamic***]. Qui se rapporte aux conditions mécaniques de la circulation du sang : pression, débit, vitesse, vasomotricité, résistance vasculaire etc. – *s. f.* Étude des lois qui règlent l'écoulement et le débit du sang dans les vaisseaux.

HÉMOGLOBINE, *s. f.* **(Hb)** [angl. ***haemoglobin***]. Pigment respiratoire du globule rouge auquel ce dernier doit sa coloration. L'*h.*, est formée de l'union d'une protéine incolore, la *globine* et d'un composé coloré contenant du fer bivalent (*hème*) ; elle est très avide d'oxygène.

HÉMOGLOBINE (CONCENTRATION CORPUSCULAIRE OU GLOBULAIRE MOYENNE EN) (CCMH ET CGMH) [angl. ***mean corpuscular haemoglobin concentration***]. Rapport entre le poids d'hémoglobine et le volume des globules rouges contenus dans un même volume de sang (100 mL p. ex.). Il est normalement de 32 à 36 g pour 100 mL (20 à 23 mmol/L) ou 32 à 36 %. C'est le rapport du TGMH au volume globulaire moyen ou VGM. Plus précis que l'ancienne valeur globulaire, cet examen permet de classer les anémies en normochromes, hypochromes ou hyperchromes selon que la CCMH est normale, abaissée ou élevée.

HÉMOGLOBINE (TENEUR CORPUSCULAIRE OU GLOBULAIRE MOYENNE EN) (TCMH ET TGMH) [angl. ***mean corpuscular haemoglobin***]. Quantité d'hémoglobine contenue dans un globule rouge. C'est le rapport entre le poids d'hémoglobine et le nombre des hématies contenues dans le même volume de sang. Elle est normalement de 27 à 32 picogrammes ou 1,7 à 2 fmol.

HÉMOGLOBINE GLYCOSYLÉE [angl. ***glycosylated haemoglobin***]. Hémoglobine qui, au cours de la vie de l'hématie, a fixé lentement et progressivement du glucose. C'est un processus normal, continu et irréversible. Chez le diabétique, cette fixation est plus rapide et plus importante.

HÉMOGLOBINÉMIE, *s. f.* [angl. ***haemoglobinaemia***]. Présence d'hémoglobine dans le plasma sanguin par suite de la dissolution des globules rouges.

HÉMOGLOBINOPATHIE, *s. f.* [angl. ***haemoglobinopathy***]. Maladie du sang due à une anomalie de l'hémoglobine. 1° Il peut s'agir d'une répartition différente, dans la molécule d'hémoglobine, des chaînes polypeptidiques normales qui la constituent. L'*h.* est alors quantitative. V. *thalassémie*. – 2° L'*h.* peut résulter, d'autre part, d'une anomalie de la structure d'une des chaînes polypeptidiques de l'hémoglobine. L'*h.* est *qualitative* ; c'est une hémoglobinose.

HÉMOGLOBINOSE, *s. f.* [angl. ***haemoglobin disease***]. Maladie héréditaire du sang due à l'altération qualitative de l'hémoglobine des globules rouges : dans une des chaînes polypeptidiques de la globine, un acide aminé est remplacé par un autre. Les *h.* sont très nombreuses, mais quelques-unes seulement ont une importance pratique ; on les distingue par le type de leur hémoglobine anormale (S, C, E etc.). V. *anémie à hématies falciformes.*

HÉMOGLOBINURIE, *s. f.* [angl. ***haemoglobinuria***]. Présence d'hémoglobine dans l'urine.

HÉMOGRAMME, *s. m.* [angl. ***complete blood count***]. Résultat de l'étude quantitative et qualitative des éléments figurés du sang (nombre des hématies et des leucocytes par mm^3, taux de l'hémoglobine et formule leucocytaire).

HÉMOLYSE, *s. f.* [angl. ***haemolysis***]. Destruction du globule rouge. Elle peut être *physiologique, pathologique* ou *artificielle.*

HÉMOLYSINE, *s. f.* [angl. ***haemolysin***]. Substance jouissant de la propriété de détruire les globules rouges du sang.

HÉMOLYTIQUE, *adj.* [angl. ***haemolytic***]. Qui se rapporte à l'hémolyse ou qui la provoque.

HÉMOMÉDIASTIN, *s. m.* [angl. ***haemomediastinum***]. Épanchement sanguin siégeant dans le tissu cellulaire du médiastin.

HÉMOPATHIE, *s. f.* [angl. ***haemopathy***]. Nom générique des maladies du sang.

HÉMOPÉRICARDE, *s. m.* [angl. ***haemopericardium***]. Épanchement de sang dans la cavité péricardique.

HÉMOPÉRITOINE, *s. m.* [angl. ***haemoperitoneum***]. Épanchement de sang dans le péritoine.

HÉMOPHILIE, *s. f.* [angl. ***haemophilia***]. Affection héréditaire récessive liée au sexe, transmise par les femmes et n'atteignant que les hommes, se manifestant dès le très jeune âge, par des hémorragies graves, internes (hémarthroses) ou externes. L'*h.* est caractérisée par l'absence isolée d'un facteur antihémophilique A ou B.

HÉMOPTOÏQUE, *adj.* [angl. ***haemoptoic***]. Qui a rapport à l'hémoptysie. P. ex. : *crachat h.*

HÉMOPTYSIE, *s. f.* [angl. ***haemoptysis***]. Évacuation par la bouche de sang provenant des voies respiratoires.

HÉMORRAGIE, *s. f.* [angl. ***haemorrhage***]. Effusion de sang hors d'un vaisseau.

HÉMORRAGIE MÉNINGÉE [angl. ***subarachnoid haemorrhage***]. Saignement consécutif à une rupture vasculaire dans les espaces sous-arachnoïdiens.

HÉMORRAGIPARE, *adj.* [angl. ***haemorrhagiparous***]. Qui détermine des hémorragies.

HÉMORRAGIQUE, *adj.* [angl. ***haemorrhagic***]. Qui a rapport à l'hémorragie.

HÉMORROÏDE, *s. f.* [angl. ***haemorrhoid***]. Tumeur variqueuse formée par la dilatation anormale d'une veine de l'anus et du rectum. Elle est dite *externe* ou *interne* selon qu'elle se développe au-dessous ou au-dessus du sphincter anal.

HÉMOSIALÉMÈSE, *s. f.* [angl. ***haemosialemesis***]. Vomissement sanguin peu abondant, généralement d'origine œsophagienne, formé d'une certaine quantité de salive colorée ayant l'aspect de sirop de groseille.

HÉMOSIDÉRINE, *s. f.* [angl. ***haemosiderin***]. Pigment insoluble contenant un sel ferrique ; elle se trouve normalement dans les cellules du système réticulo-endothélial.

HÉMOSIDÉRINURIE, *s. f.* [angl. ***haemosiderinuria***]. Syn. *sidérinurie.* Présence d'hémosidérine dans l'urine.

HÉMOSIDÉROSE, *s. f.* [angl. ***haemosiderosis***]. Surcharge pathologique des organes et en particulier du foie par l'hémosidérine.

HÉMOSPERMIE, *s. f.* V. *hématospermie.*

HÉMOSTASE, *s. f.* [angl. ***haemostasis***]. 1° Arrêt spontané ou thérapeutique d'une hémorragie. – 2° Ensemble des phénomènes biologiques qui font cesser spontanément l'hémorragie.

HÉMOSTATIQUE, *adj.* et *s. m.* [angl. ***haemostatic***]. Qui se rapporte à l'hémostase.

HÉMOTHORAX, *s. m.* [angl. ***haemothorax***]. Épanchement de sang pur dans la cavité pleurale.

HÉMOTYPE, *s. m.* [angl. ***haemotype***]. Ensemble des caractères génétiques du sang d'un individu.

HÉMOVIGILANCE, *s. f.* Surveillance des effets indésirables des produits sanguins.

HENDERSON (VIRGINIA). Infirmière américaine (1897-1996). Sa conception est basée sur l'indépendance de l'être humain. Toute personne présente quatorze besoins fondamentaux et quand l'un d'entre eux demeure insatisfait, la personne n'est pas indépendante. Le but des soins infirmiers est de conserver ou de rétablir l'indépendance du malade dans la satisfaction de ses besoins. À partir de 1967, ces principes fondamentaux pénètrent le milieu soignant et sa théorie de soins servira de modèle dans la plupart des écoles d'infirmières.

HÉPARINE, *s. f.* [angl. ***heparin***]. Anticoagulant naturel et complet utilisé en thérapeutique par voie intraveineuse ou sous-cutanée dans le traitement des thromboses. – Les *h. de faible poids moléculaire* ont une action antithrombique puissante, et une moindre action anticoagulante.

HEPARNAVIRUS, *s. m.* [angl. ***Heparnavirus***]. Nouveau genre de virus à ARN dans lequel on classe désormais le virus de l'hépatite A.

HÉPATALGIE, *s. f.* [angl. ***hepatalgia***]. Douleur au niveau du foie.

HÉPATECTOMIE, *s. f.* [angl. ***hepatectomy***]. Ablation du foie en totalité ou en partie.

HÉPATIQUE, *adj.* [angl. ***hepatic***]. Qui a rapport au foie et aux voies biliaires. – *colique h.*

HÉPATISATION, *s. f.* [angl. ***hepatization***]. Modification d'un tissu qui présente l'aspect compact et brun rouge du foie.

HÉPATITE, *s. f.* [angl. ***hepatitis***]. Nom générique des affections inflammatoires du foie.

HÉPATITE A (HA) [angl. ***virus A hepatitis***]. Syn. *hépatite épidémique.* Affection due au virus de l'hépatite A (ou HAV), variété d'entérovirus qui pénètre généralement dans l'organisme par voie digestive. Après une période d'incubation de 18 à 40 jours, elle se manifeste par un ictère légèrement fébrile qui guérit en 15 jours environ.

HÉPATITE ALCOOLIQUE [angl. ***alcoholic hepatitis***]. Lésions histologiques du foie consécutives à l'alcoolisme chronique et menant à la cirrhose.

HÉPATITE B (HB) [angl. ***virus B hepatitis***]. Syn. *hépatite d'inoculation.* Affection due au virus de l'hépatite B (ou HBV), transmis accidentellement lors d'injection de sérum ou de sang humain infecté ou par l'usage de seringues ou d'aiguilles contaminées ou surtout, apporté par les sécrétions salivaires ou génitales. Elle se traduit par les mêmes symptômes que l'hépatite A mais sa période d'incubation est plus longue (60 à 150 jours), les formes anictériques et les formes inapparentes sont très fréquentes. Elle peut passer à la chronicité. Sa prévention est vaccinale.

HÉPATITE C [angl. ***hepatitis C***]. Hépatite d'inoculation due au virus de l'hépatite C (ou HCV) identifié en 1989. Elle constitue la grande majorité de ce que l'on appelait les hépatites « non A-non B ». Dans 50 % des cas, elle passe à la chronicité.

HÉPATITE D [angl. ***delta agent hepatitis***]. Hépatite due à l'infection simultanée par le virus de l'hépatite B et le virus de l'hépatite D (HVD) ou agent delta.

HÉPATITE E [angl. ***hepatitis E***]. Hépatite épidémique due au virus E constituant une partie des hépatites classées jusqu'alors parmi les variétés « non A-non B ».

HÉPATITE ÉPIDÉMIQUE. V. *hépatite A.*

HÉPATITE G [angl. ***G hepatitis***]. Variété rare d'hépatite « non A-B-C-D-E-F », transmise par voie sanguine et due à un virus à ARN de la famille des *Flaviviridæ.*

HÉPATITE D'INOCULATION. V. *hépatite B.*

HÉPATITE « NON A-NON B » [angl. ***non A-non B hepatitis***]. V. *hépatite virale, hépatite C, hépatite E.*

HÉPATITE VIRALE ou **À VIRUS** [angl. ***viral hepatitis***]. Inflammation du foie provoquée par un virus. Elle se traduit par un ictère infectieux. On en connaît plusieurs variétés : l'*hépatite A* (hépatite épidémique), de beaucoup la plus fréquente, l'*hépatite B* (hépatite d'inoculation) ; d'autres hépatites virales, qui ne relèvent pas de ces 2 virus, ont été rangées dans le cadre d'attente des « hépatites non A-non B », récemment démembrées en *hépatites C* et *E* (v. ces termes). Les très rares hépatites F, G, et celles des GB virus sont d'identification encore plus récente.

HÉPATOBLASTOME, *s. m.* [angl. ***hepatoblastoma***]. Tumeur maligne du foie observée chez le nourrisson et formée de cellules hépatiques embryonnaires à développement anarchique.

HÉPATOCARCINOME, *s. m.* V. *hépatome.*

HÉPATOCYTE, *s. m.* [angl. ***hepatocyte***]. Cellule du parenchyme hépatique qui assure les fonctions exocrine et endocrine du foie.

HÉPATOGRAMME, *s. m.* [angl. ***hepatogram***]. Formule indiquant la proportion respective des différents éléments cellulaires recueillis par ponction du foie.

HÉPATOLOGIE, *s. f.* [angl. ***hepatology***]. Étude du foie aux points de vue anatomique, physiologique et pathologique.

HÉPATOME, *s. m.* [angl. ***hepatoma***]. Syn. *hépatocarcinome.* Tumeur du foie développée aux dépens des cellules du parenchyme hépatique (hépatocytes). *L'h.* peut être *bénin* (adénome solitaire bénin) ou *malin* (épithélioma ou carcinome hépatocellulaire, hépatocarcinome, adéno-carcinome ou adénocancer du foie), souvent secondaire, dans ce dernier cas, à une cirrhose succédant à une hépatite B.

HÉPATOMÉGALIE, *s. f.* [angl. ***hepatomegaly***]. Gros foie.

HÉPATONÉPHRITE, *s. f.* [angl. ***hepatonephritis***]. Association de lésions rénales et hépatiques, infectieuses ou toxiques se traduisant par un ictère, une protéinurie et une hyperazotémie, avec oligurie ou anurie.

HÉPATOPATHIE, *s. f.* [angl. ***hepatopathy***]. Nom générique des affections du foie.

HÉPATORÉNAL (syndrome) [angl. ***hepatorenal syndrome***]. Insuffisance rénale fonctionnelle survenant à la phase ultime d'une maladie de foie.

HÉPATOTOXICITÉ, *s. f.* [angl. ***hepatotoxicity***]. Pouvoir destructeur envers les cellules du foie.

HEPCIDINE, *s. f.* [angl. ***hepcidin***]. Peptide d'origine hépatique doué de propriétés antimicrobiennes et qui intervient dans la régulation de l'absorption intestinale du *fer* en freinant celle-ci en cas d'hypersidérémie. Sa sécrétion au cours de l'inflammation expliquerait le mécanisme de l'anémie inflammatoire, réfractaire à la thérapeutique martiale.

HÉRÉDITAIRE, *adj.* [angl. ***hereditary***]. Qui est transmis des parents aux descendants.

HÉRÉDITÉ, *s. f.* [angl. ***heredity***]. Transmission, par les parents à leurs descendants, de caractères inscrits dans les gènes.

HÉRÉDITÉ LIÉE AU SEXE [angl. ***sex-linked heredity***]. Transmission d'un caractère lié à un gène situé sur le segment non homologue d'un chromosome sexuel (portions de ces chromosomes qui sont différentes sur les chromosomes X et Y). Il s'agit généralement d'une tare récessive liée au chromosome X et qui n'apparaît que chez le garçon.

HERMAPHRODISME, *s. m.* [angl. ***hermaphroditism***]. Présence, chez un même individu, de testicule et d'ovaire, isolés ou réunis (ovotestis). Dans l'espèce humaine, *l'h. vrai* est tout à fait exceptionnel et résulte d'une aberration chromosomique.

HERMAPHRODITE, *adj.* et *s. m.* [angl. ***hermaphrodite***]. Sujet atteint d'hermaphrodisme.

HERNIAIRE, *adj.* [angl. ***hernial***]. Qui a rapport aux hernies. – *étranglement h.* Ensemble des accidents dus à la constriction d'une hernie (occlusion de l'intestin hernié ou de ses vaisseaux).

HERNIE, *s. f.* [angl. ***hernia***]. Masse circonscrite formée par un organe ou une partie d'organe (le plus souvent l'intestin) sorti de la cavité qui le contient normalement par un orifice naturel ou accidentel. – ***h. crurale***. *H.* de faiblesse par l'orifice cural. – ***h. discale*** ou *du disque intervertébral.* V. *disque intervertébral.* – ***h. inguinale***. *H.* qui traverse la paroi musculaire de l'abdomen en suivant le trajet du canal inguinal.

HÉROÏNE, *s. f.* (nom déposé) [angl. ***heroin***]. V. *diacétylmorphine.*

HÉROÏNOMANIE, *s. f.* [angl. ***heroinomania***]. Habitude morbide de l'héroïne (diacétylmorphine).

HERPÈS, *s. m.* [angl. ***herpes***]. Lésions cutanées consistant en vésicules transparentes du volume d'une grosse tête d'épingle, réunies en nombre variable dans un même groupe et entourées d'une aréole rouge. L'*h.* est dû à l'*Herpès simplex virus* (HSV) dont le type 1 provoque, lors de la primo-infection, une gingivo-stomatite avec fièvre. Le virus du *type 2* est responsable de l'herpès *génital*, souvent récidivant, qui se propage par contact vénérien.

HERPES ZOSTER. V. *zona*.

HERPÉTIFORME, *adj*. [angl. ***herpetiform***]. Qui ressemble à l'herpès.

HERPÉTIQUE, *adj*. [angl. ***herpetic***]. Qui a rapport à l'herpès. – *angine h.* V. *angine*.

HERTZ, *s. m.* (Symbole Hz) (Heinrich H., 1857-1894, physicien allemand) [angl. ***hertz***]. Unité de fréquence du système international correspondant à une période par seconde.

HÉTÉRO-ANTICORPS, *s. m.* [angl. ***heteroantibody***]. Anticorps sérique actif contre un antigène provenant d'individus d'espèces différentes.

HÉTÉRO-ANTIGÈNE, *s. m.* [angl. ***heteroantigen***]. Antigène provoquant le développement d'anticorps dans le sérum d'individus d'espèces différentes.

HÉTÉROCHROMIE, *s. f.* [angl. ***heterochromia***]. Coloration différente des deux iris.

HÉTÉROCHROMOSOME, *s. m.* V. *gonosome*.

HÉTÉROGÈNE, *adj*. [angl. ***heterogenic***]. 1° Qui n'est pas de la même nature, étranger. – 2° Composé d'éléments différents.

HÉTÉROGREFFE, *s. f.* [angl. ***heterograft***]. Greffe dans laquelle le greffon est emprunté à un sujet d'espèce différente. – *h. valvulaire*. V. *bioprothèse*.

HÉTÉROLOGUE, *adj*. [angl. ***heterologous***]. 1° Qui semble sans analogie avec d'autres parties, d'autres tissus, d'autres caractères. – 2° (immunologie). Qui appartient à un individu d'une autre espèce que celle du sujet considéré.

HÉTÉROPROTÉINE, *s. f.* [angl. ***conjugated protein***]. Protéine complexe, dont l'hydrolyse produit des acides aminés et des substances non protidiques (groupement prosthétique). P. ex. *glucoprotéine*, *lipoprotéine*.

HÉTÉROSEXUEL, LE, *adj*. [angl. ***heterosexual***]. Qui se rapporte au sexe opposé. – *s. m.* et *f.* Sujet qui recherche la satisfaction de l'instinct sexuel avec les individus du sexe opposé.

HÉTÉROSIDE, *s. m.* [angl. ***heteroside***]. Syn. *glucoside*. Une des variétés d'osides (glucides) : l'hydrolyse des *h.* donne des oses et des substances non glucidiques (aglycone).

HÉTÉROTOPIQUE, *adj*. [angl. ***heterotopic***]. Qui est situé à une place anormale.

HÉTÉROZYGOTE, *adj*. [angl. ***heterozygote***]. Se dit d'un sujet chez lequel les deux chromosomes d'une paire portent, au même emplacement, deux gènes dissemblables (p. ex. un *gène normal* et un *gène pathologique*).

HEXACANTHE (embryon) [angl. ***hexacanth embryo***]. Embryon du tænia échinocoque ; quittant le tube digestif, il gagne un capillaire et la circulation le transporte vers divers organes (surtout dans le foie), où il forme un kyste hydatique.

Hg. Symbole chimique du *mercure*.

HIATAL, E, *adj*. [angl. ***hiatal***]. Qui concerne un hiatus. – *hernie h.* Issue d'une partie de l'estomac hors de la cavité abdominale à travers l'hiatus œsophagien du diaphragme.

HIATUS, *s. m.* [angl. ***hiatus***]. Ouverture ou fente étroite. P. ex. *h. aortique du diaphragme*.

HIBERNATION ARTIFICIELLE [angl. ***artificial hibernation***]. Mise de l'organisme en état de vie ralentie par l'emploi conjugué de médicaments paralysant le système nerveux végétatif et de la réfrigération totale.

HIDRADÉNOME, *s. m.* [angl. ***hidradenoma***]. Ensemble d'adénomes de petite taille, souvent kystiques, développés aux dépens des glandes sudoripares.

HIDRORRHÉE, *s. f.* [angl. ***hidrorrhoea***]. Sueurs abondantes.

HIDROSADÉNITE, *s. f.* [angl. ***hidrosadenitis***]. Petit abcès siégeant presque toujours dans le creux de l'aisselle ; son point de départ est une glande sudoripare.

HIDROSE, *s. f.* [angl. ***hidrosis***]. Trouble fonctionnel de la sécrétion sudorale.

HILAIRE, *adj*. [angl. ***hilar***]. Qui a rapport à un hile et surtout au hile pulmonaire.

HILE, *s. m.* [angl. ***hilus***]. Zone déprimée d'un organe, par où pénètre son paquet vasculo-nerveux.

HIPPOCAMPE, *s. m.* [angl. ***hippocampus***]. Saillie de la 5e circonvolution temporale ou *c. de l'h.* dans la corne temporale du ventricule cérébral latéral.

HIPPOCRATE (serment d') (Médecin grec, 5e siècle avant J.-C.) [angl. ***hippocratic oath***]. Serment prêté par les médecins qui viennent d'être reçus docteurs et par lequel ils s'engagent à respecter les règles d'éthique de leur profession.

HIPPOCRATIQUE, *adj.* [angl. ***hippocratic***]. Qui concerne Hippocrate et sa doctrine. – ***doigts h.*** Syn. *hippocratisme digital*. Déformation des doigts, observée surtout dans les maladies pulmonaires chroniques et les affections cardiovasculaires cyanogènes, consistant en un élargissement de la pulpe de la dernière phalange et une incurvation des ongles vers la face palmaire, ce qui donne aux doigts la forme d'une baguette de tambour.

HIRST (réaction de) (George H., médecin américain, 20e siècle) [angl. ***Hirst's test***]. Réaction sérologique spécifique de la grippe.

HIRSUTISME, *s. m.* [angl. ***hirsutism***]. Virilisme pilaire.

HIRUDINE, *s. f.* [angl. ***hirudin***]. Polypeptide extrait de la sangsue. Son activité antithrombotique est actuellement à l'étude.

HIS (faisceau de) (Wilhelm H., médecin suisse, 1863-1934) [angl. ***His's bundle***]. Partie du système cardionecteur faisant suite au nœud de Tawara. Son tronc se divise en 2 branches, droite et gauche, destinées à chacun des ventricules et qui vont se ramifier en formant le réseau de Purkinje.

HISSIEN, NE, *adj.* [angl. ***hisian***]. Qui se rapporte au faisceau de His.

HISTAMINE, *s. f.* [angl. ***histamine***]. Médiateur chimique de l'hypersensibilité immédiate, l'*h.* provoque la sécrétion du suc gastrique, contracte les fibres lisses et les artérioles, dilate les capillaires et augmente la perméabilité vasculaire.

HISTIDINE, *s. f.* [angl. ***histidine***]. Acide aminé, constituant des protéines, dont la décarboxylation aboutit à l'histamine.

HISTIOCYTE, *s. m.* [angl. ***histiocyte***]. Grande cellule du tissu conjonctif, capable de développer une intense activité phagocytaire. On l'identifie alors au macrophage.

HISTIOCYTOME, *s. m.* [angl. ***histiocytoma***]. Tumeur développée aux dépens des cellules du système réticulo-endothélial (histiocytes).

HISTIOCYTOSE, *s. f.* V. *réticulo-endothéliose*.

HISTOCHIMIE, *s. f.* [angl. ***histochemistry***]. Étude des réactions chimiques des tissus et de leurs éléments à l'aide du microscope.

HISTOCOMPATIBILITÉ, *s. f.* [angl. ***histocompatibility***]. Rapports entre les tissus d'un donneur et ceux du receveur tels qu'une greffe d'organe du premier sujet au second puisse réussir. V. *système HLA*.

HISTOGENÈSE, *s. f.* [angl. ***histogenesis***]. Développement et formation des tissus normaux et pathologiques.

HISTOIRE NATURELLE (d'une maladie) [angl. ***natural history***]. Évolution spontanée.

HISTOLOGIE, *s. f.* [angl. ***histology***]. Partie de l'anatomie qui étudie au microscope la structure tissulaire des êtres vivants.

HISTOLYSE, *s. f.* [angl. ***histolysis***]. Destruction des tissus.

HISTOPLASMOSE, *s. f.* [angl. ***histoplasmosis***]. Mycose due à l'inhalation ou, plus rarement, à l'ingestion de spores d'un champignon, *Histoplasma*. L'***h. américaine*** se manifeste surtout par des atteintes pulmonaires. – L'***h. africaine*** se localise surtout à la peau, au tissu sous-cutané, aux ganglions et aux articulations.

HISTRIONISME, *s. m.* [angl. ***histrionism***]. Comportement théâtral et excessif souvent observé dans l'hystérie.

HIV. Abréviation du terme anglais : *human immunodeficiency virus* ; nom proposé par un Comité International de Nomenclature en 1986 pour désigner le virus du sida, c'est-à-dire le rétrovirus jusque-là appelé LAV/HTLV 3 ou III. En français, VIH.

HLA (système). V. *système HLA*.

HLM. Abréviation du terme *hématies-leucocytes-minute*, employé parfois pour désigner la technique d'Addis-Hamburger.

HNF. Héparine non fractionnée.

HODGKIN (maladie de) (Thomas H., 1798-1866, médecin britannique) [angl. ***Hodgkin's disease***]. Maladie caractérisée par la tuméfaction des ganglions superficiels et profonds, une splénomégalie, une fièvre rémittente ou à rechutes et des lésions cutanées prurigènes ; spontanément mortelle, elle guérit maintenant dans près de 75 % des cas. La structure ganglionnaire est bouleversée par une double prolifération lymphoïde et réticulo-endothéliale (cellules de Sternberg), associée à de la sclérose.

HOLODIASTOLIQUE, *adj.* [angl. ***holodiastolic***]. Qui dure pendant toute la diastole.

HOLOPROTÉINE, *s. f.* [angl. ***simple protein***]. Protéine dont l'hydrolyse produit presque uniquement des acides aminés. P. ex. la *sérum-albumine* et la *sérum-globuline*.

HOLOSIDE, *s. m.* [angl. ***holoside***]. Une des deux variétés d'osides (glucides). Les *h.* sont exclusivement constitués d'oses ; d'après le nombre de molécules d'oses qu'ils contiennent, on distingue les diholosides, les tri-, les tétra-, les polyholosides.

HOLOSYSTOLIQUE, *adj.* [angl. ***holosystolic***]. Se dit d'un phénomène (souffle) qui occupe toute la durée de la systole.

HOLTER (système ou méthode de) (John H., ingénieur américain, 20e siècle) [angl. ***Holter's recording***]. Enregistrement continu et ambulatoire de l'électrocardiogramme pendant une longue durée ; il est utilisé pour dépister les troubles du rythme et les anomalies d'origine coronarienne.

HOMÉOPATHIE, *s. f.* [angl. ***homoeopathy***]. Méthode thérapeutique qui consiste à utiliser à dose infinitésimale des substances qu'on suppose douées de la propriété de produire sur l'homme sain des symptômes semblables à ceux qu'on veut combattre.

HOMÉOTHERME, *adj.* [angl. ***homoeothermal***]. Se dit des animaux à température constante, couramment appelés à sang chaud ; leur température est indépendante de celle du milieu ambiant.

HOMŒO... V. *homéo...*

HOMOGREFFE, *s. f.* [angl. ***homograft***]. Syn. *allogreffe*. Greffe dans laquelle le greffon est emprunté à un sujet de même espèce, mais de formule génétique différente.

HOMOLATÉRAL, E, *adj.* [angl. ***homolateral***]. Du même côté.

HOMOLOGIE, *s. f.* [angl. ***homology***]. État de deux parties homologues dans des espèces différentes.

HOMOLOGUE, *adj.* [angl. ***homologous***]. 1° (anatomie comparée). Se dit des parties du corps qui se correspondent d'une espèce à une autre. – 2° (immunologie). Syn. *allogénique*. Qui appartient à un individu de même espèce, mais de lignée différente de celle du sujet considéré. Il est donc doté d'un patrimoine génétique distinct.

HOMONYME, *adj.* [angl. ***homonymous***]. Se dit d'une lésion ou d'un trouble qui frappe deux organes placés du même côté, c.-à-d. tous deux à droite ou à gauche du plan médian.

HOMOSEXUEL, LE, *adj.* [angl. ***homosexual***]. Qui se rapporte au même sexe. – *s. m.* ou *f.* Personne qui, bien que ses organes génitaux soient normalement conformés, présente une inversion de l'instinct sexuel dont il recherche la satisfaction avec un sujet du même sexe.

HOMOTRANSPLANTATION, *s. f.* V. *transplantation*.

HOMOZYGOTE, *adj.* [angl. ***homozygote***]. Sujet chez lequel les deux chromosomes d'une paire portent, au même emplacement, deux gènes semblables.

HONORAIRES, *s. m. pl.* [angl. ***honorarium***]. Rémunération des services rendus par une personne exerçant une profession libérale.

HÔPITAL, *s. m.* [angl. ***hospital***]. Établissement de santé. V. *hospitalier (service public)*.

HOQUET, *s. m.* [angl. ***hiccup***]. Contraction spasmodique du diaphragme qui détermine une brusque secousse de l'abdomen et du thorax, et s'accompagne d'un bruit rauque particulier.

HORLOGE BIOLOGIQUE. V. *synchroniseur*.

HORMONE, *s. f.* [angl. ***hormone***]. Substance produite dans un organe (glande endocrine) et transportée par la circulation sanguine dans un autre organe ou un tissu dont elle excite ou inhibe le développement et le fonctionnement. On divise chimiquement les *h.* en 3 groupes : *phénolique*, *stéroïde* et *protéique*.

HORMONOTHÉRAPIE, *s. f.* [angl. ***hormonotherapy***]. Emploi thérapeutique des hormones.

HORRIPILATION, *s. f.* [angl. ***horripilation***]. Érection des poils (chair de poule) que l'on observe dans le frisson.

HORSE-POX, *s. m.* (angl.). Vaccine du cheval. V. *vaccine*.

HORTON (maladie de) (Bayard H. 1895-1980, médecin américain) [angl. ***Horton's disease***]. V. *artérite temporale*.

HOSPICE, *s. m.* [angl. ***old people's home***]. Établissement hospitalier destiné aux personnes âgées ou incurables.

HOSPITALIER (centre). V. *centre hospitalier*.

HOSPITALIER (service public). Il est assuré par les ***établissements de santé.*** Ceux-ci peuvent être *publics* (répartis en centres hospitaliers et hôpitaux locaux) ou bien *privés* (à but lucratif ou non) lorsqu'ils satisfont à certaines conditions réglementaires. Leur mission est de « dispenser – 1° avec ou sans hébergement a) des soins de *courte durée* ou concernant des affections graves pendant leur phase aiguë en médecine, chirurgie, obstétrique, odontologie ou psychiatrie ; b) des soins de suite ou *réadaptation* dans le cadre d'un traitement ou d'une surveillance médicale à des malades requérant des soins continus dans un but de réinsertion ; – 2° des soins de *longue durée* comportant un hébergement, à des personnes n'ayant pas leur autonomie de vie, dont l'état nécessite une surveillance médicale constante et des traitements d'entretien » (loi française du 31 juillet 1991).

HOSPITALISATION (alternatives à l'). Structures destinées à remplacer l'hospitalisation classique. Ce sont les soins et l'hospitalisation à domicile, les soins ambulatoires, l'hospitalisation de jour ou de nuit, les appartements thérapeutiques.

HOSPITALISATION À DOMICILE. Alternative aux soins prodigués en milieu hospitalier, le patient étant soigné chez lui par une équipe médico-infirmière qui le visite régulièrement.

HOSPITALISATION DE JOUR. Organisation selon laquelle le patient vient à l'hôpital dans la journée pour un ensemble coordonné d'investigations ou de traitements et rentre chez lui le soir.

HOSPITALISATION SOUS CONTRAINTE. Elle peut être faite : – soit ***à la demande d'un tiers*** (c'est *l'ex-placement volontaire*) si les troubles mentaux du patient « rendent impossible son consentement », – soit ***d'office*** (c'est *l'ex-placement d'office*) si « son état impose des soins immédiats assortis d'une surveillance constante en milieu hospitalier ». – Les conditions d'admission et de contrôle de ce type d'hospitalisation sont strictement régis par divers textes législatifs et réglementaires.

HOSPITALISME, *s. m.* [angl. ***hospitalism***]. 1° Comportement d'enfants privés, dès leur jeune âge, de soins maternels (séjour dans les hôpitaux). – 2° Plus récemment, nom donné aux infections contractées en milieu hospitalier.

HÔTE, *s. m.* [angl. ***host***]. 1° Organisme sur lequel est greffé ou transplanté un tissu ou un viscère. – 2° (parasitologie). Animal ou végétal hébergeant un parasite.

HOWELL (temps de) (William H. 1860-1945, physiologiste américain) [angl. ***Howell's test***]. Temps de coagulation mesuré sur du plasma sanguin rendu incoagulable par addition d'oxalate, puis recalcifié. Il est normalement compris entre 2 et 3 minutes.

Ht. Abréviation d'*hématocrite* (v. ce terme).

HTA. Abréviation *d'hypertension artérielle.*

HTAP. Abréviation *d'hypertension artérielle pulmonaire.*

HTLV. Initiales de l'anglais *human T-cell lymphoma virus*, virus du lymphome humain à cellules T. Variété de rétrovirus dont 3 types ont été isolés : les types 1 et 2 sont les agents de certaines leucémies humaines et le type 3 est responsable du syndrome immunodéficitaire acquis ou sida. V. *HIV*.

HUILOME, *s. m.* V. *oléome*.

HUMAGE, *s. m.* [angl. ***inhaling***]. Aspiration thérapeutique de gaz ou de vapeurs (eaux minérales, solutions, etc.).

HUMÉRUS, *s. m.* [angl. ***humerus***]. Os du bras, articulé avec la scapula (ou omoplate) en haut, le radius et l'ulna (ou cubitus) en bas. V. *épicondyle, condyle, épitrochlée* et *trochlée*.

HUMEUR, *s. f.* 1°. [angl. ***humour***]. Terme vieilli désignant les liquides de l'organisme. – 2°. [angl. ***mood***]. Tendance affective, régissant les états d'âme.

HURLER (maladie, ou **syndrome de)** (Gertrude H., médecin autrichien, 1919) [angl. ***Hurler's disease***]. Affection congénitale et souvent familiale, se manifestant vers l'âge de 2 ou 3 ans, caractérisée notamment par un nanisme, avec crâne volumineux, face difforme rappelant les gargouilles moyenâgeuses et une importante arriération mentale ; la mort survient généralement entre 6 et 9 ans. C'est une mucopolysaccharidose.

HURLÉRIEN, NE, *adj.* [angl. ***hurloid***]. Qui se rapporte à la maladie de Hurler.

HVD. Hypertrophie ventriculaire droite.

HVG. Hypertrophie ventriculaire gauche.

HYALIN, E, *adj.* [angl. ***hyaline***]. Qui est transparent comme le verre.

HYALITE, *s. f.* [angl. ***hialitis***]. Inflammation du corps vitré.

HYALOÏDE, *s. f.* [angl. ***hyaloid***]. Membrane entourant le corps vitré.

HYALURONIDASE, *s. f.* [angl. ***hyaluronidase***]. Enzyme capable d'hydrolyser l'acide hyaluronique (polysaccharide abondant dans le tissu conjonctif et dans de nombreuses humeurs qui lui doivent leur viscosité) et de rendre plus fluides les liquides organiques.

HYBRIDATION, *s. f.* [angl. ***hybridation***]. Fécondation entre des sujets d'espèces différentes, mais voisines, ou de même espèce, mais de variété différente.

HYBRIDOME, *s. m.* [angl. ***hybridoma***]. Ensemble vivant, créé au laboratoire par la fusion de cellules génétiquement différentes, dont les chromosomes se mélangent pour former des noyaux hybrides possédant les caractères génétiques des deux espèces de cellules.

HYDARTHROSE, *s. f.* [angl. ***hydarthrosis***]. Épanchement d'un liquide séreux dans une cavité articulaire.

HYDATIDE, *s. f.* [angl. ***hydatid***]. État larvaire ou vésiculaire du tænia échinocoque, tel qu'on le trouve chez l'homme. Les *hydatides* ont la forme de sphères plus ou moins volumineuses, remplies de liquide incolore.

HYDATIFORME, *adj.* [angl. ***hydatiform***]. Qui ressemble aux hydatides. – *môle h.*

HYDATIQUE, *adj.* [angl. ***hydatic***]. Qui concerne les hydatides. – *kyste h.*

HYDRAMNIOS, *s. m.* [angl. ***hydramnios***]. Abondance anormale du liquide amniotique.

HYDRARGYRISME, *s. m.* [angl. ***mercurialism***]. Intoxication par les préparations mercurielles.

HYDRATATION, *s. f.* [angl. ***hydratation***]. Introduction d'eau dans l'organisme.

HYDRENCÉPHALIE, *s. f.* V. *hydrocéphalie.*

HYDRO-AÉRIQUE (image). Image radiologique caractéristique de la coexistence, dans une cavité, d'un double épanchement liquide et gazeux ; elle est formée d'une opacité liquidienne à limite supérieure horizontale, surmontée d'une zone de clarté.

HYDROCÈLE, *s. f.* [angl. ***hydrocele***]. Épanchement de sérosité dans une tunique vaginale testiculaire.

HYDROCÉPHALIE, *s. f.* [angl. ***hydrocephalus***]. Syn. *hydrencéphalie.* Épanchement de liquide séreux dans la cavité des ventricules cérébraux, secondaire aux obstacles à la libre circulation et à la résorption du liquide céphalorachidien.

HYDROCHOLÉCYSTE, *s. m.* [angl. ***hydrocholecystis***]. Dilatation considérable de la vésicule biliaire non enflammée due à un obstacle au cours de la bile.

HYDROCORTISONE, *s. f.* V. *cortisol.*

HYDROCUTION, *s. f.* Syncope survenant brutalement au cours d'un bain froid et entraînant la noyade.

HYDRO-ÉLECTROLYTIQUE, *adj.* [angl. ***hydroelectrolytic***]. Qui concerne l'eau et les électrolytes, et leur équilibre dans l'organisme.

HYDROLASE, *s. f.* [angl. ***hydrolase***]. Enzyme agissant par hydrolyse. P. ex. : *lipase, amylase, pepsine.*

HYDROLOGIE MÉDICALE [angl. ***medical hydrology***]. Étude des différentes espèces d'eaux naturelles ou artificielles et de leurs propriétés thérapeutiques.

HYDROLYSE, *s. f.* [angl. ***hydrolysis***]. 1° Fixation d'une molécule d'eau sur une substance qui est ainsi transformée en une autre. P. ex. : *h.* du glycogène en glucose. – 2° *h. d'un sel.* Phénomène par lequel la mise en solution dans l'eau de certains sels provoque une variation de pH dans la solution.

HYDROMINÉRAL, E, *adj.* Qui dépend d'une eau minérale. – *cure h.*

HYDRONÉPHROSE, *s. f.* [angl. ***hydronephrosis***]. Distension du bassinet, des calices et souvent aussi du rein par l'urine, dont l'écoulement est entravé.

HYDROPÉRICARDE, *s. m.* [angl. ***hydropericardium***]. Épanchement de sérosité à l'intérieur du péricarde, sans réaction inflammatoire.

HYDROPEXIE, *s. f.* [angl. ***hydropexis***]. Fixation d'eau dans les tissus de l'organisme.

HYDROPHILIE, *s. f.* [angl. ***hydrophilia***]. En physico-chimie, propriété qu'ont les colloïdes d'attirer et de garder l'eau.

HYDROPHOBIE, *s. f.* [angl. ***hydrophobia***]. 1° Peur morbide de l'eau. – 2° Synonyme de *rage*, dont l'*h.* est un des principaux symptômes.

HYDROPISIE, *s. f.* [angl. ***dropsy***] (terme vieilli). Épanchement de sérosité dans une cavité naturelle du corps ou entre les éléments du tissu conjonctif.

HYDROPNEUMOTHORAX, *s. m.* [angl. ***hydropneumothorax***]. Épanchement gazeux de la cavité pleurale, accompagné d'un épanchement liquidien.

HYDRORRHÉE, *s. f.* [angl. ***hydrorrhoea***]. Perte séreuse abondante provenant d'une muqueuse enflammée.

HYDROSALPINX, *s. m.* [angl. ***hydrosalpinx***]. Collection séreuse enkystée dans la cavité d'une trompe utérine.

HYDROSODIQUE, *adj.* [angl. ***hydrosodic***]. Qui concerne à la fois l'eau et le sodium. – *rétention h.*

HYDROSOL, *s. m.* V. *sol.*

HYDROTHÉRAPIE, *s. f.* [angl. ***hydrotherapy***]. Emploi thérapeutique de l'eau sous toutes ses formes.

HYDROTHORAX, *s. m.* [angl. ***hydrothorax***]. Épanchement séreux de la cavité pleurale, sans réaction inflammatoire.

HYDROXOCOBALAMINE, *s. f.* [angl. ***hydroxocobalamin***]. Variété de vitamine B12. V. *Biermer (anémie ou maladie de).*

HYDROXYAPATITE, *s. f.* [angl. ***hydroxyapatite***]. Composé cristallin riche en phosphore et en calcium, constituant l'armature minérale des os et des dents.

17-HYDROXYCORTICOSTÉROÏDES, *s. m. pl.* Syn. *17-OH corticoïdes.* Quelques-uns des 11-oxycorticostéroïdes dont l'hydrocortisone et la cortisone.

17-HYDROXYCORTICOSTÉRONE, *s. f.* V. *cortisol.*

HYDROXYLASE, *s. f.* [angl. ***hydroxylase***]. Enzyme favorisant la fixation d'un groupement hydroxyle (OH) sur un des atomes de carbone d'un noyau aromatique cyclique.

HYDROXYPROLINURIE, *s. f.* [angl. ***hydroxyprolinuria***]. Présence, dans l'urine, d'hydroxyproline, le plus abondant des acides aminés du collagène.

HYGIÈNE, *s. f.* [angl. ***hygiene***]. Science qui apprend à conserver et à améliorer la santé.

HYGROMA, *s. m.* [angl. ***hygroma***]. Nom par lequel on désigne toutes les variétés d'inflammation des bourses séreuses.

HYMEN, *s. m.* [angl. ***hymen***]. Membrane muqueuse séparant incomplètement, chez la femme vierge, le vestibule de la cavité du vagin. Il est déchiré lors du premier rapport sexuel.

HYOÏDE, *adj.* [angl. ***hyoid***]. En forme d'U. – *os h.* Os situé à la partie antéro-supérieure du cou.

HYPERACANTHOSE, *s. f.* [angl. ***hyperacanthosis***]. Hypertrophie de la couche de Malpighi de l'épiderme, que l'on observe dans les végétations vénériennes et les papillomes.

HYPERACOUSIE, *s. f.* [angl. ***hyperacusis***]. Exaltation de l'ouïe avec audition douloureuse de certains sons.

HYPERALDOSTÉRONISME, *s. m.* [angl. ***hyperaldosteronism***]. Exagération de production d'aldostérone par le cortex surrénal entraînant une élimination excessive de potassium, une rétention de sodium et une alcalose métabolique, et l'ensemble des troubles qui en résultent. L'*h.* peut être primitif (ou primaire) ou secondaire. V. *Conn (syndrome de).*

HYPERBARE, *adj.* [angl. ***hyperbaric***]. Qui concerne une pression élevée. – *oxygénothérapie h.*

HYPERCALCÉMIE, *s. f.* [angl. ***hypercalcaemia***]. Taux anormalement élevé du calcium dans le sang.

HYPERCALCIURIE, *s. f.* [angl. ***hypercalciuria***]. Élimination exagérée de calcium par l'urine.

HYPERCAPNIE, *s. f.* [angl. ***hypercapnia***]. Augmentation du CO_2 dissous dans le plasma sanguin.

HYPERCHLORÉMIE, *s. f.* [angl. ***hyperchloraemia***]. Augmentation de la quantité de chlore contenue dans le sérum sanguin.

HYPERCHLORHYDRIE, *s. f.* [angl. ***hyperchlorhydria***]. Excès d'acide chlorhydrique dans le suc gastrique.

HYPERCHOLESTÉROLÉMIE, *s. f.* [angl. ***hypercholesterolaemia***]. Augmentation de la quantité de cholestérol contenue dans le sang.

HYPERCHROMIE, *s. f.* [angl. ***hyperchromia***]. 1° Nom générique des exagérations de la pigmentation normale de la peau. – 2° Parfois employé dans le sens d'anémie hyperchrome.

HYPERCOAGULABILITÉ, *s. f.* [angl. ***hypercoagulability***]. Augmentation de l'aptitude à coaguler.

HYPERCORTICISME, *s. m.* [angl. ***hypercorticism***]. Ensemble de troubles provoqués par une sécrétion trop abondante de la corticosurrénale. On distingue trois types d'*h.* selon les hormones corticales sécrétées en excès : 1° l'*h. glycocorticoïde* (v. *Cushing, maladie et syndrome de*) ; 2° l'*h. androgénique* (v. *génitosurrénal, syndrome*) ; 3° l'*h. minéralotrope* (v. *hyperaldostéronisme*).

HYPERCRINIE, *s. f.* [angl. ***hypercrinia***]. Augmentation d'une sécrétion.

HYPERÉMIE ou **HYPERHÉMIE,** *s. f.* V. *congestion.*

HYPERESTHÉSIE, *s. f.* [angl. ***hyperaesthesia***]. Exagération des divers modes de la sensibilité.

HYPERGENÈSE, *s. f.* [angl. ***hypergenesis***]. Multiplication exagérée des éléments cellulaires d'un organe, d'un tissu ou d'un néoplasme. V. *hyperplasie.*

HYPERGÉNITALISME, *s. m.* [angl. ***hypergenitalism***]. Syn. *hypergonadisme.* État d'un sujet dont les glandes génitales ont une sécrétion interne exagérée ; il se traduit, en clinique, par l'hyperorchidie ou l'hyperovarie.

HYPERGLOBULIE, *s. f.* [angl. ***hyperglobulia***]. Augmentation du nombre des globules rouges contenus dans le sang.

HYPERGLOBULINÉMIE, *s. f.* [angl. ***hyperglobulinaemia***]. Augmentation de la quantité des globulines contenues dans le sérum sanguin.

HYPERGLYCÉMIANT, E, *adj.* [angl. ***hyperglycaemic***]. Qui élève le taux du glucose sanguin.

HYPERGLYCÉMIE, *s. f.* [angl. ***hyperglycaemia***]. Exagération de la quantité de glucose contenue dans le sang.

HYPERGLYCÉMIE ALIMENTAIRE ou **PROVOQUÉE** (épreuve de l'). Dosages échelonnés du glucose dans le sang après l'ingestion de ce sucre. Chez le diabétique, l'élévation de la glycémie est plus forte et plus durable que chez le sujet normal.

HYPERGONADISME, *s. m.* V. *hypergénitalisme.*

HYPERHIDROSE ou **HYPERIDROSE,** *s. f.* [angl. ***hyperhidrosis***]. Exagération de la sécrétion sudorale.

HYPERINSULINISME, *s. m.* [angl. ***hyperinsulinism***]. Surabondance d'insuline dans l'organisme entraînant l'hypoglycémie.

HYPERKALICYTIE, *s. f.* Augmentation du taux du potassium intracellulaire.

HYPERKALIÉMIE, *s. f.* [angl. ***hyperkaliaemia***]. Augmentation du taux du potassium dans le sang au-dessus de 5,5 mmol/L.

HYPERKÉRATOSE, *s. f.* [angl. ***hyperkeratosis***]. Dermatose caractérisée par une hyperplasie de la couche cornée de l'épiderme (ichtyose, verrue).

HYPERKINÉSIE, *s. f.* [angl. ***hyperkinesis***]. Augmentation de l'amplitude et de la rapidité des mouvements.

HYPERLIPÉMIE, *s. f.* [angl. ***hyperlipaemia***]. 1° Syn. *hypertriglycéridémie.* Variété d'hyperlipidémie. – 2° Pour certains, syn. d'*hyperlipidémie.*

HYPERLIPIDÉMIE, *s. f.* [angl. ***hyperlipidaemia***]. Augmentation de la quantité globale des lipides contenus dans le sang, quelle que soit la fraction lipidique prédominante : lipoprotéines (cholestérol, triglycérides, phospholipides) ou acides gras libres. Diverses classifications en ont été proposées.

HYPERMÉTRIE, *s. f.* [angl. ***hypermetria***]. Trouble de la motilité caractérisé par ce fait que le mouvement est démesuré et dépasse le but.

HYPERMÉTROPIE, *s. f.* [angl. ***hypermetropia***]. Anomalie de la réfraction statique dans laquelle les rayons lumineux parallèles vont converger au-delà de la rétine lorsque l'accommodation n'intervient pas.

HYPERMNÉSIE, *s. f.* [angl. ***hypermnesia***]. Exaltation de la mémoire.

HYPERNATRÉMIE, *s. f.* [angl. ***hypernatraemia***]. Augmentation du taux du sodium dans le sang.

HYPERNATRIURÈSE, *s. f.*, **HYPERNATRIURIE,** *s. f.*, **HYPERNATRURIE,** *s. f.* [angl. ***hypernatriuria***]. Augmentation du taux du sodium dans l'urine.

HYPERNÉPHROME, *s. m.* V. *surrénalome.*

HYPERŒSTROGÉNIE, *s. f.* [angl. ***hyperoestrogenism***]. Excès, dans l'organisme, d'œstrogènes de cause naturelle ou artificielle.

HYPERORCHIDIE, *s. f.* [angl. ***hyperorchidism***]. Exagération de la sécrétion interne du testicule ; elle provoque chez l'enfant la macrogénitosomie précoce et chez l'adulte une exagération du tempérament génital.

HYPEROSTOSE, *s. f.* [angl. ***hyperostosis***]. Déformation constituée par l'épaississement d'un os ou d'une portion de celui-ci.

HYPEROVARIE, *s. f.* [angl. ***hyperovaria***]. Exagération du fonctionnement ovarien.

HYPERPARATHYROÏDIE, *s. f.* ou **HYPERPARATHYROÏDISME,** *s. m.* [angl. ***hyperparathyroidism***]. Syndrome provoqué par l'hyperfonctionnement des glandes parathyroïdes ; son aspect typique est celui de l'ostéite fibrokystique ou ostéose parathyroïdienne ; biologiquement, il existe une hypercalcémie et une hypophosphorémie.

HYPERPLAQUETTOSE, *s. f.* [angl. ***thrombocytosis***]. Syn. *thrombocytose.* Augmentation du taux des plaquettes sanguines.

HYPERPLASIE, *s. f.* [angl. ***hyperplasia***]. Développement exagéré d'un tissu ou d'un organe.

HYPERPNÉE, *s. f.* [angl. ***hyperpnoea***]. Exagération de l'amplitude des mouvements respiratoires.

HYPERPROTIDÉMIE, *s. f.* [angl. ***hyperproteinaemia***]. Augmentation du taux des protides contenus dans le sérum sanguin.

HYPERSÉCRÉTION, *s. f.* [angl. ***hypersecretion***]. Exagération de la sécrétion d'un organe glandulaire.

HYPERSENSIBILITÉ, *s. f.* [angl. ***hypersensibility***]. Augmentation de la sensibilité. – (immunologie). État d'un organisme apte à présenter des manifestations pathologiques lors d'une rencontre antigène-anticorps; les termes d'anaphylaxie, d'allergie et d'immunité sont parfois employés dans ce sens.

HYPERSEXUALITÉ, *s. f.* [angl. ***hypersexuality***]. Exagération du désir sexuel.

HYPERSIDÉRÉMIE, *s. f.* [angl. ***hypersideraemia***]. Augmentation du taux du fer dans le sérum sanguin.

HYPERSOMNIE, *s. f.* [angl. ***hypersomnia***]. Exagération de l'aptitude au sommeil.

HYPERSPASMODIQUE ou **HYPERSPASTIQUE,** *adj.* [angl. ***hyperspastic***]. Qui s'accompagne de contractures intenses.

HYPERSPLÉNISME, *s. m.* [angl. ***hypersplenia***]. Syndrome caractérisé par une forte diminution, dissociée ou globale, des hématies, des leucocytes et des plaquettes du sang circulant ; par une activité normale ou accrue de la moelle osseuse et par son amélioration ou sa guérison par la splénectomie.

HYPERSYMPATHICOTONIE, *s. f.* Exagération de la sympathicotonie se manifestant surtout par une élévation de la pression sanguine.

HYPERTÉLORISME, *s. m.* [angl. ***hypertelorism***]. Malformation craniofaciale caractérisée par un élargissement de la petite aile du sphénoïde, donc de l'espace interorbitaire et de la racine du nez et par un écartement excessif des yeux.

HYPERTENSIF, VE, *adj.* [angl. ***hypertensive***]. Qui s'accompagne d'hypertension ou qui la provoque.

HYPERTENSION, *s. f.* [angl. ***hypertension***]. Augmentation de la tension. – Pris habituellement dans le sens d'***hypertension***

artérielle, c.-à-d. d'augmentation de la pression dans le réseau artériel. Le terme d'*h.* artérielle désigne en pratique l'élévation tensionnelle dans les artères de la grande circulation (*hypertension systémique*) : la pression maxima dépasse le chiffre de 160 mm de Hg, la pression minima s'élevant au-dessus de 90 mm. Habituellement essentielle, l'*h.* est parfois secondaire à une coarctation aortique, une affection rénale parenchymateuse ou vasculaire, une tumeur surrénale (v. *Conn, syndrome de* ; *Cushing, maladie ou syndrome de* et *phéochromocytome*).

HYPERTENSION ARTÉRIELLE PULMONAIRE (HTAP) [angl. ***pulmonary hypertension***]. Augmentation de la pression dans le réseau artériel pulmonaire.

HYPERTENSION INTRACRÂNIENNE (syndrome de l') [angl. ***intracranial hypertension***]. Syndrome caractérisé par une céphalée, des vomissements, des manifestations oculaires ; il est dû à un œdème du cerveau provoqué essentiellement par le développement de lésions expansives intracrâniennes.

HYPERTENSION PORTALE [angl. ***portal hypertension***]. Ensemble de symptômes provoqués par le blocage de la circulation dans la veine porte (ascite, hémorragies digestives).

HYPERTHERMIE, *s. f.* [angl. ***hyperthermia***]. Élévation de la température du corps au-dessus de la normale.

HYPERTHYROÏDIE, *s. f.* ou **HYPERTHYROÏDISME,** *s. m.* [angl. ***hyperthyroidism***]. Exagération des sécrétions thyroïdiennes.

HYPERTONIE, *s. f.* [angl. ***hypertonia***]. 1° État d'un liquide ou d'une solution ayant une tension osmotique plus élevée que celle d'un autre liquide en présence duquel on le met. – 2° Augmentation de l'excitabilité nerveuse ou de la tonicité musculaire.

HYPERTRICHOSE, *s. f.* [angl. ***hypertrichosis***]. Développement anormal du système pileux.

HYPERTRIGLYCÉRIDÉMIE, *s. f.* [angl. ***hypertriglyceridaemia***]. Augmentation du taux des triglycérides sanguins.

HYPERTROPHIE, *s. f.* [angl. ***hypertrophy***]. Augmentation de volume d'un organe.

HYPERVITAMINOSE, *s. f.* [angl. ***hypervitaminosis***]. Troubles dus à l'administration inconsidérée de médicaments très riches en vitamines.

HYPERVOLÉMIE ou **HYPERVOLHÉMIE,** *s. f.* [angl. ***hypervolaemia***]. Augmentation du volume sanguin total circulant.

HYPHÉMA, *s. m.* [angl. ***hyphaema***]. Épanchement sanguin de la chambre antérieure de l'oeil.

HYPNAGOGIQUE, *adj.* [angl. ***hypnagogic***]. Qui conduit au sommeil.

HYPNOSE, *s. f.* [angl. ***hypnosis***]. Variété spéciale et incomplète de sommeil, provoquée par la parole, le regard ou les gestes de l'opérateur et dans laquelle le sujet est particulièrement apte à recevoir les suggestions de celui qui l'hypnotise.

HYPNOTIQUE, *adj.* et *s. m.* [angl. ***hypnotic***]. 1° Syn. *somnifère*. Qui provoque le sommeil. Les médicaments *h.* font partie des psycholeptiques. – 2° Qui concerne l'hypnotisme.

HYPNOTISME, *s. m.* [angl. ***hypnotism***]. Ensemble des procédés capables de provoquer l'hypnose.

HYPOACOUSIE, *s. f.* [angl. ***hypoacusia***]. Diminution de l'acuité auditive.

HYPOBARE, *adj.* [angl. ***hypobaric***]. Caractérisé par une pression basse, inférieure à la normale, inférieure à la pression atmosphérique. – *caisson h.* : caisson à dépression.

HYPOCALCÉMIE, *s. f.* [angl. ***hypocalcaemia***]. Taux anormalement bas du calcium dans le sang.

HYPOCALCIURIE, *s. f.* [angl. ***hypocalciuria***]. Diminution de la quantité de calcium contenue dans l'urine.

HYPOCAPNIE, *s. f.* [angl. ***hypocapnia***]. Diminution du CO_2 dissous dans le plasma sanguin, où il existe surtout sous forme d'acide carbonique. Elle est due à une élimination excessive de CO_2 par augmentation de la ventilation pulmonaire.

HYPOCHLORÉMIE, *s. f.* [angl. ***hypochloraemia***]. Diminution de la quantité de chlore contenue dans le plasma sanguin.

HYPOCHLORHYDRIE, *s. f.* [angl. ***hypochlorhydria***]. Diminution de la quantité d'acide chlorhydrique contenu dans le suc gastrique.

HYPOCHOLESTÉROLÉMIANT, E, *adj.* [angl. ***hypocholesterolaemic***]. Qui diminue le taux du cholestérol sanguin. – *s. m.* Médicament doué de cette propriété. Il s'agit essentiellement des fibrates, de résines chélatrices et d'inhibiteurs de certaines enzymes.

HYPOCHROMIE, *s. f.* [angl. ***hypochromia***]. 1° Nom générique des diminutions de la pigmentation cutanée. – 2° Parfois employé dans le sens d'anémie hypochrome.

HYPOCOAGULABILITÉ, *s. f.* [angl. ***hypocoagulability***]. Diminution de l'aptitude à coaguler.

HYPOCONDRE, *s. m.* [angl. ***hypocondrium***]. Syn. moderne *région hypocondriaque*. Région abdominale antéro-latérale située en dehors de l'épigastre, sous les cartilages costaux. L'*h. droit* correspond au lobe droit du foie et à la vésicule biliaire ; l'*h. gauche* à la rate, au lobe gauche du foie, au corps de l'estomac et à l'angle colique gauche.

HYPOCONDRIE, *s. f.* [angl. ***hypochondria***]. État dans lequel le sujet est en permanence inquiet pour sa santé.

HYPOCORTICISME, *s. m.* V. *insuffisance surrénale.*

HYPODERME, *s. m.* [angl. ***hypodermis***]. Tissu cellulaire sous-cutané adipeux ; il contient des lobules graisseux. V. *pannicule.*

HYPODERMIQUE, *adj.* [angl. ***hypodermic***]. Syn. *sous-cutané.* Qui concerne le tissu cellulaire situé sous la peau. – *injection h.* Injection dans le tissu cellulaire sous-cutané d'une substance médicamenteuse.

HYPODERMITE, *s. f.* [angl. ***hypodermic inflammation***]. Inflammation du tissu cellulaire sous-cutané.

HYPOESTHÉSIE, *s. f.* [angl. ***hypoaesthesia***]. Diminution des divers modes de la sensibilité.

HYPOGASTRE, *s. m.* [angl. ***hypogastrium***]. Syn. *région hypogastrique, r. pubienne.* Région médiane et inférieure de l'abdomen située au-dessus du pubis, sous l'ombilic, entre les fosses iliaques.

HYPOGÉNITALISME, *s. m.* [angl. ***hypogenitalism***]. Syn. *hypogonadisme.* État d'un sujet dont les glandes génitales ont une sécrétion interne insuffisante.

HYPOGLOSSE (nerf) [angl. ***hypoglossal nerve***]. Syn. ancien, *nerf grand hypoglosse.* Douzième paire crânienne, innervant les muscles de la langue.

HYPOGLYCÉMIANT, E, *adj.* [angl. ***hypoglycaemic***]. Qui abaisse la glycémie. – *s. m.* Substance douée de cette propriété.

HYPOGLYCÉMIE, *s. f.* [angl. ***hypoglycaemia***]. Diminution de la quantité de glucose contenue dans le sang.

HYPOGLYCÉMIE PROVOQUÉE (épreuve de l'). Dosage du glucose dans le sang après injection intraveineuse d'insuline.

HYPOGLYCÉMIQUE (coma) [angl. ***hypoglycaemic coma***]. État résultant de l'aggravation du syndrome hypoglycémique. C'est un coma avec contractures généralisées, secousses musculaires et signe de Babinski bilatéral.

HYPOGLYCÉMIQUE (état ou **syndrome)** [angl. ***hypoglycaemic syndrome***]. Ensemble des troubles provoqués par l'abaissement, au-dessous du taux normal, du glucose contenu dans le sang. Ils varient de l'état de faiblesse avec sueurs et fringales jusqu'à la syncope avec ou sans convulsions et au coma.

HYPOGONADISME, *s. m.* V. *hypogénitalisme.*

HYPOKALICYTIE, *s. f.* Diminution du taux du potassium intracellulaire.

HYPOKALIÉMIE, *s. f.* [angl. ***hypokaliaemia***]. Diminution du taux du potassium dans le sang.

HYPOKINÉSIE, *s. f.* [angl. ***hypokinesia***]. Diminution de l'amplitude des mouvements.

HYPOLIPIDÉMIANT, E, *adj.* ou *s. m.* [angl. ***hypolipidaemic***]. Qui diminue le taux des lipides sanguins.

HYPOMANIE, *s. f.* [angl. ***hypomania***]. Forme atténuée de la manie, caractérisée par une activité exagérée.

HYPONATRÉMIE, *s. f.* [angl. ***hyponatraemia***]. Diminution du taux de sodium dans le sang.

HYPONATRIURÈSE, *s. f.*, **HYPONATRIURIE,** *s. f.*, **HYPONATRURIE,** *s. f.* [angl. ***hyponatriuria***]. Diminution du taux du sodium dans l'urine.

HYPOPARATHYROÏDIE, *s. f.* ou **-DISME,** *s. m.* V. *parathyréoprive (syndrome).*

HYPOPHOSPHATÉMIE, *s. f.* [angl. ***hypophosphataemia***]. Syn. *hypophosphorémie*. Diminution de la quantité des phosphates contenus dans le plasma sanguin ou phosphatémie.

HYPOPHOSPHATURIE, *s. f.* [angl. ***hypophosphaturia***]. Diminution de la quantité de phosphates éliminée par les reins.

HYPOPHOSPHORÉMIE, *s. f.* V. *hypophosphatémie*.

HYPOPHYSAIRE, *adj*. [angl. ***hypophyseal***]. Qui se rapporte à l'hypophyse.

HYPOPHYSE, *s. f.* [angl. ***pituitary gland***]. Petite glande endocrine située à la base du cerveau, dans la selle turcique, comprenant une partie postérieure ou *neurohypophyse* appendue à l'hypothalamus par la tige pituitaire et une partie antérieure ou *adénohypophyse*. *L'h.* exerce, par l'intermédiaire des stimulines (v. ce terme), une action régulatrice sur de nombreuses glandes endocrines.

HYPOPHYSECTOMIE, *s. f.* [angl. ***hypophysectomy***]. Ablation de l'hypophyse.

HYPOPITUITARISME, *s. m.* [angl. ***hypopituitarism***]. Insuffisance du fonctionnement de l'hypophyse. – *h. antérieur*. Ensemble des troubles témoignant d'une insuffisance des glandes génitales, thyroïde et corticosurrénales consécutifs à une lésion du lobe antérieur de l'hypophyse.

HYPOPLASIE, *s. f.* [angl. ***hypoplasia***]. Développement insuffisant d'un tissu ou d'un organe ; aplasie légère.

HYPOPROTIDÉMIE, *s. f.* [angl. ***hypoproteinaemia***]. Diminution du taux des protides contenus dans le sérum sanguin.

HYPOPYON ou **HYPOPION,** *s. m.* [angl. ***hypopyon***]. Collection purulente de la chambre antérieure de l'œil.

HYPOSIALIE, *s. f.* [angl. ***hypoptyalism***]. Insuffisance de la sécrétion salivaire.

HYPOSIDÉRÉMIE, *s. f.* [angl. ***hypoferraemia***]. Diminution du taux du fer dans le sérum sanguin.

HYPOSODÉ ou **HYPOSODIQUE,** *adj.* Qui contient peu de sodium. – *régime h.*

HYPOSPADIAS, *s. m.* [angl. ***hypospadias***]. Malformation de l'urètre de l'homme, caractérisée par un orifice anormal situé à une distance variable de l'extrémité du gland.

HYPOTÉLORISME, *s. m.* [angl. ***hypotelorism***]. Malformation craniofaciale associant un rapprochement excessif des yeux avec épicanthus, une microcéphalie et une insuffisance de développement de la cavité buccale.

HYPOTENSEUR, SIVE, *adj.* [angl. ***hypotensive***]. Qui diminue la tension artérielle. – *s. m.* Médicament doué de cette propriété.

HYPOTENSION, *s. f.* [angl. ***hypotension***]. Diminution de la tension.

HYPOTENSION ORTHOSTATIQUE [angl. ***postural hypotension***]. Diminution notable de la pression artérielle dans la position verticale pouvant s'accompagner de vertige et de lipothymie.

HYPOTHALAMUS, *s. m.* [angl. ***hypothalamus***]. Région du diencéphale formant la partie antérieure et ventrale du 3e ventricule. C'est le cerveau végétatif et endocrinien ; il contrôle notamment l'activité hypophysaire.

HYPOTHÉNAR (éminence) [angl. ***hypothenar eminence***]. Saillie musculaire allongée le long du bord interne de la paume de la main et constituée des muscles destinés à l'auriculaire. V. *thénar (éminence)*.

HYPOTHERMIE, *s. f.* [angl. ***hypothermia***]. Abaissement de la température du corps, ou d'une partie du corps, au-dessous de la normale.

HYPOTHYMIE, *s. f.* [angl. ***hypothymism***]. 1° Insuffisance thymique. – 2° (psychiatrie). Trouble de l'humeur caractérisé par une diminution de l'activité accompagnée habituellement de tristesse.

HYPOTHYROÏDIE, *s. f.* [angl. ***hypothyroidism***]. Insuffisance de la sécrétion thyroïdienne se traduisant par les formes frustes du myxœdème.

HYPOTONIE, *s. f.* [angl. ***hypotonia***]. 1° État d'un liquide ou d'une solution ayant la tension osmotique plus faible que celle du milieu de référence. – *h. plasmatique*. – 2° V. *hypotension*. – 3° Diminution de l'excitabilité nerveuse ou de la tonicité musculaire.

HYPOTROPHIE, *s. f.* [angl. ***hypotrophy***]. Défaut de nutrition d'un organe entraînant généralement sa déchéance.

HYPOVENTILATION PULMONAIRE [angl. ***pulmonary hypoventilation***]. Diminution de la quantité d'air inspiré qui entre par minute dans les alvéoles pulmonaires et qui ne suffit plus à la consommation d'oxygène du sujet.

HYPOVITAMINOSE, *s. f.* [angl. ***hypovitaminosis***]. Forme fruste d'avitaminose.

HYPOVOLÉMIE, *s. f.* [angl. ***hypovolaemia***]. Diminution du volume sanguin total circulant.

HYPOXIE, *s. f.* [angl. ***hypoxia***]. Forme légère d'anoxie.

HYSTÉRECTOMIE, *s. f.* [angl. ***hysterectomy***]. Ablation de l'utérus en totalité ou en partie.

HYSTÉRÉSIS, *s. f.* [angl. ***hysteresis***]. Retard de l'effet sur la cause, observé lors de l'excitation d'un matériau.

HYSTÉRIE, *s. f.* [angl. ***hysteria***]. Névrose caractérisée par l'existence de signes permanents ou transitoires et spectaculaires. Leur caractère commun est de ne répondre à aucune systématisation nerveuse anatomique ou physiologique et d'être influencés par la suggestion.

HYSTÉROGRAPHIE, *s. f.* [angl. ***hysterography***]. Radiographie de l'utérus injecté au préalable d'une substance opaque aux rayons X.

HYSTÉROMÉTRIE, *s. f.* [angl. ***hysterometry***]. Cathétérisme de l'utérus à l'aide d'une tige graduée (hystéromètre), qui permet d'apprécier la forme, les dimensions et la sensibilité de la cavité de l'organe.

HYSTÉROPEXIE, *s. f.* [angl. ***hysteropexia***]. 1° ***h. abdominale***. Fixation de l'utérus à la paroi abdominale antérieure pour obvier à la rétroflexion ou au prolapsus. – 2° ***h. vaginale.*** Syn. *colpohystéropexie*. Opération consistant à fixer le col utérin à la paroi postérieure du vagin, pour remédier aux rétroversions et aux rétroflexions.

HYSTÉROSALPINGOGRAPHIE, *s. f.* [angl. ***hysterosalpingography***]. Radiographie de l'utérus et des trompes après injection, dans la cavité utérine, d'une substance opaque aux rayons X.

HYSTÉROSCOPIE, *s. f.* [angl. ***hysteroscopy***]. Examen visuel de la cavité de l'utérus dans laquelle on introduit un fibroscope (*hystéroscope*).

HYSTÉROTOMIE, *s. f.* [angl. ***hysterotomy***]. Incision de l'utérus. – ***h. abdominale.*** V. *césarienne (opération)* .

Hz. Symbole de *hertz*.

I

I. Symbole chimique de l'*iode*.

IA. V. *insuffisance aortique*.

IADE. V. *infirmier(ère) anesthésiste diplômé(e) d'État*.

IATROGÈNE, *adj.* ou mieux **IATROGÉNIQUE,** *adj.* [angl. ***iatrogenic***]. Qui est provoqué par le médecin.

IBODE. V. *infirmier(ère) de bloc opératoire diplômé(e) d'État*.

ICHTYOSE, *s. f.* [angl. ***ichthyosis***]. État particulier de la peau, qui est sèche et couverte de squames semblables aux écailles des poissons.

ICTÈRE, *s. m.* [angl. ***icterus***]. Syn. *jaunisse*. Symptôme consistant en une coloration jaune de la peau et des muqueuses, due à l'imprégnation des tissus par la bilirubine.

ICTÈRE CHOLESTATIQUE ou **CHOLOSTATIQUE** [angl. ***cholestatic jaundice***]. Ictère dû à l'accumulation, dans le sang, de bilirubine conjuguée à la suite de l'oblitération des voies biliaires.

ICTÈRE D'INOCULATION. V. *hépatite B*.

ICTÈRE GRAVE [angl. ***malignant jaundice***]. Syndrome caractérisé par un ictère, une torpeur puis un coma, des hémorragies et une altération profonde de l'état général aboutissant à la mort.

ICTÈRE HÉMOLYTIQUE [angl. ***haemolytic jaundice***]. Ictère léger dû à une destruction massive des globules rouges (hémolyse), avec splénomégalie et anémie, sans sels biliaires dans l'urine. Il peut être congénital ou acquis.

ICTÈRE INFECTIEUX [angl. ***infectious jaundice***]. Affection caractérisée principalement par un ictère et des symptômes généraux.

ICTÈRE INFECTIEUX À RECRUDESCENCE FÉBRILE. V. *leptospirose ictéro-hémorragique*.

ICTÈRE MALIN. V. *ictère grave*.

ICTÈRE NÉONATAL. V. *ictère physiologique*.

ICTÈRE NU. Ictère isolé constituant la seule manifestation apparente de la maladie.

ICTÈRE NUCLÉAIRE DU NOUVEAU-NÉ [angl. ***nuclear icterus***]. Ictère observé chez le nouveau-né, associé à des altérations des *noyaux* gris du cerveau ; il est de très mauvais pronostic.

ICTÈRE PHYSIOLOGIQUE [angl. ***icterus neonatorum***]. Syn. *ictère néonatal*. Ictère transitoire observé à la naissance chez les prématurés et beaucoup de nouveau-nés. Il est dû à l'absence passagère d'une enzyme indispensable à la transformation de la bilirubine indirecte en bilirubine directe.

ICTÉRIQUE, *adj.* [angl. ***icteric***]. Qui a rapport à l'ictère ou qui en dépend. – *s. m.* ou *f.* Malade atteint d'ictère.

ICTUS, *s. m.* (lat.) [angl. ***stroke***]. Nom donné à toute manifestation neurologique se produisant subitement.

ICTUS AMNÉSIQUE [angl. ***transient global amnesia***]. Accès durant quelques heures, à début et fin subits, caractérisé uniquement par un oubli des faits à mesure qu'ils se produisent et pendant lequel le comportement du sujet est, par ailleurs, normal.

IDE. V. *infirmier(ère) diplômé(e) d'État.*

...IDE. Suffixe qui désigne habituellement l'ensemble des manifestations cutanées d'une maladie générale, ou d'une intoxication. P. ex. : *syphilide, iodide.*

IDIOPATHIE, *s. f.* [angl. ***idiopathy***]. Syn. *idiopathique* (*maladie*). 1° Maladie qui existe par elle-même, qui est indépendante de tout autre état morbide (par opposition à *affection symptomatique*). – 2° Essentiel, sans cause connue.

IDIOPHAGÉDÉNISME, *s. m.* [angl. ***pyoderma gangrenosum***]. Syn. *pyoderma gangrenosum.* Infection cutanée dont les pustules vont s'ulcérer et s'étendre en larges cercles avant de cicatriser.

IDIOSYNCRASIE, *s. f.* [angl. ***idiosyncrasy***]. Mode de réaction personnel et inné aux agressions extérieures pouvant entraîner des accidents d'hypersensibilité.

IDIOT, E, *s. m.* et *f.* [angl. ***idiot***]. Personne atteinte d'idiotie.

IDIOTIE, *s. f.* [angl. ***idiotism***]. Diminution considérable ou absence complète de l'intelligence. C'est la forme la plus grave de l'arriération mentale.

IDIOTYPE, *s. m.* [angl. ***idiotype***]. Immunoglobuline (Ig) dont le caractère spécifique a été modifié par le contact avec un antigène (changement dans l'ordre des acides aminés qui la constituent).

IDIOVENTRICULAIRE, *adj.* [angl. ***idioventricular***]. Qui est particulier au ventricule. – *rythme i.* Rythme lent et régulier propre aux centres ventriculaires d'automatisme cardiaque.

IDM. Abréviation d'*infarctus du myocarde.*

IDR. Abréviation d'*intra-dermo-réaction.*

IEC. Abréviation d'*inhibiteur de l'enzyme de conversion.* V. *enzyme de conversion.*

IFAS. V. *institut de formation d'aides-soignants.*

IFCS. V. *institut de formation des cadres de santé.*

IFSI. V. *institut de formation en soins infirmiers.*

Ig. Abréviation d'*immunoglobuline.*

IGAS. Abréviation d'*Inspection générale des affaires sociales.*

ILÉITE, *s. f.* [angl. ***ileitis***]. Inflammation de la dernière partie de l'intestin grêle (iléum).

ILÉON, *s. m.* V. *iléum.*

ILÉOPATHIE, *s. f.* [angl. ***ileopathy***]. Terme générique désignant les affections de l'iléum.

ILÉOSTOMIE, *s. f.* [angl. ***ileostomy***]. Création d'un anus artificiel au niveau de la dernière partie de l'intestin grêle.

ILÉUM, *s. m.* [angl. ***ileum***]. Syn. ancien *iléon.* Segment distal de l'intestin grêle, faisant suite au jéjunum et se continuant par le caecum.

ILÉUS, *s. m.* [angl. ***ileus***]. Occlusion intestinale aiguë ou chronique. – *i. biliaire* I. dû à l'arrêt, dans l'intestin, d'un calcul issu des voies biliaires. – *i. paralytique* I. dû à l'arrêt du péristaltisme.

ILIAQUE, *adj.* [angl. ***iliac***]. Qui est proche de la partie supérieure de l'os du bassin, l'ilium (p. ex. : *artère i.*) ou qui concerne cette partie (p. ex. : *os i.*).

ILIAQUE (muscle) [angl. ***iliacus muscle***]. Muscle fléchisseur de la cuisse, s'insérant à la face interne de l'os iliaque et dont les fibres convergent vers le petit trochanter où il s'insère par un tendon commun avec celui du muscle psoas.

ILIITE, *s. f.* Inflammation de l'articulation sacro-iliaque.

ILION, *s. m.* V. *ilium.*

ILIUM, *s. m.* (lat.) [angl. ***os ilium***]. Syn. ancien *ilion.* Partie supérieure de l'os coxal comportant un corps surmonté d'une aile et dont le bord supérieur épais est la crête iliaque.

ILLUSION, *s. f.* [angl. *illusion*]. Interprétation fausse d'une sensation réellement perçue.

ÎLOT DE LANGERHANS. V. *Langerhans (îlots de).*

IM. Abréviation de 1° *insuffisance mitrale ;* 2° *intramusculaire.*

IMAGERIE MÉDICALE [angl. ***medical imaging***]. Ensemble des procédés physiques permettant d'obtenir d'un objet matériel une image utilisable du point de vue médical. L'*i.m.* met en œuvre les ultrasons, les rayons X ou gamma et la résonance magnétique.

IMAGERIE PAR RÉSONANCE MAGNÉTIQUE (IRM). V. *résonance magnétique nucléaire.*

IMAO. Abréviation de : *inhibiteur de la mono-amine-oxydase.*

IMBÉCILLITÉ, *s. f.* [angl. ***imbecillity***]. Deuxième degré de l'arriération mentale. L'imbécile ne peut communiquer avec ses semblables par le langage écrit, mais il peut accomplir quelques actions simples.

IMC. V. *infirmité motrice cérébrale.*

IMMATURE, *adj.* [angl. ***immature***]. Qui n'a pas encore atteint son développement complet.

IMMÉDIAT, E, *adj.* [angl. ***immediate***]. Qui a lieu sans intermédiaire. – ***auscultation i.*** V. *auscultation.*

IMMERSION, *s. f.* [angl. ***immersion***]. Le fait d'être plongé dans un liquide. V. *hydrocution, submersion* et *noyade.*

IMMOBILISATION, *s. f.* [angl. ***immobilization***]. Fixation d'un membre ou de toute autre partie du corps pour lui éviter de prendre un attitude vicieuse. Elle utilise des appareils plâtrés, métalliques (attelles), faits de matières synthétiques (résines) ou des systèmes de traction.

IMMOBILISINE, *s. f.* [angl. ***immobilizin***]. Anticorps spécifique immobilisant le *Treponema pallidum.* Sa présence, dans le sang des syphilitiques, permet le diagnostic sérologique de la maladie (test de Nelson).

IMMORTALISATION, *s. f.* [angl. ***immortalization***]. Acquisition, par une cellule, de la faculté de se multiplier indéfiniment en culture, sous l'effet de substances oncogènes.

IMMUN, E, *adj.* [angl. ***immune***]. Se dit du sujet qui possède l'immunité.

IMMUNISATION, *s. f.* [angl. ***immunization***]. Acte par lequel on confère l'immunité.

IMMUNITAIRE, *adj.* [angl. ***pertaining to immunity***]. Qui se rapporte à l'immunité.

IMMUNITÉ, *s. f.* [angl. ***immunity***]. 1° Propriété que possèdent certains individus d'êtres exempts de manifestations morbides apparentes, quand ils sont soumis à l'action d'un antigène. – 2° Par extension, toute modification apportée à un organisme par la présence d'anticorps, que cette modification lui soit bénéfique ou nuisible.

IMMUNOCHIMIE, *s. f.* [angl. ***immunochemistry***]. 1° Étude de la constitution chimique des antigènes et des anticorps. – 2° Partie de la chimie qui étudie les réactions d'immunité, les réactions antigène-anticorps.

IMMUNOCYTE, *s. m.* [angl. ***immunocyte***]. V. *lymphocyte* ; certains auteurs réservent cette appellation aux lymphocytes T.

IMMUNODÉFICIENCE, *s. f.* [angl. ***immunodeficiency***]. Diminution ou disparition des réactions immunitaires.

IMMUNODÉFICITAIRE ACQUIS (syndrome) V. *sida.*

IMMUNODÉPRESSEUR, *adj.* et *s. m.* [angl. ***immunosupressive***]. Qui supprime ou réduit les réactions immunologiques spécifiques de l'organisme.

IMMUNO-ÉLECTROPHORÈSE, *s. f.* [angl. ***immunoelectrophoresis***]. Procédé de séparation et d'étude qualitative des protéines humorales, sanguines en particulier. C'est l'association d'une électrophorèse sur plaque de gélatine et d'une immunoprécipitation avec un sérum préparé.

IMMUNO-ENZYMATIQUE ou **IMMUNO-ENZYMOLOGIQUE (méthode)** [angl. ***enzyme-linked immunosorbent assay***]. Syn. *ELISA* (abréviation du terme anglais : *enzyme-linked immunosorbent assay*). Procédé de dosage des antigènes et des anticorps dans lequel le marqueur est une enzyme.

IMMUNOFLUORESCENCE (méthode d') [angl. ***fluorescent antibody test***]. Fixation de fluorescéine sur un anticorps spécifique permettant de repérer ce dernier dans un mélange anticorps-antigène, par examen au microscope en lumière ultraviolette.

IMMUNOGÉNÉTIQUE, *s. f.* [angl. ***immunogenetics***]. Étude de l'influence de l'hérédité sur les réactions immunitaires aux antigènes.

IMMUNOGLOBULINE, *s. f.* [angl. ***immunoglobulin***]. Symbole Ig. Gammaglobuline, existant dans le sérum sanguin et dans divers liquides biologiques, douée d'une activité anticorps. Les *i.* jouent un rôle essentiel dans la défense de l'organisme contre les agressions.

IMMUNOLOGIE, *s. f.* [angl. ***immunology***]. Partie de la médecine qui étudie les réactions (bénéfiques ou nocives) de l'organisme dans lequel apparaît un élément entrant dans la catégorie des antigènes (réaction antigène-anticorps).

IMMUNOPRÉCIPITATION, *s. f.* [angl. ***immunoprecipitation***]. Formation d'un précipité lorsqu'un anticorps dit précipitant rencontre l'antigène correspondant.

IMMUNOSUPPRESSEUR, *adj.* et *s. m.* V. *immunodépresseur*.

IMMUNOTHÉRAPIE, *s. f.* [angl. ***immunotherapy***]. Méthode de traitement destinée à modifier les moyens de défense naturels de l'organisme, soit par injection de sérum ou d'immunoglobuline qui apporte les anticorps spécifiques (*i. passive*), soit par la vaccinothérapie qui suscite la production de ces anticorps (*i. active*).

IMP. V. *institut médico-pédagogique*.

IMPATIENCES, *s. f. pl.* V. *jambes sans repos (syndrome des)*.

IMPERFORATION, *s. f.* [angl. ***imperforation***]. Malformation consistant en l'occlusion complète d'un canal ou d'un orifice naturel. P. ex. : *i. de l'anus, de l'œsophage*, etc.

IMPÉTIGO, *s. m.* [angl. ***impetigo***]. Dermatose infectieuse et contagieuse très fréquente chez l'enfant, siégeant surtout au visage et aux mains. Elle est caractérisée par la formation de vésiculo-pustules qui laissent échapper un liquide se concrétant en croûtes jaunâtres caractéristiques.

IMPLANT, *s. m.* [angl. ***implant***]. 1° Comprimé ou fragment de tissu utilisé en implantation. – 2° ***i. dentaire***. Racine artificielle en céramique ou titane insérée dans l'alvéole et destinée à soutenir une prothèse dentaire. – 3° Prothèse cristallinienne. V. *cataracte*.

IMPLANTATION, *s. f.* [angl. ***implantation***]. 1° Mise en place, dans le tissu cellulaire sous-cutané, de comprimés hormonaux à résorption lente et régulière. – 2° Mise en place d'un implant dentaire ou cristallinien.

IMPLANTOLOGIE, *s. f.* [angl. ***implantology***]. Science des implants.

IMPUBÈRE, *adj.* [angl. ***impuberal***]. Qui n'a pas atteint l'âge de la puberté.

IMPUISSANCE, *s. f.* [angl. ***impotence***]. Impossibilité de pratiquer l'acte sexuel normal et complet chez l'homme. V. *dysfonction érectile*.

IMPULSIF, VE, *adj.* et *s. m.* [angl. ***impulsive***]. Individu chez lequel la volonté est profondément lésée et qui est incapable de résister à ses impulsions.

IMPULSION, *s. f.* [angl. ***impulsion***]. Trouble de la volonté que l'on observe chez certains malades mentaux qui sont entraînés d'une façon irrésistible à accomplir certaines actions qui s'imposent à leur volonté.

IMPUTABILITÉ, *s. f.* [angl. ***imputability***]. Établissement d'une relation de cause à effet. P. ex. entre un accident et un symptôme.

IN SITU (en latin : *dans le lieu*). Se dit de phénomènes observés là où ils se produisent. – ***cancer in situ***. Syn. *cancer intraépithélial*. Variété d'épithélioma dont les anomalies histologiques sont seulement localisées à l'épithélium, sans aucune extension locale ou à distance.

IN TOTO. Locution latine signifiant en totalité, complètement.

IN UTERO. Locution latine désignant les phénomènes survenant dans l'utérus gravide.

IN VITRO. Locution latine désignant des phénomènes observés au laboratoire, à partir de prélèvements humoraux ; s'oppose à *in vivo*.

IN VIVO. Locution latine désignant des phénomènes observés dans l'organisme vivant dans son entier ; s'oppose à *in vitro*.

INACTIVATION, *s. f.* [angl. ***inactivation***]. Suppression de l'activité biologique d'une substance. P. ex. *i. d'une toxine par le formol* (v. *anatoxine*).

INADAPTATION, *s. f.* [angl. ***social misfitness***]. Impossibilité de se mettre en harmonie avec l'entourage, le milieu.

INANITION, *s. f.* [angl. ***inanition***]. État de maigreur et de carence extrême dû à des privations alimentaires importantes et prolongées.

INAPPÉTENCE, *s. f.* V. *anorexie*.

INAPTITUDE AU TRAVAIL. État d'une personne dont l'âge est compris entre 60 et 65 ans, ayant une incapacité définitive d'au moins 50 % et chez laquelle la poursuite de l'activité professionnelle nuirait gravement à la santé.

INCa. Institut du cancer.

INCAPABLE MAJEUR. Personne de plus de 18 ans dont l'altération des facultés mentales ou corporelles empêchant l'expression de la volonté, entraîne le besoin d'être protégé dans les actes de la vie civile. V. *sauvegarde de justice, curatelle* et *tutelle.*

INCAPACITÉ, *s. f.* [angl. ***incapacity***]. Altération de l'aptitude aux activités de la vie quotidienne. C'est la conséquence de la *déficience.* V. ce terme et *handicap.*

INCAPACITÉ DE TRAVAIL [angl. ***disability***]. Impossibilité d'exercer une activité professionnelle à la suite d'une maladie ou d'un accident.

INCIDENCE, *s. f.* [angl. ***incidence***] (épidémiologie). Nombre de cas nouveaux de maladie pendant une période et dans une population données.

INCIPIENS, *adj.* (lat.) [angl. ***incipient***]. Se dit d'une maladie à son début.

INCISION, *s. f.* [angl. ***incision***]. 1° Section des parties molles avec un instrument tranchant. – 2° Résultat de cette opération.

INCISIVE, *s. f.* [angl. ***incisor tooth***]. Syn. *dent incisive.* Dent tranchante munie d'une seule racine, située à la partie antérieure et médiane des arcades dentaires.

INCLUSION DE LA DENT DE SAGESSE [angl. ***impaction of the wisdom tooth***]. Impossibilité pour la dent de sagesse, entourée par le tissu osseux du maxillaire, de faire éruption au dehors.

INCLUSIONS CYTOMÉGALIQUES (maladie des) [angl. ***cytomegalic inclusion disease***]. Affection due au cytomégalovirus et ressemblant à la mononucléose infectieuse.

INCOMPABILITÉ SANGUINE [angl. ***blood incompatibily***]. Rapport entre les sangs de 2 sujets tels qu'une transfusion de l'un à l'autre soit impossible sans provoquer des accidents ; le plus souvent parce que les *hématies* du donneur seront agglutinées puis hémolysées par l'anticorps correspondant contenu dans le plasma sanguin du receveur. V. *groupes sanguins.*

INCONSCIENCE, *s. f.* [angl. ***inconsciousness***]. 1° Privation de la conscience. – 2° Absence de jugement, de sérieux, ou ignorance.

INCONSCIENT, *s. m.* [angl. ***inconsciousness***] (psychanalyse). Ensemble des éléments exclus de la conscience par un processus de refoulement.

INCONTINENCE, *s. f.* [angl. ***incontinence***]. Émission involontaire de matières fécales ou d'urine.

INCOORDINATION, *s. f.* [angl. ***incoordination***]. Difficulté ou impossibilité de coordonner les mouvements des différents groupes musculaires.

INCRÉMENT, *s. m.* [angl. ***increment***]. Augmentation, accroissement, allongement. S'oppose à *décrément.*

INCUBATEUR, *s. m.* [angl. ***incubator***]. Appareil destiné à assurer, dans une enceinte close, l'élevage des enfants nés prématurément.

INCUBATION, *s. f.* [angl. ***incubation***]. Développement, dans l'organisme, d'un germe qui y a pénétré et ne manifeste pas encore, cliniquement, sa présence. – La *période d'i.* est le temps qui s'écoule entre la contagion et l'apparition des premiers symptômes de la maladie (invasion).

INCURABLE, *adj.* ou *s. m.* ou *f.* [angl. ***incurable***]. Impossible à guérir.

INDÉPENDANCE, *s. f.* [angl. ***independence***]. Fait de n'avoir besoin de personne, de n'être soumis à quiconque.

INDICATEUR, *s. m.* [angl. ***indicator***]. Élément variable permettant de mesurer l'évolution d'un phénomène.

INDICE DE MASSE CORPORELLE [angl. ***body mass index***]. Rapport du poids (en kg) au carré de la taille (exprimée en mètres). Une valeur supérieure ou égale à 30 définit l'obésité. V. ce terme et *surpoids.*

INDOLENT, E, *adj.* [angl. ***indolent***]. Indolore.

INDUCTEUR, TRICE, *adj.* [angl. ***inducer***]. Qui oriente et facilite un processus biologique, une réaction chimique.

INDUCTION, *s. f.* [angl. ***induction***]. 1° Déclenchement retardé d'un phénomène. – 2° Premier temps de l'anesthésie générale ; il consiste à endormir le malade par inhalation ou par injection intraveineuse.

INFANTICIDE, *s. m.* [angl. ***infanticide***]. Meurtre d'un enfant, et spécialement d'un nouveau-né.

INFANTILISME, *s. m.* [angl. ***infantilism***]. État d'un individu qui présente à l'âge adulte un aspect et un psychisme rappelant plus ou moins ceux d'un enfant.

INFARCISSEMENT, *s. m.* [angl. ***infarction***]. Formation d'un infarctus dans un organe.

INFARCTECTOMIE, *s. f.* [angl. ***infarctectomy***]. Résection d'un infarctus.

INFARCTUS, *s. m.* [angl. ***infarction***]. Nom donné à un territoire vasculaire où cesse la circulation, quand la région ainsi frappée de mort n'est pas le siège de phénomènes septiques. – *i. du myocarde.*

INFARCTUS DU MYOCARDE [angl. ***myocardial infarction***]. Conséquence de l'oblitération d'une artère coronaire. Il se traduit par une crise d'angine de poitrine, des modifications de l'électrocardiogramme, une élévation d'enzymes sanguines (CPK, LDH, ASAT, troponine) et peut se compliquer de troubles du rythme et de la conduction et d'insuffisance cardiaque.

INFÉCONDITÉ, *s. f.* V. *infertilité.*

INFECTANT, E, *adj.* [angl. ***infecting***]. Qui peut causer l'infection.

INFECTIEUX, SE, *adj.* [angl. ***infectious***]. Qui communique ou détermine une infection. – *maladie i.*

INFECTIOLOGIE, *s. f.* [angl. ***infectiology***]. Étude des maladies infectieuses.

INFECTION, *s. f.* [angl. ***infection***]. Envahissement d'un organisme par un microbe.

INFECTION NOSOCOMIALE [angl. ***nosocomial infection***]. Infection contractée en milieu hospitalier. V. *comité d'action contre les infections nosocomiales (CLIN).*

INFECTION OPPORTUNISTE [angl. ***opportunistic infection***]. Infection due à un germe habituellement peu agressif et qui devient virulent parce qu'il se développe chez un sujet en état de déficience immunitaire.

INFECTIOSITÉ, *s. f.* [angl. ***infectivity***]. Qualité de ce qui est infectieux. Pouvoir infectant. P. ex. : *i. des poussières.*

INFÉRIORITÉ (complexe, ou mieux **sentiment d')** [angl. ***inferiority complex***] (psychanalyse). Impression d'insuffisance, d'être en dessous de sa tâche ou incapable d'atteindre l'idéal désiré.

INFERTILITÉ, *s. f.* [angl. ***infertility***]. Syn. *infécondité.* Impossibilité de se reproduire. L'*i.* n'a pas le caractère définitif de la stérilité.

INFESTATION, *s. f.* [angl. ***infestation***]. 1° Pénétration dans l'organisme, ou fixation sur lui, d'un parasite non microbien. – 2° État de l'organisme envahi par ce parasite.

INFILTRAT, *s. m.* [angl. ***infiltrat***]. Terme utilisé en radiologie pulmonaire pour désigner une opacité dont le diamètre ne dépasse pas quelques centimètres.

INFILTRATION, *s. f.* [angl. ***infiltration***]. 1° Envahissement des tissus (œdème) par un liquide, par des gaz (emphysème sous-cutané) ou par le développement d'un tissu néoplasique. – 2° Injection d'un liquide anesthésique au contact d'un ganglion ou d'un nerf dont on veut interrompre passagèrement les fonctions.

INFIRME, *adj.* et *s. m.* ou *f.* [angl. ***disabled***]. Syn. *invalide, handicapé.* Diminué dans ses fonctions physiques ou mentales.

INFIRMIER, INFIRMIÈRE, *s. m.* ou *f.* [angl. ***nurse***]. Personne diplômée, exerçant la profession d'auxiliaire médical, soignant les malades, et pouvant participer à différentes activités en matière de prévention, éducation de la santé, formation ou encadrement. V. *acte infirmier, cadre de santé, DEI, IADE, IBODE, IDE, IFSI, santé (professions de).*

INFIRMIER(ÈRE) À DOMICILE [angl. ***home nurse***]. Infirmier(ère) exerçant son activité de soins (libérale ou salariée) au lieu d'habitation de ses clients.

INFIRMIER(ÈRE) ANESTHÉSISTE DIPLÔMÉ(E) D'ÉTAT (IADE). Personne titulaire du diplôme d'État d'infirmier(ère) anesthésiste, travaillant sous la responsabilité d'un médecin anesthésiste. La liste de ses activités figure à l'article R. 4311-12 du décret n° 2004-802 du 29 juillet 2004.

INFIRMIER(ÈRE) CLINICIEN(NE) [angl. ***clinician nurse***]. Infirmier(ère) expert(e) en soins qui, de part sa formation, son expérience et ses compétences, prodigue des soins, donne des conseils aux équipes, participe à la recherche en soins infirmiers. L'infirmier(ère) clinicien(ne) soigne des personnes ayant des problèmes complexes à l'hôpital ou en secteur extra-hospitalier.

INFIRMIER(ÈRE) D'ACCUEIL ET D'ORIENTATION. Infirmier(ère) travaillant dans le service d'urgences d'un établissement de santé et chargé(e) d'évaluer l'état et d'orienter en conséquence lors de leur admission les personnes qui s'y présentent.

INFIRMIER(ÈRE) D'ENTREPRISE. V. *infirmier(ère) de santé au travail.*

INFIRMIER(ÈRE) DE BLOC OPÉRATOIRE DIPLÔMÉ(ÉE) D'ÉTAT (IBODE). Syn. anciens : *infirmier(ère) panseur(se), infirmier(ère) instrumentiste.* Infirmier(ère) titulaire du diplôme d'État de bloc opératoire. La liste de ses activités figure à l'article R. 4311-11 du décret n° 2004-802 du 29 juillet 2004.

INFIRMIER(ÈRE) DE L'ÉDUCATION NATIONALE. Syn. *infirmier(ère) scolaire.* Infirmier(ère) exerçant en milieu scolaire des activités préventives et de soins.

INFIRMIER(ÈRE) DE SANTÉ PUBLIQUE [angl. ***public health nurse***]. Infirmier(ère) exerçant dans le cadre des fonctionnaires des collectivités territoriales une action de prévention et d'éducation (PMI, etc.).

INFIRMIER(ÈRE) DE SANTÉ AU TRAVAIL [angl. ***occupational health nurse***]. Infirmier(ère) exerçant des activités de prévention et de soins dans le cadre des services de santé du travail.

INFIRMIER(ÈRE) DE SECTEUR PSYCHIATRIQUE (ISP). Infirmier(ère) titulaire de l'ancien diplôme d'État d'infirmier(ère) de secteur psychiatrique (DEISP). Cadre en voie d'extinction depuis 1992, date à laquelle le diplôme d'état d'infirmier (DEI) reste le seul diplôme en cours.

INFIRMIER(ÈRE) (DU SERVICE DE SANTÉ) DES ARMÉES. L'infirmier(ère) militaire est un personnel soignant au service de la nation. Ce service de santé met à la disposition de celle-ci des équipes médicales et paramédicales spécialisées en réanimation et traumatologie d'urgence. L'infirmier(ère) militaire est recruté(e) après son diplôme d'état et sert sous contrat. Il(elle) participe aux missions du service de santé des armées en métropole et hors métropole.

INFIRMIER(ÈRE) DES COLLECTIVITÉS TERRITORIALES. V. *infirmier(ère) de santé publique.*

INFIRMIER(ÈRE) DIPLÔMÉ(ÉE) D'ÉTAT (IDE) [angl. ***registered nurse***]. V. *infirmier(ère) et diplôme d'État d'infirmier(ère).*

INFIRMIER(ÈRE) EN ASSISTANCE CIRCULATOIRE. Infirmier(ère) travaillant au bloc opératoire et chargé du fonctionnement des appareils de circulation extracorporelle. V. ce terme.

INFIRMIER(ÈRE) EN MILIEU PÉNITENTIAIRE [angl. ***jail nurse***]. Infirmier(ère) détaché(e) par un établissement de santé pour s'occuper de l'état sanitaire des détenus.

INFIRMIER(ÈRE) GÉNÉRAL(E). Dénomination remplacée depuis 2002 par celle de *directeur(trice) des soins.* V. ce terme.

INFIRMIER(ÈRE) HYGIÉNISTE [angl. ***hygienist nurse***]. Infirmier(ère) spécialisé(e) en hygiène (v. ce terme) et notamment dans la lutte contre les infections nosocomiales (v. ce terme et *comité de lutte contre les infections nosocomiales*).

INFIRMIER(ÈRE) INSTRUMENTISTE. V. *infirmier(ère) de bloc opératoire diplômé(e) d'État.*

INFIRMIER(ÈRE) LIBÉRAL(E) [angl. ***liberal nurse***]. Infirmier(ère) dispensant des soins dans le cadre d'une activité libérale, non salariée.

INFIRMIER(ÈRE) PANSEUR(SE). V. *infirmier(ère) de bloc opératoire diplômé(e) d'État.*

INFIRMIER(ÈRE) PRINCIPAL(E). Infirmier(ère) exerçant en établissement spécialisé dans la lutte anticancéreuse.

INFIRMIER(ÈRE) PUÉRICULTEUR(TRICE). Infirmier(ère) réalisant des soins destinés à maintenir ou restaurer la santé des enfants et les accompagner. Il peut s'agir de prévention, de dépistage, de diagnostic et de traitements.

INFIRMIER(ÈRE) SCOLAIRE [angl. ***school nurse***]. V. *infirmier(ère) de l'Éducation nationale.*

INFIRMIER(ÈRE) STOMATHÉRAPEUTE. Infirmier(ère) qui de part sa formation spécifique a acquis les compétences dans les soins des stomies. L'infirmier(ère) stomathérapeute donne des conseils sur le matériel à utiliser et prodigue des soins d'éducation. V. *stomathérapeute.*

INFIRMITÉ MOTRICE CÉRÉBRALE (IMC) [angl. *cerebral palsy*]. État congénital ou acquis très précocément, associant paralysies, mouvements anormaux et souvent aussi déficiences sensorielles et psychiques.

INFLAMMATION, *s. f.* [angl. ***inflammation***]. Processus de défense de l'organisme, réactionnelle à une agression. Il comporte des phénomènes vasomoteurs, puis cellulaires et enfin tissulaires.

INFLAMMATOIRE, *adj.* [angl. ***inflammatory***]. Qui concerne l'inflammation. – *maladie i.* V. *maladie systémique.*

INFLUENZA, *s. f.* V. *grippe.*

INFORMATION DU PATIENT [angl. ***patient's information***]. Indispensable en médecine de ville comme chez les sujets hospitalisés, elle est obligatoirement effectuée chez ces derniers grâce au livret d'accueil et à la charte du patient hospitalisé, et chez tous en mettant en pratique le principe du consentement éclairé. V. ces termes.

INFRACLINIQUE, *adj.* [angl. ***subclinical***]. Qui ne provoque pas de manifestation clinique et ne peut être mis en évidence que par des examens de laboratoire.

INFRAROUGE, *adj.* V. *rayonnement infrarouge.*

INFUNDIBULECTOMIE, *s. f.* [angl. ***infundibulectomy***]. Résection partielle de l'infundibulum de l'artère pulmonaire.

INFUNDIBULUM, *s. m.* [angl. ***infundibulum***]. Structure anatomique en forme d'entonnoir. – ***i. de l'artère pulmonaire,*** désormais appelé *cône artériel,* v. ce terme.

INFUSION, *s. f.* [angl. ***infusion***]. 1° Préparation obtenue en versant de l'eau bouillante sur une substance (végétale par exemple) pour en extraire les principes actifs. – 2° Terme anglais signifiant perfusion.

INFUSOIRES, *s. m. pl.* [angl. ***infusoria***]. Protozoaires ayant, à la surface de leurs corps, un nombre plus ou moins grand de cils vibratiles.

INGÉNIÉRIE MÉDICALE [angl. ***medical engineering***]. Syn. *génie médical et biologique, génie biomédical.* Science qui a pour but la réalisation d'appareils complexes employés en médecine à des fins diagnostiques ou thérapeutiques. P. ex. : *scanographes, reins et cœur-poumon artificiels,* etc.

INGESTA, *s. m. pl.* (lat.) [angl. ***ingesta***]. Nom générique de tous les aliments.

INGUINAL, E, *adj.* [angl. ***inguinal***]. Relatif à l'aine. – *hernie i.*

INH. V. *isoniazide.*

INHALATION, *s. f.* [angl. ***inhalation***]. 1° Absorption dans un but thérapeutique, par les voies respiratoires de gaz, de vapeurs ou de liquides réduits en brouillards. – 2° Pénétration dans les voies aériennes de substances solides ou liquides. V. *fausse route.*

INHIBITEUR. 1° *adj.* [angl. ***inhibitory***]. Qui provoque l'inhibition. – 2° *s. m.* [angl. ***inhibitor***]. Élément capable de diminuer ou de suspendre l'activité d'une substance organique, de ralentir ou d'arrêter une réaction chimique.

INHIBITEUR CALCIQUE [angl. ***calcium antagonist***]. Syn. *antagoniste calcique.* Substance capable de freiner l'entrée des ions calcium dans les fibres musculaires striées et lisses. Les *i. c.* sont prescrits dans l'angine de poitrine, l'hypertension artérielle et les troubles du rythme cardiaque.

INHIBITEUR DE L'ALPHA-GLUCOSIDASE [angl. ***alphaglucosidase inhibitor***]. Substance diminuant l'hydrolyse intestinale de certains sucres par la maltase et préconisée dans le traitement du diabète sucré du type 2. P. ex. l'*acarbose.*

INHIBITEUR DE L'ENZYME DE CONVERSION. V. *enzyme de conversion.*

INHIBITEUR DE LA MONOAMINE OXYDASE (IMAO) [angl. ***monoamine oxidase inhibitor***]. Substance s'opposant à l'action de cette enzyme de dégradation des monoamines (v. ce terme). Les *IMAO* sont des antidépresseurs efficaces, mais d'utilisation malaisée.

INHIBITION, *s. f.* [angl. ***inhibition***] (chimie). Ralentissement ou arrêt d'une réaction (p. ex. *enzymatique*) sous l'effet d'un inhibiteur.

INJECTION, *s. f.* [angl. ***injection***]. Introduction sous pression d'un liquide ou d'un gaz dans une cavité, un vaisseau ou dans l'épaisseur d'un tissu.

INNÉ, E, *adj.* [angl. ***congenital***]. Congénital.

INNERVATION, *s. f.* [angl. ***innervation***]. Distribution des nerfs dans un organe ou une région du corps.

INNOCUITÉ, *s. f.* [angl. ***harmlessness***]. Qualité de ce qui est sans danger.

INOCULATION, *s. f.* [angl. ***inoculation***]. Introduction dans l'organisme, par une brèche faite aux téguments, d'une substance contenant les germes d'une maladie.

INONDATION VENTRICULAIRE [angl. ***intraventricular haemorrage***]. Irruption de sang dans les ventricules du cerveau au cours d'une hémorragie cérébrale.

INORGANIQUE, *adj.* V. *anorganique.*

INOTROPE, *adj.* [angl. ***inotropic***]. Se dit en physiologie de tout ce qui concerne la contractilité de la fibre musculaire.

INR. Abréviation du terme anglais *international normalised ratio*, ou rapport normalisé international. Mode d'expression standardisé du temps de Quick.

INSECTE, *s. m.* [angl. ***insect***]. Arthropode dont le corps est composé de 3 segments : la tête, le thorax et l'abdomen. Les punaises et les poux, les mouches et les moustiques, les puces sont des *i.*

INSÉMINATION, *s. f.* [angl. ***insemination***]. Introduction de sperme dans les voies génitales féminines.

INSÉMINATION ARTIFICIELLE [angl. ***artificial insemination***]. Traitement de l'infertilité consistant à déposer du sperme (frais ou conservé par congélation, provenant du conjoint ou d'un donneur) au niveau du col de l'utérus ou mieux dans sa cavité.

INSENSIBILISATION, *s. f.* [angl. ***temporary desensitization***]. Abolition de la sensibilité locale ou générale.

INSOLATION, *s. f.* V. *coup de chaleur.*

INSOMNIE, *s. f.* [angl. ***insomnia***]. Absence de sommeil.

INSPECTION, *s. f.* [angl. ***inspection***]. Premier temps de l'examen physique consistant à observer le patient et rechercher une anomalie de l'aspect de son corps.

INSPIRATION, *s. f.* [angl. ***inspiration***]. Admission de l'air dans les poumons.

INSTILLATION, *s. f.* [angl. ***instillation***]. Action de verser un liquide goutte à goutte.

INSTITUT DE FORMATION D'AIDES-SOIGNANTS (IFAS). Établissement pédagogique (anciennement « école ») préparant au diplôme d'État d'aide-soignant(e).

INSTITUT DE FORMATION DE CADRES DE SANTÉ (IFCS). Syn. ancien *école des cadres infirmiers.* Établissement pédagogique destiné à former les cadres de santé. V. ce terme.

INSTITUT DE FORMATION EN SOINS INFIRMIERS (IFSI). Établissement pédagogique (anciennement « école ») préparant au diplôme d'État d'infirmier(ère).

INSTITUT DE FORMATION EN MASSO-KINÉSITHÉRAPIE. Établissement pédagogique (anciennement « école ») préparant au diplôme d'État de masseur-kinésithérapeute.

INSTITUT MÉDICO-LÉGAL. Établissement destiné 1° à recevoir les corps des personnes décédées en dehors de leur domicile ou d'un établissement hospitalier et – 2° aux autopsies médico-légales.

INSTITUT MÉDICO-PÉDAGOGIQUE. Établissement destiné à l'enseignement de jeunes handicapés mentaux.

INSUFFISANCE, *s. f.* [angl. ***insufficiency***]. État d'infériorité physiologique dans lequel se trouve un organe devenu incapable de remplir ses fonctions dans leur intégralité.

INSUFFISANCE AORTIQUE [angl. ***aortic incompetency***]. Incontinence de l'appareil valvulaire aortique, aboutissant à une régurgitation diastolique de sang, de l'aorte vers le ventricule gauche.

INSUFFISANCE ARTÉRIELLE [angl. ***arterial insufficiency***]. Ischémie d'aval provoquée par le rétrécissement ou l'oblitération d'une artère. Elle peut être aiguë (embolie) ou chronique (athérosclérose).

– ***i. a. des membres inférieurs.*** V. *artériopathie oblitérante des membres inférieurs* à *artériopathie.*

INSUFFISANCE CARDIAQUE [angl. ***heart failure***]. Inaptitude du cœur à répondre aux besoins hémodynamiques de l'organisme.

INSUFFISANCE MITRALE [angl. ***mitral incompetency***]. Incontinence de l'appareil mitral entraînant une régurgitation systolique de sang du ventricule gauche dans l'oreillette gauche.

INSUFFISANCE RÉNALE AIGUË [angl. ***acute renal failure***]. Défaillance aiguë des fonctions des reins qui se manifeste par un arrêt total (anurie) ou presque de l'émission spontanée d'urine.

INSUFFISANCE RESPIRATOIRE [angl. ***respiratory insufficiency***]. Impossibilité, pour l'appareil respiratoire, de maintenir, dans le sang artériel, les pressions partielles d'O_2 et de CO_2 et la saturation en oxygène à leurs niveaux normaux.

INSUFFISANCE SURRÉNALE [angl. ***adrenal insufficiency***]. Diminution ou arrêt de la sécrétion des hormones corticosurrénales.

INSUFFISANCE TRICUSPIDE [angl. ***tricuspid insufficiency***]. Incontinence de l'appareil valvulaire tricuspide, entraînant une régurgitation systolique de sang du ventricule droit vers l'oreillette droite.

INSUFFISANCE VALVULAIRE [angl. ***valvular insufficiency***]. Défaut d'application des valves d'un orifice cardiaque, ayant pour résultat le reflux d'une partie du sang dans la cavité qu'il vient de quitter. – Défaut de continence de valvule veineuse.

INSUFFISANCE VERTÉBRO-BASILAIRE [angl. ***basilar insufficiency***]. Déficit circulatoire dans le territoire des artères vertébrales et du tronc basilaire, dû presque toujours à des lésions athéromateuses sténosantes et thrombosantes.

INSUFFLATION, *s. f.* [angl. ***insufflation***]. Injection, dans une cavité, de gaz ou de corps solides ou liquides pulvérisés.

INSULA (lobe de l') [angl. ***lobus insularis***]. Partie du cortex cérébral située au fond du sillon latéral. V. *capsule extrême.*

INSULAIRE, *adj.* [angl. ***insular***]. Qui se rapporte : 1° à l'*insula*, lobe du cortex cérébral situé au fond du sillon latéral (ou scissure de Sylvius) ; 2° aux îlots de Langerhans du pancréas.

INSULINE, *s. f.* [angl. ***insulin***]. Hormone antidiabétique provenant du pancréas (cellules bêta des îlots de Langerhans) ; elle abaisse le taux de la glycémie et favorise l'utilisation du glucose par les tissus. Récemment sont apparus les ***analogues de l'i.*** (*i.* glargine, *i.* lispro, *i.* asparte, *i.* detemir, etc).

INSULINODÉPENDANT, E, *adj.* [angl. ***insulin dependant***]. Qui ne peut se passer d'insuline.

INSULINOME, *s. m.* [angl. ***insulinoma***]. Tumeur bénigne (adénome) ou maligne (épithéliome) des îlots de Langerhans du pancréas.

INSULINOPRIVE, *adj.* [angl. ***insulinopenic***]. Qui se rapporte à un manque d'insuline.

INSULINORÉSISTANCE, *s. f.* [angl. ***insulin-resistance***]. Résistance de l'organisme à l'action hypoglycémiante de l'insuline.

INSULINOTHÉRAPIE, *s. f.* [angl. ***insulinization***]. Traitement par l'insuline.

INTELLIGENCE, *s. f.* [angl. ***intelligence***]. Faculté de comprendre et de s'adapter.

INTENTION, *s. f.* [angl. ***intention***]. Action de tendre les lèvres d'une plaie pour les rapprocher.

INTERCOSTAL, E, *adj.* [angl. ***intercostal***]. Situé entre les côtes. P. ex. *muscle i.*

INTERCURRENT, E, *adj.* [angl. ***intercurrent***]. Se dit d'une complication ou d'une affection survenant au cours d'une autre maladie.

INTERFÉRENCE, *s. f.* [angl. ***interference***] (cardiologie). Variété d'arythmie caractérisée par la coexistence, dans le cœur, de deux rythmes indépendants, de cadences à peu près égales.

INTERFÉRON, *s. m.* [angl. ***interferon***]. Glycoprotéine très petite, produite très rapidement et pendant une durée très brève, dans une cellule infectée par un virus ; elle inhibe la multiplication de ce dernier.

INTERLEUKINE, *s. f.* [angl. ***interleukin***]. Substance plasmatique soluble sécrétée par les macrophages et certains lymphocytes et qui stimule d'autres cellules responsables de l'immunité. V. *cytokine*.

INTERMÉDIAIRE (nerf) [angl. ***intermediate nerve***]. Syn. ancien *nerf i. de Wrisberg, nerf VII bis*. Nerf crânien accompagnant le nerf facial, à destination sensitivo-sensorielle pour les 2/3 antérieurs de la langue et les glandes submandibulaire et sublinguale, nasale, palatine et lacrymale.

INTERMENSTRUEL, LE, *adj.* [angl. ***intermenstrual***]. Qui survient entre les règles.

INTERMITTENT, E, *adj.* [angl. ***intermittent***]. Qui se reproduit à intervalles réguliers. – *fièvre i.*

INTERNE, *adj.* (anatomie). V. *médial*.

INTERNISTE, *s. m.* ou *f.* [angl. ***internist***]. Praticien consacrant son activité à la médecine interne. V. *généraliste*.

INTÉROCEPTEUR, *s. m.* [angl. ***interoceptor***]. Terminaison nerveuse sensitive recueillant les excitations venues de l'intérieur du corps.

INTERPHASE, *s. f.* [angl. ***interphase***]. Temps séparant deux divisions cellulaires. V. *mitose*.

INTERSTITIEL, LE, *adj.* [angl. ***interstitial***]. Qui concerne le tissu de soutien (tissu conjonctif et vaisseaux) entourant l'élément noble d'un organe. P. ex. : *néphrite i.*

INTERTRIGO, *s. m.* [angl. ***intertrigo***]. Inflammation de la peau au niveau des plis, d'origine microbienne.

INTESTIN, *s. m.* [angl. ***intestine***]. Partie du tube digestif faisant suite à l'estomac. Il se divise en *i. grêle* (lequel comprend 3 parties : le duodénum, le jéjunum et l'iléum), et en *gros i.* ou *côlon*, lequel se continue par le rectum qui se termine par le canal anal.

INTIMA, *s. f.* [angl. ***intima tunica vasorum***]. Tunique interne d'un vaisseau sanguin. V. *endartère* et *endoveine*.

INTOLÉRANCE, *s. f.* [angl. ***intolerance***] (biologie). Réactions opposées par certains sujets à un agent extérieur toléré par la plupart des autres individus. Ces réactions peuvent être générales ou localisées à un organe.

INTOLÉRANCE AU GLUCOSE [angl. ***impaired glucose tolerance***]. Hyperglycémie modérée, inférieure à 1,40 g/L à jeun et 2 g/L en période post-prandiale, insuffisante pour entraîner une glycosurie. Cet état (autrefois appelé état paradiabétique ou prédiabétique) évolue fréquemment vers le diabète non-insulinodépendant.

INTOXICATION, *s. f.* [angl. ***intoxication***]. Maladie provoquée par l'action de poisons sur l'organisme.

INTRADERMIQUE, *adj.* [angl. ***intradermal***]. Qui est dans l'épaisseur du derme. P. ex. : *injection i.*

INTRADERMO-RÉACTION, *s. f.* [angl. ***intradermoreaction***]. Réaction cutanée inflammatoire survenant au point d'injection intradermique d'une très minime quantité d'antigène. – *i. à la tuberculine.*

INTRAIT, *s. m.* Préparation pharmaceutique pulvérulente obtenue par stabilisation à la vapeur d'alcool, puis évaporation complète sous vide, d'une plante fraîche.

INTRAMURAL, E, *adj.* [angl. ***intramural***]. Qui est situé dans l'épaisseur d'une paroi (artère, bronche, cœur), séparé de la surface par une couche de tissu sain.

INTRAMUSCULAIRE, *adj.* [angl. ***intramuscular***]. Qui est dans l'épaisseur du tissu musculaire.

INTRARACHIDIEN, NE ou **INTRAVERTÉBRAL, E,** *adj.* [angl. ***intrarachidian***]. Qui est ou se fait dans l'intérieur du canal vertébral.

INTRAVASCULAIRE, *adj.* [angl. ***intravascular***]. Qui est à l'intérieur d'un vaisseau sanguin.

INTRAVEINEUX,SE, *adj.* [angl. ***intravenous***]. Dans la veine.

INTRAVENTRICULAIRE, *adj.* [angl. ***intraventricular***]. Qui est ou se fait dans l'intérieur d'un ventricule cérébral ou cardiaque.

INTROVERSION, *s. f.* [angl. ***introversion***]. Tendance à se replier sur soi-même, à s'intéresser uniquement à sa vie intérieure. V. *extraverti*.

INTUBATION, *s. f.* [angl. ***intubation***]. Introduction d'un tube dans un conduit naturel. – En anesthésie générale, mise en place d'une sonde endotrachéale destinée à assurer la liberté des voies aériennes.

INTUMESCENCE, *s. f.* [angl. ***intumescence***]. Gonflement.

INVAGINATION, *s. f.* [angl. ***invagination***]. Introduction d'une portion d'intestin dans celle qui lui fait suite, à la manière d'un doigt de gant.

INVALIDE, *adj.* et *s. m.* ou *f.* [angl. ***disabled***]. V. *infirme.*

INVALIDITÉ, *s. f.* [angl. ***disability***]. Diminution durable, partielle ou totale, de la capacité de travail. Consécutive à une maladie, un accident ou des faits de guerre, elle peut donner droit à une pension.

INVASION, *s. f.* [angl. ***invasion***]. Envahissement de l'organisme par un germe pathogène qui se manifeste par l'apparition des premiers symptômes de la maladie. – *La période d'i.* s'étend depuis la période d'incubation jusqu'à la période d'état.

INVASIVE, *adj.* Terme anglais signifiant « envahissant ». V. *effractif.*

INVERSION, *s. f.* [angl. ***inversion***]. Syn. *hétérotaxie, situs inversus, transposition viscérale.* Anomalie de situation des organes qui se trouvent du côté du corps opposé à celui qu'ils occuperaient normalement.

INVERTI, *s. m.* [angl. ***invert***]. Sujet atteint d'inversion du sens génital.

INVOLUTION, *s. f.* [angl. ***involution***]. Toute modification régressive d'un organe ou d'un processus morbide.

IODE (teinture d') [angl. ***iodine tincture***]. Soluté alcoolique d'iode officinal, de couleur acajou, employé comme antiseptique externe.

IODÉMIE, *s. f.* [angl. ***iodaemia***]. Présence d'iode dans le sang.

IODIDE, *s. f.* [angl. ***iodine eruption***]. Manifestation cutanée observée chez certains sujets après absorption de l'iode ou d'un de ses composés.

ION, *s. m.* [angl. ***ion***]. Atome ou groupement d'atomes ayant perdu ou gagné un ou plusieurs électrons et qui, de ce fait, a acquis une charge électrique. Il y a deux sortes d'ions : les ions positifs ou *cations* et les ions négatifs ou *anions.*

IONISATION, *s. f.* [angl. ***iontophoresis***]. 1° Introduction dans l'organisme des éléments d'une substance chimique décomposée par électrolyse. – 2° [angl. ***ionization***]. Formation d'ions à partir de molécules.

IONOGRAMME, *s. m.* [angl. ***ionogram***]. Formule ou graphique indiquant la concentration des différents ions dans un liquide. L'*i.* est généralement exprimé en milli-équivalents par litre.

IRIDECTOMIE, *s. f.* [angl. ***iridectomy***]. Résection partielle de l'iris.

IRIDOCYCLITE, *s. f.* [angl. ***iridocyclitis***]. Variété d'iritis ou d'irido-choroïdite associée à l'inflammation du corps ciliaire.

IRIS, *s. m.* [angl. ***iris***]. Diaphragme vertical et circulaire de l'œil, dont il sépare les chambres antérieure et postérieure. Pigmenté, donnant sa coloration à l'œil, il règle l'entrée de la lumière en modifiant les dimensions de son orifice central, la pupille.

IRITIS, *s. f.* [angl. ***iritis***]. Inflammation de l'iris.

IRM. Abréviation d'*imagerie par résonance magnétique.* V. *résonance magnétique nucléaire* et *imagerie médicale.*

IRRADIATION, *s. f.* [angl. ***irradiation***]. Syn. *radiation.* 1° Émission de divers rayonnements. – 2° Application de ceux-ci sur des organismes ou des substances d'origine animale ou végétale.

IRRITABILITÉ, *s. f.* [angl. ***irritability***]. Propriété possédée par les tissus et les organes vivants qui les fait réagir sous l'influence d'une excitation externe ou interne.

ISCHÉMIE, *s. f.* [angl. ***ischaemia***]. 1° Anémie locale. – 2° Degré de souffrance myocardique le plus précoce et le plus faible, à la suite de l'oblitération d'une artère coronaire. L'*i.* se traduit, sur l'électrocardiogramme, par une modification des ondes T. V. *lésion* et *nécrose.*

ISCHÉMIE MYOCARDIQUE SILENCIEUSE [angl. ***silent myocardial ischaemia***]. Négativation transitoire de l'onde T de l'électrocardiogramme survenant en dehors de tout angor, observée chez des insuffisants coronariens.

ISCHIATIQUE (nerf). V. *sciatique (nerf).*

ISCHION, *s. m.* [angl. ***ischium***]. V. *ischium.*

ISCHIUM, *s. m.* (lat) Syn. ancien *ischion.* Partie postérieure et inférieure de l'os coxal, comportant un corps, une branche et une volumineuse tubérosité.

ISO-AGGLUTINATION, *s. f.* [angl. ***isoagglutination***]. Agglutination survenant entre les sangs d'individus de même espèce.

ISOCHROME, *adj.* [angl. ***isochromic***]. De même couleur. – *anémie i.*

ISOCHRONE, *adj.* [angl. ***isochronous***]. Qui se fait en des temps égaux.

ISOCORIE, *s. f.* [angl. ***isocoria***]. Égalité de diamètre des deux pupilles.

ISOCORTEX, *s. m.* [angl. ***isocortex***]. Syn. *néocortex.* Partie la plus élaborée et phylogénétiquement la plus récente de l'écorce cérébrale, recouvrant les faces latérales du cerveau.

ISO-ÉLECTRIQUE (ligne) [angl. ***base line***] (électrocardiographie). Ligne horizontale correspondant à la position de repos du galvanomètre, lorsque aucun courant ne traverse l'électrocardiographe.

ISO-ENZYME, *s. f.* V. *isozyme.*

ISOGROUPE, *adj.* Du même groupe sanguin.

ISO-IMMUNISATION, *s. f.* [angl. ***isoimmunization***]. Syn. *allo-immunisation.* Apparition d'anticorps (iso-anticorps) dans un organisme qui a reçu un antigène provenant d'un sujet de la même espèce (iso-antigène). L'*i.-i.* de beaucoup la plus fréquente est celle de sujets Rh – élaborant un anticorps (dont ils sont normalement dépourvus) agglutinant les hématies Rh +. Elle est provoquée par l'injection de sang Rh + ou par le développement d'une grossesse lorsque le fœtus est Rh +.

ISOLEMENT PSYCHIATRIQUE [angl. ***psychiatric isolation***]. Mesure thérapeutique visant à soustraire de son environnement un malade mental pour des raisons de sécurité des personnes ou pour sa propre sécurité.

ISOMÈRES, *s. m. pl.* [angl. ***isomers***]. Molécules chimiques de même formule brute mais ayant des propriétés physiques ou chimiques différentes en raison de la diversité de disposition de certains de leurs atomes.

ISOMORPHE, *adj.* [angl. ***isomorphous***]. Qualifie des corps qui ont globalement la même formule chimique mais des arrangements spatiaux de leurs atomes différents.

ISONIAZIDE, *s. m.* [angl. ***isoniazid***]. Syn. *acide isonicotinique hydrazide, INH.* Corps chimique utilisé contre la tuberculose.

ISOPRÉNALINE, *s. f.* [angl. ***isoprenaline***]. Amine sympathicomimétique de synthèse stimulant les récepteurs adrénergiques bêta.

ISOTONIE, *s. f.* ou **ISOTONISME,** *s. m.* [angl. ***isotonia***]. État des liquides ou des solutions qui ont une même tension osmotique.

ISOTONIQUE, *adj.* [angl. ***isotonic***]. 1° Qui a la même pression osmotique qu'un autre liquide pris comme terme de comparaison (généralement le sang). – 2° Se dit d'un phénomène pendant lequel la tension reste constante.

ISOTOPE, *s. m.* [angl. ***isotope***]. Les isotopes sont des éléments ayant le même numéro atomique, donc les mêmes propriétés chimiques, mais ayant des masses différentes. Un *i.* est *radio-actif* s'il se désintègre spontanément en émettant des radiations corpusculaires ou électromagnétiques.

ISOVOLUMÉTRIQUE, *adj.* ou **ISOVOLUMIQUE,** *adj.* [angl. ***isovolumic***]. Qui ne s'accompagne pas de changement de volume (*d'un organe,* p. ex.) ; à volume égal. – (cardiologie). *contraction i. des ventricules.*

ISOZYME, *s. f.* [angl. ***isoenzyme***]. Syn. *isoenzyme.* Enzyme formée d'un mélange de plusieurs acides aminés et dont il existe plusieurs variantes différant les unes des autres par certains détails de structure et certaines propriétés des molécules protéiniques.

ISTHME AORTIQUE [angl. ***isthmus of aorta***]. Diminution du calibre de l'aorte observée normalement chez le fœtus et située juste en amont de l'implantation du canal artériel. Sa persistance après la naissance entraîne la *coarctation aortique.*

IV. *Abréviation d'intraveineux.*

IVD. Insuffisance ventriculaire droite.

IVG. Insuffisance ventriculaire gauche.

IVOIRE, *s. m.* V. *dentine.*

J

J. Symbole de *joule*.

JACCOUD-OSLER (maladie de) (François J., 1830-1913, médecin français). V. *Osler (maladies d').*

JAMBE, *s. f.* [angl. ***leg***]. Segment du membre inférieur compris entre la cuisse et le pied. V. *sural.*

JAMBES ARQUÉES. V. *genu varum.*

JAMBES SANS REPOS (syndrome des) [angl. ***restless legs***]. Syn. *impatiences.* Sensations désagréables profondes d'agacement, siégeant dans les jambes. Elles sont accompagnées d'agitation motrice, de secousses brusques et surviennent le soir ou la nuit, en position assise ou couchée.

JARGONAPHASIE, *s. f.* [angl. ***jargonaphasia***]. Substitution de mots et fautes de syntaxe observées chez les aphasiques.

JARRET, *s. m.* V. *poplité.*

JAUNISSE, *s. f.* V. *ictère.*

JAVEL (eau de) (quartier de Paris) [angl. ***Javel water***]. Solution aqueuse d'hypochlorite de sodium, communément employée notamment en antisepsie pour la purification de l'eau potable et le blanchiment du linge.

JAVELLISATION, *s. f.* [angl. ***javellization***]. Procédé de purification des eaux destinées à la consommation, consistant à ajouter à ces eaux une quantité déterminée d'eau de Javel.

JÉJUNUM, *s. m.* [angl. ***jejunum***]. Partie de l'intestin grêle faisant suite au duodénum et se continuant par l'iléum.

JENNÉRIENNE (vaccination) [angl. ***arm-to-arm vaccination***]. Vaccination antivariolique de bras à bras.

JET (lésion de) [angl. ***jet lesion***]. Altération de la paroi cardiaque ou artérielle au point d'impact d'un courant sanguin violent et étroit projeté à travers un orifice rétréci ou insuffisant.

JETAGE, *s. m.* [angl. ***snuffles***]. Écoulement nasal abondant.

JET-LAG, *s. m.* (anglicisme). Conséquences physiologiques (insomnie, troubles du comportement et de la vigilance, asthénie) du décalage horaire subi par les sujets effectuant de longs trajets aériens transméridiens.

JONCTION ATRIOVENTRICULAIRE ou **AURICULOVENTRICULAIRE** [angl. ***atrioventricular junction***]. Ensemble du nœud atrioventriculaire d'Aschoff-Tawara et du tronc du faisceau de His.

JONCTIONNEL, LE, *adj.* [angl. ***junctional***] (cardiologie). Qui se rapporte à la zone de jonction atrioventriculaire (région du nœud d'Aschoff-Tawara). V. *nodal.*

JOUE, *s. f.* [angl. ***cheek***]. Partie latérale de la face, limitant en dehors la cavité buccale.

JOULE, *s. m.* (Symbole J) (James J., 1818-1889, physicien anglais) [angl. ***joule***]. Unité d'énergie et de travail ou de quantité de chaleur dans le système international d'unités. 1 joule est le travail produit par une force de 1 newton qui déplace son point d'application de 1 mètre dans sa propre direction.

JUGAL, E, *adj.* [angl. ***jugal***]. Relatif à la joue.

JUGULAIRES (veines) [angl. ***jugular veins***]. Veines du cou. – *v. j. antérieure, externe.* – *v.j. interne.* La plus volumineuse veine cervicale, drainant le sang de l'encéphale et de la face, satellite des artères carotides interne puis commune.

JUGULOGRAMME, *s. m.* [angl. ***jugulogram***]. Courbe obtenue par l'enregistrement du pouls jugulaire.

JULEP, *s. m.* [angl. ***julep***]. Potion adoucissante et calmante où n'entrent que de l'eau distillée et des sirops.

JUMEAU, ELLE, *adj.* [angl. ***twin***]. Né(e) d'un même accouchement. Les enfants *j.* peuvent être issus de deux œufs différents (*j. biovulaires, bivitellins* ou *dizygotes*) ou de la division anormale d'un œuf unique (*j. uniovulaires, univitellins* ou *monozygotes*) ; ils sont, dans ce dernier cas, toujours du même sexe et leur ressemblance est frappante.

K

k. Symbole de kilo. V. ce terme.

K. 1° Symbole de *Kelvin.* – 2° Symbole chimique du *potassium.*

KAHLER (maladie de) (Otto K., 1849-1893, médecin autrichien) [angl. ***Kahler's disease***]. Syn. *myélomes multiples.* Affection caractérisée par le développement simultané, dans la moelle osseuse, de très nombreuses tumeurs malignes (myélomes plasmocytaires). Le sang contient une immunoglobuline monoclonale et l'urine des chaînes légères de cette Ig (protéine de Bence Jones).

KALA-AZAR, *s. m.* [angl. ***kala-azar***]. Maladie endémique aux Indes et en Extrême-Orient, due à un protozoaire, *Leishmania donovani,* caractérisée notamment par une fièvre irrégulière, l'augmentation de volume de la rate et du foie, une anémie avec inversion de la formule leucocytaire. Elle évolue spontanément vers la mort.

KALIÉMIE, *s. f.* [angl. ***kaliaemia***]. Taux du potassium contenu dans le sang.

KALIURÈSE, *s. f.* [angl. ***kaliuresis***]. Élimination de potassium dans l'urine.

KALIURIE, *s. f.* [angl. ***kaliuria***]. Présence (et taux) du potassium dans l'urine.

KAPOSI (maladies de) (Moricz K., 1837-1902, dermatologue autrichien). 1° V. *sarcomatose multiple hémorragique de Kaposi.* – 2° V. *lupus érythémateux aigu disséminé.*

KAPPA. Dixième lettre de l'alphabet grec (κ) : k.

KARMAN (méthode de) (Harvey K., médecin américain, 20ᵉ siècle) [angl. ***Karman's method***]. Procédé d'avortement par aspiration du contenu utérin, utilisable pendant les premières semaines de la grossesse.

KARNOFSKY (échelle de) (20ᵉ siècle) [angl. ***Kanofsky's index***]. Cotation de l'état général, de l'activité et du pronostic utilisée dans les cancers et les maladies chroniques.

KAT. Symbole de *katal.*

KATAL, *s. m.* (Symbole kat) [angl. ***katal***]. Unité de catalyse dans le système international d'unités. 1 Kat catalyse une mole de substrat par seconde dans des conditions standardisées.

KAWASAKI (syndrome de) (Tomisaku K., médecin japonais, 20ᵉ siècle) [angl. ***Kawasaki's disease***]. Syndrome d'origine inconnue survenant chez le jeune enfant, caractérisé par une fièvre élevée et irrégulière, une éruption scarlatiniforme, des adénopathies cervicales et une évolution parfois grave. L'atteinte cardiaque y est fréquente.

KEHR (drain de) (Hans K., chirurgien allemand, 1862-1916) [angl. ***Kehr's drain***]. Drain en T utilisé dans la cholédocostomie.

KELVIN, *s. m.* (Symbole K) (W. Thomson, Lord K., 1827-1907, physicien britannique) [angl. ***kelvin***]. Unité de base du système international pour la température thermodynamique. Un kelvin égale un degré Celsius mais le point de départ de l'échelle Kelvin est le zéro absolu : 0 Kelvin.

KÉRATINE, *s. f.* [angl. ***keratin***]. Scléroprotéine présente dans les phanères.

KÉRATINISATION, *s. f.* [angl. ***keratinization***]. Transformation des couches superficielles de la peau ou d'une muqueuse qui s'infiltrent de kératine.

KÉRATITE, *s. f.* [angl. ***keratitis***]. Nom générique des inflammations de la cornée.

KÉRATOCONJONCTIVITE, *s. f.* [angl. ***keratoconjunctivitis***]. Inflammation de la cornée et de la conjonctive.

KÉRATODERMIE, *s. f.* V. *kératose.*

KÉRATOLYTIQUE, *adj.* et *s. m.* [angl. ***keratolytic***]. Agent thérapeutique ayant la propriété de dissoudre la kératine.

KÉRATOME, *s. m.* [angl. ***keratoma***]. Tumeur cutanée constituée par de la corne.

KÉRATOPATHIE, *s. f.* [angl. ***keratopathy***]. 1 ° Toute maladie de la cornée. – 2 ° Affection non inflammatoire de la cornée.

KÉRATOPLASTIE, *s. f.* [angl. ***keratoplasty***]. Syn. *greffe cornéenne.* Opération qui consiste à remplacer un fragment de cornée pathologique par un fragment de cornée saine et transparente.

KÉRATOSE, *s. f.* [angl. ***keratosis***]. Syn. *kératodermie.* Lésion de la peau caractérisée par une hypertrophie considérable des couches cornées de l'épiderme, accompagnée ou non d'hypertrophie des papilles du derme.

KÉTOLIDES, *s. m. pl.* (ils possèdent un groupement *kéto*) [angl. ***ketolides***]. Famille d'antibiotiques voisins des macrolides. Ce sont des dérivés semi-synthétiques de l'érythromycine, dont le chef de file est la télithromycine, active contre les coccus gram positif responsables d'infections respiratoires.

kg. Symbole de *kilogramme.*

KIF, *s. m.* Préparation séchée de feuilles de chanvre indien.

KILO... (Symbole k). Préfixe grec signifiant 10^3.

KILOBASE (kb), *s. f.* [angl. ***kilobase***] (génétique). Unité de longueur, pour l'acide désoxyribonucléique, égale à la séquence de 1 000 paires de bases.

KILOGRAMME, *s. m.* [angl. ***kilogram***] (Symbole kg). Unité de masse du système international valant mille grammes.

KINASE, *s. f.* [angl. ***kinase***]. Enzyme catalysant la formation d'une autre enzyme, à partir de son précurseur.

KINÉ... V. *aussi ciné...*

KINÉSIOLOGIE, *s. f.* [angl. ***kinesiology***]. Syn. *cinésiologie.* Étude des mouvements du corps humain.

KINÉSITHÉRAPEUTE, *s. m.* ou *f.* [angl. ***kinesipathist***]. Auxiliaire médical pratiquant la kinésithérapie.

KINÉSITHÉRAPIE, *s. f.* [angl. ***kinesitherapy***]. Traitement agissant sur l'organisme en lui imprimant des mouvements actifs ou passifs : massages, gymnastique, rééducation fonctionnelle. V. *mécanothérapie.*

KLEBSIELLA (Edwin Klebs, 1834-1913, bactériologiste allemand) [angl. ***Klebsiella***]. Genre bactérien composé de bacilles Gram – , immobiles, appartenant à la famille des *Enterobacteriacées.*

KLEPTOMANIE, *s. f.* [angl. ***kleptomania***]. Syn. *cleptomanie.* Tendance morbide à voler des objets.

KOCH (bacille de) (Robert K., 1843-1910, bactériologiste allemand). V. *Mycobacterium tuberculosis.*

KOÏLONYCHIE, *s. f.* [angl. ***koilonychia***]. Syn. *cœlonychie.* Altération des ongles caractérisée par le relèvement de leurs bords latéraux si bien que la partie médiane est déprimée et devient concave.

KOPLIK (signe de) (Henry K., 1858-1927, médecin américain) [angl. ***Koplik spots***]. Signe de la période prodromique de la rougeole. Il consiste en taches rouges dont le centre est occupé par un point blanc apparaissant sur la face interne des joues deux ou trois jours avant l'éruption et disparaissant au bout de trois jours.

kPa. Symbole de *kilopascal.* V. *pascal.*

KUPFFER (cellule de) (Karl K., 1829-1902, anatomiste allemand) [angl. ***Kupffer's cell***]. Grande cellule étoilée que l'on trouve dans le foie et qui appartient au revêtement endothélial des vaisseaux sanguins.

KURU, *s. m.* [angl. ***kuru***]. Maladie du système nerveux, particulière aux populations cannibales Foré des hautes terres de la Papouasie-Nouvelle-Guinée. Elle se manifeste au début par des troubles de la marche, puis apparaissent des signes cérébelleux, un tremblement, des mouvements choréo-athétosiques, enfin une démence. La mort survient en quelques mois. Les lésions du *k.* sont celles des *encéphalopathies subaiguës spongiformes transmissibles* (v. ce terme). L'agent responsable de cette maladie, transmissible expérimentalement au chimpanzé, est un prion (v. ce terme).

KUSSMAUL (respiration de) (Adolf K., 1822-1902, médecin allemand) [angl. ***Kussmaul-Kien breathing***]. Type respiratoire qu'on observe dans le coma diabétique ; il consiste en une inspiration profonde suivie d'une courte pause en inspiration forcée et en une expiration brève et gémissante à laquelle succède une nouvelle pause.

KWASHIORKOR, *s. m.* [angl. ***kwashiorkor***]. Affection apparaissant en Afrique tropicale, chez le nourrisson, au moment du sevrage ; elle est caractérisée par des troubles digestifs avec amaigrissement, une hépatomégalie et des lésions cutanées. Elle semble due à une carence en protéines animales.

KYSTE, *s. m.* [angl. ***cyst***]. Production pathologique formée par une cavité ne communiquant pas avec l'extérieur, contenant une substance liquide, molle ou rarement solide ou bien un gaz et dont la paroi n'a pas de rapport vasculaire avec le contenu.

KYSTE SÉBACÉ [angl. ***sebaceous cyst***]. Syn. *loupe*. Tumeur formée par une poche développée aux dépens d'une glande sébacée et remplie de cellules épidermiques et de graisse.

KYSTECTOMIE, *s. f.* [angl. ***cystectomy***]. Extirpation d'un kyste.

KYSTIQUE, *adj.* [angl. ***cystic***]. Relatif à un kyste.

KYSTOGRAPHIE, *s. f.* [angl. ***cystography***]. Radiographie d'un kyste après injection, dans sa cavité, d'air ou de liquide opaque aux rayons X.

L

L. Symbole de *litre.*

LABIAL, E, *adj.* [angl. ***labial***]. Relatif à la lèvre.

LABILE, *adj.* [angl. ***labile***]. Qui tombe, se détache, s'élimine facilement.

LABIOLECTURE, *s. f.,* ou **LABIOMANCIE,** *s. f.* [angl. ***lip reading***]. Art de deviner le langage en observant le mouvement des lèvres.

LABYRINTHE, *s. m.* [angl. ***labyrinth***] (anatomie). Ensemble complexe de cavités et de conduits communiquant entre eux. – *l. de l'oreille interne.* Il comprend le *l. osseux* creusé dans la partie pétreuse de l'os temporal et divisé en 3 : le vestibule, les canaux semi-circulaires et la cochlée ; dans le *l. o.* est situé le *l. membraneux,* réseau de poches contenant l'endolymphe, avec d'arrière en avant, les conduits semi-circulaires (organe de l'équilibration), le vestibule et le conduit cochléaire (organe de l'audition).

LABYRINTHITE, *s. f.* [angl. ***labyrinthitis***]. Otite interne frappant spécialement le labyrinthe.

LACET (signe du) [angl. ***tourniquet test***]. Signe de fragilité des capillaires. Un lien, placé sur le bras de façon à interrompre la circulation veineuse en respectant la circulation artérielle, provoque sur l'avant-bras l'apparition de taches de purpura.

LACRYMAL, E, *adj.* [angl. ***lacrimal***]. Qui concerne les larmes.

LACRYMOGÈNE, *adj.* [angl. ***lacrymatory***]. Syn. *dacryogène.* Qui détermine la sécrétion des larmes.

LACTACIDÉMIE, *s. f.* [angl. ***lactacidaemia***]. Présence et taux d'acide lactique dans le sang.

LACTATION, *s. f.* [angl. ***lactation***]. 1° Allaitement. – 2° Sécrétion et excrétion du lait.

LACTÉAL, E, *adj.* [angl. ***lacteal***]. Relatif au lait. – *Dentition l.* : les dents de lait.

LACTIQUE (acide) [angl. ***lactic acid***]. Acide-alcool provenant de la réduction de l'acide pyruvique par la lacticodéshydrogénase (LDH). Il s'accumule pendant le travail musculaire intensif du fait de la glycogénolyse anaérobie.

LACTOBUTYROMÈTRE, *s. m.* [angl. ***lactobutyrometer***]. Instrument destiné à mesurer la quantité de crème contenue dans le lait.

LACTOFLAVINE, *s. f.* V. *riboflavine.*

LACTOSE, *s. m.* [angl. ***lactose***]. Diholoside présent dans le lait, formé de glucose et de galactose. V. *holoside.*

LACTOSURIE, *s. f.* [angl. ***lactosuria***]. Présence de lactose dans l'urine.

LACUNAIRE, *adj.* [angl. ***lacunar***]. Qui se rapporte à une lacune. – *s. m.* ou *f.* Malade atteint de paralysie pseudobulbaire.

LACUNE, *s. f.* [angl. ***lacuna***] (radiologie). Image radiologique apparaissant – 1° sur un cliché sans préparation sous la forme d'une tache claire (os) – 2° comme une amputation du contour d'un *conduit opacifié* (calcul, tumeur du tube digestif) ; ou sur une angiographie (caillot ou plaque d'athérome) – 3° sur les *scintigraphies* enfin, c'est une zone de moindre fixation de l'isotope.

LACUNES, *s. f. pl.* [angl. ***cerebral lacunae***] (neurologie). Lésion des centres nerveux caractérisée par de petites cavités irrégulières résultant d'infarctus sous-corticaux et se traduisant chez les sujets âgés par la paralysie pseudobulbaire.

LAENNEC (cirrhose de) (René L., 1781-1826, médecin français) [angl. ***Laennec's cirrhosis***]. Cirrhose atrophique du foie, d'origine alcoolique.

LALOUETTE (pyramide de) (L. Pierre, médecin français, 1711-1792) [angl. ***pyramid of Lalouette***]. Lobe médian et inconstant de forme pyramidale de la glande thyroïde.

LAMBDA [angl. ***lambda***]. 1° Onzième lettre de l'alphabet grec (λ) : l. – 2° *s. m.* Point de rencontre des sutures sagittale et lambdoïde. V. *sutures crâniennes*.

LAMBLIASE, *s. f.* [angl. ***lambliasis***]. Maladie causée par *Lamblia intestinalis*. Elle se manifeste par une diarrhée, une asthénie, un amaigrissement et parfois une cholécystite.

LAMINAIRE, *s. f.* [angl. ***laminaria***]. Tige d'une algue desséchée et préparée qui, sous l'influence de l'humidité, augmente de volume ; on l'emploie pour dilater les conduits étroits et surtout le col utérin.

LAMINECTOMIE, *s. f.* [angl. ***laminectomy***]. Résection d'une ou de plusieurs lames vertébrales ; opération pratiquée pour diminuer la compression de la moelle ou des racines médullaires, ou bien redresser le rachis.

LANGERHANS (îlots de) (Paul L., 1847-1888, anatomopathologiste allemand) [angl. ***Langerhans's islets***]. Partie endocrine du pancréas composée d'amas disséminés de cellules de trois types : bêta sécrétant l'insuline, alpha ou alpha2 sécrétant le glucagon, alpha1 ou delta la gastrine.

LANGERHANSIEN, NE, *adj.* [angl. ***langerhansian***]. Qui se rapporte aux îlots de Langerhans du pancréas.

LANGUE, *s. f.* [angl. ***tongue***]. Organe ovalaire situé à la partie inférieure de la cavité buccale, comportant une racine postérieure fixe reliée à l'épiglotte, à l'os hyoïde et à la mandibule et une partie mobile, le corps. Sa face supérieure ou dos présente les papilles gustatives disposées en V ouvert en avant, sa face inférieure le frein ; les bords latéraux, en rapport avec les arcades dentaires, se rejoignent pour former la pointe. 17 muscles, innervés par les IXe, X^e^ et XIIe paires crâniennes donnent à la *l.* sa mobilité. Organe du goût, elle participe à la déglutition et à la phonation.

LANGUE FRAMBOISÉE [angl. ***strawberry tongue***]. Aspect de la langue au 4e jour de l'exanthème de la *scarlatine*. Ayant perdu son enduit saburral de la pointe vers la base, elle apparaît rouge vif, hérissée de papilles à nu.

LANUGO, *s. m.* [angl. ***lanugo***]. Fin duvet qui recouvre les parties pileuses du corps chez le fœtus.

LAPAROSCOPIE, *s. f.* V. *cœlioscopie*.

LAPAROTOMIE, *s. f.* [angl. ***laparotomy***]. Incision chirurgicale de la paroi abdominale et du péritoine.

LARDACÉ, E, *adj.* [angl. ***lardaceous***]. Se dit des tissus dont l'aspect macroscopique et la consistance ressemblent à ceux du lard.

LARVA CURRENS (lat.) [angl. ***larva currens***]. Manifestations cutanées tardives et prurigineuses de l'anguillulose.

LARVA MIGRANS (lat.) [angl. ***larva migrans***]. Éruption cutanée papulo-vésiculeuse provoquée par le cheminement dans ou sous la peau de divers parasites (larves de diptères, d'ankylostomes ; d'anguillules ou de certaines filaires).

LARVÉ, E, *adj.* [angl. ***larvate***]. Se dit d'une maladie qui se manifeste sous les apparences d'une autre maladie. – On emploie souvent (et de manière incorrecte) le terme larvé dans le sens d'*atténué*.

LARYNGECTOMIE, *s. f.* [angl. ***laryngectomy***]. Extirpation totale ou partielle (unilatérale) du larynx.

LARYNGITE, *s. f.* [angl. ***laryngitis***]. Nom générique des inflammations aiguës ou chroniques du larynx.

LARYNGOCÈLE, *s. f.* [angl. ***laryngocele***]. Tumeur gazeuse du cou, formée par une hernie de la muqueuse laryngée.

LARYNGOLOGIE, *s. f.* [angl. ***laryngology***]. Étude du larynx et des maladies qui lui sont spéciales.

LARYNGOPLÉGIE, *s. f.* [angl. ***laryngoplegia***]. Paralysie complète ou incomplète des muscles du larynx.

LARYNGOSCOPE, *s. m.* [angl. ***laryngoscope***]. Instrument destiné à examiner le larynx. Il peut s'agir de laryngoscopie directe ou indirecte.

LARYNGOSPASME, *s. m.* [angl. ***laryngospasm***]. Contracture des cordes vocales aboutissant à un accès de suffocation.

LARYNX, *s. m.* [angl. ***larynx***]. Conduit aérien et principal organe de la phonation, situé à la partie antérieure et moyenne du cou, sous le pharynx, en dedans de la glande thyroïde, au-dessus de la trachée par laquelle il se continue. Il possède 2 cordes vocales, une musculature propre et un squelette fait de 4 paires de cartilages latéraux constants et de 3 cartilages médians.

LASÈGUE (signe de) (Ernest L., 1816-1883, médecin français) [angl. ***Lasègue's sign***]. Symptôme fréquent de la névralgie sciatique. Si on fléchit la cuisse sur le bassin, la jambe étant en extension sur la cuisse, le mouvement est bientôt arrêté par suite de la douleur très vive au niveau de la fesse.

LASER, *s. m.* (mot formé des initiales de l'expression anglaise : *light amplification by stimulated emission of radiation*) [angl. ***laser***]. Émetteur de vibrations lumineuses simultanées ayant même fréquence et qui peuvent être concentrées en un faisceau très étroit sur un point très précis : l'énergie qu'il transporte dégage alors sur ce point une forte chaleur, permettant, selon les besoins, coagulation, section ou vaporisation.

LATENT, E, *adj.* [angl. ***latent***]. Se dit d'une maladie dont les symptômes ne sont pas apparents, ou manquent de précision ; ou d'un germe pathogène qui ne manifeste pas sa présence dans l'organisme.

LATÉRAL, E, *adj.* [angl. ***lateral***]. Syn. *externe*. Éloigné de l'axe de symétrie du corps. P. ex. *ménisque latéral*. V. *médial*.

LATÉROFLEXION DE L'UTÉRUS [angl. ***lateroflexion of the uterus***]. Déviation de l'utérus dans laquelle le fond de cet organe se trouve incliné à droite ou à gauche, tandis que le col garde sa situation normale.

LATÉROPOSITION DE L'UTÉRUS [angl. ***lateroposition of the uterus***]. Déplacement en totalité de l'utérus à droite ou à gauche.

LATÉROPULSION, *s. f.* [angl. ***lateropulsion***]. Difficulté que les parkinsoniens éprouvent à reprendre leur équilibre lorsqu'on les a tirés de côté.

LATÉROVERSION DE L'UTÉRUS [angl. ***lateroversion of the uterus***]. Déviation de l'utérus, dans laquelle le fond de l'organe se trouve incliné à droite ou à gauche, tandis que le col, par un mouvement de bascule, remonte du côté opposé.

LATEX (réaction au) [angl. ***latex fixation test***]. Réaction analogue à celle de Waaler-Rose, dans laquelle les hématies de mouton sont remplacées par une suspension de latex.

LAUDANUM, *s. m.* [angl. ***laudanum***]. Teinture d'opium utilisée autrefois par voie externe ou interne comme sédatif ou antalgique.

LAV. Initiales de l'anglais *lymphadenopathy associated virus*, virus associé à la lymphadénopathie. V. *VIH* et *sida*.

LAVAGE BRONCHO-ALVÉOLAIRE [angl. ***broncho-alveolar lavage***]. Introduction dans les bronches et les alvéoles pulmonaires, sous contrôle fibroscopique, de soluté chloruré sodique suivie de l'aspiration du liquide, qui est recueilli pour examen cyto-bactériologique et chimique.

LAVEMENT BARYTÉ [angl. ***barium enema***]. Introduction de baryte dans le gros intestin afin d'opacification radiologique.

LAVERAN (hématozoaire de) (Charles L., 1845-1922, médecin militaire français) [angl. ***laverania***]. Parasite du paludisme. V. *Plasmodium*.

LAXATIF, VE, *adj.* et *s. m.* [angl. ***laxative***]. Purgatif léger. – Les *l.* comprennent les *l. de lest* (fibres, mucilages, *l.* osmotiques), les *lubrifiants* (huile de paraffine) et les *l. irritants pour l'intestin* (séné, rhubarbe, ricin, aloès, dérivés de la phénolphtaléine).

LAXITÉ, *s. f.* [angl. ***laxity***]. Défaut de tension et de résistance dans les fibres musculaires, conjonctives ou élastiques.

LCR. Abréviation de *liquide céphalo-rachidien.*

LDH. Abréviation de *lacticodéshydrogénase.* V. à *déshydrase,* déshydrogénase lactique.

LDL. Abréviation du terme anglais *low density lipoproteins,* lipoprotéines (v. ce terme) de basse densité, ou bêta-lipoprotéines. – ***LDL cholestérol.*** V. *cholestérol.*

LE (phénomène ou **test).** V. *Haserick (test de).*

LÉCITHINE, *s. f.* [angl. ***lecithin***]. Substance lipidique présente notamment dans le cerveau et le jaune d'œuf.

LED. V. *lupus érythémateux aigu disséminé.*

LÉGIONNAIRES (maladie des) ou **LÉGIONELLOSE,** *s. f.* [angl. ***legionnaires'disease***]. Maladie infectieuse due à un petit bacille Gram –, *Legionella pneumophila.* Après une période d'incubation de 2 à 10 jours, elle débute brutalement et simule en général la grippe à forme pulmonaire.

LÉIOMYOBLASTOME, *s. m.* [angl. ***leiomyoblastoma***]. Tumeur du muscle lisse formée de cellules d'aspect embryonnaire.

LÉIOMYOME, *s. m.* V. *liomyome.*

LÉIOMYOSARCOME, *s. m.* V. *myosarcome.*

LEISHMANIOSE, *s. f.* (William Leishman 1865-1926, médecin britannique) [angl. ***leishmaniosis***]. Nom générique des maladies produites par les protozoaires du genre *Leishmania.* Les *l.* comprennent des formes cutanées : *bouton d'Orient, l. américaine* et des formes viscérales : *kala-azar.*

LEMNISQUE, *s. m.* [angl. ***lemniscus***]. Faisceau rubanné de fibres nerveuses. P. ex. *l. médial.* Désignation internationale du ruban de Reil médian, situé dans le tronc cérébral.

LENÈGRE (maladie de) (Jean L., cardiologue français, 20e siècle) [angl. ***Lenègre's disease***]. Affection dégénérative, de nature inconnue, frappant les deux branches de division du faisceau de His. Elle constitue le substratum anatomique du bloc atrioventriculaire chronique et des accidents du syndrome d'Adams-Stokes.

LÉNITIF, VE, *adj.* [angl. ***lenitive***]. Adoucissant.

LENTE, *s. f.* [angl. ***nit***]. Œuf de pou.

LENTICULAIRE, *adj.* [angl. ***lenticular***]. En forme de lentille. – *noyau l.* V. *noyaux basaux.*

LENTIGO, *s. m.* [angl. ***lentigo***]. Syn. *grain de beauté.* Petites taches pigmentaires de la peau, parfois saillant légèrement, se montrant aux mains, au cou et surtout au visage, persistantes et apparaissant dès la seconde enfance.

LÈPRE, *s. f.* [angl. ***leprosy***]. Maladie infectieuse surtout fréquente dans les pays tropicaux, due au développement dans l'organisme du bacille de Hansen (*Mycobacterium lepræ*). Elle débute par des lésions de la peau (macules et papules) dépigmentées ou hyperpigmentées. Dans la *l. tuberculoïde,* l'atteinte nerveuse est importante ; dans la *l. lépromateuse,* les lésions cutanées sont extensives.

LÉPRIDE, *s. f.* [angl. ***leprid***]. Manifestation cutanée de la lèpre.

LÉPROME, *s. m.* [angl. ***leproma***]. Tumeur nodulaire qui se développe dans le derme ou le chorion muqueux des sujets atteints de lèpre à forme lépromateuse.

LEPTOMÉNINGITE, *s. f.* [angl. ***leptomeningitis***]. Inflammation de la leptoméninge (pie-mère et arachnoïde). V. *arachnoïdite.*

LEPTOSPIRA, *s. f.* [angl. ***Leptospira***]. Syn. *leptospire.* Genre bactérien de la famille des *Spirochætacées* comprenant des micro-organismes hélicoïdaux mobiles à spires très serrées, aux extrémités recourbées.

LEPTOSPIRE, *s. m.* [angl. ***leptospire***]. V. *Leptospira.*

LEPTOSPIROSE, *s. f.* [angl. ***leptospirosis***]. Nom sous lequel on désigne les différentes maladies provoquées par les leptospires (v. *Leptospira*).

LEPTOSPIROSE ICTÉRIGÈNE. V. *leptospirose ictéro-hémorragique.*

LEPTOSPIROSE ICTÉRO-HÉMORRAGIQUE [angl. ***leptospirosis icterohemorragiae***]. Syn. *l. ictérigène, ictère infectieux à recrudescence fébrile.* Maladie due à *Leptospira ictero-hemorragiæ,* transmise par le rat et caractérisée par une première phase fébrile à la fin de laquelle apparaît l'ictère, puis, après une période d'apyrexie, une deuxième poussée fébrile sans reprise des phénomènes hépatiques. La forme complète comporte aussi des signes méningés, rénaux et rarement dans nos pays, hémorragiques.

LESBIANISME, *s. m.* V. *tribadisme.*

LÉSION, *s. f.* [angl. ***lesion***]. 1° Changement, survenu dans les caractères anatomiques et histologiques d'un organe, sous l'influence d'une cause morbide. La *l.* est donc l'effet de la maladie ; elle tient sous sa dépendance un certain nombre de symptômes. – 2° Degré de souffrance myocardique plus accentué que l'ischémie, à la suite de l'oblitération d'une artère coronaire. Elle se traduit sur l'électrocardiogramme par un décalage du segment ST, concave vers la ligne isoélectrique (onde en dôme). V. *ischémie* et *nécrose.*

LÉSIONNEL, LE, *adj.* [angl. ***lesional***]. Qui se rapporte à une lésion. – *signe* ou *trouble l.* Manifestation morbide provoquée par la lésion d'un organe.

LÉTAL ou **LÉTHAL, E,** *adj.* [angl. ***lethal***]. Qui provoque la mort.

LÉTHARGIE, *s. f.* [angl. ***lethargy***]. Sommeil profond et continuel.

LEU. Symbole de la leucine.

LEUCÉMIE, *s. f.* [angl. ***leukaemia***]. Affection maligne caractérisée par la prolifération des centres formateurs de leucocytes, qu'elle s'accompagne ou non de l'invasion du sang par les globules blancs (*l. myéloïde, lymphoïde,* etc.).

LEUCÉMIE AIGUË [angl. ***acute leukaemia***]. Forme de leucémie observée surtout chez le jeune enfant, à évolution rapide. L'examen du sang montre une hyperleucocytose dont l'élément prédominant est la cellule indifférenciée (*l.a. lymphoblastiques, l.a. myéloblastiques,* etc.).

LEUCÉMIE ALEUCÉMIQUE [angl. ***aleukaemic leukaemia***]. Variété de *l.* au cours de laquelle le nombre des globules blancs est normal dans le sang, tandis que la formule leucocytaire reste caractéristique de la leucémie.

LEUCÉMIE LYMPHOÏDE CHRONIQUE [angl. ***lymphatic leukaemia***]. Envahissement de l'organisme par des lymphocytes matures, d'aspect normal, appartenant presque toujours au type B. Survenant vers la soixantaine, elle est caractérisée cliniquement par des adénopathies généralisées et une hyperleucocytose sanguine considérable.

LEUCÉMIE MYÉLOÏDE CHRONIQUE [angl. ***chronic myeloid leukaemia***]. Variété la plus fréquente des leucémies caractérisée par une très importante augmentation du volume de la rate et, à l'examen du sang, par une hyperleucocytose considérable, bigarrée, portant sur toutes les variétés de globules blancs. L'étude du caryotype révèle presque toujours la présence du chromosome Philadelphie.

LEUCÉMIQUE, *adj.* [angl. ***leukaemic***]. Qui est caractérisé par l'augmentation du nombre des globules blancs. – *s. m.* ou *f.* Malade atteint de leucémie.

LEUCINE, *s. f.* (Symbole Leu ou L) [angl. ***leucine***]. Acide aminé essentiel, constituant des protéines.

LEUCOBLASTE, *s. m.* [angl. ***leucoblast***]. Cellule souche qui est à l'origine de la lignée des globules blancs ; elle donne naissance aux lymphoblastes et aux myéloblastes.

LEUCOBLASTÉMIE, *s. f.* [angl. ***leucoblastaemia***]. Présence abondante dans le sang de leucoblastes ou cellules indifférenciées, caractéristiques de la leucémie aiguë.

LEUCOBLASTOSE, *s. f.* [angl. ***leucoblastosis***]. Présence de leucoblastes dans la moelle osseuse ou dans le sang.

LEUCOCYTE, *s. m.* [angl. ***leucocyte***]. Globule blanc. Le sang de l'adulte en contient deux sortes : les *mononucléaires* et les *polynucléaires.*

LEUCOCYTOLYSE, *s. f.* [angl. ***leucocytolysis***]. Disparition ou destruction des globules blancs dans le sang.

LEUCOCYTOSE, *s. f.* [angl. ***leucocytosis***]. Augmentation passagère du nombre des globules blancs dans le sang ou dans une sérosité.

LEUCOCYTURIE, *s. f.* [angl. ***leucocyturia***]. Présence de leucocytes dans l'urine.

LEUCODERMIE, *s. f.* [angl. ***leucoderma***]. Variété d'achromie, caractérisée uniquement par de la décoloration de la peau.

LEUCO-ENCÉPHALITE, *s. f.* [angl. ***leucoencephalitis***]. Groupe d'affections des centres nerveux caractérisées par l'existence de vastes plages de démyélinisation situées dans la substance blanche des hémisphères cérébraux.

LEUCOGRAMME, *s. m.* Formule leucocytaire du sang.

LEUCOME, *s. m.* [angl. ***leucoma***]. Syn. *taie*. Tache blanche succédant à une plaie ou à une ulcération de la cornée.

LEUCOPÉNIE, *s. f.* [angl. ***leucopenia***]. Diminution du nombre des globules blancs (leucocytes) contenus dans le sang.

LEUCOPLASIE, *s. f.* [angl. ***leucoplakia***]. Affection chronique des muqueuses à épithélium pavimenteux stratifié et caractérisée par la transformation cornée de la partie superficielle de l'épithélium provoquant des plaques blanchâtres ou simplement opalines.

LEUCOPOÏÈSE, *s. f.* [angl. ***leucopoiesis***]. Formation des globules blancs.

LEUCORRAGIE, *s. f.* [angl. ***leucorrhagia***]. Leucorrhée abondante.

LEUCORRHÉE, *s. f.* [angl. ***leucorrhoea***]. Écoulement muqueux ou mucopurulent se faisant par la vulve, dû généralement à une infection microbienne, parasitaire ou mycosique.

LEUCOSARCOMATOSE, *s. f.* [angl. ***leucosarcomatosis***]. Affection maligne caractérisée par des tumeurs ganglionnaires (surtout médiastinales), puis de signes sanguins de leucémie aiguë à lymphoblastes et des métastases multiples.

LEUCOSE, *s. f.* [angl. ***leucosis***]. Synonyme désuet de *leucémie*.

LEUCOTOMIE, *s. f.* ; **L. PRÉFRONTALE**. V. *lobotomie*.

LÉVOCARDIE, *s. f.* [angl. ***laevocardia***]. Déplacement anormal du cœur dans l'hémithorax gauche.

LÉVODOPA, *s. f.* [angl. ***levodopa***]. Médicament antiparkinsonien.

LÉVOGYRE, *adj.* [angl. ***laevogyral***]. Syn. *sinistrogyre*. Qui fait tourner à gauche.

LEVULOSE, *s. m.* Sucre lévogyre. V. *fructose*.

LEVURE, *s. f.* [angl. ***yeast***]. Organisme monocellulaire, de la famille des Blastomycètes, se reproduisant par bourgeonnement.

LEYDIGIEN, NE, *adj.* (Franz von Leydig, 1821-1908, anatomiste allemand). Qui se rapporte aux cellules de Leydig (cellules interstitielles du testicule sécrétant les hormones mâles).

LH. Gonadotrophine hypophysaire lutéinisante. V. *gonadostimuline*.

Li. Symbole chimique du *lithium*.

LIAISON GÉNÉTIQUE [angl. ***linkage***]. Syn. anglais *linkage*. Réunion de deux ou plusieurs gènes situés sur le même chromosome en un groupement : les caractères qui en dépendent seront transmis héréditairement de façon solidaire.

-LIBÉRINE [angl. ***releasing factor***]. Syn. *-réline*. Suffixe signifiant *hormone* (ou facteur) *de libération* (ou de déclenchement, ou de sécrétion) par opposition aux hormones inhibitrices.

LIBIDO, *s. f.* [angl. ***libido***]. Énergie qui anime l'instinct de la recherche du plaisir.

LICHEN, *s. m.* [angl. ***lichen***]. Groupe de dermatoses caractérisées par la présence de papules agglomérées ou discrètes, plus ou moins prurigineuses. Elles se compliquent d'épaississement de la peau avec exagération de ses plis naturels.

LICHEN PLAN [angl. ***lichen planus***]. Dermatose chronique, caractérisée par des papules polygonales d'un rouge tirant sur le jaune, aplaties et brillantes, isolées ou groupées en plaques d'étendue variable, finement squameuses et quadrillées par un réseau de stries opalines.

LICHÉNIFICATION, *s. f.* ou **LICHÉNISATION,** *s. f.* [angl. ***lichenification***]. Processus morbide, consécutif au grattage, caractérisé par l'épaississement de la peau avec exagération de ses plis naturels et apparition d'une sorte de quadrillage.

LICHÉNOÏDE, *adj.* [angl. ***lichenoid***]. Qui ressemble au lichen.

LIDOCAÏNE, *s. f.* (DCI) [angl. ***lidocaine***]. Médicament doué de propriétés *anesthésiques locales* et *antiarythmiques*. On l'utilise notamment dans le traitement d'urgence intraveineux des hyperexcitabilités ventriculaires.

LIFTING FACIAL [angl. ***face lifting***]. Intervention de chirurgie esthétique cervicofaciale, destinée à corriger le relâchement de la peau.

LIGAMENT, *s. m.* [angl. ***ligament***]. Bande de tissu conjonctif fibreux, blanchâtre et très résistant, reliant deux pièces osseuses d'une articulation, ou servant à suspendre ou fixer des organes.

LIGAMENT LARGE DE L'UTÉRUS [angl. ***broad ligament of the uterus***]. Repli péritonéal allant des bords latéraux de l'utérus aux parois latérales du pelvis. Il comprend en haut la zone des plis et au-dessous la base.

LIGAND, *s. m.* [angl. ***ligand***]. Toute molécule capable de s'attacher à un récepteur cellulaire.

LIGASE, *s. f.* [angl. ***ligase***]. Enzyme catalysant une réaction de synthèse et permettant donc de réunir des fragments moléculaires, p. ex. d'ADN.

LIGATURE, *s. f.* [angl. ***ligature***]. 1° Application d'un lien noué sur un vaisseau, un conduit, une portion de tissu, un organe ou une tumeur. – 2° Fil servant à lier ou suturer.

LIGNEUX, SE, *adj.* [angl. ***ligneous***]. Qui possède la consistance du bois. – *phlegmon l.*

...LIKE (suffixe anglais : semblable). Semblable à, -mimétique. P. ex. *cortisone-like* : v. *corticomimétique*.

LIMBE, *s. m.* [angl. ***limbus***] (anatomie). Bordure souvent annulaire de certains éléments. P. ex. *l. de la cornée*, zone unissant la cornée et la sclère.

LIMBIQUE, *adj.* [angl. ***limbal***]. Relatif au limbe. – *circonvolution, système ou lobe l.* Terme qui désignait les structures circonscrivant le hile des hémisphères cérébraux. V. *limbique (système)*.

LIMBIQUE (système). Région du cerveau constituée par la circonvolution du corps calleux et celle de l'hippocampe.

LIMITANTE ÉLASTIQUE EXTERNE. Lame élastique qui sépare la tunique moyenne de la tunique externe des artères.

LIMITANTE ÉLASTIQUE INTERNE. Lame élastique qui sépare la tunique moyenne de la tunique interne des artères.

LINGUAL, E, *adj.* [angl. ***lingual***]. Relatif à la langue.

LINGULECTOMIE, *s. f.* [angl. ***lingulectomy***]. Ablation chirurgicale de la lingula, portion du lobe supérieur du poumon gauche.

LINIMENT, *s. m.* [angl. ***liniment***]. Topique onctueux dont on se sert pour enduire et frictionner la peau.

LINITE PLASTIQUE [angl. ***linitis plastica***]. Forme particulière de cancer de l'estomac à stroma fibreux surabondant.

LINKAGE, *s. m.* V. *liaison génétique*.

LIOMYOME, *s. m.* [angl. ***leiomyoma***]. Syn. *léiomyome*. Tumeur bénigne formée de tissu musculaire lisse. Elle se développe surtout au niveau de l'utérus.

LIPASE, *s. f.* [angl. ***lipase***]. Enzyme ayant la propriété d'hydrolyser les graisses en acides gras et alcool. On la rencontre dans le suc pancréatique et dans le sang.

LIPECTOMIE, *s. f.* [angl. ***lipectomy***]. Ablation de tissu graisseux.

LIPÉMIE, *s. f.* [angl. ***lipaemia***]. Présence et taux, dans le sang, d'une variété de lipides, les triglycérides.

LIPIDE, *s. m.* [angl. ***lipid***]. Nom des matières grasses et des éthers-sels analogues.

LIPIDÉMIE, *s. f.* [angl. ***lipidaemia***]. Présence et taux dans le sang des lipides totaux ; ils comprennent le cholestérol et ses esters, les triglycérides, les phospholipides et les acides gras libres.

LIPIDOSE, *s. f.* V. *lipoïdose*.

LIPIDURIE, *s. f.* [angl. ***lipiduria***]. Syn. *lipurie*. Présence, pathologique, de lipides dans l'urine.

LIPO-ASPIRATION, *s. f.* V. *liposuccion*.

LIPO-ATROPHIE, *s. f.* [angl. ***lipoatrophy***]. Diminution de volume et de poids, fonte du tissu graisseux.

LIPODYSTROPHIE, *s. f.* [angl. ***lipodystrophy***]. Dystrophie localisée du tissu souscutané, par altération des cellules graisseuses, entraînant soit l'atrophie, soit la tuméfaction de ce tissu.

LIPOGENÈSE, *s. f.* [angl. ***lipogenesis***]. Ensemble des phénomènes métaboliques aboutissant à la constitution des lipides.

LIPOÏDIQUE, *adj.* [angl. ***lipoidic***]. Qui ressemble au tissu graisseux ou qui le concerne.

LIPOÏDOSE, *s. f.* [angl. ***lipoidosis***]. Syn. *lipidose*. Infiltration des cellules d'un organe ou d'un tissu par certains lipides : phosphatides, cérébrosides et, par extension, cholestérol. V. *xanthomatose*.

LIPOLYSE, *s. f.* [angl. ***lipolysis***]. Syn. *adipolyse*. Hydrolyse des graisses alimentaires en acides gras libres et alcool au cours de la digestion intestinale, sous l'influence de la bile et du suc pancréatique.

LIPOMATOSE, *s. f.* [angl. ***lipomatosis***]. État morbide caractérisé par l'existence d'un plus ou moins grand nombre de lipomes.

LIPOME, *s. m.* [angl. ***lipoma***]. Tumeur bénigne formée par une prolifération du tissu adipeux normal. Sa localisation habituelle est sous-cutanée.

LIPOPROTÉINE, *s. f.* [angl. ***lipoprotein***]. Molécule mixte lipido-protéinique : c'est la forme sous laquelle les lipides sont présents dans le sang, associés aux protéines plasmatiques. L'ultracentrifugation distingue, par ordre de densité croissante : les *chylomicrons*, les *l. de très basse densité* (VLDL), les *l. de basse densité* (LDL), les *l. de densité intermédiaire* (IDL) et les *l. de haute densité* (HDL).

LIPOPROTÉINE A, LP (a) [angl. ***lipoprotein a***]. Lipoprotéine athérogène (LDL) contenant, outre une apoprotéine B, une *apoprotéine a*.

LIPOSARCOME, *s. m.* [angl. ***liposarcoma***]. Tumeur maligne développée aux dépens du tissu adipeux.

LIPOSOLUBLE, *adj.* [angl. ***liposoluble***]. Se dit des substances solubles dans les corps gras.

LIPOSUCCION, *s. f.* [angl. ***liposuccion***]. Syn. *lipoaspiration*. Aspiration de la graisse sous-cutanée à l'aide de canules, réalisée au cours d'une intervention chirurgicale à visée plastique ou esthétique.

LIPOTHYMIE, *s. f.* [angl. ***lipothymia***]. Malaise passager caractérisé par une impression angoissante d'évanouissement imminent avec pâleur et sueurs ; il aboutit rarement à l'évanouissement total. Il est d'origine vasomotrice.

LIPOTROPE, *adj.* [angl. ***lipotropic***]. Se dit des substances chimiques qui se fixent d'une façon élective sur le tissu adipeux.

LIPURIE, *s. f.* V. *lipidurie*.

LIQUEUR, *s. f.* [angl. ***liquor***]. Soluté aqueux.

LIQUIDE CÉPHALO-RACHIDIEN [angl. ***spinal fluid***]. Liquide incolore entourant le système nerveux central, emplissant les ventricules cérébraux et que l'on peut soustraire par rachicentèse.

LIQUIDE CÉRÉBRO-SPINAL. V. *liquide céphalo-rachidien*.

LISFRANC (articulation de) [angl. ***tarsometatarsal articulation***]. Articulation tarso-métatarsienne. V. *Chopart (articulation de)*.

LISTE I, LISTE II. Listes sur lesquelles sont inscrites les substances *dangereuses* (liste I, ancien tableau A) et *toxiques* depuis 1988 (liste II, ancien tableau C). Les substances de l'ancien tableau B sont inscrites sur la liste des *stupéfiants*.

LISTEL, *s. m.* Partie antéro-latérale du rebord vertébral, dépourvue de cartilage. Il peut être considéré comme une épiphyse articulaire.

LISTERIA, *s. f.* [angl. ***Listeria***]. Petit bacille gram positif, agent de la listériose.

LISTÉRIOSE, *s. f.* [angl. ***listeriosis***]. Septicopyohémie avec méningo-encéphalite et pleuropneumonie due à la Listeria.

LITHECTOMIE, *s. f.* [angl. ***lithectomy***]. Ablation d'un calcul.

LITHÉMIE, *s. f.* [angl. ***lithaemia***]. Présence et taux, dans le sang, du lithium, au cours du traitement des syndromes dépressifs par ce métal alcalin.

LITHIASE, *s. f.* [angl. ***lithiasis***]. Formation de calculs dans un appareil glandulaire ou dans un réservoir. P. ex. : *l. rénale, l. salivaire, l. biliaire*, etc.

LITHIUM, *s. m.* (Symbole Li) [angl. ***lithium***]. Métal alcalin utilisé sous forme de carbonate ou gluconate pour traiter par voie orale les psychoses maniacodépressives.

LITHOLYTIQUE ou **LITHOTRIPTIQUE,** *adj.* et *s. m.* [angl. ***lithotriptic***]. Se dit des substances auxquelles on attribue la propriété de dissoudre les calculs.

LITHOTRIPSIE, *s. f.* V. *lithotritie*.

LITHOTRITEUR, *s. m.* ou **LITHOTRIPTEUR** [angl. ***lithotriptor***]. 1° Instrument de chirurgie destiné à broyer les calculs à l'intérieur de la vessie. – 2° Appareillage destiné à pulvériser les calculs urinaires ou biliaires par voie externe, au moyen d'ondes de choc ou piézoélectriques.

LITHOTRITIE, *s. f.* ou **LITHOTRIPSIE,** *s. f.* [angl. ***lithotripsy***]. 1° Opération qui consiste à broyer un calcul dans la vessie et à en faire sortir les fragments par l'urètre. – 2° *l. extracorporelle.* Pulvérisation de calculs rénaux ou biliaires au moyen d'un appareillage (lithotriteur) délivrant par voie externe des ondes de choc ou piézoélectriques.

LITTRE (glandes de) [angl. ***Littre's glands***]. Glandes situées dans la muqueuse de l'urètre.

LITTRITE, *s. f.* (Alexis Littre, 1653-1725, chirurgien français) [angl. ***littritis***]. Inflammation d'une glande de Littre et formation d'un petit abcès glandulaire qui peut s'ouvrir à la fois dans le canal et à la peau.

LIVEDO, *s. m.* [angl. ***livedo***]. Coloration livide du tégument commandée par un facteur local. Les lividités diffuses sont le plus souvent désignées par le terme de cyanose (acrocyanose).

LIVIDITÉ, *s. f.* [angl. ***lividity***]. Coloration violacée de la peau.

LIVRET D'ACCUEIL [angl. ***welcome booklet***]. Document d'information remis lors de son admission à un patient hospitalisé ; y est annexée la *charte du patient hospitalisé* (v. ce terme).

LIXIVIATION, *s. f.* [angl. ***lixiviation***]. Procédé d'extraction où le solvant passe par gravité à travers le substrat pulvérisé contenant la substance active.

lm. Abréviation de *lumen* (v. ce terme).

LOA LOA, *s. f.* V. *filaire.*

LOASE ou **LOASIS,** *s. f.* [angl. ***loasis***]. Infestation par la *Filaria loa* (v. *filaire* et *filariose*).

LOBE, *s. m.* [angl. ***lobe***]. Partie d'un viscère individualisée par une limitation nette (sillon, scissure).

LOBE PYRAMIDAL. V. *Lalouette (pyramide de).*

LOBECTOMIE, *s. f.* [angl. ***lobectomy***]. Excision d'un lobe, p. ex. *pulmonaire, hépatique* ou *thyroïdienne.*

LOBOTOMIE, *s. f.* [angl. ***lobotomy***]. Section d'un lobe. En psychochirurgie, section des fibres d'un lobe du cerveau.

LOBULE, *s. m.* [angl. ***lobule***]. Petit lobe. – *l. de l'auricule.* Partie inférieure du lobe de l'oreille, molle et dépourvue de cartilage.

LOCHIES, *s. f. pl.* [angl. ***lochia***]. Écoulement sanguinolent qui succède à l'accouchement et dure de quinze jours à un mois.

LOCO DOLENTI. Locution latine signifiant : à l'endroit douloureux.

LOCUS, *s. m.* (*pl.* ***locus***). [angl. ***locus*** ; *pl.* ***loci***]. V. *gène.*

LOCUS NIGER [angl. ***black substance***]. Lame de substance grise située dans le pédoncule cérébral, entre sa base et sa calotte. Elle intervient dans la régulation des mouvements automatiques.

LÖFFLER (endocardite de) (Karl L., médecin suisse, 1936) [angl. ***Löffler's endocarditis***]. Fibrose endomyocardique avec hyperéosinophilie.

LOGE, *s. f.* [angl. ***chamber***] (anatomie). Compartiment cloisonné contenant un ou plusieurs organes. P. ex. *l. thymique, l. musculaire.*

LOGÉTRON, *s. m.* [angl. ***logetron***]. Appareil permettant le tirage électronique des photographies, utilisé en médecine pour améliorer le contraste des radiographies.

LOGORRHÉE, *s. f.* [angl. ***logorrhoea***]. Flux de paroles ; besoin irrésistible de parler qu'éprouvent parfois certains maniaques.

LOI HURIET-SÉRUSCLAT [angl. ***Huriet law***]. Loi française (1988) concernant la protection des personnes qui se prêtent à des *recherches biomédicales.*

LOMBAIRE, *adj.* V. *lombal.*

LOMBAL, E, *adj.* [angl. ***lumbal***]. Syn. *lombaire.* Situé dans la zone des lombes, région dorsale intermédiaire aux côtes et à la crête iliaque.

LOMBALGIE, *s. f.* [angl. ***lumbago***]. Douleur siégeant dans la région lombaire.

LOMBALISATION, *s. f.* ou **LOMBARISATION,** *s. f.* [angl. ***lumbarization***]. Anomalie de la première vertèbre sacrée qui s'individualise et devient plus ou moins semblable à la cinquième vertèbre lombaire.

LOMBARTHROSE, *s. f.* [angl. ***lumbar osteoarthritis***]. Rhumatisme chronique dégénératif localisé à la colonne lombaire et déterminant une incurvation du tronc et des douleurs plus ou moins vives, lombaires ou sciatiques.

LOMBOSCIATALGIE, *s. f.* ou **LOMBOSCIATIQUE,** *s. f.* [angl. ***lumbago-sciatica***]. Névralgie sciatique associée à une douleur névralgique de la région lombaire.

LOMBOSTAT, *s. m.* [angl. ***orthopaedic lumbar corset***]. Corset soutenant la colonne vertébrale lombaire.

LOMBOTOMIE, *s. f.* [angl. ***surgical section of the loins***]. Ouverture chirurgicale de la région lombaire.

LONGILIGNE, *adj.* [angl. ***longilineal***] (morphologie). Se dit d'un type d'individu caractérisé par la longueur des membres et la brièveté du tronc. V. *bréviligne*.

LORDOSE, *s. f.* [angl. ***lordosis***]. Déviation de la colonne vertébrale à convexité antérieure.

LOTION, *s. f.* [angl. ***lotion***]. 1° Lavage d'une partie ou de toute la surface du corps avec de l'eau chaude ou froide, simple ou contenant des substances médicamenteuses. – 2° Le liquide employé pour ce lavage.

LOUPE, *s. f.* V. *kyste sébacé*.

LPP. Liste des produits et prestations remboursables. Elle a remplacé le TIPS.

LRF. Abréviation du terme anglais : *luteo-releasing factor*, substance polypeptidique extraite de l'hypothalamus et qui contrôle la sécrétion de lutéotrophine.

LSD. Abréviation de l'allemand *Lyserg Säure Diäthylamide* : acide lysergique diéthylamide. V. *lysergide*.

LT ou **LTH.** Lutéotrophine ou hormone lutéotrophique. V. ce terme et *prolactine*.

LUCIANI-WENCKEBACH (période de) (Luigi L., médecin italien, 1842-1919 ; Karel W., médecin hollandais, 1864-1940) [angl. ***Wenckebach's block***]. Variété de bloc atrioventriculaire du 2e degré avec allongement progressif et cyclique de l'espace PR aboutissant à une onde P non conduite.

LUCITE, *s. f.* V. *actinite*.

LUETTE, *s. f.* [angl. ***palatine uvula***]. Appendice conique, médian et vertical du voile du palais.

LUGOL (solution de) (Jean L. médecin français, 18e siècle) [angl. ***Lugol's solution***]. Solution aqueuse d'iode à 1 % et d'iodure de potassium à 2 %.

LUMBAGO, *s. m.* [angl. ***lumbago***]. 1° Expression prise quelquefois dans le sens vague de douleur des lombes. – 2° Affection douloureuse de la région lombaire survenant brusquement à la suite d'un effort. Elle est considérée comme une entorse des articulations intervertébrales ou comme la conséquence du déplacement du nucleus pulposus du disque intervertébral.

LUMEN, *s. m.* (lm) [angl. ***lumen***]. Quantité de lumière interceptée par une surface de 1 m^2 dont chaque point est situé à une distance moyenne de 1 m d'une source lumineuse uniforme, de surface négligeable, ayant une intensité d'une candela.

LUMINANCE, *s. f.* [angl. ***luminance***]. Syn. *brillance*. Éclat d'une source lumineuse. En optique, la *l.* d'une surface considérée comme source lumineuse est le rapport de l'intensité lumineuse qu'elle émet dans une direction donnée à son aire projetée sur un plan perpendiculaire à cette direction. Elle s'exprime en *nit* (candela/m^2) ou en *stilb* (*sb*) (candela/cm^2). 1 stilb = 10^4 nits. – *amplificateur de brillance* ou *de luminance*. V. ce terme.

LUNATUM, *s. m.* [angl. ***os lunatum***]. Désignation internationale de l'*os lunaire* (ou *semi-lunaire*) du carpe.

LUNULE, *s. f.* [angl. ***lunula***]. Surface en forme de croissant. – *l. de l'ongle*. Zone claire située à la racine de l'ongle.

LUPIQUE, *adj.* Qui se rapporte au lupus. – *maladie l.* Lupus érythémateux aigu disséminé.

LUPOÏDE, *adj.* [angl. ***lipoid***]. Qui ressemble au lupus.

LUPOME, *s. m.* [angl. ***lupoma***]. Syn. *tubercule lupique*. Petit tubercule cutané arrondi, jaune bistre, translucide, observé dans le *lupus tuberculeux*.

LUPUS, *s. m.* [angl. ***lupus***]. Affection de la peau ayant une tendance envahissante et destructive. Ce terme désigne actuellement, lorsqu'il est employé seul, le *l.* tuberculeux.

LUPUS ÉRYTHÉMATEUX AIGU DISSÉMINÉ, L. É. DISSÉMINÉ (LED) ou **L. É. EXANTHÉMATIQUE** [angl. ***systemic acute lupus erythematosus disseminatus***]. Syn. *maladie de Kaposi*. Affection caractérisée par une éruption de placards érythémateux, finement squameux, siégeant au visage et aux mains, par des arthralgies, de la fièvre, une asthénie, un amaigrissement et des localisations viscérales multiples. Le sérum contient des anticorps antinucléaires ; on classe cette affection parmi les maladies auto-immunes, les maladies des complexes immuns et les collagénoses.

LUPUS TUBERCULEUX [angl. ***lupus tuberculosis***]. Variété la plus commune et la plus polymorphe de tuberculose cutanée, caractérisée par la présence de *lupomes*.

LUTÉAL, E, *adj.* [angl. ***luteal***]. Qui se rapporte au corps jaune de l'ovaire.

LUTÉINIQUE, *adj.* [angl. ***luteinic***]. Qui se rapporte au corps jaune de l'ovaire. – *kyste l.* Variété de kyste de l'ovaire développée à partie du corps jaune.

LUTÉINISANTE (hormone). V. *gonadostimuline*.

LUX, *s. m.* (lx) [angl. ***lux***]. Unité d'éclairement. Éclairement moyen d'une surface de 1 m^2 recevant un flux lumineux de 1 lumen. V. *phot*.

LUXATION, *s. f.* [angl. ***luxation***]. Déplacement permanent de deux surfaces articulaires qui ont perdu plus ou moins complètement les rapports qu'elles affectent normalement l'une avec l'autre.

LUYS (corps de) (Jules L., neurologue français, 1828-1898) [angl. ***subthalamic nucleus***]. Noyau gris situé dans le cerveau, sous le thalamus et au-dessus du locus niger.

lx. Abréviation de *lux*.

LYME (maladie de) [angl. ***Lyme disease***]. Arthrite précédée d'un érythème migrateur et pouvant se compliquer de méningo-radiculite et de troubles de la conduction intracardiaque. Elle est due à un spirochète, *Borrelia burgdorferi*, inoculé par une tique.

LYMPHADÉNITE, *s. f.* V. *adénite*.

LYMPHADÉNOME, *s. m.* V. *lymphome*.

LYMPHADÉNOPATHIE, *s. f.* [angl. ***lymphadenopathy***]. Maladie des ganglions lymphatiques.

LYMPHANGIOME, *s. m.* [angl. ***lymphangioma***]. Angiome développé au niveau des vaisseaux lymphatiques. – *l. kystique*. Kyste séreux congénital multiloculaire, siégeant le plus souvent dans le creux sus-claviculaire, développé aux dépens d'ébauches primitives de vaisseaux lymphatiques.

LYMPHANGITE, *s. f.* [angl. ***lymphangitis***]. Inflammation des vaisseaux lymphatiques.

LYMPHATIQUE, *adj.* [angl. ***lymphatic***]. Qui se rapporte à la lymphe.

LYMPHE, *s. f.* [angl. ***lymph***]. Liquide incolore qui remplit les vaisseaux lymphatiques. La *l.* est originaire du sang et renferme des leucocytes et les mêmes substances que le sérum sanguin, mais en moindres proportions.

LYMPHOBLASTE, *s. f.* [angl. ***lymphoblast***]. Cellule souche des lymphocytes, qui donne naissance au grand lymphocyte.

LYMPHOBLASTOMATOSE, *s. f.* V. *lymphoblastose*.

LYMPHOBLASTOME, *s. m.* [angl. ***lymphoblastoma***]. Tumeur maligne formée dans les ganglions ou dans la rate par la prolifération des lymphoblastes.

LYMPHOBLASTOSARCOME, *s. m.* [angl. ***lymphosarcoma***]. Variété de lymphosarcome dans laquelle les cellules tumorales ont l'aspect de lymphoblastes.

LYMPHOBLASTOSE, *s. f.* [angl. ***lymphoblastosis***]. Variété de leucémie aiguë caractérisée par une prolifération des lymphoblastes.

LYMPHOCÈLE, *s. f.* [angl. ***lymphocele***]. 1° V. *lymphangiome kystique*. – 2° Épanchement lymphatique acquis et localisé.

LYMPHOCYTAIRE (série) [angl. ***lymphocytic series***]. Série de cellules qui, à partir de la cellule souche, aboutit au lymphocyte. Elle comprend le lymphoblaste, le grand et le petit lymphocyte.

LYMPHOCYTE, *s. m.* [angl. ***lymphocyte***]. Leucocyte mononucléaire de taille variable : on distingue les grands et les petits *l.* Parmi ceux-ci, certains sont spécialisés dans les réponses immunitaires spécifiques (*immunocytes*) et l'on distingue, les *lymphocytes B* à vie généralement courte, agents de l'immunité humorale et les *lymphocytes T*, supports de l'immunité cellulaire, dont la vie est, dans l'ensemble, plus longue.

LYMPHOCYTÉMIE, *s. f.* [angl. ***lymphocythaemia***]. Présence de lymphocytes dans le sang en grande abondance.

LYMPHOCYTOME, *s. m.* V. *lymphome* et *lymphosarcome*.

LYMPHOCYTOSARCOME, *s. m.* [angl. ***lymphocytosarcoma***]. Variété de lymphosarcome dans laquelle les cellules tumorales ont toutes l'aspect du petit lymphocyte.

LYMPHOCYTOSE, *s. f.* [angl. ***lymphocytosis***]. Présence de lymphocytes dans un liquide de l'organisme.

LYMPHOCYTOTOXIQUE, *adj.* [angl. ***lymphocytotoxic***]. Qui détruit les lymphocytes.

LYMPHOGENÈSE, *s. f.* [angl. ***lymphogenesis***]. Formation de la lymphe.

LYMPHOGRANULOMATOSE BÉNIGNE. V. *Besnier-Boeck-Schaumann (maladie de)*.

LYMPHOGRANULOMATOSE INGUINALE SUBAIGUË. V. *Nicolas et Favre (maladie de)*.

LYMPHOGRANULOMATOSE MALIGNE. V. *Hodgkin (maladie de)*.

LYMPHOGRAPHIE, *s. f.* [angl. ***lymphography***]. Étude radiographique des voies et des ganglions ou nœuds lymphatiques, après injection d'une substance opaque aux rayons X.

LYMPHOÏDE (SYSTÈME ou TISSU) [angl. ***lymphoid tissue***]. Ensemble de cellules et d'organes dont dépendent les réactions d'immunité spécifique. Il est constitué par : 1° les *lymphocytes* et notamment les lymphocytes B et T et les plasmocytes. – 2° les *organes lymphoïdes* où naissent, mûrissent et se transforment les lymphocytes : thymus, moelle osseuse, ganglions lymphatiques etc.

LYMPHOKINE, *s. f.* [angl. ***lymphokine***]. Glycoprotéine soluble sécrétée par les lymphocytes thymodépendants et qui déclenche la réaction d'immunité cellulaire. V. *cytokine*.

LYMPHOME, *s. m.* [angl. ***lymphoma***]. Tumeur composée de tissu lymphoïde typique. Pour certains, *l.* est synonyme de *l.* malin (v. ce terme et *lymphosarcome*).

LYMPHOME MALIN [angl. ***malignant lymphoma***]. Syn. *hématosarcome*. Toute prolifération maligne des lignées cellulaires lymphocytaire et histiocytaire ; en particulier la maladie de Hodgkin, les lymphosarcomes, les réticulosarcomes.

LYMPHOPATHIE, *s. f.* [angl. ***lymphopathy***]. Maladie du système lymphatique.

LYMPHOPÉNIE, *s. f.* [angl. ***lymphopenia***]. Diminution du nombre des lymphocytes.

LYMPHOPOÏÈSE, *s. f.* [angl. ***lymphopoiesis***]. Formation de globules blancs ou de lymphocytes (*lymphocytopoïèse*).

LYMPHOPROLIFÉRATIF, VE, *adj.* [angl. ***lymphoproliferative***]. Qui s'accompagne de la multiplication anormale, dans les organes lymphoïdes, de lymphocytes, de plasmocytes et de lymphoblastes.

LYMPHORRAGIE, *s. f.* [angl. ***lymphorrhagia***]. Écoulement persistant de lymphe.

LYMPHOSARCOMATOSE, *s. f.* ou mieux **LYMPHOSARCOME,** *s. m.* [angl. ***lymphosarcomatosis***]. Tumeur maligne se développant dans les ganglions ou nœuds, essaimant des métastases et provoquant rapidement la mort.

LYOC, *s. m.* Syn. *lyophilisat oral*. Comprimé obtenu par lyophilisation et se dissolvant rapidement dans l'eau ou la salive.

LYOPHILISAT ORAL. V. *lyoc*.

LYOPHILISATION, *s. f.* [angl. ***lyophilization***]. Syn. *cryodessiccation*. Procédé de conservation des produits biologiques fragiles congelés à basse température, puis desséchés sous vide poussé.

LYS. Symbole de la *lysine*.

LYSAT, *s. m.* [angl. ***lysate***]. Produit de la digestion ou de la dissolution des cellules ou des bactéries par les lysines.

LYSE, *s. f.* [angl. ***lysis***]. Dissolution des tissus ou des bactéries par les lysines.

LYSERGIDE, *s. m.* **(LSD)** [angl. ***lysergide, LSD***]. Psychodysleptique hallucinogène de synthèse abandonné en thérapeutique. Il est utilisé par certains toxicomanes.

LYSINE, *s. f.* [angl. ***lysin***]. 1° Anticorps ayant la propriété de dissoudre les globules sanguins, les cellules des tissus ou les bactéries. – 2° Acide aminé essentiel, constituant des protéines.

LYSIS, *s. f.* [angl. ***lysis***]. Défervescence lente et progressive s'opérant en plusieurs jours.

LYSOSOME, *s. m.* [angl. ***lysosome***]. Particule présente dans le protoplasma des cellules, entourée d'une membrane lipoprotéique et contenant des enzymes variées. Ce sont les agents de la défense cellulaire et de la phagocytose.

LYTIQUE, *adj.* [angl. ***lytic***]. Qui se rapporte à la lyse ou qui la provoque.

M

M. Symbole de *méga.*

m. 1° Symbole de *milli.* – 2° Symbole de *mètre.*

μ. Lettre grecque mu (m), symbole de *micro.*

MAC BURNEY. V. *McBurney.*

MACÉRATION, *s. f.* [angl. ***maceration***]. 1° Préparation obtenue en laissant en contact, de l'eau froide et des substances végétales ou animales, afin d'en extraire les principes actifs. V. *décoction, infusion, tisane.* – 2° V. *fœtus macéré.*

MÂCHONNEMENT, *s. m.* [angl. ***machonnement***]. Mouvement automatique et continuel des mâchoires.

MACROBIOTIQUE, *s. f.* Doctrine diététique n'autorisant que des aliments végétaux dont la provenance est strictement naturelle. V. *végétalisme* et *végétarisme.*

MACROCÉPHALIE, *s. f.* [angl. ***macrocephalia***]. Augmentation pathologique du volume de la tête.

MACROCYTE, *s. m.* [angl. ***macrocyte***]. Globule rouge dont le diamètre est de 9 à 12 μm, au lieu de 7 μm, diamètre normal.

MACRODONTIE, *s. f.* [angl. ***macrodontia***]. Anomalie constituée par une grandeur excessive des dents.

MACROGLIE, *s. f.* [angl. ***macroglia***]. Partie de la névroglie d'origine ectodermique ; elle comprend les astrocytes et les oligodendrocytes. V. *microglie.*

MACROGLOBULINE, *s. f.* [angl. ***macroglobulin***]. Globuline monoclonale de poids moléculaire très élevé dont la structure ne diffère guère de celles des immunoglobulines M.

MACROGLOBULINÉMIE, *s. f.* [angl. ***macroglobulinaemia***]. Présence dans le plasma sanguin, de macroglobuline. – *m. essentielle de Waldenström.* Maladie du système réticulolymphoïde, mortelle, d'évolution lente, caractérisée par une anémie, des hémorragies, une augmentation de volume du foie, de la rate et des ganglions lymphatiques avec proliférations lymphoplasmocytaire polymorphe. Le sang contient une macroglobuline.

MACROGLOSSIE, *s. f.* [angl. ***macroglossia***]. Augmentation considérable du volume de la langue.

MACROLIDES, *s. m. pl.* [angl. ***macrolides***]. Famille d'antibiotiques comprenant les *m. vrais* (p. ex. : l'érythromycine) et les *m. apparentés* (p. ex. : la rifampicine).

MACROMÉLIE, *s. f.* [angl. ***macromelia***]. Malformation qui consiste en une longueur excessive d'un membre.

MACROPHAGE, *s. m.* [angl. ***macrophage***]. Syn. *histiocyte.* Phagocyte de grande dimension.

MACROSKÉLIE, *s. f.* [angl. ***macroscelia***]. Malformation caractérisée par le développement exagéré des jambes.

MACULA, *s. f.* [angl. ***macula***]. Syn. *macula lutea.* Pôle postérieur de la rétine ayant l'aspect d'une tache jaunâtre présentant en son centre une dépression, la *fovea* *centralis* ; c'est à cet endroit que l'acuité visuelle est la meilleure.

MACULA DENSA (lat.) [angl. ***macula densa***]. V. *appareil juxta-glomérulaire.*

MACULE, *s. f.* [angl. ***macula***]. Lésion élémentaire de la peau consistant en une tache rouge sans relief et disparaissant momentanément par la pression.

MAGISTRAL, E, *adj.* [angl. ***magistral***]. Se dit des médicaments dont la composition est indiquée par le médecin sur son ordonnance.

MAGNÉSÉMIE, *s. f.* ou **MAGNÉSIÉMIE,** *s. f.* [angl. ***magnesaemia***]. Présence et taux du magnésium dans le sang.

MAGNÉSIUM, *s. m.* [angl. ***magnesium***]. Métal dont certains sels sont utilisés en thérapeutique comme antispastiques (spasmophilie) et contre les troubles du rythme ventriculaire.

MAIGREUR, *s. f.* [angl. ***slenderness***]. Disparition des réserves graisseuses de l'organisme, parfois accompagnée d'atrophie des masses musculaires et des viscères.

MAIN, *s. f.* [angl. ***hand***]. Partie distale du membre supérieur, organe du tact et de la préhension. Elle comprend une face antérieure, la paume, bordée des éminences thénar et hypothénar et une face postérieure, le dos de la main. Son squelette est constitué du carpe, du métacarpe et des phalanges.

MAIN BOTE [angl. ***clubhand***]. Position anormale et permanente de la main par rapport à l'avant-bras. Cette angulation pathologique est acquise ou congénitale et d'origine ostéo-articulaire ou musculo-tendineuse. P. ex. *m. b. radiale, m. b. cubitale.* V. *pied bot.*

MAIN COURANTE [angl. ***hand rail***]. Barre fixée au mur et constituant une aide à la marche. – ***m. c. de fauteuil roulant.*** Cerceau métallique fixé à l'extérieur de la grande roue d'un fauteuil roulant, de plus petit diamètre que celle-là et servant à manœuvrer celui-ci.

MAIN CUBITALE [angl. ***ulnar hand***]. Aspect de la main dans la paralysie du nerf cubital : hyperextension de la première phalange et flexion des deux dernières pour l'annulaire et l'auriculaire avec aspect émacié de la main.

MAIN D'ACCOUCHEUR [angl. ***obstetrician's hand***]. Attitude particulière de la main que l'on observe dans la tétanie. Les doigts contracturés, à demi fléchis sur le carpe, sont serrés les uns contre les autres de façon à former un cône.

MAIN DE SINGE [angl. ***monkey hand***]. Impossibilité de l'opposition du pouce avec atrophie des éminences thénar et hypothénar. Elle s'observe notamment dans la paralysie du nerf médian.

MAINTIEN À DOMICILE POUR PERSONNES ÂGÉES [angl. ***home care for senior citizens***]. Ensemble de mesures destinées à permettre aux personnes âgées de continuer à vivre dans leur environnement habituel. V. *auxiliaire de vie.*

MAISON DÉPARTEMENTALE DES PERSONNES HANDICAPÉES (MDPH). Organisme départemental permettant depuis 2006 un accès unique aux droits et prestations prévus pour les personnes handicapées. L'ancienne COTOREP y a été intégrée, remplacée par la CDAPH ou commission pour les droits et l'autonomie des personnes handicapées.

MAL PERFORANT [angl. ***mal perforant***]. Ulcération indolore ayant tendance à gagner toujours en profondeur, déterminée généralement par une lésion nerveuse.

MALABSORPTION (syndrome de) [angl. ***malabsorption syndrome***]. Ensemble de signes traduisant une dénutrition grave d'origine digestive : diarrhée abondante au long cours avec stéatorrhée, amaigrissement, anémie, œdèmes, carences multiples.

MALACIE, *s. f.* [angl. ***malacia***]. Ramollissement.

MALADE, *s. m.* ou *f.* [angl. ***ill, sick person***]. Personne dont l'état de santé est altéré.

MALADIE, *s. f.* [angl. ***disease***]. Altération de l'état de santé, se manifestant en règle par des symptômes et des signes (v. ces termes). En général, ce mot désigne un état morbide dont la cause est reconnue, ce qui l'oppose au syndrome, mais cette distinction n'a rien d'absolu. – *maladie de...* V. au nom propre.

MALADIE ACQUISE [angl. ***acquired disease***]. Affection apparue après la fécondation, soit ***pendant la vie intra-utérine***

(*embryopathies* et *fœtopathies*, v. ces termes), soit ***après la naissance***. Les *m. a.* s'opposent aux *maladies héréditaires* (v. ce terme) ou *génétiques*.

MALADIE BLEUE. V. *bleue* (*maladie*).

MALADIE BRONZÉE. V. *Addison (maladie d')*.

MALADIE CONGÉNITALE [angl. ***congenital disease***]. Maladie avec laquelle l'enfant est né ; elle est soit héréditaire, soit acquise pendant les 3 premiers mois de la vie intra-utérine et non transmissible. V. *embryopathie*.

MALADIE ÉMERGENTE [angl. ***emerging disease***]. Maladie nouvelle. Les *m. é.* peuvent être dues à des agents infectants inconnus jusqu'alors (légionelle, VIH, prion), à des saprophytes devenus virulents à la faveur d'une baisse de l'immunité (pneumocyste), à la transmission humaine de germes ne touchant jusqu'alors que des animaux (grippe aviaire), à des intoxications (mésothéliome de l'amiante).

MALADIE FAMILIALE [angl. ***familial disease***]. Affection qui frappe, sans changer de forme, plusieurs membres d'une même famille et dont le caractère génétique n'est pas certain.

MALADIE HÉRÉDITAIRE [angl. ***hereditary disease***]. Maladie transmise par le spermatozoïde ou l'ovule en raison de la présence, sur les chromosomes, de gènes pathologiques, d'une anomalie des chromosomes. Selon leur mode de transmission, on distingue les *m. h.* autosomiques dominantes ou récessives et les *m. h.* liées au sexe.

MALADIE IMMUNITAIRE [angl. ***immunologic disorders disease***]. Maladie en rapport avec une perturbation quantitative ou qualitative des moyens de défense naturels de l'organisme. Le système immunitaire peut être déficient ou bien réagir de façon excessive ou déréglée.

MALADIE MENTALE [angl. ***mental illness***]. Syn. *psychose, troubles psychiques*. Perturbation de l'intelligence et du comportement.

MALADIE PÉRIODIQUE [angl. ***periodical disease***]. Affection familiale de nature inconnue, observée surtout chez les Israélites nord-africains, consistant en accès douloureux abdominaux fébriles à répétition.

MALADIE RYTHMIQUE AURICULAIRE ou **ATRIALE** [angl. ***bradycardia-tachycardia syndrome***]. Syn. *maladie de l'oreillette, syndrome bradycardie-tachycardie*. Affection caractérisée par l'alternance de crises de tachycardie et de bradycardie supraventriculaires.

MALADIE SEXUELLEMENT TRANSMISSIBLE (MST) [angl. ***venereal disease***]. Maladie contagieuse contractée par les rapports ou contacts sexuels ; p. ex. : *syphilis, blennorragie, chlamydiases, trichomonases, herpès, hépatite B, sida*.

MALADIE DE SYSTÈME ou **SYSTÉMIQUE** [angl. ***systemic disease***]. Terme recouvrant un ensemble de maladies inflammatoires d'origine inconnue : *polyarthrite rhumatoïde, lupus érythémateux disséminé, sclérodermie, dermatomyosite* etc.

MALADIE À TRANSMISSION SEXUELLE. V. *maladie sexuellement transmissible*.

MALADIE VÉNÉRIENNE. V. *maladie sexuellement transmissible*.

MALARIA, *s. f.* V. *paludisme*.

MALARIEN, NE, *adj.* [angl. ***malarial***]. Syn. *paludéen, paludique, palustre*. Qui a rapport au paludisme (malaria).

MALENTENDANT, E, *adj.* [angl. ***partially deaf***]. Dont l'acuité auditive est diminuée.

MALFORMATION, *s. f.* [angl. ***malformation***]. Anomalie d'une partie du corps existant à la naissance. Les *m.* sont donc toujours congénitales.

MALGAIGNE (ligne de) (Joseph M., chirurgien français, 1806-1865). Ligne allant de l'épine iliaque antéro-supérieure à l'épine pubienne, correspondant à l'arcade crurale et permettant de différencier les hernies crurales situées au-dessous, des hernies inguinales situées au-dessus d'elle.

MALIGNITÉ, *s. f.* [angl. ***malignancy***]. Caractère soit d'une maladie, au cours de laquelle apparaissent des symptômes anormaux ou une évolution inattendue qui entraînent rapidement la mort ; soit d'une tumeur, fatale par sa tendance à l'extension et à la généralisation. V. *bénignité*.

MALIN, IGNE, *adj.* [angl. ***malignant***]. Se dit d'une maladie qui présente un caractère grave et insidieux ou d'une tumeur susceptible de se généraliser et de provoquer la mort du malade. V. *bénin.*

MALLÉOLE, *s. f.* [angl. ***malleolus***]. Apophyse ou tubérosité de la cheville.

MALNUTRITION, *s. f.* [angl. ***malnutrition***]. Toute anomalie de la nutrition par excès, défaut, ou déséquilibre.

MALOCCLUSION, *s. f.* [angl. ***malocclusion***]. Occlusion défectueuse.

MALONYLURÉE, *s. f.* [angl. ***malonylurea***]. Acide formé d'acide malonique et d'urée et dont les dérivés sont les barbituriques.

MALPIGHI (corps muqueux de) (Marcello M., médecin italien, 17e siècle). V. *épiderme.*

MALPIGHI (pyramide de) [angl. ***Malpighi's pyramid***]. Subdivision de la médullaire du rein. Son sommet, interne ou papille fait saillie dans la lumière d'un petit calice.

MALPOSITION, *s. f.* [angl. ***malposition***]. Anomalie de situation.

MALTASE, *s. f.* [angl. ***maltase***]. Syn. *alphaglucosidase.* Enzyme des sucs pancréatique et intestinal qui transforme le maltose en glucose.

MALTE (fièvre de). V. *mélitococcie.*

MALTOSE, *s. m.* [angl. ***maltose***]. Diholoside réducteur constitué par deux molécules de glucose. C'est le sucre du malt.

MALTRAITANCE, *s. f.* [angl. ***ill-treatment***]. Mauvais traitements infligés à des personnes faibles et vulnérables.

MALVOYANCE, *s. f.* Diminution de l'acuité visuelle, quelle que soit sa cause.

MAMELLE, *s. f.* [angl. ***breast***]. Syn. *sein.* Organe pair et globuleux situé à la partie antéro-supérieure du thorax, se développant chez la femme à la puberté et contenant la glande mammaire et du tissu adipeux. V. mots commençant par *mast…*

MAMELON, *s. m.* [angl. ***nipple***]. Extrémité conique du sein où aboutissent le canaux galactophores. Elle est entourée d'une zone pigmentée et arrondie, l'aréole.

MAMMAIRE, *adj.* [angl. ***mammary***]. Qui a rapport au sein. – ***glande m.*** Glande exocrine située dans la mamelle et secrétant le lait. V. *prolactine.*

MAMMECTOMIE, *s. f.* V. *mastectomie.*

MAMMITE, *s. f.* V. *mastite.*

MAMMOGRAPHIE, *s. f.* V. *mastographie.*

MANCHON, *s. m.* [angl. ***coupling sleeve***]. Dispostif protégeant le moignon, interposé entre ce dernier et l'emboîture d'une prothèse de membre inférieur.

MANDIBULAIRE, *adj.* [angl. ***mandibular***]. Relatif à la mandibule. – *nerf m.* Branche terminale du n. trijumeau. Nerf mixte, sensitif et moteur pour la mastication.

MANDIBULE, *s. f.* [angl. ***mandibula***]. Syn. ancien *maxillaire inférieur.* Os de la mâchoire inférieure, impair, symétrique, comportant un corps arqué à concavité postérieure sur le bord supérieur duquel s'implantent les dents et 2 branches montantes s'articulant avec les temporaux.

MANDRIN, *s. m.* [angl. ***mandrin***]. Tige métallique amovible oblitérant la lumière d'une aiguille.

MANDUCATION, *s. f.* [angl. ***manducation***]. Ensemble des phénomènes qui, dans la bouche, transforment les aliments : mastication, action de la salive, déglutition.

MANGANIQUE, *adj.* [angl. ***manganic***]. Qui se rapporte au manganèse.

MANGANISME, *s. m.* [angl. ***manganism***]. Intoxication professionnelle par le manganèse. Elle se manifeste essentiellement par des accidents nerveux ou des pneumopathies aiguës sévères.

MANIACO-DÉPRESSIVE (psychose) [angl. ***manic-depressive psychosis***]. Maladie mentale caractérisée par la succession, à intervalles variables, d'accès de manie ou de mélancolie.

MANIAQUE, *adj.* et *s. m.* ou *f.* [angl. ***maniac***]. Se dit d'un malade atteint de manie. – Qui a rapport à la manie.

MANIE, *s. f.* [angl. ***mania***]. Syndrome caractérisé par une surexcitation générale et permanente des facultés intellectuelles et qui peut se manifester soit au cours d'une affection mentale, soit à l'état isolé et constituer une psychose autonome.

MANIPULATION, *s. f.* [angl. ***manipulation***]. Action d'effectuer certaines manœuvres manuelles : 1° pour réaliser des expériences de physique ou des préparations chimiques ; 2° pour remédier à certains déplacements osseux (vertébraux, p. ex.). – Nom parfois donné à ces manœuvres elles-mêmes.

MANIPULATION GÉNÉTIQUE [angl. ***gene manipulation***]. Transport d'un segment de chromosome (ADN) avec ses gènes, du noyau d'une cellule dans le noyau cellulaire d'un autre individu. Cette intervention permet de transférer au receveur des caractères ou des fonctions qu'il ne possédait pas.

MANNITOL, *s. m.* [angl. ***mannitol***]. Alcool dérivé du mannose, que l'on peut utiliser par voie intraveineuse pour étudier la clairance glomérulaire rénale.

MANNOSE, *s. m.* [angl. ***mannose***]. Hexose présent à l'état naturel dans divers végétaux. V. *mannitol*.

MANNOSIDOSE, *s. f.* [angl. ***mannosidosis***]. Affection congénitale rare de l'enfant caractérisée par des troubles du développement du squelette rappelant ceux de la maladie de Hurler. C'est une maladie métabolique héréditaire qui entre dans le cadre des mucolipidoses.

MANŒUVRE, *s. f.* [angl. ***maneuver***]. Procédé médical, chirurgical ou obstétrical destiné à obtenir le changement de position d'un patient, d'un organe ou d'un fœtus, afin de faciliter un diagnostic ou un traitement.

MANOMÉTRIE, *s. f.* [angl. ***manometry***]. Mesure de la pression à l'intérieur d'un vaisseau ou d'une cavité.

MANUBRIUM, *s. m.* (lat.) [angl. ***manubrium***]. Pièce osseuse en forme de poignée. – *m. sternal*. Partie supérieure du sternum, formant avec le corps de cet os l'angle de Louis.

MAO. Abréviation de *mono-amine-oxydase*.

MAPA. Monitorage ambulatoire de la pression artérielle.

MARASME, *s. m.* [angl. ***marasmus***]. Maigreur extrême de tout le corps provoquée par une longue maladie.

MARCHE, *s. f.* [angl. ***walking***]. Mode de locomotion pédestre pendant lequel le sujet reste toujours en contact avec le sol et se propulse successivement avec l'un et l'autre membre inférieur. V. *course* et *démarche*.

MARFAN (maladie de) (Antonin M., médecin français, 1896) [angl. ***Marfan's disease***]. Affection héréditaire du tissu conjonctif entraînant des malformations cardiaques et aortiques, une subluxation du cristallin et une hyperlaxité ligamentaire.

MARGINAL, E, *adj.* [angl. ***marginal***]. Qui se rapporte aux bords d'une cavité.

MARISQUE, *s. f.* [angl. ***marisca***]. Petite tumeur s'insérant à la marge de l'anus, pourvue d'une enveloppe cutanée et provenant d'une hémorroïde ayant subi une transformation fibreuse.

MARMORISATION, *s. f.* [angl. ***marmoration***]. Augmentation considérable de la densité d'un os, dont une partie plus ou moins étendue devient compacte comme du marbre.

MARQUÉ, E, *adj.* [angl. ***labeled***]. Se dit d'une substance porteuse d'un élément qui permettra de la repérer, de suivre son cheminement et sa fixation dans l'organisme. Cet élément (indicateur ou marqueur) peut être un isotope radioactif, un antigène de membrane, etc.

MARQUEUR, *s. m.* [angl. ***marker***]. Élément permettant de dépister une substance sur laquelle il est fixé. – *m. biologique*. Substance dont le dosage permet d'explorer une pathologie spécifique.

MARQUEUR TUMORAL [angl. ***tumour marker***]. Molécule anormale ou présente à un taux anormalement élevé dans le sérum et témoignant de la présence ou de l'évolution de certains cancers. P. ex. *phosphatases acides* et *PSA* (prostate), *bêta-hCG* (tumeurs germinales et placentaires), *AFP* (foie et testicule), *ACE* (cancers colorectaux), *antigènes* CA (15.3 sein ; 19.9 pancréas et tube digestif ; 125 ovaire), *calcitonine* (thyroïde), *énolase neurospécifique* (neuroblastome, cancer pulmonaire à petites cellules).

MARSUPIALISATION, *s. f.* [angl. ***marsupialization***]. Suture, aux lèvres de l'incision cutanée, des bords d'une cavité kystique résiduelle.

MARTEAU, *s. m.* [angl. ***malleus***] (anatomie). V. *osselet*.

MARTIAL, E, *adj.* [angl. ***martial***]. Ferrugineux. P. ex. : *carence m.*, *médication m.*

MASCULINISANT, E, *adj.* V. *virilisant*.

MASOCHISME, *s. m.* [angl. ***masochism***]. Syn. *algolagnie passive*. Perversion du sens génital chez l'homme, l'acte sexuel ne pouvant s'accomplir que sous l'action d'insultes, de flagellation ou de tout autre sévice.

MASSAGE, *s. m.* [angl. ***massage***]. Action de presser, de pétrir, de manipuler avec les mains une partie des masses musculaires ou un organe tel que le cœur.

MASSAGE CARDIAQUE [angl. ***cardiac massage***]. Procédé de réanimation destiné, en cas d'arrêt cardiaque, à rétablir d'urgence une circulation efficace, par voie externe ou interne.

MASSÉTER, *adj.* [angl. ***masseter***]. Masticateur. – *muscle m.* Puissant muscle masticateur, tendu de l'arcade zygomatique à la face externe de la mandibule, dont il provoque l'élévation.

MASSOKINÉSITHÉRAPIE, *s. f.* [angl. ***physiotherapy***]. Traitement par le massage et le mouvement. V. *kinésithérapie.*

MASTECTOMIE, *s. f.* [angl. ***mastectomy***]. Syn. *mammectomie.* Ablation de la glande mammaire.

MASTICATION, *s. f.* [angl. ***mastication***]. Action de mâcher, broiement des aliments avec les dents.

MASTITE, *s. f.* [angl. ***mastitis***]. Syn. *mammite.* Nom générique des affections inflammatoires de la mamelle. – *m. carcinomateuse.* Cancer du sein observé chez la femme jeune pendant la grossesse ou la lactation, ayant l'aspect d'une inflammation aiguë de toute la glande et évoluant spontanément vers la mort.

MASTOCYTE, *s. m.* [angl. ***mast cell***]. Variété d'histiocyte existant normalement dans le tissu conjonctif, dans les ganglions lymphatiques, la rate et la moelle osseuse et qui sécrète et stocke l'héparine et l'histamine.

MASTOCYTOSE, *s. f.* [angl. ***mastocytosis***]. Présence de mastocytes dans un tissu ou un organe caractérisant des affections primitives, généralement bénignes, du système réticulo-endothélial.

MASTODYNIE, *s. f.* [angl. ***mastodynia***]. Douleur névralgique de la mamelle pouvant irradier dans les régions voisines.

MASTOGRAPHIE, *s. f.* [angl. ***mastography***]. Syn. *mammographie.* Radiographie de la glande mammaire.

MASTOÏDE, *adj.* [angl. ***mastoid***]. En forme de sein. – *apophyse* ou *processus m.* Saillie cônique située à la partie inférieure de l'os temporal et au sommet de laquelle s'insère le muscle sternocléidomastoïdien.

MASTOÏDECTOMIE, *s. f.* [angl. ***mastoidectomy***]. Trépanation et évidement de l'apophyse mastoïde, de l'aditus et de l'antre pratiquée en cas de mastoïdite aiguë.

MASTOÏDITE, *s. f.* [angl. ***mastoiditis***]. Inflammation de l'apophyse mastoïde.

MASTOLOGIE, *s. f.* [angl. ***mastology***]. Syn. (incorrect) *sénologie.* Étude du sein normal et pathologique.

MASTOPATHIE, *s. f.* [angl. ***mastopathy***]. Nom générique de toutes les modifications de la glande mammaire.

MASTOPEXIE, *s. f.* [angl. ***mastopexy***]. Opération consistant à relever le sein et à le fixer au muscle pectoral.

MASTOPLASTIE, *s. f.* [angl. ***mammoplasty***]. Syn. *mammoplastie.* Chirurgie réparatrice du sein.

MASTOPTOSE, *s. f.* [angl. ***mastoptosis***]. Abaissement des glandes mammaires.

MASTOSE, *s. f.* [angl. ***mastosis***]. Nom générique donné à diverses affections bénignes non inflammatoires du sein.

MASTURBATION, *s. f.* [angl. ***masturbation***]. Excitation manuelle des organes génitaux destinée à provoquer l'orgasme. Syn. *onanisme.*

MATÉRIOVIGILANCE *s. f.* Surveillance des effets indésirables des dispositifs médicaux, implantables ou non, pouvant être utilisés à des fins diagnostiques ou thérapeutiques. V. *pharmacovigilance* et *hémovigilance.*

MATERNITÉ, *s. f.* [angl. ***maternity hospital***]. Service hospitalier ou établissement privé réservé aux femmes sur le point d'accoucher. On les classe en France selon trois niveaux en fonction de la dotation de leurs équipements. 1° unité d'obstétrique simple. 2° unités d'obstétrique et de néonatologie (cette dernière ayant « pour objet la surveillance et les soins spécialisés des nouveau-nés à risques et de ceux dont l'état s'est dégradé après la naissance »). 3° unités d'obstétrique, de néonatologie et de réanimation néonatale (laquelle « a pour objet la surveillance et les soins spécialisés des nouveau-nés présentant des détresses graves ou des risques vitaux » – Code de la santé publique).

MATERNITÉ DE SUBSTITUTION. Grossesse évoluant chez une femme dans l'utérus de laquelle a été implanté un œuf fécondé. Cette pratique est illégale en France.

MATIÈRE MÉDICALE [angl. ***materia medica***]. Ensemble des corps qui fournissent les médicaments.

MATITÉ, *s. f.* [angl. ***dullness***]. Son obtenu par la percussion d'une partie pleine du corps, caractérisé par l'élévation du ton, l'abaissement de l'intensité et l'absence de timbre appréciable.

MATRICE, *s. f.* V. *utérus*.

MAXILLAIRE, *adj.* [angl. ***maxillary***]. Relatif à la mâchoire. – ***os. m.*** Syn. ancien *maxillaire supérieur*. Os pair de la face où sont implantées les dents supérieures. – ***nerf m.*** Branche terminale du *n. trijumeau*, nerf sensitif de la face.

MAXILLITE, *s. f.* [angl. ***maxillitis***]. Ostéite du maxillaire.

MAY-GRÜNWALD-GIEMSA (coloration de) (Richard M. 1863-1937, médecin allemand ; Ludwig Grünwald, médecin allemand ; Gustav Giemsa, 1867-1948, pharmacien allemand) [angl. ***May-Grünwald stain***]. Méthode courante de coloration des cellules sanguines par l'éosine et le bleu de méthylène.

MCBURNEY (point de) (Charles M., chirurgien américain, 1845-1914) [angl. ***McBurney's point***]. Point situé sur une ligne allant de l'ombilic à l'épine iliaque antéro-supérieure droite, à 5 cm de cette dernière et dont la pression provoque une douleur dans l'appendicite.

MCJ. Abréviation de *maladie de Creutzfeldt-Jakob*. V. ce terme.

MCH. Abréviation du terme anglais : *mean corpuscular haemoglobin* : teneur corpusculaire ou globulaire moyenne en hémoglobine (v. ce terme), TCMH, TGMH.

MCHC. Abréviation du terme anglais : *mean corpuscular haemoglobin concentration* : concentration corpusculaire ou globulaire moyenne en hémoglobine (v. ce terme), CCMH, CGMH.

MCV. Abréviation du terme anglais : *mean corpuscular volume* : volume moyen des hématies ou volume globulaire moyen (v. ce terme), VGM.

MDPH. Maison départementale des personnes handicapées. V. ce terme.

MÉAT, *s. m.* [angl. ***meatus***]. 1° Orifice d'un conduit (p. ex. *m. urétéral*). – 2° Espace compris entre un cornet et la paroi externe des fosses nasales (ou de la cavité nasale).

MÉATOTOMIE, *s. f.* [angl. ***meatotomy***]. Incision du méat urinaire.

MÉCANOGRAMME, *s. m.* [angl. ***mecanogram***]. Courbe obtenue par l'enregistrement des mouvements ou des phénomènes vibratoires nés de l'activité mécanique d'une partie du corps.

MÉCANOTHÉRAPIE, *s. f.* [angl. ***mecanotherapy***]. Méthode de traitement qui consiste à faire exécuter aux articulations des mouvements actifs ou passifs au moyen d'appareils spéciaux.

MÉCHAGE, *s. m.* [angl. ***gauze plugging***]. Pose d'une mèche.

MÈCHE, *s. f.* [angl. ***gauze***]. Petite bande de gaze ou de toile que l'on introduit dans une plaie ou dans un trajet fistuleux pour faciliter l'écoulement de la sérosité ou du pus, ou pour assurer l'hémostase.

MECKEL (diverticule de) (Johann M., 1781-1833, anatomiste allemand). Diverticule observé parfois sur l'intestin grêle, à 80 cm de la valvule iléo-cæcale ; c'est un vestige du canal vitellin.

MÉCONIUM, *s. m.* [angl. ***meconium***]. Matières intestinales visqueuses brunâtres ou verdâtres que le fœtus expulse peu après sa naissance.

MÉDECIN, *s. m.* [angl. ***physician***]. Personne qui, munie des diplômes nécessaires, exerce la médecine.

MÉDECIN AGRÉÉ. Médecin nommé par le préfet afin de procéder à des contrôles, des expertises ou donner des avis concernant les membres des administrations et de la fonction publique.

MÉDECIN CONSEIL. Médecin donnant des avis techniques destinés à renseigner une compagnie d'assurances avant la signature d'un contrat d'assurance-vie ou pour le règlement amiable d'un sinistre.

MÉDECIN CORRESPONDANT. Selon la convention médicale française de décembre 2004, le *m. c.* est un spécialiste auquel est adressé un patient par son médecin traitant (v. ce terme). Sauf exception, le recours direct de l'assuré social à un spécialiste est moins bien remboursé, cette disposition visant à diminuer le « nomadisme médical » générateur d'abus.

MÉDECIN RÉFÉRENT. Médecin généraliste que l'assuré social s'est engagé par écrit à consulter en exclusivité. Ce médecin s'engage notamment à prescrire les médicaments les moins onéreux. Il s'agit d'une option conventionnelle datant de 1997 et supprimée en 2004.

MÉDECIN TRAITANT. Selon la convention médicale française de décembre 2004, le *m. t.* est chargé « d'assurer le premier recours aux soins » et « d'orienter le patient dans le parcours de soins coordonnés ». De ce fait disparaît l'option « médécin référent » (v. ce terme). Le *m. t.* est dans la plupart des cas le médecin de famille. C'est lui qui décide éventuellement d'adresser son client à un spécialiste dénommé *médecin correspondant*. V. ce terme.

MÉDECINE, *s. f.* [angl. ***medicine***]. Science des maladies et art de les traiter.

MÉDECINE DE CATASTROPHE [angl. ***disaster medecine***]. Branche de la médecine traitant des soins urgents à dispenser à de nombreuses personnes lors des désastres naturels (tremblement de terre), accidentels (transports en commun) ou criminels (attentats).

MÉDECINE DU TRAVAIL [angl. ***occupational medicine***]. Spécialité médicale dont l'objet est essentiellement la prévention des affections créées par les conditions de l'exercice professionnel.

MÉDECINE EXOTIQUE [angl. ***tropical medecine***]. Branche de la médecine consacrée à l'étude et au traitement des maladies contractées sous d'autres climats que celui de la France métropolitaine. Ce sont pour la plupart des maladies tropicales et le plus souvent des maladies infectieuses et parasitaires. P. ex. *paludisme, fièvre jaune, choléra, maladie du sommeil.*

MÉDECINE FACTUELLE [angl. ***evidence-based medecine***]. Médecine basée sur des faits scientifiques validés, prouvés.

MÉDECINE GÉNÉRALE [angl. ***general medicine***]. Classiquement différenciée de la médecine de spécialité, la *m. g.* est devenue à son tour en France, depuis janvier 2004, une spécialité.

MÉDECINE HUMANITAIRE [angl. ***humanitarian medicine***]. Composante médicale de l'aide humanitaire qui vise à secourir les victimes des guerres ou d'autres fléaux, indépendamment des tutelles politiques, des frontières géographiques et culturelles, et de façon anonyme, bénévole et volontaire.

MÉDECINE INTERNE [angl. ***internal medicine***]. Médecine de consultant située au carrefour de la médecine d'organes et de la médecine générale. Cette spécialité médicale s'intéresse notamment aux maladies systémiques et immunologiques.

MÉDECINE LÉGALE [angl. ***forensic medicine***]. Branche des connaissances médicales traitant des relations de la médecine avec le droit.

MÉDECINE MANUELLE [angl. ***manual medecine***]. Syn. *médecine mécanique.* Partie de la médecine utilisant les manipulations. V. *chiropraxie, vertébrothérapie* et *ostéopathie* 2°.

MÉDECINE MÉCANIQUE. V. *médecine manuelle.*

MÉDECINE MENTALE. V. *psychiatrie.*

MÉDECINE NUCLÉAIRE [angl. ***nuclear medicine***]. Branche de la médecine qui utilise les radio-isotopes à des fins diagnostiques ou thérapeutiques.

MÉDECINE PHYSIQUE [angl. ***physical medicine***]. Spécialité médicale souvent associée à la rééducation fonctionnelle et utilisant les moyens et agents physiques aux fins de diagnostic et traitement.

MÉDECINE PRÉDICTIVE. Partie de la médecine s'efforçant de prévoir les risques morbides d'un *individu* d'après ses caractères génétiques. V. *génétique* (*conseil*).

MÉDECINE PRÉVENTIVE [angl. ***preventive medicine***]. Étude des moyens qui s'opposent au développement des maladies (hygiène, prophylaxie). V. *prévention.*

MÉDECINE SCOLAIRE. Branche de la médecine consacrée aux enfants fréquentant l'école. Elle organise leurs examens de santé obligatoires, participe à leur éducation sanitaire et surveille l'hygiène scolaire.

MÉDECINE SOCIALE [angl. ***social medicine***]. Application des connaissances médicales à la pratique des lois sociales (maladies professionnelles, hygiène des usines, sécurité sociale, etc.).

MÉDECINE THERMALE [angl. ***thermal medicine***]. Branche de la médecine consacrée à l'application thérapeutique des eaux et des cures thermales. V. *thermalisme*.

MÉDECINES ALTERNATIVES [angl. ***alternative medicines***]. Syn. *médecines parallèles, médecines non conventionnelles, médecines complémentaires*. Médecines de remplacement (*sous-entendu* de la médecine officielle, classique). Synonyme en fait de *médecines douces*. V. ce terme.

MÉDECINES COMPLÉMENTAIRES. V. *médecines alternatives*.

MÉDECINES DOUCES. Terme du langage courant désignant les thérapeutiques en principe dépourvues d'agressivité, telles qu'acupuncture, mésothérapie, homéopathie, aromathérapie.

MÉDECINES NON CONVENTIONNELLES. V. *médecines alternatives*.

MÉDECINES PARALLÈLES. V. *médecines alternatives*.

MÉDIA, *s. f.* [angl. ***tunica media***]. Tunique moyenne d'un vaisseau.

MÉDIAL, E, *adj.* [angl. ***medial***] (anatomie). Syn. *interne*. Plus près de l'axe de symétrie du corps. P. ex. *ménisque médial* : ménisque interne. V. *latéral*.

MÉDIANÉCROSE, *s. f.* [angl. ***medial necrosis***]. Nécrose de la tunique moyenne des artères. – ***m. disséquante de l'aorte***. V. *dissection aortique*.

MÉDIASTIN, *s. m.* [angl. ***mediastinum***]. Région médiane de la cavité thoracique comprise entre les deux poumons. Elle contient notamment le cœur et les gros vaisseaux, la trachée et l'œsophage.

MÉDIASTINITE, *s. f.* [angl. ***mediastinitis***]. Inflammation du tissu cellulaire du médiastin.

MÉDIASTINOTOMIE, *s. f.* [angl. ***mediastinotomy***]. Opération qui a pour but d'atteindre les organes situés dans le médiastin (bronches, trachée, œsophage, etc.).

MÉDIAT, E, *adj.* [angl. ***mediate***]. Qui se fait à l'aide d'un intermédiaire. – ***auscultation m.*** V. *auscultation*.

MÉDIATEUR CHIMIQUE [angl. ***chemical mediator***]. Substance libérée, sous l'influence de l'excitation des nerfs par leurs terminaisons. Les mieux connues sont l'acétylcholine et la noradrénaline.

MÉDICAL, E, *adj.* [angl. ***medical***]. Qui concerne la médecine.

MÉDICALES (professions). V. *santé (professions de)*.

MÉDICAMENT, *s. m.* [angl. ***drug***]. Substance thérapeutique, quel que soit son mode d'administration.

MÉDICAMENT CONSEIL [angl. ***over the counter***]. Médicament acheté sans ordonnance sur les conseils du pharmacien d'officine. Il n'est pas remboursé par les organismes sociaux et son prix est négociable. Il s'oppose au *m. éthique* (v. ce terme).

MÉDICAMENT ESSENTIEL. Médicament de première nécessité. L'OMS en dresse la liste indicative, variable selon les pays concernés.

MÉDICAMENT ÉTHIQUE [angl. ***prescription only medicine***]. Médicament à vignette, de prix non négociable et vendu uniquement en pharmacie.

MÉDICAMENT GÉNÉRIQUE. « Copie d'un médicament original dont la production et la commercialisation sont rendues possibles par la chute du ou des brevets couvrant le médicament. » (Commission de la concurrence et de la consommation, 1981).

MÉDICAMENTS (dénomination des). Un médicament est désigné soit par son ***nom chimique*** (p. ex. *phényl-éthyl-malonyl-urée*) soit par sa ***dénomination commune internationale*** (v. ce terme – p. ex. *phénobarbital*), soit par un nom de fantaisie, nom commercial ou ***nom de marque*** (p. ex. *Gardénal®*).

MÉDICAMENTS (essais des) [angl. ***drug trials***]. V. *essai clinique*.

MÉDICATION, *s. f.* [angl. ***medication***]. Emploi systématique d'un ou de plusieurs agents médicaux dans le but de faire disparaître un symptôme, ou de modifier la constitution altérée d'une partie de l'organisme.

MÉDICINAL, E, *adj.* [angl. ***medicinal***]. Qui a des propriétés curatives : *plantes médicinales*.

MÉDULLAIRE, *adj.* [angl. ***medullary***]. Qui a rapport à la moelle épinière, à la moelle osseuse ou à la médullosurrénale. V. *corticale.*

MÉDULLOGRAMME, *s. m.* V. *myélogramme.*

MÉDULLOSURRÉNAL, E, *adj.* [angl. ***medullo-adrenal***]. Qui a rapport au tissu médullaire de la glande surrénale. – *hormones m.* Ce sont les catécholamines (adrénaline et noradrénaline).

MÉDULLOSURRÉNALOME, *s. f.* V. *phéochromocytome.*

MÉGACARYOBLASTE, *s. m.* [angl. ***megakaryoblast***]. Grande cellule de la moelle osseuse précurseur du mégacaryocyte.

MÉGACARYOCYTE, *s. m.* [angl. ***megakaryocyte***]. Grande cellule de la moelle des os qui se fragmente en très nombreuses plaquettes (thrombocytes).

MÉGACÔLON, *s. m.* [angl. ***megacolon***]. Dilatation d'une partie plus ou moins étendue du gros intestin avec épaississement de la musculeuse, accompagnée de constipation opiniâtre, de distension de l'abdomen et de stase fécale.

MÉGADOLICHOCÔLON, *s. m.* [angl. ***megadolichocolon***]. Dilatation et allongement du côlon.

MÉGALOBLASTE, *s. m.* [angl. ***megaloblast***]. Cellule nucléée de la lignée des globules rouges, présente chez l'embryon ou le sujet atteint d'anémie de Biermer.

MÉGALOCYTE, *s. m.* [angl. ***megalocyte***]. Globule rouge géant dont le diamètre dépasse 12 µm ; il provient des mégaloblastes.

MÉGALOMANIE, *s. f.* [angl. ***megalomania***]. Délire des grandeurs.

MÉGA-ŒSOPHAGE, *s. m.* [angl. ***megaoesophagus***]. Grande dilatation de l'œsophage, congénitale ou due à un spasme du cardia.

MÉGA-URETÈRE, *s. m.* [angl. ***megaloureter***]. Dilatation congénitale de l'uretère, due à une aplasie de sa musculature lisse. Elle est généralement associée à celle du bassinet.

MÉIOSE, *s. f.* [angl. ***meiosis***]. Division cellulaire particulière aux gamètes (ovule et spermatozoïde), caractérisée par la séparation de chacun des deux éléments qui constituent les paires de chromosomes, chacun de ces éléments passant dans une cellule fille.

MELÆNA ou **MÉLÉNA,** *s. m.* [angl. ***melaena***]. Symptôme qui consiste dans l'évacuation par l'anus du sang noir mélangé ou non aux selles et présentant souvent l'aspect du goudron.

MÉLALGIE, *s. f.* [angl. ***melalgia***]. Douleurs des membres observées surtout aux membres inférieurs.

MÉLANCOLIE, *s. f.* [angl. ***melancholia***]. Psychose survenant par accès, caractérisée par une émotion pénible, dépressive et qui domine le sujet.

MÉLANINE, *s. f.* [angl. ***melanine***]. Pigment de couleur foncée se trouvant à l'état normal en différents points de l'organisme et à l'état pathologique dans différentes tumeurs dites mélaniques.

MÉLANIQUE, *adj.* [angl. ***melanotic***]. Se dit des tissus infiltrés de pigments noirs.

MÉLANISME, *s. m.* [angl. ***melanism***]. État de la peau qui présente une pigmentation d'intensité variable, mais toujours diffuse et quelquefois généralisée.

MÉLANOBLASTE, *s. m.* [angl. ***melanoblast***]. Cellule jeune, précurseur du mélanocyte.

MÉLANOCYTE, *s. m.* [angl. ***melanocyte***]. Cellule étoilée, issue de la crête neurale, productrice de pigment mélanique.

MÉLANODERMIE, *s. f.* [angl. ***melanoderma***]. Coloration foncée de la peau due le plus souvent à une abondance pathologique du pigment cutané normal, la mélanine.

MÉLANOGENÈSE, *s. f.* [angl. ***melanogenesis***]. Formation du pigment mélanique dans les tissus à partir de la tyrosine.

MÉLANOME, *s. m.* [angl. ***melanoma***]. Nom générique des tumeurs mélaniques ou à pigments.

MÉLANOSARCOME, *s. m.* [angl. ***melanosarcoma***]. Tumeur mélanique d'une grande malignité présentant tous les caractères du sarcome.

MÉLANOSE, *s. f.* [angl. ***melanosis***]. Accumulation de matière noire dans les différents tissus.

MÉLANOTROPE (hormone) (MSH) [angl. ***melanocytic stimulating hormone***]. Hormone hypophysaire stimulant la mélanogenèse. Son existence chez l'homme n'est pas prouvée.

MÉLATONINE, *s. f.* [angl. ***melatonine***]. Hormone secrétée par le corps pinéal. On lui prête diverses propriétés vis-à-vis des troubles du sommeil, des effets du décalage horaire (*jet lag*), voire même du développement des tumeurs et du vieillissement.

MÉLÉNA, *s. m.* V. *melæna.*

MÉLITINE, *s. f.* [angl. ***melitin***]. Filtrat d'une culture en bouillon de *Brucella melitensis*, utilisé en injections intradermiques pour le diagnostic de la mélitococcie.

MÉLITOCOCCIE, *s. f.* [angl. ***melitococcosis***]. Syn. *brucellose, fièvre de Malte*. Maladie infectieuse due à *Brucella melitensis* ou à *Brucella abortus*. Elle est caractérisée par une fièvre intermittente, irrégulière ondulante avec sueurs profuses et algies diverses, et par des rechutes fréquentes qui prolongent la maladie pendant plusieurs mois ; la *m.* tend alors à devenir une maladie viscérale. Son diagnostic repose sur le sérodiagnostic de Wright.

MÉLITURIE, *s. f.* [angl. ***melituria***]. Présence de sucre dans les urines.

MEMBRE, *s. m.* [angl. ***limb***]. Long appendice mobile relié au tronc par les ceintures et permettant la préhension et la locomotion. Chaque *m.* comporte 4 segments; le *supérieur*, l'épaule, le bras, l'avant-bras, la main ; l'*inférieur*, la hanche, la cuisse, la jambe et le pied.

MÉMOIRE, *s. m.* [angl. ***dissertation***]. Exposé écrit sur un sujet professionnel ayant fait l'objet de recherches personnelles. Il est soutenu devant un jury en fin d'études destinées à l'obtention de divers diplômes.

MENDELSON (syndrome de) (Curtis M., médecin américain, 1946) [angl. ***Mendelson's syndrome***]. Oedème pulmonaire lésionnel provoqué par l'inhalation du contenu gastrique. V. *détresse respiratoire de l'adulte.*

MÉNIÈRE (maladie ou **syndrome de)** (Prosper M. 1799-1862, médecin français) [angl. ***Ménière's disease***]. Accès brusques de vertiges rotatoires accompagnés de bourdonnements d'oreille et de surdité ; l'audition est normale entre les crises ; ils sont dus à des troubles vasculaires avec hypertension du liquide labyrinthique.

MÉNINGÉ (syndrome) [angl. ***syndrome of meningeal irritation***]. Ensemble de symptômes traduisant l'irritation des méninges : céphalée violente, contracture de la nuque, puis du rachis, vomissements, constipation ; la ponction lombaire précise l'aspect pathologique du liquide céphalorachidien.

MÉNINGES, *s. f. pl.* [angl. ***meninges***]. Ensemble des 3 membranes enveloppant le système nerveux central. De l'extérieur vers l'intérieur ce sont la dure-mère, l'arachnoïde et la pie-mère.

MÉNINGIOME, *s. m.* [angl. ***meningioma***]. Tumeur habituellement bénigne développée dans les méninges aux dépens du tissu arachnoïdien.

MÉNINGISME, *s. m.* [angl. ***meningism***]. Pseudo-méningite de l'enfance.

MÉNINGITE, *s. f.* [angl. ***meningitis***]. Nom générique des inflammations aiguës ou chroniques des méninges cérébrales ou médullaires.

MÉNINGITE CÉRÉBROSPINALE ÉPIDÉMIQUE [angl. ***epidermic cerebrospinal meningitis***]. Maladie infectieuse épidémique due au méningocoque qui envahit les méninges cérébrales et médullaires.

MÉNINGOCÈLE, *s. f.* [angl. ***meningocele***]. Ectopie, à la face externe du crâne, des méninges ne renfermant que du liquide en plus ou moins grande abondance. C'est une variété d'*encéphalocèle.*

MÉNINGOCOCCÉMIE ou **MÉNINGOCOCCIE,** *s. f.* [angl. ***meningococcaemia***]. Infection générale due au méningocoque et ne s'accompagnant pas nécessairement de méningite cérébrospinale.

MÉNINGOCOQUE, *s. m.* [angl. ***meningococcus***]. Syn. *Neisseria meningitidis*. Diplocoque observé dans la méningite cérébrospinale épidémique et qui est l'agent pathogène de cette maladie.

MÉNINGO-ENCÉPHALITE, *s. f.* [angl. ***meningoencephalitis***]. Inflammation du cerveau et de ses enveloppes.

MÉNINGO-ENCÉPHALOCÈLE, *s. f.* [angl. ***meningoencephalocele***]. Ectopie cérébrale qui contient une cavité provenant d'un diverticule des espaces sous-arachnoïdiens.

MÉNINGO-RADICULITE, *s. f.* [angl. ***meningo radiculitis***]. Inflammation des racines nerveuses, d'origine méningée.

MÉNISCAL, E, *adj.* [angl. ***meniscal***]. Qui se rapporte à un ménisque articulaire.

MÉNISCECTOMIE, *s. f.* [angl. ***meniscectomy***]. Extirpation opératoire totale ou partielle d'un ménisque articulaire.

MÉNISCOGRAPHIE, *s. f.* [angl. ***meniscography***]. Radiographie des ménisques du genou après injection, dans l'articulation, d'air ou de liquide opaque aux rayons X.

MÉNISQUE, *s. m.* [angl. ***meniscus***]. Formation fibro-cartilagineuse intra-articulaire en forme de croissant, triangulaire à la coupe, dont la face externe adhère à la capsule articulaire et destinée à faciliter le contact de 2 surfaces articulaires discordantes. P. ex. *m. médial (interne), m. latéral (externe) du genou.*

MÉNOMÉTRORRAGIE, *s. f.* [angl. ***menometrorrhagia***]. Association de ménorragies et de métrorragies.

MÉNOPAUSE, *s. f.* [angl. ***menopause***]. Fin de la fonction menstruelle. Elle correspond à la cessation de l'activité ovarienne et s'accompagne d'une régression des caractères sexuels.

MÉNORRAGIE, *s. f.* [angl. ***menorrhagia***]. Exagération de l'écoulement menstruel soit en quantité, soit en durée.

MÉNORRHÉE, *s. f.* [angl. ***menorrhoea***]. Écoulement des règles.

MENSTRUATION, *s. f.* [angl. ***menstruation***]. Syn. *flux menstruel, règles.* Phénomène physiologique de la femme en période d'activité génitale, lié à la fonction de reproduction, consistant en un écoulement sanguin d'origine utérine, se reproduisant tous les mois sauf pendant la grossesse.

MENSTRUEL (cycle) [angl. ***menstrual cycle***]. Succession périodique, chez la femme, des phénomènes utéro-vaginaux déclenchés par les sécrétions ovariennes et destinés à préparer l'appareil génital à la nidation d'un œuf. Ce cycle comprend : une phase *proliférative,* une phase de *prénidation* et si l'ovule n'est pas fécondé, une phase *menstruelle* hémorragique.

MENSTRUEL, LE, *adj.* [angl. ***menstrual***]. Qui a rapport aux règles. – *flux m.*

MENSTRUES, *s. f. pl.* [angl. ***menses***]. Syn. *règles.* Écoulement sanguin dont la répétition régulière constitue la menstruation.

MENTAL, E, *adj.* [angl. ***mental***]. Qui a rapport à l'intelligence. – *arriération m.*

mEq. Abréviation de *milliéquivalent.* – *mEq/L.* Milli-équivalent par litre.

MER (mal de). Syn. *naupathie.* V. *transports (mal des).*

MÉRALGIE PARESTHÉSIQUE [angl. ***meralgia paraesthetica***]. Affection caractérisée par des douleurs et des troubles divers de la sensibilité subjective et objective, survenant dans le domaine du nerf fémoro-cutané (face externe de la cuisse).

MERCURE, *s. m.* [angl. ***mercury***]. Élément chimique de numéro atomique 80. Symbole Hg. Seul métal liquide à la température ambiante. Son intoxication aiguë provoque une anurie par néphropathie tubulo-interstitielle.

« MÈRE PORTEUSE ». V. *maternité de substitution.*

MÉSANGIAL, E, *adj.* [angl. ***mesangial***]. Qui concerne la tunique moyenne des vaisseaux.

MESCALINE, *s. f.* [angl. ***mescaline***]. Alcaloïde hallucinogène extrait d'un cactus mexicain, le *Peyotl.*

MÉSENCÉPHALE, *s. m.* [angl. ***mesencephalon***]. Syn. ancien *cerveau moyen.* Portion étroite de l'encéphale située au-dessus du pont. Il comprend les pédoncules cérébraux, les pédoncules cérébelleux supérieurs et les tubercules quadrijumeaux. Il est traversé par l'aqueduc cérébral (a. de Sylvius).

MÉSENCHYME, *s. m.* [angl. ***mesenchyma***]. Tissu conjonctif embryonnaire.

MÉSENCHYMOME, *s. m.* [angl. ***mesenchymoma***]. Tumeur, généralement bénigne, développée aux dépens des tissus dérivés du mésenchyme.

MÉSENTÈRE, *s. m.* [angl. ***mesentery***]. Repli péritonéal (*méso*) unissant à la paroi abdominale le jéjuno-iléum.

MÉSENTÉRITE, *s. f.* [angl. ***mesenteritis***]. Inflammation du mésentère.

MÉSO, *s. m.* Repli péritonéal unissant un organe à la paroi et contenant son innervation et sa vascularisation. P. ex. *mésocolon, mésosalpinx, mésovarium.* V. *mésentère.*

MÉSOCOLON, *s. m.* V. *méso.*

MÉSODERME, *s. m.* [angl. ***mesoderm***]. Feuillet moyen du blastoderme qui formera le tissu de soutien, les muscles, les organes génito-urinaires, le système cardiovasculaire, le sang, l'épithélium de la cavité cœlomique.

MÉSODIASTOLE, *s. f.* [angl. ***mesodiastole***]. Milieu de la diastole du cœur.

MÉSOMÉLIQUE, *adj.* [angl. ***mesomelic***]. Qui se rapporte au segment moyen d'un membre.

MÉSOMÈTRE ou **MÉSOMÉTRIUM.** V. *méso* et *ligament large de l'utérus.*

MÉSONÉPHROS, *s. m.* [angl. ***mesonephros***]. Syn. *corps de Wolff.* Rein embryonnaire faisant suite au pronéphros et précédant le métanéphros. Appareil excréteur se composant d'un canal collecteur se terminant à la vessie et recevant une série de tubes aboutissant à autant de glomérules. Il donne naissance à l'épididyme, au canal déférent et aux vésicules séminales. V. *wolffien.*

MÉSOSALPINX, *s. m.* V. *méso, trompe* et *ligament large de l'utérus.*

MÉSOSYSTOLE, *s. f.* [angl. ***mesosystole***]. Milieu de la systole du cœur.

MÉSOTHÉLIOME, *s. f.* [angl. ***mesothelioma***]. Tumeur bénigne ou maligne dérivée des cellules tapissant les séreuses (plèvre, péritoine, péricarde).

MÉSOTHÉLIUM, *s. m.* [angl. ***mesothelium***]. Endothélium des tuniques séreuses.

MÉSOTHÉRAPIE, *s. f.* [angl. ***mesotherapy***]. Procédé thérapeutique consistant en une série de micro-injections simultanées, dans le derme et l'hypoderme, de faibles quantités de divers médicaments. Cette méthode est préconisée par certains dans le traitement local de nombreuses affections.

MÉSOVARIUM, *s. m.* V. *méso* et aussi *ovaire, ligament large de l'utérus.*

MÉTABOLIQUE, *adj.* [angl. ***metabolic***]. Qui implique l'idée de transformation ou de métabolisme.

MÉTABOLISME, *s. m.* [angl. ***metabolism***]. Ensemble des modifications chimiques qui ont lieu dans l'organisme, destinées à subvenir à ses besoins en énergie, à la formation et à l'entretien des tissus ainsi qu'à l'élaboration de certaines substances (hormones, etc.). V. *anabolisme* et *catabolisme.*

MÉTABOLISME BASAL ou **DE BASE** [angl. ***basal metabolic rate***]. Quantité de chaleur, exprimée en grandes calories, produite en une heure pour un mètre carré de surface corporelle, lorsque le sujet est au repos complet et dans diverses conditions d'équilibre. En clinique, sa mesure est tombée en désuétude.

MÉTABOLITE, *s. m.* [angl. ***metabolite***]. Substance formée au cours du métabolisme d'une autre substance.

MÉTACARPE, *s. m.* [angl. ***metacarpus***]. Squelette de la paume de la main, fait des cinq métacarpiens, situé entre le carpe et les premières phalanges.

MÉTAMÈRE, *s. m.* [angl. ***metamere***]. Segment résultant de la division primitive de l'embryon.

MÉTAMYÉLOCYTE, *s. m.* [angl. ***metamyelocyte***]. Myélocyte dont le noyau commence à se segmenter et qui est en train de se transformer en polynucléaire adulte.

MÉTANÉPHRINE, *s. f.* [angl. ***metanephrine***]. Produit de dégradation de l'adrénaline et de la noradrénaline. Les *m.* se transforment en acide vanylmandélique.

MÉTANÉPHROS, *s. m.* [angl. ***metanephros***]. Troisième et dernier stade de l'évolution embryonnaire de l'appareil urinaire. V. *mésonéphros* et *pronéphros.*

MÉTAPHASE, *s. f.* [angl. ***metaphase***]. Second stade de la division cellulaire au cours duquel les chromosomes vont se placer dans le plan équatorial. V. *mitose.*

MÉTAPHYSE, *s. f.* [angl. ***metaphyse***]. Partie des os longs située entre l'épiphyse et la diaphyse et comprenant le cartilage de conjugaison.

MÉTAPLASIE, *s. f.* [angl. ***metaplasia***]. Processus en vertu duquel certains éléments appartenant à un tissu produisent d'autres éléments qui se différencient des premiers et qui constituent des tissus ayant des caractères physiques et chimiques distincts.

MÉTASTASE, *s. f.* [angl. ***metastasis***]. Foyers secondaires d'une affection disséminés par voie lymphatique ou sanguine à partir d'un foyer primitif.

MÉTATARSE, *s. m.* [angl. ***metatarsus***]. Squelette antérieur de la voûte plantaire fait de cinq métatarsiens et situé, entre le tarse en arrière et les premières phalanges en avant.

MÉTENCÉPHALE, *s. m.* [angl. ***metencephalon***]. Partie du rhombencéphale donnant le pont et le cervelet.

MÉTÉORISME, *s. m.* [angl. ***meteorism***]. Syn. *ballonnement*. Gonflement de l'abdomen par des gaz contenus dans l'intestin.

MÉTÉOROPATHOLOGIE, *s. f.* [angl. ***meteoropathology***]. Science qui traite du rapport de la pathologie avec les phénomènes météorologiques.

MÉTHADONE, *s. f.* (DCI) [angl. ***methadone***]. Analgésique de synthèse employé comme produit de remplacement dans le sevrage des toxicomanes utilisant l'héroïne.

MÉTHÉMOGLOBINE, *s. f.* [angl. ***methaemoglobin***]. Pigment brun dérivé de l'hémoglobine dans lequel le fer est à l'état trivalent. Il est incapable de fixer l'oxygène.

MÉTHÉMOGLOBINÉMIE, *s. f.* [angl. ***methaemoglobinaemia***]. Présence, dans les hématies, d'une quantité excessive de méthémoglobine pouvant entraîner des symptômes asphyxiques par anoxémie (intoxication professionnelle).

MÉTHOTREXATE, *s. m.* (DCI) [angl. ***methotrexate***]. Antifolique utilisé comme antimitotique antimétabolique.

MÉTIS, SE, *adj.* [angl. ***half-breed***]. Produit d'individus de races différentes.

MÉTRALGIE, *s. f.* [angl. ***metralgia***]. Douleur utérine.

MÈTRE, *s. m.* (Symbole m). [angl. ***meter***]. Unité de longueur du système international.

MÉTRITE, *s. f.* [angl. ***metritis***]. Nom générique des affections inflammatoires de l'utérus.

MÉTRORRAGIE, *s. f.* [angl. ***metrorrhagia***]. Hémorragie utérine survenant en dehors des règles.

MÉTRORRHÉE, *s. f.* [angl. ***metrorrhoea***]. Écoulement de liquide aqueux ou muqueux par l'utérus.

mg. Symbole de *milligramme.*

Mg. Symbole chimique du *magnésium.*

µg. Symbole de *microgramme* (10^{-6} gramme).

MIBI. Molécule dont le marquage au technétium permet la scintigraphie du myocarde.

MICELLE, *s. f.* [angl. ***micella***]. Très petite particule de substance solide en suspension dans un milieu liquide. La présence de *m.* dispersées dans un tel milieu réalise une solution colloïdale (v. *colloïdal*).

MICRO... 1° (Symbole µ). Préfixe grec signifiant 10^{-6}. – 2° Préfixe indiquant la *petitesse.*

MICRO-ANGIOPATHIE, *s. f.* [angl. ***microangiopathy***]. Altération des petits vaisseaux, artérioles, capillaires et veinules, dont la basale est épaissie.

MICROBE, *s. m.* [angl. ***microbe***]. Nom générique des êtres unicellulaires assez petits pour n'être vus, à tout moment de leur existence, qu'au microscope. Il désigne donc, outre les bactéries, d'autres organismes, comme les levures, les moisissures, les protozoaires, les spirochètes, les virus.

MICROBIEN, NE, *adj.* [angl. ***microbial***]. Qui a rapport aux microbes ; qui est causé par les microbes.

MICROBIOLOGIE, *s. f.* [angl. ***microbiology***]. Science qui s'occupe des microbes.

MICROCÉPHALIE, *s. f.* [angl. ***microcephalia***]. Petitesse du crâne due soit à une craniosténose soit à un arrêt de développement du cerveau.

MICROCHIRURGIE, *s. f.* [angl. ***microsurgery***]. Méthode chirurgicale permettant grâce à une instrumentation spéciale, de pratiquer, sous microscope opératoire, des interventions minutieuses sur des organes de petites dimensions.

MICROCIRCULATION, *s. f.* [angl. ***microcirculation***]. Passage du sang dans les vaisseaux capillaires.

MICROCOCCUS, *s. m.* [angl. ***Micrococcus***]. Genre bactérien habituellement non pathogène.

MICROCYTAIRE, *adj.* V. *microcytique.*

MICROCYTE, *s. m.* [angl. ***microcyte***]. Globule rouge dont le diamètre est inférieur au diamètre normal.

MICROCYTIQUE, *adj.* [angl. ***microcytic***]. Syn. *microcytaire.* Qui se rapporte aux microcytes. – *anémie m.*

MICROFILAIRE, *s. f.* [angl. ***microfilaria***]. Forme embryonnaire des filaires.

MICROGLIE, *s. f.* [angl. ***microglia***]. Partie de la névroglie d'origine mésodermique. V. *macroglie.*

MICROGNATHIE, *s. f.* [angl. ***micrognathia***]. Développement incomplet de la mandibule.

MICROGRAMME, *s. m.* (Symbole µg) [angl. ***microgram***]. Millième de milligramme, c.-à-d. millionième de gramme.

MICROGRAPHIE, *s. f.* [angl. ***micrography***]. Écriture dont les lettres sont de dimensions réduites et souvent décroissantes.

MICROLITHIASE, *s. f.* [angl. ***microlithiasis***]. Formation de calculs microscopiques (microlithes).

MICROMÉLIE, *s. f.* [angl. ***micromelia***]. Brièveté des membres contrastant avec le développement normal du tronc.

MICROMÈTRE, *s. m.* (Symbole µm) [angl. ***micrometer***]. Unité de mesure valant un millionième de mètre.

MICROMOLE, *s. f.* (µmol). [angl. ***micromole***]. Millionième partie de la mole.

MICRONODULAIRE, *adj.* [angl. ***micronodular***]. Caractérisé par la présence de nodules de petite taille.

MICRO-ORGANISME, *s. m.* V. *microbe.*

MICROPHTALMIE, *s. f.* [angl. ***microphthalmia***]. Anomalie congénitale consistant en une diminution des différents diamètres de l'œil.

MICROPSIE, *s. f.* [angl. ***micropsia***]. Phénomène subjectif consistant à croire plus petits qu'ils ne le sont en réalité les objets offerts à la vue.

MICRORRAGIE, *s. f.* [angl. ***microrrhagia***]. Hémorragie minime.

MICROSCOPE, *s. m.* [angl. ***microscope***]. Instrument d'optique donnant une image grossie des objets examinés. Son pouvoir de résolution est de quelques µm. – *m. électronique.* M. utilisant un faisceau d'électrons réfractés à travers des champs magnétiques. Le meilleur pouvoir de résolution obtenu est de l'ordre de la distance entre atomes (0,2 nm).

MICROSCOPIQUE, *adj.* [angl. ***microscopical***]. Qui ne peut être fait ou vu qu'à l'aide du microscope.

MICROSPHÉROCYTOSE, *s. f.* [angl. ***microspherocytosis***]. Présence dans le sang de formes plus ou moins sphériques d'hématies de faible diamètre. La *m.* est familiale et héréditaire.

MICROSPHYGMIE, *s. f.* [angl. ***microsphygmia***]. Petitesse du pouls.

MICROTOME, *s. m.* [angl. ***microtome***]. Instrument employé pour obtenir des coupes très fines, destinées à être examinées au microscope.

MICTION, *s. f.* [angl. ***micturition***]. Action d'uriner.

MICTIONNEL, LE, *adj.* Qui se rapporte à l'émission d'urine.

MIDA (obstétrique). Abréviation de *mento-iliaque droite antérieure,* position d'engagement rare de la présentation de la face, le menton étant tourné vers le côté droit du bassin et en avant.

MIDP (obstétrique). Abréviation de *mento-iliaque droite postérieure,* position d'engagement de la présentation de la face la plus fréquente, le menton étant tourné vers le côté droit du bassin et en arrière.

MIDT (obstétrique). Abréviation de *mento-iliaque droite transverse* : variété de présentation de la face.

MIFÉPRISTONE, *s. f.* [angl. ***mifepristone***]. Syn. *RU 486.* Stéroïde de synthèse utilisé dans la contraception post-coïtale et l'interruption volontaire de grossesse.

MIGA (obstétrique). Abréviation de *mento-iliaque gauche antérieure,* position d'engagement de la présentation de la face la plus fréquente après la MIDP, le menton étant tourné vers le côté gauche du bassin et en avant.

MIGP (obstétrique). Abréviation de *mento-iliaque gauche postérieure,* position d'engagement rare de la présentation de la face, le menton étant tourné vers le côté gauche du bassin et en arrière.

MIGRAINE, *s. f.* [angl. ***migraine***]. Syndrome caractérisé par des accès de céphalalgie intense, le plus souvent unilatérale, ayant pour siège les régions temporale et orbitaire, accompagnée de malaise général, de nausées et de vomissements.

MIGRAINE OPHTALMIQUE [angl. ***ophtalmic migraine***]. Syndrome caractérisé par des accès de migraine s'accompagnant de phénomènes visuels très particuliers (scotome scintillant), qui précèdent, en général, la céphalalgie.

MIGT (obstétrique). Abréviation de *mento-iliaque gauche transverse*, variété de présentation de la face.

MIKULICZ (syndrome de) (Johann von M. 1850-1905, chirurgien polonais) [angl. ***Mikulicz's disease***]. Hypertrophie bilatérale, indolore et chronique des glandes lacrymales et salivaires, avec diminution de leur sécrétion. C'est un syndrome dont la maladie de Besnier-Bœck-Schaumann est une des causes les plus fréquentes.

MILIAIRE, *s. f.* [angl. ***miliaria***]. 1° Éruption survenant à la suite de transpirations abondantes, formée de vésicules très fines du volume d'un grain de millet, entourées d'une petite aréole rosée. – 2° V. *granulie.*

MILIAIRE, *adj.* [angl. ***miliary***]. De la dimension d'un grain de millet, ou qui est caractérisé par des lésions de cette dimension. – *image m.* Aspect radiographique du poumon qui présente, réparti sur tous les nœuds de la trame, un semis régulier de petites opacités arrondies, de la taille d'un grain de millet.

MILLI... (Symbole m). Préfixe signifiant 10^{-3}.

MILLICURIE, *s. m.* (mc) [angl. ***millicurie***]. Millième partie du curie.

MILLIÉQUIVALENT, *s. m.* (mEq) [angl. ***milliequivalent***] (chimie). Millième partie de l'équivalent. Unité employée en biologie pour représenter la concentration ionique d'une solution.

MILLIMOLE, *s. f.* (mmol) [angl. ***millimole***]. Unité chimique de masse moléculaire employée en biologie. Millième partie d'une mole.

MILLIOSMOLE, *s. f.* (mOsm) [angl. ***milliosmole***] (chimie). Millième partie de l'osmole. Unité employée en biologie pour exprimer la pression osmotique des différents corps dissous dans les liquides de l'organisme.

MILLIRÖNTGEN, *s. m.* (mr) [angl. ***milliröntgen***]. Millième partie du röntgen.

MINÉRALOCORTICOÏDES, *s. m. pl.*, **MINÉRALOCORTICOSTÉROÏDES,** *s. m. pl.* ou **MINÉRALOTROPES (HORMONES)** [angl. ***mineralocorticoids***]. Groupe d'hormones sécrétées par la zone glomérulée de la glande corticosurrénale, agissant sur le métabolisme des électrolytes et de l'eau (aldostérone).

MINERVE, *s. f.* [angl. ***minerva-plaster jacket***] (chirurgie orthopédique). Appareil destiné à maintenir la tête en bonne position, en cas de torticolis musculaire permanent ou de lésion des vertèbres cervicales.

MINGAZZINI (épreuve de) (Giovanni M., 1859-1929, neurologue italien). Épreuve destinée à révéler une légère parésie d'un membre supérieur. Le malade, les yeux fermés, étend parallèlement en avant les deux bras, le membre du côté parésié baisse rapidement et retombe.

MISANTHROPIE, *s. f.* [angl. ***misanthropia***]. Aversion pour les hommes et la société, symptôme d'hypochondrie.

MISOGYNIE, *s. f.* [angl. ***misogyny***]. Répulsion morbide de l'homme pour les rapports sexuels, ou simplement pour la société des femmes.

MITHRIDATISME, *s. m.* (allusion à la légende de Mithridate, qui s'était accoutumé aux poisons) [angl. ***mithridatism***]. Tolérance à l'égard des poisons, acquise par l'administration de ceux-ci, d'abord à doses minimes puis progressivement croissantes. V. *accoutumance.*

MITOCHONDRIE, *s. f.* [angl. ***mitochondria***]. V. *chondriome.*

MITOGÈNE, *adj.* et *s. m.* [angl. ***mitogen***]. V. *mitogénique.*

MITOGÉNIQUE, *adj.* [angl. ***mitogenic***]. Syn. *mitogène.* Qui provoque les mitoses. – Le terme *mitogène* est employé en immunologie pour désigner les substances qui, *in vitro*, provoquent la transformation des lymphocytes en cellules blastiques.

MITOSE, *s. f.* [angl. ***mitosis***]. Syn. *caryocinèse, karyokinèse.* Mode de division indirecte de la cellule, caractérisé par une série de modifications dans la chromatine du noyau. Dans toutes les cellules de l'organisme, sauf dans les cellules sexuelles, la mitose est caractérisée par le dédoublement des chromosomes de la cellule-mère, ce qui permet aux deux cellules-filles de recevoir un nombre de chromosomes égal à celui de la cellule maternelle. La mitose s'oppose ainsi à la méiose. V. ce terme et *prophase, métaphase, anaphase, télophase* et *interphase.*

MITOTIQUE, *adj.* [angl. ***mitotic***]. Qui se rapporte à la mitose.

MITRAL, E, *adj.* [angl. ***mitral***]. Qui a rapport à l'orifice mitral du cœur et à son appareil valvulaire. – *insuffisance m.* – *maladie m.* Association de l'insuffisance et du rétrécissement mitral. – *rétrécissement* ou *sténose m.*

MITRALITE, *s. f.* [angl. ***mitralitis***]. Inflammation de l'orifice mitral du cœur et de son appareil valvulaire, généralement de nature rhumatismale.

mL. Symbole de *millilitre.*

mm. Symbole de *millimètre.*

µm. Symbole de *micromètre.*

mmole. Symbole de *millimole.*

MNÉSIQUE, *adj.* Qui garde le souvenir.

MNI-TEST. Réaction d'agglutination effectuée pour le dépistage de la mononucléose infectieuse (MNI).

MOBILISATION, *s. f.* [angl. ***mobilization***]. Le fait de faire bouger, de rendre mobile. – ***m. active.*** M. utilisant les mouvements *volontaires* que le sujet exécute seul (*m. a. pure*), ou bien (*m. a. soutenue* ou *activo-passive*) en s'aidant lui-même, ou encore avec le concours du kinésithérapeute ou d'un système mécanique. – ***m. passive.*** M. effectuée par un tiers ou une force extérieure au segment mobilisé. V. *immobilisation.*

MOBILITÉ, *s. f.* [angl. ***mobility***]. Faculté de changer de position, de se déplacer. Changement de position d'un membre, d'une articulation : *m. articulaire.* – ***m. active.*** Possibilité de se mouvoir volontairement. – ***m. passive.*** Aptitude à pouvoir changer de position sous l'effet d'une force extérieure.

MOELLE, *s. f.* [angl. ***marrow***]. Partie centrale, molle, d'un organe. – ***m. osseuse.*** Tissu situé à l'intérieur des os. La *m. rouge,* tissu aux fonctions hématopoiétiques et immunologiques, reste présente chez l'adulte dans les os spongieux ; la *m. jaune* remplissant le canal médullaire des diaphyses de l'adulte en est une dégénérescence graisseuse. – ***m. spinale.*** Portion du système nerveux central situé dans le canal vertébral. – ***m. allongée.*** Désignation internationale du bulbe rachidien.

MOI, *s. m.* [angl. ***ego***]. Terme de psychanalyse désignant la personnalité de l'individu, dont il a conscience et qu'il affirme (par opposition au « ça » et à autrui).

MOIGNON, *s. m.* [angl. ***stump***]. Portion d'un membre amputé, comprise entre la cicatrice et l'articulation qui est immédiatement au-dessus.

mol. Symbole de *mole.*

MOLAIRE, *adj.* [angl. ***molar***]. Qui se rapporte à une mole, ou molécule-gramme. – ***solution m.*** Solution contenant une molécule-gramme par litre. – ***poids m.*** Poids, en grammes, d'une mole d'une substance. Il se calcule en additionnant les poids atomiques des corps simples dont elle est composée.

MÔLAIRE, *adj.* [angl. ***molar***]. Qui se rapporte à une môle hydatiforme.

MOLAIRE, *s. f.* [angl. ***molar***]. Syn. *dent molaire.* Dent munie de plusieurs racines et cuspides, située en arrière des prémolaires et dont la fonction est de broyer les aliments.

MOLAL, *s. m.* [angl. ***molal***]. Unité de molalité.

MOLALITÉ, *s. f.* [angl. ***molality***]. Concentration d'un corps dissous dans un solvant : c'est le nombre de moles de ce corps dissoutes par 1 000 g de solvant. V. *molarité.*

MOLARITÉ, *s. f.* [angl. ***molarity***]. Concentration d'un corps dissous dans un solvant : c'est le nombre de moles de ce corps dissoutes par litre de solvant. V. *molalité.*

MOLE, *s. f.* (mol) [angl. ***mole***]. Syn. *molécule-gramme.* Unité chimique de quantité de matière équivalente à celle d'un système contenant autant d'entités élémentaires qu'il y a d'atomes dans 0,012 kg de Carbone 12.

MÔLE, *s. f.*, **HYDATIFORME** ou **VÉSICULAIRE** [angl. ***mole***]. Dégénérescence kystique des villosités choriales de l'œuf. Elle se présente sous la forme d'un amas de petites vésicules, contenues dans une membrane.

μmol. Symbol de micromole (10^{-6} mol).

MOLÉCULE-GRAMME, *s. f.* V. *mole.*

MOLLET, *s. m.* [angl. ***calf***]. Partie charnue et saillante de la face postérieure de la jambe, formée par le muscle triceps sural.

MOLLUSCUM, *s. m.* [angl. ***molluscum***]. Tumeur fibreuse et flasque de la peau, variété de nævus conjonctif. Elle peut être plane et étalée, déprimée au palper ou, au contraire, saillante ou même pédiculée (*m. pendulum*).

MOLLUSCUM PENDULUM [angl. ***molluscum pendulum***]. V. *molluscum.*

MOMIFICATION, *s. f.* [angl. ***mummification***]. Transformation d'un cadavre en momie ou, plus généralement, dessication des tissus animaux leur permettant de résister à la putréfaction.

MONGOLIEN, NE [angl. ***mongolian***]. 1° *adj.* V. *mongolique.* – 2° *s. m.* ou *f.* Sujet atteint de mongolisme. V. *trisomie 21.*

MONGOLIQUE, *adj.* [angl. ***mongolian***]. Syn. *mongolien, mongoloïde.* Qui offre une certaine ressemblance avec les types de race jaune. – ***faciès m.*** V. *trisomie 21.*

MONGOLISME, *s. m.* [angl. ***mongolism***]. V. *trisomie 21.*

MONGOLOÏDE, *s. m.* [angl. ***mongoloid***]. Sujet atteint de mongolisme. V. *trisomie 21.*

MONILIA, *s. f.* [angl. ***Monilia***]. Genre de champignons blastosporés actuellement appelé *Candida.*

MONILIASE, *s. f.* [angl. ***moniliasis***]. V. *candidose.*

MONILIFORME, *adj.* [angl. ***moniliform***]. Se dit d'un canal ou d'un cordon présentant une série d'étranglements qui le font ressembler à un chapelet.

MONITEUR, *s. m.* [angl. ***monitor***]. Appareil électronique destiné à la surveillance automatique des malades, utilisé dans les unités de soins intensifs.

MONITEUR, MONITRICE, *s. m.* ou *f.* V. *cadre de santé formateur.*

MONITORAGE, *s. m.* [angl. ***monitorage***]. Syn. anglais *monitoring.* Procédé de surveillance des malades utilisant le moniteur.

MONITORING, *s. m.* (angl.). V. *monitorage.*

MONO-AMINE, *s. f.* [angl. ***monoamine***]. Groupe d'amines, comprenant la sérotonine et les catécholamines.

MONO-AMINE-OXYDASE (MAO) [angl. ***monoamine oxidase***]. Enzyme intervenant dans la dégradation des mono-amines.

MONO-ARTHRITE, *s. f.* [angl. ***monoarthritis***]. Arthrite localisée à une seule articulation.

MONOBLASTE, *s. m.* [angl. ***monoblast***]. Grande cellule mononucléée à protoplasme basophile, présente dans la moelle osseuse, donnant naissance au promonocyte.

MONOCATÉNAIRE, *adj.* [angl. ***single stranded***]. Possesseur d'une seule chaîne.

MONOCLONAL, E, *adj.* [angl. ***monoclonal***]. Qui se rapporte à un seul clone.

MONOCULAIRE, *adj.* [angl. ***monocular***]. Qui résulte de l'emploi d'un seul œil.

MONOCYTAIRE, *adj.* [angl. ***monocytic***]. Qui s'accompagne de monocytose. – ***angine m.*** V. *mononucléose infectieuse.*

MONOCYTAIRE (lignée ou **série)** [angl. ***monocytic series***]. Série de cellules qui, à partir de la cellule souche de la moelle osseuse, aboutit au monocyte puis au macrophage tissulaire. Elle comprend le monoblaste et le promonocyte.

MONOCYTE, *s. m.* [angl. ***monocyte***]. Le plus grand des globules blancs (12 à 25 μm de diamètre). Né dans la moelle osseuse du monoblaste et du promonocyte, il passe rapidement du sang dans les tissus où il se transforme en macrophage du système réticulo-endothélial.

MONOCYTOSE, *s. f.* [angl. ***monocytosis***]. État particulier du sang caractérisé par l'augmentation du nombre des monocytes. – ***m. aiguë.*** V. *mononucléose infectieuse.*

MONOGÉNIQUE, *adj.* [angl. ***monogenic***]. Qui se rapporte à, ou qui dépend d'un seul gène.

MONOKINE, *s. f.* [angl. ***monokine***] (immunologie). Substance analogue à la lymphokine, sécrétée par les monocytes et les macrophages. V. *cytokine*.

MONOMÉLIQUE, *adj.* [angl. ***monomelic***]. Qui se rapporte à un seul membre.

MONOMORPHE, *adj.* [angl. ***monomorphic***]. Se dit d'un phénomène ou d'une maladie dont toutes les manifestations présentent la même forme.

MONONUCLÉAIRE, *adj.* [angl. ***mononuclear***]. Se dit d'une cellule ne possédant qu'un seul noyau. – *s. m.* Leucocyte mononucléaire. Le sang de l'adulte en contient trois variétés dont le protoplasma basophile est dépourvu de granulations : le *lymphocyte*, le *moyen mononucléaire* et le *grand mononucléaire* ou *monocyte*.

MONONUCLÉOSE, *s. f.* [angl. ***mononucleosis***]. Variété de leucocytose dans laquelle l'augmentation du chiffre des leucocytes porte principalement sur la quantité des mononucléaires.

MONONUCLÉOSE INFECTIEUSE [angl. ***infectious mononucleosis***]. Syn. *angine à monocytes*. Affection fébrile, survenant chez des jeunes gens, dont les symptômes essentiels sont : une angine, une tuméfaction ganglionnaire quelquefois généralisée, une splénomégalie légère, une formule sanguine caractéristique : leucocytose légère avec forte proportion de grands mononucléaires à protoplasma très basophile et une réaction de Paul-Bunnell positive ; elle évolue rapidement vers la guérison. Elle est due au virus EB. V. *MNI-test*.

MONOPHASIQUE, *adj.* [angl. ***monophasic***]. Se dit de tout phénomène, de tout être qui présente dans son existence ou son évolution une seule période ou phase.

MONOPHTALMIE, *s. f.* [angl. ***monophthalmic***]. Absence congénitale d'un œil.

MONOPLÉGIE, *s. f.* [angl. ***monoplegia***]. Paralysie localisée à un seul membre ou à un seul groupe musculaire.

MONORCHIDIE, *s. f.* [angl. ***monorchism***]. Anomalie consistant en la présence d'un seul testicule dans le scrotum.

MONOSOMIE, *s. f.* [angl. ***monosomy***]. Maladie par aberration chromosomique caractérisée par l'absence de l'un des chromosomes d'une paire, tous les autres chromosomes allant normalement par paires.

MONOSPORIOSE, *s. f.* [angl. ***monosporiosis***]. Affection, généralement cutanéo-muqueuse, due à un champignon du genre *Monosporium*.

MONOSYMPTOMATIQUE, *adj.* [angl. ***monosymptomatic***]. Qui se manifeste par un seul symptôme.

MONOSYNAPTIQUE, *adj.* [angl. ***monosynaptic***]. Qui se rapporte à une seule synapse.

MONOTHÉRAPIE, *s. f.* [angl. ***monotherapy***]. Traitement au moyen d'un seul médicament ou d'une seule technique.

MONOVALENT, E, *adj.* [angl. ***monovalent***]. Se dit d'un sérum thérapeutique ou d'un vaccin préparé au moyen d'une seule race microbienne et qui est efficace seulement contre les affections déterminées par celle-ci.

MONOXYDE D'AZOTE. V. *oxyde nitrique*.

MONOXYDE DE CARBONE [angl. ***carbone monoxyde***]. Oxyde de carbone de formule CO (l'autre oxyde de carbone est le CO_2 ou gaz carbonique). Il se forme dans les combustions. Gazeux dans les conditions normales, il se combine très facilement avec l'hémogobine, ce qui le rend très toxique. V. *carboxyhémoglobine, oxycarbonémie, oxycarbonisme* et *tabac*.

MONOZYGOTE, *adj.* [angl. ***monozygotic***]. Se dit des jumeaux ayant un placenta commun, provenant de la division anormale d'un œuf unique. V. *jumeau*.

MONSTRE, *s. m.* [angl. ***monster***]. Individu de conformation insolite, par excès (*m. double*), par défaut ou par position anormale des parties.

MORBIDE, *adj.* [angl. ***morbid***]. Qui tient à la maladie. P. ex. *entité m.*

MORBIDITÉ, *s. f.* [angl. ***morbidity***]. État de maladie. – Somme des maladies qui ont frappé un individu ou un groupe d'individus dans un temps donné.

MORBILLEUX, SE, *adj.* [angl. ***morbillous***]. Qui a rapport à la rougeole.

MORBILLIFORME, *adj.* [angl. ***morbilliform***]. Qui ressemble à l'éruption de la rougeole. P. ex. *rash m.*

MORGAN, *s. m.* (Thomas M. 1866-1945, généticien américain) [angl. ***morgan***].

Syn. *morganite*. Unité de longueur chromosomique correspondant à un taux de recombinaison de *1*. Dans la centième partie du *m.* ou *centimorgan*, la probabilité de recombinaison est de 1 %.

MORGANITE, *s. m.* V. *morgan*.

MORGUE, *s. f.* [angl. ***mortuary***]. Syn. *obitoire*. Local de conservation des corps en attente de leur ultime destination : funérarium ou autopsie.

MORO (réflexe de) (Ernst M., 1874-1951, médecin allemand) [angl. ***Moro's reflex***]. Syn. *réflexe des bras en croix*. Attitude des bras en croix provoquée, chez le nouveau-né, par le déplacement brusque de la tête sur le cou.

MORPHÉE, *s. f.* [angl. ***morphea***]. Syn. *sclérodermie en plaques*. Sclérodermie circonscrite caractérisée par des placards arrondis, des bandes ou de petites plages de quelques millimètres de diamètre.

MORPHINE, *s. f.* [angl. ***morphine***]. Principal alcaloïde du pavot, doué d'une action sédative et analgésique puissante. C'est un stupéfiant.

MORPHINES ENDOGÈNES [angl. ***endogenous morphines***]. Syn. *peptides morphinomimétiques, peptides opiacés* ou *opioïdes*. Protéines élaborées par le cerveau pouvant se fixer sur les récepteurs cellulaires morphiniques de certaines structures cérébrales, en produisant une action sédative de la douleur comparable à celle de la morphine. Ce sont les enképhalines et les endorphines. V. *neuropeptide*.

MORPHINISME, *s. m.* [angl. ***morphinism***]. Intoxication chronique par la morphine ou par ses sels.

MORPHINOMANIE, *s. f.* [angl. ***morphinomania***]. Habitude morbide de la morphine.

MORPHINOMIMÉTIQUE, *adj.* [angl. ***morphin-like***]. Dont l'action est semblable à celle de la morphine. – ***peptide m.*** V. *morphines endogènes*.

MORPHOLOGIE, *s. f.* [angl. ***morphology***]. Étude et description de la forme extérieure des animaux ou des végétaux, de leurs organes ou parties d'organes.

MORPHOTYPE, *s. m.* [angl. ***morphotype***]. Catégorie dans laquelle un individu est classé d'après ses formes.

MORPION, *s. m.* [angl. ***brat***]. Terme populaire désignant le pou du pubis ou *Phtirius inguinalis*.

MORT, *s. f.* [angl. ***death***]. Cessation définitive de toutes les fonctions vitales. La mort de l'homme coïncide avec celle de son cerveau. Cette *mort encéphalique* est, en pratique, actuellement affirmée, chez un sujet en coma dépassé par l'aspect plat des électroencéphalogrammes répétés.

MORT APPARENTE [angl. ***apparent death***]. Arrêt des fonctions respiratoire et circulatoire avec perte de connaissance. Cet aspect peut être transitoire ou définitif : c'est la mort confirmée.

MORT CÉRÉBRALE ou mieux ENCÉPHALIQUE [angl. ***cerebral death***]. Dénomination officiellement recommandée pour désigner le *coma dépassé*.

MORT NATURELLE [angl. ***natural death***]. Décès consécutif à l'évolution d'une maladie.

MORT SUBITE INEXPLIQUÉE DU NOURRISSON [angl. ***sudden infant death***]. Décès brutal d'un nourrisson jusque-là en bonne santé, survenant pendant le sommeil. Cause fréquente de mortalité néonatale, sa nature demeure inconnue, l'autopsie ne montrant rien d'anormal.

MORTALITÉ (taux de). Rapport qui existe entre le nombre des décès et le chiffre de la population où ils se sont produits, pendant un temps déterminé, généralement l'année moyenne, unité de temps.

MORTIFICATION, *s. f.* [angl. ***mortification***]. Gangrène.

MORTINATALITÉ, *s. f.* [angl. ***still birth rate***] (démographie). Rapport qui existe entre le nombre des mort-nés et le chiffre total des naissances.

MORT-NÉ, E, *adj.* et *s. m.* ou *f.* [angl. ***still-born***]. Enfant mort avant d'avoir respiré.

MORULA, *s. f.* [angl. ***morula***]. Œuf en train de se segmenter. Le stade embryonnaire suivant est la blastula.

MOSAÏQUE, *s. f.* (génétique) [angl. ***mosaicism***]. Anomalie de la répartition des chromosomes survenant dans certaines cellules, après la fécondation ; l'organisme renferme ainsi des cellules dont l'équipement chromosomique (caryotype) est différent de celui de l'ensemble des cellules.

mOsm. Abréviation de milliosmole (v. ce terme). – ***mOsm/L.*** Milliosmole par litre.

MOTEUR OCULAIRE EXTERNE (nerf). V. *abducens (nerf)* .

MOTILITÉ, *s. f.* [angl. ***motility***]. Faculté de se mouvoir.

MOTRICITÉ, *s. f.* [angl. ***motricity***]. Propriété que possèdent les centres nerveux de provoquer la contraction musculaire.

MOUCHES VOLANTES [angl. ***myodesopsia***]. Apparition de points brillants dans le champ visuel. Ces images subjectives sont généralement dues aux éléments flottants du corps vitré, dont l'ombre se projette sur la rétine.

MOUTARDE À L'AZOTE [angl. ***nitrogen mustard***]. Alkylant (v. ce terme) dérivé de l'ypérite ou gaz moutarde, utilisé pour traiter certains cancers.

MOUVEMENT, *s. m.* [angl. ***movement***]. Changement de position, déplacement. – ***m. actif. M.*** volontaire exécuté par lui-même. – ***m. autopassif. M.*** exécuté par le sujet à l'aide d'une autre partie de son corps. – ***m. contrarié.*** *M.* exécuté en résistant contre une force extérieure. – ***m. passif. M.*** exécuté par un tiers.

MOXA, *s. m.* [angl. ***moxa***]. Bâtonnet ou petite boule d'une substance combustible que l'on dépose en certains points du corps dans un but de cautérisation (moxibustion).

MOXATION, *s. f.* V. *moxibustion.*

MOXIBUSTION, *s. f.* [angl. ***moxibustion***]. Syn. *moxation.* Procédé thérapeutique employé depuis la plus haute antiquité en Extrême-Orient et consistant en l'application en certains points du corps d'une substance (moxa) que l'on fait brûler lentement.

MSH. V. *mélanotrope (hormone).*

MST. Initiales de *maladie sexuellement transmissible.*

MTS. Initiales de *maladie à transmission sexuelle.* V. *maladie sexuellement transmissible.*

MU. Douzième lettre de l'alphabet grec (μ) : m.

MUCILAGE, *s. m.* [angl. ***mucilage***]. Médicament dans lequel entre une solution de gomme dans l'eau, destinée à lui donner une consistance épaisse et visqueuse.

MUCINASE, *s. f.* [angl. ***mucinase***]. Enzyme présente dans la muqueuse intestinale et qui détermine la coagulation du mucus.

MUCINE, *s. f.* [angl. ***mucin***]. Substance transparente, hyaline, demi-liquide, ne se coagulant pas par la chaleur ; elle est élaborée par les cellules du tissu muqueux et s'accumule dans leur intervalle.

MUCOCÈLE, *s. f.* [angl. ***mucocele***]. 1° Tumeur formée par du mucus. – 2° Tumeur formée par le sac lacrymal, lorsque les conduits lacrymaux ne sont pas perméables et que le canal nasal est également obstrué.

MUCOÏDE, *adj.* [angl. ***mucoid***]. Qui ressemble à la mucine ou dont la structure rappelle celle d'une muqueuse. – *kyste m.* Kyste dont la paroi est constituée par un épithélium cylindrique semblable à celui des muqueuses.

MUCOLIPIDOSE, *s. f.* [angl. ***mucolipidosis***]. Maladie héréditaire à transmission récessive autosomique, due à un trouble métabolique par défaut d'enzyme et caractérisée par l'accumulation, dans certains organes, de mucopolysaccharides acides et de glycolipides.

MUCOLYSE, *s. f.* [angl. ***mucolysis***]. Liquéfaction du mucus.

MUCOLYTIQUE, *adj.* [angl. ***mucolytic***]. Qui produit la mucolyse.

MUCOPOLYSACCHARIDE, *s. m.* [angl. ***mucopolysaccharide***]. Syn. *glycosaminoglycane.* Variété de glycoprotéines ; certains comptent parmi les constituants de la substance fondamentale du tissu conjonctif.

MUCOPOLYSACCHARIDOSE, *s. f.* [angl. ***mucopolysaccharidosis***]. Terme désignant un groupe de maladies héréditaires dues à une perturbation, par déficience enzymatique, du métabolisme des mucopolysaccharides acides qui sont accumulés en excès dans les tissus.

MUCOPUS, *s. m.* [angl. ***mucopus***]. Mucus ayant l'apparence de pus par suite de l'abondance des leucocytes qu'il contient.

MUCOSITÉ, *s. f.* [angl. ***mucosity***]. Nom donné à des amas de substance épaisse et filante qui tapissent certaines muqueuses. Les *m.* sont formées de mucus concrété, auquel s'ajoutent des cellules desquamées, des microbes et des poussières.

MUCOVISCIDOSE, *s. f.* [angl. ***mucoviscidosis***]. Affection héréditaire dans laquelle les glandes à mucus sécrètent un liquide trop visqueux et les glandes séreuses un liquide trop riche en chlore et en sodium (v. *sueur, test de la*). Elle est très polymorphe et atteint surtout le pancréas exocrine (*fibrose kystique du pancréas*) et les glandes de l'épithélium bronchique.

MUCUS, *s. m.* [angl. ***mucus***]. Substance sécrétée par les glandes muqueuses et les cellules caliciformes ou cellules glandulaires. Elle est insoluble dans l'alcool et l'éther et soluble dans l'eau.

MUGUET, *s. m.* [angl. ***thrush***]. Maladie parasitaire due au développement sur certaines muqueuses (la muqueuse buccale en particulier et quelquefois le pharynx) d'un micro-organisme, *Candida albicans*. Il se présente sous l'aspect de plaques plus ou moins étendues d'un blanc crémeux.

MULTIFACTORIEL, LE, *adj.* [angl. ***multifactorial***]. Qui se rapporte à plusieurs éléments constituants, à plusieurs causes ; ou qui en dépend. V. *facteur*.

MULTIFOCAL, E, *adj.* [angl. ***multifocal***]. Qui se rapporte à plusieurs foyers.

MULTIGESTE, *s. f.* [angl. ***multigesta***]. Femme dont la présente grossesse n'est pas la première. V. *multipare*.

MULTINÉVRITE, *s. f.* [angl. ***disseminated nevritis***]. Atteinte de plusieurs nerfs périphériques situés souvent dans des régions éloignées les unes des autres et non symétriques ; elle se manifeste par des douleurs, une paralysie et une atrophie des muscles correspondants. V. *polynévrite*.

MULTIPARE, *adj.* [angl. ***multiparus***]. Se dit d'une femme qui a eu plusieurs enfants. V. *multigeste*.

MULTIPLET, *s. m.* [angl. ***multiplet***] (physiologie). Série de potentiels d'action se succédant à brefs intervalles.

MUQUEUSE, *s. f.* [angl. ***mucous membrane***]. Tissu épithélial humide revêtant certains conduits et cavités de l'organisme (appareils digestif, respiratoire, génito-urinaire).

MUQUEUSE (plaque). Lésion syphilitique secondaire, contagieuse, siégeant sur les muqueuses et sur la peau qui recouvre les parties voisines d'un orifice (bouche, anus, vulve).

MURIN, E, *adj.* [angl. ***murine***]. Qui provient du rat ou de la souris, relatif à ces animaux. P. ex. *typhus m.* ; *antigène m.*

MURMURE RESPIRATOIRE ou **VÉSICULAIRE** [angl. ***respiratory murmur***]. Bruit que l'on entend lorsque l'on ausculte les poumons d'un sujet qui ne présente aucune lésion thoracique et qui respire naturellement.

MUSCARINIEN ou **MUSCARINIQUE (effet)** [angl. ***muscarinic action***]. Action pharmacodynamique analogue à celle de la muscarine.

MUSCLE, *s. m.* [angl. ***muscle***]. Organe charnu fait de tissu contractile. On distingue les *m. lisses*, présents dans les viscères et la paroi de divers conduits et les *m. striés*, rouges ; ce sont les muscles squelettiques, à contraction volontaire et le cœur.

MUSCULATION, *s. f.* [angl. ***body building***]. Développement de la force musculaire par des exercises appropriés. Elle peut être ***passive*** par *électrostimulation*, ou bien ***active***, *pure* ou effectuée *avec résistance* manuelle ou mécanique (poids, haltères) à la contraction de certains muscles ou groupes de muscles.

MUTAGÈNE, *adj.* [angl. ***mutagen***]. Qui provoque une mutation.

MUTANT, E, *adj.* [angl. ***mutant***]. Qui a subi une mutation. – *s. m.* Individu, type, caractère ou gène qui a été modifié par suite d'une mutation.

MUTATION, *s. f.* [angl. ***mutation***]. Variation brusque, totale d'emblée, qui peut se manifester chez des sujets normaux en apparence, devenir parfois héréditaire et caractériser une nouvelle espèce. Elle résulte, au moment de la division cellulaire, de la modification brutale d'un segment plus ou moins étendu de la molécule d'ADN qui constitue le chromosome.

MUTISME, *s. m.* [angl. ***mutism***]. État d'un individu qui n'articule aucune parole.

On réserve généralement ce terme au cas des sujets qui gardent le silence tout en ayant leurs centres du langage et leurs moyens d'expression intacts.

MUTITÉ, *s. f.* [angl. ***dumbness***]. Privation du langage par lésions de ses centres ou des organes de la phonation ou de la réception.

MYALGIE, *s. f.* [angl. ***myalgia***]. Douleur musculaire.

MYASTHÉNIE, *s. f.* [angl. ***myasthenia gravus***]. Affection caractérisée par une excessive tendance à la fatigue musculaire, augmentant rapidement au cours de l'exercice, évoluant par poussées et frappant de préférence les muscles moteurs de l'œil, les masticateurs, les muscles pharyngés et laryngés ; elle peut s'étendre et entraîner la mort par troubles bulbaires.

MYATONIE, *s. f.* [angl. ***myatonia***]. Absence ou destruction de la tonicité musculaire.

MYCÉLIUM, *s. m.* [angl. ***mycelium***]. Filaments plus ou moins ramifiés qui proviennent des spores et constituent la partie fondamentale des champignons.

MYCÉTOME, *s. m.* [angl. ***mycetoma***]. Tuméfaction inflammatoire chronique à point de départ sous-cutané, caractérisée par la présence de grains qui s'éliminent au dehors par des fistules multiples.

MYCOBACTÉRIE, *s. f.* V. *Mycobacterium.*

MYCOBACTERIUM, *s. m.* [angl. ***mycobacterium***]. Genre bactérien dont les bacilles sont acidorésistants. Les uns sont pathogènes pour l'homme : *Mycobacterium tuberculosis* et *Mycobacterium lepræ*. D'autres sont saprophytes.

MYCOSE, *s. f.* [angl. ***mycosis***]. Nom générique des affections parasitaires provoquées par des champignons.

MYCOSIQUE, *adj.* [angl. ***mycotic***]. Qui se rapporte à une mycose.

MYCOSIS FONGOÏDE [angl. ***mycosis fongoides***]. Dermatose chronique d'origine inconnue caractérisée par un prurit intense, des éruptions diverses érythémateuses ou eczématiformes, évoluant vers la lichénification puis la formation de tumeurs qui vont s'ulcérer. L'état général s'aggrave et l'évolution se fait vers la mort.

MYCOTIQUE, *adj.* [angl. ***mycotic***]. V. *anévrisme mycotique.*

MYCOTOXICOSE, *s. f.* [angl. ***mycotoxicosis***]. Intoxication provoquée par une substance sécrétée par un champignon microscopique.

MYCOTOXINE, *s. f.* [angl. ***mycotoxin***]. Toxine élaborée par un champignon microscopique susceptible de contaminer des denrées alimentaires.

MYDRIASE, *s. f.* [angl. ***mydriasis***]. Dilatation anormale de la pupille.

MYDRIATIQUE, *adj.* et *s. m.* [angl. ***mydriatic***]. Se dit des substances qui produisent la mydriase.

MYÉLENCÉPHALE, *s. m.* [angl. ***myelencephalon***]. Partie de l'encéphale comprenant le bulbe rachidien.

MYÉLINE, *s. f.* [angl. ***myelin***]. Substance lipidique blanchâtre engainant les fibres nerveuses du système cérébrospinal.

MYÉLITE, *s. f.* [angl. ***myelitis***]. Inflammation de la moelle épinière.

MYÉLOBLASTE, *s. m.* [angl. ***myeloblast***]. Cellule souche des leucocytes granuleux, qui dérive de l'hémocytoblaste et donne naissance au promyélocyte.

MYÉLOCYTE, *s. m.* [angl. ***myelocyte***]. Cellule qui, dans la lignée des leucocytes granuleux, est intermédiaire entre le promyélocyte et le polynucléaire adulte.

MYÉLOCYTÉMIE, *s. f.* [angl. ***myelocythaemia***]. Présence de myélocytes dans le sang.

MYÉLOCYTOSE, *s. f.* [angl. ***myelocytosis***]. Présence de myélocytes dans un tissu ou une humeur de l'organisme.

MYÉLOFIBROSE, *s. f.* [angl. ***myelofibrosis***]. Transformation fibreuse de la moelle osseuse.

MYÉLOGÈNE, *adj.* [angl. ***myelogenic***]. Qui est ou semble d'origine médullaire.

MYÉLOGRAMME, *s. m.* [angl. ***myelogram***]. Formule indiquant les proportions respectives des différents éléments cellulaires de la moelle osseuse.

MYÉLOGRAPHIE, *s. f.* [angl. ***myelography***]. 1° Étude de la moelle osseuse obtenue chez le sujet vivant par ponction d'un os superficiel. – 2° Radiographie de la moelle épinière après injection, dans l'espace sous-arachnoïdien, de substances de contraste.

MYÉLOÏDES (lignées ou **séries)** [angl. ***myeloid series***]. Séries de cellules jeunes qui, dans la moelle osseuse, à partir des cellules souches, se multiplient, se différencient et évoluent en lignées distinctes pour aboutir aux formes adultes des globules rouges, des leucocytes polynucléaires, des plaquettes et des monocytes.

MYÉLOMALACIE, *s. f.* [angl. ***myelomalacia***]. Ramollissement de la moelle épinière ayant pour cause généralement une oblitération vasculaire.

MYÉLOME, *s. m.* [angl. ***myeloma***]. 1° Variété de lymphadénome caractérisé par la prédominance des myélocytes. – 2° Syn. *ostéomyélome*. Tumeur maligne developpée aux dépens du tissu médullaire. – ***m. plasmocytaire***. V. *plasmocytome*.

MYÉLOPATHIE, *s. f.* [angl. ***myelopathy***]. Nom générique des affections de la moelle épinière ou de la moelle osseuse.

MYÉLOPLAXE, *s. m.* [angl. ***myeloplax***]. Cellule géante multinucléée de la moelle osseuse (v. *ostéoclaste*). Les *m.* sont peu abondants chez l'adulte ; on les trouve dans les *tumeurs à m.*

MYÉLOPOÏÈSE, *s. f.* [angl. ***myelopoiesis***]. Formation de la moelle des os. – Production des cellules sanguines des lignées myéloïdes.

MYÉLOPROLIFÉRATIF, VE, *adj.* [angl. ***myeloproliferative***]. Qui s'accompagne de la multiplication anormale des lignées myéloïdes.

MYÉLOSCLÉROSE, *s. f.* [angl. ***myelosclerosis***]. Sclérose de la moelle osseuse, envahie par des faisceaux de tissu fibreux et privée de cellules hématopoïétiques.

MYIASE CUTANÉE [angl. ***myiasis dermatosa***]. Dermatose parasitaire déterminée par le cheminement dans ou sous la peau de larves de divers diptères.

MYOCARDE, *s. m.* [angl. ***myocardium***]. Muscle cardiaque.

MYOCARDIOPATHIE, *s. f.* [angl. ***myocardiopathy***]. Affection primitive du muscle cardiaque, dont on distingue : 1° *une forme dilatée* ; 2° une *forme restrictive*, avec adiastolie ; 3° une *forme hypertrophique*, soit *diffuse* soit *localisée*, par exemple *septale*, pouvant réaliser : 4° la *forme obstructive* ; 5° une *forme oblitérante*, qui n'est autre que l'endocardite de Loeffler.

MYOCARDITE, *s. f.* [angl. ***myocarditis***]. Nom générique des inflammations du myocarde.

MYOCLONIE, *s. f.* [angl. ***myoclonia***]. Contractions brusques, involontaires, non systématisées, se répétant à des intervalles variables intéressant une partie d'un muscle, un muscle entier ou un groupe musculaire. V. *clonie*.

MYOFIBRILLE, *s. f.* [angl. ***myofibril***]. Filament mince, long et contractile présent dans le cytoplasme des cellules musculaires.

MYOFILAMENT, *s. m.* [angl. ***myofilament***]. Élément constitutif des myofibrilles, formé d'*actine* et de *myosine* dont le glissement provoque la contraction de la cellule musculaire.

MYOGÈNE, *adj.* [angl. ***myogenic***]. Se dit en physiologie de tout ce qui est d'origine musculaire.

MYOGLOBINE, *s. f.* [angl. ***myoglobin***]. Pigment respiratoire du muscle, dont la structure est voisine de celle de l'hémoglobine.

MYOGLOBINURIE, *s. f.* [angl. ***myoglobinuria***]. Présence de myoglobine dans l'urine.

MYOLYSE, *s. f.* [angl. ***myolysis***]. Destruction, dissolution du tissu musculaire.

MYOME, *s. m.* [angl. ***myoma***]. Tumeur bénigne formée par du tissu musculaire. – On distingue les *m.* formés par du tissu musculaire strié ou *rhabdomyomes*, très rares, et *m.* formés par du tissu musculaire à fibres lisses ou *leiomyomes*, fréquents, siégeant en particulier dans l'utérus (*fibromyomes*).

MYOMECTOMIE, *s. f.* [angl. ***myomectomy***]. Opération qui consiste à enlever un fibromyome en respectant l'utérus.

MYOMÈTRE, *s. m.* [angl. ***myometrium***]. Muscle utérin.

MYOPATHIE, *s. f.* [angl. ***myopathy***]. Nom générique des affections du système musculaire.

MYOPATHIQUE, *adj.* [angl. ***myopathic***]. Qui concerne les affections du système musculaire.

MYOPIE, *s. f.* [angl. ***myopia***]. Anomalie de la réfraction statique de l'œil, dans laquelle l'image d'un objet éloigné se forme en avant de la rétine, lorsque l'accommodation n'intervient pas.

MYOPLASTIE, *s. f.* [angl. ***myoplasty***]. Réfection musculaire.

MYORELAXANT, E, *adj.* V. *myorésolutif.*

MYORÉSOLUTIF, VE, *adj.* [angl. ***muscle relaxant***]. Syn. *myorelaxant.* Qui provoque le relâchement musculaire.

MYORRAPHIE, *s. f.* [angl. ***myorrhaphy***]. Suture musculaire.

MYOSARCOME, *s. m.* [angl. ***myosarcoma***]. Tumeur maligne développée aux dépens des fibres musculaires striées *(rhabdomyosarcome)* ou lisses *(leiomyosarcome).*

MYOSCLÉROSE, *s. f.* [angl. ***myosclerosis***]. Induration des muscles qui, généralement, s'atrophient et se rétractent.

MYOSINE, *s. f.* [angl. ***myosin***]. Protéine de poids moléculaire très élevé, appartenant au groupe des globulines et présente dans le tissu musculaire.

MYOSIS, *s. m.* [angl. ***miosis***]. Rétrécissement permanent avec immobilité plus ou moins complète de la pupille provenant d'un trouble de l'innervation de l'iris.

MYOSITE, *s. f.* [angl. ***myositis***]. Inflammation du tissu musculaire.

MYOTIQUE, *adj.* et *s. m.* [angl. ***miotic***]. Se dit des substances qui produisent le myosis.

MYOTOMIE, *s. f.* [angl. ***myotomy***]. Section des muscles.

MYOTONIE, *s. f.* [angl. ***myotonia***]. Trouble du tonus musculaire caractérisé par la lenteur et la difficulté de la décontraction au cours des mouvements volontaires.

MYRINGITE, *s. f.* [angl. ***myringitis***]. Inflammation du tympan.

MYRINGOPLASTIE, *s. f.* V. *tympanoplastie.*

MYRINGOTOMIE, *s. f.* [angl. ***myringotomy***]. Incision du tympan.

MYTHOMANIE, *s. f.* [angl. ***mythomania***]. Tendance pathologique, plus ou moins volontaire et consciente, au mensonge et à la création de fables.

MYTILISME, *s. m.* [angl. ***mytilotoxism***]. Intoxication par les moules.

MYXŒDÈME, *s. m.* [angl. ***myxoedema***]. Affection caractérisée par une infiltration muqueuse des téguments, un ralentissement de toutes les fonctions et des troubles intellectuels et, chez l'enfant, par un arrêt de développement et la non-apparition de la puberté. Elle est due à la suppression de la fonction thyroïdienne.

MYXOMATOSE, *s. f.* [angl. ***myxomatosis***]. Maladie à poxvirus, touchant le lapin, non transmissible à l'homme et caractérisée par le développement de multiples myxomes.

MYXOME, *s. m.* [angl. ***myxoma***]. Tumeur formée par du tissu muqueux.

MYXORRHÉE, *s. f.* [angl. ***myxorrhoea***]. Écoulement abondant de mucus.

MYXOVIRUS, *s. m.* [angl. ***myxovirus***]. Virus à ARN comprenant les virus grippaux ou *Influenzavirus.*

N

N. 1° Symbole chimique de l'*azote*. – 2° Symbole de *newton*.

n. Symbole de *nano*.

NA. Abréviation du latin *Nomina Anatomica*, v. ce terme.

Na. Symbole chimique du *sodium*.

NABOTH (œufs de) (Martin N., 1675-1721, médecin allemand) [angl. ***nabothian cysts***]. Petits kystes muqueux dus à l'oblitération des conduits excréteurs des glandes du col utérin.

NÆVOCARCINOME, *s. m.* [angl. ***naevocarcinoma***]. Épithéliome pigmenté d'une grande malignité.

NÆVUS, *s. m.* (au *pl.* **NÆVUS**) [angl. ***naevus ; pl. naevi***]. Anomalie cutanée d'origine embryonnaire, parfois associée à d'autres dysplasies cutanées ou viscérales. – On distingue les *n. simples*, ne contenant que des éléments normaux de la peau, hypo- ou hyperplasiés, sans tendance à la dégénérescence maligne et les *n. nævocellulaires*, pigmentaires ou non, qui contiennent des éléments anormaux, les cellules næviques, et peuvent évoluer vers une lésion d'une particulière malignité, le nævocarcinome.

NAISSANCE, *s. f.* [angl. ***birth***]. Début de la vie autonome après expulsion du corps maternel.

NANISME, *s. m.* [angl. ***dwarfism***]. Anomalie de l'être humain, caractérisée par la petitesse de la taille comparée à celle de la moyenne des individus de même âge, de même sexe et de même race, sans insuffisance sexuelle ou intellectuelle.

NANO... (Symbole n). Préfixe grec signifiant 10^{-9}.

NANOGRAMME, *s. m.* [angl. ***nanogram***]. Millionième de milligramme (10^{-6} mg) ou milliardième de gramme (10^{-9} g). Symbole : ng.

NANOMÈTRE, *s. m.* (Symbole nm) [angl. ***nanometer***]. Unité de longueur valant un milliardième de mètre (10^{-9} m).

NARCISSIQUE (syndrome) ou **NARCISSISME,** *s. m.* [angl. ***narcissism***] (psychiatrie). Syndrome caractérisé par la fatuité, un manque de bons sens et d'autocritique aboutissant à une admiration de soi-même injustifiée.

NARCO-ANALYSE, *s. f.* [angl. ***narcoanalysis***]. Méthode consistant à pratiquer un examen neuro-psychiatrique, au moment de son réveil, chez un malade qui a été soumis à une injection intraveineuse d'un somnifère.

NARCOLEPSIE, *s. f.* [angl. ***narcolepsy***]. Tendance pathologique et irrésistible au sommeil, survenant par accès.

NARCOSE, *s. f.* [angl. ***narcotism***]. Sommeil artificiel.

NARCOTIQUE, *adj.* et *s. m.* [angl. ***narcotic***]. Se dit des substances qui produisent l'assoupissement, la résolution musculaire et un engourdissement de la sensibilité pouvant aller jusqu'à l'anesthésie. V. *analgésique*.

NASONNEMENT, *s. m.* V. *rhinolalie*.

NASOPHARYNX, *s. m.* [angl. ***nasopharynx***]. Partie supérieure du pharynx située au-dessus du niveau du palais. V. *pharynx*.

NATALITÉ, *s. f.* [angl. ***natality***] (démographie). Rapport qui existe entre le nombre des naissances et le chiffre de la population pendant un temps déterminé.

NATRÉMIE, *s. f.* [angl. ***natraemia***]. Taux du sodium contenu dans le sang.

NATRIURÈSE, *s. f.* V. *natrurie*.

NATRIURÉTIQUE, *adj.* [angl. ***natriuretic***]. Qui se rapporte à l'élimination urinaire du sodium.

NATRIURIE, *s. f.* V. *natrurie*.

NATRURIE, *s. f.* [angl. ***natriuresis***]. Syn. *natriurèse, natriurie*. Présence et taux du sodium dans l'urine.

NAUPATHIE, *s. f.* [angl. ***naupathia***]. Mal de mer. V. *transports (mal des)*.

NAUSÉE, *s. f.* [angl. ***nausea***]. Envie de vomir.

NAVICULAIRE, *adj.* [angl. ***navicular***]. Syn. *scaphoïde*. En forme de barque. – ***os n.*** Désignation internationale de l'os scaphoïde tarsien.

NÉARTHROSE, *s. f.* [angl. ***nearthrosis***]. Articulation de nouvelle formation ; v. *pseudarthrose*.

NECATOR AMERICANUS [angl. ***Necator americanus***]. Variété d'ankylostome. V. *ankylostomiase*.

NÉCROBIOSE, *s. f.* [angl. ***necrobiosis***]. Modification de la structure d'un organe ou d'une partie d'organe dont la circulation a été abolie, mais qui se trouve à l'abri de l'infection.

NÉCROPSIE, *s. f.* V. *autopsie*.

NÉCROSE, *s. f.* [angl. ***necrosis***]. 1° Mortification cellulaire ou tissulaire. V. *gangrène et sphacèle*. – 2° Degré le plus accentué de la souffrance myocardique, à la suite de l'oblitération d'une artère coronaire. Sur l'électrocardiogramme, elle se traduit par la disparition de l'onde R, remplacée par une onde Q. V. *ischémie* et *lésion*.

NÉCROTIQUE, *adj.* [angl. ***necrotic***]. Qui se rapporte à la nécrose.

NÉGATIF (faux). Patient chez lequel une maladie est présente malgré le caractère négatif du test de dépistage.

NÉGATIF (vrai). Patient chez lequel une maladie est absente et le test de dépistage négatif.

NÉGATIVISME, *s. m.* [angl. ***negativism***]. Trouble de l'activité volontaire observé dans les psychoses, caractérisé d'abord par la lenteur des mouvements actifs, puis par une inertie complète et une résistance passive aux mouvements que l'on cherche à imprimer.

NÉGATOSCOPE, *s. m.* [angl. ***negatoscope***]. Appareil servant à lire les clichés radiologiques en éclairant par transparence les pellicules négatives placées contre un verre dépoli.

NEISSERIA, *s. f.* [angl. ***Neisseria***]. Genre bactérien comprenant notamment les espèces *N. gonorrhoeæ* et *N. meningitidis*.

NÉLATON (sonde de) (Auguste N. chirurgien français, 1807-1873) [angl. ***Nelaton's catheter***]. Sonde souple destinée au cathétérisme de l'urètre.

NELSON (réaction ou **test de)** (Robert N., biologiste américain, 20e siècle) [angl. ***Nelson's test***]. Syn. *TIT* (test d'immobilisation des tréponèmes). Réaction sérologique spécifique de la syphilis.

NÉMATODE, *s. m.* [angl. ***nematode***]. Ordre de vers caractérisés par un corps filiforme. Il comprend de nombreux parasites, tels que les ascarides et les filaires.

NÉOCEREBELLUM, *s. m.* [angl. ***neocerebellum***]. Partie phylogénétiquement la plus récente du cervelet. Elle est en rapport avec les régions cortico-pontiques et règle la coordination des mouvements.

NÉOCORTEX, *s. m.* V. *isocortex*.

NÉOFORMATION, *s. f.* V. *néoplasie*.

NÉOGLUCOGENÈSE, ou **NÉOGLYCOGENÈSE,** *s. f.* [angl. ***glyconeogenesis***]. Syn. *gluco* – ou *glycogenèse*. Formation dans l'organisme (surtout le foie) de glycogène à partir de protéines ou de lipides.

NÉOMYCINE, *s. f.* (DCI) [angl. ***neomycin***]. Antibiotique extrait du *Streptomyces fradiæ*.

NÉONATALE (période) [angl. ***neonatal period***]. Les premiers jours de la vie, après lesquels le nouveau-né devient nourrisson jusqu'à la fin de sa seconde année. V. *périnatale (période)*.

NÉONATALOGIE, *s. f.* ou (mieux) **NÉONATOLOGIE,** *s. f.* [angl. ***neonatalogy***]. Étude du nouveau-né, normal et pathologique.

NÉOPLASIE, *s. f.*, **NÉOPLASIQUE** ou **NÉOPLASTIQUE** (processus) [angl. ***neoplasia***]. Syn. *néoformation*. Formation d'un tissu nouveau. – Ce terme s'emploie plus souvent pour désigner les tumeurs.

NÉOPLASME, *s. m.* [angl. ***neoplasm***]. Tissu anormal qui résulte du processus néoplastique. Tumeur, qu'elle soit bénigne ou maligne (cancer).

NÉOPLASTIE, *s. f.* [angl. ***neoplasty***]. Restauration par autoplastie.

NÉOSTOMIE, *s. f.* [angl. ***neostomy***]. Nom générique des opérations qui consistent à pratiquer un nouvel abouchement d'un canal dans la cavité où il aboutit naturellement, ou ailleurs.

NÉPHÉLION, *s. m.* [angl. ***nebula***]. Tache transparente de la cornée n'interceptant pas complètement la lumière.

NÉPHRECTOMIE, *s. f.* [angl. ***nephrectomy***]. Ablation totale ou partielle d'un rein.

NÉPHRÉTIQUE, *adj.* [angl. ***nephric***]. Qui a rapport au rein. – ***colique n.*** V. *colique néphrétique*.

NÉPHRITE, *s. f.* [angl. ***nephritis***]. Littéralement : maladie inflammatoire du rein. Pratiquement le terme de *n.* est employé comme synonyme de néphropathie.

NÉPHRO-ANGIOSCLÉROSE, *s. f.* [angl. ***nephroangiosclerosis***]. Lésions artériolaires rénales apparaissant de manière pratiquement constante au cours de l'hypertension artérielle dite primitive.

NÉPHROBLASTOME, *s. m.* [angl. ***nephroblastoma***]. Adénosarcome du rein observé chez les jeunes enfants.

NÉPHROCALCINOSE, *s. f.* [angl. ***nephrocalcinosis***]. Production de dépôts calcaires dans le parenchyme rénal.

NÉPHROCARCINOME, *s. m.* [angl. ***renal cell carcinoma***]. Tumeur maligne du rein, développée à partir des cellules des tubes urinifères.

NÉPHROGÈNE, *adj.* [angl. ***nephrogenous***]. D'origine rénale.

NÉPHROGRAMME, *s. m.* [angl. ***nephrogram***]. Image radiologique du parenchyme rénal, obtenue au cours d'une urographie ou de l'angiographie rénale, lorsque le produit opaque imprègne les premières voies excrétrices intrarénales. – *n. isotopique*. Courbe traduisant, en fonction du temps, l'élimination rénale d'une substance radioactive détectée et enregistrée par une sonde à scintillations.

NÉPHROGRAPHIE, *s. f.* [angl. ***nephrography***]. Enregistrement d'un néphrogramme. Parfois employé comme synonyme de néphrogramme.

NÉPHROLITHIASE, *s. f.* [angl. ***nephrolithiasis***]. Lithiase rénale.

NÉPHROLOGIE, *s. f.* [angl. ***nephrology***]. Étude du rein et de ses maladies.

NÉPHROLOGUE, *s. m.* ou *f.* [angl. ***nephrologist***]. Médecin spécialiste des affections rénales.

NÉPHROME, *s. m.* [angl. ***nephroma***]. Tumeur rénale.

NÉPHRON, *s. m.* [angl. ***nephron***]. Unité morphologique et fonctionnelle du rein ; le *n.* est composé d'un glomérule et d'un tubule ou tube urinifère, ce dernier comprenant le tube contourné proximal, l'anse de Henle, le tube contourné distal et le tube collecteur.

NÉPHROPATHIE, *s. f.* [angl. ***nephropathy***]. Nom générique des affections des reins. On distingue *les glomérulopathies, les tubulopathies, les n. interstitielles* et *les n. vasculaires*.

NÉPHROPEXIE, *s. f.* [angl. ***nephropexy***]. Fixation d'un rein.

NÉPHROPTOSE, *s. f.* [angl. ***nephroptosis***]. Déplacement vers le bas et mobilité anormale du rein par suite du relâchement de ses moyens de fixité.

NÉPHROSCLÉROSE, *s. f.* [angl. ***nephrosclerosis***]. Sclérose rénale.

NÉPHROSE, *s. f.* V. *néphrotique (syndrome)*.

NÉPHROTIQUE (syndrome) [angl. ***nephrotic syndrome***]. Syndrome caractérisé par un œdème généralisé, une protéinurie abondante, une hypoprotidémie portant essentiellement sur les albumines et souvent une hyperlipidémie.

NÉPHROTOMIE, *s. f.* [angl. ***nephrotomy***]. Incision pratiquée sur le rein.

NÉPHROTOXICITÉ, *s. f.* [angl. ***nephrotoxicity***]. Pouvoir nocif envers les cellules du rein.

NERF, *s. m.* [angl. ***nerve***]. Cordon cylindrique blanchâtre constitué par les axones des cellules des centres nerveux qu'ils relient aux divers organes. On distingue d'une part les *n. crâniens* et les *n. rachidiens* issus de la moelle épinière, d'autre part, selon leur fonction, les nerfs *sensitifs* et *moteurs*, ainsi que les nerfs de la vie de *relation* et ceux de la vie *végétative*.

NERFS CRÂNIENS [angl. ***cranial nerves***]. Nerfs naissant par paires symétriques de l'encéphale et répertoriés ainsi en chiffres romains : I olfactif ; II optique ; III oculomoteur (ex-moteur oculaire commun) ; IV trochléaire (ex-pathétique) ; V trijumeau ; VI abducens (ex-moteur oculaire externe) ; VII facial ; VII bis intermédiaire (ex-i. de Wrisberg) ; VIII vestibulocochléaire (ex-acoustique) ; IX glosso-pharyngien ; X vague (ex-pneumogastrique) ; XI accessoire (ex-spinal) ; XII hypoglosse (ex-grand-hypoglosse).

NERF TRIJUMEAU [angl. ***trigeminal nerve***]. Cinquième paire crânienne se divisant au niveau du ganglion de Gasser en trois branches : ophtalmique, maxillaire et mandibulaire. Le *t.* est un nerf sensitif pour la face et moteur pour les muscles masticateurs.

NEURASTHÉNIE, *s. f.* [angl. ***neurasthenia***]. Névrose comportant de nombreux troubles fonctionnels entraînant une insomnie, une sensation de grande fatigue et déterminant un état mental particulier où dominent la tristesse, la crainte et l'indécision.

NEURECTOMIE, *s. f.* [angl. ***neurectomy***]. V. *névrectomie*.

NEURINOME, *s. m.* [angl. ***neurinoma***]. Tumeur des nerfs périphériques développée aux dépens des cellules de la gaine de Schwann.

NEURO-ANÉMIQUE (syndrome) [angl. ***neuro anaemic syndrome***]. Association des symptômes de l'anémie de Biermer et de troubles nerveux variés : paresthésies, troubles de la sensibilité profonde.

NEUROBIOLOGIE, *s. f.* [angl. ***neurobiology***]. Étude des phénomènes vitaux dans le système nerveux.

NEUROBLASTE, *s. m.* [angl. ***neuroblast***]. Cellule embryonnaire qui se transformera en neurone.

NEUROBLASTOME, *s. m.* [angl. ***neuroblastoma***]. Tumeur maligne, développée au niveau de la chaîne sympathique ou de la médullosurrénale.

NEUROCHIRURGIE, *s. f.* [angl. ***neurosurgery***]. Chirurgie du système nerveux.

NEUROCRINIE, *s. f.* [angl. ***neurocrinia***]. 1° Passage direct dans le tissu nerveux des produits de sécrétion de certaines glandes endocrines (hypophyse). 2° Syn. de *neurosécrétion*, v. ce terme.

NEUROFIBROMATOSE, *s. f.* V. *Recklinghausen (maladie ou neurofibromatose de).*

NEUROFIBROME, *s. m.* [angl. ***neurofibroma***]. Tumeur des nerfs périphériques due à la prolifération des cellules conjonctives du périnèvre. V. *Recklinghausen (maladie ou neurofibromatose de).*

NEUROGÈNE, *adj.* [angl. ***neurogenic***]. Se dit en physiologie de tout ce qui est d'origine nerveuse.

NEUROHYPOPHYSE, *s. f.* [angl. ***neurohypophysis***]. V. *hypophyse*.

NEUROLEPTANALGÉSIE, *s. f.* [angl. ***neuroleptanalgesia***]. Diminution ou abolition de la sensibilité à la douleur obtenue par l'emploi des neuroleptiques.

NEUROLEPTIQUE, *adj.* [angl. ***neuroleptic***]. Syn. *neuroplégique*. Qui calme l'agitation et l'hyperactivité neuromusculaire. – *s. m.* Médicament qui possède ces propriétés.

NEUROLOGIE, *s. f.* [angl. ***neurology***]. Étude des maladies du système nerveux.

NEUROLYSE, *s. f.* [angl. ***neurolysis***]. 1° Libération chirurgicale d'un nerf comprimé par une cicatrice. – 2° Destruction d'un nerf au moyen d'injections d'alcool pratiquées dans le nerf lui-même.

NEUROLYTIQUE, *adj.* [angl. ***neurolytic***]. Qui se rapporte à, ou qui produit la neurolyse. – *injection n.*

NEUROMÉDIATEUR, *s. m.* V. *médiateur chimique*.

NEUROME, *s. m.* [angl. ***neuroma***]. Terme générique désignant une tumeur constituée aux dépens de cellules nerveuses.

NEURONE, *s. m.* [angl. ***neurone***]. Ensemble constituant la cellule nerveuse et comprenant : une masse protoplasmique qui entoure le noyau, de nombreuses arborisations protoplasmiques ou dendrites et un long prolongement cylindrique, le *cylindraxe* ou *axone*.

NEUROPATHIE, *s. f.* [angl. ***neuropathy***]. Nom générique des affections nerveuses. Il s'applique surtout aux atteintes du système nerveux périphérique.

NEUROPATHOLOGIE, *s. f.* [angl. ***neuropathology***]. Partie de la pathologie qui traite des maladies du système nerveux.

NEUROPEPTIDE, *s. m.* [angl. ***neuropeptide***]. Médiateur chimique de nature peptidique, sécrétés par le système nerveux central.

NEUROPLÉGIQUE, *adj.* V. *neuroleptique.*

NEURORÉCEPTEUR, *s. m.* [angl. ***neuroreceptor***]. Élément qui, dans la synapse, reçoit le signal nerveux que la terminaison de l'axone jointif lui transmet par médiateur chimique. Les *n.* peuvent être les dendrites d'une cellule nerveuse, la plaque motrice d'un muscle, la membrane de cellules glandulaires, etc. V. *synapse* et *médiateur chimique.*

NEUROSÉCRÉTION, *s. f.* [angl. ***neurosecretion***]. Élaboration par certaines cellules nerveuses de produits de caractères hormonaux.

NEUROSYPHILIS, *s. f.* [angl. ***neurosyphilis***]. Accidents nerveux de la syphilis.

NEUROTOMIE, *s. f.* V. *névrotomie.*

NEUROTONIE, *s. f.* [angl. ***neurotonia***]. Émotivité exagérée se traduisant en particulier par la vivacité des réflexes (v. *dystonie neurovégétative).*

NEUROTOXIQUE, *adj.* et *s. m.* [angl. ***neurotoxic***]. Toxique vis-à-vis du système nerveux.

NEUROTRANSMETTEUR, *s. m.* V. *médiateur chimique.*

NEUROTROPE, *adj.* [angl. ***neurotropic***]. Se dit des substances chimiques, des microbes, des virus, etc., qui se fixent d'une façon élective sur le tissu nerveux.

NEUROTROPHIQUE, *adj.* [angl. ***neurotrophic***]. Qui se rapporte à des troubles trophiques d'origine nerveuse.

NEUROTROPIQUE, *adj.* [angl. ***neurotropic***]. Qui concerne le neurotropisme.

NEUROTROPISME, *s. m.* [angl. ***neurotropism***]. Affinité pour le tissu nerveux.

NEUROVÉGÉTATIF, VE, *adj.* V. *végétatif* et *système nerveux autonome.*

NEUTRON, *s. m.* V. *atome.*

NEUTROPÉNIE, *s. f.* [angl. ***neutropenia***]. Diminution plus ou moins considérable du nombre des leucocytes à granulations neutrophiles (polynucléaires neutrophiles) dans le sang.

NEUTROPHILE, *adj.* [angl. ***neutrophil***]. Se dit des éléments figurés colorés par les réactifs où la base et l'acide sont tous deux colorants. – *polynucléaire n.* Nom donné à des variétés de polynucléaires à noyau très irrégulier, segmenté et à protoplasma semé d'innombrables et très fines granulations neutrophiles.

NÉVRALGIE, *s. f.* [angl. ***neuralgia***]. Syndrome caractérisé par des douleurs siégeant sur le trajet des nerfs.

NÉVRALGIE FACIALE [angl. ***facial neuralgia***]. Syn. *névralgie du trijumeau.* Névralgie siégeant dans le territoire du nerf trijumeau ou d'une de ses branches.

NÉVRAXE, *s. m.* [angl. ***neuraxis***]. Système nerveux central comprenant l'encéphale et la moelle épinière.

NÉVRAXITE, *s. f.* [angl. ***neuraxitis***]. Inflammation du névraxe.

NÉVRECTOMIE, *s. f.* [angl. ***neurectomy***]. Syn. *neurectomie.* Résection d'un nerf sur une partie plus ou moins longue de son trajet.

NÉVRITE, *s. f.* [angl. ***neuritis***]. Lésion des nerfs, inflammatoire ou dégénérative.

NÉVRODERMITE, *s. f.* [angl. ***neurodermatitis***]. Ce terme est employé comme synonyme de lichénification circonscrite, lésion observée dans le prurigo simplex chronique circonscrit.

NÉVROGLIE, *s. f.* [angl. ***neuroglia***]. Syn. *glie.* Tissu de soutien du système nerveux central.

NÉVROLOGIE, *s. f.* [angl. ***neurology***]. Partie de l'anatomie qui traite du système nerveux.

NÉVROME, *s. m.* [angl. ***neuroma***]. Tumeur formée de fibres nerveuses plus ou moins normales, myélinisées ou non.

NÉVROPATHIE, *s. f.* État de faiblesse générale du système nerveux central, considéré particulièrement au point de vue de ses fonctions psychiques. Parmi les états névropathiques se range la *neurasthénie.*

NÉVROSE, *s. f.* [angl. ***neurosis***]. Nom générique de diverses affections dont les symptômes indiquent un trouble dans le fonctionnement du système nerveux, sans lésion anatomique de ce dernier ni altération de la personnalité. Le malade est conscient du caractère pathologique de ces symptômes mais ne peut s'en débarrasser. Les principaux états névrotiques sont : l'angoisse, l'asthénie, les obsessions, les phobies, l'hystérie.

NÉVROTOMIE, *s. f.* [angl. ***neurotomy***]. Syn. *neurotomie.* Section d'un nerf.

NEWTON, *s. m.* (Isaac Newton, physicien anglais, 1642-1727) (Symbole N) [angl. ***newton***]. Unité de force dans le système international d'unités. Force qui donne à une masse de 1 kg une accélération de 1 m/s^2.

NEZ, *s. m.* [angl. ***nose***]. Organe de l'olfaction et conduit respiratoire faisant une saillie médiane pyramidale au niveau de la face, au-dessus de la bouche.

NFS. Abréviation de *numération formule sanguine.*

ng. Symbole de *nanogramme.*

NICHE, *s. f.* [angl. ***niche***]. Image radiologique d'un ulcère gastrique ou duodénal et de certaines formes de cancer gastrique. Elle résulte du remplissage, par la substance opaque, de la cavité pathologique.

NICKEL, *s. m.* [angl. ***nickel***]. Élément chimique de numéro atomique 28. Symbole *Ni.* Métal peu oxydable pouvant provoquer des réactions d'hypersensibilité cutanée.

NICOLAÏER (bacille de) (Arthur N., médecin allemand né en 1862) [angl. ***Clostridium tetani***]. *Clostridium tetani.* V. *Clostridium* et *tétanos.*

NICOLAS ET FAVRE (maladie de) (Joseph N. né en 1868 ; Maurice F., 1876-1954, médecins français) [angl. ***venereal granuloma***]. Maladie vénérienne caractérisée par une adénopathie inguinale douloureuse, évoluant lentement vers la suppuration et consécutive à une ou plusieurs petites ulcérations des organes génitaux, appelées *chancres poradéniques.* Cette affection est contagieuse et se propage par le contact vénérien.

NICOTINAMIDE, *s. f.* V. *antipellagreuse (vitamine).*

NICOTINE, *s. f.* [angl. ***nicotine***]. Alcaloïde principal du tabac.

NICOTINISME, *s. m.* V. *tabagisme.*

NICTATION ou **NICTITATION,** *s. f.* [angl. ***nictation***]. Clignotement.

NIDATION, *s. f.* [angl. ***nidation***]. Période de l'ovo-implantation correspondant à la pénétration de l'œuf fécondé dans l'endomètre.

NIGHTINGALE (Florence) (1820-1910). Célèbre infirmière anglaise de l'époque victorienne, ayant réformé sur des concepts résolument modernes la profession d'infirmière, réorganisé un hôpital londonien, puis fondé pendant la guerre de Crimée (1854-1855) des hôpitaux militaires de campagne efficaces, dans le fonctionnement desquels elle s'était impliquée de façon légendaire.

NITRÉS (dérivés) [angl. ***nitrate compounds***]. Corps chimiques dérivés de la nitroglycérine, largement employés dans le traitement de l'insuffisance coronaire et plus récemment celui de l'insuffisance cardiaque.

nm. Symbole de *nanomètre* (v. ce terme).

NO. V. *oxyde nitrique.*

NOBLE (opération de) (Thomas N., chirurgien américain, 1937) [angl. ***Noble's operation***]. Plicature totale de l'intestin grêle préconisée en cas d'occlusion récidivante.

NOCARDIOSE, *s. f.* (Edmond Nocard, 1850-1903, vétérinaire français) [angl. ***nocardiosis***]. Maladie due aux bactéries filamenteuses du genre *Nocardia,* à localisations essentiellement sous-cutanées, pulmonaires et cérébrales.

NOCEBO (effet) [angl. ***nocebo effect***]. Sensation désagréable ressentie par un sujet qui a absorbé une préparation pharmaceutique inerte. Un facteur psychique joue un rôle essentiel dans cet effet.

NOCICEPTEUR, *s. m.* [angl. ***nociceptor***]. Récepteur sensitif captant les excitations douloureuses.

NOCICEPTIF, VE, *adj.* [angl. ***nociceptive***]. Qui capte les excitations douloureuses.

NOCUITÉ, *s. f.* [angl. ***nocuity***]. Propriété d'être nuisible.

NODAL, E, *adj.* [angl. ***nodal***] (cardiologie). Syn. *atrio- ou auriculo-ventriculaire,* *jonctionnel*. Qui se rapporte au nœud atrioventriculaire d'Aschoff-Tawara.

NODOSITÉ, *s. f.* [angl. ***node***]. Nom donné en anatomie pathologique à toutes les productions anormales qui donnent au toucher la sensation d'un corps dur plus ou moins arrondi et nettement circonscrit.

NODULE, *s. m.* [angl. ***nodule***] (anatomie normale ou pathologique). Petite nodosité.

NŒUD, *s. m.* [angl. ***node***] (anatomie). Amas cellulaire remplissant des fonctions déterminées.

NŒUD D'ASCHOFF-TAWARA [angl. ***atrioventricular node***]. V. *cardionecteur (appareil ou système)*.

NŒUD LYMPHATIQUE. V. *ganglion lymphatique* à *ganglion*.

NŒUD SINUSAL [angl. ***sinoatrial node***]. Syn. *nœud sino-auriculaire, nœud de Keith et Flack*. Amas de cellules nerveuses situé dans la paroi de l'oreillette droite et qui commande automatiquement l'excitation déclenchant la contraction cardiaque. V. *cardionecteur (appareil ou système)*.

NOMBRIL, *s. m.* V. *ombilic*.

NOMINA ANATOMICA (NA). Nomenclature internationale en latin des termes d'anatomie. V. *Terminologia anatomica*.

NON EFFRACTIF, VE, *adj.* [angl. ***non-invasive***]. Se dit d'un acte médical accompli sans traverser la peau ou une muqueuse. V. *effractif*.

NON INVASIVE, *adj.* Terme anglais ; v. *non-effractif*.

NOOTROPE, *adj.* [angl. ***nootropic***]. Qui agit sur les fonctions intellectuelles.

NORADRÉNALINE, *s. f.* [angl. ***norepinephrine***]. Catécholamine différant de l'adrénaline par l'absence d'un groupement méthyle sur l'atome d'azote. Son action est vasoconstrictrice et hypertensive ; c'est un médiateur chimique qui stimule les récepteurs adrénergiques alpha.

NORMALITÉ, *s. f.* [angl. ***normality***]. Concentration d'une solution d'électrolyte exprimée en nombre d'équivalent-grammes par litre de solution. La solution qui contient 1 équivalent-gramme par litre est dite normale (1 N).

NORME DE SOINS INFIRMIERS [angl. ***nursing standard***]. Règle de référence concernant les soins infirmiers.

NORMOBARE, *adj.* [angl. ***normobaric***]. 1° Dont le poids et la taille sont en proportions normales. – 2° Sous pression normale.

NORMOBLASTE, *s. m.* [angl. ***normoblast***]. V. *érythroblaste*.

NORMOCHROME, *adj.* [angl. ***normochromic***]. De couleur normale.

NORMOCYTE, *s. m.* [angl. ***normocyte***]. Globule rouge adulte dérivant d'un normoblaste par expulsion du noyau.

NORMOCYTOSE, *s. f.* [angl. ***normocytosis***]. Existence dans le sang de globules rouges de dimension normale.

NORMOTOPE, *adj.* [angl. ***normotopic***]. Se dit d'une contraction cardiaque née au niveau du sinus.

NOROVIRUS, *s. m.* [angl. ***Norovirus***]. Groupe de virus de la famille des Caliciviridae provoquant des épidémies de gastro-entérite. Le premier qui fut identifié à Norwalk (Ohio), porte le nom de *virus de Norwalk*.

NOSOCOMIAL, E, *adj.* [angl. ***nosocomial***]. Qui dépend des hôpitaux.

NOSOGRAPHIE, *s. f.* [angl. ***nosography***]. Classification méthodique des maladies.

NOSOLOGIE, *s. f.* [angl. ***nosology***]. Étude des caractères distinctifs qui permettent de définir les maladies et de les classer.

NOSTALGIE, *s. f.* [angl. ***nostalgia***]. Tristesse et dépérissement provoqués par l'éloignement du pays natal et du milieu où l'on a longtemps vécu.

NOSTRAS, *adj.* [angl. ***nostras***]. Se dit des maladies spéciales à nos régions : *choléra nostras*.

NOURRISSON, *s. m.* [angl. ***infant***]. Enfant à la mamelle ; en fait pendant la période de sa vie allant de la chute du cordon à l'âge de deux ans.

NOUURE, *s. f.* [angl. ***node***]. 1° Tuméfaction épiphysaire des enfants rachitiques. –2° Induration circonscrite de l'hypoderme, pouvant atteindre le volume d'un œuf.

NOUVEAU-NÉ, *adj.* et *s. m.* [angl. ***newborn***]. Nom sous lequel on désigne l'enfant depuis sa naissance jusqu'à la chute du cordon, vers le 10e jour après sa naissance. – En médecine légale, enfant pendant les 3 premiers jours de sa vie.

NOYADE, *s. f.* [angl. ***drowning***]. Irruption de liquide dans les voies aériennes, en général par submersion, entraînant le décès.

NOYAU, *s. m.* [angl. ***nucleus, core***]. Nom donné 1° en *anatomie* du système nerveux central à un amas de substance grise. – 2° en *anatomie pathologique* à un amas d'éléments nouveaux (*n.* cancéreux, tuberculeux, etc.). – 3° en *histologie* à une structure dense, de forme variable, située en général au centre de la cellule, limitée par une membrane et renfermant la chromatine, le nucléotide et le nucléoplasme.

NOYAU CAUDÉ. V. *noyaux basaux.*

NOYAU LENTICULAIRE. V. *noyaux basaux et putamen.*

NOYAU ROUGE [angl. ***red nucleus***]. Amas de substance grise mésencéphalique, dont la couleur tire sur l'orange, situé à la partie antérieure de chaque pédoncule cérébral.

NOYAUX BASAUX [angl. ***basal nuclei***]. Syn. ancien *n. gris centraux.* Amas de substance grise situés à la partie inférieure des hémisphères cérébraux. Ce sont le thalamus, le corps strié (formé des noyaux caudé et lenticulaire) et le claustrum. V. *capsule.*

NOYAUX GRIS CENTRAUX. V. *noyaux basaux.*

NSE. V. *énolase neurospécifique.*

NUCLÉIDE, *s. m.* V. *nuclide.*

NUCLÉOLE, *s. m.* [angl. ***nucleolus***]. Corpuscule sphérique présent dans le noyau cellulaire ; il s'y effectue la synthèse de l'acide ribonucléique. V. *noyau 3°.*

NUCLÉOLYSE, *s. f.* [angl. ***chemonucleolysis***]. Syn. *chimionucléolyse.* Destruction enzymatique du nucleus pulposus (ou partie centrale molle du disque intervertébral) par une enzyme protéolytique, la chymopapaïne, injectée localement.

NUCLÉON, *s. m.* V. *atome.*

NUCLÉOPATHIE, *s. f.* Maladie du nucleus pulposus, partie centrale du disque intervertébral. V. *discopathie.*

NUCLÉOPLASME, *s. m.* [angl. ***nucleoplasm***]. Protoplasme nucléaire.

NUCLÉOSIDE, *s. m.* [angl. ***nucleoside***]. Oside composé d'un pentose (ribose ou désoxyribose), et d'une base purique ou pyrimidique. V. *nucléotide.*

NUCLÉOTIDE, *s. m.* [angl. ***nucleotide***]. Corps chimique constitué par l'union d'un nucléoside et d'une molécule d'acide phosphorique. Une molécule de *n.* forme l'unité primaire d'acide désoxyribonucléique. L'union de 4 molécules de *n.* donne un acide nucléique, dont la combinaison avec une protéine forme une nucléoprotéine.

NUCLEUS PULPOSUS, *s. m.* (lat.) [angl. ***pulpy nucleus***]. Partie centrale molle du disque intervertébral.

NUCLIDE, *s. m.* [angl. ***nuclide***] (physique). Syn. *nucléide.* Nom générique des noyaux atomiques.

NULLIPARE, *adj.* [angl. ***nulliparous***] et *s. f.* [angl. ***nullipara***]. Femme qui n'a pas eu d'enfant.

NUMÉRATION GLOBULAIRE. Détermination du nombre des globules rouges, des globules blancs et des plaquettes par millimètre cube de sang.

NUMMULAIRE, *adj.* [angl. ***nummular***]. Qui a la forme d'une pièce de monnaie.

NURSING, *s. m.* Anglicisme pour *soins infirmiers.*

NUTRIMENT, *s. m.* [angl. ***nutriment***]. Substance alimentaire pouvant être directement et entièrement assimilée et pouvant ainsi être introduite par injection intraveineuse.

NUTRIPOMPE, *s. f.* Pompe électrique utilisée en réanimation et destinée à injecter dans l'estomac une alimentation artificielle liquide ou semi-liquide.

NUTRITION, *s. f.* [angl. ***nutrition***]. 1° Processus par lequel un organisme vivant absorbe les aliments, les transforme et les utilise pour sa croissance, son fonctionnement et pour produire chaleur et énergie. – 2° Étude des aliments, de leurs propriétés et de leur utilisation dans l'organisme.

NUTRITION ENTÉRALE ET PARENTÉRALE [angl. ***enteral and parenteral nutrition***]. Procédés d'alimentation artificielle utilisant une sonde naso-gastrique dans le premier cas, une voie veineuse dans le second.

NYCTALOPIE, *s. f.* Faculté de voir la nuit.

NYCTHÉMÉRAL, E, *adj.* [angl. ***nyctohemeral***]. Qui se rapporte à une durée de 24 h (un jour et une nuit).

NYCTHÉMÈRE, *s. m.* [angl. ***nyctohemera***]. Espace de temps comprenant un jour et une nuit, c'est-à-dire 24 h.

NYCTURIE, *s. f.* [angl. ***nycturia***]. Excrétion urinaire à prédominance nocturne. Elle se rencontre dans l'insuffisance rénale.

NYMPHOMANIE, *s. f.* [angl. ***nymphomania***]. Aphrodisie ou exagération des désirs sexuels chez la femme.

NYSTAGMOGRAPHIE, *s. f.* [angl. ***nystagmography***]. Enregistrement des mouvements oculaires dans le nystagmus. V. *électronystagmographie.*

NYSTAGMUS, *s. m.* [angl. ***nystagmus***]. Mouvements oscillatoires involontaires, saccadés et quelquefois rotatoires du globe oculaire.

O

O. Symbole chimique de *l'oxygène.*

Ω. (lettre grecque majuscule oméga). Symbole de l'*ohm.*

OAD. Abréviation *d'oblique antérieure droite.*

OAG. Abréviation *d'oblique antérieure gauche.*

OAP. Abréviation *d'œdème aigu pulmonaire.* V. *œdème pulmonaire.*

OBÉSITÉ, *s. f.* [angl. ***obesity***]. Hypertrophie générale du tissu adipeux. V. *indice de masse corporelle* et *surpoids.*

OBITOIRE, *s. m.* [angl. ***funerarium***]. V. *morgue.*

OBJECTIF, VE, *adj.* [angl. ***objective***]. Qui a rapport au monde extérieur et peut être révélé par les sens. – Se dit des symptômes découverts par le médecin, par opposition aux signes subjectifs perçus seulement par le malade.

OBJECTIF DE SOINS INFIRMIERS [angl. ***nursing target***]. But à atteindre en vue de résoudre les problèmes de santé d'une personne considérée.

OBLIQUE ANTÉRIEURE DROITE (position) (OAD). Position destinée à étudier le cœur en radiologie ; le patient fait un angle de 45° avec l'écran ou la plaque, l'épaule droite en avant et le membre supérieur gauche levé.

OBLIQUE ANTÉRIEURE GAUCHE (position) (OAG). Position destinée à étudier le cœur en radiologie ; le patient fait un angle de 45° avec l'écran ou la plaque, l'épaule gauche en avant, le membre supérieur droit levé.

OBNUBILATION, *s. f.* [angl. ***obnubilation***]. Obscurcissement de la conscience.

OBSERVANCE THÉRAPEUTIQUE [angl. ***patient compliance***]. Respect des prescriptions médicales par les patients.

OBSERVATION MÉDICALE [angl. ***case report***]. Description écrite des examens médicaux, des traitements et de l'évolution d'un cas.

OBSESSION, *s. f.* [angl. ***obsession***]. Sentiments ou pensées pénibles qui s'imposent à l'esprit malgré leur caractère d'absurdité reconnu par le sujet.

OBSTÉTRICAL, E, *adj.* [angl. ***obstetrical***]. Qui a rapport à la grossesse et à l'accouchement.

OBSTRUCTION, *s. f.* [angl. ***obstruction***]. Gêne ou obstacle à la circulation des matières solides ou liquides dans un conduit de l'organisme.

OCCIPITAL, *s. m.* [angl. ***occipital bone***]. Os impair et médian, situé à la partie postérieure et inférieure du crâne ; il est percé d'un orifice pour le bulbe rachidien.

OCCIPITO-ATLOÏDIEN, NE, *adj.* Qui concerne l'occipital et l'atlas, première vertèbre cervicale.

OCCLUSION, *s. f.* [angl. ***occlusion***]. 1° Rapprochement des bords d'une ouverture naturelle (paupières). – 2° Oblitération d'un conduit ou d'un orifice. – *o. intestinale.* Arrêt du cours des matières contenues dans l'intestin. V. *iléus.*

OCULOCARDIAQUE (réflexe). V. *réflexe oculocardiaque.*

OCULOGYRE, *adj.* et *s. m.* [angl. ***oculogyric***]. Qui fait tourner les yeux.

OCULOMOTEUR, TRICE, *adj.* [angl. ***oculomotor***]. Qui fait mouvoir le globe oculaire. – *nerf o.* Désignation internationale du nerf moteur oculaire commun, troisième paire crânienne.

OCULO-PALPÉBRAL, E, *adj.* [angl. ***oculopalpebral***]. Qui concerne l'œil et la paupière.

OCYTOCINE, *s. f.* [angl. ***ocytocin***]. Hormone polypeptidique sécrétée par l'hypothalamus et stockée dans le lobe postérieur de l'hypophyse. Elle excite les contractions de l'utérus au moment de l'accouchement et favorise la sécrétion lactée.

OCYTOCIQUE, *adj.* et *s. m.* [angl. ***ocytocic***]. Qui hâte l'accouchement.

ODDI (sphincter d') (Ruggero O. 1864-1913, médecin italien) [angl. ***Oddi's muscle***]. Muscle annulaire situé à la partie terminale des conduits cholédoque et pancréatique.

ODDITE, *s. f.* [angl. ***odditis***]. Affection inflammatoire du sphincter d'Oddi.

ODONTALGIE, *s. f.* [angl. ***odontalgia***]. Sensation douloureuse ressentie au niveau d'une dent.

ODONTOÏDE, *adj.* [angl. ***odontoid***]. En forme de dent. – *apophyse o.* V. *axis.*

ODONTOLOGIE, *s. f.* [angl. ***odontology***]. Étude des dents et de leurs maladies.

ODONTOLOGISTE, *s. m.* ou *f.* V. *dentiste.*

ODONTOME, *s. m.* V. *dentome.*

ODONTORRAGIE, *s. f.* [angl. ***odontorrhagia***]. Hémorragie consécutive à l'avulsion d'une dent.

ŒDÉMATEUX, SE, *adj.* [angl. ***oedematous***]. Qui est atteint d'œdème. Qui est de la nature de l'œdème.

ŒDÈME, *s. m.* [angl. ***oedema***]. Infiltration séreuse de divers tissus et en particulier du tissu conjonctif du revêtement cutané ou muqueux. *L'œ.* peut également infiltrer le poumon, le cerveau, etc. – L'*œ.* généralisé prend le nom d'*anasarque.*

ŒDÈME PULMONAIRE [angl. ***pulmonary oedema***]. Infiltration séreuse du tissu pulmonaire. On distingue l'*o. p. cardiogénique,* dû à une cause cardiaque et l'*o. p.* lésionnel créé par une altération de la membrane alvéolocapillaire.

ŒDIPE (complexe d') [angl. ***Oedipus's complex***]. (O., personnage de la légende grecque). Attraction amoureuse pour la mère et hostilité envers le père.

ŒIL, *s. m.*, au *pl.* **YEUX** [angl. ***eye***]. Organe pair de la vision situé dans l'orbite et formé du globe oculaire et du nerf optique qui relie ce dernier au cerveau. V. *sclère, rétine, cristallin.*

ŒIL-DE-PERDRIX [angl. ***solf clavus***]. Variété de cor (v. ce mot) siégeant sur le bord interne du 5e orteil, en face d'une hyperkératose du bord externe du 4e.

ŒNOLISME, *s. m.* Forme de l'alcoolisme provoquée par l'abus presque exclusif du vin.

ŒSOFIBROSCOPE, *s. m.* [angl. ***oesophageal fibroscope***]. Fibroscope destiné à l'exploration de l'œsophage.

ŒSOPHAGE, *s. m.* [angl. ***oesophagus***]. Segment du tube digestif reliant le pharynx à l'estomac.

ŒSOPHAGECTOMIE, *s. f.* [angl. ***oesophagectomy***]. Résection d'une partie de l'œsophage.

ŒSOPHAGITE, *s. f.* [angl. ***oesophagitis***]. Inflammation aiguë ou chronique de l'œsophage.

ŒSOPHAGOPLASTIE, *s. f.* [angl. ***oesophagoplasty***]. Opération destinée à remplacer une plus ou moins grande partie de l'œsophage.

ŒSOPHAGOSCOPIE, *s. f.* [angl. ***oesophagoscopy***]. Application de l'endoscopie à l'examen de l'œsophage.

ŒSOPHAGOTOMIE, *s. f.* [angl. ***oesophagotomy***]. Ouverture chirurgicale du conduit œsophagien.

ŒSTRADIOL, *s. m.* [angl. ***oestradiol***]. Substance voisine de l'œstrone, beaucoup plus active qu'elle, et que l'on considère comme la véritable hormone femelle.

ŒSTRAL (cycle) [angl. ***oestrous cycle***]. Modification périodique de l'utérus et du vagin déclenchée par les sécrétions ovariennes, et qui préparent à la fécondation et à la gestation. On distingue le *préœstrus* puis l'*œstrus*, enfin *post-œstrus.*

ŒSTROGÈNE, *adj.* [angl. ***oestrogenous***] et *s. m.* [angl. ***oestrogen***]. Qui provoque l'*œstrus* chez la femme et les femelles des mammifères. – *hormones œ.*

ŒSTRONE, *s. f.* [angl. ***oestrone***]. Syn. *folliculine*. Hormone ovarienne qui déclenche la prolifération de la muqueuse utérine avant l'ovulation et provoque également l'apparition des caractères sexuels féminins.

ŒSTROPROGESTATIF, *adj.* et *s. m.* [angl. ***oestroprogestative***]. Qui possède à la fois les caractères de l'œstrone et ceux des progestatifs.

ŒSTRUS, *s. m.* V. *œstral (cycle)*.

OFFICINAL, E, *adj.* [angl. ***officinal***]. Se dit des préparations dont la composition est indiquée par le Codex.

OHM, *s. m.* (Symbole Ω) [angl. ***ohm***]. Unité du système international pour la résistance électrique. C'est la résistance existant entre deux points d'un conducteur où une différence de potentiel de 1 volt crée un courant d'intensité égale à 1 ampère.

OIDA [angl. ***right occipitoanterior position, ROA***] (obstétrique). Abréviation d'*occipito-iliaque droite antérieure*, position d'engagement très rare de la présentation du sommet, l'occiput étant tourné vers le côté droit du bassin et en avant.

OIDP [angl. ***right occipitoposterior position, ROP***] (obstétrique). Abréviation d'*occipito-iliaque droite postérieure*, position d'engagement de la présentation du sommet la plus fréquente avec l'OIGA, l'occiput étant tourné vers le côté droit du bassin et en arrière.

OIDT [angl. ***right occipito-transverse position, ROT***] (obstétrique). Abréviation d'*occipito-iliaque droite transverse*, position d'engagement rare de la présentation du sommet, l'occiput étant tourné en travers, en direction du côté droit du bassin.

OIGA [angl. ***left occipitoanterior position, LOA***] (obstétrique). Abréviation d'*occipito-iliaque gauche antérieure*, position d'engagement de la présentation du sommet la plus fréquente, l'occiput étant tourné vers le côté gauche du bassin et en avant.

OIGP [angl. ***left occipitoposterior position, LOP***] (obstétrique). Abréviation d'*occipito-iliaque gauche postérieure*, position d'engagement rare de la présentation du sommet, l'occiput étant tourné vers le côté gauche du bassin et en arrière.

OIGT [angl. ***left occipitotransverse position, LOT***] (obstétrique). Abréviation d'*occipito-iliaque gauche transverse*, position d'engagement rare de la présentation du sommet, l'occiput étant tourné en travers, en direction du côté gauche du bassin.

OLÉCRÂNE, *s. m.* [angl. ***olecranon***]. Volumineuse apophyse de l'ulna (cubitus) formant la saillie osseuse du coude. Sa face antérieure s'articule avec la trochlée humérale.

OLÉOME, *s. m.* [angl. ***oleoma***]. Syn. (incorrect) *huilome*. Néoplasie inflammatoire provoquée par des injections d'huile.

OLFACTIF (nerf) [angl. ***olfactory nerve***]. Première paire crânienne. Nerf de l'odorat.

OLFACTION, *s. f.* [angl. ***olfaction***]. Exercice du sens de l'odorat.

OLIGO-AMNIOS, *s. m.* [angl. ***oligoamnios***]. Insuffisance de la quantité du liquide amniotique.

OLIGO-ANURIE, *s. f.* [angl. ***oligoanuria***]. Diminution extrême de la diurèse confinant à sa suppression.

OLIGOCYTÉMIE, *s. f.* [angl. ***oligocythaemia***]. Diminution du nombre des globules rouges et blancs dans le sang.

OLIGO-ÉLÉMENT, *s. m.* [angl. ***trace element***]. Nom de certains métaux et non-métaux dont la présence, en très petites quantités, est indispensable dans la ration alimentaire.

OLIGOMÉNORRHÉE, *s. f.* [angl. ***oligomenorrhoea***]. Diminution de la fréquence de l'écoulement menstruel ; règles rares.

OLIGOPHRÉNIE, *s. f.* [angl. ***oligophrenia***]. Terme qui comprend tous les degrés de faiblesse d'esprit allant de la débilité mentale à l'idiotie. V. *arriération mentale*.

OLIGOPHRÉNIE PHÉNYLPYRUVIQUE [angl. ***phenylpyruvic oligophrenia***]. Maladie enzymatique héréditaire, comportant des signes neurologiques, des altérations du comportement et un défaut de pigmentation des phanères. Elle est due à un trouble de métabolisme de la phénylalanine qui est dégradée en acide phénylpyruvique ; celui-ci s'accumule dans le sang et s'élimine par l'urine. V. *Guthrie (test de).*

OLIGOSACCHARIDE, *s. m.* [angl. ***oligosaccharide***]. Holoside résultant de l'union d'un petit nombre de molécules d'oses et dont la molécule est plus courte que celle des mucopolysaccharides.

OLIGOSPERMIE, *s. f.* [angl. ***oligospermia***]. Faible quantité de spermatozoïdes dans le sperme.

OLIGURIE, *s. f.* [angl. ***oliguria***]. Diminution de la quantité des urines.

OMBILIC, *s. m.* [angl. ***umbilicus***]. Syn. *nombril*. Cicatrice déprimée située au centre de la paroi abdominale, vestige de l'insertion du cordon ombilical.

OMBILICATION, *s. f.* [angl. ***umbilication***]. Formation d'une dépression au centre d'une saillie de la peau.

OMÉGA. Dernière lettre de l'alphabet grec (ω, Ω) : ô.

OMENTAL, E, *adj.* [angl. ***omental***]. Qui a rapport à l'épiploon.

OMENTECTOMIE, *s. f.* [angl. ***omentectomy***]. Résection chirurgicale, plus ou moins étendue, de l'épiploon.

OMENTUM, *s. m.* (lat.) [angl. ***omentum***]. Syn. *épiploon*. Repli péritonéal souvent infiltré de graisse. Le grand *o.* unit la grande courbure de l'estomac au colon transverse ; le petit *o.* la petite courbure de l'estomac et les régions voisines de l'œsophage et du duodénum au sillon transverse du foie.

OMNIPRATICIEN, *s. m.* V. *généraliste*.

OMOPLATE, *s. f.* [angl. ***scapula***]. Os plat et triangulaire situé à la face postérieure de l'épaule. Sur sa face postérieure s'implante l'épine de l'o., terminée en dehors par l'acromion. À son angle externe, la cavité glénoïdale s'articule avec la tête humérale. V. *coracoïde* et *scapula*.

OMPHALOCÈLE, *s. f.* [angl. ***omphalocele***]. Hernie ombilicale.

OMS [angl. ***WHO***]. Abréviation d'*organisation mondiale de la santé.*

ONANISME, *s. m.* [angl. ***onanism***]. V. *masturbation.*

ONCHOCERCA VOLVULUS [angl. ***onchocerca volvulus***]. Parasite de l'ordre des Nématodes, fin comme un fil et long de plusieurs centimètres dans sa forme adulte.

ONCHOCERCOSE, *s. f.* [angl. ***onchocercosis***]. Infestation par la filaire *Onchocerca volvulus* fréquente en Amérique et en Afrique tropicale. Elle se manifeste par : 1° de petites tumeurs sous-cutanées ; – 2° l'infiltration du derme par des *microfilaires*, provoquant des réactions inflammatoires diffuses très prurigineuses ; – 3° *l'envahissement de l'œil par les microfilaires*, qui fait toute la gravité de la maladie.

ONCOGÈNE, *adj.* [angl. ***oncogenic***]. 1° Qui provoque une prolifération tumorale. P. ex. *virus o.* – 2° *s. m.* [angl. ***oncogen***]. Syn. *gène du cancer*. Gène intervenant dans le contrôle de la prolifération cellulaire, et capable de provoquer un processus de cancérisation.

ONCOLOGIE, *s. f.* [angl. ***oncology***]. Étude des tumeurs.

ONCOSTATIQUE, *adj.* [angl. ***oncostatic***]. Qui arrête l'évolution des tumeurs.

ONCOTIQUE (pression) [angl. ***oncotic pressure***]. Pression osmotique exercée par les colloïdes et surtout par les protéines.

ONCTION, *s. f.* [angl. ***inunction***]. Action d'enduire une partie du corps d'une substance grasse.

ONDE, *s. f.* [angl. ***wave***]. Phénomène vibratoire qui se propage. – ***o. acoustique*** ou ***sonore***. Vibration mécanique de fréquence comprise entre 16 000 et 20 000 hertz. – ***o. de choc***. *O.* de pression sphérique créée par vaporisation de l'eau consécutive à la décharge d'un condensateur. Cette technique sert à la lithotritie. V. ce terme. – ***o. électromagnétique***. *O.* constituée par la propagation d'un champ électrique et d'un champ magnétique. – ***o. hertzienne***. *O. électromagnétique* de longueur d'onde supérieure à 0,2 mm. – On les classe en *grandes o.* (longueur d'onde > 200 m), *o. moyennes* (comprises entre 50 et 200 m) et *o. courtes* (inférieures à 50 m). – Les *micro-ondes* ont des longueurs d'onde comprises entre 1 mm et 1 m. En font partie les *o.* centimétriques dites *ultracourtes*, dont les *o. radar*. V. *rayonnement*.

ONGLE, *s. m.* [angl. ***nail***]. Lame cornée recouvrant la face dorsale de l'extrémité distale des doigts. V. *lunule.*

ONGLE INCARNÉ [angl. ***ingrowing nail***]. Inflammation du sillon latéral de l'ongle d'un orteil donnant lieu à une ulcération suppurante et fongueuse dans laquelle s'enfonce le bord de l'ongle.

ONGLÉE, *s. f.* [angl. ***numbness of finger-tips***]. Premier degré de la gelure des mains : les téguments sont rouges, tuméfiés et le siège d'une douleur cuisante.

ONGUENT, *s. m.* [angl. ***ointment***]. Médicament de consistance pâteuse appliqué sur la peau et qui se liquéfie à la chaleur du corps.

ONIRIQUE, *adj.* [angl. ***oniric***]. Qui a rapport aux rêves.

ONIRISME, *s. m.* [angl. ***onirism***]. Délire subaigu que l'on a comparé à un rêve pénible poursuivi à l'état de veille.

ONTOGENÈSE ou **ONTOGÉNIE,** *s. f.* [angl. ***ontogenesis***]. Développement de l'individu.

ONYCHOPATHIE, *s. f.* [angl. ***onychopathy***]. Maladie de l'ongle.

ONYCHOPHAGIE, *s. f.* [angl. ***onychophagia***]. Habitude qu'ont certains individus de ronger leurs ongles.

ONYXIS, *s. m.* ou *f.* [angl. ***onyxitis***]. Inflammation chronique du derme sous-unguéal ou rétro-unguéal.

OPÉRATION, *s. f.* [angl. ***operation***]. Intervention chirurgicale.

OPHTALMIE, *s. f.* [angl. ***ophthalmia***]. Nom générique des affections inflammatoires de l'œil.

OPHTALMIQUE, *adj.* [angl. ***ophthalmic***]. Relatif à l'œil. – ***Nerf o.*** Branche terminale du *n. trijumeau.*

OPHTALMODYNAMOMÈTRE, *s. m.* [angl. ***ophthalmodynamometer***]. Appareil destiné à mesurer la pression artérielle rétinienne.

OPHTALMOLOGIE, *s. f.* [angl. ***ophthalmology***]. Étude des yeux au triple point de vue anatomique, physiologique et pathologique.

OPHTALMOLOGISTE, *s. m.* ou *f.* [angl. ***ophthalmologist***]. Médecin qui s'occupe spécialement des maladies des yeux.

OPHTALMOMÉTRIE, *s. f.* [angl. ***ophthalmometry***]. Détermination de l'indice de réfraction des divers milieux de l'œil.

OPHTALMOPATHIE, *s. f.* [angl. ***ophthalmopathy***]. Nom générique des maladies de l'œil.

OPHTALMOPLASTIE, *s. f.* [angl. ***ophthalmoplasty***]. Intervention plastique sur l'œil et ses annexes.

OPHTALMOPLÉGIE, *s. f.* [angl. ***ophthalmoplegia***]. Paralysie des muscles de l'œil.

OPHTALMOSCOPE, *s. m.* [angl. ***ophthalmoscope***]. Instrument destiné à la fois à éclairer et à examiner le fond de l'œil.

OPHTALMOSCOPIE, *s. f.* [angl. ***ophthalmoscopy***]. Examen du fond de l'œil à l'aide de l'ophtalmoscope.

OPIACÉ, E, *adj.* [angl. ***containing opium***]. Qui contient de l'opium ou une préparation d'opium.

OPIOMANIE, *s. f.* [angl. ***opiomania***]. Intoxication chronique par l'opium. V. *toxicomanie.*

OPISTHOTONOS, *s. m.* [angl. ***opisthotonos***]. Variété de contracture généralisée prédominant sur les muscles extenseurs. Le corps et la tête se renversent en arrière. Elle se rencontre dans le tétanos.

OPOTHÉRAPIE, *s. f.* [angl. ***opotherapy***]. Emploi thérapeutique des glandes endocrines, sous forme d'extraits ou d'hormones reconstituées par synthèse.

OPPORTUNISTE, *adj.* [angl. ***opportunistic***]. 1°. (en général). Qui tire parti des circonstances. – 2° (bactériologie). Qui profite d'un terrain favorable pour devenir pathogène. P. ex. *bactérie o.*

OPSIURIE, *s. f.* [angl. ***opsiuria***]. Retard de l'élimination rénale de l'eau après les repas. Ce symptôme s'observe notamment dans l'insuffisance corticosurrénale chronique.

OPTICIEN, *s. m.* [angl. ***optician***]. Fabricant de, ou négociant en lunettes et autres appareils d'optique.

OPTIQUE (nerf) [angl. ***optic nerve***]. Deuxième paire crânienne. Nerf de la vue.

OPTOMÉTRIE, *s. f.* [angl. ***optometry***]. 1° Détermination des limites de la vision distincte à l'aide d'un instrument appelé optomètre. – 2° Étude de la déviation des rayons lumineux par les milieux réfringents de l'œil.

OPTOTYPE, *s. m.* [angl. ***optotype***]. Figure, lettre ou chiffre destinés à mesurer l'acuité visuelle.

ORAL, E, *adj.* [angl. ***oral***]. V. *buccal.*

ORAL (stade) [angl. ***oral stage***]. Première phase de l'organisation infantile de la libido : le plaisir sexuel est alors lié à l'excitation de la cavité buccale et des lèvres qui accompagne l'alimentation.

ORBITE, *s. f.* [angl. ***orbit***]. Cavité osseuse de la face contenant le globe oculaire.

ORBITOTOMIE, *s. f.* [angl. ***orbitotomy***]. Incision de l'orbite.

ORCHIALGIE, *s. f.* [angl. ***orchialgia***]. Névralgie testiculaire.

ORCHIDECTOMIE, *s. f.* [angl. ***orchidectomy***]. Ablation d'un ou des deux testicules.

ORCHIDOPEXIE, *s. f.* [angl. ***orchidopexy***]. Fixation opératoire, dans les bourses, d'un testicule ectopique.

ORCHIDOTOMIE, *s. f.* [angl. ***orchidotomy***]. Incision d'un testicule.

ORCHIDOVAGINOPEXIE, *s. f.* [angl. ***orchidovaginopexy***]. Opération pratiquée dans la varicocèle. Elle consiste à fixer à l'anneau inguinal externe le testicule à l'aide de la vaginale retournée.

ORCHI-ÉPIDIDYMITE, *s. f.* [angl. ***orchiepidydimitis***]. V. *orchite.*

ORCHITE, *s. f.* [angl. ***orchitis***]. Nom générique des inflammations aiguës ou chroniques du testicule.

ORDONNANCE, *s. f.* [angl. ***prescription***]. Ensemble des prescriptions écrites faites par le médecin au malade, concernant aussi bien les médicaments que les soins hygiéniques.

ORDRE DES MÉDECINS. Organisme officiel français destiné à « veiller au maintien des principes de moralité, de probité et de dévouement indispensables à l'exercice de la médecine ».

ORDRE NATIONAL DES INFIRMIER(ÈRE)S. Il a été créé par un décret d'avril 2007, sur le modèle de l'Ordre des médecins (v. ce terme) pour veiller au maintien des principes de moralité, de probité et de dévouement indispensables à l'exercice de la profession.

OREILLE, *s. f.* [angl. ***ear***]. Organe de l'ouie, divisé en 3 parties, l'***o. interne*** (v. *labyrinthe* ; l'***o. moyenne*** comprenant la caisse du tympan (v. *tympan*, la trompe auriculaire ou d'Eustache, et les cellules mastoïdes ; l'***o. externe*** comprenant le méat acoustique (ou conduit auditif) externe et le pavillon de l'o. ou auricule (v. ce terme).

OREILLETTE, *s. f.* V. *atrium du cœur.*

OREILLETTE (maladie de l'). V. *maladie rythmique auriculaire.*

OREILLONS, *s. m. pl.* [angl. ***mumps***]. Syn. *ourles.* Maladie infectieuse, virale, épidémique et contagieuse, caractérisée par la tuméfaction des glandes salivaires, du pancréas et des testicules. Elle provoque souvent une réaction méningée.

OREXIGÈNE, *adj.* [angl. ***orexigenic***]. Syn. *apéritif.* Qui donne de l'appétit.

ORGANE, *s. m.* [angl. ***organ***]. Élément anatomique distinct exerçant une fonction particulière. P. ex. *foie, muscle, œil.* V. *viscère.*

ORGANIQUE, *adj.* [angl. ***organic***]. Qui se rapporte à un organe ou à un organisme. Se dit d'un phénomène en rapport avec l'état ou l'altération d'un organe ou d'un tissu. – *trouble o.* Manifestation morbide, généralement grave, due à une lésion d'un organe.

ORGANISATION MONDIALE DE LA SANTÉ (OMS) [angl. ***World Health Organization, WHO***]. Institution internationale chargée des questions sanitaires, dont le siège est à Genève et qui dépend des Nations unies.

ORGANISME, *s m.* [angl. ***organism***]. Individu, animal ou végétal, formé d'un certain nombre de parties ou d'organes, mais ayant sa vie propre.

ORGANISME SOCIAL. Institution gérant la couverture des principaux risques sociaux pour les différentes catégories de travailleurs.

ORGANITE, *s. m.* [angl. ***organelle***]. Élément intra-cytoplasmique figuré dont l'ensemble constitue le chondriome intracellulaire.

ORGANOLEPTIQUE, *adj.* [angl. ***organoleptic***]. Qui peut impressionner les organes des sens.

ORGASME, *s. m.* [angl. ***climax***]. Excitation génésique portée au plus haut degré.

ORGELET, *s. m.* [angl. ***stye***]. Furoncle de la paupière dont le point de départ est une des glandes sébacées annexées à un cil.

ORL. Abréviation d'*oto-rhino-laryngologie.*

ORNITHINE, *s. f.* [angl. ***ornithine***]. Acide aminé qui joue un rôle dans l'uréogenèse.

ORNITHOSE, *s. f.* [angl. ***ornithosis***]. Maladie infectieuse, bénigne, évoluant comme une pneumonie atypique, transmise à l'homme par de nombreux oiseaux et due comme la psittacose à *Chlamydia psittaci.*

OROPHARYNX, *s. m.* [angl. ***oropharynx***]. Portion centrale du pharynx allant du niveau du palais en haut, au vestibule laryngé en bas. V. *pharynx.*

OROSOMUCOÏDE, *s. m.* [angl. ***orosomucoid***]. Une des alpha$_1$- globulines du plasma sanguin.

ORTEIL, *s. m.* [angl. ***toe***]. Doigt de pied.

ORTEIL EN MARTEAU [angl. ***hammer toe***]. Déformation du 2e orteil caractérisée par l'extension de la 1re phalange, la flexion de la 2e et l'extension de la 3e.

ORTHÈSE, *s. f.* [angl. ***orthesis***]. Tout appareil orthopédique destiné à protéger, immobiliser ou soutenir le corps ou une de ses parties auxquels il est directement fixé (attelles, gouttières, corsets...).

ORTHOCHROMATIQUE, *adj.* [angl. ***orthochromatic***]. Se dit de la teinte d'un élément figuré lorsqu'elle est analogue à celle du colorant employé.

ORTHOCHROME, *adj.* V. *isochrome.*

ORTHODONTIE, *s. f.* [angl. ***orthodontics***]. Partie de l'art dentaire qui s'occupe de la prophylaxie et du traitement des difformités congénitales ou acquises des dents.

ORTHOGÉNIE, *s. f.* V. *eugénie.*

ORTHOPÉDIE, *s. f.* [angl. ***orthopaedia***]. Art de prévenir et de corriger les difformités du corps. Chirurgie osseuse.

ORTHOPÉDISTE, *s. m.* ou *f.* [angl. ***orthopaedic surgeon***]. – 1° Chirurgien des os et du système locomoteur. – 2° Personne fabriquant ou dispensant des appareils d'orthopédie (orthèses, prothèses).

ORTHOPHONIE, *s. f.* [angl. ***orthophony***]. 1° Prononciation normale, par opposition au bégaiement et autres troubles de la phonation. – 2° V. *orthophonique (traitement).*

ORTHOPHONIQUE (traitement). Traitement destiné à corriger les défauts de prononciation.

ORTHOPHONISTE, *s. m.* ou *f.* [angl. ***speech therapist***]. Auxiliaire médical(e) spécialisé(e) dans la rééducation du langage.

ORTHOPNÉE, *s. f.* [angl. ***orthopnoea***]. Dyspnée empêchant le malade de rester couché et l'obligeant à s'asseoir ou à rester debout.

ORTHOPTIE, *s. f.* [angl. ***orthoptics***]. Syn. *orthoptique.* Ensemble des procédés de rééducation de l'œil.

ORTHOPTIQUE, *s. f.* V. *orthoptie.*

ORTHOPTISTE, *s. m.* ou *f.* [angl. ***orthoptist***]. Auxiliaire médical(e) effectuant des traitements de rééducation oculomotrice.

ORTHOSTATIQUE, *adj.* [angl. ***orthostatic***]. Se dit des phénomènes provoqués par la station debout. – *albuminurie o.* – *hypotension o.*

ORTHOSTATISME, *s. m.* [angl. ***orthostatism***]. Station debout et phénomènes qui en résultent.

OS [angl. ***occipitoposterior position***] (obstétrique). Abréviation d'occipito-sacrée, position exceptionnelle de la présentation du sommet, lorsque celle-ci arrive au détroit inférieur et que l'occiput tourne vers le sacrum.

OS, *s. m.* [angl. ***bone***]. Organe dont la blancheur et la dureté sont les conséquences de l'imprégnation de sa trame conjonctive par les sels de calcium. Les os, dont l'ensemble constitue le squelette, forment la charpente du corps. Ils peuvent être plats, courts ou longs. Les os, sur lesquels s'insèrent les muscles, sont reliés par les articulations.

OSCILLOMÈTRE, *s. m.* [angl. ***oscillometer***]. Appareil destiné à indiquer les pressions maxima, moyenne et minima du courant sanguin, ainsi que l'indice oscillométrique.

OSCILLOMÉTRIE, *s. f.* [angl. ***oscillometry***]. Étude de la pression artérielle et de l'amplitude des battements artériels à l'aide de l'oscillomètre.

...OSE. Suffixe grec qui désigne les maladies *chroniques* ou les affections *non inflammatoires*.

OSE, *s. m.* [angl. ***monosaccharide***]. Syn. désuet *monosaccharide*. Une des deux grandes classes des glucides. Les *o.* sont des sucres simples, non hydrolysables. V. *oside*.

OSIDE, *s. m.* [angl. ***oside***]. Une des deux grandes classes des glucides. Les *o.* donnent par hydrolyse un ou plusieurs oses ; on les divise en *holosides* et en *hétérosides*.

OSLER (maladies d') (Sir William O., 1849-1919, médecin canadien) [angl. ***Osler's diseases***]. 1° *Maladie de Jaccoud-Osler*. Endocardite bactérienne lente. – 2° *Maladie de Rendu-Osler*. Angiomatose hémorragique familiale.

Osm. Abréviation d'*osmole*.

OSMOLALITÉ, *s. f.* [angl. ***osmolality***]. Concentration moléculaire de toutes les particules osmotiquement actives contenues dans une solution, exprimée en osmoles (ou en milliosmoles) par kilogramme de solvant.

OSMOLARITÉ, *s. f.* [angl. ***osmolarity***]. Concentration moléculaire de toutes les particules osmotiquement actives contenues dans une solution exprimée en osmoles (ou en milliosmoles) par litre de solution.

OSMOLE, *s. f.* (Osm) [angl. ***osmole***]. Unité de mesure de pression osmotique. C'est la pression osmotique exercée par une molécule-gramme d'un corps non ionisé dissous dans un litre d'eau.

OSMORÉCEPTEUR, TRICE, *adj.* [angl. ***osmoreceptor***]. Qui est sensible aux variations de la pression osmotique.

OSMOSE, *s. f.* [angl. ***osmosis***]. Passage réciproque de deux liquides inégalement riches en molécules dissoutes, à travers une membrane semi-perméable qui les sépare.

OSMOTIQUE, *adj.* [angl. ***osmotic***]. Qui a rapport à l'osmose. – *pression* ou *tension o.* Force exercée, de part et d'autre de la membrane à demi perméable qui les sépare, par deux liquides inégalement riches en molécules dissoutes.

OSSELET, *s. m.* [angl. ***knuckelbone***]. Petit os. – ***osselets de l'ouie***. Ce sont du dehors en dedans le *marteau, l'enclume* et *l'étrier* situés dans l'oreille moyenne ; articulés entre eux, ils transmettent à travers la caisse du tympan, les vibrations de ce dernier à la fenêtre ovale.

OSSEUX, SE, *adj.* [angl. ***bony***]. – 1° Relatif à l'os. – 2° Possédant des os. – 3° Dont les os sont saillants.

OSSIFICATION, *s. f.* [angl. ***ossification***]. Formation et développement du tissu osseux, qu'ils soient normaux (syn. *ostéogenèse, ostéogénie*) ou pathologiques.

OSSIFLUENT, E, *adj.* [angl. ***ossifluent***]. Qui s'accompagne de fonte osseuse. – *abcès o.*

OSTÉALGIE, *s. f.* [angl. ***ostealgia***]. Douleurs osseuses spontanées ou provoquées.

OSTÉITE, *s. f.* [angl. ***osteitis***]. Nom générique des affections inflammatoires des os. Il est pris quelquefois comme synonyme d'*ostéomyélite*.

OSTÉITE FIBROKYSTIQUE [angl. ***fibrocystic osteitis***]. Syn. *maladie osseuse de Recklinghausen, ostéose parathyroïdienne* ou *fibrokystique*. Affection chronique liée à un hyperfonctionnement des glandes parathyroïdes. Elle est caractérisée par une décalcification diffuse du squelette avec production de kystes multiples, une lithiase rénale calcique ; un syndrome humoral particulier : hypercalcémie, hypercalciurie, hypophosphorémie, hyperphosphatasémie.

OSTÉO-ARTHRITE, *s. f.* [angl. ***osteoarthritis***]. Arthrite se compliquant de lésions osseuses au niveau des surfaces articulaires.

OSTÉO-ARTHROPATHIE, *s. f.* [angl. ***osteoarthropathy***]. Lésion simultanée d'une articulation et des extrémités osseuses adjacentes.

OSTÉOBLASTE, *s. m.* [angl. ***osteoblast***]. Cellule jeune mésenchymateuse qui assure la formation de la trame osseuse.

OSTÉOBLASTOME, *s. m.* [angl. ***osteoblastoma***]. Tumeur bénigne des os se développant chez le sujet jeune, constituée par la prolifération d'ostéoblastes élaborant des lamelles de tissu ostéoïde.

OSTÉOCALCINE, *s. f.* [angl. ***osteocalcin***]. Protéine de faible poids moléculaire contenant de l'acide gamma-carboxyglutamique (GLA) et sécrétée par les ostéoblastes. Son taux sérique est élevé dans l'hyperparathyroïdie, la maladie de Paget et l'ostéodystrophie rénale.

OSTÉOCHONDRITE, *s. f.* ou **OSTÉOCHONDROSE,** *s. f.* [angl. ***osteochondritis***]. Dystrophie de croissance frappant électivement certaines régions ostéo-cartilagineuses : épiphyses, apophyses, petits os, corps vertébraux.

OSTÉOCHONDRODYSPLASIE, *s. f.* [angl. ***osteochondrodysplasia***]. Trouble de la formation et de la croissance des cartilages et des os. V. *chondrodystrophie* et *ostéodystrophie.*

OSTÉOCHONDRODYSTROPHIE, *s. f.* [angl. ***osteochondrodystrophy***]. Trouble de la nutrition des cartilages et des os. V. *chondrodystrophie* et *ostéodystrophie.*

OSTÉOCHONDROME, *s. m.* [angl. ***osteochondroma***]. Chondrome ossifiant.

OSTÉOCHONDROSARCOME, *s. m.* [angl. ***osteochondrosarcoma***]. Tumeur conjonctive maligne développée aux dépens de l'os et du cartilage.

OSTÉOCHONDROSE, *s. f.* V. *ostéochondrite.*

OSTÉOCLASIE, *s. f.* [angl. ***osteoclasia***]. Processus de résorption osseuse dans lequel l'os est attaqué par des ostéoclastes.

OSTÉOCLASTE, *s. m.* [angl. ***osteoclast***]. Nom donné aux myéloplaxes (grandes cellules de la moelle osseuse), agents destructeurs de la substance osseuse.

OSTÉODENSIMÉTRIE, *s. f.* [angl. ***osteodensimetry***]. Syn. absorptiométrie osseuse. Mesure de la densité minérale osseuse par absorptiométrie, utilisée chez la femme à la ménopause.

OSTÉODYSPLASIE, *s. f.* V. *ostéodystrophie.*

OSTÉODYSTROPHIE, *s. f.* [angl. ***osteodystrophy***]. Syn. *ostéodysplasie.* Trouble de la formation (ostéodysplasie) ou de la nutrition (ostéodystrophie), du tissu osseux provoquant des déformations du squelette plus ou moins étendues.

OSTÉOGENÈSE, *s. f.* V. *ossification.*

OSTÉOÏDE, *adj.* [angl. ***osteoid***]. Qui rappelle le tissu osseux.

OSTÉOLOGIE, *s. f.* [angl. ***osteology***]. Partie de l'anatomie qui traite des os.

OSTÉOLYSE, *s. f.* [angl. ***osteolysis***]. Destruction progressive du tissu osseux. Elle peut être normale ou pathologique.

OSTÉOMALACIE, *s. f.* [angl. ***osteomalacia***]. Déminéralisation squelettique généralisée, par insuffisance de fixation phosphocalcique sur la trame protéique de l'os ou tissu ostéoïde.

OSTÉOME, *s. m.* [angl. ***osteoma***]. 1° Tumeur bénigne formée de tissu osseux adulte. – 2° Ossification intramusculaire post-traumatisme provenant de la calcification d'un hématome.

OSTÉOMÉTRIE, *s. f.* [angl. ***osteometry***]. Mensurations effectuées sur un ou plusieurs *os*. P. ex. l'*o.* de l'os iliaque sert en médecine légale à la détermination du sexe.

OSTÉOMYÉLITE, *s. f.* [angl. ***osteomyelitis***]. Inflammation simultanée de l'os et de la moelle osseuse.

OSTÉOMYÉLITE INFECTIEUSE AIGUË [angl. ***acute osteomyelitis***]. Maladie de l'enfance, consistant en une inflammation de l'os, localisée à la région juxta-épiphysaire, due au staphylocoque pyogène, s'accompagnant de symptômes généraux graves et évoluant spontanément vers la suppuration et la formation d'un séquestre.

OSTÉON, *s. m.* [angl. ***osteon***]. Unité de structure de l'os compact comprenant, autour d'un canal de Havers nourricier, une demi-douzaine de lamelles osseuses concentriques.

OSTÉONÉCROSE, *s. f.* [angl. ***osteonecrosis***]. Mortification de l'os.

OSTÉOPATHE, *s. m.* ou *f.* [angl. ***osteopath***]. 1° Patient atteint d'une maladie osseuse. – 2° Praticien consacrant son activité à l'ostéopathie.

OSTÉOPATHIE, *s. f.* [angl. ***osteopathia***]. 1° Nom générique des affections osseuses. – 2° Système thérapeutique basé sur les manipulations.

OSTÉOPÉNIE, *s. f.* [angl. ***osteopenia***]. Raréfaction osseuse. État intermédiaire entre l'os normal et l'ostéoporose.

OSTÉOPÉRIOSTITE, *s. f.* [angl. ***osteoperiostitis***]. Inflammation aiguë ou chronique du périoste et de l'os sous-jacent.

OSTÉOPHLEGMON, *s. m.* [angl. ***phlegmonous periostitis***]. Suppuration osseuse sous-périostée avec envahissement inflammatoire des tissus voisins.

OSTÉOPHYTE, *s. m.* [angl. ***osteophyte***]. Production osseuse exubérante développée aux dépens du périoste dans le voisinage d'une articulation malade ou d'une ostéite chronique.

OSTÉOPHYTOSE, *s. f.* [angl. ***osteophytosis***]. Affection caractérisée par le développement d'ostéophytes.

OSTÉOPLASTIE, *s. f.* [angl. ***osteoplasty***]. Opération qui a pour but la restauration d'un os à l'aide de fragments osseux.

OSTÉOPOROSE, *s. f.* [angl. ***osteoporosis***]. Déminéralisation squelettique généralisée par raréfaction de la trame protéique de l'os.

OSTÉOSARCOME, *s. m.* [angl. ***osteosarcoma***]. Sarcome se développant dans les os aux dépens du tissu ostéogénique.

OSTÉOSCLÉROSE, *s. f.* [angl. ***osteosclerosis***]. Éburnation des os.

OSTÉOSE, *s. f.* [angl. ***osteosis***]. Lésion non inflammatoire des os.

OSTÉOSYNTHÈSE, *s. f.* [angl. ***osteosynthesis***]. 1° Réunion, à ciel ouvert, des fragments d'un os fracturé, à l'aide d'un matériel qu'on abandonne au milieu des tissus, ou que l'on retire après un certain temps. – 2° Opération destinée à provoquer l'ankylose d'une articulation.

OSTÉOTOMIE, *s. f.* [angl. ***osteotomy***]. Section chirurgicale d'un os long.

OSTIUM, *s. m.* (lat.). Orifice.

OSTIUM COMMUNE (lat.) [angl. ***ostium commune***]. Orifice qui, chez l'embryon, fait communiquer à la fois les deux oreillettes (ou atriums) et les deux ventricules du cœur ; sa persistance après la naissance constitue le *canal atrioventriculaire commun*.

OSTIUM PRIMUM (lat.) [angl. ***ostium primum***]. Orifice qui, à un stade précoce du développement embryologique du cœur, fait communiquer les deux oreillettes (ou atriums).

OSTIUM SECUNDUM (lat.) [angl. ***ostium secundum***]. Orifice qui, pendant un stade du développement embryonnaire du cœur, fait communiquer les deux oreillettes ou atriums. Après la disparition de l'ostium primum, l'*o. s.* ou *trou de Botal* se forme dans le septum primum et prend le nom de *foramen ovale* que la valvule de Vieussens obturera normalement. Sa persistance constitue la variété la plus fréquente de communication interatriale.

OTALGIE, *s. f.* [angl. ***otalgia***]. Douleur siégeant au niveau de l'oreille.

OTITE, *s. f.* [angl. ***otitis***]. Toute inflammation aiguë ou chronique de l'oreille.

OTOLIQUORRHÉE, *s. f.* [angl. ***cerebrospinal fluid otorrhoea***]. Écoulement de liquide céphalorachidien par l'oreille.

OTOLITHES, *s. m. pl.* [angl. ***otholiths***]. Petits cristaux calcaires situés dans l'oreille interne et intervenant dans le maintien de l'équilibre du corps.

OTOLOGIE, *s. f.* [angl. ***otology***]. Étude de l'oreille et des maladies qui lui sont spéciales.

OTOMASTOÏDITE, *s. f.* [angl. ***otomastoiditis***]. Otite moyenne accompagnée de mastoïdite.

OTOPLASTIE, *s. f.* [angl. ***otoplasty***]. Opération qui a pour but de restaurer l'oreille externe détruite ou déformée.

OTO-RHINO-LARYNGOLOGIE, *s. f.* **(ORL)**. [angl. ***otorhinolaryngology***]. Spécialité médicale traitant des maladies des voies aériennes supérieures : nez, gorge, oreilles, larynx.

OTORRAGIE, *s. f.* [angl. ***otorrhagia***]. Hémorragie par le conduit auditif externe.

OTORRHÉE, *s. f.* [angl. ***otorrhoea***]. Tout écoulement qui se fait par l'oreille, quels qu'en soient la nature et le point de départ.

OTOSCLÉROSE, *s. f.* [angl. ***otosclerosis***]. Variété d'otite chronique, dont les lésions bilatérales intéressent la caisse et le labyrinthe. Elle aboutit progressivement à la surdité définitive.

OTOSCOPE, *s. m.* [angl. ***otoscope***]. Instrument permettant l'inspection du conduit auditif externe et du tympan : il est composé d'un spéculum d'oreille et d'une source lumineuse.

OTOSCOPIE, *s. f.* [angl. ***otoscopy***]. Examen de l'oreille, quel que soit le procédé employé.

OTOSPONGIOSE, *s. f.* [angl. ***otospongiosis***]. Affection congénitale caractérisée par l'extension de l'ossification de la paroi interne de la caisse du tympan qui va progressivement bloquer le fonctionnement de l'étrier, entraînant une altération croissante de l'organe de Corti, et par le développement d'une surdité bilatérale.

OTOTOXICITÉ, *s. f.* [angl. ***ototoxicity***]. Toxicité pour l'appareil auditif.

OURLES, *s. m. pl.* V. *oreillons.*

OURLIEN, NE, *adj.* Qui se rapporte aux oreillons.

OVAIRE, *s. m.* [angl. ***ovary***]. Glande génitale féminine paire, située dans le pelvis, à la fois ***exocrine*** (ovogenèse) et ***endocrine*** (v. *œstrogène* et *progestérone*).

OVALOCYTE, *s. m.* [angl. ***ovalocyte***]. Hématie de forme ovoïde.

OVARIECTOMIE, *s. f.* [angl. ***ovariectomy***]. Ablation des ovaires.

OVARIEN, NE, *adj.* [angl. ***ovarian***]. Qui a rapport aux ovaires ou en dépend. – *cycle o.* Étapes successives que parcourt en 28 jours le follicule de l'ovaire, sous l'influence des hormones gonadotropes hypophysaires et comprenant les phases folliculaire et lutéinique.

OVARIOPEXIE, *s. f.* [angl. ***ovariopexy***]. Fixation chirurgicale d'un ovaire.

OVARIOPRIVE, *adj.* [angl. ***ovarioprival***]. Qui se rapporte à la suppression des ovaires ou de leur fonctionnement.

OVARITE, *s. f.* [angl. ***ovaritis***]. Inflammation de l'ovaire.

OVERDOSE, *s. f.* [angl. pour ***surdose***]. Intoxication aiguë par une quantité excessive de la drogue utilisée habituellement par le toxicomane.

OVIPARITÉ, *s. f.* [angl. ***oviparity***]. Mode de reproduction par les œufs.

OVOCYTE, *s. m.* V. *ovogenèse.*

OVOGENÈSE, *s. f.* [angl. ***ovogenesis***]. Production des ovules. Elle passe par plusieurs stades. Dans l'ovaire, la cellule germinale femelle ou *ovogonie* se multiplie et forme des *ovocytes* de 1er ordre (diploïdes) qui vont donner naissance à un petit globule polaire (qui va dégénérer) et à un ovocyte de 2e ordre (haploïde). Ce dernier se divise en un 2e globule polaire et en *ovule.*

OVOGONIE, *s. f.* V. *ovogenèse.*

OVOTESTIS, *s. m.* [angl. ***ovotestis***]. Coexistence, dans une même gonade, de tissu ovarien et testiculaire.

OVULATION, *s. f.* [angl. ***ovulation***]. Ponte ovarique. Rupture de l'ovisac et mise en liberté de l'ovule.

OVULE, *s. m.* [angl. ***ovum***]. Cellule reproductrice (gamète) femelle, stade terminal de l'ovogenèse, apte à être fécondée par le spermatozoïde.

OWREN (test d') (Paul O., hématologiste norvégien, 20e siècle). V. *thrombotest.*

OXALIQUE, *adj.* [angl. ***oxalic***]. Qui a rapport à l'acide oxalique ou à ses sels.

OXYCARBONÉ, E, *adj.* Relatif au monoxyde de carbone.

OXYCARBONÉMIE, *s. f.* Présence de monoxyde de carbone dans le sang.

OXYCARBONISME, *s. m.* [angl. ***carbon monoxide poisoning***]. Intoxication par le monoxyde de carbone.

11-OXYCORTICOSTÉROÏDES, *s. m. pl.* [angl. ***glucocortocoids***]. Groupe de stéroïdes sécrétés par la zone fasciculée de la corticosurrénale et caractérisés par la présence d'un radical cétone ou alcool fixé sur le 11e sommet du carbone. Il comprend notamment la corticostérone, le cortisol ou hydrocortisone et la cortisone. Ces hormones transforment les protéines tissulaires en glycogène, elles ont aussi une puissante *action anti-inflammatoire* et *anti-allergique.*

OXYDASE, *s. f.* [angl. ***oxidase***]. 1° Enzyme activant l'oxygène. – 2° Enzyme transformant, par fixation d'oxygène, une substance en une autre.

OXYDATION, *s. f.* [angl. ***oxidation***]. Réaction chimique caractérisée par la fixation d'oxygène sur un corps (*o. proprement dite* ou *oxygénation*). – Par extension, perte d'une ou plusieurs charges d'électricité négative, par départ d'un ou plusieurs électrons.

OXYDE DE CARBONE. V. *monoxyde de carbone.*

OXYDE NITRIQUE [angl. ***nitrogen dioxide***]. Syn. *monoxyde d'azote.* Composé de formule NO ayant un puissant effet vasodilatateur.

OXYDORÉDUCTION, *s. f.* [angl. ***oxidation-reduction***]. Ensemble formé par des réactions d'oxydation (perte d'électrons) et de réduction (gain d'électrons) couplées, pouvant réaliser un équilibre variable selon les circonstances.

OXYGÉNASE, *s. f.* [angl. ***oxygenase***]. Enzyme capable de fixer l'oxygène sur une molécule d'eau avec formation d'eau oxygénée.

OXYGÉNATION, *s. f.* [angl. ***oxygenation***]. Oxydation d'une substance par fixation d'oxygène.

OXYGÈNE, *s. m.* [angl. ***oxygen***]. 1 - Élément chimique de numéro atomique 8. Extrêmement réactif, il se combine avec presque tous les éléments chimiques. – 2 - Corps pur de formule O_2, c'est un des principaux composants de l'air. À ce titre, il joue un rôle capital dans les phénomènes liés à la respiration des êtres vivants.

OXYGÉNOTHÉRAPIE, *s. f.* [angl. ***oxygenotherapy***]. Emploi thérapeutique de l'oxygène. – *o. hyperbare*. O. par inhalation d'oxygène pur ou d'un mélange gazeux riche en oxygène dans un caisson où règne une pression élevée. Ses indications principales sont les accidents de décompression, les embolies gazeuses, l'intoxication par le monoxyde de carbone.

OXYHÉMOGLOBINE, *s. f.* [angl. ***oxyhaemoglobin***]. Forme oxydée de l'hémoglobine.

OXYMÉTRIE, *s. f.* [angl. ***oxymetry***]. Dosage de la quantité d'oxygène contenue dans un gaz ou un liquide (p. ex. *sang*).

OXYOLOGIE, *s. f.* [angl. ***emergency medicine***]. Médecine des urgences.

OXYPHILE, *adj.* [angl. ***oxyphil***]. Qui a de l'affinité pour l'oxygène.

OXYURASE, *s. f.* [angl. ***oxyurasis***]. Maladie localisée dans l'intestin, produite par les oxyures.

OXYURE, *s. m.* [angl. ***oxyuris***]. Ver de l'ordre des Nématodes, qui vit en parasite dans le tube digestif. Sa présence, au niveau du rectum et de l'anus, détermine un prurit important.

OZONE, *s. m.* [angl. ***ozone***]. Polymère de l'oxygène de formule O_3. Oxydant puissant et germicide efficace, il est aussi présent dans les couches supérieures de la stratosphère, empêchant alors les radiations solaires nocives d'arriver au niveau du sol et de créer diverses lésions chez les êtres vivants.

1. Ostéologie du crâne

1. frontal (violet)
2. pariétal
3. glabelle
4. arcade sourcilière
5. sphénoïde (rose)
6. temporal (bleu)
7. os nasal
8. os zygomatique
9. maxillaire (orange)
10. arcades dentaires
11. mandibule
12. orbite
13. occipital (vert)
14. processus mastoïde
15. processus styloïde
16. processus ptérygoïde
17. palatin
18. lingula
19. os lacrymal
20. ethmoïde
21. foramen pariétal
22. crête supramastoïdienne
23. méat acoustique externe
24. arcade zygomatique
25. branche mandibulaire
26 et 27. processus zygomatique du temporal
28. processus zygomatique du maxillaire
29. suture coronale
30. suture sagittale
31. suture lambdoïde
32. lambda (fontanelle post.)
33. bregma (fontanelle ant.)
34. fosse mandibulaire
35. processus palatin du maxillaire
36. lame horizontale du palatin
37. vomer
38. fosse ptérygoïdienne
39. sillon de la trompe auditive
40. tubercule pharyngien
41. fosse et foramen jugulaires
42. condyle occipital
43. foramen magnum
44. crête occipitale externe
45. protubérance occipitale externe

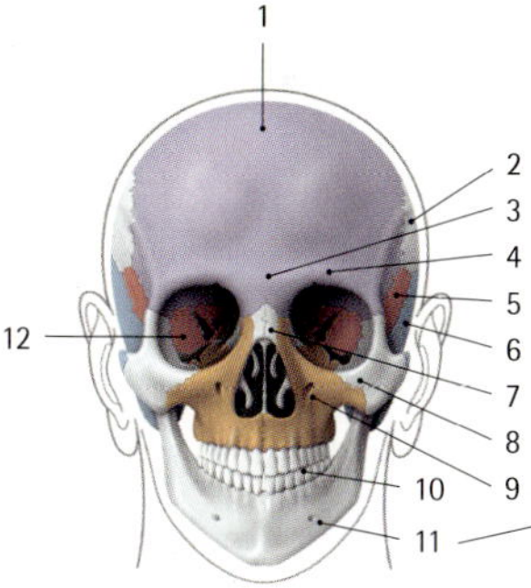

Vue antérieure

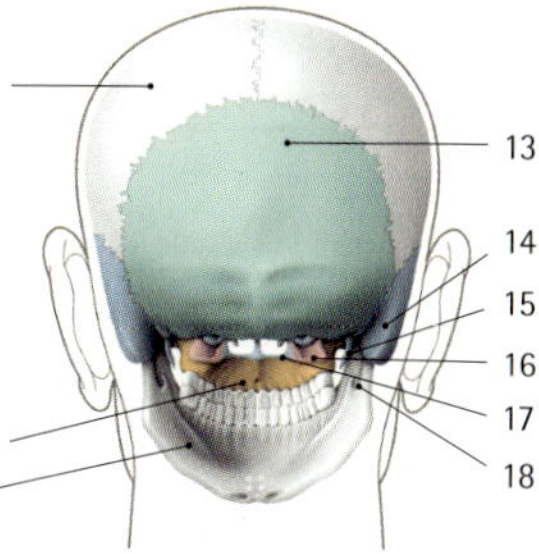

Vue postérieure

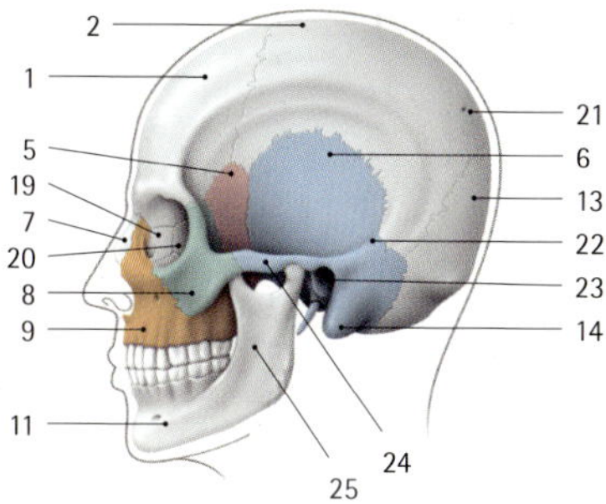

Vue latérale

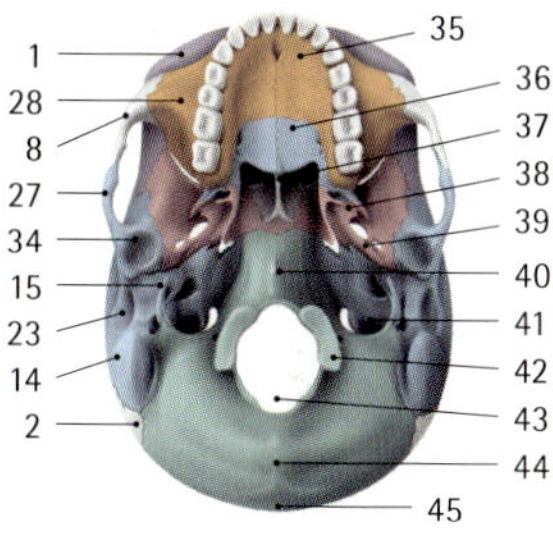

Base externe du bloc crânio-facial

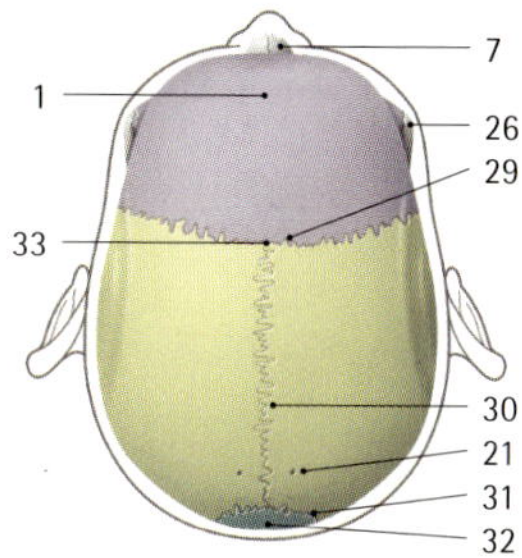

Vue supérieure

2. Squelette, vue antérieure

1. manubrium sternal
2. clavicule
3. humérus
4. radius
5. ulna
6. lunatum
7. scaphoïde
8. trapèze
9. trapézoïde
10. phalange distale
11. phalange moyenne
12. phalange proximale
13. métacarpien
14. capitatum
15. hamatum
16. pisiforme
17. triquétrum
18. col du fémur
19. surface patellaire
20. tubérosité du tibia
21. talus
22. os naviculaire
23. cunéiforme médial
24. phalange distale
25. phalange proximale
26. métatarsien
27. calcanéus
28. symphyse pubienne
29. pubis (partie de l'os coxal)
30. ischium (partie de l'os coxal)
31. vertèbre cervicale C6
32. vertèbre thoracique T1
33. 1re côte
34. scapula
35. sternum (corps)
36. processus xiphoïde
37. vertèbre lombaire L1
38. ilium (partie de l'os coxal)
39. sacrum
40. tête du fémur
41. grand trochanter
42. petit trochanter
43. fémur
44. patella
45. condyle latéral du tibia
46. fibula
47. malléole latérale
48. malléole médiale
49. tibia
50. condyle médial du tibia

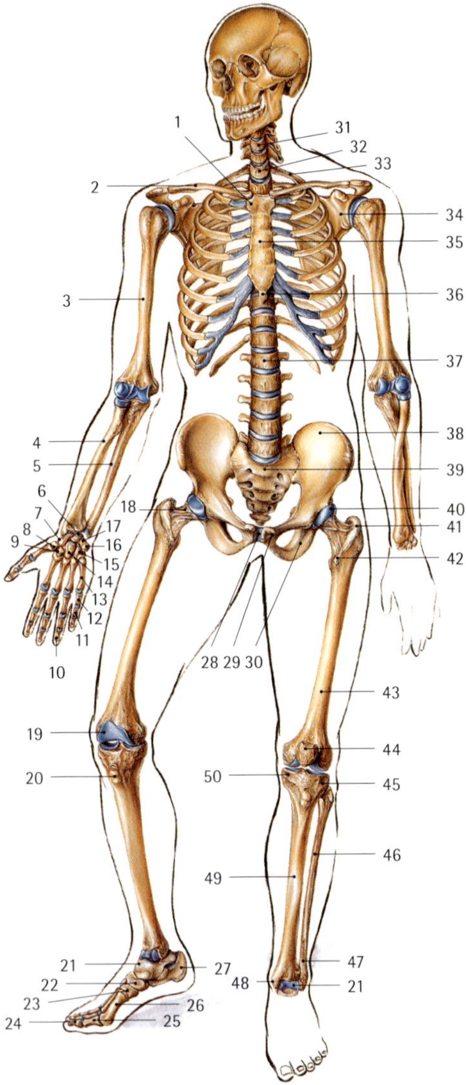

3. Squelette, vue postérieure

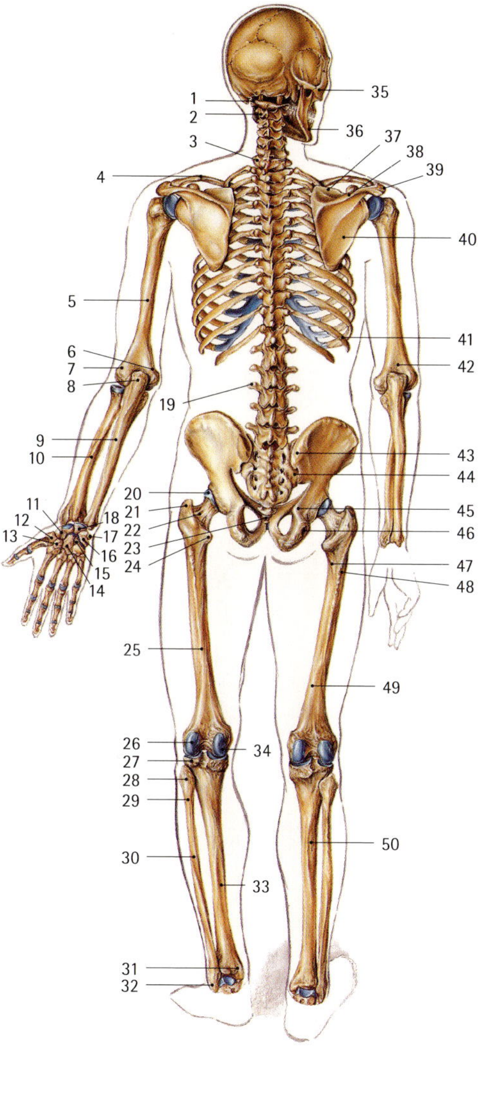

1. atlas
2. axis
3. vertèbre cervicale C7 (vertèbre proéminente)
4. clavicule
5. humérus
6. épicondyle médial de l'humérus
7. épicondyle latéral de l'humérus
8. olécrâne
9. ulna
10. radius
11. scaphoïde
12. trapèze
13. trapézoïde
14. capitatum
15. hamatum
16. triquétrum
17. pisiforme
18. lunatum
19. processus transverse de L3
20. tête fémorale
21. grand trochanter
22. col du fémur
23. coccyx
24. petit trochanter
25. fémur
26. condyle latéral du fémur
27. condyle latéral du tibia
28. tête de la fibula
29. col de la fibula
30. fibula
31. malléole médiale
32. malléole latérale
33. tibia
34. condyle médial du fémur
35. os zygomatique
36. mandibule
37. fosse supra-épineuse
38. épine de la scapula
39. acromion
40. fosse infra-épineuse
41. 11e côte
42. fosse olécrânienne
43. épine iliaque postéro-sup.
44. épine iliaque postéro-inf.
45. épine ischiatique
46. tubérosité ischiatique
47. ligne pectinée
48. tubérosité glutéale
49. ligne âpre
50. ligne du m. soléaire

4. Muscles du corps, vue antéo-latérale

1. m. rond pronateur
2. m. brachial ant.
3. m. biceps brachial
4. m. triceps brachial
5. m. coraco-brachial
6. m. deltoïde
7. m. trapèze
8. m. scalène
9. m. grand rond
10. m. grand pectoral
11. m. grand dorsal
12. m. dentelé ant.
13. m. oblique externe
14. gaine du m. droit de l'abdomen
15. moyen fessier
16. m. tenseur du fascia lata
17. m. ilio-psoas
18. m. pectiné
19. m. long adducteur
20. m. droit fémoral
21. m. vaste latéral
22. m. tibial ant.
23. m. long extenseur des orteils
24. m. soléaire
25. lig. patellaire
26. m. sartorius
27. m. court adducteur
28. m. grand adducteur
29. m. brachio-radial
30. m. fléchisseur superficiel des doigts
31. m. sterno-cléido-mastoïdien
32. m. grand pectoral
33. m. deltoïde
34. m. petit pectoral
35. m. intercostal
36. m. brachial ant.
37. m. rond pronateur
38. m. fléchisseur superficiel des doigts
39. m. long adducteur du pouce
40. m. droit de l'abdomen
41. m. oblique interne
42. tendon du long fléchisseur de l'hallux
43. tendon calcanéen
44. m. long fléchisseur des orteils
45. m. soléaire
46. m. gastrocnémien

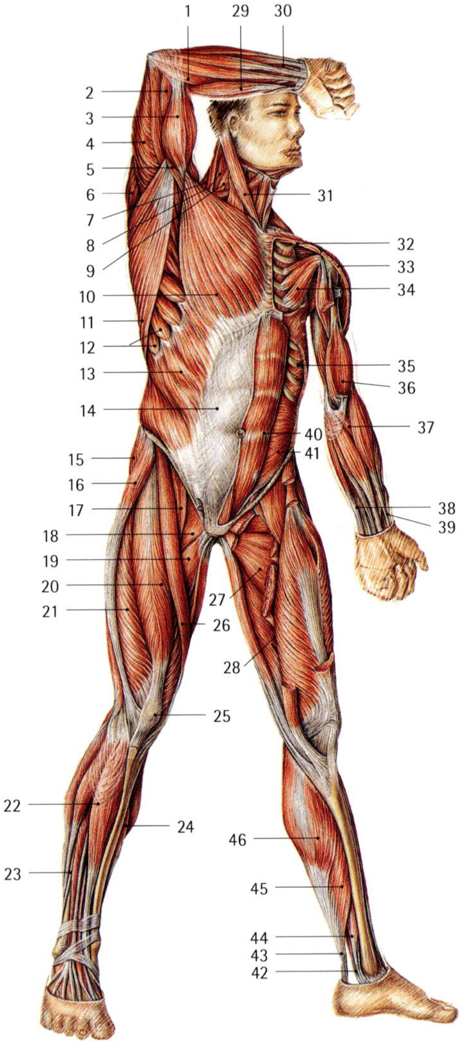

5. Muscles du corps, vue postérieure

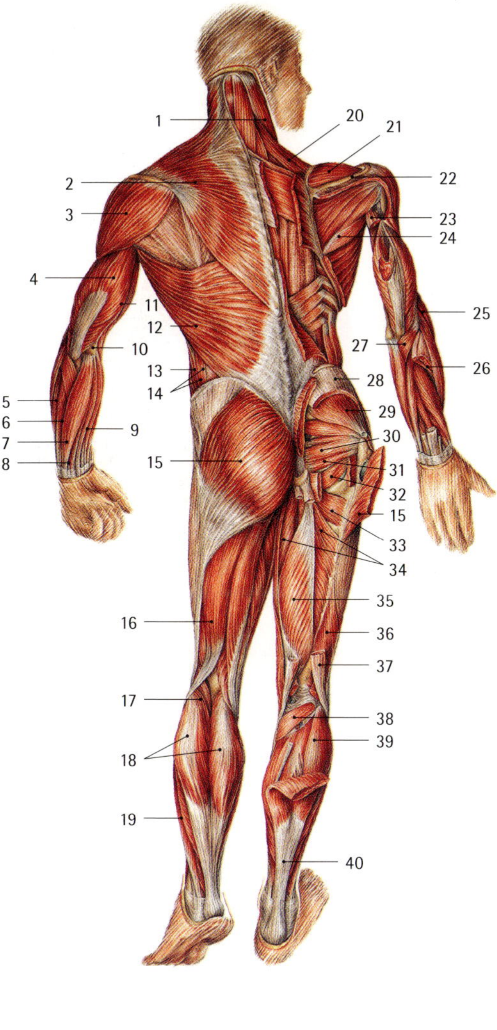

1. m. sterno-cléido-mastoïdien
2. m. trapèze
3. m. deltoïde
4. m. triceps brachial
5. m. extenseur des doigts
6. m. extenseur ulnaire du carpe
7. m. fléchisseur ulnaire du carpe
8. m. fléchisseur superficiel des doigts
9. m. brachio-radial
10. m. brachial
11. m. biceps brachial
12. m. grand dorsal
13. m. oblique externe
14. m. oblique interne
15. m. grand fessier
16. m. biceps fémoral
17. m. plantaire
18. m. gastrocnémien
19. m. soléaire
20. m. élévateur de la scapula
21. m. supra-épineux
22. m. deltoïde
23. chef long du m. triceps
24. m. grand rond
25. m. brachio-radial
26. m. supinateur
27. m. anconé
28. m. moyen fessier
29. m. petit fessier
30. m. obturateur interne
31. m. jumeau inf.
32. m. obturateur externe
33. m. court adducteur
34. m. grand adducteur
35. m. semi-membraneux
36. chef court du m. biceps fémoral
37. chef long du m. biceps fémoral réséqué
38. m. poplité
39. m. soléaire
40. tendon calcanéen

6. L'ŒIL

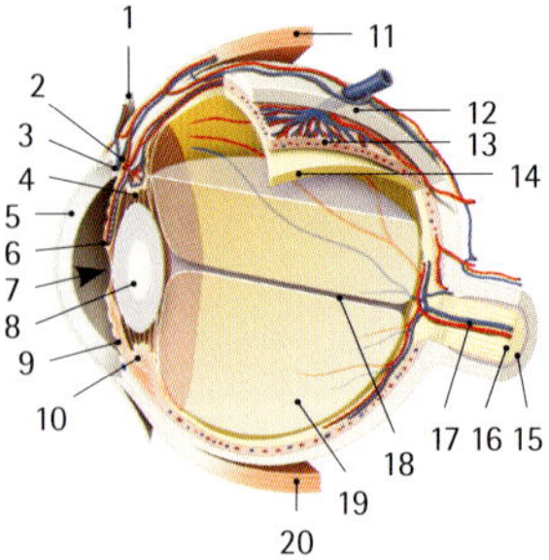

Œil (coupe sagittale et chanfreinée)

1. conjonctive
2. grand cercle artériel de l'iris
3. sinus veineux de la sclère
4. zonule ciliaire
5. cornée
6. petit cercle artériel de l'iris
7. pupille
8. cristallin
9. iris
10. corps ciliaire
11. m. droit sup.
12. sclère
13. choroïde
14. rétine (partie optique)
15. gaine interne
16. n. optique
17. a. et v. centrales de la rétine
18. canal hyaloïdien
19. corps vitré
20. m. droit inf.

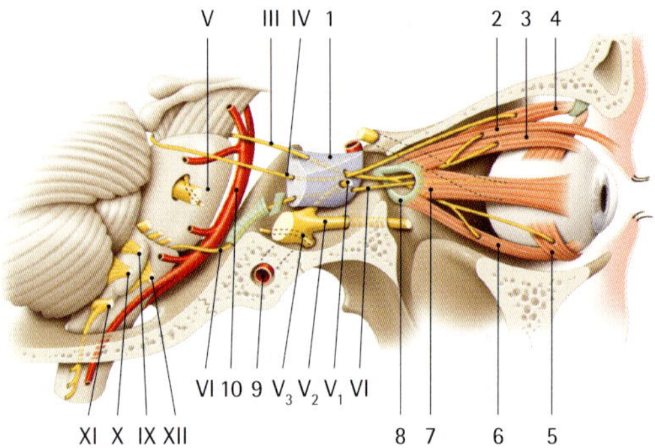

Nerfs moteurs de l'œil

V_1. n. ophtalmique
V_2. n. maxillaire
V_3. n. mandibulaire

1. sinus caverneux
2. m. releveur de la paupière sup.
3. m. droit sup.
4. m. oblique sup.
5. m. oblique inf.
6. m. droit inf.
7. m. droit latéral
8. anneau tendineux commun
9. a. carotide interne
10. a. basilaire

7. LES DENTS

Nomenclature internationale des dents déciduales (en bleu) **et permanentes** (en blanc)

1. incisive centrale
2. incisive latérale
3. canine
4. première prémolaire permanente/ première molaire déciduale
5. deuxième prémolaire permanente/ deuxième molaire déciduale
6. première molaire permanente
7. deuxième molaire permanente
8. troisième molaire permanente

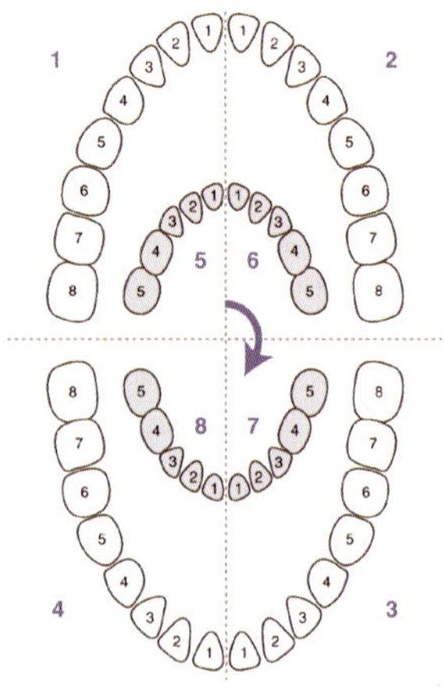

Muscles de la tête

1. m. occipito-frontal (ventre frontal)
2. m. orbiculaire de l'œil (partie orbitaire)
3. m. orbiculaire de l'œil (partie palpébrale)
4. m. petit zygomatique
5. m. grand zygomatique
6. m. orbiculaire des lèvres
7. m. dépresseur de la lèvre inf.
8. m. mentonnier
9. galéa aponévrotique
10. m. auriculaire sup.
11. m. temporo-pariétal
12. m. releveur de la lèvre sup. et de l'aile du nez
13. m. nasal
14. m. releveur de la lèvre sup.
15. m. risorius
16. platysma

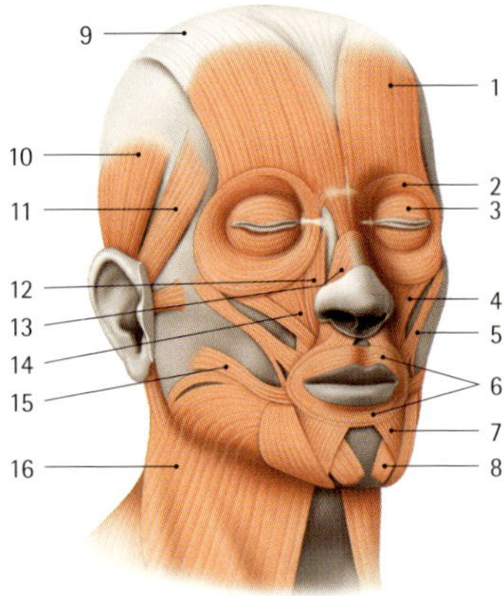

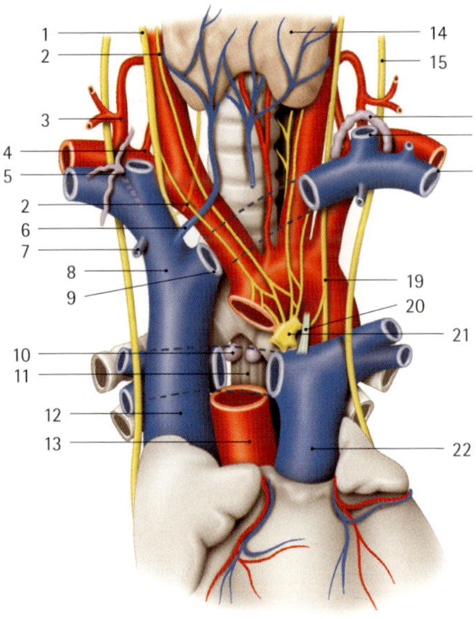

Artères carotides communes dans le thorax
(vue antérieure)

1. n. vague droit
2. nn. cardiaques cervicaux sup. (X)
3. tronc thyro-cervical
4. a. vertébrale
5. conduit lymphatique droit
6. v. thyroïdienne inf.
7. v. thoracique int. droite
8. v. brachio-céphalique droite
9. v. brachio-céphalique gauche
10. lymphonœuds trachéo-bronchiques
11. œsophage
12. v. cave sup.
13. aorte
14. glande thyroïde
15. n. phrénique gauche
16. conduit thoracique
17. v. jugulaire int.
18. a. et v. subclavières
19. nn. vague et laryngé récurrent gauche
20. lig. artériel
21. ganglion cardiaque
22. tronc pulmonaire

9. Grande circulation artérielle

1. a. carotide int. droite
2. a. vertébrale droite
3. a. rénale
4. a. testiculaire (ovarique)
5. a. iliaque ext. droite
6. a. carotide ext. droite
7. a. carotide commune droite
8. a. carotide commune gauche
9. a. subclavière
10. arc aortique
11. aorte thoracique
12. a. brachiale
13. a. thoracique int.
14. a. brachiale profonde
15. tronc cœliaque
16. a. mésentérique sup.
17. aorte abdominale
18. a. radiale
19. a. ulnaire
20. arcade palmaire profonde
21. arcade palmaire superficielle
22. a. mésentérique inf.
23. a. iliaque commune
24. a. épigastrique inf.
25. a. fémorale
26. a. fémorale profonde
27. a. poplitée
28. a. fibulaire
29. a. tibiale ant.
30. a. dorsale du pied
31. a. tibiale post.
32. aa. plantaires latérale et médiale

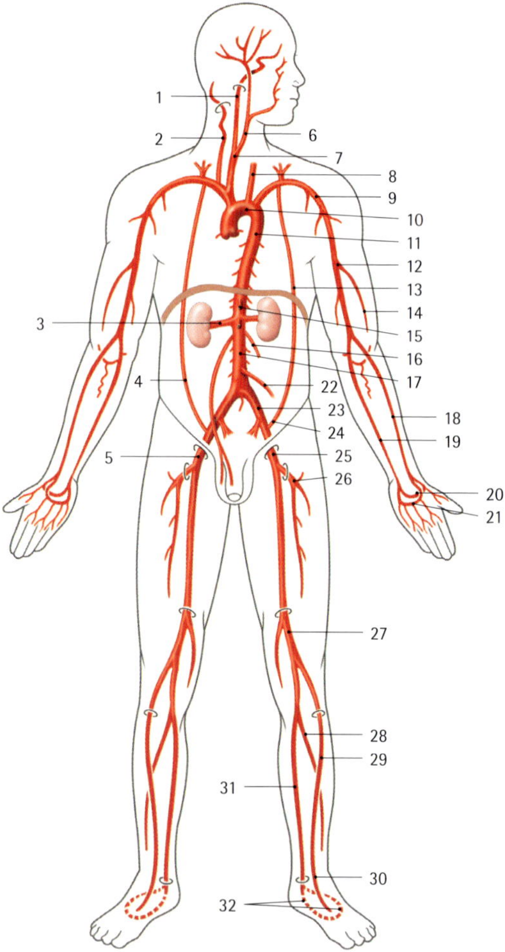

10. Grande circulation veineuse et circulation porte

Grande circulation veineuse (en bleu) **et circulation porte** (en vert) (schématique)

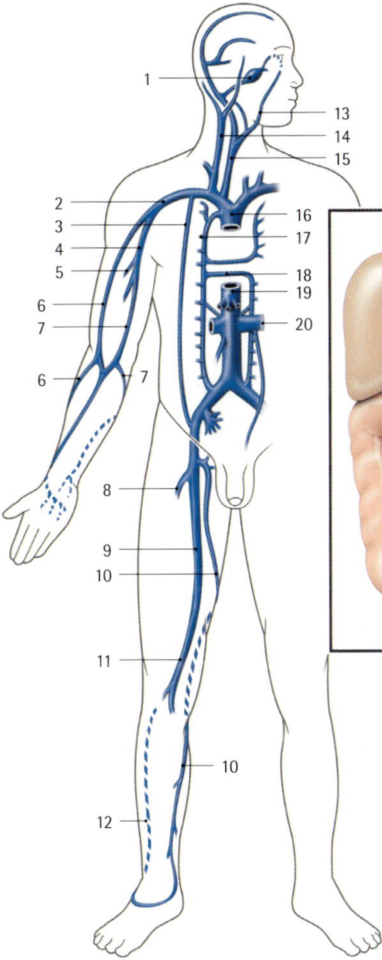

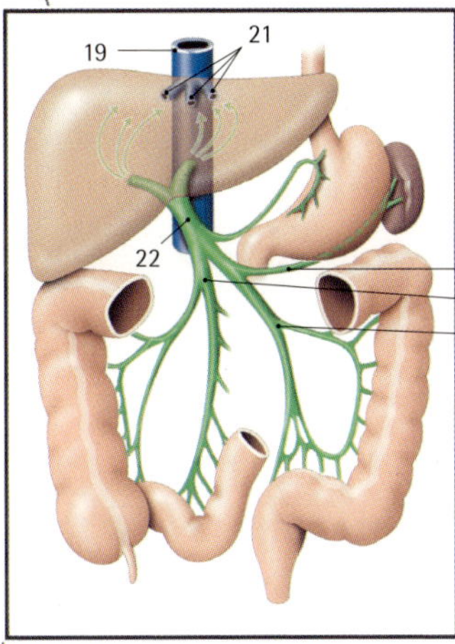

1. sinus caverneux
2. v. subclavière
3. v. thoracique int.
4. v. axillaire
5. vv. brachiales
6. v. céphalique
7. v. basilique
8. v. fémorale profonde
9. v. fémorale
10. v. grande saphène
11. v. poplitée
12. v. petite saphène
13. v. faciale
14. v. jugulaire ext.
15. v. jugulaire int.
16. v. cave sup.
17. v. azygos
18. v. hémi-azygos
19. v. cave inf.
20. v. rénale
21. vv. hépatiques
22. v. porte
23. v. splénique
24. v. mésentérique sup.
25. v. mésentérique inf.

11. Cœur et petite circulation

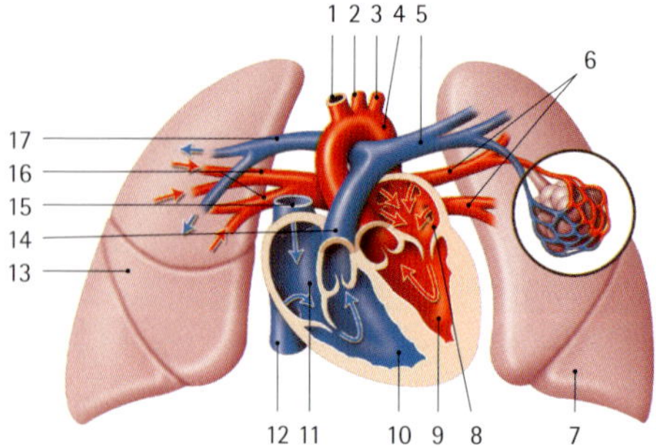

Petite circulation

1. tronc brachio-céphalique
2. a. carotide commune
3. a. subclavière gauche
4. aorte
5. a. pulmonaire gauche
6. vv. pulmonaires gauches
7. poumon gauche
8. atrium gauche
9. ventricule gauche
10. ventricule droit
11. atrium droit
12. v. cave inf.
13. poumon droit
14. tronc pulmonaire
15. v. cave sup.
16. vv. pulmonaires droites
17. a. pulmonaire droite

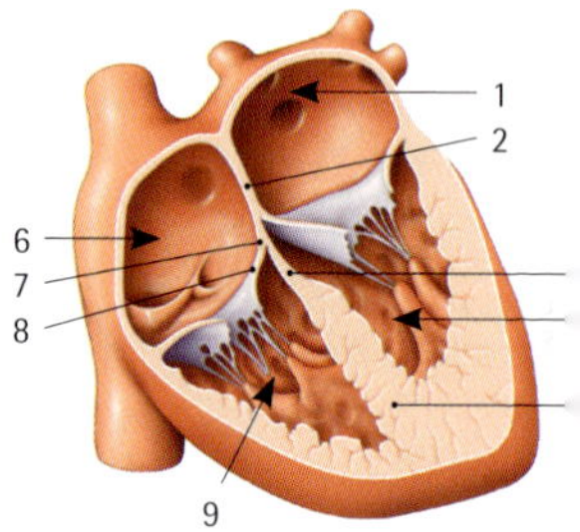

Septums du cœur (coupe schématique longitudinale et oblique)

1. atrium gauche
2. septum interatrial
3. partie membranacée du septum interventriculaire
4. ventricule gauche
5. partie musculaire du septum interventriculaire
6. atrium droit
7. septum atrio-ventriculaire (X du cœur)
8. cuspide septale
9. ventricule droit

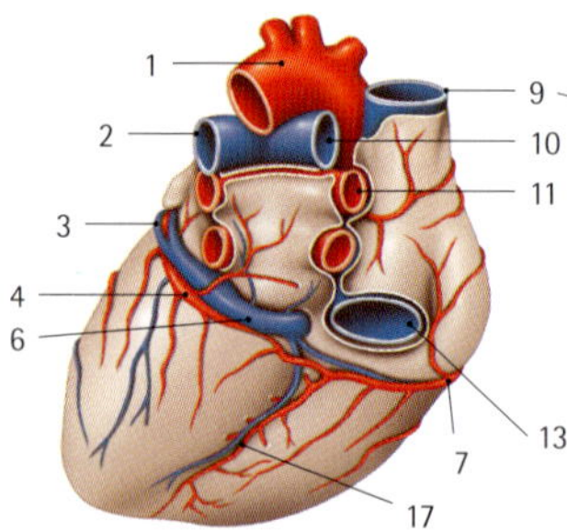

(vue postéro-inférieure)

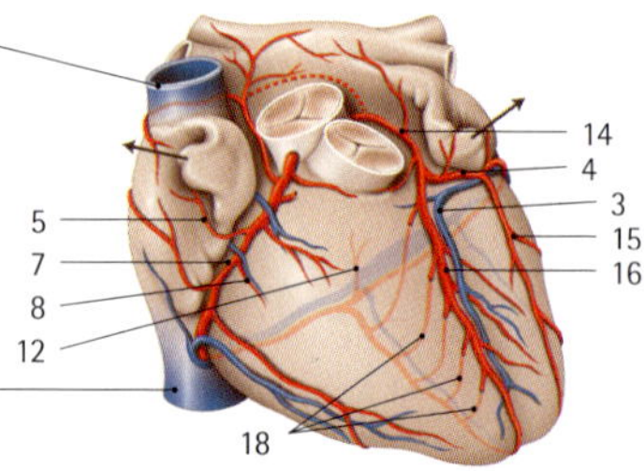

(vue antérieure)

Vaisseaux du cœur

1. aorte
2. a. pulmonaire gauche
3. grande v. du cœur
4. a. circonflexe
5. branche auriculaire droite
6. sinus coronaire
7. a. coronaire droite
8. a. ventriculaires ant. droites et vv. cardiaques ant.
9. v. cave sup.
10. a. pulmonaire droite
11. v. pulmonaire sup. droite
12. a. du nœud atrio-ventriculaire
13. v. cave inf.
14. a. coronaire gauche
15. a. marginale gauche
16. a. interventriculaire ant.
17. a. interventriculaire post.
18. branches septales interventriculaires

12. Cerveau et nerfs crâniens

Diagramme général des nerfs crâniens

En bleu : nerfs sensoriels et sensitifs
En rouge : nerfs moteurs
En jaune : nerfs mixtes

1. n. spinal
2. vers le thorax, l'abdomen et le pelvis

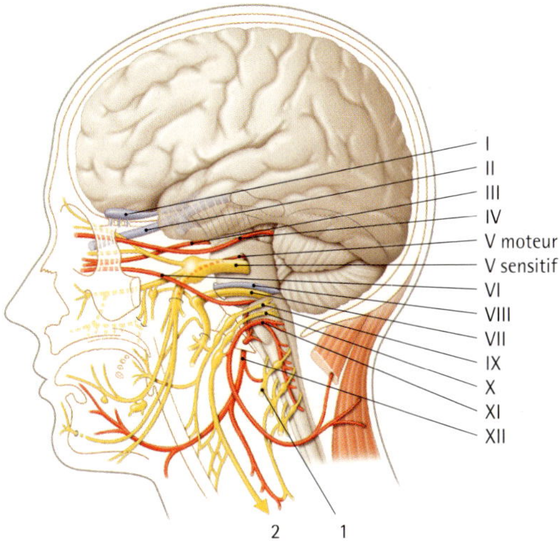

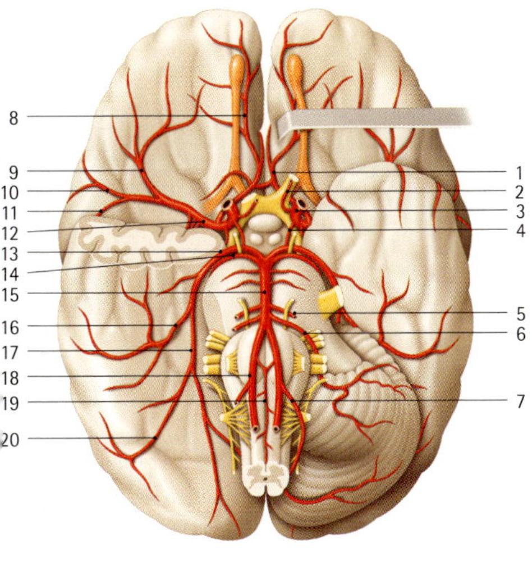

Artères de l'encéphale
(vue inférieure de l'encéphale avec exérèse à droite du nerf optique, de la partie antérieure du lobe temporal et de l'hémisphère cérébelleux)

1. a. cérébrale ant.
2. a. ophtalmique
3. a. carotide interne
4. a. communicante post.
5. a. labyrinthique
6. a. cérébelleuse inféro-ant.
7. a. cérébelleuse inféro-post.
8. a. fronto-basale médiale
9. a. fronto-basale latérale
10. a. préfrontale
11. a. temporale ant.
12. a. cérébrale moyenne
13. a. cérébrale post.
14. a. cérébelleuse sup.
15. a. basilaire
16. a. occipitale latérale
17. a. occipitale médiale
18. a. vertébrale
19. a. spinale ant.
20. a. occipito-temporale

13. Système nerveux autonome

Système nerveux autonome – Systématisation générale

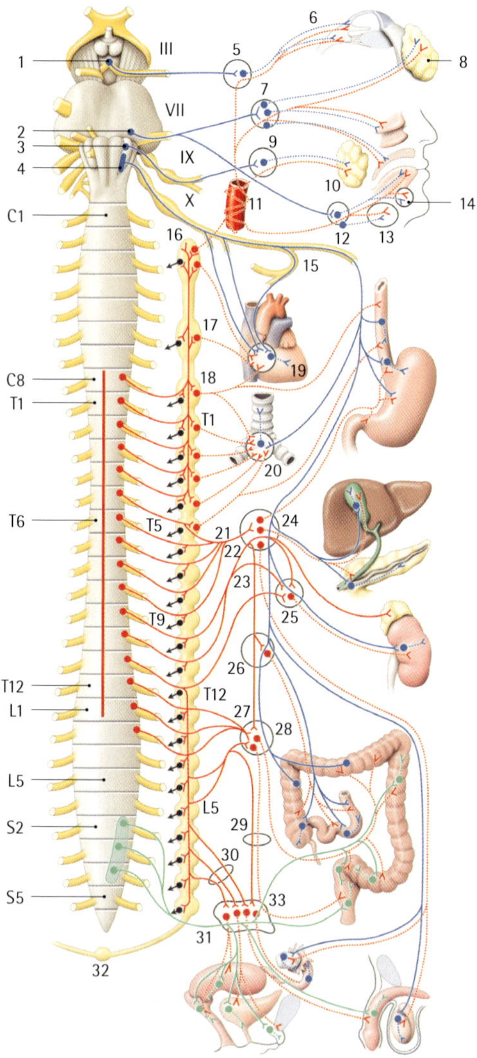

1. noyau oculomoteur accessoire
2. noyau salivaire sup.
3. noyau salivaire inf.
4. noyau dorsal du n. vague (X)
5. ganglion ciliaire
6. nn. ciliaires courts
7. ganglion ptérygo-palatin
8. glande lacrymale
9. ganglion otique
10. glande parotide
11. a. carotide interne
12. ganglion submandibulaire
13. glande submandibulaire
14. glande sublinguale
15. n. laryngé récurrent
16. ganglion cervical sup.
17. ganglion cervical moyen
18. ganglion cervical inf.
19. plexus cardiaque
20. plexus pulmonaire
21. n. grand splanchnique
22. n. petit splanchnique
23. n. splanchnique imus
24. plexus cœliaque
25. ganglion aortico-rénal
26. ganglion mésentérique sup.
27. nn. splanchnique lombaires
28. ganglion mésentérique inf.
29. plexus hypogastrique sup.
30. nn. splanchniques sacraux
31. nn. splanchniques pelviens
32. ganglion impair
33. plexus hypogastrique inf.

En bleu : parasympathique crânien
En rouge : sympathique
En vert : parasympathique pelvien
Trait continu : fibres préganglionnaires
Pointillés : fibres postganglionnaires

14. Bronchies et poumons

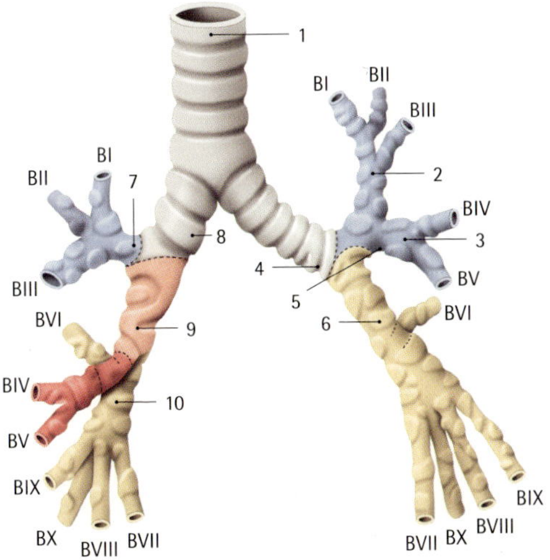

Arbre bronchique
(vue antérieure – schématique)

En bleu : bronches du lobe supérieur
En jaune : bronches du lobe inférieur
En rouge : bronches du lobe moyen

1. trachée
2. tronc crânial
3. tronc caudal
4. b. principale gauche
5. b. lobaire sup. gauche
6. b. lobaire inf. gauche
7. b. lobaire sup. droite
8. b. principale droite
9. b. intermédiaire droite
10. b. lobaire inf. droite

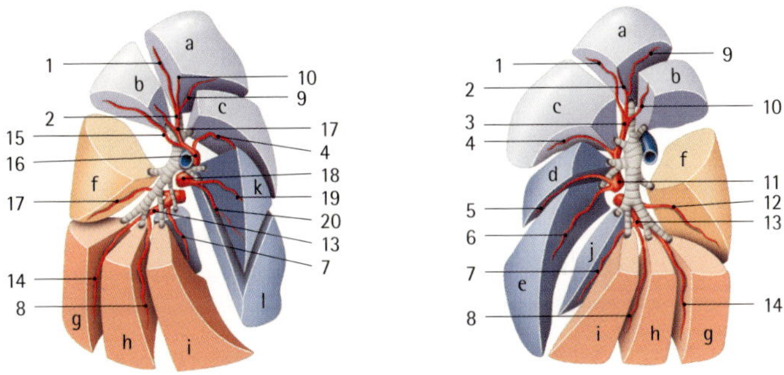

Poumon droit Poumon gauche

Segmentation et veines des poumons (vue latérale avec les segments écartés)

a. segment apical
b. segment post.
c. segment ant.
d. segment lingulaire sup.
e. segment lingulaire inf.
f. segment apical
g. segment basal post.
h. segment basal latéral
i. segment basal ant.
j. segment basal médial
k. segment latéral
l. segment médial

1. partie intersegmentaire
2. partie intrasegmentaire
3. v. apico-post.
4. v. ant.
5. partie sup. de la v. lingulaire
6. partie inf. de la v. lingulaire
7. v. basale inf.
8. v. basale ant.
9. partie intersegmentaire
10. partie intrasegmentaire
11. v. pulmonaire sup. gauche
12. v. basale sup.
13. v. basale commune
14. v. basale latérale
15. v. post.
16. partie intralobaire
17. v. apicale
18. v. du lobe moyen
19. partie latérale
20. partie médiale

15. Appareil digestif

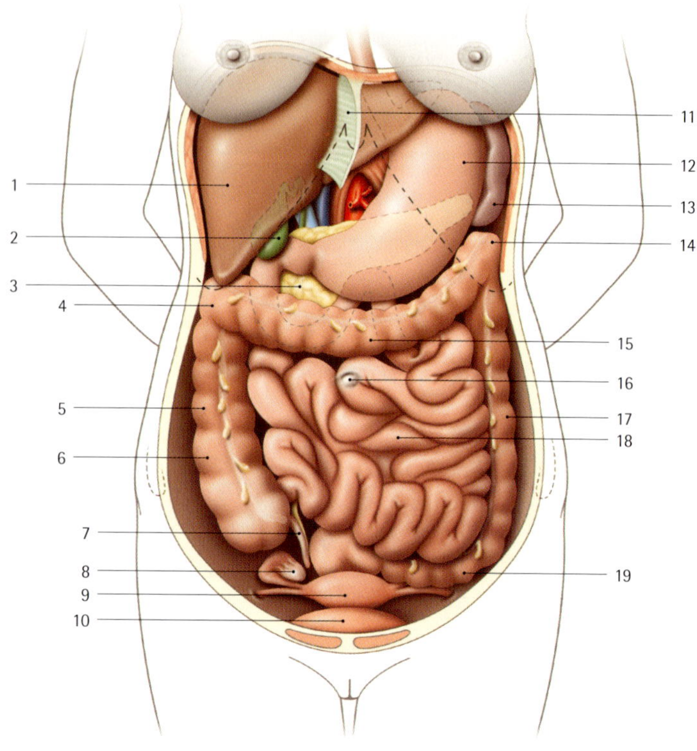

Viscères abdominaux. Paroi antéro-latérale de l'abdomen, petit et grand omentums réséqués (vue antérieure)

1. foie
2. vésicule biliaire
3. pancréas
4. angle colique droit
5. côlon ascendant
6. cæcum
7. appendice vermiforme
8. trompe utérine et ovaire
9. utérus
10. vessie
11. lig. falciforme du foie
12. estomac
13. rate
14. angle colique gauche
15. côlon transverse
16. ombilic (situation)
17. côlon descendant
18. jéjunum et iléum
19. côlon sigmoïde

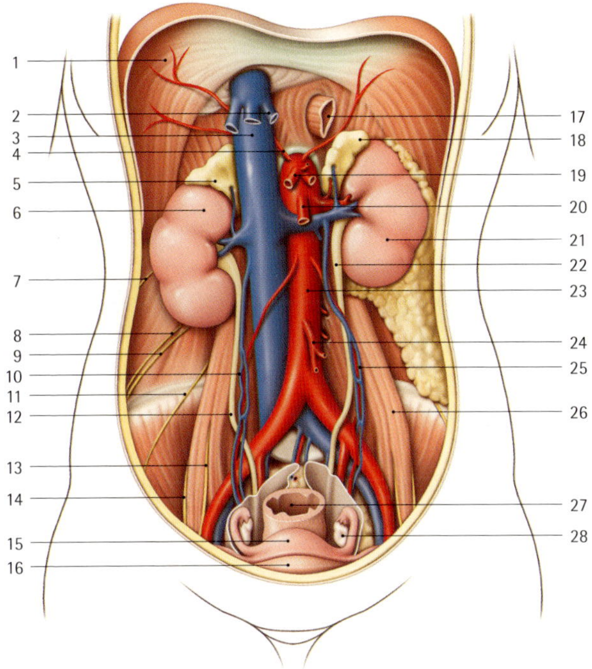

Viscères abdominaux. Paroi antéro-latérale de l'abdomen

1. diaphragme
2. vv. hépatiques
3. v. cave inf.
4. a. phrénique inf. droite
5. glande surrénale droite
6. rein droit
7. n. subcostal
8. n. ilio-hypogastrique
9. n. ilio-inguinal
10. a. et v. ovariques droites
11. n. cutané latéral de la cuisse
12. uretère droit
13. n. génito-fémoral
14. n. fémoral
15. utérus
16. vessie
17. œsophage
18. glande surrénale gauche
19. tronc cœliaque
20. a. mésentérique sup.
21. rein gauche
22. uretère gauche
23. aorte abdominale
24. a. mésentérique inf.
25. a. et v. ovariques gauches
26. m. grand psoas
27. rectum
28. ovaire et trompe utérine gauches

17. Appareils génitaux

Petit bassin et organes uro-génitaux chez l'homme (coupe parasagittale, vue latérale du testicule gauche)

1. a. et v. iliaques externes
2. côlon sigmoïde
3. péritoine vésical relevé
4. conduit déférent
5. espace rétropubien
6. corps caverneux, m. ischio-caverneux
7. corps spongieux
8. gland
9. prépuce
10. uretère
11. glande séminale
12. rectum
13. ampoule du conduit déférent
14. prostate
15. sphincter externe de l'anus
16. corps périnéal
17. m. bulbo-spongieux
18. tunique vaginale
19. testicule
20. épididyme

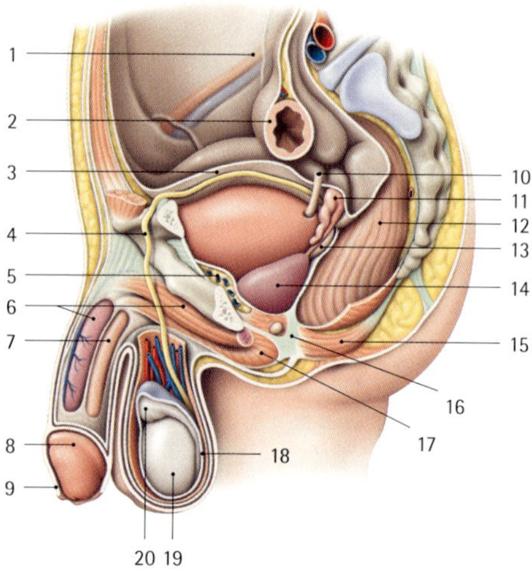

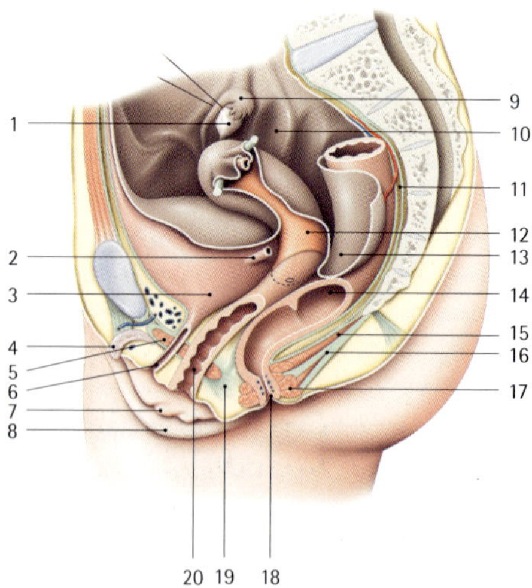

Pelvis et périnée (coupe parasagittale gauche)

1. ovaire récliné
2. uretère
3. vessie
4. clitoris
5. sphincter de l'urètre
6. urètre ouvert
7. petite lèvre
8. grande lèvre
9. trompe utérine (infundibulum)
10. fossette ovarique
11. espace rétrorectal
12. corps de l'utérus
13. cul-de-sac recto-utérin
14. rectum ouvert
15. m. élévateur de l'anus (faisceau pubo-rectal)
16. corps et m. ano-coccygiens
17. m. sphincter externe de l'anus
18. anus
19. corps périnéal
20. vagin ouvert

P

P. 1° Symbole chimique du *phosphore*. – 2° Symbole de la *pression gazeuse*. – 3° Symbole de *péta*, signifiant 10^{15}.

p. 1° Symbole de *pico*. – 2° Symbole du *bras court du chromosome*.

P (onde). V. *électrocardiogramme*.

Pa. Symbole de *pascal*, unité de pression du système international.

PACEMAKER, *s. m.* (angl.). 1° Région du cœur où prend naissance l'excitation motrice ; à l'état normal, c'est le nœud sinusal ou nœud de Keith et Flack. – 2° V. *stimulateur cardiaque*.

PACHYDERMIE, *s. f.* [angl. ***pachydermia***]. Accroissement persistant de l'épaisseur de la peau dans son ensemble.

PACHYMÉNINGE, *s. f.* V. *dure-mère* et *leptoméningite*.

PACHYMÉNINGITE, *s. f.* [angl. ***pachymeningitis***]. Inflammation chronique avec épaississement de la dure-mère.

PACHYPLEURITE, *s. f.* [angl. ***pachypleuritis***]. Épaississement de la plèvre, formé de tissu conjonctif très vasculaire, observé fréquemment dans les pleurésies chroniques.

PAF-ACÉTHER. V. *facteur d'activation des plaquettes*.

PAGET (maladie osseuse de) (Sir James P., 1814-1899, chirurgien britannique) [angl. ***Paget's disease of bone***]. Maladie de cause inconnue, caractérisée par l'hypertrophie et la déformation de certaines pièces squelettiques alors que les os voisins sont indemnes (fémurs incurvés). Il existe une augmentation du taux sanguin des phosphatases alcalines et une hydroxyprolinurie, témoignant d'un profond remaniement de la structure osseuse par augmentation de l'ostéolyse.

PAGÉTOÏDE, *adj.* [angl. ***pagetoid***]. Qui présente des caractères analogues à ceux de la maladie de Paget.

PALAIS, *s. m.* [angl. ***palate***]. Paroi supérieure de la cavité buccale, formée d'une partie antérieure osseuse, le *p. dur* et d'une partie postérieure molle, le *voile* du palais, lequel participe à la déglutition et à la phonation.

PALÉOCÉRÉBELLUM *s. m.* [angl. ***paleocerebellum***]. Partie du cervelet en rapport avec les voies spino-cérébelleuses et contrôlant le tonus de posture.

PALÉOCORTEX, *s. m.* [angl. ***paleocortex***]. Syn. *paléopallium*. Partie de l'écorce cérébrale phylogénétiquement la plus ancienne et correspondant aux zones olfactives (rhinencéphale).

PALÉOPALLIUM, *s. m.* V. *paléocortex*.

PALICINÉSIE, *s. f.* [angl. ***palikinesia***]. Répétition spontanée et involontaire du même geste.

PALILALIE, *s. f.* [angl. ***palilalia***]. Trouble de la parole consistant en la répétition spontanée, involontaire, d'une même phrase ou d'un même mot.

PALINDROMIQUE, *adj.* À rechutes.

PALLIATIF, VE, *adj.* et *s. m.* [angl. ***palliative***]. Qui calme ou supprime les symptômes pénibles d'une affection sans agir sur la maladie elle-même. – ***soins p.*** Traitement médical et infirmier destiné à atténuer ou supprimer les souffrances à l'approche de la mort.

PALLIDAL, E, *adj.* [angl. ***pallidal***]. Qui se rapporte au pallidum, partie interne du noyau lenticulaire.

PALLIDUM, *s. m.* V. *globus pallidus.*

PALLIUM, *s. m.* (lat.) [angl. ***pallium***]. Syn. *écorce cérébrale.* Couche périphérique du cerveau constituée de substance grise.

PALPATION, *s. f.* ; **PALPER** *s. m.* [angl. ***palpation***]. Méthode d'exploration qui consiste à appliquer les doigts ou la main sur les parties extérieures du corps pour apprécier par le toucher les qualités physiques des tissus et des divers organes.

PALPÉBRAL, E, *adj.* [angl. ***palpebral***]. Relatif à la paupière.

PALPITATION, *s. f.* [angl. ***palpitation***]. Perception anormale des battements cardiaques.

PALUDÉEN, NE, *adj.* [angl. ***malarial***]. Syn. *malarien, paludique, palustre.* Qui a rapport au paludisme.

PALUDIQUE, *adj.* V. *paludéen.*

PALUDISME, *s. m.* [angl. ***malaria***]. Maladie infectieuse provoquée par un hématozoaire, le *Plasmodium*, inoculé par la piqûre de femelles de moustiques. Le ***paludisme d'invasion*** se manifeste par des accès de fièvre dont la périodicité change selon la variété de *Plasmodium* en cause, tierce bénigne avec le *Plasmodium vivax* (la plus répandue) ou avec le *P. ovale*, tierce maligne avec le *P. falciparum*, fièvre quarte, bénigne mais tenace, avec le *P. malariæ*. En l'absence de traitement, et chez les sujets réinfestés, apparaît le ***paludisme viscéral*** *évolutif* caractérisé par une anémie parfois considérable, une rate très volumineuse, une altération de l'état général. Le paludisme est endémique dans les régions chaudes. C'est la plus répandue des maladies transmissibles.

PANACÉE, *s. f.* [angl. ***panacea***]. Remède universel.

PANARIS, *s. m.* [angl. ***felon***]. Nom générique des inflammations aiguës des doigts.

PANARTÉRITE, *s. f.* [angl. ***panarteritis***]. 1° Artérite étendue à tout le système artériel. – 2° Inflammation des trois tuniques de l'artère (intima, média et adventice).

PANCARDITE, *s. f.* [angl. ***pancarditis***]. Inflammation de l'ensemble des tuniques du cœur.

PANCRÉAS, *s. m.* [angl. ***pancreas***]. Glande digestive liée au duodénum, comprenant une tête et un corps fixes et une queue relativement mobile orientée à gauche. Elle est à la fois *exocrine* (lipase), se drainant par les canaux de Wirsung et de Santorini dans la 2e partie du duodénum, et *endocrine* : sécrétion d'insuline et de glucagon issue des îlots de Langerhans.

PANCRÉATECTOMIE, *s. f.* [angl. ***pancreatectomy***]. Extirpation totale ou partielle du pancréas.

PANCRÉATITE, *s. f.* [angl. ***pancreatitis***]. Toute inflammation aiguë ou chronique du pancréas. – La *p. aiguë* ou *suraiguë*, due à une autodigestion de la glande (*p. hémorragique* ou *œdémateuse*), réalise un syndrome dramatique d'une extrême gravité.

PANCRÉATOGRAPHIE, *s. f.* [angl. ***pancreatography***]. Radiographie du pancréas, après injection de substance opaque aux rayons X dans le canal de Wirsung.

PANCRÉATOPRIVE, *adj.* [angl. ***pancreatoprivic***]. Qui est en rapport avec la suppression du pancréas.

PANCYTOPÉNIE, *s. f.* [angl. ***pancytopenia***]. Diminution du nombre de tous les éléments figurés du sang (globules rouges, globules blancs, plaquettes).

PANDÉMIE, *s. f.* [angl. ***pandemia***]. Propagation d'une maladie infectieuse à presque tous les habitants d'une région plus ou moins étendue, parfois à l'humanité tout entière.

PANHYPOPITUITARISME, *s. m.* [angl. ***panhypopituitarism***]. Insuffisance antihypophysaire globale.

PANIQUE, *s. f.* **(attaque** ou **crise de)** [angl. ***panick attack***]. Accès aigus et répétés d'anxiété intense, accompagnés des manifestations de l'angoisse.

PANMYÉLOPHTISIE, *s. f.* [angl. ***panmyelophthisis***]. Affection caractérisée par l'association d'anémie, d'agranulocytose et d'hémorragies. Elle est due à une aplasie médullaire.

PANMYÉLOSE, *s. f.* [angl. ***panmyelosis***]. Affection atteignant tous les éléments de la moelle osseuse formateurs de globules rouges, de leucocytes granuleux, de plaquettes et de monocytes. Elle peut être aplasique (panmyélophtisie) ou hyperplasique.

PANNICULE ADIPEUX [angl. ***panniculus adiposis***]. Tissu sous-cutané contenant des lobules de graisse. V. *hypoderme*.

PANNICULITE, *s. f.* [angl. ***panniculitis***]. Inflammation du tissu graisseux sous-cutané ou pannicule adipeux.

PANNUS, *s. m.* [angl. ***pannus***]. 1° Affection de la cornée, due généralement à une irritation prolongée et caractérisée par le développement d'un réseau vasculaire à sa surface avec injection conjonctivale intense. – 2° Tissu inflammatoire granuleux, d'origine synoviale, recouvrant le cartilage articulaire au cours de certaines arthrites.

PANOSTÉITE, *s. f.* [angl. ***panosteitis***]. Inflammation de la totalité de l'os : périoste, corticale et médullaire.

PANSEMENT, *s. m.* [angl. ***dressing***]. 1° Recouvrement d'une plaie au moyen de compresses stériles, fixées par un bandage ou de l'adhésif. – 2° Le matériel utilisé à cet effet. – Le *p.* protège la plaie, absorbe l'exsudat et favorise la cicatrisation.

PAP. Abréviation de *phosphatase acide prostatique*.

PAPANICOLAOU (test de) (George P., 1883-1962, médecin américain). V. *vaginal (étude des frottis vaginaux)*.

PAPAVÉRINE, *s. f.* [angl. ***papaverine***]. Alcaloïde du pavot, doué de propriétés spasmolytiques vis-à-vis des muscles lisses et donc vasodilatatrices.

PAPILLE, *s. f.* [angl. ***papilla***]. Petite saillie molle, en mamelon. P. ex. *p. duodénale, p. optique*.

PAPILLITE, *s. f.* [angl. ***papillitis***]. 1° (ophtalmologie). Œdème de la papille optique. – 2° Hyperplasie et inflammation du repli duodénal (papille) au niveau duquel se jette le canal cholédoque.

PAPILLOMATOSE, *s. f.* [angl. ***papillomatosis***]. Affection contagieuse et inoculable, caractérisée par l'existence de multiples *verrues* ou *papillomes* cutanés ou muqueux.

PAPILLOME, *s. m.* [angl. ***papilloma***]. Lésion de la peau et des muqueuses, caractérisée par l'hypertrophie des papilles normales.

PAPOVAVIRUS, *s. m.* [angl. ***papovavirus***]. Virus à ADN de la famille des Papovaviridés qui comprend les virus des verrues et des papillomes.

PAPULE, *s. f.* [angl. ***papule***]. Lésion élémentaire de la peau, caractérisée par une élevure solide, de forme variable, formée par une infiltration de la couche superficielle du derme et disparaissant au bout d'un certain temps sans laisser de cicatrice.

PAPULOSE, *s. f.* [angl. ***papulosis***]. Éruption constituée de papules.

PAQUET-ANNÉE, *s. m.* [angl. ***package-year***]. Élément de mesure de la consommation de tabac. Un *p. a.* correspond à vingt grammes de tabac fumés chaque jour pendant un an.

PAR. Abréviation de *pression artérielle rétinienne*.

PARACENTÈSE, *s. f.* [angl. ***paracentesis***]. Opération qui consiste à pratiquer une ouverture dans une partie du corps, le plus souvent pour évacuer une collection liquide contenue dans une cavité naturelle (plèvre, oreille, etc.).

PARACLINIQUE, *adj.* Qui complète la clinique. – *examen p.* Technique complémentaire aidant au diagnostic : dosage biologique, imagerie médicale.

PARACOUSIE, *s. f.* [angl. ***paracusis***]. Anomalie dans la perception des sons, dont la tonalité ou l'intensité peuvent être inexactement perçues.

PARADENTAIRE, *adj.* [angl. ***paradental***]. Qui se trouve à côté de la dent. – *tumeur p.*

PARAFFINE, *s. f.* [angl. ***paraffin***]. Mélange d'hydrocarbures saturés très peu réactifs, hydrosolubles et lubrifiants, se ramollissant vers 50 °C. – L'***huile de p.***, qui n'est pas absorbée par le tube digestif, est un laxatif doux.

PARAGE, *s. m.* [angl. ***dressing***]. Nettoyage, excision d'une plaie.

PARAGNOSIE, *s. f.* [angl. ***paragnosia***]. Fausse reconnaissance d'objets. V. *agnosie.*

PARAGRAPHIE, *s. f.* [angl. ***paragraphia***]. Trouble du langage écrit, caractérisé par la confusion des mots.

PARAGUEUSIE, *s. f.* [angl. ***parageusia***]. Anomalie ou perversion du sens du goût.

PARAKÉRATOSE, *s. f.* [angl. ***parakeratosis***]. Dermatose caractérisée par un trouble de l'évolution cornée des cellules épidermiques.

PARALYSIE, *s. f.* [angl. ***palsy***]. Diminution ou abolition de la motricité. Elle présente de nombreuses variétés.

PARALYSIE CENTRALE [angl. ***central paralysis***]. Paralysie liée à une atteinte du neurone proximal situé dans le système nerveux central.

PARALYSIE PÉRIPHÉRIQUE [angl. ***peripheral paralysis***]. Paralysie liée à une atteinte du neurone distal intermédiaire entre le neurone central et le muscle.

PARALYSIE PSEUDO-BULBAIRE [angl. ***pseudobulbar paralysis***]. Syndrome consécutif à la survenue d'une succession de foyers bilatéraux de ramollissement cérébral : démarche à petits pas, rire et pleurs spasmodiques ; l'évolution se fait vers la démence et le gâtisme.

PARALYSIE SPASMODIQUE ou **SPASTIQUE** [angl. ***spastic paralysis***]. Paralysie avec contracture pyramidale.

PARAMÉDICAL, E, *adj.* [angl. ***paramedical***]. Associé à, complémentaire de la médecine. – *professions p.* Professions de santé travaillant en collaboration avec les médecins. V. *santé (professions de).*

PARAMÈTRE, *s. m.* [angl. ***parametrium***]. Partie supérieure de la base du ligament large, formée de tissu conjonctif et traversée par l'uretère et les vaisseaux utérins et vaginaux.

PARANÉOPLASIQUES (manifestations ou **syndromes)** [angl. ***paraneoplastic syndrome***]. Manifestations morbides survenant au cours de l'évolution d'un cancer, surtout bronchique à petites cellules et dont la pathogénie est inconnue : elles ne sont dues ni à une métastase, ni à une compression (neuropathies, etc.). Elles régressent après la cure de la tumeur maligne.

PARANOIA, *s. f.* [angl. ***paranoia***]. Ensemble de troubles du caractère associant l'orgueil, la méfiance, un jugement faux, une tendance aux interprétations qui favorise un délire et engendre des réactions agressives.

PARANOÏAQUE, *adj.* [angl. ***paranoic***]. Qui concerne la paranoïa. – *s. m.* ou *f.* [angl. ***paranoiac***]. Malade atteint de cette affection.

PARAPHARMACIE, *s. f.* Ensemble des articles non médicaux vendus en pharmacie d'officine et destinés à la santé ainsi qu'à l'hygiène.

PARAPHIMOSIS, *s. m.* [angl. ***paraphimosis***]. Étranglement du gland par le collet préputial trop étroit, lorsque ce dernier a été ramené en arrière de la couronne.

PARAPHLÉBITE, *s. f.* V. *périphlébite.*

PARAPLÉGIE, *s. f.* [angl. ***paraplegia***]. Paralysie des deux membres inférieurs.

PARAPSORIASIS, *s. m.* [angl. ***parapsoriasis***]. Terme désignant un certain nombre de dermatoses érythémato- ou papulosquameuses.

PARA-SIDA, *s. m.* [angl. ***AIDS related complex***]. Terme générique désignant les syndromes apparentés au sida (v. ce terme). Il peut s'agir d'un syndrome mononucléosique d'infection aiguë par le HIV ou de diverses formes de début du sida : syndrome des adénopathies chroniques disséminées, etc. Ce terme est tombé en désuétude.

PARASITAIRE, *adj.* [angl. ***parasitic***]. 1° Qui concerne les parasites ou est causé par eux : *maladies p.* – 2° (psychiatrie). Se dit de phénomènes (images, mots, idées) qui s'imposent à la conscience du malade, bien que celui-ci, par son sens critique, reconnaisse leur absurdité.

PARASITE, *s. m.* [angl. ***parasite***]. Animal ou végétal qui, pendant une partie ou la totalité de son existence, vit aux dépens d'un individu d'une autre espèce.

PARASITÉMIE, *s. f.* [angl. ***parasitaemia***]. Présence de parasites dans le sang.

PARASITICIDE, *adj.* et *s. m.* [angl. ***parasiticidal***]. Se dit des substances qui servent à détruire les parasites.

PARASITISME, *s. m.* [angl. ***parasitism***]. Condition d'un être organisé (*parasite*) qui vit sur un autre corps organisé, qu'il en tire ou non sa nourriture.

PARASITOLOGIE, *s. f.* [angl. ***parasitology***]. Partie de l'histoire naturelle qui s'occupe de l'étude des parasites animaux et végétaux.

PARASITOSE, *s. f.* [angl. ***parasitosis***]. Terme générique par lequel on désigne les maladies déterminées par des parasites.

PARASYMPATHICOLYTIQUE, *adj.* V. *vagolytique.*

PARASYMPATHICOMIMÉTIQUE, *adj.* V. *vagomimétique.*

PARASYMPATHICOTONIE, *s. f.* V. *vagotonie.*

PARASYMPATHIQUE, *adj.* Syn. *vagal.* V. *système nerveux parasympathique.*

PARATHORMONE *s. f.* [angl. ***parathormone***]. Hormone polypeptidique hypercalcémiante sécrétée par les glandes parathyroïdes ; elle agit sur l'os, le rein et l'intestin pour régler le métabolisme calcique et s'oppose à la calcitonine.

PARATHYRÉOPRIVE (syndrome) [angl. ***hypoparathyreosis***]. Syn. *insuffisance parathyroïdienne.* – Manifestations aiguës ou chroniques survenant après l'ablation ou l'atrophie des glandes parathyroïdes : tétanie, hypocalcémie avec hypocalciurie, hyperexcitabilité des nerfs et des muscles.

PARATHYROÏDE, *adj.* [angl. ***parathyroid***]. À côté de la thyroïde. – *glande p.* Glande endocrine située en arrière de la glande thyroïde (2 paires, supérieures et inférieures).

PARATHYROÏDECTOMIE, *s. f.* [angl. ***parathyroidectomy***]. Ablation d'une glande parathyroïde.

PARATHYROÏDIEN, NE, *adj.* [angl. ***parathyroidal***]. Qui concerne les glandes parathyroïdes. – ***hormone p.*** V. *parathormone.* – ***insuffisance p.*** V. *parathyréoprive (sydrome).*

PARATHYROÏDITE, *s. f.* [angl. ***parathyroiditis***]. Inflammation des glandes parathyroïdes.

...PARE [angl. ***para***]. Suffixe qui, précédé d'un chiffre romain (III, IV, etc.), signifie : *femme qui accouche* pour la 3ᵉ fois (*III-pare*), la 4ᵉ fois (*IV-pare*), etc. V.... *geste.*

PARENCHYMATEUX, SE, *adj.* [angl. ***parenchymatous***]. Qui se rapporte à un parenchyme, à l'élément cellulaire noble, fonctionnel. Par opposition au tissu conjonctif de soutien d'un organe.

PARENCHYME, *s. m.* [angl. ***parenchyme***]. Tissu noble, fonctionnel, spécifique d'un organe. V. *stroma.*

PARENTÉRAL, E, *adj.* [angl. ***parenteral***]. Qui a lieu à côté de l'intestin. – *introduction p.* d'une substance : introduction dans l'organisme d'une substance par une autre voie que la voie digestive.

PARÉSIE, *s. f.* [angl. ***paresis***]. Paralysie légère consistant dans l'affaiblissement de la contractilité.

PARESTHÉSIE, *s. f.* [angl. ***paraesthesia***]. 1° Anomalie de la perception des sensations, tactiles, douloureuses, thermiques ou vibratoires. – 2° Sensations pénibles variées, survenant sans cause apparente, telles que fourmillement, engourdissement.

PARIÉTAL (syndrome) [angl. ***parietal lobe syndrome***]. Ensemble de symptômes provoqués par une lésion du lobe pariétal du cerveau. Ils sont dus à un trouble de l'intégration et de l'utilisation des messages sensitifs venus de la périphérie.

PARIÉTAL, E, *adj.* [angl. ***parietal***]. Relatif à une paroi. – *s. m.* [angl. ***parietal bone***]. Os plat, pair et symétrique, constituant la paroi latérale de la voûte crânienne.

PARKINSON (maladie de) (James P. 1755-1824, médecin britannique) [angl. ***Parkinson's disease***]. Affection due à une lésion du corps strié et du *locus niger* essentiellement caractérisée par un tremblement spécial, surtout prononcé aux doigts et par une rigidité musculaire qui donne au malade une attitude soudée particulière et figée.

PARKINSONIEN, NE, *adj.* [angl. ***parkinsonian***]. Qui se rapporte à la maladie de Parkinson. – *s. m.* ou *f.* Sujet atteint de la maladie de Parkinson.

PARODONTE, *s. m.* [angl. ***periodontium***]. Ensemble des tissus de soutien de la dent, gencive, ligament et os alvéolaire, cément.

PARODONTIE, *s. f.* [angl. ***parodontitis***]. Partie de l'art dentaire traitant des maladies des tissus de soutien de la dent.

PARODONTITE, *s. f.* Syn. *périodontite.* [angl. ***parodontitis***]. Inflammation du parodonte.

PARODONTOLYSE, *s. f.* [angl. ***parodontolysis***]. Destruction du parodonte (v. *parodontite*).

PARODONTOME, *s. m.* V. *dentome.*

PARODONTOSE, *s. f.* [angl. ***parodontosis***]. Affection dégénérative du parodonte aboutissant à la destruction et à la chute des dents (v. *parodontite*).

PAROTIDE, *adj.* [angl. ***parotid***]. Près de l'oreille. – *glande p.* [angl. ***parotid gland***]. La plus volumineuse des glandes salivaires située derrière la branche montante de la mandibule. Son conduit évacuateur est le canal de Sténon.

PAROTIDECTOMIE, *s. f.* [angl. ***parotidectomy***]. Ablation totale ou partielle de la glande parotide.

PAROTIDITE, *s. f.* [angl. ***parotiditis***]. Inflammation de la parotide.

PAROXYSME, *s. m.* [angl. ***paroxysm***]. Période d'une maladie ou d'un état morbide pendant laquelle les symptômes ont leur maximum d'acuité.

PARTHÉNOGENÈSE, *s. f.* [angl. ***parthenogenesis***]. Production de certains êtres sans fécondation.

PARTURIENTE, *s. f.* [angl. ***parturient woman***]. Femme qui accouche.

PARTURITION, *s. f.* [angl. ***parturition***]. Accouchement naturel.

PASCAL, *s. m.* (Symbole Pa) (Blaise P. 1623-1662, savant français) [angl. ***pascal***]. Unité de pression du système international d'unités. Pression exerçant sur une surface plane de 1 m^2 une force totale de 1 newton.

PASSAGE À L'ACTE [angl. ***acting out***]. Comportement brusquement impulsif et violent, traduisant la mise à exécution de pulsions jusque-là réprimées.

PASTEURELLOSE, *s. f.* [angl. ***pasteurellosis***]. Septicémie hémorragique observée en médecine vétérinaire, due au genre bactérien Pasteurella. Transmises par les animaux, les *p.* humaines sont la peste, la tularémie et la *p.* à *Pasteurella multocida,* l'agent du choléra des poules.

PASTEURISATION, *s. f.* [angl. ***pasteurization***]. Destruction des bactéries d'un liquide fermentescible en le chauffant à 75 °C pendant 30 minutes puis en le refroidissant brusquement.

PASTILLE, *s. f.* V. *tablette.*

PATCH, *s. m.* (anglais). Pièce, morceau, timbre.

PÂTE, *s. f.* [angl. ***paste***] (pharmacie). Pommade épaisse comportant une proportion importante de poudre.

PATELLA, *s. f.* [angl. ***patella***]. Syn. *rotule.* Os sésamoïde situé à la face antérieure du genou dans le tendon du quadriceps fémoral.

PATELLAIRE, *adj.* V. *rotulien.*

PATELLECTOMIE, *s. f.* [angl. ***patellectomy***]. Ablation de la rotule.

PATELLITE, *s. f.* [angl. ***patellitis***]. Ostéite de la rotule.

PATELLOPLASTIE, *s. f.* [angl. ***patelloplasty***]. Reconstitution chirurgicale de la rotule en cas de fracture ou modelage chirurgical de cet os en cas d'arthrose fémoro-patellaire.

PATHÉTIQUE (nerf). Désignation ancienne du nerf trochléaire.

PATHOGÈNE, *adj.* [angl. ***pathogenic***]. Qui détermine une maladie. P. ex. : *microbe pathogène.* – **Pouvoir P.** : V. *pathogénicité.*

PATHOGÉNICITÉ, *s. f.* [angl. ***pathogenicity***]. Pouvoir de provoquer une maladie.

PATHOGÉNIE, *s. f.* [angl. ***pathogenesis***]. Étude du mécanisme par lequel agissent les causes des maladies pour déclencher l'évolution de celles-ci.

PATHOGNOMONIE, *s. f.* [angl. ***pathognomy***]. Étude des signes caractéristiques d'une maladie.

PATHOGNOMONIQUE, *adj.* [angl. ***pathognomonic***]. Qui est spécifique d'une maladie. – *signe p.*

PATHOLOGIE, *s. f.* [angl. ***pathology***]. Science qui a pour objet l'étude des maladies.

PATHOLOGIE COMPARÉE [angl. ***comparative pathology***]. Étude comparative des phénomènes morbides dans les différentes espèces animales.

PATHOLOGIE EXTERNE [angl. ***external pathology***]. Partie de la *p.* consacrée à l'étude des maladies ou lésions siégeant à la surface du corps ou dont les soins nécessitent l'emploi de moyens chirurgicaux.

PATHOLOGIE GÉNÉRALE [angl. ***general pathology***]. Partie de la *p.* qui traite des éléments communs à toutes les maladies (causes, lésions, symptômes), considérés en eux-mêmes et non plus dans leurs groupements constituant les différents types morbides.

PATHOLOGIE INTERNE [angl. ***internal pathology***]. Partie de la *p.* consacrée à l'étude des maladies siégeant à l'intérieur du corps ou justiciables de traitements purement médicaux.

PATHOLOGIQUE, *adj.* [angl. ***pathological***]. Qui concerne la pathologie. P. ex. : *anatomie p.*

PATHOMIMIE, *s. f.* [angl. ***pathomimia***]. État morbide voisin de la mythomanie, caractérisé par le besoin qu'éprouvent ceux qui en sont atteints de simuler une maladie.

PATIENT, E, *s. m.* ou *f.* [angl. ***patient***]. Client(e) d'un médecin.

PAUCISYMPTOMATIQUE, *adj.* Qui donne lieu à peu de symptômes.

PAUL ET BUNNELL (réaction de) (John P. 1891-1971 ; Walls B. né en 1902, médecins américains) [angl. ***Paul-Bunnell test***]. Réaction d'agglutination caractéristique de la mononucléose infectieuse.

PAUPIÈRE, *s. f.* [angl. ***eyelid***]. Membrane protégeant la partie antérieure de l'œil. V. *tarse (cartilage).*

PB. Ponction-biopsie. V. *ponction.*

PCEM. Premier cycle des études médicales. Il dure deux ans et se continue par le DCEM.

PCO_2. Symbole de *pression partielle en gaz carbonique* d'un milieu gazeux (air) ou liquide (sang).

PDF. Produits de dégradation de la fibrine. V. *fibrine.*

PEAU, *s. f.* [angl. ***skin***]. Organe membraneux souple recouvrant la surface du corps. On lui décrit deux couches superficielles, *l'épiderme* recouvrant le *derme* et une couche profonde, *l'hypoderme* contenant le pannicule adipeux. La peau possède des phanères, des glandes sébacées et sudoripares et des corpuscules tactiles.

PEAU D'ORANGE (phénomène de la) [angl. ***orange peel skin***]. Aspect piqueté et capitonné de la peau observé dans la cellulite sous-cutanée et traduisant aussi l'adhérence cutanée au cancer du sein.

PEAUCIER (signe du) [angl. ***Babinski's platysma sign***]. La contraction du muscle peaucier du cou est plus énergique du côté sain que du côté paralysé dans l'hémiplégie organique. (V. *platysma*).

PECTORAL, E, *adj.* [angl. ***pectoral***]. Relatif à la poitrine.

PÉDALIER, *s. m.* [angl. ***pedalier***]. Dispositif de mécanothérapie comportant des pédales de bicyclette ou de machine à coudre.

PÉDÉRASTIE, *s. f.* [angl. ***paederasty***]. Syn. *pédophilie.* Variété de l'inversion de l'instinct sexuel chez l'homme s'adressant aux enfants. V. *homosexuel.*

PÉDIATRIE, *s. f.* [angl. ***paediatrics***]. Branche de la médecine qui s'occupe des maladies des enfants. Médecine infantile.

PÉDICULAIRE, *adj.* [angl. ***pedicular***]. Qui concerne les poux. – ***maladie p.*** V. *phtiriase.*

PÉDICULE, *s. m.* [angl. ***pedicle***]. Partie rétrécie rattachant au corps certaines tumeurs ou certains organes. V. *pédoncule.*

PÉDICULÉ, E, *adj.* [angl. ***pediculate***]. Qui possède un pédicule.

PÉDICULOSE, *s. f.* V. *phtiriase.*

PÉDICURE, *s. m.* ou *f.* [angl. ***chiropodist***]. Personne soignant les affections superficielles des pieds.

PÉDILUVE, *s. m.* [angl. ***pediluvium***]. Bain de pieds.

PÉDODONTIE, *s. f.* [angl. ***paedontia***]. Odontologie de l'enfant.

PÉDONCULE, *s. m.* [angl. ***peduncle***]. 1° Syn. de *pédicule.* – 2° (anatomie du système nerveux). Faisceau de substance blanche reliant deux organes ou régions de l'encéphale. P. ex. *p. hypophysaire, cérébelleux.*

PÉDONCULE CÉRÉBRAL [angl. ***cerebral peduncle***]. Volumineux cordon de substance blanche situé de façon paire et symétrique à la partie antérieure du mésencéphale.

PÉDOPHILIE, *s. f.* V. *pédérastie.*

PÉDOPSYCHIATRIE, *s. f.* [angl. ***child psychiatry***]. Psychiatrie infantile.

PÉDOSPASME, *s. m.* [angl. ***pedal spasm***]. Syn. *spasme pédal.* Contracture du pied en extension et en varus pendant la crise de tétanie.

PEELING, *s. m.* (angl.). V. *exfoliation.*

PEG. V. *polyéthylène glycol.*

PELADE, *s. f.* [angl. ***alopecia aerata***]. Dermatose atteignant les régions pileuses du corps, surtout le cuir chevelu et la barbe ; elle est caractérisée par des plaques d'alopécie bien circonscrites. L'évolution se fait en quelques mois vers la repousse totale des poils.

PELLAGRE, *s. f.* [angl. ***pellagra***]. Maladie due à une carence en vitamine PP. Elle est caractérisée par un érythème siégeant sur les parties découvertes, des troubles digestifs, souvent des troubles mentaux, une porphyrinurie et peut évoluer vers la cachexie et la mort.

PELVIMÉTRIE, *s. f.* [angl. ***pelvimetry***]. Syn. *pelvigraphie.* Mensuration du bassin pratiquée en obstétrique.

PELVIS, *s. m.* V. *excavation pelvienne.*

PELVISPONDYLITE RHUMATISMALE [angl. ***rhumatoid spondylitis***]. Affection peu fréquente, survenant le plus souvent chez des hommes jeunes, évoluant lentement et atteignant électivement les articulations sacro-iliaques et la colonne vertébrale dont les ligaments se calcifient.

PÉLYCOSCOPIE, *s. f.* [angl. ***culdoscopy***]. Syn. *culdoscopie.* – Examen visuel direct de la cavité pelvienne, éclairée par un instrument spécial introduit par le vagin après laparotomie vaginale.

PEMPHIGOÏDES, *s. f. pl.* [angl. ***pemphigoid***]. Terme groupant toutes les dermatoses bulleuses différentes du pemphigus vrai.

PEMPHIGUS, *s. m.* [angl. ***pemphigus***]. Toute dermatose dont la bulle constitue l'élément essentiel. Elles sont classées en deux groupes : le *p. vrai* et les *pemphigoïdes.*

PÉNICILLINASE, *s. f.* [angl. ***penicillinase***]. Enzyme produite par certains microbes et qui détruit la pénicilline.

PÉNICILLINE, *s. f.* [angl. ***penicillin***]. Antibiotique de la famille des bêtalactamines. La *p.* naturelle (pénicilline G) est élaborée par une moisissure, le *Penicillium notatum* ; elle est douée d'une très grande activité antibactérienne. Les *p.* semi-synthétiques résistent mieux aux pénicillinases ou possèdent un spectre d'action plus large.

PÉNIS, *s. m.* [angl. ***penis***]. Syn. *verge* et, *pro parte, phallus.* Organe mâle destiné à la copulation ; il contient l'urètre, les corps érectiles spongieux et caverneux ; il se termine par le gland, recouvert du prépuce et percé du méat urinaire.

PÉNITIS, *s. f.* [angl. ***penitis***]. Inflammation totale de la verge, envahissant les tissus érectiles et le fourreau.

PENTOSE, *s. m.* [angl. ***pentose***]. Sucre (ose) contenant cinq atomes de carbone.

PEPSINE, *s. f.* [angl. ***pepsin***]. Enzyme contenue dans le suc gastrique et servant à la digestion des protéines.

PEPTIDE, *s. m.* [angl. ***peptide***]. Molécule protidique formée par la réunion de plusieurs acides aminés.

PEPTIQUE, *adj.* [angl. ***peptic***]. Relatif à la digestion. – ***ulcère p.*** Ulcère survenant après une intervention gastrique et localisé au niveau de la nouvelle bouche.

PEPTONE, *s. f.* [angl. ***peptone***]. Mélange de peptides provenant de la dégradation de substances protidiques. On l'utilise comme bouillon de culture en bactériologie.

PERCUSSION, *s. f.* [angl. ***percussion***]. Mode d'exploration clinique, qui consiste à provoquer certains sons en frappant avec un doigt une région déterminée du corps pour reconnaître l'état des parties sous-jacentes.

PERCUTANÉ, E, *adj.* [angl. ***percutaneous***]. Qui se produit à travers la peau.

PERFUSION, *s. f.* [angl. ***infusion***]. Injection intraveineuse lente et prolongée d'une quantité importante de soluté contenant ou non des médicaments.

PÉRIADÉNITE, *s. f.* [angl. ***perilymphadenitis***]. Inflammation de l'atmosphère conjonctive périganglionnaire.

PÉRIARTÉRITE, *s. f.* [angl. ***periarteritis***]. Inflammation de la tunique externe des artères.

PÉRIARTHRITE, *s. f.* [angl. ***periarthritis***]. Rhumatisme extra-articulaire qui atteint l'ensemble des tissus fibrotendineux entourant l'articulation : *p.* de l'épaule (*p.* scapulo-humérale).

PÉRICARDE, *s. m.* [angl. ***pericardium***]. Enveloppe fibroséreuse du cœur composée du *p. fibreux* entourant le *p. séreux,* lui-même formé de deux feuillets *pariétal* et *viscéral* dont la ligne de réflexion se fait autour de l'origine des gros vaisseaux.

PÉRICARDECTOMIE ou **PÉRICARDIECTOMIE,** *s. f.* [angl. ***pericardectomy***]. Décortication du cœur indiquée dans la péricardite chronique constrictive.

PÉRICARDIOCENTÈSE, *s. f.* [angl. ***pericardiocentesis***]. Ponction du péricarde.

PÉRICARDIQUE, *adj.* [angl. ***pericardial***]. Qui a rapport au péricarde.

PÉRICARDITE, *s. f.* [angl. ***pericarditis***]. Inflammation du péricarde, aiguë ou chronique, sèche ou avec épanchement.

PÉRICARDITE AIGUË BÉNIGNE ou **ÉPIDÉMIQUE** ou **FUGACE** ou **AIGUË NON SPÉCIFIQUE BÉNIGNE** [angl. ***idiopathic acute pericarditis***]. Péricardite souvent virale survenant chez les adultes jeunes, caractérisée par son début aigu très douloureux et fébrile et son évolution classique vers la guérison malgré des récidives possibles.

PÉRICARDITE CONSTRICTIVE ou **CALLEUSE** [angl. ***constrictive pericarditis***]. Forme de *p.* chronique caractérisée par l'épaississement du sac péricardique, qui constitue une gangue fibreuse, parfois calcifiée, progressivement rétractile, enserrant le cœur dont elle gêne les mouvements (adiastolie).

PÉRICARDOPLASTIE, *s. f.* [angl. ***pericardioplasty***]. Intervention chirurgicale consistant en un modelage du péricarde obtenu en règle par une résection partielle.

PÉRICARDOTOMIE, *s. f.* [angl. ***pericardiotomy***]. Incision du péricarde.

PÉRICHOLÉCYSTITE, *s. f.* [angl. ***pericholecystitis***]. Inflammation du tissu cellulaire qui entoure la vésicule biliaire.

PÉRICYTE, *s. m.* [angl. ***pericyte***]. Cellule du périthélium (v. ce terme).

PÉRIDURAL, E, *adj.* [angl. ***peridural***]. Situé(e) autour de la dure-mère. – ***anesthésie p.*** V. *anesthésie épidurale.*

PÉRIHÉPATITE, *s. f.* [angl. ***perihepatitis***]. Inflammation de la capsule fibreuse du foie ou du péritoine qui entoure cet organe.

PÉRILYMPHE, *s. f.* [angl. ***perilymph***]. Liquide séparant les labyrinthes osseux et membraneux de l'oreille interne. Il ne communique pas avec l'endolymphe (v. ce terme).

PÉRINATALE (période) [angl. ***perinatal period***]. Période allant du 154e jour de la gestation au 7e jour après la naissance (OMS). V. *néonatale (période).*

PÉRINATALITÉ, *s. f.* Ensemble des conditions et des soins qui entourent la naissance de l'enfant avant, pendant et après la grossesse. V. *périnatalogie.*

PÉRINATALOGIE ou **PÉRINATOLOGIE,** *s. f.* [angl. ***perinatology***]. Syn. *médecine périnatale.* Étude des maladies de l'enfant qui peuvent survenir pendant les périodes précédant ou suivant immédiatement la naissance.

PÉRINÉE, *s. m.* [angl. ***perineum***]. Ensemble des parties molles dessinant une région losangique située au-dessous du diaphragme pelvien, limitée en avant par la symphyse pubienne, en arrière par le coccyx et latéralement par les branches ischio-pubiennes ; elle est traversée par l'anus et le vagin.

PÉRINÉOPLASTIE, *s. f.* [angl. ***perineoplasty***]. Autoplastie de la région périnéale.

PÉRINÉORRAPHIE, *s. f.* [angl. ***perineorrhaphy***]. Suture des deux lèvres d'un périnée déchiré au cours d'un accouchement.

PÉRINÉOTOMIE, *s. f.* [angl. ***perineotomy***]. Incision du périnée.

PÉRINÉPHRITE, *s. f.* [angl. ***perinephritis***]. Inflammation de l'enveloppe celluloadipeuse du rein.

PÉRIODE, *s. f.* 1° V. *demi-vie.* – 2° Temps de révolution d'un phénomène cyclique.

PÉRIODIQUE, *adj.* [angl. ***periodic***]. Qui se reproduit à intervalles réguliers. – ***maladie p.*** : V. *maladie périodique.*

PÉRIOSTE, *s. m.* [angl. ***periosteum***]. Membrane fibreuse recouvrant l'os, à l'exception des surfaces articulaires ; elle sert à la nutrition, à la croissance et éventuellement à la réparation osseuse.

PÉRIOSTIQUE, *adj.* Qui se rapporte au périoste.

PÉRIOSTITE, *s. f.* [angl. ***periostitis***]. Nom générique des inflammations du périoste ; elles s'accompagnent généralement d'ostéite. – ***p. alvéolodentaire.*** Syn. *alvéolite.* Inflammation de la membrane alvéolodentaire, succédant presque toujours à la carie dentaire.

PÉRIOSTOSE, *s. f.* [angl. ***periostosis***]. Lésion non inflammatoire du périoste pouvant se transformer en exostose.

PÉRIPARTUM, *s. m.* [angl. ***peripartum***]. Période comprenant le dernier mois de la grossesse et les premiers mois qui suivent l'accouchement.

PÉRIPHÉRIQUE (syndrome) (neurologie). Ensemble de symptômes dus à l'atteinte du neurone périphérique au niveau de la corne antérieure, des racines antérieures ou postérieures, du ganglion ou du nerf.

PÉRIPHLÉBITE, *s. f.* [angl. ***periphlebitis***]. Syn. *paraphlébite*. Inflammation du tissu conjonctif qui entoure une veine.

PÉRISTALTIQUE, *adj.* [angl. ***peristaltic***]. Se dit des contractions qui se font de haut en bas dans l'estomac et l'intestin.

PÉRISTALTISME, *s. m.* [angl. ***peristaltism***]. Contractions péristaltiques.

PÉRITHÉLIUM, *s. m.* [angl. ***perithelium***]. Tunique externe discontinue des capillaires, faite de péricytes.

PÉRITOINE, *s. m.* [angl. ***peritoneum***]. Membrane doublée d'une séreuse tapissant l'intérieur de la paroi abdominale (*p. pariétal*) et recouvrant les viscères abdominaux (*p. viscéral*). Ces deux feuillets délimitent une cavité virtuelle, la cavité péritonéale et sont reliés par les mésos.

PÉRITONÉOSCOPIE, *s. f.* V. *cœlioscopie*.

PÉRITONISATION, *s. f.* [angl. ***peritonization***]. Temps spécial de la laparotomie ayant pour but de recouvrir de séreuse toutes les surfaces cruentées.

PÉRITONITE, *s. f.* [angl. ***peritonitis***]. Inflammation aiguë ou chronique du péritoine.

PÉRIUNGUÉAL, E, *adj.* [angl. ***periungual***]. Autour de l'ongle.

PERLÈCHE, *s. f.* [angl. ***perleche***]. Maladie de peau bénigne, due à des germes variés, contagieuse, caractérisée par une exulcération siégeant au niveau de la commissure des lèvres. C'est une complication de l'impétigo.

PERLINGUAL, E, *adj.* [angl. ***perlingual***]. À travers la langue. – *voie p.* Voie d'absorption de certains médicaments.

PERMICTIONNEL, LE, *adj.* Qui se produit pendant l'émission d'urine.

PERNICIEUX, SE, *adj.* [angl. ***pernicious***]. Se dit de certaines formes graves des maladies, la gravité étant due, non à une circonstance accidentelle, comme l'âge du sujet ou son état antérieur, mais à la nature même du mal. – ***anémie p.*** V. *Biermer (anémie de)*.

PERNICIOSITÉ, *s. f.* [angl. ***malignancy***]. Caractère particulièrement grave présenté par certaines formes de maladies (paludisme, anémie), capable d'entraîner rapidement la mort.

PÉRONÉ, *s. m.* V. *fibula*.

PEROPÉRATOIRE, *adj.* [angl. ***peroperative***]. Qui se produit au cours d'une intervention chirurgicale.

PER OS (lat.). Par voie buccale.

PÉROU (baume du) [angl. ***Peruvian balm***]. Substance aromatique s'écoulant du tronc d'un arbre exotique et que l'on utilise en pharmacie comme antiseptique et comme expectorant.

PEROXYDASE, *s. f.* [angl. ***peroxidase***]. Enzyme oxydante pouvant décomposer l'eau oxygénée (peroxyde d'hydrogène, d'où son nom) avec production d'oxygène actif.

PERSONNALITÉ, *s. f.* [angl. ***personality***]. Ensemble des éléments morphologiques, physiologiques, intellectuels et affectifs conférant à chaque individu son originalité.

PERSPIRATION, *s. f.* [angl. ***perspiration***]. Exhalation de vapeur d'eau et de gaz à travers une membrane. – Ce mot ne s'emploie guère que dans l'expression *p. cutanée*.

PERVERSION, *s. f.* [angl. ***perversion***]. Déviation des instincts ou du jugement, due à un trouble psychique qui provoque des tendances affectives et morales contraires aux tendances normales.

PERVERSITÉ, *s. f.* [angl. ***perversity***]. Trouble psychique qui consiste dans le plaisir à faire le mal.

PESSAIRE, *s. m.* [angl. ***pessary***]. Instrument que l'on introduit dans le vagin pour maintenir l'utérus, lorsque cet organe est déplacé.

PESTE, *s. f.* [angl. ***plague***]. Maladie infectieuse, épidémique et contagieuse d'une extrême gravité, existant à l'état endémique au centre de l'Asie et de l'Afrique, caractérisée par les signes généraux propres à toutes les infections et, suivant le cas, par l'apparition de bubons aux aines et aux aisselles (*p. bubonique*), par des signes d'inflammation pulmonaire (*p. pneumonique*), par des hémorragies se faisant par les diverses muqueuses et au niveau des téguments (*p. noire*). Elle est due à un coccobacille, *Yersinia pestis* ; dans la diffusion des épidémies, le rat joue un rôle essentiel, transmettant la maladie à l'homme par l'intermédiaire de la puce. – ***p. aviaire***. V. *grippe aviaire*.

PESTIFÉRÉ, E, *adj.* [angl. ***plague patient***]. Qui est atteint de la peste.

PESTILENTIEL, LE, *adj.* [angl. ***pestilential***]. Qui dépend de la peste ou, par analogie, qui en a le caractère de gravité. – ***maladie p.*** V. *quarantenaire (maladie)* et *peste*.

PÉTÉCHIAL, E, *adj.* [angl. ***petechial***]. Qui s'accompagne de pétéchies.

PÉTÉCHIES, *s. f. pl.* [angl. ***petechia***]. Variété d'hémorragie cutanée, caractérisée par de petites taches d'un rouge violacé, dont les dimensions varient d'une tête d'épingle à une lentille. Ce sont les plus petites taches de purpura.

PÉTREUX, SE, *adj.* [angl. ***petrous***]. Qui a rapport au rocher, partie compacte de l'os temporal. P. ex. *nerfs p.*

PETRI (boîte de) (Julius P. 1852-1921, bactériologiste allemand) [angl. ***Petri's dish***]. Boîte formée de deux disques de verre pouvant s'adapter l'un à l'autre ; elle est surtout utilisée pour la culture sur milieu solide et la séparation des microbes dont les colonies se développent isolément et peuvent être facilement étudiées.

PÉTROSITE, *s. f.* [angl. ***petrositis***]. Ostéite profonde du rocher, presque toujours consécutive à uneotite moyenne.

PET-SCAN. V. *TEP*.

PEXIE, *s. f.* [angl. ***pexia***]. Fixation. – Employé comme suffixe, ce mot désigne soit l'opération chirurgicale destinée à remédier à la mobilité anormale ou à la ptose d'un organe (néphropexie, entéropexie), soit la fixation d'éléments anormaux par certaines cellules de l'organisme (bactériopexie, colloïdopexie).

PEYER (plaques de) (Johann P., médecin suisse, 17e siècle) [angl. ***Peyer's patches***]. Follicules lymphoïdes sous-muqueux de la partie terminale de l'intestin grêle, enflammés et ulcérés dans la fièvre typhoïde.

PEYOTL, *s. m.* V. *mescaline*.

PG. 1° (ou PGP). Abréviation de *paralysie générale progressive*. – 2° Abréviation de *prégnandiol*. – 3° Abréviation de *prostaglandine*.

pH [angl. ***pH***]. Symbole exprimant l'acidité réelle d'une solution en fonction de sa concentration en ions H^+. Le pH est le logarithme changé de signe de la concentration en ions H : $pH = -\log [H^+]$. Une solution neutre a un pH = 7 ; le pH d'une solution acide est inférieur à 7 ; celui d'une solution basique, supérieur à 7.

ph. V. *phot*.

PHACOMALACIE, *s. f.* [angl. ***phacomalacia***]. Ramollissement du cristallin.

PHACOMATOSE, *s. f.* [angl. ***phacomatosis***]. Groupe de maladies qui ont en commun la présence de petites tumeurs ou de kystes situés en particulier au niveau du système nerveux. Il comprend la maladie de Recklinghausen, la sclérose tubéreuse de Bourneville, la maladie de von Hippel-Lindau.

PHACOSCLÉROSE, *s. f.* [angl. ***phacosclerosis***]. Induration du cristallin.

PHÆOCHROMOCYTOME, *s. m.* V. *phéochromocytome*.

PHAGE, *s. m.* V. *bactériophage*.

PHAGÉDÉNIQUE, *adj.* [angl. ***phagedenic***]. Qui ronge.

PHAGÉDÉNISME, *s. m.* [angl. ***phagedenism***]. Tendance de quelques plaies, ulcérations, chancres, à s'étendre en surface et en profondeur et à résister aux traitements.

PHAGOCYTAIRE, *adj.* [angl. ***phagocytal***]. Qui a rapport aux phagocytes et à la phagocytose.

PHAGOCYTE, *s. m.* [angl. ***phagocyte***]. Cellule capable d'englober des corps étrangers solides (cellules altérées, microbes) qui sont détruits dans leur cytoplasme. Les *p.* sont mobiles (leucocytes polynucléaires, monocytes) ou fixes (macrophages). Ils participent à la défense de l'organisme.

PHAGOCYTOSE, *s. f.* [angl. ***phagocytosis***]. Absorption de particules solides par une cellule.

PHALANGISATION, *s. f.* [angl. ***phalangization***]. Opération consistant à sectionner la commissure du pouce ou des doigts pour permettre l'utilisation d'une main mutilée ou l'adaptation d'un appareil prothétique sur cette main.

PHALLIQUE, *adj.* [angl. ***phallic***]. Qui se rapporte au phallus. – ***stade p.*** [angl. ***phallic stage***]. Troisième phase de la libido infantile. V. *anal (stade)* et *oral (stade).*

PHALLOÏDIEN, NE, *adj.* Qui se rapporte à l'*Amanite phalloïde,* champignon vénéneux. – *intoxication phalloïdienne.*

PHALLUS, *s. m.* [angl. ***phallus***]. Pénis en érection.

PHANÈRE, *s. m.* [angl. ***exoskeleton***]. Toute production épidermique apparente, telle que poils et ongles.

PHANTASME ou **FANTASME,** *s. m.* [angl. ***phantasm***]. Objet qu'un malade, atteint d'hallucination visuelle ou de lésion de l'appareil optique, croit percevoir. – En psychanalyse, rêverie à l'état de veille.

PHARMACIE, *s. f.* [angl. ***pharmacy***]. 1° Art de préparer les médicaments. – 2° Local (officine) où sont préparés, stockés et dispensés les médicaments.

PHARMACIEN, *s. m.* [angl. ***chemist***]. Personne qui munie des diplômes nécessaires, fabrique ou dispense des médicaments.

PHARMACOCINÉTIQUE, *s. f.* [angl. ***pharmacokinetics***]. Étude du sort des médicaments dans l'organisme.

PHARMACODÉPENDANCE, *s. f.* [angl. ***drug dependance***]. État résultant de l'absorption périodique ou continuelle de certaines substances chimiques et dans lequel le sujet a besoin de continuer son intoxication.

PHARMACODYNAMIE, *s. f.* [angl. ***pharmacodynamics***]. Partie de la pharmacologie qui a pour objet l'étude de l'action exercée par les agents médicinaux sur l'organisme sain.

PHARMACOLOGIE, *s. f.* [angl. ***pharmacology***]. Étude des médicaments et, d'une manière plus générale, des diverses substances capables d'agir sur l'organisme.

PHARMACOMANIE, *s. f.* [angl. ***pharmacomania***]. Besoin impérieux qu'éprouvent certains sujets d'absorber des médicaments.

PHARMACOPÉE, *s. f.* V. *codex.*

PHARMACOPHILIE, *s. f.* V. *pharmacomanie.*

PHARMACOVIGILANCE, *s. f.* [angl. ***drug monitoring***]. Surveillance des effets indésirables des médicaments.

PHARYNGECTOMIE, *s. f.* [angl. ***pharyngectomy***]. Ablation du pharynx en totalité ou en partie.

PHARYNGISME, *s. m.* [angl. ***pharyngismus***]. Contraction spasmodique des muscles du pharynx.

PHARYNGITE, *s. f.* [angl. ***pharyngitis***]. Inflammation du pharynx.

PHARYNGOSCOPIE, *s. f.* [angl. ***pharyngoscopy***]. Examen de la cavité du pharynx à l'aide du pharyngoscope, instrument analogue au laryngoscope.

PHARYNGOTOMIE, *s. f.* [angl. ***pharyngotomy***]. Ouverture chirurgicale du pharynx.

PHARYNX, *s. m.* [angl. ***pharynx***]. Carrefour aérodigestif musculo-membraneux en forme d'entonnoir situé au-dessus de l'œsophage et du larynx, communiquant en avant avec la bouche (oropharynx), en haut avec les fosses nasales (rhinopharynx), et recevant latéralement les trompes auditives ou d'Eustache.

PHÉNICOLES, *s. m. pl.* Famille d'antibiotiques comprenant le chloramphénicol et le thiamphénicol.

PHÉNOBARBITAL, *s. m.* (DCI) [angl. ***phenobarbital***]. Substance douée de propriétés anti-épileptiques. V. ce terme et *barbiturisme.*

PHÉNOL, *s. m.* [angl. ***phenol***]. Nom générique des composés aromatiques comportant un ou plusieurs groupes hydroxyle (-OH) sur les carbones aromatiques. Nom du plus simple d'entre eux (C_6H_5-OH) dont la solution à 2 % dans l'eau était appelée *acide phénique.* Suivant le nombre de groupes phénol présents sur la molécule, on parle de di-, tri- ou polyphénols (v. ce terme).

PHÉNOTYPE, *s. m.* [angl. ***phenotype***]. Manifestation apparente du patrimoine héréditaire (*génotype,* v. ce terme) de l'individu plus ou moins modifié par le milieu ambiant.

PHENTOLAMINE, *s. f.* (DCI) [angl. ***phentolamine***]. Substance de synthèse antagoniste de l'adrénaline.

PHÉNYLALANINE, *s. f.* [angl. ***phenylalanine***]. Acide aminé de la série cyclique ; dans la chaîne qui aboutit à la synthèse des catécholamines, il est le précurseur de la tyrosine.

PHÉNYLCÉTONURIE, *s. f.* V. *oligophrénie phénylpyruvique.*

PHÉNYLÉPHRINE, *s. f.* (DCI) [angl. ***phenylephrine***]. Amine sympathicomimétique ayant des propriétés alphastimulantes.

PHÉNYTOÏNE, *s. f.* (DCI) [angl. ***phenytoine***]. Syn. *diphénylhydantoïne.* Substance douée de propriétés anti-épileptiques et anti-arythmiques cardiaques.

PHÉOCHROMOCYTOME, *s. m.* ou **PHÆOCHROMOCYTOME,** *s. m.* [angl. ***phaeochromocytoma***]. Tumeur très riche en adrénaline et en noradrénaline, développée aux dépens du tissu médullaire de la glande surrénale. Elle se manifeste classiquement par des crises d'hypertension paroxystique.

PHILTRUM, *s. m* [TA et angl. ***philtrum***]. Sillon vertical et médian de la lèvre supérieure.

PHIMOSIS, *s. m.* [angl. ***phimosis***]. Étroitesse congénitale ou accidentelle de l'anneau préputial, empêchant de découvrir le gland.

PHLÉBALGIE, *s. f.* [angl. ***phlebalgia***]. Douleur siégeant sur le trajet des veines variqueuses.

PHLÉBECTASIE, *s. f.* [angl. ***phlebectasia***]. Dilatation veineuse. Varice.

PHLÉBECTOMIE, *s. f.* [angl. ***phlebectomy***]. Résection d'un segment de veine.

PHLÉBITE, *s. f.* [angl. ***phlebitis***]. Inflammation d'une veine. Ce terme est en fait employé pour désigner soit une *thrombophlébite,* soit une *phlébothrombose.*

PHLÉBOCAVOGRAPHIE, *s. f.* V. *cavographie.*

PHLÉBOGRAPHIE, *s. f.* [angl. ***phlebography***]. 1° Inscription des battements d'une veine, généralement la jugulaire interne. – 2° Radiographie d'une veine après injection d'un produit opaque aux rayons X.

PHLÉBOLITHE, *s. m.* [angl. ***phlebolith***]. Concrétion calcaire qui incruste parfois les parois des veines variqueuses.

PHLÉBOLOGIE, *s. f.* [angl. ***phlebology***]. Étude des veines et de leurs maladies.

PHLÉBOTHROMBOSE, *s. f.* [angl. ***phlebothrombosis***]. Variété de thrombose veineuse caractérisée par un caillot adhérant peu à une paroi presque normale. Elle est remarquable par sa latence et la fréquence des embolies. Elle s'oppose à la *thrombophlébite.*

PHLÉBOTONIQUE, *adj.* [angl. ***phlebotonic***]. Qui augmente la tonicité des parois veineuses.

PHLEGMON, *s. m.* [angl. ***phlegmon***]. Inflammation du tissu conjonctif superficiel ou profond périviscéral.

PHLYCTÈNE, *s. f.* [angl. ***phlyctene***]. Soulèvement de l'épiderme, rempli de sérosité transparente. Ce mot désigne à la fois la vésicule et la bulle.

PHOBIE, *s. f.* [angl. ***phobia***]. Nom donné à des appréhensions irraisonnées, obsédantes et angoissantes. – Employé comme *suffixe,* ce mot désigne la peur morbide de l'objet désigné par la première partie du mot composé.

PHOCOMÉLIE, *s. f.* [angl. ***phocomelia***]. Atrophie des deux segments moyens des membres, les mains et les pieds semblant s'insérer directement sur le tronc.

PHONATION, *s. f.* [angl. ***phonation***]. Ensemble des phénomènes aboutissant à l'émission de sons et de la voix.

PHONIATRIE, *s. f.* [angl. ***phoniatrics***]. Étude de la voix, de son mécanisme et de ses troubles.

PHONOCARDIOGRAMME, *s. m.* [angl. ***phonocardiogram***]. Courbe obtenue par l'enregistrement graphique des bruits du cœur.

PHONOCARDIOGRAPHIE, *s. f.* [angl. ***phonocardiography***]. Enregistrement graphique des bruits du cœur.

PHOSPHATASE, *s. f.* [angl. ***phosphatase***]. Enzyme libérant les phosphates anorganiques insolubles, par hydrolyse des phosphates organiques. – *p. alcaline* ; son taux sanguin s'élève au cours de certaines maladies osseuses et hépatiques. – *p. acide* ; son taux sanguin est très augmenté en cas de cancer prostatique.

PHOSPHATASÉMIE, *s. f.* [angl. ***phosphatasaemia***]. Présence de phosphatase dans le sang.

PHOSPHATÉMIE, *s. f.* [angl. ***phosphotaemia***]. Quantité de phosphates contenue dans le sang.

PHOSPHATURIE, *s. f.* [angl. ***phosphaturia***]. Présence de phosphates dans l'urine.

PHOSPHÈNE, *s. m.* [angl. ***phosphene***]. Sensation lumineuse perçue par l'œil sans qu'elle ait été provoquée par la lumière.

PHOSPHOLIPIDE, *s. m.* [angl. ***phospholipid***]. Variété de lipides contenant de l'acide phosphorique azoté.

PHOSPHORÉMIE, *s. f.* [angl. ***phosphoraemia***]. Présence et quantité de phosphore dans le plasma sanguin.

PHOSPHORYLATION, *s. f.* [angl. ***phosphorylation***]. Étape de la transformation, dans l'organisme, du glucose en glycogène.

PHOT, *s. m.* **(ph)** [angl. ***phot***]. Unité d'éclairement. Éclairement moyen d'une surface de 1 cm^2 recevant un flux lumineux de 1 lumen.

PHOTOCOAGULATION, *s. f.* [angl. ***photocoagulation***]. Utilisation de l'énergie intense apportée par un rayon lumineux étroit (laser) pour provoquer une réaction inflammatoire de la choroïde qui entraîne l'adhérence de celle-ci à la rétine.

PHOTOMÈTRE, *s. m.* [angl. ***photometer***]. Appareil permettant de mesurer l'intensité lumineuse.

PHOTON, *s. m.* [angl. ***photon***]. Unité constitutive de la lumière et plus généralement d'un rayonnement électromagnétique.

PHOTOPHOBIE, *s. f.* [angl. ***photophobia***]. Crainte de la lumière.

PHOTOPIQUE, *adj.* [angl. ***photopic***]. Qui concerne la sensibilité rétinienne à une lumière vive.

PHOTOPSIE, *s. f.* [angl. ***photopsia***]. Visions subjectives d'apparence lumineuse qui frappent l'œil sain aussi bien que l'œil malade, et qui sont dues à des excitations directes de la rétine et du nerf optique.

PHOTOSENSIBILISATION, *s. f.* [angl. ***photosensitization***]. Sensibilisation à la lumière de la peau, dont les parties découvertes sont atteintes d'érythème sous l'influence des rayons du soleil.

PHRÉNICECTOMIE, *s. f.* ou **PHRÉNICOTOMIE,** *s. f.* [angl. ***phrenicectomy***]. Section d'un des nerfs phréniques, entraînant la paralysie de la moitié correspondante du diaphragme.

PHRÉNIQUE, *adj.* [angl. ***phrenic***]. Qui appartient ou qui a rapport au diaphragme.

PHTIRIASE, *s. f.* [angl. ***phthriasis***]. Dermatose provoquée par les poux.

PHTISIE, *s. f.* [angl. ***phthisis***]. Ce terme a désigné la *tuberculose pulmonaire.*

PHTISIQUE, *adj.* ou *s.* (désuet) [angl. ***phthisic***]. Malade atteint de tuberculose pulmonaire.

PHYLOGENÈSE, *s. f.* [angl. ***phylogeny***]. Développement de l'espèce, par opposition à *ontogénie,* développement de l'être.

PHYSIOGNOMONIE, *s. f.* [angl. ***physiognomony***]. Étude de la forme générale de la tête et des traits du visage, faite dans le but de connaître le caractère et les inclinations d'un sujet.

PHYSIOLOGIE, *s. f.* [angl. ***physiology***]. Partie de la biologie qui a pour objet d'étudier les fonctions et les propriétés des organes et des tissus des êtres vivants.

PHYSIOTHÉRAPIE, *s. f.* [angl. ***physical therapy***]. Utilisation, dans un but thérapeutique, des agents physiques naturels ou artificiels : eau, air, électricité, radiations lumineuses, rayons X, corps radioactifs, froid, chaleur.

PHYTOTHÉRAPIE, *s. f.* [angl. ***phytotherapy***]. Thérapeutique par les plantes.

PIAN, *s. m.* [angl. ***yaws***]. Maladie contagieuse, épidémique tropicale, caractérisée par l'apparition, sur la peau, de tuméfactions ou *pians,* ressemblant plus ou moins à des framboises. La période secondaire est caractérisée par une éruption de *pianides* et de pianomes et les accidents tertiaires sont cutanés, articulaires et osseux. Le *p.* est dû à un parasite, *Treponema pertenue,* transmis par contacts interhumains.

PIANIDE, *s. f.* Lésion cutanée du pian à la période secondaire ; elle peut être maculeuse, papuleuse ou papulo-tuberculeuse.

PIANOME, *s. m.* [angl. ***framboesioma***]. Lésion cutanée du pian à la période secondaire, arrondie, constituée d'un amas de végétations saignantes recouvert d'une croûte brune. Elle laisse une cicatrice pigmentée ou achromique.

PICA, *s. f.* [angl. ***pica***]. Perversion de l'appétit consistant à ingérer des substances non comestibles.

PICO... (Symbole p). Préfixe signifiant 10^{-12}.

PIED, *s. m.* [angl. ***foot ; pl. feet***]. Segment distal du membre inférieur faisant suite à la jambe. On lui décrit un dos et une plante.

PIED BOT [angl. ***talipes***]. Déformation permanente du pied, congénitale ou acquise, l'empêchant de prendre contact avec le sol par ses points d'appui normaux. On distingue *p. b. équin, p. b. talus, p. b. valgus, p. b. varus*.

PIED CREUX [angl. ***pes cavus***]. Accentuation de la concavité plantaire avec voussure dorsale.

PIED PLAT [angl. ***flat foot***]. Disparition de la concavité plantaire avec étalement de l'avant-pied sur le sol.

PIE-MÈRE, *s. f.* [angl. ***pia mater***]. Fine membrane vascularisée, appliquée intimement à la surface du système nerveux central. V. *méninges*.

PIÉZOGRAMME, *s. m.* [angl. ***piezogram***]. Courbe obtenue avec le piézographe.

PIÉZOGRAPHE, *s. m.* [angl. ***piezograph***]. Appareil enregistreur des pressions.

PIGMENT, *s. m.* [angl. ***pigment***]. Substance noire ou colorée présente dans les tissus végétaux et animaux.

PIGMENT BILIAIRE [angl. ***bile pigment***]. Substance colorée provenant de la dégradation de l'hémoglobine et présente dans la bile. Les *p. b.* sont la *biliverdine* et la *bilirubine*. V. ces termes, *acide biliaire* et *sel biliaire*.

PIGMENTATION, *s. f.* [angl. ***pigmentation***]. Accumulation de pigment en certains points ; elle peut être normale ou pathologique.

PILOCARPINE, *s. f.* [angl. ***pilocarpine***]. Alcaloïde vagomimétique utilisé en collyre pour traiter le glaucome et obtenir un myosis.

PILON, *s. m.* [angl. ***wooden leg***]. Prothèse de membre inférieur dépourvue d'articulation.

PILOSÉBACÉ, E, *adj.* [angl. ***pilosebaceous***]. Qui concerne le poil et la glande sébacée.

PILULE, *s. f.* [angl. ***pill***]. Médicament destiné à l'usage interne formant une petite sphère pouvant être avalée en nature sans affecter le goût. – Le terme « pilule » est actuellement employé dans le langage courant pour désigner un anticonceptionnel oral. (V. *contraceptif*). – ***p. du lendemain***. Forte dose d'œstrogènes et de progestérone déclenchant une menstruation et destinée à empêcher la nidation dans l'utérus de l'œuf fécondé.

PINCEMENT ARTICULAIRE. Diminution apparente de hauteur de l'interligne articulaire, visible sur la radiographie ; symptôme habituel de l'ostéo-arthrite tuberculeuse.

PINÉAL, E, *adj.* [angl. ***pineal***]. En forme de pomme de pin. – ***corps p.*** Petite formation glandulaire arrondie et grisâtre appendue au toit du 3e ventricule, parfois calcifiée, faisant partie de l'épithalamus.

PINÉALOME, *s. m.* [angl. ***pinealoma***]. 1° Pour certains, toute tumeur pinéale. – 2° Pour d'autres, ce terme désigne seulement les tumeurs histologiquement bénignes du corps pinéal.

PINOCYTOSE, *s. f.* [angl. ***pinocytosis***]. Capture et absorption de gouttelettes de liquide par les macrophages ; c'est une variété de phagocytose.

PIPÉRAZINE, *s. f.* [angl. ***piperazine***]. Base organique utilisée comme anthelminthique contre les oxyures et les ascaris.

PIRIFORME, *adj.* [angl. ***piriform***]. Qui est en forme de poire.

PISIFORME, *adj.* [angl. ***pisiform***]. En forme de pois. – *os* ***p.*** un des os du carpe.

PITHIATIQUE, *adj.* [angl. ***pithiatic***]. Se dit des troubles guérissables par la persuasion. – *s. m.* ou *f.* Sujet atteint de pithiatisme.

PITHIATISME, *s. m.* [angl. ***pithiatism***]. État pathologique se manifestant par des troubles qu'il est possible de reproduire par suggestion, et qui sont susceptibles de disparaître sous l'influence de la persuasion. V. *hystérie*.

PITUITAIRE, *adj.* [angl. ***pituitary***]. 1° Qui se rapporte à la muqueuse des fosses nasales. – 2° et *pituitarien, ienne, adj.* V. *hypophysaire*.

PITUITE, *s. f.* [angl. ***pituita***]. Liquide filant, aqueux, que certains malades, en particulier les alcooliques, rendent le matin à jeun, soit par expectoration, soit par une sorte de régurgitation.

PITYRIASIS, *s. m.* [angl. ***pityriasis***]. Affection cutanée caractérisée par une fine desquamation.

PITYRIASIS VERSICOLOR [angl. ***pityriasis versicolor***]. Dermatose caractérisée par le développement de taches fauves, légèrement squameuses, occupant de préférence le tronc et dues à la germination dans l'épiderme d'un champignon parasite, le *Microsporon furfur*.

PIXEL, *s. m.* [angl. ***pixel***]. Point élémentaire d'une image numérisée.

PL. Abréviation de *ponction lombaire*. V. *rachicentèse*.

PLACEBO, *s. m.* [angl. ***placebo***]. Préparation pharmaceutique dépourvue de tout principe actif et ne contenant que des produits inertes.

PLACENTA, *s. m.* [angl. ***placenta***]. Organe servant aux échanges entre la mère et le fœtus. Il comporte une partie maternelle, la *caduque basale* et une partie fœtale, le *chorion*. Il possède également une fonction endocrinienne.

PLACENTA PRÆVIA [angl. ***placenta praevia***]. Insertion anormale du placenta sur le segment inférieur de l'utérus.

PLAIE, *s. f.* [angl. ***wound***]. Solution de continuité des téguments produite par un agent mécanique ou chimique.

PLANIFICATION ou **PLANNING FAMILIAL.** V. *familial*.

PLANIFICATION DES SOINS INFIRMIERS [angl. ***nursing planning***]. Organisation et répartition, après étude et analyse, du travail de l'équipe infirmière qui peut s'inscrire sur un diagramme de soins. V. ce terme.

PLAQUE DENTAIRE [angl. ***dental plaque***]. Dépôt situé à la surface de l'émail dentaire, constitué d'éléments bactériens, cellulaires et salivaires et de résidus alimentaires.

PLAQUE MOTRICE [angl. ***motor end plate***]. Lieu de jonction neuromusculaire et de transmission de l'influx nerveux au muscle squelettique. V. *cholinergie* et *myorésolutif*.

PLAQUETTE, *s. f.* [angl. ***platelet***]. Syn. *thrombocyte*. Petit élément figuré du sang jouant un rôle important dans la coagulation sanguine.

PLASMA, *s. m.* [angl. ***plasma***]. Partie liquide qui entre dans la composition de certains tissus. – *p. sanguin*. Partie liquide du sang.

PLASMAPHÉRÈSE, *s. f.* [angl. ***plasmapheresis***]. Séparation in vitro du plasma des éléments figurés du sang avec réinjection de ces derniers dans l'organisme.

PLASMOCYTE, *s. m.* [angl. ***plasmocyte***]. Variété de cellule lymphoïde présente dans la moelle osseuse et surtout dans le tissu lymphoïde. Elle joue un rôle essentiel dans l'immunité humorale car elle sécrète les immunoglobulines.

PLASMOCYTOME, *s. m.* [angl. ***plasmocytoma***]. Myélome où prédominent les plasmocytes ; il peut être bénin ou malin, rester unique ou se généraliser (myélomes multiples, v. *Kahler, maladie de*).

PLASMOCYTOSE, *s. f.* [angl. ***plasmocytosis***]. Apparition dans le sang de plasmocytes en nombre plus ou moins considérable.

PLASMODIUM*,** *s. m.* [angl. ***plasmodium]. Hématozoaire du paludisme, dont quatre espèces sont pathogènes pour l'homme : *P. falciparum, malariae, ovale, vivax*.

PLASTICITÉ, *s. f.* [angl. ***plasticity***]. Propriété possédée par les éléments anatomiques et les tissus de se nourrir, de se développer et de modifier leurs formes selon les circonstances.

PLASTIE, *s. f.* [angl. ***plasty***]. V. *plastique (opération)*. – Comme *suffixe*, désigne une opération destinée à réparer un organe.

PLASTIQUE (opération) [angl. ***plastic operation***]. Opération destinée à réparer un organe ou une partie d'organe ou à rétablir son fonctionnement sans lui faire subir de mutilation.

PLASTRON APPENDICULAIRE [angl. ***appendicular lump***]. Masse résistante perçue à la palpation de la fosse iliaque droite au décours d'une crise d'appendicite.

PLATHELMINTHES, *s. m. pl.* [angl. ***Plathyhelminthes***]. Vers de la classe des Helminthes caractérisés par leur corps plat et comprenant de nombreux parasites tels que les *Trématodes* (douves) et les *Cestodes* (Taenias).

PLÂTRE, *s. m.* 1° [angl. ***plaster***]. Syn. *plâtre de Paris*. Sulfate de calcium pulvérisé, extrait du gypse. – 2° [angl. ***plaster cast***]. Syn. *appareil plâtré*. Appareil destiné à immobiliser un membre, confectionné avec des bandes de tarlatane imprégnées de plâtre, lesquelles durcissent en séchant après avoir été hydratées. Certaines matières plastiques (résines) sont maintenant employées en remplacement des bandes plâtrées.

PLATYSMA, *s. m.* [angl. ***platysma***]. Désignation internationale du *muscle peaucier du cou*, tendu de la clavicule à la mandibule dans la région antérolatérale du cou.

PLATYSPONDYLIE, *s. f.* [angl. ***platyspondylysis***]. Affection congénitale caractérisée par un aplatissement des vertèbres avec ou sans division du corps vertébral ou de l'arc postérieur (*spina bifida*).

PLÉTHORE, *s. f.* [angl. ***plethora***]. Ce terme est employé comme syn. d'*obésité*.

PLÉTHYSMOGRAMME, *s. m.* [angl. ***plethysmogram***]. Courbe obtenue par la pléthysmographie.

PLÉTHYSMOGRAPHIE, *s. f.* [angl. ***plethysmography***]. Enregistrement des changements de volume.

PLEURAL, E, *adj.* [angl. ***pleural***]. Qui a rapport à la plèvre : *adhérences p.* – ***frottement p.*** Bruit de frottement révélé par l'auscultation dans les pleurésies sans épanchement. – ***souffle p.*** V. *pleurétique (souffle).*

PLEURECTOMIE, *s. f.* [angl. ***pleurectomy***]. Résection d'une partie plus ou moins étendue de la plèvre.

PLEURÉSIE, *s. f.* [angl. ***pleuritis***]. Inflammation de la plèvre avec ou sans épanchement.

PLEURÉTIQUE (souffle) [angl. ***pleural murmur***]. Syn. *souffle pleural*. Souffle tubaire transmis des bronches à l'oreille à travers un poumon comprimé par un épanchement pleural. Il est doux, lointain, voilé.

PLEURITE, *s. f.* [angl. ***pleuritis***]. Pleurésie sèche, localisée.

PLEURODYNIE, *s. f.* [angl. ***pleurodynia***]. Point de côté.

PLEUROPÉRICARDITE, *s. f.* [angl. ***pleuropericarditis***]. Inflammation simultanée de la plèvre et du péricarde.

PLEUROPNEUMONIE, *s. f.* [angl. ***pleuropneumonia***]. Pneumonie accompagnée d'une pleurésie.

PLEUROTOMIE, *s. f.* [angl. ***pleurotomy***]. Ouverture de la plèvre au bistouri.

PLÈVRE, *s. f.* [angl. ***pleura***]. Membrane séreuse entourant le poumon et comportant deux feuillets pulmonaire et pariétal se réfléchissant au niveau du hile et délimitant une cavité virtuelle.

PLEXUS, *s. m.* [angl. ***plexus***]. Entrecroisement de nerfs ou de vaisseaux. P. ex. *p. brachial.*

PLOMB, *s. m.* [angl. ***lead***]. Élément chimique de numéro atomique 82. Symbole Pb. Les composés de ce métal sont souvent toxiques (saturnisme).

PLOMBAGE, *s. m.* [angl. ***plombage***]. Remplissage d'une cavité pathologique avec une substance solide, inaltérable.

PLURIGLANDULAIRE, *adj.* [angl. ***pluriglandular***]. Qui se rapporte à plusieurs glandes.

PM. Symbole de *poids molaire ou poids moléculaire*. V. *molaire (poids).*

PMI. Abréviation de *Protection maternelle et infantile.*

PMSI. Programme de médicalisation des systèmes d'information.

PNEUMALLERGÈNE, *s. m.* Substance capable de déclencher des réactions allergiques au niveau de l'appareil respiratoire.

PNEUMARTHROGRAPHIE, *s. f.* [angl. ***pneumarthrography***]. Radiographie d'une articulation après injection de gaz dans la synoviale.

PNEUMATOCÈLE, *s. f.* [angl. ***pneumatocele***]. Tumeur gazeuse.

PNEUMATURIE, *s. f.* [angl. ***pneumaturia***]. Émission de gaz par l'urètre.

PNEUMECTOMIE, *s. f.* [angl. ***pneumonectomy***]. Syn. *pneumonectomie.* Excision d'une partie plus ou moins étendue d'un poumon ou d'un poumon entier (*p. totale*).

PNEUMOCÈLE, *s. f.* Hernie du poumon.

PNEUMOCOCCÉMIE, *s. f.* [angl. ***pneumococcaemia***]. Septicémie provoquée par le pneumocoque.

PNEUMOCOCCIE, *s. f.* [angl. ***pneumococcosis***]. Ensemble des accidents morbides produits par le pneumocoque.

PNEUMOCONIOSE, *s. f.* [angl. ***pneumoconiosis***]. Ensemble des altérations causées par l'inhalation et la fixation dans le poumon des particules solides répandues dans l'atmosphère.

PNEUMOCOQUE, *s. m.* V. *Streptococcus pneumoniæ.*

PNEUMOCYSTIS CARINII [angl. ***Pneumocystis carinii***]. Protozoaire responsable de redoutables infections respiratoires chez les immunodéprimés. V. *pneumonie interstitielle à Pneumocystis carinii.*

PNEUMOCYSTOSE, *s. f.* [angl. ***pneumocystosis***]. Infection pulmonaire interstitielle opportuniste à *Pneumocystis carinii.*

PNEUMOGASTRIQUE (nerf). V. *vague (nerf).*

PNEUMOGRAPHE, *s. m.* [angl. ***pneumograph***]. Instrument destiné à enregistrer l'expansion circonférentielle du thorax pendant les mouvements respiratoires.

PNEUMOLOGIE, *s. f.* [angl. ***pneumologia***]. Étude des poumons et de leurs maladies.

PNEUMOMÉDIASTIN, *s. m.* [angl. ***pneumomediastinum***]. Injection d'air dans les espaces celluleux du médiastin.

PNEUMONECTOMIE, *s. f.* V. *pneumectomie.*

PNEUMONIE, *s. f.* [angl. ***pneumonia***]. Ce mot employé seul signifie presque toujours *pneumonie lobaire.* V. ce mot.

PNEUMONIE INTERSTITIELLE À *PNEUMOCYSTIS CARINII* [angl. ***Pneumocystis pneumonia***]. Pneumopathie très grave due à un protozoaire, *Pneumocystis carinii* et survenant chez des sujets en état de carence immunitaire (p. ex. au cours du sida, ou bien d'un traitement par les immunodépresseurs).

PNEUMONIE LOBAIRE [angl. ***lobar pneumonia***]. Maladie infectieuse due au pneumocoque. Elle est caractérisée par une inflammation aiguë du poumon frappant un lobe dans sa totalité et par la présence d'un exsudat fibrineux remplissant les alvéoles pulmonaires ; son évolution est cyclique depuis son début brusque jusqu'à sa défervescence rapide, en une seule crise, apparaissant du 5e au 9e jour.

PNEUMOPATHIE, *s. f.* [angl. ***pneumopathy***]. Nom générique des affections pulmonaires.

PNEUMOPÉRICARDE, *s. m.* [angl. ***pneumopericardium***]. Épanchement d'air ou de gaz dans le péricarde, consécutif le plus souvent à une plaie thoracique.

PNEUMOPÉRITOINE, *s. m.* [angl. ***pneumoperitoneum***]. Épanchement gazeux dans la cavité péritonéale. Il est parfois spontané, le plus souvent provoqué pour l'examen radiologique ou endoscopique des viscères abdominaux.

PNEUMORÉTROPÉRITOINE, *s. m.* V. *rétropneumopéritoine.*

PNEUMOSÉREUSE, *s. f.* [angl. ***pneumoserosa***]. Présence dans une séreuse articulaire ou viscérale d'air ou de gaz ; elle peut être spontanée ou provoquée en vue d'un examen radiologique.

PNEUMOTHORAX, *s. m.* **(PNO)** [angl. ***pneumothorax***]. Épanchement spontané ou provoqué d'air ou de gaz dans la cavité pleurale.

PNEUMOTOMIE, *s. f.* [angl. ***pneumotonia***]. Incision faite au poumon dans un but thérapeutique (évacuation d'un abcès).

PNO. Abréviation de *pneumothorax* et surtout *de pneumothorax artificiel.*

PO_2. Pression partielle en oxygène d'un milieu gazeux (air) ou liquide (sang).

POCHE DES EAUX [angl. ***bag of waters***] (obstétrique). Saillie faite dans le vagin par les membranes de l'œuf, lorsque le col est dilaté.

PODALIQUE, *adj.* V. *version.*

PODOLOGIE, *s. f.* [angl. ***podology***]. Étude du pied normal et pathologique.

PODOLOGUE, *s. m.*ou *f.* [angl. ***podologist***]. Personne spécialisée dans le diagnostic et le traitement des affections des pieds. Il peut s'agir d'un médecin ou bien d'un pédicure-podologue.

PODO-ORTHÉSISTE, *s. m.* ou *f.* [angl. ***podoorthotist***]. Personne qui fabrique des chaussures orhopédiques (podo-orthèses).

POIGNET, *s. m.* [angl. ***wrist***]. Partie du membre supérieur située entre l'avant-bras et la main. Il correspond aux os du carpe et à l'articulation radiocarpienne.

POÏKILOCYTOSE, *s. f.* [angl. ***poikilocytosis***]. Déformations diverses d'une partie des globules rouges en poire, virgule, etc.

POIL, *s. m.* [angl. ***hair***]. Structure filiforme sortant de la peau des mammifères.

POISON, *s. m.* [angl. ***poison***]. Toute substance chimique capable de troubler ou d'arrêter la vie de l'individu ou des différentes parties qui entrent dans sa composition : organes, tissus, cellules.

POLICLINIQUE, *s. f.* [angl. ***policlinic***]. 1° Clinique qui se fait auprès des malades de la ville non hospitalisés (consultations, visites de malades en ville). – 2° Établissement destiné au traitement des maladies et à l'enseignement de la médecine, dans lequel les malades ne sont pas hospitalisés.

POLIOENCÉPHALITE, *s. f.* [angl. ***poliencephalitis***]. Inflammation de la substance grise de l'encéphale.

POLIOMYÉLITE, *s. f.* [angl. ***poliomyelitis***]. Inflammation de l'axe gris de la moelle épinière. Terme souvent pris dans le sens de poliomyélite antérieure aiguë.

POLIOMYÉLITE ANTÉRIEURE AIGUË [angl. ***acute anterior poliomyelitis***]. V. *Heine-Medin (maladie de).*

POLIOVIRUS, *s. m.* [angl. ***Poliovirus***]. Virus de la poliomyélite antérieure aiguë appartenant au genre *Enterovirus.*

POLITIQUE DE SANTÉ [angl. ***health policy***]. Somme des orientations générales concernant l'état sanitaire d'un pays.

POLLAKIURIE, *s. f.* [angl. ***pollakiuria***]. Fréquence exagérée des mictions ne coïncidant pas nécessairement avec l'augmentation du volume total des urines.

POLLINOSE, *s. f.* [angl. ***pollinosis***]. Ensemble des manifestations pathologiques survenant lors du contact de grains de pollen avec une muqueuse spécifiquement sensibilisée : rhume des foins, asthme.

POLLUTION, *s. f.* [angl. ***pollution***]. Émission spontanée de sperme en dehors du coït.

POLYADÉNOMATOSE, *s. f.* [angl. ***polyadenomatosis***]. Maladie caractérisée par l'existence d'adénomes développés dans plusieurs glandes.

POLYADÉNOME, *s. m.* [angl. ***polyadenoma***]. Hypertrophie simultanée d'un grand nombre de glandes de même nature.

POLYALGIES, *s. f. pl.* [angl. ***polyalgia***]. Douleurs de sièges multiples.

POLYARTÉRITE, *s. f.* [angl. ***polyarteritis***]. Artérite frappant plusieurs segments du système artériel (p. ex. : coronaires et artères des membres inférieurs).

POLYARTHRALGIES, *s. f. pl.* [angl. ***multiple arthralgias***]. Douleurs articulaires multiples.

POLYARTHRITE, *s. f.* [angl. ***polyarthritis***]. Inflammation aiguë ou chronique frappant simultanément plusieurs articulations.

POLYARTHRITE RHUMATOÏDE (PR) [angl. ***rhumatoid polyarthritis***]. Maladie chronique, caractérisée par des manifestations articulaires inflammatoires frappant de préférence les articulations distales des membres, progressant par poussées et entraînant des douleurs, des déformations et des attitudes vicieuses génératrices d'impotence fonctionnelle.

POLYCINÉTIQUE, *adj.* Qui se rapporte à plusieurs mouvements. V. *réflexe polycinétique.*

POLYCLINIQUE, *s. f.* [angl. ***polyclinic***]. Clinique où sont hospitalisés des malades des atteints d'affections diverses.

POLYCLONAL, E, *adj.* [angl. ***polyclonal***]. Qui se rapporte à plusieurs clones.

POLYCYTHÉMIE, *s. f.* V. *polyglobulie.*

POLYDACTYLIE, *s. f.* [angl. ***polydactyly***]. Anomalie héréditaire consistant en l'existence de doigts surnuméraires.

POLYDIPSIE, *s. f.* [angl. ***polydipsia***]. Soif excessive.

POLYDYSPLASIE, *s. f.* [angl. ***polydysplasia***]. Présence chez un même sujet de plusieurs malformations dues à des troubles du développement de divers tissus ou organes.

POLYDYSTROPHIE, *s. f.* [angl. ***multiple dystrophia***]. Trouble de la nutrition atteignant plusieurs organes.

POLYÉTHYLÈNE GLYCOL (PEG) [angl. ***polyethylene glycol***]. Polymère utilisé en solution de lavage pour préparer l'intestin à une endoscopie ou bien à une opacification radiologique.

POLYGLOBULIE, *s. f.* [angl. ***polyglobulia***]. Augmentation du nombre et donc du volume total des globules rouges de l'organisme. Le nombre d'hématies par mm^3 est supérieur à 6 millions, avec élévation proportionnelle de l'hématocrite. – On distingue les *p. primitives* et les *p. secondaires.*

POLYKYSTIQUE (maladie) [angl. ***polycystic disease***]. Affection caractérisée par l'existence de nombreux kystes congénitaux dans le rein, le foie, le poumon, le pancréas, ou simultanément dans plusieurs de ces organes.

POLYMÉRASE H, *s. f.* V. *transcriptase inverse.*

POLYMÉRISATION, *s. f.* [angl. ***polymerization***]. Réaction chimique se déclenchant au sein d'un composé de faible poids moléculaire et qui provoque la formation de liaisons chimiques reliant ces molécules entre elles. Le composé obtenu est un *polymère.*

POLYMORPHE, *adj.* [angl. ***polymorphic***]. Se dit d'un phénomène dont les manifestations présentent des aspects différents.

POLYMYOSITE, *s. f.* [angl. ***polymyositis***]. Affection rare caractérisée par une atrophie musculaire douloureuse avec syndrome inflammatoire.

POLYNÉVRITE, *s. f.* [angl. ***polyneuritis***]. Atteinte bilatérale et symétrique de nerfs périphériques, d'origine toxique ou infectieuse.

POLYNUCLÉAIRE, *adj.* [angl. ***polynuclear***]. Se dit d'une cellule possédant plusieurs noyaux. – ***leucocyte p.*** Syn. *granulocyte.* Variété de globules blancs formés d'un protoplasma granuleux *neutrophile, éosinophile* ou *basophile* et d'un noyau irrégulier ou segmenté qui paraît multiple.

POLYNUCLÉOSE, *s. f.* [angl. ***polynucleosis***]. Variété de leucocytose dans laquelle l'augmentation du chiffre des leucocytes porte exclusivement sur celui des polynucléaires.

POLYOSIDE, *s. m.* [angl. ***polyoside***]. Molécule glucidique formée d'une grande quantité d'oses (p. ex. *amidon, glycogène*).

POLYPE, *s. m.* [angl. ***polyp***]. Nom donné à des tumeurs généralement bénignes, fibreuses ou muqueuses, s'implantant par un pédicule dans une cavité naturelle.

POLYPECTOMIE, *s. f.* [angl. ***polypectomy***]. Ablation d'un polype.

POLYPEPTIDE, *s. m.* [angl. ***polypeptide***]. Groupement de plusieurs peptides dont le poids moléculaire ne dépasse pas 10 000 daltons et qui ne dialysent pas.

POLYPHAGIE, *s. f.* [angl. ***polyphagia***]. Besoin excessif de manger et absence de la sensation de satiété.

POLYPHÉNOL, *s. m.* [angl. ***polyphenol***]. Nom générique des composés aromatiques possédant plusieurs fonctions phénol. Très réactifs, les *p.* sont utilisés soit comme intermédiaires de synthèse, soit directement. Les *p.* sont nombreux dans le règne végétal. Citons les tanins et diverses familles de colorants comme les anthraquinones (rouges), les flavonoïdes (jaunes) et les anthocyanes (noirs et rouges). L'association tanin-anthocyane (telle qu'on la trouve dans les vins rouges) aurait un effet bénéfique sur les maladies cardiovasculaires.

POLYPLOÏDE, *adj.* [angl. ***polyploid***]. Se dit de certaines constitutions anormales des cellules du soma qui ont un nombre de chromosomes supérieur à 2 n, chiffre normal.

POLYPNÉE, *s. f.* [angl. ***polypnoea***]. Respiration rapide et superficielle.

POLYPOSE, *s. f.* [angl. ***polyposis***]. Maladie constituée par le développement de polypes.

POLYRADICULONÉVRITE, *s. f.* [angl. ***polyradiculoneuritis***]. Syndrome caractérisé par l'inflammation et la démyélinisation de nombreuses racines nerveuses avec dissociation albumino-cytologique du liquide céphalorachidien se manifestant par des paresthésies douloureuses avec impotence fonctionnelle.

POLYSACCHARIDE, *s. m.* V. *polyoside.*

POLYSÉRITE, *s. f.* [angl. ***polyserositis***]. Inflammation de plusieurs séreuses.

POLYSPLÉNIE, *s. f.* [angl. ***polysplenia***]. Présence de plusieurs rates dans l'abdomen d'un même sujet ou plutôt de plusieurs petites masses de tissu splénique remplaçant la rate normale.

POLYTRAUMATISÉ, E, *adj.* et *s.* Qui a subi plusieurs blessures ou lésions.

POLYURIE, *s. f.* [angl. ***polyuria***]. Sécrétion d'urine en quantité abondante.

POLYVALENT, E, *adj.* [angl. ***polyvalent***]. Se dit d'un vaccin préparé au moyen de plusieurs espèces microbiennes et qui est efficace contre les diverses maladies provoquées par ces différents germes.

POLYVISCÉRAL, E, *adj.* Qui concerne plusieurs organes.

POMMADE, *s. f.* [angl. ***ointment***]. Préparation pharmaceutique molle, onctueuse, comportant un excipient gras et destinée à l'usage externe.

POMPE À PROTONS. Mécanisme par lequel sont excrétés par la cellule de la muqueuse gastrique les ions H^+ qui vont s'associer au Cl^- pour former l'acide chlorhydrique.

PONCTION, *s. f.* [angl. ***puncture***]. Opération qui consiste à pratiquer une ouverture étroite à un organe, dans le but de donner issue à un liquide normal ou pathologique. Elle peut être *exploratrice* ou *évacuatrice* et *curative*. – ***p. amniotique***. V. *amniocentèse*. – ***ponction-biopsie*** (*PB*). Introduction, à travers la peau, dans un organe plein, d'une aiguille spéciale de fort calibre, dans le but de prélever, par aspiration, un fragment de parenchyme destiné à l'examen histologique. – ***p. lombaire***. V. *rachicentèse*.

PONT, *s. m.* [angl. ***pons***]. Syn. anciens : *protubérance annulaire, pont de Varole*. Renflement blanchâtre situé transversalement devant le cervelet, au-dessus du bulbe et sur les pédoncules cérébraux.

PONTAGE, *s. m.* [angl. ***by pass***]. Opération destinée à rétablir la circulation en aval d'une oblitération artérielle limitée. Elle utilise un greffon anastomosé à l'artère au-dessus et en dessous de l'oblitération qui se trouve ainsi contournée par le flux sanguin.

PONTIN, E, *adj.* Qui se rapporte à la protubérance ou pont (v. ce terme).

POOL, *s. m.* (anglais). Dans l'organisme, ensemble permanent de substance de même nature. P. ex. *le p. du sodium*.

POPLITÉ, E, *adj.* [angl. ***popliteal***]. Relatif au jarret, c'est-à-dire au creux situé à la face postérieure du genou. P. ex. *artère p.*

POPPER, *s. m.* (angl.). Nom populaire des nitrites volatils d'amyle et de propyle utilisés en inhalation comme aphrodisiaques.

PORPHYRIE, *s. f.* [angl. ***porphyria***]. Manifestations pathologiques dues à une perturbation du métabolisme des porphyrines. Les plus importantes sont les *p. essentielles*, héréditaires et liées à la déficience d'une des enzymes nécessaires à la synthèse de ces pigments. Le symptôme commun à toutes les variétés de *p.* est la présence de porphyrine (uro- ou coproporphyrine) dans l'urine, qui est presque toujours de couleur rouge porto.

PORPHYRINE, *s. f.* [angl. ***porphyrin***]. Pigment entrant dans la synthèse de l'hémoglobine, donnant une fluorescence rouge en lumière de Wood.

PORPHYRINURIE, *s. f.* [angl. ***porphyrinuria***]. Présence de porphyrine dans l'urine qui prend une teinte rouge pourpre, fonçant à l'air.

PORTO-CAVE, *adj.* [angl. ***portocaval***]. Qui concerne les veines porte et cave inférieure. - *anastomose p.*

PORTOGRAPHIE, *s. f.* [angl. ***portography***]. Radiographie du tronc et des branches de la veine porte, injectés d'une substance opaque aux rayons X au cours d'une splénoportographie ou directement pendant une intervention chirurgicale.

POSITIF (faux). Patient chez lequel une maladie est absente, bien que le test de dépistage soit positif.

POSITIF (vrai). Patient chez lequel une maladie est présente et le test de dépistage positif.

POSITION, *s. f.* [angl. ***position***]. 1° Attitude prise spontanément sous l'influence de la maladie,ou sur l'indication du médecin ou du chirurgien pour un examen ou une opération. – 2° (obstétrique). Rapports qui existent entre la partie fœtale qui se présente au détroit supérieur, et les points de repère du bassin maternel.

POSITION ANATOMIQUE [angl. ***anatomical position***]. Attitude de référence du corps humain en anatomie descriptive ; c'est celle du garde-à-vous, paumes en avant.

POSITION DE FONCTION [angl. ***functional position***]. Attitude d'une articulation qui, en cas de blocage de celle-ci, entraîne l'impotence la moins gênante pour le patient.

POSITON, *s. m.* ou **POSITRON,** *s. m.* [angl. ***positron***]. Particule de même masse que l'électron et de charge électrique égale, mais positive.

POSOLOGIE, *s. f.* [angl. ***posology***]. Étude des doses thérapeutiques des divers médicaments suivant l'âge, le sexe et l'état du malade.

POSTHECTOMIE, *s. f.* V. *circoncision.*

POSTHITE, *s. f.* [angl. ***posthitis***]. Inflammation du prépuce.

POST ABORTUM. Locution latine signifiant *après un avortement.*

POST MORTEM. Locution latine signifiant *après la mort.*

POST PARTUM. Locution latine signifiant *après un accouchement.*

POST-PRANDIAL, E, *adj.* [angl. ***postprandial***]. Qui se situe après le repas.

POSTURAL, E, *adj.* [angl. ***postural***]. Qui se rapporte à une position.

POSTURE, *s. f.* [angl. ***posture***]. – 1. Attitude, position. – 2. Maintien thérapeutique d'une position particulière de façon manuelle ou bien par mécanothérapie (suspension, sanglage), attelle, orthèse etc.

POSTUROGRAPHIE, *s. f.* [angl. ***posturography***]. Étude des oscillations posturales d'un sujet debout sur une plateforme d'enregistrement, afin d'explorer l'équilibration.

POTENTIELS ÉVOQUÉS [angl. ***evoked potentials***]. Réponse électrique du système nerveux à une stimulation sensorielle provoquée, se traduisant par des ondes caractéristiques à l'électroencéphalogramme notamment.

POTION, *s. f.* [angl. ***potion***]. Préparation magistrale liquide, destinée à être prise par ingestion.

POTOMANIE, *s. f.* [angl. ***potomania***]. Besoin permanent qu'éprouvent certains sujets, au psychisme souvent anormal, de boire un liquide quelconque, en grande abondance.

POTT (mal de) (Percival P., 1713-1788, chirurgien britannique) [angl. ***Pott's disease***]. Tuberculose vertébrale, se manifestant généralement par une gibbosité due à l'effondrement des vertèbres malades, par une paraplégie et des abcès froids.

POU, *s. m.* [angl. ***louse ; pl. lice***]. Insecte dépourvu d'aile, parasite de l'homme chez lequel il détermine la pédiculose ou *phtiriase* (v. ce terme). Il peut également lui transmettre diverses maladies infectieuses (typhus exanthématique, etc).

POULIETHÉRAPIE, *s. f.* [angl. ***pully therapy***]. Utilisation de poulies, cordes et contrepoids afin de développer l'activité musculaire.

POULS, *s. m.* [angl. ***pulse***]. Soulèvement perçu par le doigt qui palpe une artère superficielle. – Par extension, expansion systolique d'une veine, du foie, etc.

POUMON, *s. m.* [angl. ***lung***]. Organe de la respiration, pair et asymétrique (le *p.* droit a 3 lobes, le gauche 2) situé dans le thorax. Les *p.* enveloppés des plèvres encadrent le médiastin.

POUMON CARDIAQUE [angl. ***cardiac lung***]. Retentissement pleuro-pulmonaire d'une cardiopathie gauche : c'est le poumon de stase. V. *œdème pulmonaire.*

POUMON DE FERMIER [angl. ***farmer's lung***]. Pneumopathie immunologique provoquée par certains champignons inhalés au cours de la manipulation de foin moisi.

POURPRE RÉTINIEN. V. *érythropsine.*

POUTEAU (fracture de) (Claude P., 1725-1775, chirurgien français) [angl. ***Colles's fracture***]. Syn. *fracture de Colles.* Fracture de l'extrémité inférieure du radius entraînant la déformation en *dos de fourchette* du poignet et la déviation de la main en dehors.

POXVIRIDÉS, *s. m. pl.* [angl. ***Poxiviridae***]. Famille de virus à ADN. Ce sont les virus du molluscum contagiosum, de la variole et de la vaccine.

PPSB (fraction coagulante) [angl. *PPSB*]. Produit d'origine plasmatique humaine contenant, sous forme concentrée, la prothrombine, la proconvertine, le facteur Stuart et le facteur anti-hémophilique B.

PR. V. *polyarthrite rhumatoïde.*

PRANDIAL, E, *adj.* [angl. ***prandial***]. Qui a rapport aux repas.

PRATICIEN, *s. m.* [angl. ***practitioner***]. Médecin exerçant son art au contact des malades.

PRAXIE, *s. f.* [angl. ***praxis***]. Coordination normale des mouvements vers le but proposé. V. *apraxie.*

PRÉCANCÉREUX, SE, *adj.* [angl. ***precancerous***]. Qui précède le cancer.

PRÉCIPITINE, *s. f.* [angl. ***precipitin***]. Anticorps soluble formant avec l'antigène correspondant un précipité insoluble, visible.

PRÉCOMA, *s. m.* [angl. ***precoma***]. Phase initiale du coma, au cours de laquelle la conscience est encore en partie conservée.

PRÉCONSCIENT, *s. m.* [angl. ***preconcious***]. (*psychanalyse*). Ensemble des connaissances provisoirement exclues de la conscience, mais qui lui restent néanmoins accessibles, par exemple l'évocation de souvenirs. V. *conscient, inconscient, subconscient.*

PRÉCORDIALGIE, *s. f.* [angl. ***precordialgia***]. Douleur de la région située devant le cœur.

PRÉDIASTOLIQUE, *adj.* [angl. ***prediastolic***]. Qui précède la diastole cardiaque.

PRÉ-EXCITATION VENTRICULAIRE (syndrome de). V. *Wolff-Parkinson-White (syndrome de).*

PRÉFRONTAL (syndrome) [angl. ***prefrontal syndrome***]. Troubles psychiques provoqués par une lésion de la partie antérieure du lobe frontal.

PRÉGNANDIOL, *s. m.* [angl. ***pregnandiol***]. Produit d'élimination de la progestérone, dépourvu d'activité, extrait de l'urine des femmes gravides.

PRÉJUDICE, *s. m.* [angl. ***prejudice***]. Ensemble des conséquences matérielles d'un dommage corporel sur la situation économique, professionnelle et personnelle d'un individu.

PRÉMATURÉ, E, *adj.* [angl. ***premature***]. Qui survient trop tôt. – ***accouchement p.*** Accouchement avant terme (à partir du 6e mois de la grossesse). – *s. m.* Enfant né entre la date de viabilité légale (180e jour de la gestation) et la 35e ou 36e semaine après la conception ; son poids est généralement inférieur à 2 200 g.

PRÉMATURITÉ, *s. f.* [angl. ***prematurity***]. Le fait d'être prématuré ; état d'un enfant prématuré.

PRÉMÉDICATION, *s. f.* [angl. ***premedication***]. Administration, avant une intervention chirurgicale ou certaines investigations, de médicaments destinés à calmer l'angoisse des malades, à diminuer les sécrétions, les réflexes neurovégétatifs et à préparer l'action des anesthésiques.

PRÉMÉNOPAUSE, *s. f.* [angl. ***premenopause***]. Période d'une dizaine d'années environ précédant la ménopause, caractérisée par la raréfaction des ovulations (et donc une diminution de la fécondité) et un déficit en progestérone.

PRÉMENSTRUEL, LE, *adj.* [angl. ***premenstrual***]. Qui précède les règles.

PRÉMENSTRUEL (syndrome) [angl. ***premenstrual syndrome***]. Syndrome observé chez certaines femmes pendant la période qui précède les règles : prise de poids due à une rétention hydrosaline excessive, gonflement douloureux des seins, maux de tête, nervosité, anxiété, agressivité, émotivité, dépression… Dans sa pathogénie, complexe, interviennent diverses hormones : les œstrogènes, la progestérone, la prolactine.

PRÉMOLAIRE, *s. f.* [angl. ***premolar***]. Syn. *dent prémolaire.* Dent bicuspide, ayant 1 ou 2 racines, située devant les molaires. Les *p.* sont au nombre de 2 par mâchoire. Leur fonction est de broyer les aliments.

PRÉMONITOIRE, *adj.* [angl. ***premonitory***]. Se dit des signes qui précèdent l'éclosion d'une maladie.

PRÉNATAL, E, *adj.* [angl. ***prenatal***]. Avant la naissance. – ***diagnostic p.*** Ce sont les « pratiques médicales ayant pour but de détecter in utero chez l'embryon ou le fœtus une affection d'une particulière gravité » (code de la Santé publique). Il fait appel à l'échographie et à des examens biologiques (caryotype…).

PRENDRE EN CHARGE [angl. ***to manage***]. Assumer la responsabilité d'un traitement souvent long, tant du point de vue médico-technique que du côté psychologique et socio-économique. V. *accompagnement*.

PRÉPARATION À L'ACCOUCHEMENT. V. « *accouchement sans douleur* ».

PRÉPRANDIAL, E, *adj*. Qui se situe avant les repas.

PRÉPUCE, *s. m.* [angl. ***prepuce***]. Repli cutané recouvrant le gland. – *p. du clitoris, p. du pénis*.

PRESBYACOUSIE, *s. f.* [angl. ***presbyacusia***]. Modification de l'ouïe que l'on peut observer chez les sujets âgés qui entendent mieux de loin que de près, et perçoivent mieux la voix chuchotée que la voix haute.

PRESBYTIE, *s. f.* [angl. ***presbyopia***]. Difficulté de voir nettement, sans fatigue, les objets rapprochés, en raison de la diminution de l'amplitude de l'accommodation, due à l'âge.

PRESCRIPTION, *s. f.* [angl. ***prescription***]. Ensemble des recommandations thérapeutiques faites (en général par écrit : *ordonnance*, v. ce terme) par le médecin à son patient.

PRÉSENTATION, *s. f.* [angl. ***presentation***]. Partie du fœtus qui, au détroit supérieur, tend à s'engager la première dans la filière pelvienne : ce peut être la tête (*p. céphalique*), les fesses (*p. du siège*) ; le fœtus peut aussi être placé en travers (*p. transverse*).

PRÉSERVATIF, *s. m.* Manchon de caoutchouc appliqué au niveau de la verge et destiné à éviter la pénétration du sperme dans la cavité utérine et la transmission de maladies sexuelles.

PRESSION ARTÉRIELLE. V. *tension artérielle*.

PRESSION ARTÉRIELLE OPHTALMIQUE. V. *pression artérielle rétinienne*.

PRESSION ARTÉRIELLE RÉTINIENNE (PAR). Syn. *pression artérielle ophtalmique, PAO*. Pression du sang dans les artères de la rétine mesurée à l'ophtalmodynamomètre.

PRESSION ONCOTIQUE. V. *oncotique (pression)*.

PRESSION OSMOTIQUE. V. *osmotique (pression)*.

PRESSION VEINEUSE [angl. ***venous pressure***]. Pression exercée par le sang sur les parois des veines. – La *p. v. périphérique* est mesurée par ponction d'une veine du pli du coude sur le sujet couché est normalement de 3 à 12 cm d'eau ; la *p.v. centrale (PVC)* est celle, mesurée par cathétérisme, qui règne dans l'oreillette droite.

PRESSOTHÉRAPIE *s. f.* [angl. ***pressure therapy***]. Utilisation thérapeutique d'appareils employant la compression pneumatique pour le drainage de certains œdèmes.

PRESTATIONS FAMILIALES. Versement par les caisses d'allocations familiales de sommes d'argent destinées à aider les familles à couvrir les charges qu'elle supportent.

PRÉSYNAPTIQUE, *adj.* [angl. ***presynaptic***]. Qui est situé en amont d'une synapse.

PRÉSYSTOLE, *s. f.* [angl. ***presystole***]. Moment qui précède immédiatement la systole ventriculaire.

PRETIUM DOLORIS. Locution latine désignant l'appréciation des souffrances endurées depuis un accident jusqu'à la date de consolidation.

PRÉVALENCE, *s. f.* [angl. ***prevalence***] (épidémiologie). Nombre de cas dans une population donnée, sans distinction entre les cas nouveaux et les anciens.

PRÉVENTION, *s. f.* [angl. ***prevention***]. Ensemble des mesures destinées à éviter la survenue d'accidents, ou bien l'apparition ou l'aggravation de maladies.

PRÉVENTION D'ESCARRES [angl. ***eschar prevention***]. Ensemble de mesures destinées à éviter la survenue de perte de substance chez un sujet souvent cachectique et alité sur un plan dur.

PRÉVENTORIUM, *s. m.* [angl. ***preventorium***]. Établissement hébergeant des sujets chez lesquels la primo-infection tuberculeuse a été dépistée de bonne heure par une cuti-réaction positive, c'est-à-dire avant l'apparition de la tuberculose-maladie.

PRIAPISME, *s. m.* [angl. ***priapism***]. Érection violente, prolongée, souvent douloureuse, née sans appétit sexuel et n'aboutissant à aucune éjaculation.

PRIMIGESTE, *adj.* et *s. f.* [angl. ***primigravida***]. Femme enceinte pour la première fois.

PRIMIPARE, *adj.* [angl. ***primiparous***] ; *s. f.* [angl. ***primipara***]. Femme qui accouche pour la première fois.

PRIMITIF, VE, *adj.* Sans cause décelable. S'oppose à *secondaire.*

PRIMO-INFECTION, *s. f.* [angl. ***primary phase***]. Envahissement de l'organisme par un microbe, pour la première fois.

PRIMOVACCINATION, *s. f.* [angl. ***first vaccination***]. Première administration de vaccin.

PRION, *s. m.* [angl. ***prion***]. Particule infectieuse constituée d'une molécule protéique autoréplicable revêtue d'une surface hydrophobe et dépourvue d'acide nucléique (ce n'est donc pas un virus). Elle a été identifiée comme l'agent de la scrapie. Les *p.* sont à l'origine de certaines maladies dites à virus lents. V. *virus lents (maladies à).*

PRO. Symbole de la *proline.*

PRO-ACCÉLÉRINE, *s. f.* [angl. ***proaccelerin***]. V. *accélérine.*

PROCAÏNISATION, *s. f.* Emploi thérapeutique de la procaïne pour anesthésier une région ou pour paralyser temporairement un nerf ou un ganglion nerveux.

PROCESSUS, *s. m.* [angl. ***process***]. 1° (anatomie). Syn. moderne (pour partie) *d'apophyse.* Saillie osseuse. – 2° Évolution d'une série de phénomènes ou de lésions anatomiques se rapportant à une maladie.

PROCIDENCE, *s. f.* [angl. ***prolapse***]. Extériorisation d'un organe ou d'un membre.

PROCONVERTINE, *s. f.* V. *convertine.*

PROCRÉATION MÉDICALEMENT ASSISTÉE [angl. ***medically assisted procreation***]. Traitement de l'infertilité comprenant *l'insémination artificielle, la fécondation in vitro* et ses variantes.

PROCTALGIE, *s. f.* [angl. ***proctalgia***]. Névralgie anale.

PROCTITE, *s. f.* [angl. ***proctitis***]. Inflammation du rectum.

PROCTOCÈLE, *s. f.* [angl. ***proctocele***]. Chute du rectum.

PROCTOLOGIE, *s. f.* [angl. ***proctology***]. Partie de la médecine traitant des maladies de l'anus et du rectum.

PROCTOPEXIE, *s. f.* V. *rectopexie.*

PROCTOPLASTIE, *s. f.* [angl. ***proctoplasty***]. Opération plastique qui a pour but de remettre et de fixer à sa place normale un anus ectopique.

PROCTOPTOSE, *s. f.* V. *proctocèle.*

PROCTORRHÉE, *s. f.* [angl. ***proctorrhoea***]. Écoulement muqueux par l'anus.

PROCTOSCOPIE, *s. f.* [angl. ***proctoscopy***]. Examen de l'anus et du rectum à l'aide d'un anuscope ou d'un rectoscope.

PROCTOTOMIE, *s. f.* [angl. ***proctotomy***]. Opération portant sur l'anus et le rectum, destinée à en combattre le rétrécissement.

PROCUBITUS, *s. m.* [angl. ***ventral decubitus***]. Attitude du corps couché sur le ventre (décubitus ventral).

PRO DIE. Locution latine signifiant : *par jour.*

PRODROME, *s. m.* [angl. ***prodrome***]. Signe avant-coureur d'une maladie.

PRODUIT SANGUIN. Substance extraite du sang. – Les ***p. s. stables*** (albumine, immunoglobulines, facteurs de coagulation) sont appelés *médicament dérivés du sang*, contrairement aux produits ***labiles*** (concentrés globulaires, de plaquettes, sang total).

PROFESSIONS MÉDICALES. V. *santé (professions de).*

PROFESSIONS PARAMÉDICALES. V. *santé (professions de).*

PROFESSIONS DE SANTÉ. V. *santé (professions de).*

PROFUS, E, *adj.* [angl. ***profuse***]. Abondant.

PROGESTATIF, VE, *adj.* [angl. ***progestogen***]. Qui provoque la transformation prégravidique de la muqueuse utérine (endomètre). – *s. m.* Ensemble de substances stéroïdes comprenant la progestérone et des dérivés naturels et synthétiques ayant des effets analogues.

PROGESTÉRONE, *s. f.* [angl. ***progesterone***]. Hormone provenant du corps jaune de l'ovaire pendant la seconde phase du cycle ovarien (phase lutéinique) et pendant la grossesse ; elle est produite également par le placenta. Son rôle physiologique est de transformer la muqueuse utérine, hyperplasiée par la folliculine, en « endomètre prégravidique » et de favoriser la fixation et le développement de l'œuf fécondé.

PROGNATHISME, *s. m.* [angl. ***prognatism***]. Disposition générale de la face telle que, vues de profil, l'une des mâchoires ou les deux mâchoires semblent projetées en avant de la ligne verticale abaissée de la racine du nez.

PROJET D'ÉTABLISSEMENT [angl. ***hospital project***]. Document prospectif consacré à la politique à long terme et aux orientations futures d'un établissement de santé, et aux moyens d'y parvenir.

PROLABÉ, E, *adj.* [angl. ***prolapsed***]. Se dit d'un organe déplacé de haut en bas (atteint de prolapsus).

PROLACTINE, *s. f.* [angl. ***prolactin***]. Syn. *hormone galactogène, PRL*. Hormone polypeptidique provenant du lobe antérieur de l'hypophyse ; après l'accouchement, elle déclenche la sécrétion lactée et maintient l'arrêt des règles.

PROLAN, *s. m.* V. *gonadostimuline*.

PROLANURIE, *s. f.* [angl. ***prolanuria***]. Présence du prolan dans l'urine.

PROLAPSUS, *s. m.* [angl. ***prolapse***]. Chute ou abaissement d'un organe ou d'une partie d'organe, par suite du relâchement de ses moyens de fixité (*p. de l'utérus, du rectum*).

PROLAPSUS MITRAL [angl. ***mitral valve prolapse***]. Bombement d'une valve mitrale dans l'oreillette gauche au moment de la systole ventriculaire.

PROLINE, *s. f.* [angl. ***proline***]. Acide aminé non essentiel constituant des protéines, abondant dans le collagène.

PROMONTOIRE, *s. m.* [angl. ***promontory***]. 1° En obstétrique, saillie sur le bassin de l'angle sacrovertébral. – 2° Saillie osseuse de la paroi interne de la caisse du tympan.

PROMOTION DE LA SANTÉ [angl. ***health promotion***]. Ensemble des initiatives destinées à améliorer l'état sanitaire des populations.

PROMYÉLOCYTE, *s. m.* [angl. ***promyelocyte***]. Myélocyte jeune, forme intermédiaire entre le myéloblaste et le myélocyte, situé dans la moelle osseuse.

PRONATION, *s. f.* [angl. ***pronation***]. Mouvement de l'avant-bras qui a pour résultat de faire exécuter à la main une rotation de dehors en dedans.

PRONÉPHROS, *s. m.* [angl. ***pronephros***]. Première ébauche embryonnaire de l'appareil urinaire.

PRONOSTIC, *s. m.* [angl. ***prognosis***]. Prévision de l'évolution d'une maladie.

PRO PARTE. Locution latine signifiant *en partie, pour une part.*

PROPHASE, *s. f.* [angl. ***prophase***]. Premier stade de la division cellulaire, au cours duquel les chromosomes deviennent visibles. V. *mitose*.

PROPHYLACTIQUE, *adj.* [angl. ***prophylactic***]. Se dit de l'action préventive de certaines substances.

PROPHYLAXIE, *s. f.* [angl. ***prophylaxis***]. Partie de la thérapeutique qui a pour objet de prévenir le développement des maladies.

PROPRIOCEPTEUR, *s. m.* V. *intérocepteur*.

PROPULSION, *s. f.* [angl. ***propulsion***]. Tendance que certains malades (*parkinsoniens*) éprouvent à accélérer leur marche jusqu'à prendre le pas de course.

PROSENCÉPHALE, *s. m.* [angl. ***prosencephalon***]. Partie de l'encéphale située au-dessus de la tente du cervelet, comprenant les hémisphères cérébraux et les structures qui les unissent.

PROSTACYCLINE, *s. f.* [angl. ***prostacyclin***]. Substance proche des prostaglandines, synthétisée dans l'endothélium vasculaire, vasodilatatrice et très instable : sa durée de vie est de 3 minutes.

PROSTAGLANDINE, *s. f.* **(PG)** [angl. ***prostaglandin***]. Substance découverte dans la prostate et le liquide séminal, mais toutes les cellules semblent capables d'en synthétiser très rapidement ; elle ne passe pas dans le sang, agit localement, est détruite en quelques minutes. Les effets des prostaglandines, très puissants, sont multiples, variables et parfois antagonistes. Elles agissent notamment sur l'appareil génital et circulatoire, l'agrégation des plaquettes, l'inflammation et le système immunitaire.

PROSTATE, *s. f.* [angl. ***prostate***]. Glande génitale masculine annexe entourant la partie initiale de l'urètre et dont les sécrétions contribuent à former le liquide séminal.

PROSTATECTOMIE, *s. f.* [angl. ***prostatectomy***]. Extirpation de la prostate en totalité ou en partie.

PROSTATISME, *s. m.* [angl. ***prostatism***]. Ensemble des accidents déterminés par l'hypertrophie de la prostate.

PROSTATITE, *s. f.* [angl. ***prostatitis***]. Inflammation de la prostate.

PROSTHÉTIQUE (groupement) [angl. ***prosthetic group***]. Fraction non protéique contenue dans la molécule des hétéroprotéides et libérée par l'hydrolyse de ces corps.

PROSTRATION, *s. f.* [angl. ***prostration***]. Abattement extrême, anéantissement complet que l'on observe dans les formes graves des maladies aiguës.

PROTAMINE, *s. f.* [angl. ***protamine***]. Polypeptide extrait de la laitance de certains poissons. Il entre dans la composition d'une variété d'insuline retard. Le *sulfate de p.* peut neutraliser l'héparine.

PROTÉASE, *s. f.* [angl. ***protease***]. Enzyme protéolytique, analogue à la trypsine, sécrétée par les leucocytes myéloïdes.

PROTECTION MATERNELLE ET INFANTILE (PMI). Ensemble des mesures médico-sociales prises en France en faveur des femmes enceintes et des mères de famille, ainsi que des enfants jusqu'à l'âge de 6 ans.

PROTÉINASE, *s. f.* [angl. ***proteinase***]. Enzyme provoquant la transformation des protides en éléments plus simples. P. ex. *la pepsine, la trypsine*.

PROTÉINE, *s. f.* [angl. ***protein***]. Variété de protide d'un poids moléculaire très élevé et composée d'un grand nombre d'acides aminés. Les *p.* sont les constituants fondamentaux de la cellule vivante. On les divise en *holoprotéines* (ou protéines) et en *hétéroprotéines*.

PROTÉINE C [angl. ***protein C***]. Protéine du plasma sanguin dont l'action anticoagulante s'exprime en inhibant les facteurs V et VIII activés.

PROTÉINE C RÉACTIVE [angl. ***C reactive protein***]. Protéine apparaissant dans le sang au cours de la phase aiguë de nombreuses maladies inflammatoires.

PROTÉINÉMIE, *s. f.* V. *protidémie*.

PROTÉINORACHIE, *s. f.* Présence de protéine dans le liquide céphalorachidien.

PROTÉINURIE, *s. f.* [angl. ***proteinuria***]. Présence, dans l'urine, de protéines.

PROTÉOLYSE, *s. f.* [angl. ***proteolysis***]. Dissolution et digestion des substances protéiques.

PROTEUS, *s. m.* [angl. ***proteus***]. Genre bactérien, habituel saprophyte de la peau et des muqueuses.

PROTHÈSE, *s. f.* [angl. ***prosthesis***]. Partie de la chirurgie qui se propose de remplacer un organe ou un membre, en totalité ou en partie, par un appareil reproduisant leurs formes et, si possible, rendant les mêmes services. P. ex. : *p. dentaires, p. oculaire.* – On désigne aussi par *p.* la pièce ou l'appareil de remplacement.

PROTHÉSISTE, *s. m.* ou *f.* [angl. ***prosthesist***]. Celui ou celle qui fabrique une prothèse.

PROTHROMBINASE, *s. f.* [angl. ***prothrombinase***]. Thromboplastine activée par sa combinaison avec la proconvertine, puis avec l'accélérine, et capable de transformer en quelques secondes la prothrombine en thrombine.

PROTHROMBINE, *s. f.* [angl. ***prothrombin***]. Globuline d'origine hépatique, existant dans le plasma et qui, sous l'action de la prothrombinase et en présence de calcium ionisé, se transforme en thrombine. Celle-ci, à son tour va se combiner au fibrinogène pour former la fibrine. – ***taux de p.*** Évaluation de la quantité de *p.* contenue dans un plasma sanguin donné (et mesurée par le temps de Quick) par rapport à un plasma normal.

PROTHROMBINÉMIE, *s. f.* [angl. ***prothrombinaemia***]. Présence de prothrombine dans le sang.

PROTIDE, *s. m.* [angl. ***protein***]. Groupe des acides aminés et des corps qui leur donnent naissance par hydrolyse. On les divise en *peptides,* formés par l'union d'un nombre restreint d'acides aminés, et en *protéines* composés d'un grand nombre de ceux-ci.

PROTIDÉMIE, *s. f.* [angl. ***protidaemia***]. Syn. *protéinémie*. Taux des protéines dans le plasma sanguin. Ces protéines comprennent l'albumine, les globulines et le fibrinogène.

PROTISTE, *s. m.* [angl. ***protist***]. Organisme microscopique unicellulaire. On en distingue 2 groupes, les procaryotes et les eucaryotes.

PROTOCOLE DE SOINS INFIRMIERS [angl. ***nursing protocol***]. Description des procédures infirmières à appliquer pour soigner une situation morbide considérée.

PROTODIASTOLIQUE, *adj.* [angl. ***protodiastolic***]. Qui se rapporte à la première partie de la diastole, après l'ouverture des valvules auriculo-ventriculaires.

PROTON, *s. m.* V. *atome*.

PROTOPLASMA, *s. m.* ou **PROTOPLASME,** *s. m.* [angl. ***protoplasm***]. Syn. *cytoplasme*. Substance vivante organisée, libre ou contenue dans une membrane.

PROTOSYSTOLIQUE, *adj.* [angl. ***protosystolic***]. Se dit d'un phénomène se passant dans la première partie de la systole.

PROTOXYDE D'AZOTE [angl. ***nitrous oxide***]. Gaz de formule N_2O utilisé en anesthésie générale.

PROTOZOAIRES, *s. m. pl.* [angl. ***Protozoa***]. Groupe d'animaux unicellulaires comprenant les Rhizopodes, les Flagellés, les Sporozoaires, les Infusoires et, pour certains, les Spirochètes.

PROTRACTION, *s. f.* [angl. ***protraction***]. Action de tirer en avant.

PROTRUSION, *s. f.* [angl. ***protrusion***]. État d'un organe poussé en avant par une cause pathologique.

PROTUBÉRANCE ANNULAIRE. V. *pont*.

PROVIRUS, *s. m.* [angl. ***provirus***]. Fragment d'un acide nucléique viral fixé sur l'ADN chromosomique des cellules d'un individu et qui, intégré au génome de la cellule hôte, est transmis avec cet ADN lors de la division de la cellule.

PROVITAMINE, *s. f.* [angl. ***provitamin***]. Nom donné à des substances, contenues dans quelques aliments, qui, sous certaines influences, se transforment en vitamines, telles que le carotène en vitamine A et les stérols en vitamine D.

PROXIMAL, E, *adj.* [angl. ***proximal***]. Proche, placé près du centre ou de l'origine. V. *distal*.

PRURIGÈNE, *adj.* [angl. ***prurigenous***]. Qui provoque le prurit.

PRURIGINEUX, SE, *adj.* [angl. ***pruriginous***]. Qui est cause de la démangeaison.

PRURIGO, *s. m.* [angl. ***prurigo***]. Nom générique de certaines affections de la peau, caractérisées par l'existence de papules, recouvertes d'une croûtelle noirâtre due aux excoriations produites par le grattage.

PRURIGO STROPHULUS. V. *strophulus*.

PRURIT, *s. m.* [angl. ***pruritus***]. Trouble fonctionnel des nerfs de la peau, produisant des démangeaisons et ne dépendant pas de lésions cutanées prémonitoires appréciables.

PSA. Abréviation anglaise de *prostate specific antigen*. V. *antigène prostatique spécifique* et *marqueur tumoral*.

PSEUDARTHROSE, *s. f.* [angl. ***pseudarthrosis***]. Articulation accidentelle due à l'absence définitive de consolidation d'un os fracturé.

PSEUDOBULBAIRE (paralysie ou **syndrome).** V. *paralysie pseudobulbaire*.

PSEUDOCOMITIAL, E, *adj.* Qui ressemble à l'épilepsie.

PSEUDOMEMBRANE, *s. f.* [angl. ***false membrane***]. Syn. *fausse membrane*. Exsudat pathologique se produisant à la surface des muqueuses, formé le plus souvent d'un feutrage fibrineux se détachant par lambeaux.

PSEUDOMONAS, *s. m.* [angl. ***Pseudomonas***]. Genre bactérien composé de bacilles mobiles, Gram –, aérobies stricts. Il comprend notamment trois espèces pathogènes chez l'homme, le *P. aeruginosa*, le *P. mallei*, agent de la morve et le *P. pseudo-mallei*.

PSEUDOPODE, *s. m.* [angl. ***pseudopodium***]. Prolongement court et lobé que poussent les amibes et les leucocytes pour se déplacer.

PSEUDOSMIE, *s. f.* [angl. ***pseudosmia***]. Hallucination de l'odorat.

PSITTACOSE, *s. f.* [angl. ***psittacosis***]. Maladie infectieuse épidémique transmise à l'homme par des perroquets et due à *Chlamydia psittaci*. Elle est caractérisée par des phénomènes généraux graves, des troubles intestinaux et une pneumonie atypique.

PSOAS (muscle) [angl. ***psoas major muscle***]. Muscle fléchisseur de la cuisse s'insérant sur la colonne vertébrale lombaire et dont les fibres convergent vers le petit trochanter où il s'insère par un tendon commun avec celui du muscle iliaque.

PSOAS-ILIAQUE (muscle) [angl. ***iliopsoas muscle***]. Ensemble des muscles iliaque et psoas.

PSOÏTIS, *s. f.* [angl. ***psoitis***]. Inflammation, ordinairement suivie d'abcès, du muscle psoas.

PSORALÈNE, *s. m.* [angl. ***psoralen***]. Substance favorisant la pigmentation, utilisée en dermatologie pour sensibiliser la peau à l'action des rayons ultraviolets. V. *puvathérapie*.

PSORIASIS, *s. m.* [angl. ***psoriasis***]. Affection de la peau caractérisée par l'apparition, en certains points (coudes, genoux, cuir chevelu, région sacrée) d'éléments arrondis, formés de squames sèches, brillantes et nacrées, s'enlevant aisément par le grattage et laissant une surface rouge, luisante et saignant facilement.

PSYCHANALYSE, *s. f.* [angl. ***psychanalyse***]. Méthode d'investigation psychologique qui cherche à déceler l'existence de souvenirs, désirs ou images, dont la présence subconsciente serait cause des troubles psychiques ou physiques.

PSYCHASTHÉNIE, *s. f.* [angl. ***psychasthenia***]. Indécision de l'esprit, tendance au doute, aux appréhensions irraisonnées.

PSYCHÉDÉLIQUE, *adj.* [angl. ***psychedelic***]. Caractérisé par des hallucinations et l'exacerbation des sensations. – Par extension, *s. m.* Substance provoquant un tel état.

PSYCHIATRE, *s. m.* ou *f.* [angl. ***psychiatrist***]. Médecin spécialiste des maladies mentales.

PSYCHIATRIE, *s. f.* [angl. ***psychiatry***]. Syn. *médecine mentale*. Partie de la médecine consacrée spécialement à l'étude des maladies de l'esprit.

PSYCHIATRIE DE LIAISON [angl. ***liaison psychiatry***]. Intervention dans un hôpital général (à la demande des praticiens des services de médecine, chirurgie, obstétrique ou pédiatrie), de psychiatres appelés en consultation pour un problème relevant de leur spécialité.

PSYCHO-ANALEPTIQUE, *adj.* [angl. ***psychoanaleptic***]. Qui excite l'activité mentale. – *s. m.* Médicament qui possède cette propriété.

PSYCHODRAME, *s. m.* [angl. ***acting out***]. Méthode psychothérapique de groupe consistant en un jeu dramatique auquel participent médecins et malades.

PSYCHODYSLEPTIQUE, *adj.* [angl. ***psychodysleptic***]. Qui provoque des troubles mentaux. – *s. m.* Médicament qui possède ces propriétés.

PSYCHOGÈNE, *adj.* [angl. ***psychogenic***]. Se dit de maladies purement psychiques, c'est-à-dire ne correspondant à aucune lésion décelable.

PSYCHOLEPTIQUE, *adj.* [angl. ***psycholeptic***]. Qui déprime l'activité mentale. – *s. m.* Médicament qui possède cette propriété.

PSYCHOLOGUE, *s. m.* ou *f.* [angl. ***psychologist***]. Personne consacrant son activité professionnelle à la psychologie, étude de la pensée et de l'esprit.

PSYCHOMÉTRIE, *s. f.* [angl. ***psychometry***]. Appréciation et notation chiffrée des capacités intellectuelles.

PSYCHOMOTEUR, TRICE, *adj.* [angl. ***psychomotor***]. Relatif aux effets moteurs de l'activité cérébrale.

PSYCHO-ONCOLOGIE [angl. ***psychooncology***]. Branche de la psychologie appliquée aux cancers.

PSYCHOPATHIE, *s. f.* [angl. ***psychopathia***]. Maladie mentale.

PSYCHOPATHOLOGIE, *s. f.* [angl. ***psychopathology***]. Étude des maladies mentales.

PSYCHOPHYSIOLOGIE, *s. f.* [angl. ***psychophysics***]. Étude du fonctionnement du cerveau et de ses activités mentales.

PSYCHOSE, *s. f.* [angl. ***psychosis***]. Syn. *folie*. Nom générique des maladies mentales.

PSYCHOSENSORIEL, LE, *adj.* [angl. ***psychosensorial***]. Se dit de tout ce qui a trait à la fois aux facultés intellectuelles et aux perceptions sensorielles.

PSYCHOSOMATIQUE (médecine) [angl. ***psychosomatic medicine***]. Étude des perturbations psychiques d'ordre affectif, des troubles viscéraux qui en constituent la manifestation corporelle et du retentissement psychique des altérations organiques.

PSYCHOTHÉRAPIE, *s. f.* [angl. ***psychotherapy***]. Suggestion appliquée méthodiquement au traitement des maladies.

PSYCHOTIQUE, *adj.* [angl. ***psychotic***]. Qui concerne la psychose. – *s. m.* ou *f.* Sujet atteint de psychose.

PSYCHOTROPE, *adj.* [angl. ***psychotropic***]. Qui agit sur l'activité cérébrale. – *s. m.* Médicament qui possède cette propriété.

PTA. Initiales de l'anglais *plasma thromboplastin antecedent* : v. *facteur XI.*

PTC. Initiales de l'anglais *plasma thromboplastin component* (v. *facteur antihémophilique B).*

PTÉRION, *s. m.* [angl. ***pterion***]. Région où se rencontrent les sutures des os frontal, pariétal, temporal et sphénoïde, en formant ordinairement un H.

PTÉRYGION, *s. m.* [angl. ***pterygium***]. Épaississement membraneux de la conjonctive, triangulaire à base périphérique.

PTÉRYGOÏDE, *adj.* [angl. ***pterygoid***]. En forme d'aile. P. ex. *apophyse ou processus p.*

PTOSE, *s. f.* [angl. ***ptosis***]. Déplacement d'un viscère par suite du relâchement de ses moyens de fixité.

PTOSIS, *s. m.* [angl. ***ptosis***]. Chute de la paupière supérieure.

PTYALINE, *s. f.* [angl. ***ptyalin***]. Enzyme salivaire qui transforme l'amidon cuit et le glycogène en dextrine et en maltose.

PTYALISME, *s. m.* [angl. ***ptyalism***]. Syn. *salivation, sialorrhée.* Sécrétion salivaire exagérée.

PUBALGIE, *s. f.* [angl. ***pubalgia***]. Douleur ressentie dans la région pubienne.

PUBERTÉ, *s. f.* [angl. ***puberty***]. Ensemble des modifications qui se produisent chez les filles au moment où s'établit la menstruation, et chez les garçons dès que les testicules produisent des spermatozoïdes.

PUBIEN, NE, *adj.* [angl. ***pubic***]. Relatif au pubis.

PUBIS, *s. m.* [angl. ***os pubis***]. Partie antéro-supérieure de l'os coxal. Il comporte un corps, lequel participe à la formation de l'acétabulum et deux branches, supérieure et inférieure.

PUCE, *s. f.* [angl. ***flea***]. Insecte sauteur et hématophage parasitant l'homme et divers mammifères, entraînant par sa morsure des lésions prurigineuses et pouvant transmettre des maladies telles que la peste ou le typhus murin.

PUCE ADN, *s. f.* (par analogie avec une puce en micro-électronique) [angl. ***microarray***]. Syn. *biopuce.* Support de petite taille sur lequel sont disposés des fragments d'ADN. Une *p.* se présente sous la forme d'un support de un à quelques centimètres carrés sur lequel ont été déposés, selon un réseau régulier, quelques milliers, voire quelques centaines de milliers d'unités d'hybridation (appelées aussi *sondes génétiques* ou *cibles*). Ces unités d'hybridation sont constituées de segments d'ADN monocaténaire de séquence connue. Mises en contact avec un ADN complémentaire (ADNc) marqué, préparé à partir d'ARN messager (ARNm) de l'échantillon à étudier, elles réagissent, s'hybrident à des niveaux divers. La détection de ces niveaux d'expression se fait automatiquement par balayage systématique des sondes par un détecteur sensible au marquage (colorimétrie pour la fluorescence ou compteur pour la radioactivité). Des algorithmes spécialisés permettent d'exploiter les données. - Les *p.* de faible complexité sont utilisées pour le diagnostic des maladies, celles de moyenne complexité, pour l'analyse fonctionnelle des profils d'expression des gènes, et celles de forte complexité, pour l'analyse globale du polymorphisme ou le séquençage.

PUDEUR, *s. f.* [angl. ***sexual modesty***]. Attitude réservée à l'égard de ce qui peut blesser la décence et particulièrement vis-à-vis du sexe.

PUDEUR (attentat à la) [angl. ***indecent assault***]. Crime constitué par un acte impudique commis sur une personne contre sa volonté.

PUDEUR (outrage public à la) [angl. ***indecent exposure***]. Délit constitué par « des actes qui par leur *licence* et leur *publicité* sont de nature à blesser l'honnêteté de ceux qui, même fortuitement, en ont été témoins » (code pénal).

PUÉRICULTEUR, PUÉRICULTRICE. Infirmier(ère) titulaire du diplôme d'État de puériculture. V. *infirmière puéricultrice.*

PUÉRICULTURE, *s. f.* [angl. ***puericulture***]. Ensemble des moyens propres à favoriser le développement physiologique de l'enfant, soit avant la naissance, soit après.

PUERPÉRAL, E, *adj.* [angl. ***puerperal***]. Relatif à l'accouchement.

PULMONAIRE, *adj.* [angl. ***pulmonary***]. Qui se rapporte au poumon.

PULPE DENTAIRE. Substance remplissant la cavité centrale de la dent dont elle contient les éléments vasculo-nerveux.

PULPECTOMIE, *s. f.* [angl. ***pulpectomy***]. 1° Ablation de la pulpe dentaire. – 2° (urologie). Intervention chirurgicale consistant à vider le testicule de son contenu.

PULPITE, *s. f.* [angl. ***pulpitis***]. Inflammation de la pulpe dentaire, complication de la carie.

PULSATILE, *adj.* [angl. ***pulsatile***]. Qui présente des pulsations.

PULSATION, *s. f.* [angl. ***pulsation***]. Battement du cœur et des artères.

PULSION, *s. f.* [angl. ***pulsion***]. 1° Trouble de l'équilibre obligeant certains sujets (maladie de Parkinson) à avancer ou à reculer, parfois précipitamment, comme s'ils étaient poussés. – 2° (psychiatrie). Tendances d'origine instinctive, orientant l'activité de l'individu.

PULTACÉ, E, *adj.* [angl. ***pultaceous***]. Se dit d'un exsudat qui a la consistance d'une bouillie.

PULVÉRISATION, *s. f.* [angl. ***pulverization***]. Action de réduire en poudre une substance solide. – Par extension, opération qui consiste à projeter une substance solide ou liquide réduite en très fines particules.

PULVINAR, *s. m.* [angl. ***pulvinar***]. Noyau de l'extrémité postérieure du thalamus.

PUNAISE, *s. f.* [angl. ***Cimex lectularius***]. Insecte vecteur notamment de diverses rickettsioses.

PUPILLE, *s. f.* [angl. ***pupilla***]. Orifice de l'iris.

PUPILLOMÉTRIE, *s. f.* [angl. ***pupillometry***]. Mensuration du diamètre de la pupille et de ses variations.

PURGATIF, *s. m.* [angl. ***purgative***]. Substance provoquant l'accélération du transit intestinal et l'évacuation des selles. V. *laxatif.*

PURIFORME, *adj.* [angl. ***puriform***]. Qui a l'apparence du pus.

PURINES, *s. f. pl.* V. *base purique.*

PURKINJE (réseau de) (Johann P., 1787-1869, anatomiste tchèque) [angl. ***Purkinje's figures***]. Ramifications terminales sous-endocardiques du système cardionecteur.

PURPURA, *s. m.* [angl. ***purpura***]. Hémorragie cutanée. Cette lésion a donné son nom à un certain nombre de syndromes, dont elle constitue le phénomène principal.

PURULENT, E, *adj.* [angl. ***purulent***]. Qui a rapport au pus ou qui contient du pus.

PUS, *s. m.* [angl. ***pus***]. Exsudat pathologique de consistance liquide, d'aspect louche et opaque, tenant en suspension des leucocytes polynucléaires altérés et des microbes.

PUSTULE, *s. f.* [angl. ***pustule***]. Soulèvement circonscrit de l'épiderme, contenant un liquide purulent.

PUSTULOSE, *s. f.* [angl. ***pustulosis***]. Éruption de pustules.

PUTAMEN, *s. m.* [angl. ***putamen***]. Portion latérale du noyau lenticulaire.

PUTRÉFACTION, *s. f.* [angl. ***putrefaction***]. Décomposition des corps organisés, animaux ou végétaux, privés de vie, sous l'influence de bactéries.

PUTRIDE, *adj.* [angl. ***putrid***]. Qui répand une odeur fétide analogue à celle d'un corps en putréfaction.

PUVATHÉRAPIE, *s. f.* Procédé thérapeutique utilisant les psoralènes et les rayons ultraviolets A.

PYCNIQUE, *adj.* et *s. m.* [angl. ***pycnic***]. Caractérisé par la force. P. ex. : constitution pycnique.

PYCNOSE, *s. f.* [angl. ***pyknosis***]. Transformation du noyau de la cellule, consistant en une condensation de la chromatine.

PYÉLECTASIE, *s. f.* [angl. ***pyelectasis***]. Dilatation du bassinet.

PYÉLIQUE, *adj.* [angl. ***pyelic***]. Qui se rapporte au bassinet.

PYÉLITE, *s. f.* [angl. ***pyelitis***]. Inflammation de la muqueuse qui tapisse le bassinet et les calices de reins.

PYÉLOCALICIEL, LE, *adj.* Qui concerne le bassinet et les calices du rein.

PYÉLOGRAPHIE, *s. f.* [angl. ***pyelography***]. Radiographie du bassinet et des cavités rénales après injection intraveineuse ou par le moyen d'une sonde urétérale, d'un liquide opaque aux rayons X.

PYÉLOLITHOTOMIE, *s. f.* [angl. ***pyelolithotomy***]. Incision du bassinet dans le but d'en extraire un ou plusieurs calculs.

PYÉLONÉPHRITE, *s. f.* [angl. ***pyelonephritis***]. Néphrite microbienne avec une atteinte du bassinet.

PYÉLOSTOMIE, *s. f.* [angl. ***pyelostomy***]. Établissement d'une fistule chirurgicale au niveau du bassinet.

PYÉLOTOMIE, *s. f.* [angl. ***pyelotomy***]. Incision pratiquée sur le bassinet.

PYLÉPHLÉBITE, *s. f.* [angl. ***pylephlebitis***]. Phlébite de la veine porte.

PYLÉTHROMBOSE, *s. f.* [angl. ***pylethrombosis***]. Thrombose de la veine porte.

PYLORE, *s. m.* [angl. ***pylorus***]. Orifice faisant communiquer l'estomac et le duodénum.

PYLORECTOMIE, *s. f.* [angl. ***pylorectomy***]. Résection du pylore.

PYLOROPLASTIE, *s. f.* [angl. ***pyloroplasty***]. Incision longitudinale d'un rétrécissement pylorique, suivie de la suture transversale de la plaie.

PYLOROSPASME, *s. m.* [angl. ***pylorospasm***]. Spasme du pylore observé surtout chez le nourrisson.

PYLOROTOMIE, *s. f.* [angl. ***pylorotomy***]. Incision longitudinale de la couche musculaire hypertrophiée du pylore.

PYOCHOLÉCYSTE, *s. m.* Vésicule biliaire enflammée et contenant du pus.

PYOCYANIQUE (bacille). V. *Pseudomonas aeruginosa.*

PYODERMA GANGRENOSUM. V. *idiophagédénisme.*

PYODERMIE, *s. f.* ou **PYODERMITE,** *s. f.* [angl. ***pyoderma***]. Ensemble des lésions suppuratives de la peau.

PYOGÈNE, *adj.* [angl. ***pyogenic***]. Qui fait suppurer. Nom des microbes ordinaires de la suppuration.

PYONÉPHRITE, *s. f.* [angl. ***pyonephritis***]. Inflammation du parenchyme rénal due à un microbe pyogène banal.

PYONÉPHROSE, *s. f.* [angl. ***pyonephrosis***]. Infection grave de tout le rein caractérisée par la rétention de pus dans le bassinet distendu, la destruction et l'inflammation (pyonéphrite) du parenchyme et la réaction inflammatoire du tissu voisin (périnéphrite).

PYOPNEUMOTHORAX, *s. m.* [angl. ***pyopneumothorax***]. Épanchement gazeux de la cavité pleurale accompagné d'un épanchement purulent.

PYORRHÉE, *s. f.* [angl. ***pyorrhoea***]. Écoulement de pus. – *p. alvéolo-dentaire.* Arthrite alvéolo-dentaire suppurée.

PYOSALPINX, *s. m.* [angl. ***pyosalpinx***]. Transformation de la trompe de Fallope en une poche contenant du pus.

PYOSTERCORAL, E, *adj.* Qui concerne le pus et les excréments.

PYOTHORAX, *s. m.* [angl. ***pyothorax***]. Pleurésie purulente.

PYRAMIDAL, E, *adj.* [angl. ***pyramidal***]. En forme de pyramide. – ***faisceau p.*** Syn. *faisceau corticospinal.* Voie motrice volontaire principale, constituée d'un ensemble de fibres destinées au tronc et aux membres ; il part des grandes cellules pyramidales du cortex cérébral, descend par la capsule interne jusqu'au bulbe où il décusse, constitue les deux tractus médullaires cortico-spinaux ventral et latéral et se termine dans la corne antérieure médullaire.

PYRAMIDAL (syndrome) [angl. ***pyramidal syndrome***]. Ensemble des signes traduisant l'altération du faisceau pyramidal : paralysie d'abord flasque, puis avec contracture ; diminution des réflexes cutanés ; diminution, puis exagération des réflexes tendineux ; inversion du réflexe cutané plantaire.

PYRAMIDALE (contracture) [angl. ***pyramidal rigidity***]. Hypertonie musculaire due à une lésion du faisceau pyramidal et s'accompagnant d'exagération des réflexes ostéo-tendineux.

PYRÉTOGÈNE, *adj.* [angl. ***pyretogenous***]. Qui provoque la fièvre. – *s. m.* Substance parfois contenue dans les solutés stériles injectables et capable de provoquer une réaction fébrile lorsque ces solutés sont introduits en quantité importante par voie intraveineuse.

PYREXIE, *s. f.* [angl. ***pyrexia***]. Nom générique de toutes les maladies fébriles.

PYRIDOXINE, *s. f.* [angl. ***pyrodoxine***]. Vitamine B_6. Sa carence détermine des accidents digestifs, cutanés et nerveux.

PYRIMIDINE, *s. f.* [angl. ***pyrimidine***]. V. *base pyrimidique.*

PYROGÈNE, *adj.* [angl. ***pyretogenous***]. Qui provoque le feu.

PYROMANIE, *s. f.* [angl. ***pyromania***]. Impulsion qui pousse certains déséquilibrés à mettre le feu.

PYROSIS, *s. m.* [angl. ***pyrosis***]. Sensation de brûlure qui part de l'épigastre, remonte l'œsophage et s'accompagne de renvoi d'un liquide acide ; il témoigne d'un reflux gastro-œsophagien.

PYRUVICÉMIE, *s. f.* [angl. ***pyruvaemia***]. Présence, dans le sang, d'acide pyruvique, produit de dégradation du métabolisme des glucides.

PYURIE, *s. f.* [angl. ***pyuria***]. Émission d'urine mélangée de pus.

Q

Q ou **QC.** Symbole du *débit cardiaque.*

Q. Symbole de la *glutamine.*

Q (onde) ; QRS (ondes) ; QRST (complexe). V. *électrocardiogramme.*

QI. Symbole du *quotient intellectuel.*

QT LONG (syndrome du) [angl. ***prolonged QT syndrome***]. – 1. *Forme congénitale.* Affection génétique rare associant à l'électrocardiogramme un espace QT long, des syncopes et la mort subite. – 2. *Les formes acquises* s'observent au cours des troubles hydroélectriques, des grandes bradycardies des blocs atrio-ventriculaires complets et de l'administration de nombreux médicaments.

QUADRICEPS, *adj.* [angl. ***quadriceps***]. Qui possède quatre chefs. P. ex. *muscle q. fémoral.*

QUADRIJUMEAUX, *adj. m. pl.* V. *tubercules quadrijumeaux.*

QUADRIPARÉSIE, *s. f.* Paralysie incomplète des quatre membres.

QUADRIPLÉGIE, *s. f.* [angl. ***quadriplegia***]. Syn. *tétraplégie.* Paralysie des quatre membres.

QUALITÉ DES SOINS INFIRMIERS (évaluation de la) [angl. ***evaluation of nursing quality***]. Estimation de la valeur des prestations effectuées par le service des soins infirmiers, effectuée par comparaison avec des éléments de référence. V. *accréditation.*

QUARANTAINE, *s. f.* [angl. ***quarantine***]. Séjour dans un lazaret imposé aux voyageurs et aux marchandises venant de pays où règnent certaines maladies contagieuses, avant de les laisser communiquer avec les habitants du pays où ils se rendent. Ce séjour était autrefois de quarante jours, mais la connaissance du mode de propagation de ces maladies et des mesures de désinfection efficaces ont permis de réduire la durée actuelle des *q.* et de les remplacer presque toujours par une simple inspection sanitaire.

QUARANTENAIRE (maladie) [angl. ***quarantinable disease***]. Nom des maladies exotiques dites pestilentielles (*choléra, peste, fièvre jaune, variole, fièvre récurrente*) dont les foyers doivent être déclarés aux organismes sanitaires internationaux.

QUARTE (fièvre) [angl. ***quartan fever***]. Forme de fièvre intermittente dans laquelle les accès reviennent le quatrième jour, laissant entre eux deux jours d'intervalle.

QUECKENSTEDT ou **QUECKENSTEDT-STOOKEY (épreuve de)** (Hans Q. 1887-1916, médecin allemand ; Byron S. 1887-1966, neurochirurgien américain) [angl. ***Queckenstedt-Stookey test***]. Épreuve qui consiste à augmenter la pression du liquide céphalique en comprimant les jugulaires. Elle permet de diagnostiquer les tumeurs qui compriment la moelle et au-dessous desquelles ne se manifeste pas l'hyperpression.

QUÉRULENCE, *s. f.* [angl. ***querulousness***]. Comportement revendicateur.

QUEUE-DE-CHEVAL (syndrome de la) [angl. ***cauda equina syndrome***]. Groupe de symptômes dus à la compression des nerfs qui constituent la queue-de-cheval. Ils comprennent des troubles moteurs sensitifs (anesthésie du périnée et des organes génitaux), des troubles trophiques et sphinctériens.

QUICK (temps ou **test de)** (Armand Q. né en 1894, médecin américain) [angl. ***Quick's test***]. Temps de coagulation du plasma sanguin oxalaté puis additionné de calcium et d'un excès de thromboplastine. Son allongement est proportionnel à l'abaissement du taux de prothrombine.

QUINCKE (maladie ou **œdème de)** (Heinrich Q. 1842-1922, médecin allemand) [angl. ***Quincke's disease***]. Variété d'urticaire caractérisée par la brusque apparition d'infiltrations œdémateuses de la face ou des muqueuses. Son danger réside dans la localisation au larynx.

QUINIDINE, *s. f.* [angl. ***quinidine***]. Isomère de la quinine, doué de propriétés antiarythmiques.

QUININE, *s. f.* [angl. ***quinine***]. Alcaloïde extrait du Quinquina ; poudre blanche de saveur amère, dont les sels et dérivés sont utilisés dans le traitement du paludisme.

QUININISATION ou **QUINISATION,** *s. f.* [angl. ***quinization***]. Emploi thérapeutique de la quinine.

QUININISME ou **QUINISME,** *s. m.* [angl. ***quininism***]. Ensemble des phénomènes d'intoxication produits par les sels de quinine.

QUINIQUE, *adj.* [angl. ***quinic***]. Qui a rapport à la quinine ou au Quinquina.

QUINOLONE, *s. f.* [angl. ***quinolone***]. Famille d'antibactériens de synthèse dérivés dont le premier utilisé fut l'acide nalidixique.

QUINTANE (fièvre) [angl. ***quintan fever***]. Forme de fièvre intermittente dans laquelle les accès reviennent le cinquième jour, laissant entre eux trois jours d'intervalle.

QUINTE, *s. f.* [angl. ***fit of coughing***]. Accès de toux et en particulier l'accès si caractéristique de la coqueluche.

QUOTIDIENNE (fièvre) [angl. ***quotidian fever***]. Forme de fièvre intermittente dans laquelle les accès reviennent tous les jours.

QUOTIENT INTELLECTUEL (QI) [angl. ***intelligence quotient***]. Rapport de l'âge mental d'un enfant à son âge réel.

QUOTIENT RESPIRATOIRE (Symbole R) [angl. ***respiratory quotient***]. Rapport du volume de CO_2 éliminé à celui de l'O_2 absorbé dans le même temps.

R

R. 1° Symbole du *quotient respiratoire*. – 2° Symbole de *röntgen*.

RA. Réserve alcaline.

Ra. Symbole chimique du *radium*.

RAA. Rhumatisme articulaire aigu.

RABIQUE, *adj.* [angl. ***rabic***]. Qui a rapport à la rage ou qui détermine la rage. – *virus r.*

RACÉMEUX, SE, *adj.* [angl. ***racemose***]. En forme de grappe.

RACHIALGIE, *s. f.* [angl. ***rachialgia***]. Douleur siégeant le long de la colonne vertébrale.

RACHIANESTHÉSIE, *s. f.* [angl. ***spinal anaesthesia***]. Méthode d'anesthésie partielle par injection dans les espaces sous-arachnoïdiens d'une substance qui agit directement sur la moelle.

RACHICENTÈSE, *s. f.* [angl. ***rachicentesis***]. Introduction d'un fin trocart entre deux arcs vertébraux (*ponction lombaire*), dans le but de prélever du liquide céphalorachidien ou d'injecter un médicament ou un produit de contraste.

RACHIDIEN, NE, *adj.* [angl. ***rachidian***]. Qui se rapporte à la colonne vertébrale.

RACHIS, *s. m.* [angl. ***rachis***]. Syn. *colonne vertébrale*. V. *vertèbre*.

RACHISCHISIS, *s. m.* [angl. ***rachischisis***]. Malformation du rachis consistant en une fente vertébrale. – ***r. postérieur***. V. *spina bifida*.

RACHITIQUE, *adj.* [angl. ***rachitic***]. Qui a rapport au rachitisme. – *s. m.* ou *f.* Qui est atteint de rachitisme.

RACHITISME, *s. m.* [angl. ***rickets***]. Maladie de la période de croissance, qui se manifeste par des déformations variables du squelette et une atteinte de l'état général. Le *r.* résulte d'un trouble du métabolisme phosphocalcique dû à une insuffisance en vitamine D, le plus souvent liée à une carence solaire.

RAD, *s. m.* [angl. ***rad***] (radiologie). Unité de dose de radiations ionisantes absorbée. – Dans le système international (SI) le *rad* est remplacé par le *gray*.

RADAR (ondes) [angl. ***radar waves***]. Ondes électromagnétiques centimétriques provoquant dans l'organisme l'échauffement des tissus.

RADIANCE, *s. f.* [angl. ***radiant flux***]. Quotient du flux lumineux que rayonne une surface émettrice par l'aire de cette surface. La *r.* est une grandeur de même nature que l'éclairement. Elle se mesure en lux et en phots.

RADIATION, *s. f.* [angl. ***radiation***]. Phénomène électromagnétique de même nature que la lumière.

RADICAL LIBRE [angl. ***free radical***]. Espèce chimique déstabilisée par la présence anormale d'un électron célibataire sur sa couche externe. Très réactif, le *r.l.* tend à revenir très rapidement à un état stable.

RADICOTOMIE, *s. f.* V. *rhizotomie*.

RADICULAIRE, *adj.* [angl. ***radicular***]. Qui a rapport aux racines des nerfs crâniens ou rachidiens, ou aux racines des dents.

RADICULALGIE, *s. f.* [angl. ***radiculalgia***]. Douleur due à l'irritation ou à l'inflammation des racines des nerfs crâniens ou rachidiens.

RADICULITE, *s. f.* [angl. ***radiculitis***]. Inflammation des racines des nerfs crâniens ou rachidiens.

RADICULOGRAPHIE, *s. f.* [angl. ***radiculography***]. Radiographie du cul-de-sac dural et des racines rachidiennes après injection, dans le liquide céphalorachidien, d'un produit de contraste iodé hydrosoluble.

RADIOACTIVITÉ, *s. f.* [angl. ***radioactivity***]. Propriété que possèdent certains corps, d'émettre des rayons qui traversent les corps opaques, impressionnent les plaques photographiques et rendent les gaz conducteurs de l'électricité.

RADIOCINÉMATOGRAPHIE, *s. f.* [angl. ***radiocinematography***]. Enregistrement cinématographique des mouvements des ombres radiologiques.

RADIODERMITE, *s. f.* [angl. ***radiodermatitis***]. Lésion cutanée ou muqueuse provoquée par les rayons X ou les substances radioactives.

RADIODIAGNOSTIC, *s. m.* [angl. ***radiodiagnosis***]. Application des rayons X au diagnostic des maladies.

RADIOÉLÉMENT, *s. m.* [angl. ***radioelement***]. Élément chimique ayant une radioactivité naturelle ou artificielle.

RADIOFRÉQUENCE, *s. f.* [angl. ***radiofrequency***]. Fréquence d'une onde électromagnétique servant à la radiodiffusion. On l'utilise en thérapeutique pour la destruction tissulaire par chauffage (bistouri électrique, méthodes ablatives des voies de conduction intracardiaques).

RADIOGRAPHIE, *s. f.* [angl. ***radiography***]. Formation, sur un film photographique, de l'image d'un corps interposé entre ce film et une source de rayons X.

RADIO-ISOTOPE, *s. m.* V. *isotope.*

RADIOLÉSION, *s. f.* [angl. ***radiolesion***]. Nom sous lequel on groupe tous les troubles pathologiques causés par les rayons X et les corps radioactifs.

RADIOLEUCÉMIE, *s. f.* [angl. ***X-ray leukaemia***]. Leucémie provoquée par les radiations ionisantes.

RADIOLOGIE, *s. f.* [angl. ***radiology***]. Partie de la physique concernant les rayons X et les corps radioactifs.

RADIOLOGIE INTERVENTIONNELLE [angl. ***interventional radiology***]. Utilisation diagnostique et thérapeutique de la radiologie effractive. Elle comprend notamment les *angioplasties,* les *embolisations artérielles,* la *nucléolyse.*

RADIOMANOMÉTRIE, *s. f.* [angl. ***radiomanometry***]. Étude, sur des clichés radiographiques en série, de certains conduits ou vaisseaux injectés de liquide opaque aux rayons X sous une pression contrôlée. – *r. des voies biliaires.*

RADIONÉCROSE, *s. f.* [angl. ***radionecrosis***]. Nécrose déterminée par l'emploi des rayons X ou des corps radioactifs.

RADIOPELVIMÉTRIE, *s. f.* [angl. ***radiopelvimetry***]. Application de la radiographie à la mensuration des divers diamètres du bassin.

RADIORÉSISTANT, E, *adj.* [angl. ***radioresistant***]. Qui est peu sensible à l'action des rayons X.

RADIOSARCOME, *s. m.* [angl. ***X. ray sarcoma***]. Sarcome provoqué par l'application de rayons X ou de corps radioactifs.

RADIOSCOPIE, *s. f.* [angl. ***fluoroscopy***]. Examen de l'image formée sur un écran fluorescent par un corps interposé entre cet écran et une source de rayons X.

RADIOSENSIBILITÉ, *s. f.* [angl. ***radiosensibility***]. Sensibilité des tissus vivants à l'action des rayons X.

RADIOTHÉRAPIE, *s. f.* [angl. ***radiotherapy***]. Application thérapeutique des rayons X.

RADIQUE, *adj.* Qui se rapporte aux rayons, au rayonnement, à l'irradiation.

RADIUMTHÉRAPIE, *s. f.* V. *curiethérapie.*

RADIUS, *s. m.* [angl. ***radius***]. Os latéral de l'avant-bras.

RAGE, *s. f.* [angl. ***rabies***]. Maladie infectieuse aiguë due à un rhabdovirus inoculé par morsure de mammifère et qui, gagnant le cerveau par voie nerveuse provoque une méningo-encéphalite. Celle-ci, après une incubation d'une quarantaine de jours, se manifeste d'abord par des signes d'excitation (hyperesthésie, spasmes douloureux, hydrophobie, fureur, convulsions), puis des signes de dépression (paralysie), une fièvre élevée et se termine toujours par la mort en 4 à 6 jours.

RAGOCYTE, *s. m.* [angl. ***ragocyte***]. Polynucléaire ou macrophage présent dans le liquide synovial au cours de la polyarthrite rhumatoïde.

RÂLE, *s. m.* [angl. ***rale***]. Tout bruit anormal que produit, pendant la respiration, le passage de l'air dans des bronches encombrées ou rétrécies.

RAMOLLISSEMENT CÉRÉBRAL [angl. ***encephalomalacia***]. Lésion cérébrale consistant essentiellement en un infarctus par altération artérielle. Le *r. c.* débute souvent par un ictus et se traduit par une hémiplégie plus ou moins complète.

RANDOMISATION, *s. f.* [angl. ***randomization***]. Répartition au hasard. Cette méthode est utilisée en particulier dans les essais thérapeutiques comparatifs.

RAPHÉ, *s. m.* [angl. ***raphe***]. Ligne de réunion formée par l'entrecroisement de fibres provenant de deux structures anatomiques symétriques. P. ex. *r. du scrotum.*

RAPTUS, *s. m.* [angl. ***raptus***]. Impulsions violentes et soudaines qui portent un délirant au suicide, à la mutilation ou à l'homicide.

RASH, *s. m.* (angl.). Éruption transitoire observée au cours d'un certain nombre de maladies fébriles habituellement non éruptives ou comme réaction d'intolérance à un médicament.

RATE, *s. f.* [angl. ***spleen***]. Le plus volumineux des organes lymphoïdes, situé dans l'hypocondre gauche.

RAUCITÉ, *s. f.* [angl. ***hoarseness***]. Modification du timbre de la voix qui devient plus grave et comme voilée.

RAYNAUD (maladie de) (Maurice R., 1834-1881, médecin français) [angl. ***Raynaud's disease***]. Troubles circulatoires d'allure paroxystique, le plus souvent déclenchés par le froid, siégeant symétriquement aux extrémités, consistant en ischémie, puis cyanose et asphyxie locale, sensation de doigts morts et pouvant aboutir à la gangrène sèche.

RAYON, *s. m.* [angl. ***ray***]. 1° Trajectoire rectiligne suivie par la lumière dans un milieu homogène et transparent. P. ex. *r. lumineux.* – 2° Syn. de rayonnement. P. ex. *rayons* X.

RAYONNEMENT, *s. m.* [angl. ***radiation***]. Processus de propagation d'énergie lié à l'émission d'ondes électromagnétiques (lumière, rayons X, rayons gamma), de particules matérielles (électrons) ou d'ondes acoustiques.

RAYONNEMENT INFRAROUGE [angl. ***infrared wave***]. Rayonnement électromagnétique invisible, dont la longueur d'onde est située entre le rouge et les ondes courtes.

RAYONNEMENT IONISANT [angl. ***ionizing radiation***]. Rayonnement capable de former des ions à partir de molécules (par gain ou perte d'électron), leur conférant alors une charge électrique. P. ex. *r. X, gamma.*

RAYONNEMENT ULTRAVIOLET (UV) [angl. ***ultraviolet light***]. Rayonnement électromagnétique invisible, situé entre le violet et les rayons X.

RAYONNEMENTS α, β, γ [angl. ***alpha, beta, gamma radiations***]. Rayonnements ionisants émis par les noyaux des corps radioactifs. Le *r.* α est constitué de noyaux d'hélium émis à grande vitesse ; le *r.* β d'électrons ou positons émis à grande vitesse ; le *r.* γ est un r. électromagnétique constitué de photons de grande énergie.

RBG. Réaction biologique de grossesse. V. *grossesse (diagnostic biologique de la).*

RÉACTIVATION, *s. f.* [angl. ***reactivation***]. Action qui consiste à faire apparaître de nouveau des phénomènes disparus.

RÉACTIVITÉ, *s. f.* [angl. ***reactivity***]. Pouvoir de répondre à une stimulation.

RÉADAPTATION, *s. f.* [angl. ***rehabilitation***]. Mise en condition d'un ancien malade ou d'un infirme pour le rendre capable de reprendre son travail.

RÉANIMATION, *s. f.* [angl. ***intensive care***]. Ensemble de mesures (*soins intensifs*) permettant de rétablir les fonctions vitales momentanément compromises au cours de situations aiguës.

REBOND (phénomène de) [angl. ***rebond phenomenon***]. Réapparition des signes d'une maladie, quand on arrête brusquement son traitement.

REBREATHING, *s. m.* (angl.). Procédé qui consiste à faire respirer un sujet en circuit fermé, sans débarrasser de leur CO_2 les gaz expirés.

RÉCEPTEUR, *s. m.* [angl. ***receptor***]. Organe ou partie d'organe sensible aux variations de certaines constantes physiologiques (pression : barorécepteur ; composition chimique : chémorécepteur) et capable de déclencher une réaction correctrice de ces variations.

RÉCEPTIVITÉ, *s. f.* [angl. ***surceptibility***]. Aptitude à percevoir une stimulation et à y répondre. Contraire de l'immunité.

RÉCESSIF, VE, *adj.* [angl. ***recessive***] (génétique). Se dit d'un gène qui manifeste son effet seulement s'il existe sur les deux chromosomes de la paire (c.-à-d. à l'état homozygote). Le *caractère r.* est celui transmis par ce gène. Il n'apparaît que chez l'homozygote ; chez l'hétérozygote, il ne se manifeste pas car il est masqué par le caractère correspondant (dominant) porté par le gène allélomorphe. Le *mode r.* est la façon dont se transmettent les maladies héréditaires liées à des gènes récessifs.

RÉCESSUS, *s. m.* [angl. ***recess***]. Petite cavité, diverticule, invagination.

RECEVEUR UNIVERSEL [angl. ***universal recipient***]. Individu appartenant au groupe sanguin AB. Son sérum, privé d'agglutinine, n'agglutine aucune hématie. Il peut donc recevoir du sang de tous les sujets, quel que soit le groupe sanguin de ceux-ci.

RECHERCHE INFIRMIÈRE [angl. ***nursing research***]. Études originales effectuées dans le but d'améliorer la qualité des soins infirmiers ou leur gestion.

RECHUTE, *s. f.* [angl. ***relapse***]. Nouvelle évolution morbide succédant à une première affection de même nature, sans qu'il y ait eu nouvelle infection.

RÉCIDIVE, *s. f.* [angl. ***recidivation***]. Apparition d'une maladie chez un individu qui a déjà souffert de cette même maladie.

RECKLINGHAUSEN (maladie ou **neurofibromatose de)** (Friedrich von R., 1833-1910, anatomo-pathologiste allemand) [angl. ***neurofibromatosis***]. Affection héréditaire, d'évolution lente, caractérisée par la présence de tumeurs cutanées et nerveuses et de taches « café-au-lait » de la peau. Elle fait partie des phacomatoses.

RECLASSEMENT, *s. m.* [angl. ***rehabilitation***]. Mise en condition d'un ancien malade ou d'un infirme pour le rendre capable de faire un travail différent de son travail précédent.

RECOMBINAISON GÉNÉTIQUE [angl. ***genetic recombination***]. Modification dans la répartition des gènes produisant l'apparition de génotypes nouveaux.

RECOMBINANT, E, *adj.* [angl. ***recombinant***]. Obtenu par génie génétique.

RECOMMANDATION DE BONNE PRATIQUE CLINIQUE. Propositions élaborées par l'ANAES, destinées à aider le praticien à choisir les soins les plus appropriés dans les circonstances cliniques données et d'où sont extraites les références médicales opposables.

RECON, *s. m.* [angl. ***recon***]. La plus petite parcelle de matériel génétique qui peut être échangée entre deux chromosomes homologues.

RECRUDESCENCE, *s. f.* [angl. ***recrudescence***]. Aggravation d'une maladie, après une rémission temporaire. – En épidémiologie, augmentation du nombre des cas de maladie dans une région.

RECTITE, *s. f.* [angl. ***rectitis***]. Inflammation du rectum.

RECTOCÈLE, *s. f.* [angl. ***rectocele***]. Saillie du rectum dans le vagin dont il repousse la paroi postérieure.

RECTOCOLITE, *s. f.* [angl. ***rectocolitis***]. Inflammation simultanée du rectum et du côlon.

RECTOCOLITE HÉMORRAGIQUE [angl. ***ulcerative colitis***]. Maladie d'origine inconnue, caractérisée par des lésions congestives de la muqueuse rectocolique et par un syndrome dysentérique muco-hémorragique évoluant par poussées fébriles répétées.

RECTOPEXIE, *s. f.* [angl. ***rectopexy***]. Suspension du rectum aux parois du bassin, préconisée pour la cure des prolapsus du rectum.

RECTORRAGIE, *s. f.* [angl. ***proctorrhagia***]. Hémorragie rectale.

RECTOSCOPE, *s. m.* [angl. ***rectoscope***]. Variété d'endoscope destiné à examiner le rectum et l'anse sigmoïde.

RECTOSCOPIE, *s. f.* [angl. ***rectoscopy***]. Examen de la cavité rectale à l'aide d'un rectoscope.

RECTOSIGMOÏDITE, *s. f.* [angl. ***rectosigmoiditis***]. Inflammation simultanée du rectum et de l'anse sigmoïde du côlon.

RECTOTOMIE, *s. f.* [angl. ***rectotomy***]. Incision du rectum.

RECTUM, *s. m.* [angl. ***rectum***]. Portion rectiligne et terminale du gros intestin, située entre le côlon sigmoïde et le canal anal.

RECUEIL DE DONNÉES [angl. ***data collection***]. Collecte d'informations. S'agissant d'une personne soignée, elle est fournie par l'interrogatoire de celle-ci et de son entourage.

RÉCURRENCE, *s. f.* [angl. ***recurrence***]. Nouvelle évolution morbide succédant à une première affection de même nature, sans qu'il y ait eu nouvelle infection. La *r.* apparaît plus tardivement que la rechute.

RÉCURRENT, E, *adj.* [angl. ***recurrent***]. Qui remonte à son origine, qui revient à son point de départ. – ***nerf. r.*** V. aussi *fièvre récurrente*.

RÉDUCTION, *s. f.* 1° [angl. ***reduction***]. Opération qui consiste à remettre en place soit un os luxé ou fracturé, soit un organe déplacé accidentellement. – 2° Réaction chimique par laquelle un corps perd un atome d'oxygène (*désoxygénation*). – 3° (*génétique*) : *r. des chromosomes* ou *r. chromatique*. Passage de la cellule de l'état diploïde, dans lequel le noyau possède $2n$ chromosomes (46 chez l'homme) à l'état haploïde, où il n'en a que n (23 chez l'homme). Il s'effectue au début de la méiose.

REDUX, *adj.* [angl. ***redux***]. Se dit d'une lésion qui reparaît spontanément plus ou moins longtemps après sa guérison apparente. P. ex. : *chancre r.*

RÉÉDUCATION FONCTIONNELLE ou **MOTRICE** [angl. ***functional reeducation***]. Ensemble des méthodes (actives et passives) visant à restaurer l'activité du système locomoteur à la suite d'une atteinte morbide ou accidentelle de celui-ci.

RÉENTRAÎNEMENT AU TRAVAIL [angl. ***exercise retraining***]. Étape finale de la rééducation fonctionnelle, destinée à obtenir la capacité de réinsertion dans la vie courante et professionnelle.

RÉENTRÉE ou **RENTRÉE,** *s. f.* [angl. ***reentry***]. Mécanisme de certains troubles du rythme cardiaque.

RÉFÉRENCES MÉDICALES OPPOSABLES (RMO) [angl. ***opposable medical references***]. Système définissant un certain nombre de bonnes pratiques médicales et destiné à contribuer à la maîtrise des dépenses médicales en France.

RÉFLECTIVITÉ, *s. f.* [angl. ***reflex excitability***]. Propriété, présentée par certaines parties du corps, d'être le point de départ d'un acte réflexe lorsqu'elles sont excitées.

RÉFLEXE (acte ou **phénomène)** [angl. ***reflex***]. Réaction motrice ou sécrétoire déclenchée par le système nerveux en dehors de l'intervention de la volonté, en réponse à une stimulation des terminaisons nerveuses sensitives. – *r. conditionné* ou *conditionnel*. Acte réflexe individuel, acquis, dans lequel intervient l'écorce cérébrale.

RÉFLEXE ABDOMINAL [angl. ***abdominal reflex***]. Contraction unilatérale des muscles de la paroi abdominale provoquée par l'excitation de la peau de l'abdomen du côté correspondant.

RÉFLEXE ACHILLÉEN [angl. ***Achilles's tendon reflex***]. Extension du pied sur la jambe, provoquée par la percussion du tendon d'Achille.

RÉFLEXE BICIPITAL [angl. ***biceps reflex***]. Flexion de l'avant-bras provoquée par la percussion du tendon du biceps brachial.

RÉFLEXE CORNÉEN [angl. ***corneal reflex***]. Occlusion bilatérale des paupières avec ascension du globe oculaire, provoquée par l'attouchement de la cornée.

RÉFLEXE CRÉMASTÉRIEN [angl. ***cremasteric reflex***]. Contraction du crémaster déterminant l'ascension du testicule chez l'homme et la rétraction de la grande lèvre chez la femme, causée par l'excitation des téguments de la face interne de la cuisse.

RÉFLEXE CUTANÉ, OSSEUX ou **TENDINEUX** [angl. ***cutaneous, bone, tendon reflex***].

Réflexes déterminés par l'excitation de certains points des téguments, par la percussion de certains os, de certains tendons, et se manifestant par une contraction musculaire involontaire, brusque et de courte durée.

RÉFLEXE CUTANÉ PLANTAIRE [angl. ***plantar reflex***]. Flexion plantaire du gros orteil et des autres orteils provoquée normalement par l'excitation de la plante du pied, d'arrière en avant ; l'inversion de ce réflexe constitue le signe de Babinski.

RÉFLEXE DE DÉFENSE [angl. ***defense reflex***]. Réaction involontaire provoquée par une stimulation à caractère nuisible, et permettant d'échapper à celle-ci.

RÉFLEXE DE PRÉHENSION [angl. ***grasping reflex***]. Mouvement de flexion des doigts provoqué par l'excitation de la paume des mains chez le nouveau-né et chez certains malades atteints de lésions de la région frontale de l'encéphale.

RÉFLEXE OCULOCARDIAQUE [angl. ***oculocardiac reflex***]. Ralentissement du pouls avec abaissement de la pression artérielle obtenu par la compression des globes oculaires.

RÉFLEXE PATELLAIRE ou **ROTULIEN** [angl. ***patellar reflex***]. Extension brusque de la jambe sur la cuisse provoquée par la percussion du tendon rotulien.

RÉFLEXE PHOTOMOTEUR. V. *réflexe pupillaire.*

RÉFLEXE PILOMOTEUR [angl. ***pilomotor***]. Redressement des poils et phénomène de la chair de poule provoqués par l'excitation de certaines zones par des excitants sensoriels ou par des états psychoaffectifs.

RÉFLEXE PLANTAIRE. V. *réflexe cutané plantaire.*

RÉFLEXE POLYCINÉTIQUE. Réflexe tendineux caractérisé par la production de plusieurs secousses consécutives à un seul ébranlement.

RÉFLEXE PUPILLAIRE [angl. ***pupillary reflex***]. Contraction de la pupille provoquée par la projection, sur l'œil, d'un faisceau lumineux ou par la vision d'un objet rapproché.

RÉFLEXE RADIOPRONATEUR. Pronation de la main provoquée par la percussion de la face antérieure de l'apophyse styloïde du radius.

RÉFLEXE SINUCAROTIDIEN [angl. ***carotid sinus reflex***]. Léger ralentissement du pouls avec abaissement de la tension minima lorsque l'on comprime le cou au niveau de la bifurcation des deux carotides primitives.

RÉFLEXE STYLORADIAL [angl. ***radial reflex***]. Flexion de l'avant-bras provoquée par la percussion de l'apophyse styloïde du radius.

RÉFLEXOGÈNE, *adj.* [angl. ***reflexogenic***]. Qui détermine un réflexe. – *zone r.* Zone de l'organisme dont l'excitation provoque un réflexe.

RÉFLEXOGRAMME ACHILLÉEN [angl. ***Achilles's reflex time***]. Enregistrement graphique de la réponse musculaire à la percussion du tendon d'Achille.

REFLUX GASTRO-ŒSOPHAGIEN [angl. ***oesophageal reflex***]. Retour dans l'œsophage du contenu gastrique acide. Il provoque des brûlures rétrosternales ascendantes.

REFLUX HÉPATO-JUGULAIRE [angl. ***hepatojugular reflex***]. Distension de la veine jugulaire déterminée par la compression lente et méthodique du foie et durant autant que cette compression, signe d'insuffisance ventriculaire droite.

REFOULEMENT, *s. m.* [angl. ***repression***]. Emprisonnement, dans le subconscient, de souvenirs ou d'idées dont l'extériorisation est empêchée par des barrages psychiques involontaires.

RÉFRACTAIRE (période ou **phase)** [angl. ***refractory period***] (physiologie). Durée succédant immédiatement à la phase d'activité d'un nerf ou d'un muscle, et pendant laquelle ceux-ci sont inexcitables.

RÉFRACTION, *s. f.* [angl. ***refraction***]. Changement de direction subi par un rayon lumineux passant d'un milieu optique à un autre.

RÉFRACTIVE (chirurgie) [angl. ***refractive surgery***]. Chirurgie visant à changer la réfraction du globe oculaire en modifiant la forme de la cornée.

RÉFRINGENCE, *s. f.* [angl. ***refringency***]. Propriété de pouvoir dévier un rayonnement par réfraction.

RÉGÉNÉRATION, *s. f.* [angl. ***regeneration***]. Reproduction d'une partie détruite.

RÉGIME, *s. m.* [angl. ***diet***]. Administration raisonnée et méthodique de l'alimentation.

RÈGLE DES SEPT JOURS. Interdiction de rédiger et d'exécuter une ordonnance prescrivant des stupéfiants pour une durée supérieure à 7 jours. Par exception, ce délai est fixé à 28 jours pour les médicaments par voie orale contenant de la morphine.

RÈGLES, *s. f. pl.* V. *menstrues.*

RÈGLES PROFESSIONNELLES [angl. ***professionnal rules***]. Elles sont inscrites dans un code de déontologie. V. en annexe les articles R. 4312-1 à R. 4312-32 du code de la Santé publique.

REGORGEMENT, *s. m.* [angl. ***overflow***]. Écoulement de l'urine qui s'échappe, par trop-plein, d'une vessie ne se contractant plus.

RÉGRESSION, *s. f.* [angl. ***regression***]. 1° Retour d'un tissu ou d'un organe à une des phases antérieures de son évolution. – 2° (psychologie). Retour à un stade précédent du développement affectif ou intellectuel.

RÉGURGITATION, *s. f.* [angl. ***regurgitation***]. 1° (gastro-entérologie). Retour des aliments de l'estomac ou de l'œsophage dans la bouche, sans effort de vomissements. – 2° (cardiologie). Retour du sang à travers un orifice cardiaque incontinent.

RÉHABILITATION, *s. f.* [angl. ***rehabilitation***]. Mise en condition d'un ancien malade ou d'un infirme pour le rendre capable de reprendre une place décente dans la société.

RÉHYDRATATION, *s. f.* [angl. ***rehydratation***]. Introduction thérapeutique d'eau dans un organisme.

REIN, *s. m.* [angl. ***kidney***]. Organe pair situé dans la cavité abdominale en arrière du péritoine et dont la fonction principale est la sécrétion de l'urine.

REIN ARTIFICIEL [angl. ***artificial kidney***]. Appareil permettant l'épuration extrarénale par hémodialyse extracorporelle.

REIN EN FER À CHEVAL [angl. ***horse shoe kidney***]. Malformation unissant le pôle inférieur des deux reins par du tissu fibreux ou parenchymateux situé en avant des gros vaisseaux.

REIN FLOTTANT, REIN MOBILE [angl. ***wandering kidney***]. V. *néphroptose.*

REIN MASTIC [angl. ***mastic kidney***]. Variété de tuberculose rénale dans laquelle l'organe entier est transformé en une masse caséeuse.

RÉINFECTION, *s. f.* [angl. ***reinfection***]. Infection nouvelle survenant sur un terrain antérieurement infecté par le même germe, mais actuellement guéri de cette ancienne infection.

RÉINSERTION PROFESSIONNELLE [angl. ***professionnal reintegration***]. Nouvelle introduction dans le monde du travail.

RELATION D'AIDE [angl. ***help relationship***]. Technique de communication permettant l'évolution de la personne aidée vers plus d'autonomie, plus d'optimisme.

RELATION D'AIDE THÉRAPEUTIQUE [angl. ***therapeutic help relationship***]. Établissement d'une communication satisfaisante entre la personne soignée et l'infirmier(ère), s'inscrivant dans le projet thérapeutique.

RELATION SOIGNANT / SOIGNÉ. Établissement d'une communication entre la personne soignée et l'infirmier(ère) dans une situation de soins et permettant la prise en charge globale du patient.

RELAXATION, *s. f.* [angl. ***relaxation***]. Relâchement total du tonus d'un muscle. – Détente musculaire et psychique.

...RÉLINE, *suffixe.* V. *...libérine.*

REM, *s. m.* [angl. ***rem***]. Dose de rayonnement ionisant absorbé, dont l'efficacité biologique est la même que celle d'un rad de rayons X.

REMANIEMENT CHROMOSOMIQUE [angl. ***chromosomal rearrangement***]. Terme générique désignant diverses modifications de structure, telles que translocations, délétions et inversions chromosomiques.

REMÈDE, *s. m.* [angl. ***remedy***]. Traitement, en général médicamenteux.

RÉMISSION, *s. f.* [angl. ***remission***]. Affaiblissement temporaire des symptômes d'une maladie.

RÉMITTENT, E, *adj.* [angl. ***remittent***]. Qui présente des rémissions.

REMNOGRAPHE, *s. m.* Appareil à *résonance magnétique nucléaire.*

REMODELAGE, *s. m.* [angl. ***remodeling***]. Modification de la forme.

RENDU-OSLER (maladie de) (Henri R., 1844-1902, médecin français). V. *Osler, maladies d'.*

RÉNIFORME, *adj.* [angl. ***reniform***]. En forme de rein.

RÉNINE, *s. f.* Alpha$_2$-globuline sécrétée par l'appareil juxtaglomérulaire du rein, possédant une action enzymatique. Elle se combine à une autre alpha$_2$-globuline du plasma d'origine hépatique, l'*angiotensinogène,* pour donner l'*angiotensine,* substance hypertensive.

RÉNITENCE, *s. f.* [angl. ***renitency***]. État d'un organe ou d'une partie des téguments qui résiste à la pression en cédant cependant un peu, sans fluctuation proprement dite.

RÉNOPRIVE, *adj.* [angl. ***renoprival***]. Qui se rapporte à l'ablation d'un ou des deux reins.

RENOUVELLEMENT, *s. m.* [angl. ***turnover***] (biologie). Remplacement dans un ensemble, des éléments qui en sortent par d'autres qui y entrent.

RÉNOVASCULAIRE, *adj.* [angl. ***renovascular***]. Qui concerne les vaisseaux du rein.

RENVERSÉ, *s. m.* [angl. ***reverse landage***]. Manœuvre destinée à assurer la parfaite application d'une bande de pansement que l'on enroule autour d'une surface tronconique.

REOVIRUS, *s. m.* [angl. ***Reovirus***]. Genre de virus entéritique et respiratoire à ARN, isolé du groupe des virus ECHO ; il peut également provoquer des encéphalites et des encéphalomyélites.

REP, *s. m.* [angl. ***rep***]. Quantité de radiations ionisantes qui produit, par gramme d'air, le même nombre de paires d'ions des deux signes et la même énergie qu'un röntgen.

RÉPLICATION, *s. f.* [angl. ***replication***]. Formation par contact d'une copie d'un élément génétique.

REPLICON, *s. m.* [angl. ***replicon***] (génétique). Fragment d'ADN ou d'ARN le plus court, capable de réplication.

REPOLARISATION, *s. f.* [angl. ***repolarization***]. Récupération de charges électriques positives ; sur l'électrocardiogramme, elle correspond à l'onde T.

REPOS COMPENSATEUR. Pause faisant suite à une extrasystole.

RÉPRESSION, *s. f.* [angl. ***repression***] (génétique). Inhibition d'un gène, rendu incapable de manifester son action.

RÉSEAU DE SOINS *s. m.* [angl. ***network***]. Ensemble structuré d'équipes médicales et paramédicales ainsi que d'établissements de santé mettant en commun leurs compétences au service des malades.

RÉSECTION, *s. f.* [angl. ***resection***]. Action de retrancher sur une étendue plus ou moins grande un nerf, un vaisseau, un muscle, un tendon, un os, sains ou malades.

RÉSERVE ALCALINE (RA) [angl. ***alkali reserve***]. On désigne sous ce nom des corps (bicarbonate et autres combinaisons faibles de l'acide carbonique : v. *tampon*) contenus dans le sang et capables, par libération et élimination de CO_2 de lutter contre une invasion de l'organisme par un acide fort.

RÉSINE, *s. f.* [angl. ***resin***]. Gomme collante s'écoulant des plaies de certains arbres. On les utilise en thérapeutique dans l'hyperkaliémie et l'hypercholestérolémie.

RÉSISTANCE, *s. f.* [angl. ***resistance***]. Opposition à une force. – *r. électrique* (physique). Grandeur mesurant l'imperméabilité d'un conducteur au courant électrique. Elle est égale au quotient de la différence de potentiel entre les extrémités du conducteur, par l'intensité du courant électrique qui le traverse et s'exprime en ohms dans le système international.

RÉSISTANCE GLOBULAIRE (épreuve de la) [angl. ***erythrocyte fragility test***]. Mesure de la résistance des hématies aux substances hémolysantes.

RÉSOLUTIF, VE, *adj.* [angl. ***resolvent***]. Qui calme une inflammation, un engorgement. – *s. m.* Médicament destiné à faire disparaître une inflammation sans suppuration.

RÉSONANCE MAGNÉTIQUE NUCLÉAIRE (RMN) [angl. ***nuclear magnetic resonance***]. Méthode physique consistant à chercher la fréquence faisant entrer en résonance des noyaux atomiques identiques présents dans la molécule et possédant un moment magnétique. En imagerie par résonance magnétique (IRM), on associe la RMN des protons de l'eau présente dans les tissus vivants, l'exploration par balayage, la tomographie et le traitement d'images par ordinateur.

RÉSORPTION, *s. f.* [angl. ***resorption***]. Disparition partielle ou totale d'un organe ou d'un produit pathologique, dont les éléments sont repris par la circulation.

RESPIRATEUR, *s. m.* [angl. ***respirator***]. Appareil permettant d'assurer la ventilation pulmonaire d'un malade avec de l'air ou de l'oxygène, le plus souvent insufflé dans la trachée.

RESPIRATION, *s. f.* [angl. ***respiration***]. Ensemble des phénomènes physico-chimiques destinés à faire pénétrer l'oxygène dans l'organisme et à débarrasser celuici du gaz carbonique.

RESPIRATION ARTIFICIELLE [angl. ***artificial respiration***]. Ensemble de manœuvres pratiquées dans le but de faire pénétrer l'air dans les voies trachéobronchiques et de rétablir le jeu normal de la respiration.

RESPIRATOIRE AIGU SÉVÈRE (syndrome). V. *SRAS*.

RESPONSABILITÉ INFIRMIÈRE [angl. ***nurse's responsibility***]. Obligation pour l'infirmier(ère) de répondre de ses actes et de ceux qui sont effectués sous son contrôle par des auxiliaires. V. *annexe*.

RESPONSABILITÉ SANS FAUTE. Concept médico-légal pouvant justifier l'ouverture de droits à l'indemnisation lorsqu'un acte médical a entraîné un préjudice sans qu'il soit prouvé qu'une faute professionnelle soit à l'origine de l'accident.

RESTAURANTS CHINOIS (syndrome des) [angl. ***Chinese restaurant syndrome***]. Ensemble de troubles observés 15 à 30 minutes après la prise d'un repas dans un restaurant chinois : brûlures vives irradiant du tronc vers la périphérie, sensation d'écrasement de la face, oppression thoracique. Ces manifestations, qui disparaissent spontanément en quelques minutes ou en une à deux heures, sont attribuées au L-glutamate monosodique ajouté aux aliments comme condiment.

RESTÉNOSE, *s. f.* [angl. ***restenosis***]. Réapparition d'un rétrécissement (d'un conduit, d'un orifice) précédemment supprimé.

RÉSUMÉ DE SOINS INFIRMIERS [angl. ***nursing summary***]. Récapitulation abrégée écrite des soins effectués sur une personne hospitalisée à la fin de son séjour.

RÉTENTION, *s. f.* [angl. ***retention***]. Accumulation d'un produit dans le conduit destiné à son évacuation, le réservoir qui le contient naturellement ou la lymphe qui baigne les tissus.

RÉTICULOCYTE, *s. m.* [angl. ***reticulocyte***]. V. *hématie granuleuse*.

RÉTICULOCYTOSE, *s. f.* [angl. ***reticulocytosis***]. Présence dans le sang de réticulocytes en plus ou moins grande abondance.

RÉTICULO-ENDOTHÉLIAL (système) ou **SRE** [angl. ***reticuloendothelial system***]. Ensemble des *macrophages ou histiocytes* et du *système des cellules de soutien* (cellules réticulaires, cellules endothéliales du lit vasculaire et fibroblastes) ; le SRE joue un rôle d'épuration essentiel dans l'organisme (phagocytose).

RÉTICULO-ENDOTHÉLIOSE, *s. f.* [angl. ***reticuloendotheliosis***]. Syn. *histiocytose*. Affectation caractérisée par la prolifération des éléments du système réticulo-endothélial.

RÉTICULOPATHIE, *s. f.* [angl. ***reticulopathy***]. Affection du système réticulo-endothélial.

RÉTICULOSARCOME, *s. m.* [angl. ***reticulosarcoma***]. Prolifération maligne et envahissante du tissu réticulo-endothélial provoquant des tumeurs des organes hématopoïétiques.

RÉTICULUM, *s. m.* [angl. ***reticulum***]. Nom donné en anatomie à tous les réseaux de fibres ou de vaisseaux.

RÉTINE, *s. f.* [angl. ***retina***]. Membrane interne du bulbe oculaire provenant de l'épanouissement du nerf optique et constituant l'organe de réception des sensations visuelles grâce à ses cellules à cône et à bâtonnet.

RÉTINITE, *s. f.* [angl. ***retinitis***]. Nom générique des inflammations de la rétine.

RÉTINOBLASTOME, *s. m.* [angl. ***retinoblastoma***]. Tumeur maligne de la rétine survenant dans le jeune âge.

RÉTINOGRAPHIE, *s. f.* [angl. ***retinography***]. Examen photographique de la rétine.

RÉTINOPATHIE, *s. f.* [angl. ***retinopathy***]. Terme désignant toutes les affections rétiniennes.

RÉTINOPEXIE, *s. f.* [angl. ***retinopexy***]. Fixation de la rétine à la choroïde.

RÉTRACTILITÉ, *s. f.* [angl. ***retractility***]. Propriété que possèdent certains tissus de revenir sur eux-mêmes en diminuant de longueur.

RÉTRÉCISSEMENT, *s. m.* [angl. ***stenosis***]. Syn. *sténose*. Diminution permanente du calibre d'un orifice ou d'un conduit du corps, avec altération de la paroi. P. ex. *r. mitral*.

RÉTRÉCISSEMENT AORTIQUE [angl. ***aortic stenosis***]. Obstacle congénital ou acquis localisé aux valves aortiques et s'opposant à l'évacuation du ventricule gauche.

RÉTRÉCISSEMENT MITRAL [angl. ***mitral stenosis***]. Obstacle acquis à la vidange de l'oreillette gauche, d'origine rhumatismale.

RÉTRÉCISSEMENT PULMONAIRE [angl. ***pulmonary stenosis***]. Obstacle valvulaire ou sous-valvulaire congénital à l'évacuation du ventricule droit. Il peut être isolé ou associé à d'autres malformations : v. *Fallot (tétralogie ou tétrade)* et *Fallot (triade)*.

RÉTRÉCISSEMENT TRICUSPIDE [angl. ***tricuspid stenosis***]. Affection rare, congénitale ou acquise et faisant obstacle à la vidange de l'oreillette droite.

RÉTROCÆCAL, E, *adj.* [angl. ***retrocaecal***]. Situé en arrière du caecum. P. ex. *appendice r.*

RÉTROCOLIS, *s. m.* [angl. ***retrocollis***]. Variété de torticolis dans laquelle la tête est rejetée en arrière par suite de la contracture des muscles de la nuque.

RÉTROCONTRÔLE, *s. m.* [angl. ***feedback***]. Contrôle en retour assurant la régulation des glandes endocrines.

RÉTRODÉVIATION DE L'UTÉRUS [angl. ***retrodeviation of the uterus***]. Terme général qui comprend tous les déplacements en arrière de l'utérus en totalité ou en partie.

RÉTROFLEXION DE L'UTÉRUS [angl. ***retroflexion of the uterus***]. Déviation de l'utérus dans laquelle le fond de l'organe se trouve incliné en arrière, tandis que le col garde sa situation normale.

RÉTROGNATHIE, *s. f.* [angl. ***retrognathia***]. Déformation de la mâchoire qui, vue de profil, paraît rejetée en arrière.

RÉTROGRADE, *adj.* [angl. ***retrograde***]. Qui fait retour en arrière.

RÉTROLISTHÉSIS, *s. m.* [angl. ***retrolisthesis***]. Glissement en arrière d'un segment de la colonne vertébrale, sur le segment inférieur.

RÉTROPÉRITONÉAL, E, *adj.* [angl. ***retroperitoneal***]. Situé derrière le péritoine.

RÉTROPNEUMOPÉRITOINE, *s. m.* [angl. ***retroperitoneal pneumogram***]. Insufflation gazeuse rétropéritonéale pratiquée au niveau du raphé anococcygien.

RÉTROPOSITION DE L'UTÉRUS [angl. ***retroposition of the uterus***]. Déplacement de tout l'utérus en arrière.

RÉTROPULSION, *s. f.* [angl. ***retropulsion***]. Action de repousser.

RÉTROSELLAIRE, *adj.* [angl. ***retrosellar***]. Qui est situé derrière la selle turcique.

RÉTROVERSION DE L'UTÉRUS [angl. ***retroversion of the uterus***]. Déviation de l'utérus dans laquelle le fond de l'organe se trouve porté en arrière, tandis que le col remonte en avant vers le pubis.

RÉTROVIRIDÉS, *s. m. pl.* [angl. ***Retroviridae***]. Famille de virus à ARN qui, grâce à sa transcriptase inverse, peut transcrire son génome ARN en ADN. Le rétrovirus est ainsi à même de s'introduire dans le génome à ADN des cellules qui l'hébergent et d'être transmis avec ce génome.

RETZIUS (espace de) (Anders R., médecin suédois, 1796-1860) [angl. ***retropubic space***]. Espace virtuel, empli de tissu graisseux, situé devant la vessie et derrière le pubis.

REVACCINATION, *s. f.* [angl. ***revaccination***]. Nouvelle administration de vaccin, en vue de réactiver une immunité acquise grâce à la primovaccination et qui s'est affaiblie avec le temps.

REVASCULARISATION, *s. f.* [angl. ***revascularization***]. Rétablissement de la circulation sanguine dans un territoire ischémié.

RÉVERSIBILITÉ, *s. f.* [angl. ***reversibility***]. Possibilité d'un retour à un état antérieur.

RÉVISION UTÉRINE. Vérification manuelle de la vacuité utérine après l'accouchement.

RÉVULSIF, VE, *adj.* et *s. m.* [angl. ***revulsive***]. Nom donné à tous les moyens propres à provoquer la révulsion.

RÉVULSION, *s. f.* [angl. ***revulsion***]. Acte thérapeutique consistant à produire un afflux sanguin dans un point plus ou moins éloigné d'un organe malade, dans le but de décongestionner cet organe.

Rh (facteur). V. *Rhésus (facteur).*

RHABDOMYOLYSE, *s. f.* [angl. ***rhabdomyolysis***]. Destruction du muscle strié.

RHABDOMYOME, *s. m.* [angl. ***rhabdomyoma***]. Myome à fibres striées.

RHABDOMYOSARCOME, *s. m.* [angl. ***rhabdomyosarcoma***]. V. *myosarcome.*

RHABDOVIRUS, *s. m.* [angl. ***rhabdovirus***]. Virus à ARN. Le virus de la rage est un *r.*

RHAGADE, *s. f.* [angl. ***rhagade***]. Crevasse.

RHÉOBASE, *s. f.* (physiologie) [angl. ***rheobasis***]. C'est le plus faible courant électrique à début brusque capable d'exciter.

RHÉOLOGIE, *s. f.* [angl. ***rheology***]. Étude de l'écoulement de la matière et de la déformation des corps sous l'influence des forces qui s'exercent sur eux.

RHÉSUS ou Rh (facteur) [angl. ***Rhesus antigen***]. Agglutinogène du globule rouge indépendant des deux agglutinogènes A et B plus anciennement connus. Dans la race blanche, il existe dans les hématies de 85 % des sujets (sujets Rh+) et joue un rôle dans certains accidents de la transfusion sanguine. Il est également à l'origine des maladies du nouveau-né groupées sous le nom d'érythroblastose ou de maladie hémolytique du nouveau-né. V. *iso-immunisation.*

RHINENCÉPHALE, *s. m.* [angl. ***rhinencephalus***]. Ensemble des formations cérébrales assurant le sens olfactif.

RHINITE, *s. f.* [angl. ***rhinitis***]. Inflammation aiguë ou chronique de la muqueuse des fosses nasales.

RHINOLALIE, *s. f.* [angl. ***rhinolalia***]. Nom donné aux troubles de la phonation déterminés par des modifications de la résonance des cavités nasales.

RHINOPATHIE, *s. f.* [angl. ***rhinopathy***]. Maladie du nez.

RHINOPHARYNGITE, *s. f.* [angl. ***rhinopharyngitis***]. Inflammation du pharynx nasal ou rhinopharynx.

RHINOPHARYNX, *s. m.* [angl. ***rhinopharynx***]. Syn. *nasopharynx.* V. *pharynx.*

RHINOPHYMA, *s. m.* [angl. ***rhinophyma***]. Hypertrophie quelquefois considérable du nez, due à l'épaississement de la peau et au développement des glandes sébacées.

RHINOPLASTIE, *s. f.* [angl. ***rhinoplasty***]. Opération destinée à remédier aux difformités ou pertes de substance du nez.

RHINORRAGIE, *s. f.* [angl. ***rhinorrhagia***]. Hémorragie nasale.

RHINORRHÉE, *s. f.* [angl. ***nasal hydrorrhoea***]. Écoulement de liquide par le nez, en dehors de tout phénomène inflammatoire.

RHINOSALPINGITE, *s. f.* [angl. ***rhinosalpingitis***]. Inflammation de la muqueuse de la trompe d'Eustache.

RHINOSCOPIE, *s. f.* [angl. ***rhinoscopy***]. Examen des fosses nasales.

RHINOVIRUS*,** *s. m.* [angl. ***Rhinovirus]. Genre de virus à ARN, de très petite taille, responsables de près de la moitié des affections des voies aériennes supérieures de l'homme.

RHIZARTHROSE, *s. f.* [angl. ***rhizarthrosis***]. Arthrose de la racine d'un doigt, d'un orteil, d'un membre.

RHIZOLYSE, *s. f.* [angl. ***rhizolysis***]. Résorption physiologique ou pathologique d'une racine dentaire.

RHIZOMÉLIQUE, *adj.* [angl. ***rhizomelic***]. Qui se rapporte à la racine des membres ou à leurs segments proximaux.

RHIZOTOMIE, *s. f.* [angl. ***rhizotomy***]. Syn. *radicotomie.* Section chirurgicale des racines médullaires.

RHOMBENCÉPHALE, *s. m.* [angl. ***rhombencephalitis***]. Cerveau postérieur comprenant le bulbe, la protubérance et le cervelet.

RHOMBOÏDE, *adj.* [angl. ***rhomboid***]. En forme de losange. – ***muscles petit et grand r.*** Muscles du dos, allant des processus épineux respectivement des 2 dernières vertèbres cervicales et des 4 premières vertèbres thoraciques, au bord interne de l'omoplate (ou scapula), élévateurs de cette dernière.

RHONCHOPATHIE, *s. f.* [angl. ***snoring disease***]. Ronflement considéré en tant que maladie.

RHONCHUS, *s. m.* V. *ronflant (râle).*

RHUMATISME, *s. m.* [angl. ***rheumatism***]. Nom donné à des affections très diverses, aiguës ou chroniques, ayant comme caractères communs la douleur et la fluxion, localisées surtout au niveau des jointures et des parties molles qui les entourent, mais pouvant se manifester ailleurs.

RHUMATISME ARTICULAIRE AIGU. V. *Bouillaud (maladie de).*

RHUMATOÏDE, *adj.* [angl. ***rheumatoid***]. Se dit des douleurs analogues à celles du rhumatisme.

RHUMATOLOGIE, *s. f.* [angl. ***rheumatology***]. Étude des différentes sortes de rhumatisme.

RHUME, *s. m.* [angl. ***cold***]. Hypersécrétion des muqueuses des voies aériennes supérieures.

RHUME DE CERVEAU. V. *coryza.*

RHUME DES FOINS. V. *coryza spasmodique.*

RIBOFLAVINE, *s. f.* [angl. ***riboflavin***]. Syn. *lactoflavine.* Vitamine B2, pigment jaune jouant un rôle essentiel dans les phénomènes d'oxydo-réduction cellulaire.

RIBONUCLÉIQUE (acide) (ARN) [angl. ***ribonucleic acid, RNA***] (génétique). Longue molécule formée d'une seule chaîne hélicoïdale de structure analogue à l'une des deux chaînes qui constituent l'acide désoxyribonucléique (ADN). Elle permet la synthèse des protéines cellulaires selon le programme inscrit sur le code génétique.

RIBONUCLÉOPROTÉINE, *s. f.* **(RNP)** [angl. ***ribonucleoprotein***]. Hétéroprotéine dont le groupement prosthétique est l'acide ribonucléique.

RIBOSE, *s. m.* [angl. ***ribose***]. Pentose entrant dans la composition de nombreux nucléosides et de l'acide ribonucléique.

RIBOSOME, *s. m.* [angl. ***ribosome***]. Particule très petite qui se trouve en nombre variable dans le protoplasme de toutes les cellules ; elle synthétise les chaînes de polypeptides.

RICKETTSIE, *s. f.* (Howard Ricketts, 1871-1910, anatomopathologiste américain) [angl. ***rickettsia***]. Petite bactérie ayant pour caractéristique d'être un parasite intracellulaire strict (comme les virus). V. *rickettsiose.*

RICKETTSIOSE, *s. f.* [angl. ***rickettsiosis***]. Groupe de maladies causées par les rickettsies inoculées par des arthropodes, caractérisées par leur allure fébrile, cyclique, un tuphos et souvent un exanthème. P. ex. *le typhus exanthématique* et *la fièvre pourprée des montagnes Rocheuses.*

RICTUS, *s. m.* [angl. ***rictus***]. Ouverture de la bouche avec contraction des peauciers donnant l'aspect du rire forcé.

RISQUE, *s. m.* [ang. ***risk***]. Probabilité de survenue d'un événement indésirable. V. *facteur de risque d'une maladie.*

RISQUE SOCIAL. Événement pouvant survenir au cours de l'existence et diminuer les ressources d'un individu. Les *r. s.* sont couverts par des assurances privées et des organismes sociaux.

RITODRINE, *s. f.* (DCI) [angl. ***ritodrine***]. Bêtastimulant employé dans les menaces d'accouchement prématuré.

RIZIFORME, *adj.* [angl. ***riziform***]. Dont l'aspect rappelle celui des grains de riz.

RM. V. *rétrécissement mitral.*

RMN. V. *résonance magnétique nucléaire.*

RMO. V. *références médicales opposables.*

RNA. V. *ribonucléique (acide).*

RNP. V. *ribonucléoprotéine.*

ROCHER, *s. m.* [angl. ***petrous part of the temporal bone***] (anatomie). Nom ancien de la partie pétreuse de l'os temporal. V. *pétreux.*

ROLANDO (scissure de) (Luigi R., anatomiste italien, 1773-1831) [angl. ***central sulcus of the cerebrum***]. Profond sillon situé à la face supérieure et latérale de l'hémisphère cérébral et séparant les lobes frontal et pariétal.

RÔLE PROPRE DE L'INFIRMIER(ÈRE) [angl. ***specific role of the nurse***]. V. *autonomie de l'infirmier(ère).*

ROMBERG (signe de) (Moritz R. 1795-1873, médecin allemand) [angl. ***Rom-***

berg's test]. Impossibilité pour le tabétique de garder son équilibre quand, debout, les talons joints, on lui demande de fermer les yeux.

RONCHUS, *s. m.* V. *ronflant (râle).*

RONFLANT (râle) [angl. ***sonorous rale***]. Bruit musical accompagnant le murmure respiratoire et comparé au ronflement d'un homme endormi.

RONFLEMENT, *s. m.* [angl. ***snoring***]. Respiration sonore survenant pendant le sommeil et due aux vibrations du voile du palais.

RÖNTGEN, *s. m.* (Symbole R) (Wilhelm R., 1845-1923, physicien allemand) [angl. ***röntgen***]. Unité de dose d'exposition aux rayons X et gamma.

ROR. Abréviation de *vaccin anti-rougeoleux, anti-ourlien et anti-rubéoleux.*

RORSCHACH (test de) (Hermann R., 1884-1922, psychiatre suisse) [angl. ***Rorschach's test***]. Psychodiagnostic dans lequel on étudie l'interprétation, par le malade, d'une série de dix planches représentant des taches de formes et de couleurs données.

ROSACÉE, *s. f.* V. *couperose.*

ROSÉOLE, *s. f.* [angl. ***roseola***]. Éruption de taches rosées qui disparaissent au bout de quelques jours en laissant quelquefois après elles une légère desquamation furfuracée.

ROTATOIRE (épreuve) [angl. ***rotation test***]. Épreuve destinée à mettre en évidence un trouble de l'équilibre (lésion du labyrinthe).

ROTULE, *s. f.* V. *patella.*

ROTULIEN, NE, *adj.* [angl. ***patellar***]. Syn. *patellaire.* Qui a rapport à la rotule. – ***choc r.*** Sensation de contact obtenue, dans l'hydarthrose du genou, par le brusque enfoncement de la rotule, qui, à travers le liquide synovial sous-jacent, va heurter les condyles fémoraux. – ***réflexe r.*** V. *réflexe patellaire.*

ROUGEOLE, *s. f.* [angl. ***measles***]. Maladie virale, contagieuse et épidémique, caractérisée par un exanthème formé de petites taches rouges peu saillantes, débutant par la face et précédé par un catarrhe des muqueuses avec énanthème de la face interne des joues (taches de Koplik). Sa déclaration est obligatoire.

ROUGET, *s. m.* [angl. ***chigger***]. Syn. *aoûtat.* Nom vulgaire de la nymphe de *Thrombicula automnalis.* De couleur rouge, vit en parasite sur l'homme auquel ses piqûres causent de vives démangeaisons.

RU 486. V. *mifépristone.*

RUBÉFACTION, *s. f.* [angl. ***rubefaction***]. Congestion cutanée passagère due aux rubéfiants.

RUBÉFIANT, E, *adj.* et *s.m.* [angl. ***rubefacient***]. Série d'agents médicamenteux, dont l'application sur la peau détermine une congestion intense et passagère.

RUBÉOLE, *s. f.* [angl. ***rubella***]. Maladie virale, contagieuse et épidémique, caractérisée par une éruption polymorphe rappelant à la fois celle de la rougeole et celle de la scarlatine, et par des tuméfactions ganglionnaires multiples (sous-occipitales). Quand elle survient chez la femme enceinte non immunisée, elle peut provoquer un avortement ou des malformations du fœtus. Elle peut être prévenue par la vaccination. Le dépistage sérologique de la rubéole est obligatoire en France lors de l'examen prénuptial des femmes de moins de cinquante ans.

RUGINE, *s. f.* [angl. ***rugine***]. Instrument de chirurgie formé d'une plaque d'acier, dont les bords sont taillés en biseau et qui sert à racler les os pour en détacher le périoste.

RUPIA, *s. m.* [angl. ***rupia***]. Lésion de la peau caractérisée par la formation d'une croûte centrale noirâtre soulevée par du pus et entourée d'une auréole inflammatoire.

RUT, *s. m.* [angl. ***oestrus***]. Ensemble des phénomènes que présentent les femelles et les mâles des animaux pendant la période où l'accouplement et la fécondation sont possibles.

RUTINE, *s. f.* [angl. ***rutin***]. Substance capable d'élever considérablement la résistance de la paroi des capillaires (action vitaminique P).

RYTHME, *s. m.* [angl. ***rhythm***]. Répétition périodique et régulière de bruits ou d'événements.

RYTHMOLOGIE, *s. f.* [angl. ***rhythmology***]. Étude du rythme.

S

s. Symbole de *seconde*.

S. 1° Symbole chimique du *soufre*. – 2° Symbole de *siemens*.

SABURRAL, E, *adj.* [angl. ***saburral***]. Se dit de la muqueuse linguale lorsqu'elle est recouverte d'un enduit blanc jaunâtre.

SACCHAROSE, *s. m.* [angl. ***saccharose***]. Syn. *sucrose*. Diholoside formé de glucose et de fructose. C'est le sucre alimentaire.

SACCORADICULOGRAPHIE, *s. f.* V. *radiculographie*.

SACCULAIRE, *adj.* [angl. ***saccular***]. En forme de sac.

SACCULE, *s. m.* [angl. ***sacculus***]. Portion renflée du labyrinthe membraneux. Le *s.* est situé entre l'utricule et le conduit cochléaire.

SACRALGIE, *s. f.* [angl. ***sacralgia***]. Syn. *sacrodynie*. Douleur localisée au sacrum.

SACRALISATION, *s. f.* [angl. ***sacralization***]. Anomalie de la cinquième vertèbre lombaire consistant dans l'élargissement de l'une ou des deux apophyses transverses, les rendant analogues aux ailerons sacrés.

SACROCOXALGIE, *s. f.* [angl. ***sacrocoxitis***]. Arthrite chronique tuberculeuse de la symphyse sacro-iliaque.

SACROCOXITE, *s. f.* V. *sacro-iliite*.

SACRODYNIE, *s. f.* V. *sacralgie*.

SACRO-ILIITE, *s. f.* [angl. ***sacroiliitis***]. Inflammation de l'articulation sacro-iliaque.

SACROLISTHÉSIS, *s. m.* V. *sacrum basculé*.

SACRUM, *s. m.* [angl. ***os sacrum***]. Os triangulaire situé entre la 5ᵉ vertèbre lombaire et le coccyx.

SACRUM BASCULÉ [angl. ***sacrolisthesis***]. Changement de position du sacrum entraînant une lordose lombaire exagérée.

SADISME, *s. m.* [angl. ***sadism***]. Syn. *algolagnie active*. Perversion du sens génital qui a besoin, pour être excité, de la vue de la souffrance d'autrui.

SADOMASOCHISME, *s. m.* [angl. ***sadomasochism***]. Association de sadisme et de masochisme.

SAGE-FEMME, *s. f.* [angl. ***midwife***]. Femme diplômée qui pratique l'art des accouchements.

SAGITTAL, E, *adj.* [angl. ***sagittal***]. Situé dans un plan vertical et orienté d'avant en arrière.

SAIGNÉE, *s. f.* [angl. ***bloodletting***]. Évacuation d'une certaine quantité de sang provenant d'un vaisseau.

SALBUTAMOL, *s. m.* (DCI) [angl. ***salbutamol***]. Bêtastimulant utilisé dans le traitement de l'asthme.

SALICYLATE, *s. m.* [angl. ***salicylate***]. Sel de l'acide salicylique. Les *s.* sont utilisés en thérapeutique comme antirhumatismaux.

SALIDIURÉTIQUE, *adj.* [angl. ***saluretic***]. Qui augmente l'élimination urinaire des électrolytes (sodium et potassium). – *s. m.* Médicament possédant cette propriété.

SALIVAIRE, *adj.* [angl. ***salivary***]. Qui a rapport à la salive. – ***glandes s.*** Ce sont trois paires de glandes exocrines annexées à la cavité buccale, les glandes *parotides, submandibulaires* (sous-maxillaires) et *sublinguales*.

SALIVATION, *s. f.* V. *ptyalisme*.

SALIVE, *s. f.* [angl. ***saliva***]. Sécrétion de glandes annexées à la cavité buccale. Liquide incolore, filant, insipide, destiné à humecter les aliments et à commencer la digestion des glucides grâce à une enzyme, la ptyaline.

SALLE DE RÉVEIL [angl. ***recovery room***]. Syn. *salle de surveillance post-interventionnelle*. Pièce dévolue à la surveillance des opérés et autres patients venant de bénéficier d'une anesthésie générale, jusqu'au moment de leur complète reprise de conscience.

SALLE DE SURVEILLANCE POST-INTERVENTIONNELLE. V. *salle de réveil*.

SALMONELLA, *s. f.* [angl. ***Salmonella***] (Daniel Salmon, 1850-1914, anatomopathologiste américain). Genre bactérien comprenant des bacilles Gram –, responsables des différentes salmonelloses.

SALMONELLOSE, *s. f.* [angl. ***salmonellosis***]. Nom sous lequel on réunit les affections dues aux bacilles du genre *Salmonella* ; ce sont la fièvre typhoïde et les fièvres paratyphoïdes et des toxi-infections alimentaires.

SALPINGECTOMIE, *s. f.* [angl. ***salpingectomy***]. Ablation de l'une ou des deux trompes utérines.

SALPINGITE, *s. f.* [angl. ***salpingitis***]. 1° Inflammation d'une des trompes utérines ou de Fallope. – 2° Inflammation de la trompe d'Eustache.

SALPINGOGRAPHIE, *s. f.* [angl. ***salpingography***]. Radiographie des trompes utérines ou des trompes d'Eustache, injectées préalablement avec une substance opaque aux rayons X.

SALPINGO-OVARITE, *s. f.* [angl. ***salpingoovaritis***]. Syn. *annexite*. Nom générique des inflammations simultanées des annexes de l'utérus (trompes et ovaires).

SALPINGOPLASTIE, *s. f.* [angl. ***salpingoplasty***]. Opération réparatrice d'une trompe de Fallope, destinée à rétablir sa perméabilité.

SALPINGOTOMIE, *s. f.* [angl. ***salpingotomy***]. Ouverture d'une trompe kystique.

SAMU. Initiales de *Service d'Aide Médicale Urgente*, organisation au siège de laquelle un médecin régulateur reçoit les appels et coordonne les secours pour les cas graves et urgents.

SANATORIUM, *s. m.* [angl. ***sanatorium***]. Établissement situé dans des conditions climatiques déterminées, destiné au traitement des maladies chroniques, essentiellement de la tuberculose.

SANG, *s. m.* [angl. ***blood***]. Tissu liquide, contenu dans le cœur, les artères, les capillaires et les veines, formé du plasma et de cellules : hématies, leucocytes, plaquettes.

SANG (accident d'exposition au) (AES) [angl. ***accidental exposure to blood***]. Accident du travail consistant en l'inoculation percutanée fortuite de sang ou d'un liquide biologique en contenant (piqûre ou coupure), ou bien en sa projection sur une muqueuse ou une peau lésée, le caractère infectant du sang en question étant plausible. Le risque de transmission de maladies telles que les hépatites B ou C ou bien le sida impose des mesures préventives immédiates et codifiées. Des précautions standard ont été définies par les circulaires DGS du 20 avril 1998, du 8 décembre 1999 et du 2 avril 2003 ; elles sont mises en œuvre par le CLIN sous forme de fiches techniques.

SANGSUE, *s. f.* [angl. ***leech***]. Ver annélide utilisé autrefois pour les saignées. V. *hirudine*.

SANGUICOLE, *adj.* [angl. ***sanguicolous***]. Se dit des parasites qui vivent dans le sang.

SANIE, *s. f.* [angl. ***sanies***]. Matière purulente, fétide, mêlée de sang, qui s'écoule des plaies et ulcères infectés.

SANIEUX, SE, *adj.* [angl. ***sanious***]. Qui contient de la sanie.

SANITAIRE, *adj.* [angl. ***sanitary***]. Qui concerne l'hygiène ou la santé.

SANTÉ, *s. f.* [angl. ***health***]. Fonctionnement harmonieux du corps et de l'esprit, en l'absence de maladie.

SANTÉ (cadre de). V. *cadre de santé*

SANTÉ (établissement de). V. *hospitalier (service public)*.

SANTÉ (examen de) [angl. ***check up***]. Série d'examens complémentaires associée ou non à un examen clinique, effectuée systématiquement dans un but de médecine préventive.

SANTÉ (professions de). En France, elles sont divisées en deux groupes. – 1° celles qui sont soumises à un Ordre (v. *Ordre des Médecins*) : ce sont les *professions médicales* (médecins, chirurgiens-dentistes et sages-femmes), ainsi que les pharmaciens et les vétérinaires. – 2° Les *professions paramédicales* qui comprennent : les infirmier(ère)s, les masseurs-kinésithérapeutes (ces deux professions ayant été récemment dotées d'un ordre), les pédicures-podologues, les opticiens-lunetiers, les orthophonistes, les orthoptistes, les audioprothésistes, les psychomotriciens, les ergothérapeutes, les manipulateur(trice)s d'électro-radiologie médicale, ainsi que les technicien(ne)s de laboratoires de biologie, les diététicien(ne)s, les psychologues et les prothésistes dentaires. Les membres des professions paramédicales sont aussi appelés *auxiliaires médicaux*.

SANTÉ COMMUNAUTAIRE [angl. ***community's health***]. Entretien et promotion de l'état sanitaire d'un groupe dont on requiert la participation active.

SANTÉ MENTALE [angl. ***mental health***]. Équilibre psychique harmonieux.

SANTÉ PUBLIQUE [angl. ***public health***]. Organisation des efforts de la *collectivité* destinés à combattre et prévenir les maladies de ses membres. Son action concerne notamment l'hygiène, l'épidémiologie, la lutte contre les toxicomanies, la médecine préventive et la médecine sociale.

SANTORINI (canal de) (Giovanni S., 1681-1737, médecin italien). Dénomination ancienne du *conduit pancréatique accessoire*.

SAPHÈNE, *adj.* [angl. ***saphena***]. Étymologiquement : évident. – ***veines s.*** Veines superficielles des membres inférieurs. Ce sont la *grande v.s.* (ou *v.s. interne*) qui parcourt le membre inférieur à sa face antéro-interne jusqu'à sa crosse par laquelle elle se jette dans la *v.* fémorale à l'aine et la *petite v.s.* (ou *v.s. externe*) qui se jette dans la *v.* poplitée.

SAPHÉNECTOMIE, *s. f.* [angl. ***saphenectomy***]. Résection de l'une des veines saphènes en totalité ou en partie.

SAPHISME, *s. m.* V. *tribadisme.*

SAPIDE, *adj.* [angl. ***sapid***]. Qui a de la saveur.

SAPONÉ, *s. m.* Médicament dans la composition duquel entre du savon.

SAPROGÈNE, *adj.* [angl. ***saprogenic***]. Qui engendre la putréfaction.

SAPROPHYTE, *s. m.* [angl. ***saprophyte***]. Microbe qui ne se développe pas dans l'organisme vivant et se nourrit aux dépens des matières mortes.

SARCOÏDES CUTANÉES ou **DERMIQUES** [angl. ***sarcoids of Boeck***]. Éruption de nodules hémisphériques dermiques d'un rouge violacé ou brunâtre et localisées au visage, sur les épaules et la face d'extension des membres. V. *Besnier-Boeck-Schaumann (maladie de).*

SARCOÏDOSE, *s. f.* [angl. ***sarcoidosis***]. V. *Besnier-Boeck-Schaumann (maladie de).*

SARCOLEMME, *s. m.* [angl. ***sarcolemma***]. Membrane de la fibre musculaire.

SARCOMATOSE, *s. f.* [angl. ***sarcomatosis***]. Maladie caractérisée par la formation de sarcomes.

SARCOMATOSE MULTIPLE HÉMORRAGIQUE DE KAPOSI [angl. ***Kaposi's sarcoma***]. Placards cutanés, angiomateux, rougeâtres accompagnés d'adénopathies modérées et de lésions osseuses. La maladie évolue en 2 à 10 ans vers la mort.

SARCOME, *s. m.* [angl. ***sarcoma***]. Tumeur maligne développée aux dépens du tissu conjonctif. Il en existe un certain nombre de variétés suivant le type de cellules prédominant qu'on y rencontre.

SARCOPTE, *s. m.* ou ***SARCOPTES SCABIEI*** [angl. ***Sarcoptes scabiei***]. Parasite de l'ordre des acariens qui provoque les lésions de la gale.

SARDONIQUE (rire) [angl. ***sardonic grim***]. Aspect particulier de la face dû à la contraction de ses muscles peauciers en sorte qu'il semble que le malade rit. Faciès observé dans le tétanos.

SATURNIN, E, *adj.* [angl. ***saturnine***]. Qui a rapport au plomb ou à ses composés.

SATURNISME, *s. m.* [angl. ***lead poisoning***]. Intoxication par le plomb ou par ses sels.

SAUVEGARDE DE JUSTICE. Régime de protection des incapables majeurs où le sujet conserve l'exercice de ses droits, la protection consistant dans des actions ouvertes *a posteriori* pour faire modifier ou annuler des actes que l'intéressé aurait pu signer à son détriment.

SAVOIR INFIRMIER [angl. ***nursing knowledge***]. Syn. *science infirmière.* Ensemble des connaissances relatives aux soins infirmiers.

SAVON, *s. m.* [angl. ***soap***]. Sel d'acide gras. Les *s.* sont alcalins et détergents car doués d'un pouvoir émulsifiant et moussant.

SCABIEUX, SE, *adj.* [angl. ***scabious***]. Qui ressemble à la gale ou qui a rapport à la gale.

SCALÈNE, *adj.* [angl. ***scalene***]. Oblique. – ***muscles s.*** (antérieur, moyen, postérieur). Muscles profonds de la région antérolatérale du cou, tendus obliquement des vertèbres cervicales aux deux premières côtes ; inspirateurs accessoires car élévateurs de ces côtes, ils sont aussi fléchisseurs latéraux de la tête.

SCALÈNE ANTÉRIEUR (syndrome du) [angl. ***scalenous syndrome***]. Ensemble de symptômes dus à l'irritation ou à la compression de l'artère sous-clavière ou des racines inférieures du plexus brachial par le défilé de la 1re côte et du scalène antérieur.

SCALP, *s. m.* [angl. ***avulsion of the scalp***]. Arrachement accidentel du cuir chevelu en totalité ou en partie.

SCALPEL, *s. m.* [angl. ***scalpel***]. Instrument tranchant destiné aux dissections.

SCANNER, *s. m.* V. *scanographie.*

SCANOGRAPHE, *s. m.* Appareil destiné à réaliser des scanographies. V. ce terme.

SCANOGRAPHIE, *s. f.* [angl. ***scanography***]. Procédé radiologique particulier couplé à un ordinateur et permettant, in vivo, l'étude en coupes perpendiculaires au grand axe du corps des différents tissus de l'organisme.

SCAPHOÏDE, *adj.* [angl. ***scaphoid***]. En forme de barque. – *os s. du carpe ; – os s. du tarse,* désormais nommé os naviculaire.

SCAPHOÏDITE, *s. f.* [angl. ***scaphoiditis***]. Inflammation du scaphoïde, os du carpe ou du tarse.

SCAPULA, *s. f.* [angl. ***scapula***]. Dénomination internationale de l'*omoplate,* os de l'épaule.

SCAPULALGIE, *s. f.* [angl. ***scapulalgia***]. 1° Douleur de l'épaule. – 2° Arthrite tuberculeuse de l'épaule.

SCAPULO-HUMÉRAL, E, *adj.* [angl. ***scapulohumeral***]. Qui concerne l'omoplate ou scapula et l'humérus.

SCARIFICATION, *s. f.* [angl. ***scarification***]. Incision superficielle destinée à faire une saignée locale.

SCARLATINE, *s. f.* [angl. ***scarlet fever***]. Fièvre éruptive caractérisée par un début brusque, un énanthème buccal et pharyngé, un exanthème généralisé de teinte écarlate et une desquamation par larges placards. Elle est due au streptocoque hémolytique.

SCARPA (triangle de) (Antonio S., chirurgien italien, 1747-1832) [angl. ***Scarpa's triangle***]. Région anatomique située à la face antérieure de la cuisse, limitée en haut par le ligament inguinal, en dedans par le muscle moyen adducteur, en dehors par le muscle couturier et traversée notamment par les vaisseaux et le nerf fémoraux.

SCHÉMA, *s. m.* [angl. ***schema***]. Tracé figurant d'une façon simplifiée la disposition d'un organe ou d'un appareil.

SCHÉMA CORPOREL [angl. ***body image***]. Notion que nous avons de notre corps.

SCHISTOSOMA HÆMATOBIUM [angl. ***Schistosoma haematobium***]. Syn. *Bilharzia hæmatobia.* Nom des parasites de l'ordre des Trématodes, qui pénètrent dans le corps humain au cours d'une baignade et vont se fixer de préférence dans les organes creux, en particulier dans la vessie.

SCHISTOSOMIASE, *s. f.* [angl. ***schistosomiasis***]. Syn. *bilharziose.* Ensemble des accidents provoqués par *Schistosoma* et surtout par ses œufs. La ***s. vésicale*** ou ***urinaire,*** observée en Afrique, se traduit principalement par des hématuries. – La ***s. intestinale,*** fréquente en Amérique centrale, du Sud et en Afrique, se manifeste par un syndrome dysentérique, parfois par une cirrhose du foie et une splénomégalie.

SCHIZOCYTE, *s. m.* [angl. ***schizocyte***]. Fragment d'hématie observé dans le sang au cours de diverses anémies.

SCHIZOGONIE, *s. f.* [angl. ***schizogony***]. Phase de multiplication asexuée des sporozoaires.

SCHIZOÏDIE, *s. f.* [angl. ***schizoidia***]. Forme de caractère où dominent l'émotivité, la timidité, le repli sur soi-même.

SCHIZONTE, *s. m.* [angl. ***schizont***]. Sporozoaire qui, au cours de cycle de multiplication asexuée, vit en parasite dans les cellules.

SCHIZOPHRÈNE, *s. m.* [angl. ***schizophreniac***]. Sujet atteint de schizophrénie.

SCHIZOPHRÉNIE, *s. f.* [angl. ***schizophrenia***]. État mental présentant comme caractère essentiel la dissociation et la discordance des fonctions psychiques avec rupture du contact avec la réalité et délire.

SCHLEMM (canal de) (Friedrich S., anatomiste allemand 1795-1851) [angl. ***Schlemm's canal***]. Veine annulaire située près du bord antérieur de la sclère, dans l'angle irido-cornéen et drainant l'humeur aqueuse.

SCHWANN (gaine de) (Theodor S., anatomiste allemand 1810-1882) [angl. ***Schwann's sheath***]. Gaine formée par les cellules de Schwann et qui entoure les axones des nerfs périphériques.

SCHWANNOME, *s. m.* V. *neurinome*.

SCIALYTIQUE, *s. m.* (nom déposé) Appareil d'éclairage du champ opératoire conçu pour éliminer les ombres portées.

SCIATALGIE, *s. f.* [angl. ***sciatica***]. Névralgie sciatique.

SCIATALGIQUE, *adj., s. m.* ou *f.* [angl. ***sciatalgetic***]. Atteint de névralgie sciatique.

SCIATIQUE. 1° *adj.* [angl. ***sciatic***]. Qui se rapporte à la hanche. – 2° *s. f.* [angl. ***sciatica***]. Syndrome dont l'élément principal est une douleur très vive siégeant le long du trajet du nerf sciatique et de ses branches.

SCIATIQUE (nerf) [angl. ***sciatic nerve***]. Syn. *nerf ischiatique*. Branche terminale du plexus sacré. Descend dans la fesse et à la face postérieure de la cuisse. Se termine en arrière du genou en nerf tibial (ou sciatique poplité interne) et fibulaire commun (ou sciatique poplité externe). Nerf le plus volumineux de l'organisme, il assure la motricité et la sensibilité du membre inférieur distal à partir du genou.

SCIENCE INFIRMIÈRE [angl. ***nursing science***]. V. *savoir infirmier*.

SCINTIGRAPHIE, *s. f.* [angl. ***scintigraphy***]. Procédé permettant de repérer dans l'organisme un isotope radioactif dont les radiations gamma dessinent ainsi la « carte » de l'organe ou de la région qui a fixé l'isotope (*scintigramme*).

SCINTIGRAPHIE MYOCARDIQUE [angl. ***myocardial scintigraphy***]. Étude de la fixation d'un radio-isotope (thallium, technétium) sur le myocarde, par tomoscintigraphie.

SCINTIGRAPHIE PULMONAIRE [angl. ***pulmonary scintigraphy***]. La *s.* (v. ce terme) pulmonaire utilise deux techniques : la ***s. de perfusion***, la plus fréquemment utilisée et la ***s. de ventilation***. La *première* consiste à injecter par voie intraveineuse des microparticules marquées au technetium 99 qui vont se bloquer dans les capillaires pulmonaires ; la *seconde* procède par inhalation de gaz radio-actif (xénon 133). La *s. p.* sert au diagnostic de l'embolie pulmonaire.

SCISSIPARITÉ, *s. f.* V. *fissiparité*.

SCISSURE, *s. f.* [angl. ***scissura***]. Profond sillon segmentant un organe. P. ex. *s. pulmonaire*.

SCISSURITE, *s. f.* Pleurite localisée à une scissure interlobaire.

SCLÉRAL, E, *adj.* [angl. ***scleral***]. Qui se rapporte à la sclère.

SCLÈRE, *s. f.* [angl. ***sclera***]. Syn. ancien *sclérotique*. Partie postérieure opaque de la membrane externe fibreuse et résistante du bulbe de l'œil.

SCLÉRECTOMIE, *s. f.* [angl. ***sclerectomy***]. Résection de la sclère.

SCLÉREUX, SE, *adj.* [angl. ***sclerous***]. Fibreux.

SCLÉRITE, *s. f.* Inflammation de la sclère.

SCLÉROCHOROÏDITE, *s. f.* [angl. ***scleritis***]. Affection caractérisée par une atrophie partielle de la choroïde, avec amincissement de la sclère, entraînant l'ectasie de cette membrane.

SCLÉROCONJONCTIVITE, *s. f.* [angl. ***scleroconjunctivitis***]. Inflammation de la sclère et de la conjonctive.

SCLÉRODACTYLIE, *s. f.* [angl. ***sclerodactylia***]. Sclérodermie limitée aux doigts.

SCLÉRODERMIE, *s. f.* [angl. ***scleroderma***]. Dermatose caractérisée par l'épaississement avec induration de la peau et du tissu cellulaire sous-cutané et parfois des tissus profonds. Plus tard s'observe un stade d'atrophie et souvent d'ulcération.

SCLÉRŒDÈME, *s. m.* [angl. ***scleroedema***]. Œdème ligneux au niveau duquel la peau semble injectée de paraffine.

SCLÉROMALACIE, *s. f.* [angl. ***scleromalacia***]. Altération avec ramollissement de la sclère de l'œil.

SCLÉROMYOSITE, *s. f.* [angl. ***scleromyositis***]. Extension de la sclérose aux muscles sous-jacents aux régions atteintes de sclérodermie.

SCLÉROPROTÉINE, *s. f.* [angl. ***scleroprotein***]. Variété de protéine simple (holoprotéine) existant dans les tissus de soutien et les phanères. P. ex. le *collagène.*

SCLÉROSE, *s. f.* [angl. ***sclerosis***]. Induration pathologique d'un organe ou d'un tissu.

SCLÉROSE LATÉRALE AMYOTROPHIQUE [angl. ***amyotrophic lateral sclerosis***]. Syn. *maladie de Charcot*. Dégénérescence du faisceau pyramidal avec atrophie des cornes antérieures de la substance grise de la moelle épinière et du tronc cérébral, accompagnée de paralysie spasmodique et d'atrophie musculaire progressive avec contractions fibrillaires. L'évolution se fait vers la mort en 2 ans environ.

SCLÉROSE MULTILOCULAIRE ou **MULTIPLE.** V. *sclérose en plaques.*

SCLÉROSE EN PLAQUES (SEP) [angl. ***multiple sclerosis***]. Syn. *sclérose multiple* ou *multiloculaire.* Affection démyélinisante des centres nerveux caractérisée par des plaques de sclérose disséminées. Une paraplégie spasmodique, un tremblement intentionnel, un nystagmus sont les manifestations les plus constantes de cette affection qui évolue longuement par poussées successives.

SCLÉROSE TUBÉREUSE DU CERVEAU [angl. ***tuberous sclerosis***]. Syn. *sclérose tubéreuse de Bourneville.* Maladie héréditaire caractérisée par la présence, dans les couches superficielles du cerveau, de nombreuses nodosités formées d'un tissu fibrillaire. Elle se manifeste par une idiotie, des crises épileptiques, des troubles cérébelleux et des paralysies.

SCLÉROTENDINITE, *s. f.* [angl. ***sclerotendinitis***]. Extension de la sclérose aux tendons sous-jacents aux régions atteintes de sclérodermie.

SCLÉROTHÉRAPIE, *s. f.* [angl. ***sclerotherapy***]. Traitement des varices par des injections qui déterminent la production de tissu fibreux.

SCLÉROTIQUE, *s. f.* [angl. ***sclera***]. Dénomination ancienne de la *sclère.*

SCLÉROTOMIE, *s. f.* [angl. ***sclerotomy***]. Incision de la sclère.

SCOLEX, *s. m.* [angl. ***scolex***]. Partie antérieure, pourvue de ventouses et quelquefois de crochets, des vers cestoïdes (tête de tænia).

SCOLIOSE, *s. f.* [angl. ***scoliosis***]. Déviation latérale du rachis.

SCOPOLAMINE, *s. f.* [angl. ***scopolamine***]. Alcaloïde doué de propriétés vagolytiques et antinaupathiques.

SCORBUT, *s. m.* [angl. ***scurvy***]. Maladie par carence en vitamine C caractérisée par des hémorragies multiples, des troubles gastro-intestinaux et par une cachexie.

SCORBUTIQUE, *adj.* [angl. ***scorbutic***]. Qui est atteint du scorbut, ou qui est causé par le scorbut.

SCOTCH®-TEST, *s. m.* (angl.). Recueil à l'aide d'une bande adhésive transparente, des œufs d'oxyure pondus sur la marge de l'anus et que l'on examinera au microscope.

SCOTOME, *s. m.* [angl. ***scotoma***]. Lacune fixe dans une partie du champ visuel.

SCOTOME SCINTILLANT [angl. ***scintillating scotoma***]. Tache brillante, mobile que perçoivent les sujets atteints de migraine ophtalmique.

SCOTOMÉTRIE, *s. f.* [angl. ***scotometry***]. Recherche du scotome par l'étude du champ visuel.

SCOTOMISATION, *s. f.* [angl. ***scotomization***]. Phénomène par lequel est effacé du souvenir un épisode désagréable de l'existence.

SCOTOPIQUE, *adj.* [angl. ***scotopic***]. Qui concerne la sensibilité rétinienne à une lumière peu intense.

SCRAPIE, *s. f.* [angl. ***scrapie***]. Syn. *tremblante du mouton.* Variété ovine d'encéphalopathie spongiforme subaiguë. V. *encéphalopathies subaiguës spongiformes transmissibles.*

SCROTUM, *s. m.* [angl. ***scrotum***]. Syn. *bourses testiculaires.* Enveloppe cutanée des testicules.

SCYBALES, *s. f. pl.* [angl. ***scybales***]. Excréments durs et arrondis qui s'accumulent dans l'intestin à la suite d'une constipation opiniâtre.

SÉBACÉ, E, adj. [angl. ***sebaceous***]. Se dit de la matière grasse et onctueuse sécrétée par certaines glandes de la peau.

SÉBORRHÉE, *s. f.* [angl. ***seborrhoea***]. Augmentation de la sécrétion des glandes sébacées.

SÉBUM, *s. m.* [angl. ***sebum***]. Matière sébacée.

SECONDAIRE, *adj.* [angl. ***secundary***]. 1° Consécutif à une cause reconnue (cancer). – 2° Survenant dans un deuxième temps de l'évolution d'une maladie (syphilis). – 3° De moindre importance et souvent indésirable (effet d'un médicament).

SECONDE, *s. f.* (Symbole s) [angl. ***second***]. Unité de base du système international pour le temps.

SECONDIPARE, *adj.* et *s. f.* [angl. ***secundipara***]. Femme qui accouche pour la seconde fois.

SECRET MÉDICAL [angl. ***medical secret***]. Obligation de ne pas révéler toute information venue à la connaissance du médecin dans l'exercice de sa profession.

SECRETA, *s. m. pl.* [angl. ***secreta***]. Ensemble des produits de sécrétion.

SÉCRÉTINE, *s. f.* [angl. ***secretin***]. Hormone extraite de la muqueuse duodénale, excitant la sécrétion du suc pancréatique.

SÉCRÉTION, *s. f.* [angl. ***secretion***]. Acte physiologique en vertu duquel certains tissus (épithéliums glandulaires) produisent des substances plus ou moins liquides. – *s. externe. S.* des glandes dont les produits sont, ou bien déversés directement à la surface d'une muqueuse, ou bien recueillis par un canal excréteur. – *s. interne. S.* des glandes dites endocrines dont les produits sont repris par le sang ou la lymphe. – Beaucoup de glandes ont une double sécrétion, externe et interne.

SECTORISATION PSYCHIATRIQUE [angl. ***psychiatric sectorisation***]. Découpage d'un territoire départemental en parcelles ou secteurs couverts par l'activité d'une équipe psychiatrique. Celle-ci peut être à même de contribuer à la *psychiatrie de liaison.* V. ce terme.

SÉCURITÉ SANITAIRE [angl. ***health security***]. Organisation destinée à veiller sur l'état de santé de la population et notamment concernée par les risques alimentaires, environnementaux et médicamenteux. V. *Haute autorité de Santé.*

SÉCURITÉ SOCIALE [angl. ***social security***]. Organisation créée en France en 1945, fonctionnant sous le contrôle de l'État, destinée à garantir les travailleurs contre les risques qui réduiraient leur capacité de gain et les aider à couvrir les charges de famille qu'ils supportent.

SÉDATIF, VE, *adj.* [angl. ***sedative***]. Calmant. – *s. m.* Médicament qui modère l'action d'un organe ou d'un appareil.

SÉDATION, *s. f.* [angl. ***sedation***]. Apaisement.

SÉDIMENT, *s. m.* [angl. ***sediment***]. Dépôt formé par la précipitation de matières tenues en suspension ou en dissolution dans un liquide.

SÉDIMENTATION, *s. f.* [angl. ***sedimentation***]. Formation de sédiment. – *s. globulaire* ou *sanguine* ou *s. des hématies.* Chute des globules rouges au sein du plasma, *in vitro,* lorsque le sang a été rendu incoagulable. La *vitesse de sédimentation globulaire* (VSG) est accrue au cours de nombreuses affections aiguës ou chroniques.

SEGMENT, *s. m.* [angl. ***segment***]. Partie d'une structure anatomique individualisée selon certains critères. P. ex. les *s. pulmonaires* sont des subdivisions des lobes pulmonaires.

SEGMENTECTOMIE, *s. f.* [angl. ***segmentectomy***]. Ablation d'une partie limitée d'organe (segment) formant un territoire bien individualisé.

SEIN, *s. m.* V. *mamelle.*

SEL, *s. m.* [angl. ***salt***]. 1° Corps chimique provenant de l'union d'un acide avec une base. – 2° Dans le langage courant, désigne le chlorure de sodium.

SEL BILIAIRE. Produit de la conjugaison des acides biliaires (v. ce terme) avec deux acides aminés, la glycine et la taurine. P. ex. la *chénodésoxycholyltaurine.* V. *bile.*

SÉLECTION, *s. f.* [angl. ***selection***]. – ***s. artificielle.*** Art de diriger la reproduction des plantes ou des animaux pour modifier les races ou en créer de nouvelles. – ***s. naturelle.*** Prédominance de certaines espèces de plantes ou d'animaux bien adaptées aux milieux où elles doivent vivre.

SELLAIRE, *adj.* [angl. ***sellar***]. Qui se rapporte à la selle turcique.

SELLE TURCIQUE [angl. ***sella turcica***]. Gouttière transversale creusée à la face supérieure du corps de l'os sphénoïde ; elle contient l'hypophyse.

SELLES, *s. f. pl.* [angl. ***stools***]. Syn. *fèces.* Excréments.

SÉMANTIQUE, *s. f.* [angl. ***semantics***]. Science de la signification des mots.

SÉMINAL, E, *adj.* [angl. ***seminal***]. Relatif à la semence, au sperme. – *vésicule s.* Réservoir musculo-membraneux contenant le sperme.

SÉMINOME, *s. m.* [angl. ***seminoma***]. Tumeur maligne développée aux dépens des cellules germinales des glandes génitales.

SÉMIOLOGIE ou (à tort) **SÉMÉIOLOGIE,** *s. f.* [angl. ***semiology***]. Syn. *sémiotique.* Partie de la médecine qui étudie les signes des maladies.

SÉMIOTIQUE ou (à tort) **SÉMÉIOTIQUE,** *s. f.* V. *sémiologie.*

SÉNESCENCE, *s. f.* [angl. ***senescence***]. Vieillissement. Affaiblissement déterminé par l'âge.

SÉNESTROGYRE, *adj.* Syn. *sinistrogyre.* V. *lévogyre.*

SÉNILE, *adj.* [angl. ***senile***]. Qui est causé par la vieillesse. – *démence s.*

SÉNILISME, *s. m.* [angl. ***senilisme***]. État d'un enfant ou d'un adulte qui présente un aspect rappelant plus ou moins celui du vieillard.

SÉNILITÉ, *s. f.* [angl. ***senility***]. Affaiblissement progressif des facultés corporelles et mentales chez le vieillard.

SÉNOLOGIE, *s. f.* Terme incorrect. V. *mastologie.*

SENS, *s. m.* [angl. ***sense***]. Fonction permettant de percevoir des impressions provenant du milieu extérieur.

SENSIBILISATION, *s. f.* [angl. ***sensibilization***]. Action de rendre un être vivant, un organe ou un tissu capable de réagir d'une manière particulière au contact d'un antigène. C'est un phénomène immunologique.

SENSIBILITÉ, *s. f.* [angl. ***sensibility***]. Propriété que possèdent certaines parties du système nerveux de recevoir, de transmettre ou de percevoir des impressions. On distingue les *s. superficielle* et *profonde.*

SEPSIS, *s. m.* [angl. ***sepsis***]. Réaction inflammatoire généralisée d'origine infectieuse.

SEPTAL, E, *adj.* [angl. ***septal***]. Qui se rapporte à un septum, une cloison.

SEPTÉNAIRE, *s. m.* [angl. ***septenary***]. Espace de sept jours.

SEPTICÉMIE, *s. f.* [angl. ***septicaemia***]. Infection générale grave caractérisée par des décharges importantes et répétées, dans le sang, de germes pathogènes, une fièvre élevée, des frissons, une altération de l'état général et des hémocultures positives.

SEPTICITÉ, *s. f.* [angl. ***septicity***]. Caractère septique et infectieux d'une maladie.

SEPTICOPYOHÉMIE, *s. f.* [angl. ***septicopyaemia***]. Variété de septicémie dans laquelle les microbes se localisent secondairement en certains points de l'organisme, où ils produisent des foyers purulents.

SEPTIQUE, *adj.* [angl. ***septic***]. Qui se rapporte à l'infection microbienne.

SEPTOSTOMIE, *s. f.* [angl. ***septostomy***]. Création d'une ouverture dans une cloison.

SEPTOTOMIE, *s. f.* [angl. ***septotomy***]. Incision d'une cloison.

SEPTUM, *s. m.* (lat.) [angl. ***septum***]. Cloison, membrane séparative.

SEPTUM LUCIDUM (lat.) [angl. ***septum lucidum***]. Mince membrane verticale séparant sur la ligne médiane les cornes antérieures des ventricules latéraux du cerveau.

SÉQUELLE, *s. f.* [angl. ***sequela***]. Complications plus ou moins tardives et durables d'une maladie.

SÉQUENCE, *s. f.* [angl. ***sequence***]. Suite ordonnée.

SÉQUESTRATION, *s. f.* [angl. ***sequestration***]. 1° Formation d'un séquestre. – 2° Emprisonnement d'une partie de la masse sanguine soustraite à la circulation générale, p. ex. au cours des états de choc.

SÉQUESTRE, *s. m.* [angl. ***sequestrum***]. Partie bien délimitée d'un tissu ou d'un organe (os) frappée de nécrose.

SÉREUSE, *s. f.* [angl. ***serous membrane***]. Fine membrane mésothéliale tapissant les cavités thoracique et abdominale ainsi que l'extérieur des viscères qui s'y trouvent (*plèvre, péritoine, péricarde*).

SÉREUX, SE, *adj.* [angl. ***serous***]. 1° Qui a rapport au sérum ou qui en a l'apparence. – 2° Qui se rapporte à une séreuse.

SÉRINE, *s. f.* [angl. ***serine***]. Acide aminé extrait de la soie.

SERINGUE, *s. f.* [angl. ***syringe***]. Pompe cylindrique destinée à injecter ou prélever des liquides, par l'intermédiaire d'une aiguille ou d'un cathéter. – *s. électrique.* Appareil permettant l'administration précise et continue de médicaments, grâce à un poussoir qui mobilise le piston de la seringue, le corps de celle-ci étant fixé sur un chevalet.

SERINGUE (pathologie de la). Ensemble des affections dues à des germes pathogènes ou à des parasites inoculés accidentellement au moyen de seringues ou d'aiguilles mal stérilisées.

SÉRIOGRAPHE, *s. m.* [angl. ***seriograph***]. Appareil permettant de prendre une série de clichés radiographiques à une cadence rapide.

SÉRIQUE, *adj.* [angl. ***serous***]. Qui a rapport au sérum. – ***accidents s.*** V. *sérum (maladie du)*.

SÉRITE, *s. f.* [angl. ***serositis***]. Inflammation d'une séreuse.

SÉRO-AGGLUTINATION, *s. f.* V. *sérodiagnostic.*

SÉRO-ANATOXITHÉRAPIE, *s. f.* Association de la sérothérapie et de la vaccination dans le traitement du tétanos et de la diphtérie.

SÉROCONVERSION, *s. f.* [angl. ***seroconversion***]. Modification d'une ou de plusieurs des caractéristiques d'un sérum ; p. ex. *apparition ou disparition d'un anticorps.*

SÉRODIAGNOSTIC, *s. m.* [angl. ***serodiagnosis***]. Application du phénomène de l'agglutination des bactéries au diagnostic de certaines maladies, p. ex. la *fièvre typhoïde.* Plus généralement, le terme s. tend à désigner *toute réaction sérologique,* qu'elle utilise l'agglutination, la précipitation, la fixation du complément, l'immunofluorescence, un marqueur enzymatique (ELISA), etc.

SÉROFIBRINEUX, SE, *adj.* [angl. ***serofibrinous***]. Composé de sérosité et de fibrine. P. ex. *pleurésie s.*

SÉROLOGIE, *s. f.* [angl. ***serology***]. 1° Étude des sérums et de leurs différentes propriétés. – 2° Étude des modifications présentées par le sérum sous l'influence de diverses maladies.

SÉROLOGIQUE, *adj.* [angl. ***serological***]. Qui a rapport à la sérologie.

SÉRONÉGATIF, VE, *adj.* [angl. ***seronegative***]. Dont la ou les réactions sérologiques sont négatives.

SÉROPOSITIF, VE, *adj.* [angl. ***seropositive***]. Dont la ou les réactions sérologiques sont positives.

SÉROPRÉVENTION, *s. f.* [angl. ***seroprevention***]. Sérothérapie avec le sérum d'un convalescent, pratiquée préventivement chez un sujet exposé à la contagion.

SÉROPROPHYLAXIE, *s. f.* [angl. ***seroprophylaxis***]. Injection dans un but prophylactique d'un sérum immunisant provenant d'un animal préparé (tétanos, diphtérie, etc.).

SÉRORÉACTION, *s. f.* V. *sérodiagnostic.*

SÉROSITÉ, *s. f.* [angl. ***serosity***]. Liquide se coagulant comme la lymphe et contenu dans la cavité des séreuses, les œdèmes et les phlyctènes.

SÉROTHÉRAPIE, *s. f.* [angl. ***serotherapy***]. Emploi thérapeutique du sérum sanguin. – Désigne surtout l'administration, par injection sous-cutanée ou intramusculaire, d'un sérum immunisant.

SÉROTONINE, *s. f.* [angl. ***serotonine***]. Amine présente dans la plupart des tissus de l'organisme, où elle intervient comme médiateur chimique, en particulier dans les phénomènes d'hypersensibilité immédiate. Ses effets sont analogues à ceux de l'histamine.

SÉROTYPE, *s. m.* [angl. ***serotype***]. Catégorie dans laquelle on classe les bactéries ou les virus selon leurs réactions en présence de sérums contenant des anticorps spécifiques.

SÉROVACCINATION, *s. f.* [angl. ***serovaccination***]. Procédé d'immunisation qui réunit l'action des vaccins et des sérums.

SERPIGINEUX, SE, *adj.* [angl. ***serpiginous***]. Se dit des ulcères, des érysipèles qui guérissent d'un côté et s'étendent d'un autre.

SÉRUM, *s. m.* [angl. ***serum*** ; *pl.* ***sera***]. V. *sérum sanguin.* – ***maladie du s.*** Accidents allergiques survenant après injection de sérum de cheval. C'est une variété d'hypersensibilité.

SÉRUM ANTILYMPHOCYTE (SAL) [angl. ***antilymphocytic serum***]. Sérum d'origine animale neutralisant les lymphocytes.

SÉRUM ANTITÉTANIQUE (SAT) [angl. ***antitetanic serum***]. Sérum antitoxique provenant de chevaux hyperimmunisés et destiné au traitement du tétanos.

SÉRUM PHYSIOLOGIQUE. V. *soluté physiologique.*

SÉRUM SANGUIN [angl. ***blood serum***]. Liquide jaunâtre que laisse peu à peu transsuder le caillot après la coagulation du sang.

SÉRUM-ALBUMINE, *s. f.* [angl. ***serum albumin***]. C'est la protéine sanguine dont le poids moléculaire est le plus faible ; elle ne constitue pas une substance chimique définie, mais un mélange.

SÉRUM-GLOBULINE, *s. f.* [angl. ***serum globulin***]. Groupe hétérogène de protéines contenues dans le sérum sanguin, d'un poids moléculaire élevé, qui comprend les globulines alpha$_1$, alpha$_2$, bêta et gamma. Les trois premières sont des protéines de transport : elles forment, notamment, des glucoprotéines et des lipoprotéines. Les globulines gamma sont les supports des anticorps.

SERVICE DE SOINS INFIRMIERS. Structure hospitalière organisée pour la prestation des soins infirmiers (v. ce terme) et la formation des personnels infirmiers. – Le service de soins infirmiers est dirigé par un directeur de soins infirmiers et regroupe l'ensemble des personnels soignants paramédicaux. Par service infirmier, il faut entendre à la fois le service rendu, c'est-à-dire les soins infirmiers, et d'autre part l'organisation et la structure du groupe soignant.

SERVICE PUBLIC HOSPITALIER. V. *hospitalier (service public).*

SESAM. Logiciel permettant au praticien de créer sur son micro-ordinateur une feuille de sécurité sociale électronique.

SÉSAMOÏDE, *adj.* [angl. ***sesamoid***]. Qui ressemble à une graine de sésame (plante oléagineuse). – ***os s.*** Petit os arrondi situé à l'intérieur d'un tendon. P. ex. *rotule.*

SESSILE, *adj.* [angl. ***sessile***]. Qui possède une large base d'implantation.

SÉTON, *s. m.* [angl. ***seton***]. Faisceau de crins passé sous la peau, ou à travers une cavité à drainer et dont les deux extrémités sortent par deux orifices différents.

SEUIL, *s. m.* [angl. ***threshold***]. Degré limite d'un excitant au-dessous duquel il n'y a plus de sensation.

SEVRAGE, *s. m.* [angl. ***weaning***]. Action de priver un enfant du lait maternel pour lui donner une autre nourriture. – Par analogie, privation plus ou moins rapide du poison habituel dans une cure de désintoxication.

SEXE, *s. m.* [angl. ***sex***]. 1° Ensemble des éléments anatomiques et fonctionnels distinguant le mâle de la femelle. – 2° Ensemble des individus du même sexe, au sens de 1°. – 3° Organes génitaux externes.

SEXE CHROMATINIEN. V. *sexe nucléaire.*

SEXE CHROMOSOMIQUE. V. *sexe génétique.*

SEXE GÉNÉTIQUE [angl. ***genetic sex***]. Syn. *sexe chromosomique, sexe gonosomique.* Sexe dépendant de la constitution chromosomique. Il est déterminé, dès la fécondation, par la nature du chromosome sexuel du spermatozoïde paternel : un spermatozoïde porteur d'un chromosome sexuel Y donne naissance à un garçon ; il engendre une fille s'il porte un chromosome sexuel X.

SEXE GONOSOMIQUE. V. *sexe génétique.*

SEXE NUCLÉAIRE [angl. ***nuclear sex***]. Syn. *sexe chromatinien.* Sexe déterminé par le corpuscule de Barr (v. ce terme). L'existence de ce corpuscule caractérise le *s. n.* féminin ; son absence, le *s. n.* masculin.

SEXOLOGIE, *s. f.* [angl. ***sexology***]. Étude des organes sexuels, de leur physiologie, des manifestations pathologiques qui en dépendent et du traitement de celles-ci.

SEX-RATIO, *s. m.* (angl.). Taux de naissance des garçons par rapport à l'ensemble des naissances.

SEXUALITÉ, *s. f.* [angl. ***sexuality***]. Ensemble des attributs anatomiques et physiologiques qui caractérisent chaque sexe.

SEXUEL, LE, *adj.* [angl. ***sexual***]. Qui concerne le sexe. P. ex. *caractères s., hormone s.*

SGOT. Transaminase glutamino-oxalacétique dans le sérum sanguin. V. *transaminase.*

SGPT. Transaminase glutamique-pyruvique dans le sérum sanguin. V. *transaminase.*

SHIGELLA, *s. f.* (Kiyoshi Shiga, 1870-1957, médecin japonais) [angl. ***Shigella***]. Genre bactérien constitué de bacilles Gram –. Il comprend notamment l'espèce *S. dysenteriæ* (bacille de Shiga).

SHIGELLOSE, *s. f.* [angl. ***shigellosis***]. Groupe d'infections intestinales dont la principale est la dysenterie bacillaire due à *Shigella dysenteriæ.*

SHUNT, *s. m.* (angl.). Communication anormale de deux parties de l'appareil cardiovasculaire où règnent des pressions différentes et entre lesquelles le sang ne circule normalement qu'après avoir parcouru un réseau vasculaire plus ou moins étendu et d'où il se trouve ainsi dérivé par un véritable court-circuit. Le *s.* peut être *naturel* ; il est parfois créé *chirurgicalement* pour contourner un obstacle.

SI. Abréviation du *Système International* d'unités de mesure.

SIALADÉNITE, *s. f.* [angl. ***sialadenitis***]. Inflammation du parenchyme d'une glande salivaire.

SIALAGOGUE, *s. m.* [angl. ***sialagogue***]. Médicament destiné à provoquer l'hypersécrétion salivaire.

SIALITE, *s. f.* [angl. ***sialitis***]. Inflammation d'un appareil salivaire (glande et canal).

SIALOGÈNE, *adj.* [angl. ***sialogenous***]. Qui provoque la salivation.

SIALOGRAPHIE, *s. f.* [angl. ***sialography***]. Radiographie des canaux excréteurs de la salive après leur injection avec un liquide opaque aux rayons X.

SIALOLITHE, *s. m.* [angl. ***sialolith***]. Calcul salivaire.

SIALORRHÉE, *s. f.* V. *ptyalisme.*

SIAMOIS(ES) (frères ou **sœurs)** [angl. ***Siamese twins***]. Terme du langage courant désignant les jumeaux conjoints symétriques (ou égaux) viables.

SIBILANCE, *s. f.* [angl. ***sibilant rale***]. Bruit déterminé par les râles sibilants et perçus par l'auscultation des poumons au début de la bronchite.

SICKLE-CELL, *s. f.* (anglais). V. *drépanocyte.*

SIDA (obstétrique) [angl. ***right sacroanterior position, RSA***]. Abréviation de *sacro-iliaque droite antérieure,* position d'engagement rare de la présentation du siège, le sacrum étant tourné vers le côté droit du bassin et en avant.

SIDA ou **SIDA,** *s. m.* [angl. ***AIDS***]. Syn. *syndrome immunodéficitaire acquis.* Complications tardives de l'infection par le VIH ou virus de l'immunodéficience humaine (en anglais HIV). Ce rétrovirus, introduit par contact muqueux ou parentéral et donc transmis par les relations sexuelles, le sang, les piqûres ou lors de la période périnatale, infecte et détruit les lymphocytes T auxiliaires (T4 ou CD4), entraînant une lymphopénie et un déficit de l'immunité à médiation cellulaire, laquelle va favoriser le développement d'infections opportunistes et de cancers. Le *s.* peut actuellement toucher tout être humain et l'épidémie s'en développe de façon spectaculaire et préoccupante.

SIDÉEN, NE, *adj.* Qui a rapport au sida ; qui est atteint du sida.

SIDÉRATION, *s. f.* [angl. ***sideration***]. Anéantissement subit des forces vitales, se traduisant par l'arrêt de la respiration et un état de mort apparente.

SIDÉRÉMIE, *s. f.* [angl. ***sideraemia***]. Présence de fer dans le sérum sanguin.

SIDÉROPÉNIE, *s. f.* [angl. ***sideropenia***]. Diminution du fer ; en particulier du taux du fer du sérum sanguin.

SIDÉROPEXIE, *s. f.* Fixation du fer dans les tissus.

SIDÉROPHILIE, *s. f.* [angl. ***siderophilia***]. Affinité pour le fer.

SIDÉROPHILINE, *s. f.* V. *transferrine.*

SIDÉROPRIVE, *adj.* Terme incorrect. V. *ferriprive.*

SIDÉROSE, *s. f.* [angl. ***siderosis***]. Infiltration des tissus par des poussières de fer inhalées ou par des composés ferrugineux.

SIDÉRURIE, *s. f.* [angl. ***sideruria***]. Présence de fer dans l'urine.

SIDOLOGUE, *s. m.* ou *f.* Spécialiste du sida.

SIDP [angl. ***right sacroposterior position, RSP***] (obstétrique). Abréviation de *sacro-iliaque droite postérieure,* position d'engagement de la présentation du siège la plus fréquente après la SIGA, le sacrum étant tourné vers le côté droit du bassin et en arrière.

SIDT [angl. ***right sacrum tranverse presentation, RST***] (obstétrique). Abréviation de présentation *sacro-iliaque droite transverse.*

SIEMENS, *s. m.* (Symbole S) (Werner von S., 1816-1892, ingénieur allemand) [angl. ***siemens***]. Unité de conductance électrique dans le système international représentant l'*inverse de l'ohm.*

SIEVERT, *s. m.* (Symbole Sv) (Rolf S., 1866-1966, physicien suédois) [angl. ***sievert***]. Unité d'équivalent de dose absorbée en biologie, du système international, valant 100 rem.

SIFFLEMENT, *s. m.* Terme proposé par l'arrêté ministériel du 1er janvier 1975 pour remplacer l'anglais *wheezing.*

SIGA (obstétrique) [angl. ***left sacro-anterior position***]. Abréviation de *sacro-iliaque gauche antérieure,* position d'engagement de la présentation du siège la plus fréquente, le sacrum étant tourné vers le côté gauche du bassin et en avant.

SIGMOÏDE, *adj.* [angl. ***sigmoid***]. En forme d'S. V. *côlon.*

SIGMOÏDECTOMIE, *s. f.* [angl. ***sigmoidectomy***]. Ablation chirurgicale du côlon sigmoïde.

SIGMOÏDITE, *s. f.* [angl. ***sigmoiditis***]. 1° Inflammation de la quatrième portion du côlon (côlon iliopelvien ou anse sigmoïde). – 2° Inflammation des valvules sigmoïdes du cœur.

SIGMOÏDOFIBROSCOPE, *s. m.* [angl. ***sigmoidofibroscope***]. Syn. sigmoïdoscope. Fibroscope destiné à l'exploration visuelle directe du côlon sigmoïde.

SIGMOÏDOSTOMIE, *s. f.* [angl. ***sigmoidostomy***]. Anus artificiel pratiqué sur l'anse sigmoïde (côlon iliopelvien).

SIGNAL-SYMPTÔME, *s. m.* [angl. ***signal-symptom***]. Symptôme permettant de localiser le siège d'une lésion des centres nerveux.

SIGNE, *s. m.* [angl. ***sign***]. Manifestation de la maladie qui, constatée objectivement par le médecin au cours de son examen, l'aide à préciser le diagnostic. On distingue les *s. physiques* (objectifs), les *s. fonctionnels* (les symptômes) et les *s. généraux* qui traduisent le retentissement de la maladie sur tout l'organisme.

SIGP [angl. ***left sacroposterior position, LSA***] (obstétrique). Abréviation de *sacro-iliaque gauche postérieure,* position d'engagement rare de la présentation du siège, le sacrum étant tourné vers le côté gauche du bassin et en arrière.

SIGT [angl. ***left sacrum tranverse presentation, LSTP***] (obstétrique). Abréviation de présentation *sacro-iliaque gauche transverse.*

SILICOSE, *s. f.* [angl. ***silicosis***]. Affection professionnelle due à l'action sur les poumons de poussières de silice, absorbées par inhalation.

SILLON DE LA GALE [angl. ***acarina borrow***]. Lésion cutanée consistant en un trajet linéaire creusé par la femelle du sarcopte de la gale qui s'y enfonce pour déposer ses œufs.

SIMULATION, *s. f.* [angl. ***simulation***]. Imitation des symptômes d'une maladie, le plus souvent dans un but frauduleux.

SIMULIE, *s. f.* [angl. ***black fly***]. Moucheron qui peut transmettre l'onchocercose.

SINAPISME, *s. m.* [angl. ***sinapism***]. Cataplasme ou emplâtre à base de moutarde et destiné à produire la rubéfaction ou la révulsion.

SINE MATERIA. Locution latine signifiant : *sans explication évidente, dépourvu de cause organique.* P. ex. *dyspnée s. m.*

SINISTROGYRE, *adj.* V. *lévogyre.*

SINISTROSE, *s. f.* [angl. ***revendication nevrosis***]. Syndrome psychique observé chez les victimes d'accidents divers et caractérisé par une inhibition de la bonne volonté, la revendication indue de dommages-intérêts et gênant la rééducation.

SINUS, *s. m.* [angl. ***sinus***]. Formation anatomique creuse, et en particulier : – 1° cavité aérienne creusée dans certains os de la face (*s. maxillaire*). – 2° vaisseau sanguin ou lymphatique (*s. coronaire, s. caverneux*). – 3° portion dilatée d'un conduit (*s. carotidien*).

SINUSAL, E, *adj.* [angl. ***sinusal***]. Qui se rapporte à un sinus. – (cardiologie). Qui se rapporte au sinus, point d'origine de la contraction cardiaque normale. V. *nœud sinusal.*

SINUSITE, *s. f.* [angl. ***sinusitis***]. Inflammation des sinus de la face.

SIROP, *s. m.* [angl. ***syrup***]. Préparation pharmaceutique aqueuse fortement sucrée.

SISMOTHÉRAPIE, *s. f.* [angl. ***sismotherapy***]. Traitement par les électrochocs.

SITOSTÉROL, *s. m.* [angl. ***sitosterol***]. Stérol contenu dans le germe des céréales et qui, par irradiation, se transforme en une substance analogue à la vitamine D.

SITUS INCERTUS [angl. ***situs perversus***]. Variété partielle d'inversion viscérale dans laquelle certains organes sont inversés tandis que d'autres sont à leur place habituelle et que d'autres enfin occupent une position médiane anormale.

SITUS INVERSUS [angl. ***situs mutatus***]. Inversion viscérale totale ou partielle.

SITUS SOLITUS [angl. ***situs solitus***]. Position normale, habituelle, de tous les organes.

SIXIÈME MALADIE. V. *exanthème subit.*

SKÉNITE, *s. f.* [angl. ***skenitis***]. Inflammation des glandes de Skene (glandes situées chez la femme au niveau du méat urinaire).

SKIASCOPIE, *s. f.* [angl. ***skiascopy***]. Examen de l'ombre pupillaire dans le but de déterminer le degré de réfraction de l'œil examiné.

SM. Abréviation de *somatomédine.*

SMEGMA, *s. m.* [angl. ***smegma***]. Matière blanchâtre analogue à du savon mouillé qui se trouve chez l'homme dans le sillon balano-préputial et chez la femme entre les petites lèvres et le clitoris.

SMUR. Abréviation de *service médical d'urgence régional*, ambulance médicalisée dépendant du SAMU (v. ce terme).

SNA. Abréviation de *système nerveux autonome.*

SNC. Abréviation de *système nerveux central.*

SOCIOGENÈSE, *s. f.* [angl. ***sociogenesis***] (psychiatrie). Responsabilité du milieu social dans l'apparition des perturbations mentales.

SODÉ, E, *adj.* [angl. ***sodic***]. Contenant de la soude ou du sodium.

SODIQUE, *adj.* [angl. ***sodic***]. Relatif au sodium.

SODIUM, *s. m.* Élément chimique métallique de numéro atomique 11. Perdant naturellement un électron, il passe à l'état stable d'*ion sodium* qui entre dans la composition de nombreux corps très abondants dans la nature, dont le chlorure de sodium (NaCl) ou sel de cuisine.

Très soluble dans l'eau, il participe à de nombreuses réactions biochimiques liées au métabolisme de l'eau, à l'équilibre acido-basique, etc.

SODOMIE, *s. f.* [angl. ***sodomy***]. Coït anal.

SOIGNANT (PERSONNEL) [angl. ***nursing staff***]. Ensemble des médecins et des personnels paramédicaux dispensant des soins.

SOIN, *s. m.* [angl. ***care***]. Acte destiné à maintenir ou rétablir la santé.

SOIN DIRECT [angl. ***direct care***]. Soin effectué sur la personne même du malade. V. *charge de travail en soins infirmiers.*

SOIN INDIRECT [angl. ***indirect care***]. Travail effectué à distance du malade et contribuant aux soins qui lui sont dispensés. V. *charge de travail en soins infirmiers.*

SOINS AMBULATOIRES [angl. ***ambulatory care***]. Soins effectués chez un malade pouvant se déplacer au centre ou à l'établissement de santé, sans hospitalisation.

SOINS CURATIFS [angl. ***curative care***]. Soins destinés à guérir la maladie.

SOINS DE SANTÉ PRIMAIRE [angl. ***primary health care***]. Soins de base ou minimum définis par l'OMS.

SOINS DE SUPPORT [angl. ***supportive care***]. « Ensemble des soins et soutiens nécessaires aux personnes malades, parallèlement aux traitements spécifiques, lorsqu'il y en a, tout au long des maladies graves » (circulaire n° DHOS/SDO/2005/101 du 22 février 2005). V. *accompagnement.*

SOINS ÉDUCATIFS [angl. ***educational care***]. Explications et conseils destinés à améliorer la santé et à amener le malade à effectuer lui-même certains soins qui le concernent.

SOINS INFIRMIERS [angl. ***nursing***]. Soins effectués par un(e) infirmier(ère). Ils sont dédiés aux fonctions d'entretien et de continuité de la vie ou bien dispensés dans un but préventif, palliatif ou curatif. V. *acte de soins infirmiers* et *directeur(trice) des soins.*

SOINS INTENSIFS. V. *réanimation.*

SOINS PALLIATIFS [angl. ***palliative care***]. Traitements médicaux et infirmiers destinés à atténuer ou supprimer les souffrances à l'approche de la mort.

SOL, *s. m.* [angl. ***sol***]. Solution colloïdale. Ce terme est aussi employé comme suffixe *(hydrosol).*

SOLUTÉ, *s. m.* 1° [angl. ***solute***] (physique et biologie). Corps dissous. – 2° [angl. ***solution***] (pharmacologie). Syn. *solution.* Liquide formé par la dissolution d'une substance solide dans un solvant. – ***s. physiologique.*** Solution isotonique de chlorure de sodium, bicarbonate de sodium ou de glucose employée en injections intraveineuses.

SOLUTION. V. *soluté, 2°.*

SOLVANT, *s. m.* [angl. ***solvent***]. Substance, généralement liquide, dans laquelle une autre est dissoute de façon homogène. V. *soluté, 2°.*

SOMA, *s. m.* [angl. ***soma***]. L'ensemble de l'organisme, abstraction faite du tissu génital ou *germen.*

SOMATIQUE, *adj.* [angl. ***somatic***]. Qui concerne le corps ou lui appartient.

SOMATISATION, *s. m.* [angl. ***somatization***]. Conversion de troubles psychiques en symptômes fonctionnels corporels.

SOMATOGNOSIE, *s. f.* [angl. ***somaesthesia***]. Connaissance que nous prenons de notre corps.

SOMATOMÉDINE, *s. f.* **(SM)** [angl. ***somatomedin***]. Protéine d'origine hépatique qui permet à l'hormone somatotrope de développer son action anabolisante.

SOMATOSTATINE, *s. f.* [angl. ***growth-hormone inhibiting factor***]. Polypeptide présent dans l'hypothalamus, qui freine la sécrétion des hormones somatotrope et thyréotrope par le lobe antérieur de l'hypophyse.

SOMATOTROPE, *adj.* [angl. ***somatotropic***]. Qui a des affinités pour le corps.

SOMATOTROPE (hormone) [angl. ***growth hormone***]. Syn. *somathormone, somatotrophine* ou *STH, hormone de croissance, GH,* ou *hGH.* Hormone protéique anabolisante sécrétée par les cellules éosinophiles du lobe antérieur de l'hypophyse. Elle stimule la croissance et règle l'équilibre nutritionnel.

SOMATOTROPHINE, *s. f.* V. *somatotrope (hormone).*

SOMMEIL, *s. m.* [angl. ***sleep***]. État physiologique périodique et quotidien caractérisé par la suspension réversible des fonctions de la vie de relation.

SOMMEIL (cure de). Méthode thérapeutique employée en psychiatrie consistant à provoquer, par des doses faibles et répétées d'hypnotiques et de neuroleptiques, un sommeil prolongé.

SOMMEIL (maladie du) [angl. ***African trypanosomiasis***]. Syn. *trypanosomiase africaine.* Maladie infectieuse, endémique en Afrique équatoriale, due à l'inoculation par la mouche tsé-tsé de *Trypanosoma gambiense.* La *m. du s.* évolue en deux périodes ; la première est caractérisée par des accès fébriles irréguliers, l'hypertrophie de la rate et des ganglions, des érythèmes et des troubles mentaux ; l'examen du sang révèle la présence des parasites. À la deuxième période apparaissent une céphalalgie et surtout des accès de sommeil de plus en plus prolongés qui aboutissent à la mort.

SOMNAMBULISME, *s. m.* [angl. ***somnambulism***]. État d'automatisme ambulatoire se produisant pendant le sommeil, pendant lequel le sujet accomplit des actes dont il ne garde aucun souvenir lors de son réveil.

SOMNIFÈRE, *adj.* et *s. m.* V. *hypnotique, 1°.*

SOMNOLENCE, *s. f.* [angl. ***somnolence***]. Tendance à l'assoupissement ; demi-sommeil.

SONDE, *s. f.* [angl. ***catheler sound***]. Instrument rigide ou flexible, cylindrique, présentant ou non un canal, destiné à explorer les conduits naturels ou accidentels ou à drainer des cavités.

SONDE GÉNÉTIQUE, SONDE MOLÉCULAIRE [angl. ***DNA probe***]. Petit fragment d'acide désoxyribonucléique monocaténaire, marqué, obtenu par clonage moléculaire et qui permet, grâce à sa spécificité vis-à-vis d'un gène, de repérer celui-ci avec une grande précision.

SOPHROLOGIE, *s. f.* [angl. ***sophrology***]. Étude et utilisation thérapeutique des différentes techniques psychosomatiques telles que la suggestion et le yoga.

SOPORIFIQUE, *adj.* [angl. ***soporific***]. Qui provoque le sommeil.

SOUFFLE, *s. m.* [angl. ***murmur***]. Nom générique donné à tous les sons qui se produisent dans l'appareil respiratoire ou circulatoire, et qui ressemblent au bruit fait par une colonne d'air poussée avec force dans un canal étroit.

SOURIS ARTICULAIRE. V. *arthrophyte.*

SOUS-CLAVIÈRE (ou subclavière) VOLEUSE (syndrome de l'artère) [angl. ***subclavian steal syndrome***]. Accidents neurologiques paroxystiques décenchés par des mouvements d'un membre supérieur. L'oblitération du tronc brachio-céphalique ou de l'artère sous-clavière (ou subclavière) en amont de la naissance de l'artère vertébrale entraine un détournement de la circulation, le sang parvenant au membre supérieur considéré après un parcours par le cercle de Willis.

SOUS-CRÉPITANTS (râles) [angl. ***crackling rales***]. Râles comparés au bruit que l'on produit en soufflant avec un chalumeau dans de l'eau de savon. Ils éclatent de façon irrégulière aux deux temps de la respiration.

SOUS-MAXILLITE, *s. f.* [angl. ***submaxillitis***]. Inflammation d'une glande sous-maxillaire.

SPARADRAP, *s. m.* [angl. ***sparadrap***]. Tissu recouvert d'une matière emplastique (v. *emplâtre*).

SPASME, *s. m.* [angl. ***spasm***]. Contraction musculaire involontaire.

SPASMODICITÉ, *s. f.* [angl. ***spasmodism***]. Syn. *spasticité.* Disposition plus ou moins marquée à se contracturer.

SPASMODIQUE, *adj.* [angl. ***spastic***]. Syn. *spastique.* Qui s'accompagne de contracture.

SPASMOGÈNE, *adj.* [angl. ***spasmogenic***]. Qui provoque le spasme.

SPASMOLYTIQUE, *adj.* [angl. ***spasmolytic***]. Qui supprime l'état spasmodique.

SPASMOPHILIE, *s. f.* [angl. ***spasmophilia***]. Prédisposition aux crises de tétanie caractérisée par une hyperirritabilité neuromusculaire qui peut se manifester par des lipothymies, des paresthésies, des troubles psychiques et des spasmes viscéraux. La *s.* semble due à une instabilité spéciale du système qui contrôle à la fois le métabolisme calcique et l'excitabilité neuromusculaire (glandes parathyroïdes, centres nerveux sous-corticaux).

SPASTICITÉ, *s. f.* V. *spasmodicité.*

SPASTIQUE, *adj.* V. *spasmodique.*

SPÉCIALISTE, *s. m.* ou *f.* [angl. ***specialist***]. Praticien qui, renonçant à l'exercice de la médecine générale, se consacre exclusivement à certaines techniques ou au diagnostic et au traitement des maladies de certains organes et appareils, ou atteignant certaines tranches d'âge.

SPÉCIFICITÉ, *s. f.* [angl. ***specificity***]. Ensemble des caractères qui constituent une espèce. – La *s. d'une maladie* provient de tous les faits qui contribuent à la rendre toujours semblable à elle-même. – La *s. d'un médicament* signifie que son action est particulièrement efficace sur une seule maladie. – La *s. d'un microbe* veut dire qu'il est pathogène pour une seule maladie.

SPÉCIFIQUE, *adj.* [angl. ***specific***]. Se dit des caractères propres à une espèce.

SPECTRE, *s. m.* [angl. ***spectrum***] (physique). Répartition du rayonnement émis par une source en fonction de l'énergie, du temps, ou d'une donnée spatiale.

SPECTROMÉTRIE, *s. f.* V. *spectroscopie.*

SPECTROSCOPIE, *s. f.* [angl. ***spectroscopy***]. Nom générique des techniques physiques permettant l'analyse des rayonnements. La *s.* quantitative est appelée *spectrométrie.*

SPÉCULUM, *s. m.* [angl. ***speculum***]. Instrument destiné à maintenir largement béants les orifices des cavités naturelles.

SPERMATIQUE, *adj.* [angl. ***spermatic***]. Relatif au sperme, séminal. V. *cordon.*

SPERMATOCYSTITE, *s. f.* [angl. ***spermatocystitis***]. Inflammation des vésicules séminales.

SPERMATOCYTE, *s. m.* V. *spermatogenèse.*

SPERMATOCYTOGENÈSE, *s. f.* V. *spermatogenèse.*

SPERMATOGENÈSE, *s. f.* [angl. ***spermatogenesis***]. Production de spermatozoïdes. Elle passe par plusieurs stades. Les spermatogonies, cellules du tube séminifère du testicule, donnent naissance aux spermatocytes de 1er ordre, diploïdes. Ceux-ci subissent une méiose, d'où sortent les spermatocytes de 2e ordre, haploïdes. Dans un troisième stade, les spermatocytes de 2e ordre se transforment en spermatides, précurseurs des spermatozoïdes.

SPERMATOGONIE, *s. f.* V. *spermatogenèse.*

SPERMATORRHÉE, *s. f.* [angl. ***spermatorrhoea***]. Émission involontaire de sperme.

SPERMATOZOÏDE, *s. m.* [angl. ***spermatozoon***]. Cellule sexuelle mâle (gamète mâle) arrivée à maturité et apte à féconder l'ovule.

SPERMATURIE, *s. f.* [angl. ***spermaturia***]. Présence de spermatozoïdes dans l'urine.

SPERME, *s. m.* [angl. ***sperm***]. Semence. Liquide visqueux blanchâtre secrété par le testicule et la prostate. Il contient les spermatozoïdes.

SPERMICIDE, *adj.* [angl. ***spermicide***]. Qui détruit les spermatozoïdes. – *s. m.* Substance douée de cette propriété. V. *contraceptif.*

SPERMIOGENÈSE, *s. f.* [angl. ***spermiogenesis***]. Stade terminal de la spermatogenèse.

SPERMOCULTURE, *s. f.* [angl. ***spermoculture***]. Culture de sperme pour y déceler la présence de microbes.

SPERMOGRAMME, *s. m.* [angl. ***spermogram***]. Résultats fournis par l'examen macroscopique, microscopique et physico-chimique du sperme.

SPHACÈLE, *s. m.* [angl. ***sphacelus***]. 1° V. *gangrène sèche.* – 2° V. *escarre.*

SPHÉNOÏDE, *adj.* [angl. ***sphenoid***]. En forme de coin. – *os s.* Os de la base du crâne situé à la partie moyenne.

SPHÉROCYTE, *s. m.* [angl. ***spherocyte***]. Globule rouge de forme sphérique.

SPHÉROCYTOSE, *s. f.* [angl. ***spherocytosis***]. – *s. congénitale, s. héréditaire.* Ictère hémolytique congénital. V. *ictère hémolytique.*

SPHÉROPHAKIE, *s. f.* [angl. ***spherophakia***]. Aspect sphérique du cristallin.

SPHINCTER, *s. m.* [angl. ***sphincter***]. Syn. *muscle s.* Muscle annulaire fermant un orifice. P. ex. *s. anal.*

SPHINCTÉRALGIE, *s. f.* [angl. ***sphincteralgia***]. Contraction spasmodique douloureuse d'un sphincter.

SPHINCTÉROPLASTIE, *s. f.* [angl. ***sphincteroplasty***]. Réparation d'un sphincter.

SPHINCTÉROTOMIE, *s. f.* [angl. ***sphincterotomy***]. Section d'un sphincter.

SPHYGMIQUE, *adj.* [angl. ***sphygmic***]. Qui se rapporte au pouls.

SPHYGMOMANOMÈTRE, *s. m.* [angl. ***sphygmomanometer***]. Syn. *tensiomètre.* Appareil composé essentiellement d'un brassard gonflable et d'un manomètre, destiné à mesurer la tension artérielle.

SPICA, *s. m.* [angl. ***spica***]. Bandage croisé appliqué au niveau de la racine d'un membre.

SPICULE, *s. m.* [angl. ***spicule***]. Toute formation ayant l'aspect d'une aiguille.

SPINA BIFIDA, *s. m.* (lat.) [angl. ***spina bifida***]. Malformation consistant en une fissure du rachis, à travers laquelle font hernie les méninges avec une quantité variable de liquide céphalorachidien.

SPINAL, E, *adj.* [angl. ***spinal***]. Qui a rapport à la colonne vertébrale ou à la moelle épinière.

SPINOCELLULAIRE, *adj.* [angl. ***spinocellular***]. Relatif aux cellules du corps muqueux de Malpighi de la peau et des muqueuses, lesquelles sont unies par des ponts, ou épines.

SPIRILLE, *s. m.* [angl. ***spirillum***]. Nom générique des bactéries en forme de filaments allongés et contournés en hélice.

SPIRILLOSE, *s. m.* [angl. ***spirillosis***]. Nom générique des maladies déterminées par les différentes variétés de spirilles.

SPIROCHÆTA, *s. f.* [angl. ***spirochaeta***]. Syn. *spirochète.* Genre bactérien comprenant des éléments cellulaires de grande taille, de forme hélicoïdale, mobiles, flexibles et ondulants, vivant dans les eaux stagnantes.

SPIROCHÆTACÉES, *s. f. pl.* [angl. ***Spirochaetaceae***]. Famille de l'ordre bactérien des Spirochætales, et comprenant les genres *Borrelia*, *Spirochæta* et *Treponema*.

SPIROCHÈTE, *s. m.* V. *Spirochœta.*

SPIROCHÉTOSE, *s. f.* [angl. ***spirochetosis***]. Nom générique des maladies déterminées par les différentes variétés de spirochètes ; elles présentent souvent une récurrence des symptômes (fièvre, éruption etc.).

SPIROGRAPHIE, *s. f.* [angl. ***spirography***]. 1° Étude de la ventilation pulmonaire. Elle comprend la mesure des *volumes respiratoires* et celle de leur *utilisation dans le temps.* Ces mesures sont effectuées (spirométrie) sur le tracé fourni par le spirographe. La *s.* est un des éléments de l'exploration fonctionnelle pulmonaire. – 2° Enregistrement de ce tracé (spirogramme).

SPIROLACTONES, *s. f. pl.* [angl. ***spirolactones***]. Groupe de substances stéroïdes de synthèse dont certaines, la spironolactone et ses dérivés, sont utilisées comme diurétiques.

SPIROMÈTRE, *s. m.* [angl. ***spirometre***]. Appareil destiné à pratiquer la spirométrie.

SPIROMÉTRIE, *s. f.* [angl. ***spirometry***]. Mesure des volumes d'air mobilisés par les mouvements respiratoires et des débits ventilatoires. V. *spirographie.*

SPIRONOLACTONE, *s. f.* (DCI) [angl. ***spironolactone***]. Substance diurétique antagoniste de l'aldostérone dont elle bloque l'action sur les cellules tubulaires distales des reins. La *s.* est une des spirolactones.

SPLANCHNECTOMIE, *s. f.* ou **SPLANCHNICECTOMIE,** *s. f.* (terme incorrect) [angl. ***splanchnicectomy***]. Résection d'un nerf splanchnique sur une plus ou moins grande étendue.

SPLANCHNIQUE, *adj.* [angl. ***splanchnic***]. Qui a rapport aux viscères.

SPLANCHNOLOGIE, *s. f.* [angl. ***splanchnology***]. Partie de l'anatomie qui s'occupe de la description des viscères.

SPLEEN, *s. m.* (angl.). V. *tædium vitæ.*

SPLÉNALGIE, *s. f.* [angl. ***splenalgia***]. Douleur au niveau de la rate.

SPLÉNECTOMIE, *s. f.* [angl. ***splenectomy***]. Ablation de la rate.

SPLÉNIQUE, *adj.* [angl. ***splenic***]. Qui a rapport à la rate.

SPLÉNITE, *s. f.* [angl. ***splenitis***]. Inflammation de la rate.

SPLÉNIUM, *s. m.* V. *corps calleux.*

SPLÉNOCONTRACTION, *s. f.* [angl. ***splenocontraction***]. Contraction de la rate.

SPLÉNOGRAMME, *s. m.* [angl. ***splenogram***]. Formule indiquant les proportions respectives des différents éléments cellulaires du tissu hématopoïétique splénique.

SPLÉNOGRAPHIE, *s. f.* V. *splénoportographie.*

SPLÉNOMANOMÉTRIE, *s. f.* [angl. ***splenomanometry***]. Mesure de la pression dans la rate et par conséquent dans le système de la veine porte, par ponction splénique.

SPLÉNOMÉGALIE, *s. f.* [angl. ***splenomegaly***]. Rate volumineuse.

SPLÉNOMÉGALIE MYÉLOÏDE [angl. ***idiopathic myelofibrosis***]. Syndrome myéloprolifératif, associant chez l'adulte un gros foie et une très grosse rate, une anémie, une leucocytose avec réaction myéloïde et des hémorragies. Son évolution est lentement progressive et sa cause le plus souvent inconnue.

SPLÉNOPATHIE, *s. f.* [angl. ***splenopathy***]. Nom générique des affections de la rate.

SPLÉNOPORTOGRAPHIE, *s. f.* [angl. ***splenoportography***]. Radiographie de la rate, de la veine porte, puis du foie, par injection transpariétale, dans la rate, d'un produit opaque aux rayons X.

SPONDYLARTHRITE, *s. f.* [angl. ***spondylarthritis***]. Arthrite des articulations des vertèbres entre elles. – ***s. ankylosante***. V. *pelvispondylite rhumatismale.*

SPONDYLARTHROSE, *s. f.* [angl. ***spondylarthrosis***]. Rhumatisme chronique non inflammatoire des vertèbres et de leurs articulations.

SPONDYLE, *s. m.* [angl. ***vertebra***]. Nom ancien de la *vertèbre.*

SPONDYLITE, *s. f.* [angl. ***spondylitis***]. Inflammation aiguë ou chronique des vertèbres. – ***s. tuberculeuse***. V. *Pott (mal de).*

SPONDYLODISCITE, *s. f.* Inflammation d'une vertèbre et des disques intervertébraux voisins.

SPONDYLOLISTHÉSIS, *s. m.* [angl. ***spondylolisthesis***]. Glissement en avant d'un segment de la colonne vertébrale localisé surtout à l'union des parties lombaire et sacrée.

SPONDYLOLYSE, *s. f.* [angl. ***spondylolysis***]. Insuffisance ou absence d'ossification de l'arc vertébral au niveau de l'isthme. C'est une malformation qui provoque le spondylolisthésis.

SPONDYLOPATHIE, *s. f.* [angl. ***spondylopathy***]. Affection de la colonne vertébrale.

SPONDYLOSCHISIS, *s. m.* V. *spondylolyse.*

SPONDYLOTHÉRAPIE, *s. f.* V. *vertébrothérapie.*

SPONGOÏDE, *adj.* [angl. ***spongiform***]. D'apparence spongieuse, qui ressemble à une éponge.

SPORADIQUE, *adj.* [angl. ***sporadic***]. Se dit d'une maladie quand elle atteint un individu isolément par opposition à *épidémique* et *endémique.*

SPORE, *s. f.* [angl. ***spore***]. Corpuscule reproducteur des cryptogames et des bactéries.

SPOROZOAIRE, *s. m.* [angl. ***sporozoon***]. Classe de protozoaires, parasites des cellules ou tissus animaux et constitués par une masse protoplasmique pourvue d'un noyau et entourée d'une cuticule. P. ex. l'*hématozoaire du paludisme.*

SPORT, *s. m.* [angl. ***sport***]. Activité physique orientée vers l'effort musculaire et le jeu, exercée individuellement ou en équipe, avec ou sans esprit de compétition, devant respecter certaines règles et pouvant jouer un rôle bénéfique dans la rééducation fonctionnelle.

SPORULÉ, E, *adj.* [angl. ***sporulated***]. Qui porte une spore.

SPOTTING, *s. m.* (angl.). Saignement vaginal léger.

SPRAY, *s. m.* Mot anglais signifiant : *gouttelettes, embrun* et souvent employé comme synonyme de *pulvérisation* ou de *brouillard.*

SPRUE, *s. f.* ou **SPRUE TROPICALE** [angl. ***sprue, tropical sprue***]. Diarrhée avec stéatorrhée survenant dans les pays chauds et humides, à début brusque et évoluant par poussées sur un fond de chronicité. Elle semble due à une infection à germes non spécifiques.

SPUMEUX, SE, *adj.* [angl. ***spumous***]. Qui est mêlé d'écume. P. ex. : *expectoration s.*

SQUAME, *s. f.* [angl. ***squame***]. Lamelles épidermiques qui se détachent de la surface de la peau.

SQUAMEUX, SE, *adj.* [angl. ***squamous***]. Caractérisé par l'abondance plus ou moins grande de squames.

SQUELETTE, *s. m.* [angl. ***skeleton***]. 1° Ensemble des pièces osseuses de l'organisme. – 2° Par extension, structure fibreuse ou autre, constituant la charpente d'un organe ou d'une cellule.

SQUIRRHE, *s. m.* [angl. ***scirrhus***]. Variété de carcinome dans laquelle les travées fibreuses sont épaisses et résistantes.

SRAS [angl. ***SARS***]. Initiales de : *syndrome respiratoire aigu sévère*. Pneumopathie grave à coronavirus, aiguë, fébrile d'allure grippale, accompagnée de lymphopénie, de thrombocytopénie et d'élévation des taux sanguins de LDH et de CPK. Cette pneumonie atypique s'est répandue de façon épidémique puis pandémique à partir de la Chine et du Viêtnam en mars 2003.

SRE. Système réticulo-endothélial. V. *réticulo-endothélial (système)*.

SS. Abréviation de *Sécurité sociale*.

STABILISATEUR DE MEMBRANE [angl. ***stabilizer of the membrane potential***] (biologie cellulaire). Substance qui se fixe sur la membrane de la cellule ; elle empêche les ions Na^+ et K^+ de la traverser et met la cellule au repos (action « anesthésique locale ») et en état d'équilibre électrique.

STADE, *s. m.* [angl. ***stage***]. 1° Période d'une durée déterminée. – 2° Degré de gravité d'une lésion ou d'une maladie.

STANDARD, *s. m.* (angl.). Étalon, grandeur de référence.

STAPÉDECTOMIE, *s. f.* [angl. ***stapedectomy***]. Ablation de l'étrier ; un des temps d'une opération destinée à remédier à la surdité par otospongiose.

STAPÉDIEN, NE, *adj.* [angl. ***stapedial***]. Qui concerne l'étrier.

STAPES, *s. m.* Désignation internationale de l'étrier. V. *osselets de l'ouïe*.

STAPHYLECTOMIE, *s. f.* [angl. ***staphylectomy***]. Ablation du staphylome cornéen.

STAPHYLOCOCCÉMIE, *s. f.* [angl. ***staphylococcaemia***]. Infection générale due à la présence du staphylocoque dans le sang.

STAPHYLOCOCCIE, *s. f.* [angl. ***staphylococcia***]. Nom générique des maladies qui sont sous la dépendance d'une infection à staphylocoques.

STAPHYLOCOCCUS*, STAPHYLOCOQUE,** *s. m.* [angl. ***staphyloccus]. Genre de bactérie de forme arrondie, Gram +, immobile, groupée en grappe de raisin.

STAPHYLOME, *s. m.* [angl. ***staphyloma***]. Lésion du globe de l'œil consistant en une saillie de sa coque, due à un affaiblissement local de la paroi ; il peut siéger au niveau de la cornée, de la sclérotique ou de l'iris.

STAPHYLOPLASTIE, *s. f.* [angl. ***staphyloplasty***]. Opération destinée à combler une perte de substance du voile du palais.

STAPHYLORRAPHIE, *s. f.* [angl. ***staphylorraphy***]. Opération ayant pour but de remédier à la division congénitale du voile du palais, en suturant les deux bords de l'ouverture après les avoir avivés.

STAPHYLOTOMIE, *s. f.* [angl. ***staphylotomy***]. Incision du staphylome opaque cornéen ou irido-cornéen.

STASE, *s. f.* [angl. ***stasis***]. Arrêt ou ralentissement considérable de la circulation ou de l'écoulement d'un liquide de l'organisme.

STATION THERMALE [angl. ***spa***]. Localité pourvue d'un établissement destiné à l'usage thérapeutique des eaux médicinales.

STATUROPONDÉRAL, E, *adj.* Qui concerne la taille et le poids. P. ex. *retard s.*

STÉARRHÉE, *s. f.* [angl. ***stearrhoea***]. Syn. *stéatorrhée*. Surabondance considérable de matières grasses excrétées avec les fèces.

STÉATOLYSE, *s. f.* [angl. ***steatolysis***]. Dissolution et digestion des substances grasses.

STÉATORRHÉE, *s. f.* V. *stéarrhée*.

STÉATOSE, *s. f.* [angl. ***steatosis***]. Lésion consistant dans l'envahissement des éléments anatomiques d'un tissu par des graisses neutres.

STELLECTOMIE, *s. f.* [angl. ***stellectomy***]. Ablation du ganglion étoilé (fusion du ganglion cervical inférieur et du premier ganglion thoracique de la chaîne sympathique).

STÉNOCARDIE, *s. f.* [angl. ***stenocardia***]. Nom donné quelquefois à l'*angine de poitrine*, à cause de la sensation de constriction éprouvée au cœur par les malades.

STÉNON (canal de). Nom classique du *conduit parotidien*.

STÉNOSE, *s. f.* [angl. ***stenosis***]. V. *rétrécissement*.

STÉNOSE HYPERTROPHIQUE DU PYLORE [angl. ***hypertrophic pyloric stenosis***]. Hypertrophie considérable de la couche musculaire du pylore observée après la naissance, entraînant, si l'on ne pratique pas la pylorotomie, l'occlusion complète de l'orifice pylorique et la mort.

STENT, *s. m.* Terme anglais pour *endoprothèse* : fin cylindre de métal tressé mis en place et appliqué par expansion au cours d'un cathétérisme contre la paroi d'un vaisseau ou d'un conduit.

STEPPAGE, *s. m.* [angl. ***steppage gait***]. Démarche particulière créée par la paralysie des extenseurs des orteils et des péroniers. Ces malades sont obligés de relever fortement la jambe par une flexion de la cuisse sur le bassin pour ne pas heurter le sol de la pointe du pied, qui est constamment abaissée.

STERCOBILINE, *s. f.* [angl. ***stercobilin***]. Pigment provenant de la dégradation de la bilirubine au cours de la digestion intestinale.

STERCORAL, E, *adj.* [angl. ***stercoral***]. Qui concerne les excréments.

STÉRÉO-AGNOSIE, *s. f.* [angl. ***stereoagnosis***]. Syn. *astéréognosie*. Perte du sens stéréognostique que l'on observe parfois dans l'hémiplégie.

STÉRÉOGNOSTIQUE (sens) [angl. ***stereognosis sense***]. Facilité de reconnaître par le tact la forme des objets, ainsi que les autres propriétés physiques, telles que consistance, température, poids, etc.

STÉRÉOTAXIQUE, *adj.* [angl. ***stereotaxia***]. Qui utilise un repérage précis dans les trois plans de l'espace. – *chirurgie s.*

STÉRÉOTYPÉ, E, *adj.* [angl. ***stereotyped***]. Se dit des actes ou gestes habituels répétés involontairement, mais qui ne présentent pas le caractère convulsif des tics.

STÉRILET, *s. m.* [angl. ***intrauterine contraceptive device***]. Syn. *dispositif intra-utérin*. Corps étranger placé dans l'utérus dans un but contraceptif.

STÉRILISATION, *s. f.* [angl. ***sterilization***]. 1° Destruction des germes qui existent à la surface ou dans un objet quelconque par des moyens physiques ou chimiques. – 2° Opération ayant pour but de priver un être vivant de la possibilité de se reproduire.

STÉRILITÉ, *s. f.* [angl. ***sterility***]. Impossibilité pour un homme ou pour une femme de procréer par suite d'un trouble fonctionnel ou d'une lésion organique de l'appareil génital.

STERNALGIE, *s. f.* [angl. ***sternalgia***]. Douleur provenant du sternum.

STERNO-CLEIDO-MASTOÏDIEN (muscle) [angl. ***sternocleidomastoid muscle***]. Muscle puissant de la région antérolatérale du cou, tendu du sternum et de la clavicule au processus mastoïde de l'os temporal. Il fléchit la tête du côté opposé, l'incline du même côté et permet sa rotation.

STERNOTOMIE, *s. f.* [angl. ***sternotomy***]. Section chirurgicale du sternum.

STERNUM, *s. m.* [angl. ***sternum***]. Os plat vertical et médian situé à la face antérieure de la paroi thoracique, articulé avec les cartilages costaux. Il comporte 3 pièces ; de haut en bas le *manubrium*, le *corps* et l'*appendice xiphoïde*.

STERNUTATOIRE, *adj.* et *s. m.* [angl. ***sternutatory***]. Se dit des substances qui provoquent l'éternuement.

STÉROÏDES (hormones) [angl. ***steroid hormones***]. Groupe d'hormones (génitales et corticosurrénales) formées à partir du cholestérol.

STÉROL, *s. m.* [angl. ***sterol***]. Alcool polycyclique complexe de poids moléculaire élevé.

STERTOR, *s. m.* ou **STERTOREUSE (respiration)** [angl. ***stertor***]. Respiration bruyante s'accompagnant de ronflement.

STÉTHACOUSTIQUE, *adj.* [angl. ***stethacoustic***]. Se dit des signes fournis par l'auscultation de la poitrine. – *s. f.* Auscultation de la poitrine.

STÉTHOSCOPE, *s. m.* [angl. ***stethoscope***]. Instrument permettant l'auscultation médiate.

STH. Somatotrophine. V. *somatotrope (hormone)*.

STHÉNIQUE, *adj.* [angl. ***sthenic***]. Qui s'accompagne d'énergie, de tonus, de force, ou qui s'y rapporte.

STIGMATE, *s. m.* [angl. ***stigma***]. 1° Orifice microscopique que les cellules migratrices produisent en perforant les cellules endothéliales, lorsqu'elles sortent d'un capillaire par diapédèse. – 2° Marque laissée par une plaie cicatrisée. P. ex. : *s. de la variole.*

STILBŒSTROL, *s. m.* [angl. ***stilboestrol***]. Substance œstrogène obtenue par synthèse.

STIMULATEUR, *s. m.* [angl. ***pacemaker***]. Dispositif délivrant des stimulus. Terme généralement employé dans le sens de stimulateur électrique.

STIMULATEUR CARDIAQUE [angl. ***cardiac pacemaker***]. Syn. *cardiostimulateur, pacemaker.* Appareil capable d'envoyer, au myocarde ventriculaire, des impulsions électriques rythmées pour déclencher ses contractions. Il peut être externe ou plus souvent implanté dans l'organisme pour un usage définitif.

STIMULATION, *s. f.* [angl. ***pacing***]. Application d'un stimulus.

STIMULINE, *s. f.* [angl. ***stimulin***]. Nom générique d'un ensemble d'hormones sécrétées par le lobe antérieur de l'hypophyse et qui excitent l'activité des autres glandes endocrines ou tissus : v. *somatotrope (hormone), prolactine, corticostimuline, gonadostimuline* et *thyréotrope (hormone).*

STIMULOVIGILANCE, *s. f.* Surveillance des défaillances des stimulateurs cardiaques.

STIMULUS, *s. m.* [angl. ***stimulus ; pl. stimuli***]. Tout ce qui provoque l'excitation. Facteur physique ou chimique capable de déclencher un mécanisme nerveux, musculaire, humoral, etc.

STOCK-VACCIN, *s. m.* [angl. ***stock-vaccine***]. Vaccin préparé avec différentes souches d'un même microbe et conservé au laboratoire.

STOMACAL, E, *adj.* [angl. ***gastric***]. V. *gastrique.*

STOMACHIQUE, *adj.* [angl. ***stomachic***]. Qui favorise la digestion gastrique.

STOMATHÉRAPEUTE, *s. m.* ou *f.* Personne (infirmier, -ière) spécialisé dans les soins aux stomisés. V. ce terme.

STOMATITE, *s. f.* [angl. ***stomatitis***]. Nom générique des inflammations de la muqueuse buccale.

STOMATOLOGIE, *s. f.* [angl. ***stomatology***]. Étude de la bouche et de ses maladies.

STOMATORRAGIE, *s. f.* [angl. ***stomatorrhagia***]. Hémorragie buccale.

STOMIE [angl. ***stomy***]. 1° Suffixe grec désignant une intervention chirurgicale de *dérivation,* qu'il s'agisse d'ouvrir à la peau un conduit naturel ou d'anastomoser à l'intérieur du corps deux organes dont il faut établir ou rétablir la communication. – 2° *s. f.* Employé seul, désigne essentiellement les interventions de dérivation externe.

STOMISÉ, E, *adj.* Porteur d'une dérivation externe des urines ou des matières.

STRABISME, *s. m.* [angl. ***strabismus***]. Défaut de convergence des deux axes visuels vers le point fixé, le sujet ne regardant qu'avec un seul œil. – Le *s.* est tantôt *divergent,* tantôt *convergent.*

STRAPPING, *s. m.* (angl.). Contention à l'aide de bandes adhésives, utilisée en orthopédie.

STREPTOCOCCÉMIE, *s. f.* [angl. ***streptococcaemia***]. Infection sanguine par le streptocoque.

STREPTOCOCCIE, *s. f.* Nom générique des maladies qui sont sous la dépendance d'une infection par le streptocoque.

STREPTOCOCCUS PNEUMONIÆ [angl. ***Streptococcus pneumoniae***]. Syn. *pneumocoque.* Diplocoque Gram+, agent notamment de la pneumonie franche lobaire aiguë.

STREPTOCOCCUS*, STREPTOCOQUE,** *s. m.* [angl. ***Streptococcus]. Genre bactérien, constitué de germes Gram +, de forme arrondie dont les éléments se groupent en chainettes.

STREPTODORNASE, *s. f.* (DCI) [angl. ***streptodornase***]. Enzyme extraite des filtrats de culture de certains streptocoques hémolytiques, capable de fluidifier le pus.

STREPTOKINASE, *s. f.* (DCI) [angl. ***streptokinase***]. Substance dissolvant les caillots de fibrine (fibrinolytique), extraite des filtrats de culture de certains streptocoques hémolytiques.

STREPTOLYSINE, *s. f.* [angl. ***streptolysin***]. Hémolysine produite par le streptocoque hémolytique du type bêta.

STREPTOMYCINE, *s. f.* (DCI) [angl. ***streptomycin***]. Antibiotique de la famille des aminosides, élaboré par une moisissure, le *Streptomyces griseus*, actif notamment contre le bacille de Koch.

STRESS, *s. m.* Terme anglais employé pour exprimer l'état réactionnel d'un organisme soumis à l'action d'un excitant quelconque.

STRIATUM, *s. m.* [angl. ***striate body***]. Syn. *corps strié*. Amas de substance grise faisant partie des noyaux basaux. V. ce terme.

STRICTION, *s. f.* [angl. ***stricture***]. Constriction, resserrement.

STRICTURE, *s. f.* [angl. ***stricture***]. Rétrécissement.

STRIDOREUX, SE, *adj.* [angl. ***stridulous***]. Se dit de certains bruits respiratoires sifflants, aigus, qui se produisent dans le larynx et la trachée.

STRIDULEUX, SE, *adj.* V. *stridoreux*.

STRIPPING, *s. m.* (angl.). V. *éveinage*.

STROMA, *s. m.* [angl. ***stroma***]. Nom donné en histologie à la trame d'un tissu.

STRONGYLOÏDES, *s. m.* [angl. ***Strongyloides***]. Genre de Némathelminthes, dont une espèce, *S. stercoralis* (syn. *Anguillula stercoralis*), petit ver cylindrique long de 1 à 2 mm, vit en parasite dans la paroi intestinale. V. *anguillulose*.

STRONGYLOÏDOSE, *s. f.* V. *anguillulose*.

STROPHULUS, *s. m.* [angl. ***strophulus***]. Dermatose prurigineuse de la première enfance, caractérisée par des papules lenticulaires centrées par une petite vésicule ou une petite croûte, reposant sur une base urticarienne.

STRUMECTOMIE, *s. f.* [angl. ***strumectomy***]. Ablation totale ou partielle d'un goitre.

STRUMITE, *s. f.* [angl. ***strumitis***]. Inflammation d'une glande thyroïde atteinte de goitre.

STRYCHNINE, *s. f.* [angl. ***strychnine***]. Alcaloïde de grande toxicité, stimulant du système nerveux central et convulsivant.

STUPÉFIANT, *s. m.* [angl. ***narcotic***]. Médicament dont l'action sédative, analgésique, narcotique et euphorisante provoque à la longue accoutumance et toxicomanie. À cette catégorie appartiennent l'opium, la morphine, l'héroïne, la cocaïne, le chanvre indien, les analgésiques centraux à action morphinique (p. ex. la *péthidine*), etc. L'achat, la détention, la vente et la prescription de ces médicaments sont sévèrement réglementés.

STUPEUR, *s. f.* [angl. ***stupor***]. Attitude caractérisée par l'immobilité, le mutisme, un faciès figé, une absence de réaction aux sollicitations extérieures, un refus de nourriture.

STUPOREUX, SE, *adj.* [angl. ***stuporous***]. Qui se rattache à l'état de stupeur.

STYLET, *s. m.* [angl. ***probe***]. Petite tige métallique dont une extrémité est parfois percée d'un chas, tandis que l'autre est renflée ou se termine en bouton ou en fourche.

STYLOÏDE (processus) DE L'OS TEMPORAL [angl. ***styloid process of temporal bone***]. Saillie effilée située à la face inférieure de la partie pétreuse de l'os temporal.

STYLO INJECTEUR [angl. ***pen injector***]. Mode de conditionnement moderne de diverses insulines (*stylo à insuline*). Il peut être rechargeable ou bien à usage unique.

STYLORADIAL, E, *adj.* Qui concerne l'apophyse styloïde du radius.

SUBAIGU, Ë, *adj.* [angl. ***subacute***]. D'évolution relativement rapide, intermédiaire entre aigu et chronique.

SUBCONSCIENT, E, *adj.* [angl. ***subconcious***] (psychologie). Qui est faiblement, partiellement conscient. – *s. m.* Ensemble de phénomènes subconscients.

SUBÉROSE, *s. f.* [angl. ***suberosis***]. Pneumopathie immunologique consécutive à l'inhalation de poussières de liège.

SUBFÉBRILITÉ, *s. f.* [angl. ***subfebrile state***]. Légère hyperthermie de longue durée.

SUBICTÈRE, *s. m.* [angl. ***subicterous***]. Ictère léger.

SUBINTRANT, E, *adj.* [angl. ***subintrant***]. Se dit d'accès tellement rapprochés que l'un commence quand le précédent n'est pas encore terminé.

SUBJECTIF, VE, *adj.* [angl. ***subjective***]. Qui a rapport au sujet. – Se dit des symptômes qui ne sont perçus que par le malade, comme la douleur.

SUBLÉTHAL, E, *adj.* [angl. ***sublethal***]. Presque mortel.

SUBLINGUAL, E, *adj.* [angl. ***sublingual***]. Situé sous la langue. – ***glande s.*** La plus petite des glandes salivaires, située sur le plancher de la bouche, de chaque côté du frein de la langue.

SUBLUXATION, *s. f.* [angl. ***subluxation***]. Luxation incomplète.

SUBMANDIBULAIRE, *adj.* [angl. ***submandibular***]. Situé sous la mandibule. – ***glande s.*** Syn. ancien *glande sous-maxillaire.* Glande salivaire située entre la face interne de la mandibule et la base de la langue. L'orifice de son conduit (canal de Wharton) est situé près du frein de la langue.

SUBMATITÉ, *s. f.* [angl. ***slight dullness***]. Diminution de la sonorité ou matité incomplète obtenue par la percussion d'une partie du corps.

SUBMERSION, *s. f.* [angl. ***submersion***]. Le fait d'être recouvert par un liquide. Mécanisme habituel des noyades.

SUBNARCOSE, *s. f.* [angl. ***subnarcosis***]. État de demi-sommeil provoqué par l'emploi d'anesthésiques généraux à faibles doses.

SUBSTRAT, *s. m.* [angl. ***substrate***]. Substance sur laquelle agit une enzyme en facilitant sa transformation chimique.

SUCCÉDANÉ, *s. m.* [angl. ***succedaneous***]. Médicament ayant les mêmes propriétés qu'un autre et qui peut lui être substitué.

SUCCULENT, E, *adj.* [angl. ***succulent***]. Se dit d'un organe ou d'une partie de l'organisme augmentés de volume par un afflux anormal de liquides.

SUCCUSSION, *s. f.* [angl. ***succussion***]. Action de secouer.

SUCRE, *s. m.* [angl. ***sugar***]. Terme synonyme en langage courant de saccharose ou de glucide.

SUCROSE, *s. m.* V. *saccharose.*

SUDAMINA, *s. m. pl.* [angl. ***sudamina***]. Lésion de la peau caractérisée par la formation de petites vésicules très fines, transparentes, apparaissant à la suite de transpirations abondantes.

SUDATION, *s. f.* [angl. ***sudation***]. Forte transpiration, parfois provoquée dans un but thérapeutique.

SUDORIFIQUE, *adj.* et *s. m.* Qui provoque la sudation.

SUDORIPARE, *adj.* [angl. ***sudoriparous***]. Qui produit de la sueur. – ***glande s.***

SUEUR, *s. f.* [angl. ***sweat***]. Liquide aqueux d'odeur particulière, sécrété par les glandes sudoripares de la peau.

SUEUR (test de la) [angl. ***sweat test***]. Dosage du chlore dans la sueur, utilisé pour le diagnostic de la mucoviscidose.

SUFFOCATION, *s. f.* [angl. ***suffocation***]. Asphyxie causée par un obstacle mécanique siégeant à l'intérieur des voies respiratoires, de la bouche ou du nez.

SUFFUSION, *s. f.* [angl. ***suffusion***]. Épanchement.

SUGGESTIBILITÉ, *s. f.* [angl. ***suggestibility***]. Aptitude à être influencé par une idée et à la réaliser.

SUGGESTION, *s. f.* [angl. ***suggestion***]. 1° Introduction d'une idée dans le cerveau. – 2° Nom donné à cette idée.

SUI GENERIS. Locution latine signifiant : *bien particulier, aisément reconnaissable.*

SUICIDE, *s. m.* [angl. ***suicide***]. Action de provoquer sa propre mort.

SULCIFORME, *adj.* [angl. ***suciform***]. Qui a la forme d'un sillon.

SULFAMIDE, *s. m.* [angl. ***sulfonamide***]. Série de corps organosoufrés empêchant la synthèse de l'acide folique. Ils exercent une action bactériostatique sur de nombreux microbes.

SULFAMIDES ANTIDIABÉTIQUES ou **HYPOGLYCÉMIANTS** [angl. ***hypoglycaemic sulfonamide***]. Groupe de sulfamides qui agissent en stimulant la sécrétion d'insuline par le pancréas.

SULFAMIDES DIURÉTIQUES [angl. ***diuretic sulfonamide***]. Groupe de sulfamides qui stimulent la sécrétion d'urine par le rein.

SULFAMIDOTHÉRAPIE, *s. f.* [angl. ***sulfonamidotherapy***]. Emploi thérapeutique des sulfamides.

SULFHYDRISME, *s. m.* Intoxication professionnelle par inhalation d'hydrogène sulfuré.

SULFONE, *s. f.* [angl. ***sulfone***]. Composé comportant un groupement -SO2-. Les amides de l'acide sulfonique ou *sulfamides* (v. ce terme) sont largement employés en thérapeutique.

SUPERINFECTION, *s. f.* [angl. ***superinfection***]. Syn. *surinfection*. Infection nouvelle de même nature que la première contractée par un sujet déjà infecté antérieurement.

SUPINATION, *s. f.* [angl. ***supination***]. 1° Mouvement de l'avant-bras qui a pour résultat de faire exécuter à la main une rotation de dedans en dehors. – 2° Décubitus dorsal, la tête renversée, les bras et jambes étendus et reposant sur le lit.

SUPPOSITOIRE, *s. m.* [angl. ***suppository***]. Préparation pharmaceutique solide, de forme conique, que l'on met dans l'anus pour faciliter les évacuations ou faire absorber un médicament.

SUPPURATION, *s. f.* [angl. ***supuration***]. Production de pus.

SUPRADUCTION, *s. f.* [angl. ***supraduction***]. Mouvement vertical élévateur, de l'œil par exemple.

SUPRASELLAIRE, *adj.* [angl. ***suprasellar***]. Qui est situé au-dessus de la selle turcique.

SUPRAVENTRICULAIRE, *adj.* [angl. ***supraventricular***] (cardiologie). Se dit d'un phénomène rythmique dont l'origine est située au-dessus du ventricule : dans le sinus, l'oreillette, le nœud de Tawara ou le tronc du faisceau de His.

SURAIGU, Ë, *adj.* [angl. ***superacute***]. Particulièrement aigu. D'évolution fulgurante.

SURAL, E, *adj.* [angl. ***sural***]. Relatif au mollet, à la jambe ; jambier.

SURALIMENTATION, *s. f.* [angl. ***superalimentation***]. Ingestion d'une quantité d'aliments supérieure à la ration d'entretien.

SURCOMPENSATION, *s. f.* (psychanalyse). Exagération d'une réaction destinée à corriger une déficience physique ou mentale.

SURDIMUTITÉ, *s. f.* [angl. ***surdimutism***]. Privation de la parole par suite d'une surdité congénitale ou acquise dans les premières années de la vie.

SURDITÉ, *s. f.* [angl. ***deafness***]. Affaiblissement ou abolition complète du sens de l'ouïe. La *s.* peut être due à une lésion des centres cérébraux de l'audition (*s. centrale*), à une lésion du nerf auditif (*s. de perception*) ou à une lésion de l'oreille moyenne : tympan, trompe d'Eustache, chaîne des osselets (*s. de transmission*, la seule curable chirurgicalement).

SURDOSE, *s. f.* [angl. ***overdose***]. V. *overdose*.

SURFACTANT, *s. m.* [angl. ***surfactant***]. Liquide formant un film très mince qui tapisse la face interne des alvéoles pulmonaires.

SURINFECTION, *s. f.* V. *superinfection*.

SURJET, *s. m.* V. *suture en surjet*.

SURMENAGE, *s. m.* [angl. ***overstrain***]. État résultant d'un exercice prolongé au-delà de la sensation de fatigue.

SURMOI, *s. m.* [angl. ***super-ego***] (psychanalyse). Partie inconsciente de la personnalité qui inspire un sentiment névrotique de culpabilité et d'autopunition.

SURPOIDS, *s. m.* [angl. ***overweight***]. Obésité légère, définie par l'OMS par un indice de masse corporelle compris entre 25 et 29.

SURRÉNAL, E, *adj.* [angl. ***adrenal***]. Situé au-dessus du rein. – ***glande s.*** Glande endocrine coiffant le pôle supérieur du rein. La *corticosurrénale* sécrète les minéralocorticoïdes, les glucocorticoïdes et les hormones androgènes ; la *médullosurrénale* l'adrénaline et la noradrénaline.

SURRÉNALECTOMIE, *s. f.* [angl. ***adrenalectomy***]. Ablation de la glande surrénale.

SURRÉNALOME, *s. m.* [angl. ***adrenal tumour***]. Nom générique des tumeurs de la glande surrénale.

SURRÉNOPRIVE, *adj.* [angl. ***adrenoprival***]. Qui se rapporte ou qui est dû à une déficience des glandes surrénales.

SURVEILLANCE, *s. f.* [angl. ***monitoring, supervision***]. Observation d'un malade ; contrôle d'un traitement.

SURVEILLANT(E) CHEF DES SERVICES MÉDICAUX [angl. ***head nurse***]. Syn. *cadre supérieur de santé ; surveillant(e) général(e)* V. *cadre de santé*.

SURVEILLANT(E) DES SERVICES MÉDICAUX [angl. ***head nurse***]. Syn. cadre de santé ; surveillant(e). V. *cadre de santé*.

SUS-APEXIEN, NE, *adj.* Qui siège au-dessus de la pointe du cœur.

SUSPENSION, *s. f.* [angl. ***suspension***]. Liquide contenant des particules solides finement divisées.

SUSPENSOIR, *s. m.* [angl. ***suspensory bandage***]. Bandage destiné à soutenir le scrotum.

SUSPIRIEUSE (respiration). Respiration dont le bruit est analogue à celui du soupir.

SUSTENTATION, *s. f.* [angl. ***sustentation***]. Action de soutenir les forces d'un malade par une alimentation convenable ou des médicaments appropriés.

SUTURE, *s. f.* [angl. ***suture***]. 1° Réunion, à l'aide de fils, des parties divisées (lèvres d'une plaie, extrémités d'un tendon ou d'un nerf coupés, etc.). – ***s. en surjet.*** – *s.* continue, le même fil assurant l'affrontement d'un bout à l'autre de l'incision. – 2° (anatomie). V. *synfibrose*.

SUTURE CRÂNIENNE [angl. ***cranial suture***]. Ligne de réunion de deux os plats de la voûte du crâne.

SYCOSIS, *s. m.* [angl. ***sycosis***]. Variété de folliculite frappant les régions couvertes de gros poils (lèvres et joues).

SYDENHAM (chorée de) (Thomas S., 1624-1689, médecin britannique). V. *chorée*.

SYLVIUS (chair carrée de) (S. Franciscus, médecin hollandais, 1614-1672) [angl. ***quadrate muscle of sole***]. Muscle tendu du calcanéus au tendon du muscle long fléchisseur des orteils.

SYLVIUS (scissure de) [angl. ***sylvian sulcus***]. Profond sillon situé à la face latérale de l'hémisphère cérébral, séparant les lobes frontal et pariétal en haut du lobe temporal en bas.

SYM... V. *syn...*

SYMBIOSE, *s. f.* [angl. ***symbiosis***]. Existence simultanée et associée de plusieurs organismes qui vivent et se développent dans les mêmes conditions.

SYMBLÉPHARON, *s. m.* [angl. ***symblepharon***]. Adhérence entre les paupières et le globe de l'œil.

SYMPATHALGIE, *s. f.* [angl. ***sympatheticalgia***]. Syn. *algie sympathique*. Douleur d'origine neurovégétative siégeant en un point du système nerveux sympathique.

SYMPATHECTOMIE, *s. f.* [angl. ***sympathectomy***]. Résection plus ou moins étendue d'un nerf, d'un ganglion ou d'une chaîne sympathique au niveau des régions cervicale, dorsale ou lombaire.

SYMPATHICOLYTIQUE, *adj.* [angl. ***sympathicolytic***]. Syn. *sympatholytique, sympathicoplégique, sympathoplégique*. Se dit de ce qui paralyse le système nerveux sympathique.

SYMPATHICOMIMÉTIQUE, *adj.* [angl. ***sympathicomimetic***]. Syn. *sympathomimétique*. Se dit d'une substance dont l'action imite celle du sympathique. V. *alphastimulant et bêtastimulant*.

SYMPATHICOPLÉGIQUE, *adj.* V. *sympathicolytique*.

SYMPATHICOTONIE, *s. f.* [angl. ***sympathicotonia***]. Anomalie constitutionnelle caractérisée par une sensibilité spéciale du système nerveux sympathique reconnaissable notamment à la tachycardie et à l'éréthisme cardiaque.

SYMPATHICOTONIQUE, *adj.* [angl. ***sympathicotonic***]. Chez lequel prédomine le tonus sympathique.

SYMPATHIQUE, *adj.* [angl. ***sympathetic***]. 1° Se dit du retentissement des troubles morbides d'un organe sur un ou plusieurs autres. – *ophtalmie s.* V. *ophtalmie*. – 2° Qui se rapporte au système nerveux sympathique. – *s. m.* Système nerveux sympathique.

SYMPATHOLYTIQUE, *adj.* V. *sympathicolytique*.

SYMPATHOPLÉGIQUE, *adj.* V. *sympathycolytique*.

SYMPHALANGIE, *s. f.* [angl. ***symphalangia***]. Syn. *symphalangisme*. Malformation des doigts consistant en l'absence de l'articulation entre la phalange et la phalangine.

SYMPHALANGISME, *s. m.* V. *symphalangie*.

SYMPHYSE, *s. f.* [angl. ***symphysis***]. Adhérence anormale des deux feuillets d'une séreuse.

SYMPTOMATIQUE, *adj.* [angl. ***symptomatic***]. Qui concerne les symptômes d'une maladie. – *médication s.* Traitement des symptômes et non des causes d'une maladie.

SYMPTOMATOLOGIE, *s. f.* [angl. ***symptomatology***]. Étude des symptômes des maladies.

SYMPTÔME, *s. m.* [angl. ***symptom***]. Phénomène particulier que provoque dans l'organisme l'état de maladie. Découverts par le médecin (*s. objectifs*) ou signalés par le patient (*s. subjectifs*), les *s.* permettent d'établir le diagnostic. V. *signe.*

SYNALGÉSIE, *s. f.* ou **SYNALGIE,** *s. f.* [angl. ***synalgia***]. Névralgie survenant dans le voisinage d'une violente douleur.

SYNAPSE, *s. f.* [angl. ***synapse***]. 1° Lieu de connexion de deux neurones. – 2° Syn. *cénapse*. Nom parfois donné en chimie à certains corps complexes. P. ex. : *s. lipidoprotidique.*

SYNARTHROSE, *s. f.* [angl. ***synathrosis***]. Syn. *synchondrose*. Articulation immobile : l'union des os se fait par une suture fibreuse (synfibrose), cartilagineuse (synchondrose) ou osseuse (synostose).

SYNCHISIS ou **SYNCHYSIS,** *s. m.* [angl. ***synchisis***]. Lésion du globe de l'œil consistant en un ramollissement du corps vitré s'accompagnant souvent d'opacités flottant dans son intérieur.

SYNCHONDROSE, *s. f.* V. *synarthrose.*

SYNCHRONISEUR, *s. m.* [angl. ***synchronizer***]. Syn. *horloge biologique*. Facteur qui impose la cadence de ses variations cycliques aux rythmes biologiques d'un organisme.

SYNCINÉSIES, *s. f. pl.* [angl. ***synkinesis***]. Contractions coordonnées et involontaires apparaissant dans un groupe de muscles à l'occasion de mouvements d'un autre groupe musculaire.

SYNCOPE, *s. f.* [angl. ***syncope***]. Perte de connaissance brève, complète et brutale consécutive à une anoxie cérébrale.

SYNCYTIUM, *s. m.* [angl. ***syncytium***]. Masse protoplasmique continue pourvue de nombreux noyaux. – (embryologie). Couche de protoplasma granuleux tapissant les villosités choriales.

SYNDACTYLIE, *s. f.* [angl. ***syndactylia***]. Malformation consistant dans la soudure des plans superficiels ou osseux des doigts.

SYNDESMOPHYTE, *s. m.* [angl. ***syndesmophyte***]. Calcification des ligaments unissant les corps vertébraux.

SYNDESMOPLASTIE, *s. f.* [angl. ***syndesmoplasty***]. Réfection d'un ligament articulaire.

SYNDESMOTOMIE, *s. f.* [angl. ***syndesmotomy***]. Section des ligaments articulaires.

SYNDROME, *s. m.* [angl. ***syndrome***]. Réunion d'un groupe de symptômes (ou de signes) qui se reproduisent en même temps dans un certain nombre de maladies.

SYNÉCHIE, *s. f.* [angl. ***synechia***]. Adhérence. – Employé parfois dans le sens de *symphyse*. – (ophtalmologie). Adhérence de l'iris en avant avec la face postérieure de la cornée (*s. antérieure*), ou en arrière avec la capsule du cristallin (*s. postérieure*).

SYNERGIE, *s. f.* [angl. ***synergia***]. Association de plusieurs organes ou de plusieurs muscles pour l'accomplissement d'une fonction ou d'un mouvement.

SYNESTHÉSIE, *s. f.* [angl. ***synaesthesia***]. Trouble dans la perception des sensations. Il consiste dans la production d'une double sensation sous l'influence d'une stimulation unique.

SYNFIBROSE, *s. f.* Syn. *suture osseuse*. V. *synarthrose.*

SYNORCHIDIE, *s. f.* [angl. ***synorchism***]. Réunion intra-abdominale des deux testicules soudés sur la ligne médiane du corps.

SYNOSTOSE, *s. f.* [angl. ***synostosis***]. Soudure des os du crâne. V. *synarthrose.*

SYNOVECTOMIE, *s. f.* [angl. ***synovectomy***]. Opération qui consiste à enlever la capsule synoviale et les fongosités qu'elle peut contenir.

SYNOVIALE, *s. f.* [angl. ***synovial membrane***]. Membrane tapissant la face interne de la capsule des articulations mobiles et contenant un liquide, la synovie.

SYNOVIALOME, *s. m.* [angl. ***synovialoma***]. Tumeur développée aux dépens d'une synoviale articulaire.

SYNOVIE, *s. f.* [angl. ***synovia***]. Liquide synovial.

SYNOVIOLYSE, *s. f.* ou **SYNOVIORTHÈSE,** *s. f.* [angl. ***synoviorthese***]. Traitement des affections de la synoviale par des injections modificatrices intra-articulaires chimiques ou radio-isotopiques.

SYNOVITE, *s. f.* [angl. ***synovitis***]. Inflammation des membranes synoviales et particulièrement des synoviales tendineuses, le mot *arthrite* s'appliquant à l'inflammation des synoviales articulaires.

SYNTHÈSE, *s. f.* [angl. ***synthesis***]. Réunion.

SYNTONIE, *s. f.* [angl. ***syntony***]. 1° (psychiatrie). Fusion harmonieuse du comportement d'un sujet avec son milieu ambiant. – 2° (neurologie) *s. d'automatisme.* Renforcement de la contracture de la rigidité pallidale pendant les efforts.

SYPHILIDE, *s. f.* [angl. ***syphilid***]. Nom générique donné à l'ensemble des manifestations cutanées de la syphilis (en dehors du chancre).

SYPHILIGRAPHIE, SYPHILIOGRAPHIE, SYPHILOGRAPHIE, *s. f.* [angl. ***syphilography***]. Étude de la syphilis.

SYPHILIS, *s. f.* [angl. ***syphilis***]. Syn. *vérole.* Maladie vénérienne contagieuse dont l'agent pathogène est *Treponema pallidum.* Elle se manifeste par un chancre induré accompagné d'adénopathies (*accident primitif*), puis par des éruptions cutanées et muqueuses (*accidents secondaires*), plus tardivement par des gommes, un tabès, une paralysie générale, des anévrismes (*s. tertiaire*).

SYPHILIS (diagnostic biologique de la) [angl. ***biological diagnosis of syphilis***]. Longtemps basé sur la réaction de Wassermann, il repose actuellement sur des réactions modernes : VDRL, TPHA, FTA abs.

SYPHILITIQUE, *adj.* et *s. m.* ou *f.* [angl. ***syphilitic***]. Qui appartient à la syphilis ; qui est atteint de syphilis.

SYRINGOMYÉLIE, *s. f.* [angl. ***syringomyelia***]. Affection de la moelle épinière, caractérisée par une cavité plus ou moins étendue, voisine du canal de l'épendyme et par l'association d'une paraplégie spasmodique et de symptômes localisés aux membres supérieurs.

SYSTÈME (maladie de). V. *maladie systémique.*

SYSTÈME ABO. V. *groupes sanguins.*

SYSTÈME APUD. V. *cellule APUD.*

SYSTÈME HLA [angl. ***HLA system***]. Système principal de groupe tissulaire chez l'homme, établi selon des critères sérologiques et génétiques. Il est d'une extrême complexité et joue un rôle fondamental dans la tolérance des transplantations d'organes.

SYSTÈME INTERNATIONAL D'UNITÉS DE MESURE [angl. ***international system of units***]. Système établi par la Conférence générale des Poids et Mesures, comprenant un ensemble de 7 unités de base (tableau I p. 7) d'unités dérivées (tableau II p. 7) et d'un certain nombre de préfixes indiquant les multiples et sous-multiples de 10 (tableau III p. 8).

SYSTÈME NERVEUX AUTONOME [angl. ***autonomic nervous system***]. Syn. *système neurovégétatif, système végétatif, SNA.* Ensemble des éléments nerveux qui régissent le fonctionnement des viscères et entretiennent les fonctions vitales de base : respiration, circulation, digestion, excrétion ; le SNA est divisé en systèmes *sympathique* et *parasympathique.*

SYSTÈME NERVEUX CENTRAL (SNC) [angl. ***nervous central system***]. Ensemble constitué par l'encéphale et la moelle épinière.

SYSTÈME NERVEUX PARASYMPATHIQUE [angl. ***parasympathetic nervous system***]. L'un des deux éléments du système nerveux autonome. Il agit par l'intermédiaire d'un médiateur chimique, l'acétylcholine. Le nerf vague (ou anciennement pneumogastrique – X^e^ paire crânienne) contient de nombreuses fibres parasympathiques.

SYSTÈME NERVEUX SYMPATHIQUE [angl. ***sympathetic nervous system***]. L'un des deux éléments du système nerveux autonome. Il agit par l'intermédiaire de deux médiateurs chimiques, l'adrénaline et la noradrénaline.

SYSTÈME NEUROVÉGÉTATIF. V. *système nerveux autonome.*

SYSTÈME PORTE [angl. ***portal system***]. Ensemble composé d'un vaisseau artériel ou veineux interposé entre deux réseaux capillaires et de ces derniers.

SYSTÈME RÉTICULO-ENDOTHÉLIAL. V. *réticulo-endothélial (système).*

SYSTÈME VÉGÉTATIF. V. *système nerveux autonome.*

SYSTÉMIQUE, *adj.* [angl. ***systemic***]. 1° Qui se rapporte à un système. – ***maladie s.*** ou ***maladie de système***. V. ce terme. – 2° (cardiologie). Qui se rapporte à la grande circulation.

SYSTOLE, *s. f.* [angl. ***systole***]. Contraction du muscle cardiaque. La *s.* simultanée des 2 oreillettes (ou atriums) précède celle, également simultanée, des 2 ventricules.

T

T. Symbole de 1° *téra*. – 2° *tesla*.

T. Symbole de la *thréonine*.

T_3. V. *triiodo-3,5,3' thyronine*.

T_4. V. *thyroxine*.

TA. Abréviation de – 1° *tension artérielle*. – 2° *Terminologia Anatomica*, terme remplaçant depuis 1998 celui de Nomina Anatomica.

TAB. Abréviation de *(vaccin) antitypho-paratyphique A et B*.

TABAC, *s. m.* [angl. ***tobacco***]. Feuilles séchées d'une plante de la famille des Solanées. Ses principaux éléments toxiques sont la nicotine, le monoxyde de carbone et les goudrons.

TABAGISME, *s. m.* [angl. ***tabagism***]. Syn. *nicotinisme*. Intoxication par le tabac.

TABATIÈRE ANATOMIQUE [angl. ***anatomical snuff box***]. Dépression ovalaire située à la face externe du poignet et limitée latéralement par les tendons des muscles court et long extenseurs du pouce.

TABES ou **TABÈS,** *s. m.*, ou **TABES DORSALIS** [angl. ***tabes***]. Affection d'origine syphilitique caractérisée par une sclérose des cordons postérieurs de la moelle épinière, se manifestant par une incoordination motrice, des douleurs fulgurantes, des crises viscérales et des troubles trophiques.

TABÉTIQUE, *adj.* et *s.* [angl. ***tabetic***]. Qui est atteint de tabès ; qui dépend du tabès.

TABLEAUX A, B ET C. Listes sur lesquelles étaient inscrites les substances vénéneuses employées en médecine et dont l'achat, la détention, la vente et l'emploi sont réglementés. Les produits toxiques étaient classés dans le tableau A, les stupéfiants dans le tableau B, les produits dangereux ou à conserver à part dans le tableau C. V. *liste I, liste II*.

TABLETTE, *s. f.* [angl. ***lozenge***]. Syn. *pastille*. Préparation pharmaceutique solide, aplatie et sucrée, faiblement dosée en produit actif et destinée à être sucée. V. *glossette*.

TACHE RUBIS [angl. ***papillary varix***]. Petit angiome en forme de perle, semblant enchâssé dans le derme, apparaissant sur le tronc et les membres.

TACHES ROSÉES LENTICULAIRES [angl. ***typhoid roseola***]. Éruption cutanée caractéristique de la fièvre typhoïde, à la période d'état. Ce sont des macules arrondies siégeant à la partie haute de l'abdomen ou sur la base du thorax.

TACHY-ARYTHMIE, *s. f.* [angl. ***tachyarrhythmia***]. V. *arythmie complète*.

TACHYCARDIE, *s. f.* [angl. ***tachycardia***]. Accélération du rythme des battements cardiaques.

TACHYCARDIE PAROXYSTIQUE [angl. ***paroxysmal tachycardia***]. Accès répétés à début et fin brusques pendant lesquels le cœur bat très rapidement et régulièrement. La *t.p.* peut être ventriculaire ou supraventriculaire, en particulier nodale (ou jonctionnelle) : c'est la maladie de Bouveret.

TACHYPHÉMIE, *s. f.* [angl. ***tachyphemia***]. Trouble de la parole consistant en accélération paroxystique du débit.

TACHYPHYLAXIE, *s. f.* [angl. ***tachyphylaxis***]. 1° Diminution rapidement progressive des réactions de l'organisme à un agent pathogène lorsque celui-ci est administré de façon répétée. – 2° Syn. (pro parte) *échappement thérapeutique*. Diminution rapide de l'effet d'un médicament après quelques prises. V. *accoutumance*.

TACHYPNÉE, *s. f.* [angl. ***tachypnoea***]. Accélération considérable du rythme respiratoire.

TACHYSYSTOLIE, *s. f.* [angl. ***tachysystole***]. Rapidité anormale des systoles cardiaques.

TÆDIUM VITÆ (lat.). Syn. anglais ***spleen***. Dégoût de vivre par ennui et lassitude permanents, s'observant chez les psychasthéniques.

TÆNIA ou **TÉNIA,** *s. m.* [angl. ***taenia***]. Vers de l'ordre des Cestodes. Les uns se rencontrent dans le tube digestif à l'état adulte (*T. solium*, *T. saginata*,) ; les autres sont parasites de l'espèce humaine sous forme d'échinocoque ou d'hydatide, stade d'évolution intermédiaire à l'embryon et à l'état adulte.

TÆNIASE, *s. f.* ou **TÆNIASIS,** *s. m.* [angl. ***taeniasis***]. Infestation par le Tænia.

TÆNICIDE, *adj.* et *s. m.*. [angl. ***taeniacide***]. Qui tue les Tænias.

TÆNIFUGE, *adj.* et *s. m.* [angl. ***taeniafuge***]. Vermifuge employé spécialement contre les Tænias.

TAIE, *s. f.* [angl. ***leucoma***]. Tache de la cornée.

TAILLE, *s. f.* Ouverture chirurgicale de la vessie pour en extraire des calculs.

TAKAYASHU ou **TAKAYASU (maladie de)** (Mikito T., médecin japonais, 1908) [angl. ***Takayashu's disease***]. Syn. *maladie des femmes sans pouls*. Affection rare et de cause inconnue caractérisée chez la femme jeune par l'oblitération des gros troncs issus de la crosse aortique.

TALALGIE, *s. f.* [angl. ***talalgia***]. Douleur persistante du talon.

TALC, *s. m.* [angl. ***talc***]. Silicate de magnésium hydraté.

TALCAGE, *s. m.* Introduction de poudre de talc à l'intérieur d'une séreuse dans le but de provoquer une symphyse entre les deux feuillets (plèvre).

TALCOSE, *s. f.* [angl. ***talcosis***]. Pneumopathie professionnelle consécutive à l'inhalation prolongée de poussières de talc.

TALON, *s. m.* [angl. ***heel***]. Extrémité postérieure saillante, arrondie du pied, constituée par le calcanéus.

TALUS, *s. m.* [angl. ***talus***]. Syn. *astragale*. Os du tarse postérieur, situé entre en bas le calcanéus, en haut le tibia et la fibula (ou péroné).

TAMPON, *s. m.* ou **SUBSTANCE TAMPON** [angl. ***buffer***]. Substance qui, dans une solution, maintient constant le pH de celle-ci quand un acide ou une base y est ajouté. P. ex. le *bicarbonate de sodium du plasma*.

TAMPONNADE, *s. f.* [angl. ***cardiac tamponade***]. Compression aiguë du cœur par un épanchement péricardique abondant.

TAMPONNAGE, *s. m.* 1° [angl. ***neutralizing***]. Utilisation d'un système tampon. – 2° [angl. ***dabbing***]. Pressions douces effectuées à l'aide de compresses sur une surface cutanée pour y appliquer une lotion, ou en assurer l'hémostase.

TAMPONNEMENT, *s. m.* [angl. ***tamponage***]. Moyen d'hémostase consistant en l'introduction de tampons (compresses, mèche de gaze) fortement serrés dans une cavité.

TAR. Abréviation de *tension artérielle rétinienne*. V. *pression artérielle rétinienne*.

TARE, *s. f.* [angl. ***defect***]. Anomalie héréditaire diminuant les capacités physiques ou mentales.

TARÉ, E, *adj.* [angl. ***tainted***]. Porteur d'une tare.

TARSALGIE, *s. f.* [angl. ***tarsalgia***]. Douleur localisée au tarse.

TARSE, *s. m.* [angl. ***tarsus***]. Ensemble des 7 os constituant le squelette postérieur du pied, formant une voûte et disposés en deux rangées : en arrière, le talus (astragale), surplombant le calcanéus ; en avant, l'os cuboïde, l'os naviculaire (ex. scaphoïde tarsien) et les trois os cunéiformes médial, intermédiaire et latéral.

TARSE (cartilage) [angl. ***tarsal cartilage***]. Fibro-cartilage constituant l'armature des paupières.

TARSECTOMIE, *s. f.* [angl. ***tarsectomy***]. Ablation de l'un ou plusieurs os du tarse.

TARSITE, *s. f.* [angl. ***tarsitis***]. 1° (ophtalmologie). Inflammation des cartilages tarses. – 2° Inflammation des os du tarse.

TARSOPLASTIE, *s. f.* [angl. ***tarsoplasty***]. Opération destinée à corriger le pied bot varus équin congénital.

TARSORRAPHIE, *s. f.* [angl. ***tarsorrhaphy***]. Suture des cartilages tarses.

TARTRE, *s. m.* [angl. ***tartar***]. Enduit calcaire noirâtre se déposant à la surface des dents et principalement à leur collet.

TAUX, *s. m.* [angl. ***rate***]. Le taux d'une substance dans une solution est le rapport entre une masse de cette substance et le volume du liquide où elle est contenue.

TAXIE, *s. f.* [angl. ***taxis***]. Syn. *tactisme, tropisme.* Influence attractive ou répulsive exercée par certaines substances ou certains phénomènes sur le protoplasma. Ces trois mots, *taxie, tactisme* et *tropisme,* ne s'emploient généralement que combinés. P. ex. : *chimiotaxie, héliotropisme.*

TAXINOMIE, *s. f.* V. *biotaxie.*

TAXIS, *s. m.* [angl. ***taxis***]. Pressions méthodiques faites avec la main destinées à faire rentrer dans la cavité abdominale une hernie étranglée.

TAXONOMIE, *s. f.* V. *biotaxie.*

Tc. Symbole chimique du *technétium.*

TCMH. V. *hémoglobine* (*teneur corpusculaire* ou *glomérulaire moyenne en*).

TDM. Abréviation de *tomodensitométrie.*

TECHNIQUE DE SOINS [angl. ***nursing procedure***]. Procédures utilisées pour effectuer les soins. V. *protocole de soins infirmiers.*

TÉGUMENT, *s. m.* [angl. ***integument***]. Tissu de recouvrement, peau.

TEIGNE, *s. f.* [angl. ***tinea***]. Groupe de dermatoses du cuir chevelu dues à un champignon, aboutissant à l'alopécie passagère ou définitive. – On distingue la *t. faveuse* ou *favique* ou *favus*, les *t. tondantes* et les *t. suppuratives.*

TEINTURE, *s. f.* [angl. ***tincture***]. Médicament formé par la dissolution des principes actifs d'une ou plusieurs substances médicamenteuses dans un liquide convenable (*t. aqueuse, alcoolique*).

TÉLANGIECTASIE, *s. f.* [angl. ***telangiectasia***]. Dilatation des vaisseaux éloignés du cœur.

TÉLÉCOBALTHÉRAPIE, *s. f.* ou **TÉLÉCOBALTOTHÉRAPIE,** *s. f.* [angl. ***telecobalttherapy***]. Traitement à distance des tumeurs (surtout des tumeurs profondes) au moyen du rayonnement bêta et gamma émis par le cobalt radio-actif (cobalt 60).

TÉLÉCURIETHÉRAPIE, *s. f.* [angl. ***telecurietherapy***]. Syn. *téléradiumthérapie.* Utilisation thérapeutique du radium, employé à distance de la région à traiter.

TÉLÉDIASTOLE, *s. f.* [angl. ***telediastole***]. Dernière partie de la diastole du cœur.

TÉLÉMÉDECINE, *s. f.* [angl. ***telemedicine***]. Consultation médicale donnée à distance pour aider soit un médecin (télédiagnostic) soit une personne qui n'est pas médecin (téléassistance médicale).

TÉLENCÉPHALE, *s. m.* [angl. ***telencephalon***]. Partie antérieure du prosencéphale, comprenant les hémisphères cérébraux reliés par leurs commissures et creusés des ventricules latéraux.

TÉLÉRADIOGRAPHIE, *s. f.* [angl. ***teleradiography***]. Radiographie obtenue en éloignant suffisamment la source des rayons du corps à radiographier pour que la déformation de l'image soit négligeable.

TÉLÉRADIOTHÉRAPIE, *s. f.* [angl. ***telerötgentherapy***]. Emploi thérapeutique des rayons X dont le foyer est éloigné de la région irradiée.

TÉLÉRADIUMTHÉRAPIE. *s. f.* V. *télécuriethérapie.*

TÉLÉSYSTOLE, *s. f.* [angl. ***telesystole***]. Dernière partie de la systole cardiaque.

TELLURIQUE, *adj.* [angl. ***telluric***]. Qui a rapport à la terre et à son influence.

TÉLOPHASE, *s. f.* [angl. ***telophase***]. Quatrième et dernier stade de la division cellulaire, au cours duquel le noyau des deux nouvelles cellules retrouve sa structure habituelle. V. *mitose*.

TEMPORAL, *adj.* [angl. ***temporal***]. Relatif à la tempe. – *s. m.* ou ***os temporal*** [angl. ***temporal bone***]. Os pair et symétrique contribuant à former la partie inférieure et latérale du crâne. Il comprend l'écaille, le rocher et l'apophyse mastoïde.

TEMPOROSPATIAL, E, *adj.* [angl. ***temporospatial***]. Concernant le temps et l'espace.

TEMPS DE... V. au second mot. P. ex. : *temps de coagulation*. V. *coagulation*. – *temps de Howell*. V. *Howell (temps de)*.

TÉNALGIE, *s. f.* [angl. ***tenalgia***]. Douleur au niveau des tendons.

TENDINITE, *s. f.* V. *ténosite*.

TENDINOPATHIE, *s. f.* [angl. ***tenopathy***]. Nom générique des maladies tendineuses.

TENDON, *s. m.* [angl. ***tendon***]. Cordon fibreux blanchâtre par lequel s'insère le muscle squelettique. V. *aponévrose*.

TÉNECTOMIE, *s. f.* [angl. ***tenectomy***]. Ablation d'un tendon.

TÉNESME, *s. m.* [angl. ***tenesmus***]. Tension douloureuse avec sensation de brûlure et envies continuelles d'aller à la selle ou d'uriner, éprouvées au niveau de l'anus ou du col de la vessie.

TÉNIA, *s. m.* V. *Tænia*.

TÉNODÈSE, *s. f.* [angl. ***tenodesis***]. Transformation du tendon d'un muscle paralysé en un ligament d'arrêt extra-articulaire.

TÉNOLYSE, *s. f.* [angl. ***tenolysis***]. Libération chirurgicale d'un tendon bloqué par des adhérences.

TENON (capsule de) (Jacques T. 1724-1816, chirurgien français). Dénomination ancienne de la *gaine du bulbe* (v. ce dernier mot).

TENONIEN, NE, *adj.* Qui se rapporte à la capsule de Tenon.

TENONITE, *s. f.* [angl. ***tenonitis***]. V. *capsulite*.

TÉNOPEXIE, *s. f.* [angl. ***tenopexy***]. Fixation d'un tendon.

TÉNOPLASTIE, *s. f.* [angl. ***tenoplasty***]. Greffe tendineuse réalisée entre les extrémités d'un tendon sectionné, lorsque ces extrémités sont trop éloignées pour être suturées directement.

TÉNORRAPHIE, *s. f.* [angl. ***tenorrhaphy***]. Suture des tendons.

TÉNOSITE, *s. f.* [angl. ***tendinitis***]. Syn. *tendinite*. Inflammation d'un tendon.

TÉNOSYNOVITE, *s. f.* [angl. ***tenosynovitis***]. Inflammation simultanée d'un tendon et de la gaine synoviale qui l'entoure.

TÉNOTOMIE, *s. f.* [angl. ***tenotomy***]. Section d'un tendon.

TENSIO-ACTIF, VE, *adj.* [angl. ***tensioactive***]. Qui modifie la tension superficielle.

TENSIOMÈTRE, *s. m.* V. *sphygmomanomètre*.

TENSION, *s. f.* [angl. ***tension***]. Résistance qu'une paroi organique plus ou moins souple oppose aux liquides ou aux gaz contenus dans la cavité qu'elle limite. – 2° [angl. ***pressure***]. Pression d'un liquide organique.

TENSION ARTÉRIELLE [angl. ***blood pressure***]. Force élastique exercée par les parois artérielles sur leur contenu sanguin. Elle s'équilibre, en pratique, avec la force contractile du cœur transmise par le sang (pression artérielle) et les termes de tension artérielle et de pression artérielle sont, en clinique, devenus synonymes. – *t. différentielle*. Différence entre les tensions artérielles maxima et minima. — *t. maxima*. Valeur de la pression existant dans le système artériel au moment même de la systole cardiaque (*p. systolique*). Elle est à l'état normal de 120 à 140 mm de mercure. – *t. minima*. Valeur de la pression qui existe dans les artères au moment de la diastole, c'est-à-dire entre deux contractions cardiaques (*p. diastolique*). Elle est à l'état normal de 80 à 90 mm de mercure.

TENSION ONCOTIQUE. V. *oncotique*.

TENSION OSMOTIQUE. V. *osmotique*.

TENTE DU CERVELET [angl. ***tentorium of cerebellum***]. Partie de la dure-mère interposée entre le cerveau et le cervelet.

TENTORIEL, LE, *adj.* [angl. ***tentorial***]. Qui se rapporte à la tente du cervelet.

TEP [angl. ***PET-scan***]. Tomographie d'émission à positrons. Procédé scintigraphique inspiré de la scanographie, enregistrant les deux rayonnements gamma produits par la rencontre d'un positron et d'un électron.

TÉRA... 1° (unités) (Symbole T). Préfixe signifiant 10^{12}. – 2° Préfixe indiquant une *monstruosité* ou une *malformation*.

TÉRATOGÈNE, *adj.* [angl. ***teratogen***]. Qui provoque des malformations ou des monstruosités.

TÉRATOLOGIE, *s. f.* [angl. ***teratology***]. Étude des anomalies et des monstruosités des êtres organisés.

TÉRATOME, *s. m.* [angl. ***teratoma***]. Tumeurs complexes, mixtes, où des tissus multiples se disposent en organes différenciés.

TÉRÉBRANT, E, *adj.* [angl. ***terebrant***]. Qui a tendance à creuser, à gagner en profondeur.

TERME DE LA GROSSESSE [angl. ***term of pregnancy***]. Délai normal de l'accouchement survenant neuf mois après la conception.

TERMINOLOGIA ANATOMICA (TA). Terme remplaçant depuis 1998 celui de Nomina Anatomica (v. ce mot).

TESLA, *s. m.* (Symbole T) (Nicolas T., 1859-1943, physicien yougoslave) [angl. ***tesla***]. Unité du système international pour l'*induction magnétique*, correspondant à 1 weber par m^2.

TEST, *s. m.* (angl.). 1° Épreuve. – 2° Réaction chimique. – 3° Les *t. psychologiques* sont des méthodes d'exploration du développement de l'intelligence, du caractère ou des aptitudes professionnelles.

TESTICULAIRES (hormones) [angl. ***testicular hormones***]. Hormones sécrétées par la glande interstitielle du testicule. *L'h. t.* véritable est la testostérone, dont l'androstérone est une forme d'élimination.

TESTICULE, *s. m.* [angl. ***testis***]. Glande génitale mâle, à la fois exocrine et endocrine. – ***torsion du t.*** Torsion du cordon spermatique survenant chez l'enfant et entraînant de vives douleurs. L'intervention d'urgence s'impose pour sauver le *t*.

TESTOSTÉRONE, *s. f.* [angl. ***testosterone***]. Hormone mâle sécrétée par les cellules de Leydig du testicule. Son administration au mâle impubère provoque l'apparition des caractères sexuels masculins. V. *androgènes* (*hormones*).

TÉTANIE, *s. f.* [angl. ***tetany***]. Syndrome caractérisé par des accès de contractures occupant les extrémités (main d'accoucheur). La *t.* survient notamment dans les hypocalcémies, et au cours des alcaloses.

TÉTANIFORME, *adj.* Qui a l'apparence du tétanos. P. ex. *syndrome t.*

TÉTANIQUE, *adj.* [angl. ***tetanic***]. 1° Qui se rapporte à la tétanie. – 2° Qui se rapporte au tétanos.

TÉTANISATION, *s. f.* [angl. ***tetanization***]. Production de phénomènes tétaniques.

TÉTANOS, *s. m.* [angl. ***tetanus***]. 1° Maladie due à l'action sur les centres nerveux de la toxine sécrétée par un bacille, *Clostridium tetani*, au point où ses spores ont pénétré et où il végète. Elle est caractérisée par une contracture douloureuse, débutant ordinairement au niveau des muscles masticateurs (*trismus*) puis généralisée. Sa mortalité reste élevée. – 2° (physiologie). Contraction continue d'un muscle strié ou lisse.

TÊTE, *s. f.* [angl. ***head***]. 1° Extrémité supérieure du corps, reliée au tronc par le cou. Elle comprend en avant la face, que surplombe le crâne. – 2° Par extension, extrémité renflée de divers organes (os, pancréas...).

TÉTRACYCLINE, *s. f.* (DCI) [angl. ***tetracycline***]. Antibiotique extrait des cultures de *Streptomyces albo-niger*.

TÉTRACYCLINES, *s. f. pl.* [angl. ***tetracyclines***]. Famille d'antibiotiques comprenant des *t.* naturelles et des *t.* semi-synthétiques.

TÉTRADE DE FALLOT. V. *Fallot* (*tétralogie ou tétrade de*).

TÉTRA-IODO-THYRONINE. *s. f.* V. *thyroxine.*

TÉTRALOGIE DE FALLOT. V. *Fallot* (*tétralogie ou tétrade de*).

TÉTRAPLÉGIE, *s. f.* V. *quadriplégie.*

TÉTRAPLOÏDE, *adj.* [angl. ***tetraploid***] (génétique). Se dit de certaines constitutions anormales des cellules du *soma* qui possèdent *4n* chromosomes, au lieu de *2n*, chiffre normal.

TEXTILOME, *s. m.* Corps étranger pseudotumoral constitué par une compresse ou un champ oublié dans l'organisme d'un opéré au cours d'une intervention chirurgicale.

TG. V. *thyroglobuline.*

TGMH. V. *hémoglobine (teneur corpusculaire ou globulaire moyenne en).*

TGO. Transaminase glutamique oxalacétique. V. *transaminase.*

TGP. Transaminase glutamique pyruvique. V. *transaminase.*

THALAMIQUE, *adj.* [angl. ***thalamic***]. Qui se rapporte au thalamus : 1° facette articulaire postérieure du calcanéus avec le talus ; 2° (neurologie). V. *thalamus.*

THALAMUS, *s. m.* [angl. ***thalamus***]. Syn. ancien *couche optique.* Volumineux noyau pair du diencéphale, constituant la paroi latérale du 3e ventricule. C'est un des noyaux basaux. Il sert de relais des voies sensitives sensorielles vers le cortex cérébral.

THALASSÉMIE, *s. f.* [angl. ***thalassaemia***]. Anémie hypochrome hypersidérémique infantile héréditaire, due à une répartition anormale, dans la molécule d'hémoglobine, des différentes chaînes polypeptidiques dont les structures sont normales. Les *th.* ont en commun leur localisation géographique : principalement les pays riverains de la Méditerranée centrale et orientale.

THALASSOTHÉRAPIE, *s. f.* [angl. ***thalassotherapy***]. Emploi thérapeutique de l'eau de mer, des boues et des algues marines ainsi que du climat marin.

THALIDOMIDE, *s. m.* (DCI) [angl. ***thalidomide***]. Composé possédant des propriétés hypnotiques, dont l'absorption par des femmes enceintes a entraîné de graves malformations chez le fœtus (phocomélie).

THALLIUM, *s. m.* [angl. ***thallium***]. Métal possédant la propriété de se fixer dans la cellule myocardique. On l'utilise donc pour la scintigraphie.

THANATOLOGIE, *s. f.* [angl. ***thanatology***]. Étude de la mort et des questions qui s'y rapportent.

THANATOPRAXIE, *s. f.* [angl. ***thanatopraxy***]. Mise en œuvre des divers procédés de traitement et de conservation des cadavres.

THÉBAÏQUE, *adj.* [angl. ***thebaic***]. Opiacé, contenant de l'opium.

THÉCAL, E, *adj.* [angl. ***thecal***]. Qui se rapporte à la thèque.

THEILE (sinus de) (Friedrich T., anatomiste allemand, 1801-1878) [angl. ***sinus of the pericardium***]. Diverticule de la cavité péricardique s'étendant entre les pédicules artériels et veineux du cœur.

THÉINE, *s. f.* V. *caféine.*

THÉLALGIE, *s. f.* [angl. ***thelalgia***]. Sensibilité douloureuse du mamelon.

THÉLITE, *s. f.* [angl. ***thelitis***]. Inflammation du mamelon.

THÉLORRAGIE, *s. f.* [angl. ***thelorrhagia***]. Hémorragie se faisant par le mamelon.

THÉNAR (éminence) [angl. ***thenar***]. Saillie musculaire allongée située à la partie supéro-externe de la paume de la main et constituée de muscles destinés au pouce.

THÉOBROMINE, *s. f.* [angl. ***theobromine***]. Alcaloïde des graines de cacaoyer. Ses propriétés sont analogues à celles de la caféine.

THÉOPHYLLINE, *s. f.* [angl. ***theophylline***]. Principal alcaloïde de la feuille de thé. Son action est stimulante vis-à-vis du système nerveux central, diurétique et bronchodilatatrice.

THÉORIE DE SOINS INFIRMIERS [angl. ***nursing theory***]. Une théorie de soins est un système de propositions qui sert à décrire, à expliquer, à contrôler et à faire comprendre comment soigner. Elle repose sur trois concepts fondamentaux : l'homme et son autonomie, la santé et le soin. Pour les infirmier(ère)s, les théories de soins s'alimentent à diverses théories des sciences exactes et des sciences humaines.

THÈQUE, *s. f.* [angl. ***theca***]. Enveloppe conjonctive des follicules ovariques mûrs.

THÉRAPEUTE, *s. m.* ou *f.* [angl. ***therapist***]. Médecin ou personne exerçant une profession paramédicale appliquant des moyens propres à guérir ou tout au moins soulager les malades.

THÉRAPEUTIQUE, *s. f.* ou **THÉRAPIE,** *s. f.* [angl. ***therapy***]. Partie de la médecine qui s'occupe des moyens propres à guérir ou à soulager les malades.

THERMALISME, *s. m.* [angl. ***thermatology***]. Terme qui s'applique à tout ce qui concerne les stations thermales.

THERMES, *s. m. pl.* [angl. ***thermal baths***]. Établissement consacré à l'usage thérapeutique des eaux médicinales chaudes.

THERMO-ALGÉSIQUE, *adj.* [angl. ***thermoalgesic***]. Qui se rapporte à la fois à la chaleur et à la douleur. P. ex. : *sensibilité th.-a, anesthésie th.-a.*

THERMO-ANALGÉSIE, *s. f.* ou **THERMO-ANESTHÉSIE,** *s. f.* [angl. ***thermoanalgesia***]. Abolition de la sensibilité normale à la chaleur.

THERMOCAUTÈRE, *s. m.* [angl. ***thermocautery***]. Instrument servant à faire des cautérisations par la chaleur.

THERMOCOAGULATION, *s. f.* [angl. ***thermocoagulation***]. Procédé opératoire de coagulation des tissus par la chaleur émise au moyen de courants électriques de haute fréquence.

THERMODILUTION, *s. f.* [angl. ***thermodilution***]. Dilution d'un indicateur thermique (soluté refroidi) dont la courbe permet la mesure du débit cardiaque.

THERMOGENÈSE, *s. f.* [angl. ***thermogenesis***]. Développement continu et régulier de la chaleur chez les êtres vivants.

THERMOGRAPHIE, *s. f.* [angl. ***thermography***]. Enregistrement du rayonnement thermique émis par une source de chaleur. – *t. de contact* : une solution de cristaux, changeant de couleur selon la température, est étendue sur la peau de la région à étudier.

THERMOLABILE, *adj.* [angl. ***thermolabile***]. Se dit d'une substance qui est détruite ou perd ses qualités à une température déterminée.

THERMOLYSE, *s. f.* [angl. ***thermolysis***]. Disparition de la chaleur.

THERMOPHOBIE, *s. f.* [angl. ***thermophobia***]. Crainte des vêtements trop chauds qu'éprouvent certains malades par suite de la sensation de chaleur dont ils souffrent constamment.

THERMORÉGULATION, *s. f.* [angl. ***thermoregulation***]. Maintien de la température à un chiffre constant.

THERMORÉSISTANCE, *s. f.* [angl. ***thermoresistance***]. Résistance à la chaleur.

THERMOSENSIBILITÉ, *s. f.* [angl. ***thermosensibility***]. Sensibilité à la chaleur.

THERMOSTABLE, *adj.* [angl. ***thermostabile***]. Se dit d'une substance qui supporte une température déterminée sans perdre aucune de ses qualités.

THERMOTHÉRAPIE, *s. f.* [angl. ***thermotherapy***]. Emploi thérapeutique de la chaleur.

THÉSAURISMOSE, *s. f.* [angl. ***thesaurismosis***]. Syn. *maladie de surcharge.* États pathologiques divers, caractérisés par la mise en réserve anormale, dans les tissus de l'organisme, de divers constituants habituels du cytoplasme. Les *t.* comprennent les lipoïdoses, les gangliosidoses, les glycogénoses et les mucopolysaccharidoses.

THIAMINE, *s. f.* [angl. ***thiamine***]. Syn. *aneurine.* Vitamine B1. Elle joue un rôle important dans la respiration cellulaire, l'assimilation des hydrates de carbone et la nutrition du système nerveux. Sa carence provoque le béribéri.

THIAZOLIDINEDIONE, *s. f.* V. *glitazone.*

THORACENTÈSE ou **THORACOCENTÈSE,** *s. f.* [angl. ***thoracentesis***]. Ponction de la paroi thoracique avec un trocart pour évacuer une collection liquide de la plèvre.

THORACIQUE, *adj.* [angl. ***thoracic***]. Relatif à la poitrine. – ***canal*** ou ***conduit t.*** Vaisseau lymphatique principal, naissant dans l'abdomen au niveau de la citerne du chyle (ou citerne de Pecquet), montant dans le thorax à gauche de l'aorte et débouchant dans le confluent veineux de la sous-clavière et de la jugulaire gauche après avoir décrit une crosse sus-claviculaire. – *vertèbres t.* Nouvelle dénomination des vertèbres dorsales.

THORACO-PHRÉNO-LAPAROTOMIE, *s. f.* [angl. ***thoracophrenolaparotomy***]. Incision de la paroi thoracique, de la paroi abdominale et du diaphragme, utilisée comme voie d'abord du tiers inférieur de l'œsophage, du cardia et de la grosse tubérosité de l'estomac.

THORACOPLASTIE, *s. f.* [angl. ***thoracoplasty***]. Résection sous-périostée d'une ou de plusieurs côtes destinée à affaisser une partie plus ou moins importante de la paroi thoracique.

THORACOTOMIE, *s. f.* [angl. ***thoracotomy***]. Ouverture chirurgicale du thorax. Elle peut être latérale, antérieure ou postérieure.

THORAX, *s. m.* [angl. ***thorax***]. Partie supérieure du tronc, reliée au cou et aux membres supérieurs, séparée de l'abdomen par le diaphragme.

THORAX EN BRÉCHET ou **EN CARÈNE** [angl. ***chicken breast***]. Déformation rachitique du thorax caractérisée par la saillie du sternum et l'aplatissement latéral des côtes.

THORAX EN ENTONNOIR [angl. ***funnel breast***]. Déformation caractérisée par une dépression plus ou moins profonde siégeant à la partie inférieure du sternum.

Thr. Symbole de la *thréonine*.

THRÉONINE, *s. f.* [angl. ***threonine***] (Symbole Thr ou T). Acide aminé essentiel constituant des protéines.

THRILL, *s. m.* (angl.). Frémissement vibratoire.

THROMBASE, *s. f.* V. *thrombine*.

THROMBASTHÉNIE, *s. f.* [angl. ***thrombasthenia***]. Modification de la forme et des propriétés des plaquettes sanguines.

THROMBECTOMIE, *s. f.* [angl. ***thrombectomy***]. Ablation, après incision du vaisseau, du thrombus qui l'oblitère.

THROMBÉLASTOGRAPHIE, *s. f.* V. *thrombo-élastographie*.

THROMBINE, *s. f.* [angl. ***thrombin***]. Syn. *thrombase*. Enzyme capable de transformer le fibrinogène en fibrine.

THROMBINOFORMATION, *s. f.* [angl. ***thrombin formation***]. Transformation de la prothrombine en thrombine sous l'action de la thromboplastine.

THROMBO-ARTÉRITE, *s. f.* [angl. ***thromboarteritis***]. Artérite oblitérante.

THROMBOCYTE, *s. m.* V. *plaquette*.

THROMBOCYTÉMIE, *s. f.* [angl. ***thrombocythaemia***]. 1° Présence de plaquettes (thrombocytes) dans le sang. – 2° Augmentation considérable et permanente des plaquettes sanguines.

THROMBOCYTOPÉNIE, *s. f.* V. *thrombopénie*.

THROMBOCYTOPOÏÈSE, *s. f.* [angl. ***thrombocytopoiesis***]. Formation des plaquettes sanguines.

THROMBOCYTOSE, *s. f.* [angl. ***thrombocytosis***]. Présence et taux des plaquettes (thrombocytes) dans le sang.

THROMBODYNAMOGRAPHIE, *s. f.* V. *thrombo-élastographie*.

THROMBO-ÉLASTOGRAMME, *s. m.* **(TEG).** Syn. *thrombélastogramme, thrombodynamogramme*. Courbe enregistrée avec le thrombo-élastographe. V. *thrombo-élastographie*.

THROMBO-ÉLASTOGRAPHIE, *s. f.* [angl. ***thromboelastography***]. Syn. *thrombélastographie, thrombodynamographie*. Étude, au moyen d'un thrombo-élastographe, de la coagulation sanguine. Cet appareil effectue un enregistrement photographique de toutes les phases de la formation du caillot.

THROMBO-EMBOLIQUE (maladie) [angl. ***thromboembolic disease***]. Processus morbide caractérisé par la formation, à l'intérieur des veines, de caillots sanguins qui risquent de se détacher et de créer des embolies pulmonaires.

THROMBOGÈNE, *adj.* [angl. ***thrombogenic***]. Qui produit une thrombose.

THROMBOGENÈSE, *s. f.* [angl. ***thrombogenesis***]. Syn. *thrombopoïèse*. Production de la thrombose.

THROMBOLYSE, *s. f.* [angl. ***thrombolysis***]. Dissolution d'un caillot. V. *fibrinolyse*.

THROMBOLYTIQUE, *adj.* [angl. ***thrombolytic***]. Qui provoque la disparition d'un caillot. V. *fibrinolytique*.

THROMBOPATHIE, *s. f.* [angl. ***thrombopathia***]. Terme désignant les affections dues à une altération de la qualité des plaquettes sanguines. – *t. constitutionnelles*.

THROMBOPÉNIE, *s. f.* [angl. ***thrombopenia***]. Diminution du nombre des plaquettes dans le sang circulant.

THROMBOPHLÉBITE, *s. f.* [angl. ***thrombophlebitis***]. Inflammation d'une veine caractérisée par une large et solide adhérence du caillot à la paroi du vaisseau qui est totalement obstrué.

THROMBOPLASTINE, *s. f.* [angl. ***thromboplastin***]. Enzyme nécessaire à la coagulation du sang. Elle devient la *t. activée* ou *prothrombinase* et va transformer rapidement la prothrombine en thrombine.

THROMBOPLASTINOGÈNE, *s. m.* [angl. ***thromboplastinogen***]. Globuline plasmatique qui, sous l'action de la thromboplastinogénase, donne la thromboplastine.

THROMBOPLASTIQUE, *adj.* [angl. ***thromboplastic***]. Se dit des substances qui favorisent la coagulation.

THROMBOPOÏÈSE, *s. f.* 1° V. *thrombocytopoïèse*. – 2° V. *thrombogenèse*.

THROMBOSE, *s. f.* [angl. ***thrombosis***]. Formation d'un caillot dans un vaisseau sanguin ou dans une des cavités du cœur chez un être vivant.

THROMBOSTATIQUE, *adj.* [angl. ***thrombostatic***]. Qui empêche la formation d'un caillot.

THROMBOTEST, *s. m.* [angl. ***Owren's thrombotest***]. Syn. *test d'Owren*. Méthode permettant d'évaluer, dans le plasma sanguin, le taux des 4 facteurs de la coagulation (*prothrombine, proconvertine, facteur antihémophilique B et facteur Stuart*) sur lesquels agissent les antivitamines K. Comme la mesure du temps de Quick, cette épreuve n'explore qu'un secteur de la coagulation et ne renseigne pas sur la coagulabilité globale.

THROMBOXANE, *s. m.* [angl. ***thromboxane***]. Substance proche des prostaglandines favorisant l'agrégation des plaquettes et la contraction des muscles lisses.

THROMBUS, *s. m.,* au *pl. thrombus* [angl. ***thrombus** ; pl.* ***thrombi***]. Masse sanguine coagulée dans le cœur ou dans un vaisseau où elle détermine une thrombose.

THYMECTOMIE, *s. f.* [angl. ***thymectomy***]. Extirpation partielle ou totale du thymus.

THYMIE, *s. f.* [angl. ***thymia***]. Comportement extérieur de l'individu envisagé plus spécialement par rapport à son activité ou à son humeur gaie ou triste.

THYMINE, *s. f.* [angl. ***thymin***]. 1° V. *base pyrimidique*. – 2° V. *thymiques (hormones)*.

THYMIQUE, *adj.* [angl. ***thymic***]. 1° Qui concerne le thymus. – 2° Qui a rapport au comportement extérieur de l'individu (affectivité).

THYMIQUES (hormones) [angl. ***thymic hormones***]. Polypeptides sécrétés par le thymus qui contribuent à donner la compétence immunitaire aux lymphocytes thymodépendants (cellules ou lymphocytes T), agents de l'immunité cellulaire.

THYMO-ANALEPTIQUE, *adj.* [angl. ***antidepressant***]. Qui stimule l'humeur. – *s. m.* Médicament qui possède cette propriété.

THYMOCYTE, *s. m.* [angl. ***thymocyte***]. Cellule du thymus.

THYMOLEPTIQUE, *adj.* [angl. ***thymoleptic***]. Qui déprime l'humeur. – *s. m.* Médicament qui possède cette propriété.

THYMOME, *s. m.* [angl. ***thymoma***]. Nom générique des tumeurs du thymus.

THYMOPRIVE, *adj.* [angl. ***thymoprivous***]. Qui est en rapport avec l'absence de thymus.

THYMUS, *s. m.* [angl. ***thymus***]. Organe lymphoïde rétrosternal dont le volume décroît après la 2e année de la vie.

THYRÉOGÈNE, *adj.* [angl. ***thyreogenous***]. Qui est d'origine thyroïdienne.

THYRÉOGLOBULINE, *s. f.* V. *thyroglobuline*.

THYRÉOPRIVE, *adj.* [angl. ***thyroprivic***]. Qui est en rapport avec la suppression d'un corps thyroïde normal.

THYRÉOSTIMULINE, *s. f.* **(TSH).** V. *thyréotrope (hormone)*.

THYRÉOTOXICOSE, *s. f.* [angl. ***thyrotoxicosis***]. Syn. *thyrotoxicose*. Syndrome consécutif à un excès d'hormones thyroï-diennes : tremblement, nervosité, agitation, intolérance à la chaleur, amaigrissement, tachycardie, arythmie.

THYRÉOTROPE, *adj.* [angl. ***thyreotropic***]. Qui a des affinités pour la glande thyroïde.

THYRÉOTROPE (hormone) [angl. ***thyrotropic hormone***]. Syn. *thyréostimuline (TSH), thyréotrophine, thyréotropine*. Hormone sécrétée par le lobe antérieur de l'hypophyse, stimulant le fonctionnement de la glande thyroïde.

THYRÉOTROPHINE, *s. f.* V. *thyréotrope (hormone)*.

THYRÉOTROPINE, *s. f.* V. *thyréotrope (hormone)*.

THYROCALCITONINE, *s. f.* **(TCT).** V. *calcitonine*.

THYROGLOBULINE, *s. f.* **(TG)** [angl. ***thyroglobulin***]. Syn. *thyréoglobuline*. Substance protéique iodée, présente dans les vésicules colloïdes du corps thyroïde et sécrétée par les cellules basales de ces vésicules. C'est un marqueur des cancers thyroïdiens différenciés.

THYROÏDE, *adj.* [angl. ***thyroid***]. En forme de bouclier. – ***cartilage t.*** Le plus volumineux des cartilages du larynx, surplombant le c. cricoïde. – ***corps*** ou maintenant ***glande t.*** Glande endocrine située au tiers inférieur du cou, devant le conduit laryngotrachéal.

THYROÏDECTOMIE, *s. f.* [angl. ***thyroidectomy***]. Extirpation totale ou partielle de la glande thyroïde.

THYROÏDIEN, NE, *adj.* [angl. ***thyroid***]. Qui a rapport à la glande thyroïde.

THYROÏDIENNES (hormones) [angl. ***thyroid hormones***]. Hormones sécrétées par la glande thyroïde ; ce sont des acides aminés iodés. Ces hormones sont essentiellement la triiodo-3,5,3′ thyronine (ou T_3) et la tétraïodo-3,5,3′, 5′ thyronine ou thyroxine (ou T_4). Elles augmentent la consommation d'oxygène dans les tissus, accroissent le métabolisme basal et la thermogenèse et accélèrent le rythme cardiaque.

THYROÏDISME, *s. m.* [angl. ***thyroidism***]. Ensemble des accidents provoqués par l'intoxication thyroïdienne.

THYROÏDITE, *s. f.* [angl. ***thyroiditis***]. Nom générique des inflammations de la glande thyroïde.

THYROPATHIE, *s. f.* [angl. ***thyropathy***]. Nom générique des maladies de la glande thyroïde.

THYROTOMIE, *s. f.* [angl. ***thyrotomy***]. Laryngotomie pratiquée au niveau du cartilage thyroïde que l'on incise.

THYROXINE, *s. f.* [angl. ***thyroxin***]. Syn. *tétraïodo-3,5,3′, 5′ thyronine, T_4*. Une des hormones thyroïdiennes : celle que l'on trouve le plus abondamment dans le sérum sanguin.

TIBIA, *s. m.* [angl. ***tibia***]. Os principal et médial de la jambe, articulé en haut avec le fémur, en dehors avec la fibula (ou péroné) en bas avec le talus (ou astragale).

TIBIAL, E, *adj.* [angl. ***tibial***]. Qui a rapport au tibia.

TIC, *s. m.* [angl. ***tic***]. Mouvement convulsif habituel et conscient, résultant de la contraction involontaire d'un ou de plusieurs muscles du corps.

TICKET MODÉRATEUR. Partie des honoraires médicaux ou paramédicaux ou des frais pharmaceutiques restant à la charge de l'assuré social.

TIERCE (fièvre) [angl. ***tertian fever***]. Variété de fièvre intermittente dont les crises reviennent le troisième jour, laissant entre elles un jour d'intervalle.

TIERS PAYANT. Dispense d'avance de frais médicaux ou pharmaceutiques avant remboursement, le tiers payant étant une caisse ou une mutuelle.

TIMBRE, *s. m.* [angl. ***patch***]. En thérapeutique, mode d'administration percutanée d'une substance appliquée à la peau grâce à une pastille adhésive.

TIQUE, *s. f.* [angl. ***tick***]. Nom commun de certains insectes dont la morsure entraîne chez l'homme par contamination diverses maladies infectieuses.

TIRAGE, *s. m.* Dépression de la paroi thoracique au-dessus du sternum pendant les fortes inspirations, quand l'entrée de l'air dans la poitrine est empêchée par un obstacle mécanique.

TIROIR (signes du). 1° Signe de pseudarthrose du col du fémur : sur le blessé assis, on peut provoquer un mouvement de va-et-vient en tirant sur la cuisse et en la repoussant. – 2° Signe de déchirure des ligaments croisés du genou : celui-ci étant fléchi, on peut imprimer à l'épiphyse tibiale, par rapport aux condyles fémoraux, des mouvements antéro-postérieurs anormaux.

TISANE, *s. f.* [angl. ***infusion***]. Infusion ou décoction chaude ou froide très étendue d'une substance médicamenteuse végétale.

TISSU, *s. m.* [angl. ***tissue***]. V. *cellule.*

TISSULAIRE, *adj.* [angl. ***tissular***]. Qui a rapport aux tissus.

Tl. Symbole chimique du *thallium.*

Tm. V. *capacité tubulaire maximum d'excrétion ou de réabsorption.*

TM. 1° Abréviation du terme anglais : *trade mark* (marque déposée). Désigne un nom commercial. – 2° V. *échocardiographie.*

TNM. Classification employée par les cancérologues pour noter, en cas de tumeur maligne (T), l'existence éventuelle de ganglions (en anglais *nodes* : N) et de métastases (M), chaque lettre étant affectée d'un coefficient numérique.

TOCOLYSE, *s. f.* [angl. ***tocolysis***]. Inhibition des contractions de l'utérus pendant l'accouchement.

TOCOPHÉROL, *s. m.* [angl. ***tocopherol***]. Vitamine E ou vitamine de reproduction.

TOLÉRANCE, *s. f.* [angl. ***tolerance***]. Capacité de l'organisme à supporter sans effet gênant l'administration de substances chimiques ou de traitements par les agents physiques.

TOMODENSITOMÈTRE, *s. m.* V. *scanographe.*

TOMODENSITOMÉTRIE, *s. f.* V. *scanographie.*

TOMOGRAPHIE, *s. f.* [angl. ***tomography***]. 1° Procédé d'exploration radiologique ayant pour but d'obtenir la radiographie d'une mince couche d'organe à une profondeur voulue. – 2° Image obtenue par ce procédé.

TOMOGRAPHIE D'ÉMISSION GAMMA [angl. ***gamma rays emission transaxial tomography***]. Syn. *tomoscintigraphie.* Procédé scintigraphique inspiré de la scanographie mais qui, au lieu d'utiliser les rayons X, emploie une caméra enregistreuse des rayons gamma.

TOMOSCINTIGRAPHIE, *s. f.* V. *tomographie d'émission gamma.*

TONICARDIAQUE, *adj.* V. *cardiotonique.*

TONICITÉ, *s. f.* [angl. ***tonus***]. État particulier de tension permanente et involontaire des tissus vivants, et spécialement du tissu musculaire (*t.* ou *tonus musculaire*), sous la dépendance du système nerveux central et périphérique.

TONIQUE [angl. ***tonic***]. 1° *adj.* Qui a rapport à la tonicité, au tonus. – 2° *s. m.* Médicament stimulant et fortifiant.

TONOMÉTRIE, *s. f.* [angl. ***tonometry***]. Mesure des diverses tensions (*t. artérielle, t. oculaire*, etc.).

TONOSCOPIE, *s. f.* [angl. ***tonoscopy***]. Examen à l'aide de l'ophtalmoscope des pulsations des artères rétiniennes provoquées par la pression dynamométrique sur le globe de l'œil.

TONOTROPE, *adj.* Qui concerne le tonus musculaire.

TONSILLE, *s. f.* V. *amygdale.*

TONSILLECTOMIE, *s. f.* V. *amygdalectomie.*

TONUS, *s. m.* [angl. ***tonus***]. État permanent d'activité fondamentale des muscles lisses et striés et de certains centres nerveux.

TOPECTOMIE, *s. f.* [angl. ***topectomy***]. Ablation de certaines zones de l'écorce cérébrale.

TOPHUS, *s. m.* (au *pl.* **TOPHUS**) ou **TOPHACÉES (concrétions)** [angl. ***tophus*** ; *pl.* ***tophi***]. Concrétions d'urate de sodium qui se déposent autour des articulations et sur le bord du pavillon de l'oreille chez les goutteux.

TOPIQUE, *adj.* et *s. m.* [angl. ***topic***]. Médicament agissant localement.

TORPIDE, *adj.* [angl. ***torpid***]. Se dit des affections qui ne manifestent aucune tendance vers l'amélioration ou l'aggravation.

TORR, *s. m.* [angl. ***torr***]. Unité de pression égale à 1/760 de la pression atmosphérique normale, c'est-à-dire à celle d'une colonne de mercure de 1 mm de haut.

TORSADES DE POINTES [angl. ***twisting spikes***]. Trouble paroxystique du rythme ventriculaire constitué par la succession rapide de ventriculogrammes atypiques dont les variations donnent au tracé un aspect torsadé autour de la ligne isoélectrique.

TORTICOLIS, *s. m.* [angl. ***torticollis***]. Position vicieuse de la tête, par rétraction du sterno-cleido-mastoïdien.

TORULOSE, *s. f.* V. *cryptococcose.*

TOUCHER, *s. m.* [angl. ***touch***]. Mode d'investigation qui consiste à introduire l'index, ou l'index et le médius et quelquefois toute la main dans la cavité naturelle que l'on veut explorer. P. ex. : *t. vaginal, t. rectal.*

TOURNIOLE, *s. f.* [angl. ***runaround***]. Panaris superficiel péri-unguéal ayant tendance à faire le tour de l'ongle.

TOUX, *s. f.* [angl. ***cough***]. Expiration brusque, saccadée et bruyante.

TOXÉMIE, *s. f.* [angl. ***toxaemia***]. Accumulation dans le sang d'une quantité excessive de poisons.

TOXÉMIE GRAVIDIQUE [angl. ***toxaemia of pregnancy***]. Variété de néphropathie de la grossesse avec hypertension artérielle.

TOXICITÉ, *s. f.* [angl. ***toxicity***]. Propriété d'une substance (poison) capable de tuer un être vivant.

TOXICOLOGIE, *s. f.* [angl. ***toxicology***]. Étude ou science des poisons.

TOXICOMANIE, *s. f.* [angl. ***toxicomania***]. Terme désignant l'usage habituel et excessif, nuisible pour l'individu et pour la société, de substances ou de médicaments toxiques détournés de leur usage habituel.

TOXICOSE, *s. f.* [angl. ***toxicosis***]. 1° V. *intoxication*. – 2° *T. aiguë du nourrisson*. Affection caractérisée par des vomissements, une diarrhée et une déshydratation aiguë.

TOXICOVIGILANCE, *s. f.* Surveillance des phénomènes toxiques survenant dans une population.

TOXIDERMIE, *s. f.* [angl. ***toxiderma***]. Dermatose d'origine toxique.

TOXIGÈNE, *adj.* [angl. ***toxigenic***]. Qui produit des toxines.

TOXI-INFECTION, *s. f.* [angl. ***toxiinfection***]. Action exercée sur l'organisme par les poisons solubles (toxines) sécrétés par les microbes.

TOXINE, *s. f.* [angl. ***toxin***]. Poison soluble sécrété par les bactéries.

TOXINIQUE, *adj.* [angl. ***toxinic***]. Qui a rapport aux toxines.

TOXIQUE, *s. m.* [angl. ***toxic***]. Poison. – *adj.* Qui agit comme un poison.

TOXOPLASME, *s. m.* [angl. ***toxoplasma***]. Protozoaire en forme de croissant pouvant infester l'homme et les animaux (toxoplasmose) ; il ne peut vivre qu'à l'intérieur des cellules vivantes.

TOXOPLASMOSE, *s. f.* [angl. ***toxoplasmosis***]. Maladie parasitaire due au toxoplasme déterminant soit des formes congénitales aiguës évoluant comme une encéphalomyélite, soit des formes acquises, très polymorphes : f. généralisées mortelles, f. localisées (cutanées, ganglionnaires, méningo-encéphalitiques, oculaires, articulaires, pulmonaires, etc.), f. frustes ou inapparentes, très fréquentes.

TP. V. *prothrombine (taux de).*

TPHA. Réaction sérologique de la syphilis. V. *syphilis (diagnostic biologique de la).*

TR. Abréviation de *toucher rectal*. V. *toucher*.

TRABÉCULE, *s. f.* [angl. ***trabecula***]. Petite travée. Structure anatomique disposée en travée, en faisceau, en bande.

TRAÇABILITÉ, *s. f.* [angl. ***traceablity***]. « Aptitude à retrouver l'historique, l'utilisation ou la localisation d'une entité au moyen d'identifications enregistrées ». (Norme EN iso 8402.)

TRACEUR, *s. m.* V. *marqueur*.

TRACHÉE, *s. f.* [angl. ***trachea***]. Conduit aérien fibro-cartilagineux intermédiaire entre le larynx et les bronches.

TRACHÉITE, *s. f.* [angl. ***tracheitis***]. Inflammation de la trachée.

TRACHELHÉMATOME, *s. m.* [angl. ***trachelhaematoma***]. Hématome du sternocléidomastoïdien, déterminé, chez le nouveau-né, par les tiraillements et la rupture de ce muscle au moment de l'accouchement. Il se présente sous forme d'une tumeur plus ou moins volumineuse occupant la gaine du muscle et s'accompagnant de torticolis.

TRACHÉLISME, *s. m.* [angl. ***trachelism***]. Contraction spasmodique des muscles du cou, pendant l'attaque d'épilepsie.

TRACHÉLOPLASTIE, *s. f.* [angl. ***tracheloplasty***]. Réfection chirurgicale du col utérin.

TRACHÉOBRONCHITE, *s. f.* [angl. ***tracheobronchitis***]. Trachéite accompagnée de bronchite.

TRACHÉOMALACIE, *s. f.* [angl. ***tracheomalacia***]. Ramollissement de la trachée par dégénérescence des cartilages.

TRACHÉOPLASTIE, *s. f.* [angl. ***tracheoplasty***]. Opération chirurgicale destinée à réparer la trachée.

TRACHÉOSCOPIE, *s. f.* [angl. ***tracheoscopy***]. Examen de la cavité de la trachée à l'aide d'un endoscope.

TRACHÉOSTÉNOSE, *s. f.* [angl. ***tracheostenosis***]. Rétrécissement de la trachée.

TRACHÉOSTOMIE, *s. f.* [angl. ***tracheostomy***]. Variété de trachéotomie dans laquelle on fixe les parois de la brèche trachéale aux bords de l'incision cutanée.

TRACHÉOTOMIE, *s. f.* [angl. ***tracheotomy***]. Incision chirurgicale de la trachée. Suivie de la mise en place d'une canule trachéale, elle est pratiquée en cas d'obstacle laryngé empêchant l'air d'arriver aux poumons et lorsque la ventilation pulmonaire est gênée par des sécrétions trachéobronchiques que l'on pourra aspirer par la canule.

TRACHOME, *s. m.* [angl. ***trachoma***]. Affection contagieuse, endémique dans les pays chauds, due à une petite bactérie, *Chlamydia trachomatis*, et caractérisée par le développement de granulations avec inflammation de la conjonctive bulbaire.

TRACTOTOMIE, *s. f.* [angl. ***tractotomy***]. Section d'un faisceau de fibres dans le système nerveux central.

TRACTUS, *s. m.* [angl. ***tractus***]. Nom donné en anatomie normale et pathologique à des filaments ou à des faisceaux de fibres.

TRAGUS, *s. m.* [angl. ***tragus***]. Languette cartilagineuse située en avant de l'orifice du conduit auditif externe.

TRAINING AUTOGÈNE [angl. ***autogenous training***]. Méthode de relaxation utilisant l'autosuggestion et des exercices respiratoires.

TRAITEMENT, *s. m.* [angl. ***treatment***]. Ensemble des prescriptions employées pour combattre une maladie.

TRANCHÉES, *s. f. pl.* [angl. ***tormina***]. Coliques violentes. – *t. utérines*. Vives douleurs siégeant dans l'utérus, qui se contracte après l'accouchement pour expulser placenta et caillots.

TRANQUILLISANT, E, *adj.* [angl. ***tranquilizer***]. Qui calme l'anxiété. – *s. m.* Médicament qui possède cette propriété.

TRANSAMINASE, *s. f.* [angl. ***transaminase***]. Syn. *aminotransférase*. Enzyme sous l'influence de laquelle s'effectue la transamination. Les mieux connues sont la ***t. glutamique-oxalacétique*** (TGO ou GOT), appelée aussi maintenant aspartate-aminotransférase (AST ou ASAT) et la ***t. glutamique-pyruvique*** (TGP ou GPT), appelée aussi alanine-aminotransférase (ALT ou ALAT). La première se trouve surtout dans le myocarde, la seconde dans le foie.

TRANSAMINATION, *s. f.* [angl. ***transamination***]. Réaction chimique consistant dans l'échange de la fonction aminée d'un alpha-amino-acide contre la fonction cétone d'un alpha-céto-acide.

TRANSCRIPTASE INVERSE ou **REVERSE** *s. f.* [angl. ***reverse transcriptase***]. Syn. *polymérase* H. Enzyme permettant à un virus oncogène (ou cancérogène) à ARN – p. ex. à un *rétrovirus* – de s'intégrer aux chromosomes de la cellule qu'il infecte et qui sont formés d'ADN.

TRANSCRIPTION, *s. f.* [angl. ***transcription***]. Copie.

TRANSFECTION, *s. f.* [angl. ***transfection***]. Introduction d'un fragment d'acide désoxyribunocléique dans une cellule étrangère ; transfert de gène.

TRANSFÉRASE, *s. f.* [angl. ***transferase***]. Enzyme catalysant le transfert d'une fonction chimique d'un corps à un autre.

TRANSFERRINE, *s. f.* [angl. ***transferrin***]. Syn. *sidérophiline*. Protéine (bêta-globuline) du plasma sanguin qui fixe le fer et le transporte aux différents organes.

TRANSFERT, *s. m.* [angl. ***transference***] (psychanalyse). Acte par lequel un malade reporte sur son médecin les sentiments qu'il éprouvait pour une autre personne.

TRANSFUSION, *s. f.* [angl. ***blood transfusion***]. Injection intraveineuse lente d'une quantité plus ou moins importante de sang.

TRANSILLUMINATION, *s. f.* [angl. ***transillumination***]. Procédé d'examen qui consiste à éclairer par transparence certaines parties du corps, le sujet étant dans une pièce obscure.

TRANSLOCATION, *s. f.* [angl. ***translocation***]. Aberration chromosomique consistant en transfert d'un segment de chromosome ou d'un chromosome entier, à un chromosome d'une autre paire.

TRANSMISSIONS, *s. f. pl.* [angl. ***forwarding, transmission***]. Communication d'informations aux divers membres d'une équipe et en particulier lors de la relève, permettant la continuité des soins. – ***t. ciblées*** [angl. ***target transmission***]. Transmissions écrites insistant sur certains points particulièrement importants.

TRANSMURAL, E, *adj.* [angl. ***transmural***] (cardiologie). Se dit d'une lésion myocardique intéressant toute l'épaisseur du muscle cardiaque.

TRANSPÉRITONÉAL, E, *adj.* [angl. ***transperitoneal***]. Qui traverse le péritoine.

TRANSPIRATION, *s. f.* [angl. ***transpiration***]. Sécrétion de la sueur.

TRANSPLANT, *s. m.* [angl. ***transplant***]. V. *transplantation.*

TRANSPLANTATION, *s. f.* [angl. ***transplantation***]. Greffe d'un organe fonctionnel (transplant) d'un individu à un autre avec rétablissement de la continuité des gros vaisseaux. V. *greffe.*

TRANSPLEURAL, E, *adj.* [angl. ***transpleural***]. Qui traverse la plèvre.

TRANSPORTS (mal des) [angl. ***motion sickness***]. Malaise généralisé s'accompagnant de nausées, vomissements, pâleur, sueurs, lipothymies, provoqué chez le passager, par les mouvements de son véhicule, en rapport avec l'excitation de son labyrinthe. Selon le cas il s'agira de mal de mer (naupathie), de l'air, d'auto, etc.

TRANSPOSITION ARTÉRIELLE ou **DES GROS VAISSEAUX** [angl. ***transposition of the great vessels***]. Syn. *discordance ventriculo-artérielle.* Anomalie des rapports entre l'origine de l'aorte et de l'artère pulmonaire et leurs ventricules respectifs. Elle peut être *totale,* l'aorte naissant du ventricule droit et l'artère pulmonaire du ventricule gauche ou *partielle.*

TRANSSEXUALISME, *s. m.* [angl. ***transsexualism***]. Conviction ressentie par un sujet normalement constitué d'appartenir au sexe opposé, avec volonté obsédante de changer d'état sexuel.

TRANSSUDAT, *s. m.* [angl. ***transudate***]. Liquide organique suintant au niveau d'une surface non enflammée.

TRAPÈZE (muscle) [angl. ***trapezius muscle***]. Large muscle triangulaire du dos, tendu de la ligne médiane (de l'occipital à la 12e vertèbre thoracique) à la clavicule et à la scapula. Innervé par le nerf accessoire, il est élévateur et adducteur de l'épaule.

TRAPPAGE, *s. m.* ou **TRAPPING,** *s. m.* (angl.). Sortie difficile et lente de l'air hors des alvéoles pulmonaires pendant l'expiration, contrastant avec son entrée aisée et rapide pendant l'inspiration.

TRAUMA, *s. m.* [angl. ***trauma***]. Blessure. Lésion locale produite par une violence extérieure.

TRAUMATIQUE, *adj.* [angl. ***traumatic***]. Qui a rapport aux plaies ; qui a pour cause une blessure.

TRAUMATISME, *s. m.* [angl. ***traumatism***]. État particulier, créé par l'action d'une violence externe sur l'organisme.

TRAUMATOLOGIE, *s. f.* [angl. ***traumatology***]. Partie de la pathologie externe consacrée à l'étude des blessures.

TRAVAIL, *s. m.* [angl. ***labour***] (obstétrique). Ensemble des phénomènes douloureux constituant l'effacement et la dilatation du col utérin ainsi que la sortie du fœtus.

TRAVAIL (accident du). V. *accident du travail.*

TRAVESTISME, *s. m.* [angl. ***transvestism***]. Adoption par un homosexuel ou un transsexuel des habitudes vestimentaires et sociales du sexe opposé.

TRÉMATODES, *s. m. pl.* [angl. ***Trematoda***]. Ordre de vers de la classe des Helminthes ayant pour type les *douves.*

TREMBLEMENT, *s. m.* [angl. ***tremor***]. Syn. *trémulation, trépidation.* Agitation involontaire du corps en totalité ou en partie, par petites oscillations rapides, généralement compatible avec l'exécution des mouvements volontaires.

TREMOR (flapping) (angl.). Syn. *astérixis.* Mouvements de flexion et d'extension des poignets, lents, irréguliers, amples, observés au cours des comas hépatiques et des insuffisances respiratoires et rénales évoluées.

TRÉMULATION, *s. f.* V. *tremblement.*

TRÉPAN, *s. m.* [angl. ***trephine***]. Instrument en forme de vilebrequin destiné à percer les os et plus particulièrement ceux du crâne.

TRÉPANATION, *s. f.* [angl. ***trephining***]. Opération qui consiste à pratiquer un orifice dans un os.

TRÉPANO-PONCTION, *s. f.* Ponction du ventricule latéral du cerveau pratiquée après trépanation.

TRÉPIDATION, *s. f.* [angl. ***trepidation***]. V. *tremblement*.

TREPONEMA, *s. m.* [angl. ***Treponema***]. Syn. *tréponème*. Genre bactérien de la famille des *Spirochétacées* dont le corps spiralé, très grêle, cylindrique, présente environ 10 tours de spires réguliers – ***T. pallidum***. Syn. *tréponème pâle*. Agent pathogène de la syphilis.

TRÉPONÉMATOSE, *s. f.* V. *tréponémose*.

TRÉPONÈME, *s. m.* V. *Treponema*.

TRÉPONÉMICIDE, *adj.* [angl. ***treponemicidal***]. Qui détruit les tréponèmes.

TRÉPONÉMOSE, *s. f.* [angl. ***treponematosis***]. Syn. *tréponématose*. Nom générique donné aux maladies causées par les tréponèmes, essentiellement la *syphilis*, le *béjel* et le *pian*.

TRIADE DE... V. au nom propre.

TRIBADISME, *s. m.* [angl. ***tribadism***]. Syn. *lesbianisme, saphisme*. Inversion de l'instinct sexuel chez la femme, se traduisant par la recherche de la satisfaction de cet instinct avec une personne du même sexe.

TRIBO-ÉLECTRICITÉ, *s. f.* [angl. ***tribo-electricity***]. Électricité développée par frottement.

TRICEPS, *adj.* [angl. ***triceps***]. Qui a trois chefs. P. ex. *muscle t. brachial* ; *muscle t. sural*.

TRICHIASIS, *s. m.* [angl. ***trichiasis***]. Déviation des cils en arrière vers le globe oculaire, sans participation de la paupière à cette déformation, cause de kératite et même d'entropion.

TRICHINE, *s. f.* [angl. ***trichina***]. Syn. *Trichina spiralis*. Ver parasite de l'ordre des Nématodes, dont la forme adulte se rencontre dans l'intestin du porc. Ils ont été aussi trouvés chez l'homme, où ils provoquent la *trichinose*.

TRICHINOSE, *s. f.* [angl. ***trichinosis***]. Maladie causée par l'ingestion de viande de porc trichinée ; elle est très rare en France et dans les pays où l'on soumet la viande de porc à une cuisson prolongée.

TRICHOBÉZOARD, *s. m.* [angl. ***trichobezoar***]. Corps étranger de l'estomac (bézoard) formé par un amas de poils ou de cheveux.

TRICHOCÉPHALE, *s. m.* [angl. ***trichocephalus***]. Ver parasite de l'ordre des Nématodes dont la partie antérieure a la finesse d'un fil, et qui habite à l'état adulte le cæcum de l'homme.

TRICHOCÉPHALOSE, *s. f.* [angl. ***trichocephalosis***]. Maladie produite par les trichocéphales ; elle consiste en troubles intestinaux variés, accompagnés parfois d'anémie.

TRICHOCLASIE, *s. f.* [angl. ***trichoclasis***]. Rupture des cheveux.

TRICHOMONACIDE, *adj.* [angl. ***trichomonacide***]. Qui tue les trichomonas. – *s. m.* Médicament doué de cette propriété.

TRICHOMONAS, *s. m.* [angl. ***Trichomonas***]. Protozoaire à corps non spiralé, muni de 3 ou 5 flagelles antérieurs, parasite des cavités naturelles. – *T. vaginalis*.

TRICHOMONASE, *s. f.* [angl. ***trichomonasis***]. Infestation par le *Trichomonas*. La forme la plus fréquente est la *t.* urogénitale, due au *T. vaginalis* : elle se manifeste, chez la femme, par une vaginite et chez l'homme, par une urétrite discrète.

TRICHOMYCOSE, *s. f.* [angl. ***trichomycosis***]. Affection parasitaire de la tige du poil.

TRICHOSE, *s. f.* [angl. ***trichosis***]. Terme générique désignant les maladies et anomalies des poils et des cheveux.

TRICHOSIS, *s. m.* [angl. ***trichosis***]. Développement anormal de poils sur une partie du corps habituellement glabre et en particulier sur une muqueuse.

TRICHOTILLOMANIE, *s. f.* [angl. ***trichotillomania***]. Geste automatique qui consiste à s'arracher les cheveux et les poils.

TRICHROMATE, *adj.* [angl. ***trichromatic***]. Se dit de l'œil normal qui perçoit bien les trois couleurs fondamentales du spectre.

TRICUSPIDE, *adj.* [angl. ***tricuspid***]. 1° Se dit d'un orifice muni de trois valves. – 2° Relatif à l'orifice tricuspide du cœur.

TRICUSPIDIEN, NE, *adj.* [angl. ***tricuspid***]. Qui a rapport à l'orifice tricuspide du cœur.

TRICUSPIDITE, *s. f.* Inflammation de l'orifice tricuspide du cœur et de ses valves.

TRIDERMIQUE, *adj.* [angl. ***tridermic***]. Qui possède les trois feuillets du blastoderme (endoderme, mésoderme, ectoderme). – *tumeur t.*

TRIGLYCÉRIDE, *s. m.* [angl. ***triglyceride***]. Variété de lipide résultant de l'estérification des 3 fonctions alcool du glycérol par 3 molécules d'acides gras. C'est un tri-ester du glycérol.

TRIGLYCÉRIDÉMIE, *s. f.* [angl. ***triglyceridaemia***]. Présence et taux des triglycérides dans le sang.

TRIGONE, *s. m.* [angl. ***trigone***]. Structure anatomique triangulaire. P. ex. *t. vésical* : zone de la paroi interne de la face postérieure de la vessie délimitée par les orifices urétéraux et urétral.

TRIGONITE, *s. f.* [angl. ***trigonitis***]. Cystite localisée au trigone vésical.

TRIIODO-3,5,3' THYRONINE, *s. f.* [angl. ***triiodothyronine***]. Syn. T_3. Une des hormones thyroïdiennes.

TRIJUMEAU (nerf) [angl. ***trigeminal nerve***]. Cinquième paire crânienne se divisant au niveau du ganglion de Gasser en trois branches : *ophtalmique, maxillaire, mandibulaire.* Le *t.* est un nerf sensitif pour la face, moteur pour les muscles masticateurs.

TRIJUMEAU (névralgie du). V. *névralgie faciale.*

TRILOGIE DE FALLOT. V. *Fallot (trilogie ou triade de).*

TRINITRINE, *s. f.* V. *nitrés (dérivés).*

TRIPHASIQUE, *adj.* [angl. ***triphasic***]. Se dit de tout phénomène, de tout être qui présente dans son existence ou son évolution trois périodes ou phases.

TRIPLÉGIE, *s. f.* [angl. ***triplegia***]. Hémiplégie accompagnée de paralysie d'un membre du côté opposé.

TRIPLET, *s. m.* [angl. ***triplet***]. 1° Ensemble de trois éléments. – 2° (génétique). Séquence de trois bases sur une chaîne d'acide désoxyribonucléique.

TRIPLOÏDE, *adj.* [angl. ***triploid***] (génétique). Se dit de certaines constitutions anormales des cellules du *soma* qui possèdent *3n* chromosomes (3 lots de chromosomes) au lieu de *2n* (2 lots), chiffre normal.

TRIPLOPIE, *s. f.* [angl. ***triplopia***]. Perception de trois images.

TRISMUS, *s. m.* [angl. ***trismus***]. Constriction intense des mâchoires par contracture des muscles masticateurs ; symptôme du tétanos.

TRISOMIE, *s. f.* [angl. ***trisomy***]. Anomalie génétique caractérisée par la présence, sur une paire de chromosomes, d'un 3e chromosome supplémentaire. Le caryotype comporte donc 47 chromosomes au lieu de 46.

TRISOMIE 21 [angl. ***trisomy 21***]. Syn. *mongolisme, maladie ou syndrome de Down.* Variété de débilité mentale congénitale dans laquelle l'enfant, dès sa naissance, présente un faciès particulier (face ronde, aplatie, yeux bridés et obliques avec épicanthus). C'est une maladie due à la présence d'un chromosome surnuméraire sur la paire de chromosomes somatiques n° 21.

TRITANOPE, *adj.* [angl. ***tritanopic***]. Se dit de l'œil incapable de voir le bleu, la troisième couleur fondamentale du spectre.

TROCART, *s. m.* [angl. ***trocar***]. Instrument destiné à pratiquer des ponctions. Il se compose d'une tige métallique cylindrique, terminée par une pointe triangulaire dont les trois arêtes sont coupantes, et contenue dans une canule qui ne laisse sortir que la pointe. Après la ponction, cette canule reste dans la plaie faite par le trocart et facilite l'évacuation du liquide.

TROCHANTER, *s. m.* [angl. ***trochanter***]. Chacune des deux apophyses situées à l'extrémité supérieure du fémur. Sur le ***grand t.*** s'insèrent les muscles moyen et petit fessiers ; sur le ***petit t.*** le psoas-iliaque.

TROCHIN, *s. m.* [angl. ***lesser tuberosity of the humerus***]. Petite tubérosité de l'extrémité supérieure de l'humérus, située en dedans du trochiter et sur laquelle s'insère le muscle sous-scapulaire.

TROCHLÉAIRE, *adj.* [angl. ***trochlear***]. Qui se rapporte à la trochlée. – ***nerf t.*** Désignation internationale du *nerf pathétique* (quatrième paire crânienne) ; nerf moteur du muscle oblique supérieur de l'œil.

TROCHLÉE, *s. f.* [angl. ***trochlea***]. Structure anatomique en forme de poulie. – ***t. humérale.*** Partie médiane de l'extrémité inférieure de l'humérus, s'articulant avec l'incisure trochléaire du cubitus.

TROISIER (ganglion de) (Charles-Émile T., médecin français, 1886) [angl. ***Virchow's*** node]. Ganglion lymphatique sus-claviculaire gauche hypertrophié secondairement à un cancer gastrique ou intestinal.

TROMPE, *s. f.* [angl. ***tube***]. Conduit tubulaire évasé à l'une de ses extrémités. – ***t. utérine*** ou ***de Fallope***. Conduit musculo-membraneux prolongeant latéralement la corne utérine et coiffant l'ovaire de ses franges. – ***t. auditive*** ou ***d'Eustache***, conduit ostéocartilagineux reliant la cavité tympanique au nasopharynx.

TRONC, *s. m.* [angl. ***trunk***]. 1° Partie centrale du corps, composée du thorax, de l'abdomen et du bassin et sur laquelle s'attachent les membres et le cou. – 2° Portion initiale d'un vaisseau ou d'un nerf avant qu'il ne se ramifie.

TRONCULAIRE, *adj.* [angl. ***truncal***]. Qui se rapporte à un tronc nerveux ou vasculaire.

TROPHICITÉ, *s. f.* [angl. ***trophicity***]. Ensemble des conditions auxquelles obéissent la nutrition et le développement d'un tissu ou d'une partie de l'organisme.

TROPHIQUE, *adj.* [angl. ***trophic***]. Qui concerne la nutrition des tissus.

TROPISME, *s. m.* V. *taxie*.

TROPONINE, *s. f.* [angl. ***troponine***]. Protéine musculaire intervenant dans la phase préparatoire de la contraction. Le dosage de la *t.* T et de la *t.* I cardiaque contribue au diagnostic de l'infarctus du myocarde.

Try. Symbole du *tryptophane*.

TRYPANOSOME, *s. m.* [angl. ***trypanosoma***]. Genre de protozoaires flagellés, fusiformes, parasites du sang, agents spécifiques d'un certain nombre de maladies des pays chauds.

TRYPANOSOMIASE, *s. f.* **TRYPANOSOMOSE,** *s. f.* [angl. ***trypanosomiasis***]. Nom générique des maladies déterminées par les différentes variétés de trypanosomes. Elles comprennent deux maladies humaines, la ***t. africaine*** ou *maladie du sommeil* et la ***t. américaine*** (v. *Chagas, maladie de*).

TRYPSINE, *s. f.* [angl. ***trypsin***]. Enzyme protéolytique contenue dans le suc pancréatique.

TRYPTOPHANE, *s. m.* (Symbole Try ou W). [angl. ***tryptophane***]. Acide aminé essentiel, constituant des protéines, précurseur de la sérotonine.

TSH. Abréviation du terme anglais : *thyroid stimulating hormone*. V. *thyréotrope (hormone)*.

TUBAIRE, *adj.* [angl. ***tubal***]. 1° Se dit, en auscultation, d'un bruit qui semble sorti d'un tube rigide. P. ex. : *souffle t.* – 2° Qui a rapport aux trompes de Fallope.

TUBER CINEREUM (lat.) [angl. ***tuber cinereum***]. Relief de substance grise formant une partie du plancher du 3e ventricule cérébral, situé entre, en arrière, les corps mamillaires et en avant, le chiasma optique.

TUBERCULE, *s. m.* [angl. ***tubercle***]. 1° (anatomie). Petite saillie arrondie siégeant à la surface d'un organe. P. ex. de *nombreux t. osseux* ; les *t. quadrijumeaux*. – 2° (anatomie pathologique). Petite masse arrondie jaunâtre, le plus souvent due au bacille de Koch, appelé pour cette raison le bacille de la tuberculose ; mais d'autres micro-organismes et même des poudres inertes, à condition qu'elles servent de véhicules à des microbes même banals, peuvent aussi les produire.

TUBERCULES QUADRIJUMEAUX [angl. ***quadrigeminal bodies***]. Saillies arrondies de la face postérieure du toit du mésencéphale, au nombre de quatre, situées de part et d'autre de la ligne médiane. Elles sont reliées aux corps genouillés du thalamus par des bras conjonctivaux.

TUBERCULIDE, *s. f.* [angl. ***tuberculid***]. Nom sous lequel on désigne certaines formes atypiques de tuberculose cutanée d'évolution favorable.

TUBERCULINE, *s. f.* [angl. ***tuberculin***]. Nom donné à différentes substances extraites des cultures du bacille de la tuberculose.

TUBERCULISATION, *s. f.* [angl. ***tuberculization***]. Envahissement de l'organisme par le germe de la tuberculose.

TUBERCULOSE, *s. f.* [angl. ***tuberculosis***]. Maladie contagieuse et inoculable due à un microbe, le *Mycobacterium tuberculosis* ou *bacille de Koch*, caractérisée anatomiquement par la dissémination des bacilles dans une partie ou dans la totalité de l'organisme, et la formation autour de chaque centre bactérien d'une production inflammatoire, revêtant en général l'aspect du tubercule. Cliniquement, son aspect est différent suivant qu'elle envahit rapidement tout l'organisme (*granulie*) ou qu'elle reste cantonnée plus ou moins exactement dans un tissu où elle parcourt ses différents stades (*t. pulmonaire, intestinale, péritonéale, articulaire, osseuse, ganglionnaire, cutanée,* etc.). Sa déclaration est obligatoire en France.

TUBERCULOSTATIQUE, *adj.* [angl. ***tuberculostatic***]. Qui arrête la multiplication du bacille tuberculeux.

TUBÉRIEN, NE, *adj.* Qui se rapporte au *tuber cinereum.*

TUBÉROSITÉ, *s. f.* [angl. ***tuberosity***]. Volumineuse saillie arrondie (os, estomac).

TUBOTYMPANITE, *s. f.* Otite moyenne accompagnée d'inflammation de la trompe d'Eustache.

TUBULE, *s. m.* [angl. ***tubule***]. Petit tube. – ***t. rénal***. V. *néphron.*

TUBULOPATHIE, *s. f.* [angl. ***tubulopathy***]. Syn. *néphropathie tubulaire.* Variété de néphropathie atteignant électivement le tube contourné du rein. – *t. aiguë.* – *t. chronique.*

TULARÉMIE, *s. f.* [angl. ***tularaemia***]. Maladie infectieuse caractérisée cliniquement par une fièvre avec asthénie et des adénopathies en rapport avec une ulcération correspondant au point d'inoculation. Elle est due à *Francisella tularensis.*

TUMÉFACTION, *s. f.* [angl. ***tumefaction***]. Augmentation de volume.

TUMESCENCE, *s. f.* V. *intumescence.*

TUMEUR, *s. f.* [angl. ***tumour***]. Nom générique des productions pathologiques constituées par un tissu de nouvelle formation et distinctes d'un processus inflammatoire.

TUMEUR BLANCHE [angl. ***white swelling***]. Arthrite tuberculeuse chronique.

TUMORECTOMIE, *s. f.* Ablation d'une tumeur.

TUNIQUE, *s. f.* [angl. ***tunic***]. Enveloppe souvent membraneuse d'un organe ou d'un conduit.

TUNNELLISATION, *s. f.* Création d'un conduit en forme de tunnel, entièrement recouvert par les tissus au sein desquels il est établi.

TUPHOS, *s. m.* [angl. ***thyphoid state***]. Ensemble formé par l'état de stupeur et d'abattement extrême qui caractérise la fièvre typhoïde et quelques maladies infectieuses graves, telles que le typhus exanthématique.

TURBIDIMÉTRIE, *s. f.* [angl. ***turbidimetry***]. Mesure de la turbidité.

TURBIDITÉ, *s. f.* [angl. ***turbidity***]. Aspect trouble d'un liquide tenant en suspension un précipité.

TURGESCENCE, *s. f.* [angl. ***turgescence***]. Augmentation de volume d'une partie du corps par rétention de sang veineux.

TURISTA, *s. f.* [angl. ***turista***]. Nom espagnol de la diarrhée du voyageur. Elle est due le plus souvent à un colibacille entéropathogène.

TURNOVER, *s. m.* (angl.). V. *renouvellement.*

TUSSIGÈNE, *adj.* Qui provoque la toux.

TUSSIPARE (zone). Région qui peut devenir le point de départ de l'arc réflexe aboutissant à la toux.

TUTELLE, *s. f.* Régime de protection des incapables majeurs où le sujet est totalement représenté par un tuteur qui assure à sa place la gestion de son patrimoine.

TV. 1° Toucher vaginal. – 2° Tachycardie ventriculaire.

TYMPAN, *s. m.* [angl. ***tympanum***]. Syn. *caisse du t.* Cavité de l'oreille moyenne contenant les *osselets de l'ouïe,* située entre en dedans l'oreille interne (v. *labyrinthe*) et en dehors la *membrane du t.* qui la sépare du conduit auditif, lequel s'ouvre à l'extérieur dans la conque (v. *auricule*). V. *corde du tympan.*

TYMPANIQUE (son) [angl. ***tympanitic resonance***]. Syn. *tympanisme.* Sonorité particulière à timbre aigu observée à la percussion de certaines régions du corps et correspondant à la présence de gaz.

TYMPANISME, *s. m.* [angl. ***tympanism***]. 1° V. *tympanique (son).* – 2° État de l'abdomen, quand l'intestin est distendu par les gaz.

TYMPANITE, *s. f.* [angl. ***tympanitis***]. Inflammation de la caisse du tympan, otite moyenne.

TYMPANOPLASTIE, *s. f.* [angl. ***myringoplasty***]. Opération destinée à remédier aux lésions cicatricielles de la membrane et parfois de la caisse du tympan.

TYMPANOSCLÉROSE, *s. f.* [angl. ***tympanosclerosis***]. Sclérose du tympan entraînant la surdité.

TYPE, *s. m.* [angl. ***type***]. Ensemble de caractères propres à certains groupes d'individus et permettant leur classification. – Catégorie d'individus ayant en commun certains traits leur conférant, p. ex., le même genre de réactions, la même structure de leur personnalité.

TYPHIQUE, *adj.* et *s.* [angl. ***typhic***]. Qui a rapport à la fièvre typhoïde ou au typhus. – Malade atteint de fièvre typhoïde ou de typhus.

TYPHLITE, *s. f.* [angl. ***typhlitis***]. Inflammation du cæcum et du tissu cellulaire voisin.

TYPHLOCOLITE, *s. f.* [angl. ***typhlocolitis***]. Colite à localisation cæcale prédominante.

TYPHLOPEXIE, *s. f.* [angl. ***typhlopexy***]. Fixation opératoire du cæcum à la paroi abdominale.

TYPHLOSTOMIE, *s. f.* [angl. ***typhlostomy***]. Syn. *cæcostomie*. – Création d'un anus artificiel au niveau du cæcum.

TYPHOÏDE, *adj.* [angl. ***typhoid***]. Qui ressemble au typhus.

TYPHUS EXANTHÉMATIQUE [angl. ***exanthematic typhus***]. Maladie infectieuse, contagieuse et épidémique, caractérisée par un début brusque avec fièvre intense, une éruption généralisée de macules et de pétéchies, et des troubles nerveux analogues à ceux de la fièvre typhoïde. L'agent pathogène (*Rickettsia prowazeki*) se trouve en grande quantité dans les déjections du pou ou de la puce.

TYROSINE, *s. f.* [angl. ***tyrosine***]. Acide aminé précurseur des catécholamines, de la mélanine et des hormones thyroïdiennes.

TYROTHRICINE, *s. f.* (DCI) [angl. ***tyrothricin***]. Antibiotique de la famille des polypeptides employé en applications locales.

U

U. Abréviation d'*unité.*

UI. Abréviation d'*unité internationale.*

UIV. Abréviation d'*urographie intraveineuse.*

UK. Abréviation d'*urokinase.*

ULCÉRATION, *s. f.* [angl. ***ulceration***]. 1° Processus morbide déterminant une solution de continuité sur un tégument, avec perte de substance. – 2° Ulcère superficiel résultant de cette perte de substance.

ULCÈRE, *s. m.* [angl. ***ulcer***]. Perte de substance du revêtement cutané ou muqueux, ayant peu de tendance à la cicatrisation.

ULCÈRE PEPTIQUE [angl. ***anastomotic ulcer***]. V. *peptique.*

ULCÈRE SIMPLE DE L'ESTOMAC [angl. ***chronic gastric ulcer***]. Affection consistant en une perte de substance plus ou moins profonde de la muqueuse gastrique et caractérisée par des douleurs épigastriques, des hématémèses et une évolution par poussées.

ULCÈRE VARIQUEUX [angl. ***varicose ulcer***]. Ulcère cutané siégeant sur la partie distale de la jambe et survenant chez les sujets porteurs de varices.

ULCUS, *s. m.* V. *ulcère.*

ULITE, *s. f.* [angl. ***ulitis***]. Syn. *gingivite.* Inflammation de la gencive.

ULNA, *s. m.* [angl. ***ulna***]. Dénomination internationale du *cubitus,* os qui forme avec le radius le squelette de l'avant-bras.

ULNAIRE, *adj.* [angl. ***ulnar***]. Relatif à l'ulna, cubital. – *nerf u.* nerf cubital.

ULTRACENTRIFUGATION, *s. f.* [angl. ***ultracentrifugation***]. Centrifugation obtenue avec un centrifugeur dépassant la vitesse de 100 000 tours par minute.

ULTRAFILTRATION, *s. f.* [angl. ***ultrafiltration***]. Passage d'un solvant et des molécules qui y sont dissoutes à travers une membrane semi-perméable sous l'effet d'une pression hydrostatique supérieure à celle du liquide placé de l'autre côté de la membrane.

ULTRAMICROSCOPE, *s. m.* [angl. ***ultramicroscope***]. Microscope permettant, à l'aide d'un éclairage spécial, de constater l'existence d'objets dont les dimensions trop petites échappent aux plus forts grossissements.

ULTRASON, *s. m.* [angl. ***ultrasonic waves***]. Vibration acoustique de fréquence trop grande pour être audible. Les *u.* sont utilisés en médecine pour la détection d'objets (échographie) et la pulvérisation de calculs (lithotritie).

ULTRASONOTHÉRAPIE, *s. f.* [angl. ***ultrasonotherapy***]. Emploi thérapeutique des ultrasons.

ULTRAVIOLET, TE, *adj.* V. *rayonnement ultraviolet.*

ULTRAVIRUS, *s. m.* V. *virus.*

UNCARTHROSE, *s. f.* [angl. ***uncarthrosis***]. Lésions arthrosiques localisées aux articulations uncovertébrales, au cours de la cervicarthrose.

UNCUS, *s. m.* [angl. ***uncus***]. Formation anatomique en forme de crochet.

UNGUÉAL, E, *adj.* [angl. ***ungual***]. Relatif à l'ongle.

UNGUIS, *s. m.* [angl. ***lacrimal bone***]. Petit os de la face constituant une partie de la paroi interne de l'orbite.

UNICELLULAIRE, *adj.* [angl. ***unicellular***]. Qui ne comporte qu'une seule cellule.

UNILATÉRAL, E, *adj.* [angl. ***unilateral***]. Qui ne concerne qu'un seul côté.

UNIOVULAIRE, *adj.* V. *monozygote.*

UNIPOLAIRE, *adj.* [angl. ***unipolar***]. Qui comporte un seul pôle.

UNITÉ, *s. f.* [angl. ***unit***]. Grandeur servant d'élément de mesure.

UNITÉ D'ACCUEIL FAMILIAL THÉRAPEUTIQUE. Structure d'accueil et d'hébergement dans une famille, pour les patients stabilisés. Alternative à l'hospitalisation, elle est destinée à permettre la continuité des soins, dans un cadre familial, nécessaire pour des patients n'arrivant pas à vivre seuls. Le but étant d'éviter l'isolement, de favoriser la convivialité et la réinsertion, d'éviter un séjour en institution. Le rôle du personnel soignant est d'accompagner les familles par un soutien régulier.

UNITÉ INTERNATIONALE (UI) [angl. ***international unit***]. V. *système international d'unités de mesure.*

UNITÉ POUR LES MALADES DIFFICILES (UMD). Structure psychiatrique hospitalière en milieu fermé, qui accueille les patients hospitalisés d'office, les malades présentant un état dangereux pour eux-mêmes ou leur entourage. Les soins infirmiers sont assurés selon des protocoles de soins thérapeutiques intensifs et des mesures particulières de sécurité sont mises en place, tant pour la sécurité des personnels soignants, que vis-à-vis des autres patients de l'unité.

UNIVITELLIN, E, *adj.* V. *monozygote.*

UNNA (botte de) (Paul U., allemand, 1850-1929) [angl. ***Unna's boot***]. Enveloppement de la jambe en forme de botte, réalisé par l'enroulement d'une bande de mousseline imprégnée de colle de Unna (mélange de glycérine, de gélatine, d'oxyde de zinc et d'eau). Il est utilisé comme traitement ambulatoire des ulcères variqueux.

UPR. Urétéropyélographie rétrograde. V. *urétérographie.*

URACILE, *s. m.* [angl. ***uracile***]. V. *base pyrimidique.*

URANISTE, *s. m.* [angl. ***uranist***]. Homosexuel masculin.

URANOPLASTIE, *s. f.* [angl. ***uranoplasty***]. Opération autoplastique destinée à restaurer le voile du palais et à fermer les perforations congénitales ou acquises de la voûte.

URATE, *s. m.* [angl. ***urate***]. Sel de l'acide urique.

URATÉMIE, *s. f.* [angl. ***urataemia***]. Présence d'urates dans le sang.

URATURIE, *s. f.* [angl. ***uraturia***]. Présence d'urates dans l'urine.

URÉE, *s. f.* [angl. ***urea***]. Composé azoté de formule $CO(NH_2)_2$; ultime produit de dégradation des protéines, synthétisé par le foie et excrété par les reins. Son taux sanguin s'élève en cas d'insuffisance rénale.

URÉMIE, *s. f.* [angl. ***uraemia***]. Présence d'urée dans le sang. – Insuffisance rénale grave.

URÉOGENÈSE, *s. f.* V. *uréopoïèse.*

URÉOPOÏÈSE, *s. f.* ou **URÉOPOÏÉTIQUE (fonction)** [angl. ***ureogenesis***]. Syn. *uréogenèse.* Production de l'urée dans l'organisme.

URETÈRE, *s. m.* [angl. ***ureter***]. Long conduit excréteur du rein, amenant l'urine à la vessie.

URÉTÉRECTOMIE, *s. f.* [angl. ***ureterectomy***]. Résection partielle ou totale de l'uretère.

URÉTÉRITE, *s. f.* [angl. ***ureteritis***]. Inflammation des uretères.

URÉTÉROCÈLE, *s. f.* [angl. ***ureterocele***]. Dilatation pseudo-kystique du segment intravésical de l'uretère.

URÉTÉRO-COLOSTOMIE, *s. f.* [angl. ***ureterocolostomy***]. Opération qui consiste à aboucher l'uretère dans le côlon.

URÉTÉRO-CYSTO-NÉOSTOMIE, *s. f.* [angl. ***ureterocystoneostomy***]. Réimplantation de l'uretère dans la vessie.

URÉTÉROCYSTOPLASTIE, *s. f.* [angl. ***ureterocystoplasty***]. Opération chirurgicale destinée à réparer l'uretère et la vessie.

URÉTÉRO-ENTÉROSTOMIE, *s. f.* [angl. ***ureteroenterostomy***]. Opération qui consiste à aboucher l'uretère dans l'intestin.

URÉTÉROGRAPHIE, *s. f.* ou **URÉTÉROPYÉLOGRAPHIE RÉTROGRADE,** *s. f.* **(UPR)** [angl. ***ureterography***]. Radiographie de l'appareil urinaire après injection, par le méat urétéral, sous contrôle cystoscopique, d'un liquide opaque aux rayons X qui remonte jusqu'au bassinet.

URÉTÉRO-HYDRONÉPHROSE, *s. f.* [angl. ***ureterohydronephrosis***]. Hydronéphrose associée à une distension totale ou partielle de l'uretère.

URÉTÉROLYSE, *s. f.* [angl. ***ureterolysis***]. Libération chirurgicale de l'uretère comprimé par du tissu fibreux.

URÉTÉROPLASTIE, *s. f.* [angl. ***ureteroplasty***]. Réfection chirurgicale de l'uretère.

URÉTÉRO-PYÉLOGRAPHIE RÉTROGRADE (UPR). V. *urétérographie.*

URÉTÉRO-PYÉLO-NÉOSTOMIE, *s. f.* [angl. ***ureteroneopyelostomy***]. Opération qui consiste à pratiquer un nouvel abouchement de l'uretère dans le bassinet.

URÉTÉRO-RECTOSTOMIE, *s. f.* [angl. ***ureterorectostomy***]. Opération qui consiste à aboucher l'uretère dans le rectum.

URÉTÉRORRAPHIE, *s. f.* [angl. ***ureterorrhaphy***]. Suture d'une plaie urétérale. Réunion des deux extrémités sectionnées de l'uretère.

URÉTÉROSTOMIE, *s. f.* [angl. ***ureterostomy***]. Intervention chirurgicale consistant en l'abouchement d'un uretère ailleurs que dans la vessie, généralement à la peau.

URÉTÉROTOMIE, *s. f.* [angl. ***ureterotomy***]. Incision de la paroi d'un uretère.

URÉTHRITE, *s. f.* V. *urétrite.*

URÉTRALGIE, *s. f.* [angl. ***urethralgia***]. Douleur névralgique de l'urètre, sans lésion appréciable de ce conduit.

URÈTRE, *s. m.* [angl. ***urethra***]. Conduit excréteur de la vessie ; court chez la femme, il comprend chez l'homme trois parties : prostatique, membraneuse puis spongieuse et livre passage au sperme issu des vésicules séminales.

URÉTRECTOMIE, *s. f.* [angl. ***urethrectomy***]. Résection d'une portion de l'urètre.

URÉTRITE, *s. f.* ou **URÉTHRITE,** *s. f.* [angl. ***urethritis***]. Inflammation de la muqueuse de l'urètre.

URÉTROCÈLE, *s. f.* [angl. ***urethrocele***]. Dilatation de l'urètre qui fait saillie dans le vagin sous la forme d'une tumeur de la grosseur d'une noix.

URÉTROCYSTITE, *s. f.* [angl. ***urethrocystitis***]. Urétrite postérieure dont l'inflammation s'étend à la vessie et qui s'accompagne de symptômes de cystite du col.

URÉTROCYSTOGRAPHIE, *s. f.* [angl. ***urethrocystography***]. Radiographie de l'urètre et de la vessie après injection, dans leurs cavités, d'une substance opaque aux rayons X.

URÉTROCYSTOSCOPIE, *s. f.* [angl. ***urethrocystoscopy***]. Exploration endoscopique de l'urètre et de la vessie.

URÉTROGRAPHIE, *s. f.* [angl. ***urethrography***]. Radiographie de l'urètre après injection d'un liquide opaque aux rayons X.

URÉTROPLASTIE, *s. f.* [angl. ***urethroplasty***]. Opération plastique destinée à combler une perte de substance ou à fermer une fistule urétrale.

URÉTRORRAGIE, *s. f.* [angl. ***urethrorrhagia***]. Hémorragie de l'urètre.

URÉTRORRAPHIE, *s. f.* [angl. ***urethrorraphy***]. Suture de l'urètre sectionné en totalité ou en partie.

URÉTRORRHÉE, *s. f.* [angl. ***urethrorrhoea***]. Écoulement se faisant par l'urètre.

URÉTROSCOPIE, *s. f.* [angl. ***urethroscopy***]. Examen du conduit urétral à l'aide d'un endoscope spécial.

URÉTROSTOMIE, *s. f.* [angl. ***urethrostomy***]. Ouverture de l'urètre et création d'un méat artificiel, en cas de rétrécissement infranchissable.

URÉTROTOMIE, *s. f.* [angl. ***urethrotomy***]. Incision de la paroi de l'urètre dans le but de rétablir le cours de l'urine.

URGENTISTE, *s. m.* ou *f.* Praticien consacrant son activité à la médecine d'urgence.

URICÉMIE, *s. f.* [angl. ***uricaemia***]. Présence d'acide urique dans le sang.

URICO-ÉLIMINATEUR, TRICE, *adj.* Syn. *uricosurique.* Qui provoque l'élimination, par le rein, de l'acide urique. – *s. m.* Médicament qui possède ce pouvoir, utilisé dans le traitement de la goutte.

URICOFRÉNATEUR, TRICE, *adj.* Syn. *urico-inhibiteur.* Qui empêche, dans l'organisme, la synthèse de l'acide urique. – *s. m.* Médicament qui possède ce pouvoir, utilisé dans le traitement de la goutte.

URICOGENÈSE, *s. f.* V. *uricopoïèse.*

URICO-INHIBITEUR, TRICE, *adj.* V. *uricofrénateur.*

URICOLYSE, *s. f.* [angl. ***uricolysis***]. Destruction de l'acide urique dans l'organisme.

URICOLYTIQUE, *adj.* [angl. ***uricolytic***]. Qui se rapporte à l'uricolyse.

URICOPEXIE, *s. f.* [angl. ***uratosis***]. Précipitation et fixation de l'acide urique soit dans les tissus, soit dans les reins, sous forme de calculs.

URICOPOÏÈSE, *s. f.* Syn. *uricogenèse.* Formation de l'acide urique dans l'organisme.

URICOSURIE, *s. f.* V. *uricurie.*

URICURIE, *s. f.* [angl. ***uricosuria***]. Syn. *uricosurie.* Élimination de l'acide urique par l'urine.

URINE, *s. f.* [angl. ***urine***]. Liquide jaune secrété par les reins et emmagasiné dans la vessie entre les mictions.

URINEUX, SE, *adj.* [angl. ***urinous***]. Qui a rapport à l'urine.

URIQUE (acide) [angl. ***uric acid***]. Élément terminal du catabolisme des purines et des acides nucléiques.

UROBILINE, *s. f.* [angl. ***urobilin***]. Pigment dérivé de la bilirubine et provenant de la portion de l'urobilinogène réabsorbée par l'intestin.

UROBILINOGÈNE, *s. m.* [angl. ***urobilinogen***]. Substance incolore provenant de la réduction, dans l'intestin, par les bactéries, de la bilirubine conjuguée excrétée par la bile. Elle est éliminée en très grande quantité par les matières fécales ; son oxydation leur donne leur couleur.

UROBILINURIE, *s. f.* [angl. ***urobilinuria***]. Présence anormale de l'urobiline dans l'urine.

UROCULTURE, *s. f.* Ensemencement d'un milieu de culture avec une petite quantité d'urine prélevée aseptiquement.

UROCYTOGRAMME, *s. m.* Résultat de l'étude microscopique des éléments cellulaires de l'urine, rassemblés par sédimentation ou centrifugation (culot urinaire).

URODYNAMIQUE, *s. f.* [angl. ***urodynamics***]. Étude des pressions vésicale et urétrale au cours de la miction. V. *cystomanométrie.*

UROGENÈSE, *s. f.* V. *uropoïèse.*

UROGRAPHIE, *s. f.* **ou UROGRAPHIE INTRAVEINEUSE (UIV)** [angl. ***intravenous urography***]. Radiographie de l'appareil urinaire après administration par voie intraveineuse d'une substance opaque aux rayons X s'éliminant par les reins.

UROKINASE, *s. f.* **(UK)** [angl. ***urokinase***]. Enzyme fibrinolytique extraite de l'urine humaine, capable d'activer la profibrinolysine.

UROLOGIE, *s. f.* [angl. ***urology***]. Étude de l'appareil urinaire et, chez l'homme, de l'appareil génital.

UROMÈTRE, *s. m.* [angl. ***urometer***]. Densimètre destiné à donner le poids spécifique de l'urine.

UROPATHIE, *s. f.* [angl. ***uropathy***]. Affection des voies urinaires.

UROPOÏÈSE, *s. f.* ou **UROPOÏÉTIQUE (fonction)** [angl. ***uropoiesis***]. Syn. *urogenèse.* Sécrétion urinaire.

UROPORPHYRINE, *s. f.* V. *porphyrine.*

UROSTOMIE, *s. f.* [angl. ***urostomy***]. Abouchement d'un conduit urinaire à la peau. Il s'agit en général d'une urétérostomie.

UROTHÉLIUM, *s. m.* [angl. ***urothelium***]. Épithélium tapissant les voies urinaires.

URTICAIRE, *s. f.* [angl. ***urticaria***]. Éruption cutanée prurigineuse constituée de papules érythémateuses à centre blanc et à contours nets. C'est une manifestation d'hypersensibilité immédiate à l'égard de divers antigènes.

UTÉRIN, E, *adj.* [angl. ***uterine***]. 1° Qui concerne l'utérus. P. ex. : *colique u.* – 2° Né de la même mère.

UTÉRUS, *s. m.* [angl. ***uterus***]. Syn. *matrice.* Organe féminin musculaire et creux dans lequel se développe le produit de la conception qu'il expulsera lors de l'accouchement. On lui décrit deux parties : un corps communiquant avec les trompes utérines (ou de Fallope) et un col s'ouvrant dans le vagin.

UTRICULE, *s. m.* [angl. ***utricle***]. Portion renflée du labyrinthe membraneux, située dans le vestibule, où s'ouvrent les canaux semi-circulaires.

UV. Abréviation de (*rayonnement*) *ultraviolet.*

UVÉITE, *s. f.* [angl. ***uveitis***]. Inflammation de l'uvée, membrane de l'œil qui comprend l'iris, le corps ciliaire et la choroïde.

UVIOTHÉRAPIE, *s. f.* Emploi thérapeutique des rayons ultraviolets.

UVULITE, *s. f.* [angl. ***uvulitis***]. Inflammation de la luette.

V

V. 1° Symbole de *volume gazeux*. – 2° Symbole de *volt*.

V. Symbole de la *valine*.

V GRIPPAL. Aspect de la courbe thermique dans la grippe : défervescence brusque puis remontée avant guérison.

VACCIN, *s. m.* [angl. ***vaccine***]. Préparation antigénique qui, introduite dans un organisme, lui confère l'immunité contre une maladie bactérienne ou virale. Le *v.* est soit un germe vivant et atténué (BCG, *v.* antivariolique, antiamaril), soit un *v.* inactivé (inerte ou tué).

VACCIN ANTI-AMARIL [angl. ***yellow fever vaccine***]. Vaccin viral vivant atténué, injecté par voie sous-cutanée pour prévenir la *fièvre jaune*.

VACCIN ANTIBRUCELLOSE. V. *mélitococcie*.

VACCIN ANTICHOLÉRIQUE [angl. ***cholera vaccine***], Vaccin bactérien inactivé complet injectable, dont l'efficacité pour prévenir le choléra et la tolérance sont imparfaites.

VACCIN ANTICOQUELUCHEUX [angl. ***pertussis vaccine***], Vaccin bactérien inactivé complet adsorbé administré par voie sous-cutanée ou intramusculaire, le plus souvent en association (v. *DTC* et *DTCP*). Les nouveaux vaccins acellulaires ont une meilleure tolérance.

VACCIN ANTIDIPHTÉRIQUE [angl. ***diphtheria vaccine***]. Syn. *anatoxine diphtérique*. Vaccin composé d'une fraction antigénique bactérienne protéique. *V. DT, DTC, DT-TAB.*

VACCIN ANTIGRIPPAL [angl. ***influenza vaccine***]. Vaccin viral inactivé complet comportant plusieurs souches (de type A et B) qui varient chaque année de manière à s'adapter aux changements observés. Il s'administre annuellement par voie sous-cutanée ou intramusculaire.

VACCIN ANTIHÆMOPHILUS [angl. ***haemophilus vaccine***]. Vaccin injectable, utilisé en association avec un autre vaccin.

VACCIN ANTI-HÉPATITE A [angl. ***hepatitis A vaccine***]. Vaccin inactivé recombinant injectable par voie intramusculaire.

VACCIN ANTI-HÉPATITE B [angl. ***hepatitis B vaccine***]. Vaccin injectable recombinant obligatoire pour les personnels de santé.

VACCIN ANTIMÉNINGOCOCCIQUE [angl. ***meningococcal vaccine***]. Vaccin composé de fractions antigéniques bactériennes polysaccharidiques, en général des sérogroupes A et C de *Neisseria meningitidis*.

VACCIN ANTIMORBILLEUX. V. *vaccin antirougeoleux*.

VACCIN ANTI-OURLIEN [angl. ***mumps vaccine***]. Vaccin viral vivant atténué, administré par voie sous-cutanée ou intramusculaire, seul ou en association et destiné à la prévention des oreillons. V. *ROR*.

VACCIN ANTIPNEUMOCOCCIQUE [angl. ***pneumococcal vaccine***]. Vaccin injectable composé de fractions antigéniques bactériennes de *Streptococcus pneumoniæ*. Il est actuellement réservé aux sujets exposés, dont les splénectomisés et les patients atteints de drépanocytose.

VACCIN ANTIPOLIOMYÉLITIQUE [angl. ***poliomyelitis vaccine***]. Deux vaccins sont utilisables : le *v.* injectable préparé avec un virus inactivé et le *v.* vivant administré par voie orale.

VACCIN ANTIRABIQUE [angl. ***rabies vaccine***]. Vaccin viral, inactivé complet administré par injection sous-cutanée, soit préventivement, soit de façon curative en cas de contact avec un animal atteint ou suspect de *rage*.

VACCIN ANTIROUGEOLEUX [angl. ***measles vaccine***]. Syn. *vaccin antimorbilleux*. Vaccin viral vivant atténué administré par voie sous-cutanée ou intramusculaire seul ou en association avec d'autres vaccins. V. *ROR*.

VACCIN ANTIRUBÉOLEUX [angl. ***rubella vaccine***]. Vaccin viral vivant atténué, administré par voie intramusculaire ou sous-cutanée, seul ou associé (v. *ROR*). Son principal intérêt est d'éviter la rubéole congénitale.

VACCIN ANTITÉTANIQUE [angl. ***tetanus anatoxin***]. Syn. *anatoxine antitétanique*. Vaccin composé de fractions antigéniques bactériennes protéiques.

VACCIN ANTITUBERCULEUX. V. *BCG*.

VACCIN ANTITYPHOÏDIQUE ou **ANTITYPHOPARATYPHIQUE (TAB)** [angl. ***typhoid vaccine, typhoparathyphoid vaccine***]. Vaccin formé de fraction antigénique de *S. typhi*.

VACCIN ANTIVARICELLEUX [angl. ***varicella vaccine***]. Vaccin viral vivant atténué réservé actuellement aux enfants leucémiques et immunodéprimés.

VACCIN ANTIVARIOLIQUE. V. *vaccine*.

VACCINAL, E, *adj.* [angl. ***vaccinal***]. En rapport avec un vaccin.

VACCINATION, *s. f.* [angl. ***vaccination***]. Inoculation, ou administration par voie buccale d'un vaccin.

VACCINE, *s. f.* [angl. ***vaccina***]. Maladie générale, primitive, de la vache (*cowpox*). La *v.* est provoquée chez l'homme par l'inoculation d'un virus vivant spécial (vaccin ou virus vaccinal) dans le but de le préserver de la variole. La vaccine humaine est caractérisée par l'apparition de pustules, ordinairement localisées aux points d'inoculation, et l'existence de quelques symptômes généraux, habituellement peu marqués. La vaccination antivariolique n'est plus obligatoire en raison de l'éradication mondiale de la maladie.

VACCINOSTYLE, *s. m.* [angl. ***vaccinostyle***]. Plume métallique non fendue, très pointue et à bords tranchants, servant à pratiquer la vaccination jennérienne et la cutiréaction.

VACCINOTHÉRAPIE, *s. f.* [angl. ***vaccinotherapy***]. Utilisation thérapeutique des vaccins.

VACHE FOLLE (maladie de la) [angl. ***mad cow disease***]. Terme du langage populaire désignant l'encéphalopathie spongiforme bovine subaiguë. V. *encéphalopathies spongiformes subaiguës transmissibles.*

VACUOLE, *s. f.* [angl. ***vacuole***]. Cavité du cytoplasme.

VACUOLISATION, *s. f.* [angl. ***vacuolization***]. Formation de cavités (vacuoles), p. ex. dans le cytoplasme d'une cellule.

VAGAL, E, *adj.* [angl. ***vagal***]. Qui se rapporte au nerf vague.

VAGIN, *s. m.* [angl. ***vagina***]. Organe féminin destiné à la copulation. Situé entre en avant la vessie et en arrière le rectum, il communique avec l'extérieur par la vulve ; le col utérin s'ouvre au fond de sa cavité.

VAGINAL, E, *adj.* [angl. ***vaginal***]. Qui a rapport au vagin ou à la tunique séreuse qui enveloppe le testicule (tunique vaginale). – *étude des frottis*. Syn. *test de Papanicolaou*. Méthode d'exploration des fonctions ovariennes et de dépistage de lésions du col et du canal cervical de l'utérus.

VAGINALITE, *s. f.* [angl. ***vaginalitis***]. Inflammation aiguë ou chronique de la vaginale (enveloppe séreuse du testicule).

VAGINISME, *s. m.* [angl. ***vaginismus***]. Contraction spasmodique douloureuse du constricteur du vagin due à l'hyperesthésie des organes génitaux externes.

VAGINITE, *s. f.* [angl. ***vaginitis***]. Inflammation du vagin.

VAGINOSE BACTÉRIENNE [angl. ***bacterial vaginosis***]. Vaginite non spécifique caractérisée par des leucorrhées fétides où l'on trouve des cellules indicatrices recouvertes de petites bactéries Gram – *(Gardnerella vaginalis)* associées ou non à des anaérobies.

VAGOLYTIQUE, *adj.* [angl. ***vagolytic***]. Syn. *vagoparalytique, parasympathicolytique.* Qui paralyse le vague. V. *atropine.*

VAGOMIMÉTIQUE, *adj.* [angl. ***vagomimetic***]. Syn. *parasympathicomimétique.* Se dit d'une substance dont l'action imite celle du nerf vague, p. ex. l'*acétylcholine.*

VAGOPARALYTIQUE, *adj.* V. *vagolytique.*

VAGOTOMIE, *s. f.* [angl. ***vagotomy***]. Section du nerf vague (X^e paire crânienne).

VAGOTONIE, *s. f.* [angl. ***vagotonia***]. Syn. *parasympathicotonie.* Sensibilité constitutionnelle spéciale du système nerveux autonome régi par le vague, entraînant une série de troubles dont les principaux sont : la bradycardie, la tendance aux syncopes et à l'anxiété.

VAGOTONIQUE, *adj.* [angl. ***vagotonic***]. Chez lequel prédomine le tonus vagal. V. *vagotonie.*

VAGUE (nerf) [angl. ***vagus nerve***]. Syn. *nerf pneumogastrique.* Dixième paire crânienne ; nerf très long, mixte, à destination cervicale, thoracique et abdominale, comportant un nombre important de filets parasympathiques.

VAIRONS (yeux). Nom donné aux yeux d'un sujet lorsqu'ils présentent une dissemblance dans la coloration de leur iris.

VAISSEAU, *s. m.* [angl. ***vessel***] (anatomie). Conduit destiné à transporter dans l'organisme le sang et la lymphe.

VAL. Symbole de *valence-gramme.* V. *équivalent,* 2°.

Val. Symbole de la valine.

VALENCE, *s. f.* (chimie) [angl. ***valence***]. Nombre qui exprime l'aptitude des atomes à se remplacer ou à s'associer dans les combinaisons chimiques. La *v.* représente la capacité de substitution ou de combinaison d'un corps simple ou d'un radical à l'hydrogène. On dit que l'oxygène a valence 2 parce qu'il peut s'unir à 2 H, par exemple dans la formation d'H_2O : il est divalent.

VALEUR GLOBULAIRE (VG) [angl. ***globular value***]. Teneur de l'hématie en hémoglobine indiquée par le rapport R/N de la quantité d'hémoglobine (R) au nombre des hématies (N) contenues dans le même volume de sang. Normalement la valeur globulaire est égale à 1. V. *hémoglobine (concentration corpusculaire ou globulaire moyenne en).*

VALEUR PRÉDICTIVE d'un signe ou d'un test. – ***v. p. positive.*** Probabilité d'existence d'une maladie si le signe est présent ou le test anormal. – ***v. p. négative.*** Probabilité d'absence d'une maladie si le signe est absent ou le test normal.

VALGISANT, E, *adj.* Qui provoque un valgus.

VALGISATION, *s. f.* [angl. ***valgisation***]. Mise en valgus.

VALGUS, A, UM, *adj.* (lat.) Se dit d'un membre ou d'un segment de membre dévié en dehors. P. ex. : *coxa valga, genu valgum et pied bot valgus.*

VALIDITÉ, *s. f.* [angl. ***validity***]. – 1° Aptitude à tenir son rôle. – 2° ***v. d'une épreuve ou d'un test.*** Capacité de cette épreuve à reconnaître les sujets indemnes et ceux qui sont atteints d'une maladie déterminée.

VALINE, *s. f.* (Symbole Val ou V). [angl. ***valine***]. Acide aminé essentiel constituant des protéines.

VALVULAIRE, *adj.* [angl. ***valvular***]. Qui a rapport aux valvules, et en particulier à celles du cœur. P. ex. : *claquement v., insuffisance v., rétrécissement v.*

VALVULECTOMIE, *s. f.* [angl. ***valvulectomy***]. Résection opératoire, totale ou partielle, d'une valvule cardiaque.

VALVULITE, *s. f.* [angl. ***valvulitis***]. Inflammation d'une valvule, en général cardiaque.

VALVULOPATHIE, *s. f.* [angl. ***valvular disease***]. Maladie valvulaire. Terme employé en général au sens d'altération d'un orifice cardiaque.

VALVULOPLASTIE, *s. f.* [angl. ***valvuloplasty***]. 1° Réparation chirurgicale d'une valvule (p. ex. d'une valvule du cœur : *mitrale, aortique,* etc.). 2° Dilatation par sonde à ballonnet d'une valve sténosée.

VALVULOTOMIE, *s. f.* [angl. ***valvulotomy***]. Section opératoire des valvules cardiaques en cas de sténose orificielle serrée.

VANYLMANDÉLIQUE (acide) (VMA) [angl. ***vanylmandelic acid***]. Principale substance produite au cours de la dégradation des catécholamines, éliminée par l'urine.

VAQUEZ (maladie de) (Louis V., 1860-1936, médecin français) [angl. ***Vaquez's disease***]. V. *érythrémie*.

VARICE, *s. f.* [angl. ***varix***]. Dilatation permanente d'une veine.

VARICELLE, *s. f.* [angl. ***chicken pox***]. Maladie infectieuse, contagieuse, ordinairement très bénigne, caractérisée par une éruption, se faisant en plusieurs poussées, de vésicules qui se flétrissent et se dessèchent au bout de quelques jours. La maladie est due à un virus de la famille des Herpesviridés, qui est aussi celle du virus du zona.

VARICELLEUX, SE, *adj.* Relatif à la varicelle.

VARICELLIFORME, *adj.* [angl. ***varicelliform***]. Qui ressemble à la varicelle.

VARICOCÈLE, *s. f.* [angl. ***varicocele***]. Dilatation variqueuse des veines du cordon spermatique.

VARICOGRAPHIE, *s. f.* [angl. ***varicography***]. Radiographie d'une veine variqueuse injectée d'un produit opaque aux rayons X.

VARIOLE, *s. f.* [angl. ***small-pox***]. Syn. *petite vérole*. Maladie infectieuse virale, épidémique et contagieuse, caractérisée par des signes généraux intenses et une éruption maculopapuleuse évoluant vers la suppuration. Cette affection, de pronostic réservé, a pratiquement disparu à la suite des campagnes internationales de vaccination.

VARIOLEUX, SE, *adj.* Qui dépend de la variole. – *s. m.* et *f.* Qui en est atteint.

VARIOLIFORME, *adj.* Qui ressemble à la variole.

VARIOLIQUE, *adj.* Qui a rapport à la variole.

VARIQUEUX, SE, *adj.* [angl. ***varicose***]. Qui a rapport aux varices. – *ulcère v.* – *s. m.* et *f.* Qui en est atteint.

VARISANT, E, *adj.* Qui provoque un varus.

VARISATION, *s. f.* Mise en varus.

VARUS, A, UM, *adj.* (lat.) Se dit d'un membre ou d'un segment de membre dévié en dedans. P. ex. *coxa vara, genu varum* et *pied bot varus*.

VASA NERVORUM (lat.). Artérioles nourrissant les nerfs.

VASA VASORUM (lat.). Artérioles nourrissant la paroi des gros vaisseaux.

VASCULAIRE, *adj.* [angl. ***vascular***]. Relatif à un vaisseau.

VASCULARISATION, *s. f.* [angl. ***vascularization***]. Développement des vaisseaux dans un tissu, un organe.

VASCULARISÉ, E, *adj.* Qui comporte des vaisseaux.

VASCULARITE, *s. f.* V. *angéite*.

VASCULITE, *s. f.* V. *angéite*.

VASECTOMIE, *s. f.* [angl. ***vasectomy***]. Résection des canaux déférents.

VASELINE, *s. f.* [angl. ***petroleum jelly***]. Substance molle, grasse et incolore, dérivée de la paraffine, utilisée comme lubrifiant et pour la confection de pommades.

VASOCONSTRICTEUR, TRICE, *adj.* [angl. ***vasoconstrictive***]. Qui diminue le calibre des vaisseaux.

VASOCONSTRICTION, *s. f.* [angl. ***vasoconstriction***]. Diminution du calibre d'un vaisseau par contraction de ses fibres musculaires.

VASODILATATEUR, TRICE, *adj.* [angl. ***vasodilator***]. Qui augmente le calibre des vaisseaux.

VASODILATATION, *s. f.* [angl. ***vasodilatation***]. Dilatation d'un vaisseau.

VASO-INHIBITEUR, TRICE, *adj.* V. *vasoplégique*.

VASOMOTEUR, TRICE, *adj.* [angl. ***vasomotor***]. Qui se rapporte à la contraction ou à la dilatation des vaisseaux.

VASOPARALYTIQUE, *adj.* V. *vasoplégique*.

VASOPLÉGIE, *s. f.* [angl. ***vasomotor paralysis***]. Suppression du tonus des parois vasculaires.

VASOPLÉGIQUE, *adj.* [angl. ***vasoinhibitor***]. Qui supprime le tonus des parois vasculaires.

VASOPRESSEUR, IVE, *adj.* [angl. ***vasopressor***]. Qui élève la pression dans les vaisseaux.

VASOPRESSINE, *s. f.* [angl. ***vasopressin***]. Syn. *pitressine, hormone antidiurétique*

(HAD ou ADH). Hormone chez l'homme arginine-vasopressine, sécrétée par l'hypothalamus et stockée dans le lobe postérieur de l'hypophyse. Elle contracte les artères, élève la pression artérielle et augmente la réabsorption de l'eau par le tube rénal.

VASOSTIMULANT, E, *adj.* [angl. ***vasostimulant***]. Syn. *vasotonique.* Qui augmente le tonus des muscles vasculaires.

VASOTOMIE, *s. f.* [angl. ***vasotomy***]. Section des canaux déférents.

VASOTONIE, *s. f.* [angl. ***vasotonia***]. Tonus vasculaire.

VASOTONIQUE, *adj.* V. *vasostimulant.*

VASOTROPE, *adj.* [angl. ***vasotropic***]. Qui se fixe ou qui agit électivement sur les vaisseaux.

VASOVAGAL (syndrome) [angl. ***vasovagal syncope***]. Association de vasodilatation périphérique et de bradycardie par excitation du nerf vague ; elle provoque une hypotension artérielle et parfois des syncopes.

VATER (ampoule de). V. *ampoule de Vater.*

VC. V. *volume courant.*

VCI. Abréviation de *veine cave inférieure.* V. *cave (veine).* V. ce terme.

VCS. Abréviation de *veine cave supérieure.* V. *cave (veine).* V. ce terme.

VDRL (réaction) [angl. ***VDRL reaction***]. Microréaction de floculation sur lame, non spécifique, servant au diagnostic sérologique de la syphilis.

VECTEUR, *adj.* ou *s. m.* [angl. ***vector***] (parasitologie). Hôte intermédiaire transmettant une infection après évolution, dans son organisme, du germe qui la produit.

VECTOCARDIOGRAMME ou **VECTOGRAMME,** *s. m.* [angl. ***vectocardiogram***]. Graphique résumant les variations de direction et d'intensité de la force électromotrice apparente du cœur pendant la contraction cardiaque.

VECTORIEL, LE, *adj.* [angl. ***vectorial***]. Relatif à un vecteur.

VÉGÉTALISME, *s. m.* [angl. ***true vegetarianism***]. Doctrine diététique ne permettant que l'emploi d'aliments d'origine végétale. V. *macrobiotique et végétarisme.*

VÉGÉTARISME, *s. m.* [angl. ***vegetarianism***]. Doctrine diététique excluant la chair des animaux mais permettant les produits du règne animal (lait, beurre, oeufs, miel). V. *végétalisme.*

VÉGÉTATIF, VE, *adj.* [angl. ***vegetative***]. Syn. *neurovégétatif.* Qui concerne le système nerveux végétatif ou autonome.

VÉGÉTATION, *s. f.* [angl. ***vegetation***]. Papillome siégeant au niveau des replis de la peau ou des muqueuses. – ***v. adénoïde.*** V. *adénoïde.*

VÉHICULE, *s. m.* (pharmacie) [angl. ***vehicle***]. Excipient liquide. Substance dans laquelle on dissout les principes actifs du médicament.

VEINE, *s. f.* [angl. ***vein***]. Vaisseau ramenant le sang vers le cœur. Les *v.* principales sont les *v. caves,* drainant la circulation générale ou systémique, et les *v. pulmonaires.*

VEINE AZYGOS [angl. ***azygos vein***]. Veine provenant de la veine lombale ascendante droite. Elle gagne la veine cave supérieure en longeant le flanc antérodroit des vertèbres et reçoit les 2 veines hémi-azygos situées à gauche de la ligne médiane. Anastomose les systèmes caves supérieur et inférieur.

VEINE CAVE INFÉRIEURE [angl. ***inferior vena cava***]. Grosse veine drainant la majorité du sang de la partie sous-diaphragmatique du corps. Formée par le confluent des 2 veines iliaques au niveau de la 5e vertèbre lombale, elle monte à droite de l'aorte pour se jeter dans l'oreillette droite après avoir reçu les veines sus-hépatiques.

VEINE CAVE SUPÉRIEURE [angl. ***superior vena cava***]. Grosse veine drainant la sang de la tête, du cou et des membres supérieurs ainsi que celui de la veine azygos. Formée par la réunion des troncs brachiocéphaliques, elle se jette dans l'oreillette droite après un court trajet vertical descendant.

VEINE PORTE [angl. ***portal vein***]. Veine formée par le confluent de la veine splénique et de la veine mésentérique supérieure. Elle draine vers le foie, le sang de la rate et des organes digestifs.

VEINES PULMONAIRES [angl. ***pulmonary veins***]. Veines fonctionnelles des poumons drainant le sang rouge, oxygéné, vers l'oreillette gauche. Elles se dirigent transversalement en dedans et s'abouchent dans la paroi postérieure de cette cavité. Elles sont au nombre de 4 (2 droites et 2 gauches, 2 supérieures et 2 inférieures).

VEINEUX, SE, *adj.* [angl. ***venous***]. Relatif aux veines.

VEINITE, *s. f.* Irritation de l'endothélium veineux provoquée par les injections intraveineuses aseptiques de certaines solutions.

VEINOSITÉ, *s. f.* Dilatation légère d'une veine cutanée.

VEINOTONIQUE, *adj.* V. *phlébotonique.*

VÉLAMENTEUX, SE, *adj.* [angl. ***velamentous***]. En forme de voile.

VÉLOCIMÈTRE, *s. m.* V. *fluxmètre.*

VÉLOPALATIN, E, *adj.* Qui concerne le voile du palais.

VELVÉTIQUE, *adj.* [angl. ***velvet-like***]. Qui a l'aspect du velours.

VEMS. V. *volume expiratoire maximum-seconde.*

VÉNÉNEUSES (réglementation des substances). V. *tableaux A, B et C* et *liste I, liste II.*

VÉNÉNEUX, SE, *adj.* [angl. ***venenous***]. Qui contient un poison ; toxique.

VÉNÉRÉOLOGIE, *s. f.* ou mieux, **VÉNÉROLOGIE,** *s. f.* [angl. ***venerology***]. Étude des maladies vénériennes.

VÉNÉRIEN, NE, *adj.* [angl. ***venereal***]. Qui se rapporte à, ou qui est provoqué par l'acte sexuel : *désirs v., maladie v.* – *s. m.* ou *f.* Sujet atteint de maladie vénérienne (syphilis, blennorragie, etc.).

VÉNÉROLOGIE, *s. f.* V. *vénéréologie.*

VENTILATION ALVÉOLAIRE [angl. ***alveolar ventilation***]. Quantité d'air inspiré qui entre par minute dans les alvéoles pulmonaires et participe aux échanges gazeux avec le sang ; sa valeur est donnée par la formule : fréquence inspiratoire x (volume courant – espace mort respiratoire).

VENTILATION ARTIFICIELLE. V. *respiration artificielle.*

VENTOUSE, *s. f.* [angl. ***cupping glass***]. Petite cloche de verre appliqué sur un point quelconque des téguments après y avoir raréfié l'air ; procédé de révulsion locale pratiquement abandonné ; – ***v. scarifiée.*** *V.* appliquée sur des scarifications (saignée locale).

VENTRE DE BOIS [angl. ***wooden belly***]. Consistance particulière de la paroi abdominale, d'une dureté ligneuse, due à une contraction musculaire étendue et irréductible, observée chez les malades atteints de péritonite aiguë.

VENTRE EN BESACE [angl. ***pendulous abdomen***]. Déformation du ventre observée chez les obèses âgés et les multipares à la fin de la grossesse. Le ventre, au lieu de faire saillie en avant, tombe sur le pubis et sur les cuisses.

VENTRICULAIRE, *adj.* [angl. ***ventricular***]. Qui se rapporte à un ventricule cardiaque ou cérébral.

VENTRICULE, *s. m.* [angl. ***ventricle***]. Cavité en forme de petit ventre. – 1° ***v. cardiaques.*** Cavités à paroi musculaire épaisse, communiquant avec les oreillettes par les orifices atrioventriculaires et avec l'aorte pour le *v.* gauche et l'artère pulmonaire pour le *v.* droit. Les *v.c.* sont séparés par la cloison ou septum interventriculaire. – 2° ***v. cérébraux.*** Cavités situées dans l'encéphale, les *v. latéraux* dans chaque hémisphère cérébral, le IIIe dans le diencéphale et le IVe ventricule entre le tronc cérébral et le cervelet.

VENTRICULO-ATRIOSTOMIE, *s. f.* ou **VENTRICULO-AURICULOSTOMIE,** *s. f.* [angl. ***ventriculoatriostomy***] (neurologie). Mise en communication d'un ventricule latéral du cerveau et d'une oreillette cardiaque au moyen d'un tube en matière plastique valvulé, pour traiter certaines hydrocéphalies.

VENTRICULO-CISTERNOSTOMIE, *s. f.* [angl. ***ventriculocisternostomy***]. Syn. *ventriculostomie* (neurologie). Mise en communication des ventricules du cerveau avec les citernes cérébrales des espaces sous-arachnoïdiens.

VENTRICULOGRAMME, *s. m.* [angl. ***ventriculogram***]. 1° Syn. *complexe ventriculaire.* Portion de l'électrocardiogramme se rapportant à l'activité du ventricule. – 2° Image obtenue par ventriculographie.

VENTRICULOGRAPHIE, *s. f.* [angl. ***ventriculography***]. Exploration radiographique des ventricules cérébraux après injection d'air ou de substance opaque aux rayons X.

VENTRICULOTOMIE, *s. f.* [angl. ***ventriculotomy***]. Ouverture chirurgicale d'un ventricule cérébral ou cardiaque.

VERGE, *s. f.* V. *pénis.*

VERGENCE, *s. f.* [angl. ***vergence***]. Mouvement des deux yeux dont les axes visuels ne sont pas parallèles, soit se rapprochant (convergence), soit s'éloignant (divergence).

VERGETURES, *s. f. pl.* [angl. ***vibices***]. Traces laissées par les coups de verges. – Petites raies d'abord rouges, puis blanches et nacrées, ayant un aspect cicatriciel, qui sillonnent la peau soumise à une distension exagérée.

VERMICULAIRE, *adj.* [angl. ***vermicular***]. Qui se rapporte ou qui ressemble aux vers.

VERMIFUGE, *adj.* et *s. m.* [angl. ***vermifuge***]. Syn. *anthelminthique, antihelminthique.* Médicament qui provoque l'expulsion des vers intestinaux.

VERMINE, *s. f.* [angl. ***vermin***]. Nom générique désignant les insectes parasites de l'homme et des animaux.

VERMINEUX, SE, *adj.* [angl. ***verminous***]. Qui a rapport aux vers.

VERMIOTHES ou **VERMIOTES,** *s. f. pl.* Petits cylindres comparés à du vermicelle que l'on fait sortir de la surface ulcérée d'un épithélioma de la langue en opérant une pression latérale.

VERMIS, *s. m.* [angl. ***vermis cerebelli***]. Partie étroite médiane séparant les deux hémisphères du cervelet.

VERNAL, E, *adj.* [angl. ***vernal***]. Printanier.

VÉROLE, *s. f.* V. *syphilis.* – ***petite v.*** V. *variole.*

VERRUCIFORME, *adj.* [angl. ***verruciform***]. Qui ressemble à une verrue.

VERRUCOSITÉ, *s. f.* [angl. ***verrucosis***]. Petite tumeur cutanée végétante accompagnée d'hyperkératose.

VERRUE, *s. f.* [angl. ***verruca***]. Tumeur bénigne de la peau, contagieuse et inoculable, résultant d'une hyperplasie papillaire et épidermique, et due à un virus.

VERRUQUEUX, SE, *adj.* [angl. ***warty***]. Qui porte des verrues ou a la forme d'une verrue.

VERSION, *s. f.* (obstétrique) [angl. ***version***]. Changement de position que l'on imprime au fœtus pour faciliter sa sortie de l'utérus.

VERTÈBRE, *s. f.* [angl. ***vertebra***]. Élément osseux du rachis ou colonne vertébrale. Autour de l'orifice central que traverse la moelle épinière se trouvent en avant le corps, en arrière l'arc vertébral formé de deux lames et deux pédicules, et d'apophyses ou processus : 2 transverses, 2 articulaires et un épineux. Il existe 33 ou 34 *v.* : 7 *v.* cervicales (v. *atlas* et *axis*), 12 *v.* thoraciques, 5 *v.* lombales, 5 *v.* sacrées soudées en un seul os, le sacrum, et 4 ou 5 *v.* coccygiennes également soudées.

VERTÉBROTHÉRAPIE, *s. f.* [angl. ***spondylotherapy***]. Syn. *spondylothérapie.* Traitement de certaines algies d'origine rachidienne par des manipulations de la colonne vertébrale.

VERTEX, *s. m.* [angl. ***vertex***]. Point le plus élevé de la voûte du crâne.

VERTIGE, *s. m.* [angl. ***vertigo***]. Erreur de sensation, sous l'influence de laquelle le malade croit que sa propre personne ou les objets environnants sont animés d'un mouvement giratoire ou oscillatoire.

VERUMONTANUM, *s. m.* [angl. ***verumontanum***]. Saillie de la paroi postérieure de l'urètre prostatique où s'ouvrent les canaux éjaculateurs et l'utricule prostatique.

VÉSICAL, E, *adj.* [angl. ***vesical***]. Qui se rapporte à la vessie.

VÉSICANT, E, *adj.* [angl. ***vesicant***]. Qui détermine des ampoules à la peau.

VÉSICULE, *s. f.* 1° (anatomie) [angl. ***vesicle***]. Organe en forme de petit sac. P. ex. *v. biliaire.* – *v. séminale.* – 2° (dermatologie) [angl. ***blister***]. Syn. v. *cutanée.* Lésion élémentaire de la peau, consistant en un soulèvement circonscrit de l'épiderme contenant une sérosité transparente.

VÉSICULE EXCLUE [angl. ***nonfilling gallbladder***]. Absence d'opacification radiologique de la vésicule biliaire.

VÉSICULE PORCELAINE [angl. ***porcelain gallbladder***]. Aspect particulier de la vésicule biliaire dont toute l'épaisseur de la paroi est infiltrée de calcaire.

VÉSICULEUX, SE, *adj.* [angl. ***vesicular***]. Qui concerne une vésicule cutanée.

VÉSICULODÉFÉRENTOGRAPHIE, *s. f.* [angl. ***vesiculodeferentography***]. Radiographie avec opacification des vésicules séminales et des canaux déférents.

VÉSICULOGRAPHIE, *s. f.* [angl. ***vesiculography***]. Radiographie des vésicules séminales après leur injection avec un produit opaque aux rayons X.

VÉSICULOPUSTULEUX, SE, *adj.* [angl. ***vesiculopustular***]. Constitué de vésicules et de pustules.

VÉSICULOTOMIE, *s. f.* [angl. ***seminal vesiculotomy***]. Incision des vésicules séminales.

VESPERTILIO, *s. m.* [angl. ***butterfly lupus***]. Variété de lupus érythémateux chronique qui se développe symétriquement sur les pommettes et à la face dorsale du nez.

VESSIE, *s. f.* [angl. ***bladder***]. Organe musculo-membraneux servant de réservoir d'urine entre les mictions. Située dans le pelvis, la vessie reçoit les uretères et s'évacue par l'urètre.

VESTIBULE, *s. m.* [angl. ***vestibule***] (anatomie). Espace donnant accès à une cavité. P. ex. v. *du vagin, v. du labyrinthe.* V. *labyrinthe, utricule* et *saccule.*

VESTIBULO-COCHLÉAIRE (nerf) [angl. ***vestibulocochlear nerve***]. Syn. ancien *nerf auditif.* Huitième paire crânienne, nerf de l'audition et de l'équilibration.

VG. Abréviation de *valeur globulaire* et *ventricule gauche.*

VGM. V. *volume globulaire moyen.*

VIABLE, *adj.* [angl. ***viable***]. Qui est apte à vivre.

VIBICES, *s. f. pl.* [angl. ***vibex***]. 1° Hémorragie cutanée se présentant sous la forme de sillons ou de stries (variété de purpura). – 2° V. *vergetures.*

VIBRION, *s. m.* [angl. ***vibrio***]. Bactérie plus ou moins incurvée, ciliée, mobile. – V. *cholérique.*

VIBRISSES, *s. f. pl.* [angl. ***vibrissae***]. Poils implantés à l'intérieur des narines.

VICARIANT, E, *adj.* [angl. ***vicarious***]. Suppléant. – Se dit d'un organe ou d'une fonction qui joue le rôle d'un autre organe ou d'une autre fonction déficients.

VIDÉOCHIRURGIE, *s. f.* [angl. ***videosurgery***]. Technique chirurgicale utilisant des voies d'abord endoscopiques couplées à la télévision, au lieu des incisions classiques, lesquelles permettent l'intervention sous le contrôle direct de la vue. P. ex. *vidéo-thoracoscopie, coeliochirurgie.*

VIGIL, *adj. m.* [angl. ***vigil***]. V. *coma vigil.*

VIGILANCE, *s. f.* [angl. ***vigilance***] (neurophysiologie). Fonction qui assure l'éveil du cortex cérébral, de la conscience et des facultés de réaction – Surveillance des effets de divers moyens utilisés en thérapeutique. V. *hémovigilance, matériovigilance, pharmacovigilance.*

VIH. Virus de l'immunodéficience humaine. V. *sida.*

VILLEUX, SE, *adj.* [angl. ***villous***]. Qui présente des villosités. – *tumeur v.*

VILLOSITÉ, *s. f.* [angl. ***villosity***]. Petites saillies filiformes couvrant certaines surfaces auxquelles elles donnent un aspect velu. – *v. choriales.*

VIOL, *s. m.* [angl. ***rape***]. « Tout acte de pénétration sexuelle, de quelque nature que ce soit, sur la personne d'autrui, par violence, contrainte ou surprise » (Code pénal).

VIRAL, E, *adj.* [angl. ***viral***]. Qui se rapporte à un virus.

VIRÉMIE, *s. f.* [angl. ***viraemia***]. Présence de virus dans le sang circulant.

VIRILISANT, E, *adj.* [angl. ***masculinizing***]. Syn. *masculinisant.* Qui provoque l'apparition de caractères sexuels secondaires masculins. – *hormone v.* – *tumeur v.*

VIRILISATION, *s. f.* [angl. ***virilization***]. Syn. *masculinisation.* Apparition chez la femme pubère de certains caractères sexuels secondaires appartenant au sexe masculin. V. *virilisme.*

VIRILISME, *s. m.* [angl. ***virilism***]. Syn. *syndrome androgénique.* Syndrome observé chez la femme, après la puberté, consistant en un développement du système pileux qui prend une distribution masculine, avec aménorrhée, psychisme viril, hypertension et parfois diabète.

VIRION, *s. m.* [angl. ***virion***]. Particule virale arrivée à maturité.

VIROLOGIE, *s. f.* [angl. ***virology***]. Étude des virus.

VIROSE, *s. f.* [angl. ***virosis***]. Nom générique des maladies causées par les virus.

VIRUCIDE, *adj.* V. *virulicide.*

VIRULENCE, *s. f.* [angl. ***virulence***]. Aptitude des microbes à se développer dans le corps des animaux et à y sécréter des toxines.

VIRULICIDE, *adj.* [angl. ***virucidal***]. Syn. *virucide.* Qui détruit les virus.

VIRURIE, *s. f.* [angl. ***viruria***]. Présence de virus dans l'urine.

VIRUS, *s. m.* [angl. ***virus***]. Agent pathogène spécifique non cultivable sur les milieux artificiels, ne pouvant se multiplier qu'au sein des cellules vivantes qu'il parasite, et de très faibles dimensions. Chaque particule virale ne contient qu'un type d'acide nucléique (ARN ou ADN) : ce matériel génétique (pathogène) est entouré d'une coque (capside) possédant des fonctions protectrices et antigéniques.

VIRUS à **ADN** (ou à **DNA**) [angl. ***DNA virus***]. Virus dont le matériel génétique est formé d'acide désoxyribonucléique (ADN).

VIRUS à **ARN** (ou à **RNA**) [angl. ***RNA virus***]. Virus dont le matériel génétique est formé d'acide ribonucléique (ARN).

VIRUS AMARIL. V. *fièvre jaune.*

VIRUS APC (adéno-pharyngo-conjonctivaux). V. *adénovirus.*

VIRUS ARBOR. V. *arbovirus.*

VIRUS LENTS (maladies dites à) [angl. ***slow virus diseases***]. Maladies dues à des virus divers, souvent non identifiés. Elles ont en commun : – 1° une longue période muette (quelques mois à quelques années) séparant le moment où l'agent infectieux pénètre dans l'organisme et celui où apparaissent les symptômes de la maladie ; – 2° l'atteinte élective d'un seul tissu ou organe (le système nerveux central) ; – 3° leur affinité exclusive pour certaines espèces animales ; – 4° une évolution progressive vers la mort. Les affections dites à virus lent sont nombreuses ***chez l'animal :*** citons l'*encéphalopathie bovine spongiforme* et chez le mouton, la tremblante ou *scrapie ;* ***chez l'homme,*** le *kuru* et la *maladie de Creutzfeldt-Jakob.* Certaines de ces affections sont dues à des virus lents « conventionnels », d'autres (kuru, maladie de C-J) à des prions. V. *encéphalopathies subaiguës spongiformes transmissibles.*

VIRUS ORPHELIN [angl. ***orphan virus***]. Virus identifié mais dont on ignore le rôle pathogène.

VISCÉRALGIE, *s. f.* [angl. ***visceralgia***]. Nom générique des troubles de la sensibilité des viscères ayant une origine nerveuse.

VISCÈRE, *s. m.* [angl. ***viscus ; pl. viscera***]. Organe situé à l'intérieur des cavités du corps (crâne, thorax, abdomen). P. ex. *encéphale, cœur, intestin, prostate.*

VISCOSITÉ, *s. f.* [angl. ***viscosity***]. Résistance au frottement qui s'oppose au déplacement des molécules les unes par rapport aux autres.

VISION, *s. f.* [angl. ***vision***]. Action de voir. – Pris parfois dans le sens d'hallucination de la vue.

VISITEUR MÉDICAL. Professionnel de l'industrie pharmaceutique chargé d'informer les médecins et de les conseiller dans leur prescription de spécialités pharmaceutiques.

VISSAGE, *s. m.* Immobilisation des fragments d'un os fracturé, maintenus en contact par une ou plusieurs vis.

VITALE. Carte électronique d'assuré social.

VITAMINE, *s. f.* [angl. ***vitamin***]. Substance existant en très petite quantité dans certaines matières nutritives, ne rentrant dans aucune des grandes classes d'aliments et dont les faibles doses, indispensables à la croissance et au maintien de l'équilibre vital, doivent être apportées par l'alimentation, sous peine de voir apparaître une maladie dite par carence. – On distingue les ***v. liposolubles*** : *v. A* ou *v. antixérophtalmique* ou *axérophtol, v.* D_2 ou *calciférol, v.* D_3 ou *v. antirachitique* des huiles de foie de poissons, *v. E* ou *v. de reproduction* ou *tocophérol, v. F,* formée d'un ensemble d'acides gras non saturés et dont la carence provoque des dermatoses, *v. K* ou *v. de coagulation,* dont la carence provoque un syndrome hémorragique par trouble de la formation de la prothrombine ; et les ***v. hydrosolubles*** : *v.* B_1 ou v. *antinévritique* ou *thiamine, v.* B_2 ou G ou *riboflavine, v.* B_4 ou *antiagranulocytaire, v.* B_5 ou *acide pantothénique, v.* B_6 ou *pyridoxine, v.* B_7 ou *méso-inositol, v.* B_8 ou *biotine* ou *v. antiséborrhéique, v.* B_9, ou *acide folique, v.* B_{12} ou *cobalamine, v. H'*, ou *acide para-amino-benzoïque, v. PP* ou *amide nicotinique, v. C* ou *v. antiscorbutique* ou *acide ascorbique, v. P* ou *citrine.*

VITAMINE A [angl. ***vitamin A***]. Syn. *désuet axérophtol.* Vitamine liposoluble dont la carence entraîne notamment des troubles de la vision (xérophtalmie).

VITAMINE D [angl. ***vitamin D***]. Vitamine antirachitique liposoluble. Elle est soit d'origine végétale : vitamine D2 (ergocalciférol ou *calciférol*), soit d'origine animale : vitamine D3 (*cholécalciférol*).

VITAMINES K [angl. ***vitamin K***]. Substances liposolubles possédant un noyau ménadione et intervenant dans la synthèse hépatique des facteurs II, VII, IX, X de coagulation. La vitamine K1 est d'origine végétale, la *v.* K2 synthétisée par les bactéries dans l'intestin, et la *v.* K3 est synthétique. V. *antivitamine K.*

VITAMINOTHÉRAPIE, *s. f.* [angl. ***vitamin-therapy***]. Emploi thérapeutique des vitamines.

VITELLUS, *s. m.* (lat.) [angl. ***vitellus***]. Partie de l'œuf contenant des réserves destinées à nourrir l'embryon.

VITESSE DE SÉDIMENTATION GLOBULAIRE. V. *sédimentation.*

VITILIGO, *s. m.* (lat.) [angl. ***vitiligo***]. Affection consistant en l'apparition de plaques cutanées décolorées d'un blanc mat, à contours précis, entourées d'une zone où la peau est plus pigmentée que normalement.

VITRÉ, *s. m.* V. *corps vitré.*

VITRECTOMIE, *s. f.* [angl. ***vitrectomy***]. Ablation chirurgicale du corps vitré.

VITROPRESSION (manœuvre de la). Manœuvre consistant à appuyer une lame de verre sur la peau, pour en chasser le sang. Elle est utilisée en dermatologie pour préciser certains diagnostics.

VIVISECTION, *s. f.* [angl. ***vivisection***]. Opération pratiquée dans un but expérimental sur les animaux vivants.

VLDL. Abréviation du terme anglais *very low density lipoproteins* = lipoprotéines de très basse densité ou pré-bêta lipoprotéines.

VMA. V. *vanylmandélique (acide).*

VOL SOUS-CLAVIER. V. *sous-clavière voleuse (syndrome de l'artère).*

VOLÉMIE, *s. f.* [angl. ***blood volume***]. Volume sanguin total, plasmatique et globulaire ; il comprend la masse du sang circulant et de celui qui est immobilisé dans les réservoirs sanguins.

VOLET COSTAL [angl. ***flail chest***]. Partie de la paroi thoracique rendue mobile à la suite de multiples fractures costales doubles.

VOLT, *s. m.* (Symbole V) (Alessandro Volta, 1745-1827, physicien italien) [angl. ***volt***]. Unité du système international pour le *potentiel électrique* : c'est la différence de potentiel existant entre deux points d'un conducteur parcouru par un courant constant de 1 ampère, lorsque la puissance dissipée entre ces points est de 1 watt.

VOLUME COURANT (VC) [angl. ***tidal volume***]. Volume gazeux mobilisé lors d'une inspiration ou d'une expiration normale ; chez l'adulte normal au repos il varie de 400 à 600 mL.

VOLUME EXPIRATOIRE MAXIMUM SECONDE (VEMS) [angl. ***timed vital capacity***]. Volume gazeux rejeté pendant la 1re seconde d'une expiration forcée et mesurée par la spirographie. Il est normalement de 70 à 85 % de la capacité vitale.

VOLUME GLOBULAIRE MOYEN (VGM) [angl. ***mean corpuscular volume***]. Volume moyen, exprimé en micromètres cubes (μm^3), occupé par une hématie d'un échantillon de sang donné.

VOLUME DE RÉSERVE EXPIRATOIRE (VRE) [angl. ***expiratory reserve volume***]. Quantité de gaz qu'il est encore possible d'expulser par une expiration forte après une expiration normale. Elle est en moyenne de 0,750 L chez la femme et de 1,300 L chez l'homme.

VOLUME DE RÉSERVE INSPIRATOIRE (VRI) [angl. ***inspiratory reserve volume***]. Quantité de gaz qu'il est encore possible de faire pénétrer dans les poumons après une inspiration normale ; elle est en moyenne de 1,900 L chez la femme et de 2,400 L chez l'homme.

VOLUME RÉSIDUEL (VR) [angl. ***residual volume***]. Quantité de gaz restant dans les poumons à la fin d'une expiration forcée. Elle est en moyenne de 1,350 L chez la femme et de 1,450 L chez l'homme.

VOLVULUS, *s. m.* [angl. ***volvulus***]. Torsion d'un organe autour de son pédicule.

VOMER, *s. m.* [angl. ***vomer***]. Os médian de la face, mince, impair ; appendu au corps du sphénoïde, il constitue la partie postérieure de la cloison nasale.

VOMIQUE, *s. f.* [angl. ***vomica***]. Expectoration subite et abondante de sérosité, de pus ou de sang, provenant d'une cavité du thorax qui s'ouvre brusquement dans une grosse bronche où elle vide plus ou moins complètement son contenu.

VOMISSEMENT, *s. m.* [angl. ***vomit***]. Acte par lequel le contenu de l'estomac est violemment rejeté par la bouche.

VOMITIF, VE, *adj.* [angl. ***vomitive***]. V. *émétique.*

VOMITO NEGRO, *s. m.* V. *fièvre jaune.*

VOMITURITION, *s. f.* [angl. ***vomiturition***]. Régurgitation. Vomissement incomplet dans lequel les matières s'arrêtent dans l'œsophage, vont quelquefois jusqu'à la bouche, mais ne sont pas rejetées au dehors.

VOUSSURE, *s. f.* Exagération de la convexité du thorax dans une région limitée. P. ex. : *v. précordiale.*

VR. V. *volume résiduel.*

VRE. V. *volume de réserve expiratoire.*

VRI. V. *volume de réserve inspiratoire.*

VULTUEUX, SE, *adj.* Se dit du visage quand il est congestionné et bouffi.

VULVE, *s. f.* [angl. ***vulva***]. Orifice externe des voies génitales de la femme comprenant les grandes et petites lèvres et le vestibule du vagin.

VULVITE, *s. f.* [angl. ***vulvitis***]. Inflammation de l'une ou de plusieurs des parties anatomiques qui constituent la vulve.

VULVO-VAGINITE, *s. f.* [angl. ***vulvovaginitis***]. Inflammation de la vulve et du vagin.

W

W. Symbole de *watt*.

WAALER-ROSE (réaction de) (Erik W. médecin norvégien ; Joseph R. médecin allemand, 20e siècle) [angl. ***Waaler-Rose test***]. Réaction utilisant l'agglutination des hématies de mouton et destinée à mettre en évidence le facteur rhumatoïde.

WALDENSTRÖM (macroglobulinémie de) (Jan W., médecin suédois, 20e siècle). V. *macroglobulinémie*.

WATT, *s. m.* (Symbole W) (James W., 1736-1829, physicien écossais) [angl. ***watt***]. Unité de puissance dans le système international correspondant à un joule par seconde.

Wb. Symbole du *weber*.

WEBER, *s. m.* (Symbole Wb) (Wilhelm W., 1804-1891, physicien allemand) [angl. ***weber***]. Unité de flux d'induction magnétique dans le système international. C'est le flux qui à travers une seule spire y produit une force électromotrice de 1 volt s'il décroît uniformément à zéro en 1 seconde.

WHARTON (canal de) (Thomas W. 1614-1673, anatomiste britannique) [angl. ***submaxillary duct***]. Nom ancien du *conduit submandibulaire*.

WHARTONITE, *s. f.* [angl. ***whartonitis***]. Inflammation du canal de Wharton, conduit excréteur de la glande salivaire sous-maxillaire.

WHEEZING, *s. m.* (angl.). Sifflement respiratoire.

WILLIS (cercle ou hexagone de) (Thomas W., anatomiste anglais, 1621-1675) [angl. ***arterial circle of Willis***]. Cercle artériel situé à la base du cerveau et faisant communiquer les carotides internes, le tronc basilaire ainsi que les artères cérébrales et communicantes antérieures et postérieures.

WINSLOW (hiatus de) (Jacob W., 1669-1760, anatomiste français) [angl. ***epiploic foramen***]. Syn. moderne *foramen épiploïque*. Orifice faisant communiquer le vestibule de l'arrière-cavité des épiploons avec la grande cavité péritonéale.

WIRSUNG (canal de) (Johann W., 1600-1643, médecin allemand) [angl. ***pancreatic duct***]. Dénomination ancienne du *conduit pancréatique*.

WOLFFIEN, NE, *adj.* (Kaspar Wolff, 1733-1794, anatomiste allemand) [angl. ***wolffian***]. Qui se rapporte au corps de Wolff ; ébauche de rein chez l'embryon, entre la 4e et la 8e semaine, qui donnera, chez l'homme, les conduits génitaux.

WOLFF-PARKINSON-WHITE (syndrome de) (WPW) (Louis W., 1898-1972, cardiologue américain ; Sir John P., né en 1885, cardiologue anglais ; Paul D. W., 1886-1974, cardiologue américain) [angl. ***Wolff-Parkinson-White syndrome***]. Syndrome électrocardiographique caractérisé par une *onde delta* qui déforme et élargit le début de l'onde QRS et traduit l'excitation anticipée (pré-excitation) d'une partie du myocarde ventriculaire. Cette pré-excitation est liée à l'existence d'un faisceau anormal de tissu nodal. Les sujets atteints de cette affection présentent souvent des crises de tachycardie paroxystique.

WPW. Abréviation de *Wolff-Parkinson-White (syndrome de).*

X

XANTHÉLASMA, *s. m.* [angl. ***xanthelasma***]. Xanthome plan des paupières.

XANTHINE, *s. f.* [angl. ***xanthine***]. V. *base purique* et *caféine*.

XANTHOCHROMIE, *s. f.* Coloration jaune.

XANTHOFIBROME, *s. m.* [angl. ***xanthofibroma***]. Syn. *fibroxanthome*. Variété de xanthome contenant des éléments fibreux.

XANTHOMATEUSE (maladie) ou **XANTHOMATOSE,** *s. f.* [angl. ***xanthomatosis***]. Présence, dans l'épaisseur du derme, de taches ou de nodosités d'un jaune plus ou moins foncé. Il s'agit de lipoïdose par surcharge de cholestérol.

XANTHOME, *s. m.* [angl. ***xanthoma***]. Petite tumeur bénigne de tissu conjonctif formée de cellules riches en dépôts lipidiques (cholestérol). Ils siègent surtout sur la peau et dans les tendons. On les rencontre le plus souvent chez les hyperlipidémiques atteints ou menacés d'athérome artériel.

XANTHOPSIE, *s. f.* [angl. ***xanthopsia***]. Teinte jaune uniforme qui semble colorer tous les objets ; symptôme peu fréquent de l'ictère.

XÉNOBIOTIQUE, *adj.* et *s. m.* [angl. ***xenobiotic***]. Produit chimique se comportant comme un toxique ou un allergène vis-à-vis de l'organisme.

XÉNOGREFFE, *s. f.* V. *hétérogreffe*.

XÉRODERMIE, *s. f.* [angl. ***xeroderma***]. Variété d'ichtyose dans laquelle la peau est simplement sèche et la desquamation pulvérulente.

XÉROPHTALMIE, *s. f.* ou **XÉROME,** *s. m.* [angl. ***xerophthalmia***]. État de sécheresse avec atrophie de la conjonctive bulbaire entraînant l'opacité de la cornée ; c'est un symptôme d'avitaminose A.

XÉROSIS, *s. m.* [angl. ***xerosis***]. Kératinisation superficielle de l'épithélium de la conjonctive bulbaire, puis de l'épithélium de la cornée, marquant le début de la xérophtalmie.

XÉROSTOMIE, *s. f.* V. *aptyalisme*.

D-XYLOSE (épreuve au) [angl. ***xylose test***]. Épreuve permettant d'étudier l'absorption intestinale des glucides.

XIPHODYNIE, *s. f.* V. *xiphoïdalgie*.

XIPHOÏDALGIE, *s. f.* [angl. ***xiphodynia***]. Syn. *xiphodynie*. Douleur au niveau de l'appendice xiphoïde.

XIPHOÏDE, *adj.* [angl. ***xiphoid***]. En forme d'épée. – *processus* ou *appendice x*. Partie inférieure du sternum.

X

Y

YERSIN (bacille de) (Alexandre Y., 1863-1943, bactériologiste suisse) [angl. ***yersinia***]. Syn. *Yersinia pestis*. Bacille très court (coccobacille) ne prenant pas le Gram. Cette espèce bactérienne est l'agent pathogène de la peste.

YERSINIOSE, *s. f.* [angl. ***yersiniosis***]. Terme générique désignant les maladies dues aux germes du genre *Yersinia*. Ils peuvent provoquer, chez l'homme, des infections soit d'allure septicémique, soit à type d'adénite mésentérique aiguë, soit à forme gastro-entéritique.

YOGA, *s. m.* [angl. ***yoga***]. Technique de relaxation d'origine hindoue visant à obtenir la maîtrise du fonctionnement corporel.

YOG(H)OURT, *s. m.* (mot bulgare) [angl. ***yog(h)urt***]. Syn. *yaourt*. Lait fermenté préparé en faisant réduire le lait de moitié à la température de 90 °C et en le soumettant à l'action d'un *Lactobacillus*.

YOHIMBINE, *s. f.* [angl. ***yohimbine***]. Alcaloïde doué de propriétés alphabloquantes et qui a été utilisé comme aphrodisiaque.

Z

ZÉZAIEMENT, *s. m.* [angl. ***lisping***]. Vice de prononciation consistant dans la substitution de la lettre *z* au *j* et au *g* doux ; il est fréquent chez les enfants.

ZINC, *s. m.* [angl. ***zinc***]. Élément chimique de numéro atomique 30. Symbole Zn. Ce métal est présent dans une vingtaine d'enzymes. L'oxyde de *Zn* est utilisé en dermatologie.

ZINCOSE, *s. f.* Pneumoconiose professionnelle consécutive à l'inhalation de poussières de zinc.

ZONA, *s. m.* [angl. ***zona***]. Syn. *herpes zoster*. Affection virale caractérisée par une éruption unilatérale de vésicules rappelant celles de l'herpès, disposées par grappes, sur le trajet des nerfs de la sensibilité, accompagnées de douleurs plus ou moins intenses et évoluant rapidement. Le *z.* est une maladie infectieuse due à un virus, de la famille des Herpesviridés, qui est aussi celle du virus de la varicelle.

ZONATEUX, SE, *adj.* Terme incorrect. V. *zostérien*.

ZONULE, *s. f.* [angl. ***zonule***]. Ligament suspenseur du cristallin.

ZONULOLYSE, *s. f.* [angl. ***zonulolysis***] (ophtalmologie). Destruction de la zonule de Zinn par une enzyme protéolytique au cours de l'opération de la cataracte.

ZONULOTOMIE, *s. f.* [angl. ***zonulotomy***]. Section chirurgicale de la zonule.

ZOONOSE, *s. f.* [angl. ***zoonosis***]. Maladie qui frappe surtout les animaux. On tend à réserver ce terme aux affections naturellement transmissibles des animaux vertébrés à l'homme et inversement (charbon, tuberculose bovine, psittacose etc.).

ZOOPARASITE, *s. m.* [angl. ***zooparasite***]. Parasite appartenant au règne animal.

ZOOPATHIE, *s. f.* Maladie des animaux.

ZOOPHILIE, *s. f.* [angl. ***zoophilia***]. 1° Affection pour les animaux. – 2° Attraction de certaines espèces animales pour d'autres espèces (les anophèles sont attirés par divers animaux domestiques, lapins, porcs, buffles). – ***z. érotique***. V. *bestialité*.

ZOOPHOBIE, *s. f.* [angl. ***zoophobia***]. Crainte morbide de certains animaux.

ZOOPSIE, *s. f.* [angl. ***zoopsia***]. Hallucination visuelle consistant en vision d'animaux.

ZOSTER (herpès). V. *zona*.

ZOSTÉRIEN, NE, *adj.* Qui est causé par le zona, ou qui est en rapport avec le zona. – *paralysie z.*

ZOSTÉRIFORME, *adj.* [angl. ***zosteroid***]. Qui ressemble au zona.

ZYGOMATIQUE, *adj.* [angl. ***zygomatic***]. Relatif à la pommette. – ***muscle grand et petit z.*** Muscles de la face, élévateurs de la lèvre supérieure et donnant l'expression du rire. – ***os z.*** Os pair de la face constituant la pommette.

ZYGOTE, *s. m.* [angl. ***zygote***]. Œuf fécondé, produit de l'union des gamètes.

ZYMASE, *s. f.* [angl. ***zymase***]. Enzyme provenant de la levure et possédant la propriété de dédoubler le glucose en acide carbonique et alcool.

ZYMOGÈNE, *s. m.* [angl. ***zymogen***]. Syn. *pro-enzyme, proferment*. Substance protéinique spécifique donnant naissance à une enzyme : les z. sont les précurseurs des enzymes : p. ex. le *trypsinogène*.

ZYMOLOGIE, *s. f.* V. *enzymologie*.

ZYMOTIQUE, *adj.* [angl. ***zymotic***]. Qui a rapport à la fermentation.

LEXIQUE PHARMACEUTIQUE

1. Ce lexique comprend plus de 2 500 entrées concernant des médicaments d'usage courant en France en 2008.

2. Ces entrées sont de trois types :
   - les **dénominations communes (DC)**, en général **internationales (DCI)**; exemple : **metformine**;
   - les ***noms de marque*** (noms commerciaux); exemple : ***Glucophage***;
   - les classes pharmaceutiques; exemple : antidiabétique.

3. Le **genre** du mot, *m.* ou *f.* est indiqué pour les deux premiers types d'entrée.

4. Ont été systématiquement **écartés** de ce lexique :
   - les médicaments composés (Modurétic, Pentacoq);
   - à de rares exceptions près, les médicaments-conseil (Aspro, Humex).

5. Les **médicaments génériques** sont soulignés :
   - *tantôt ce sont des DC* : elles sont en général suivies du nom du laboratoire qui les fabrique (et que nous avons systématiquement omis). Par exemple : **amoxicilline** [Bayer, Merck etc.];
   - *tantôt ce sont des noms de fantaisie suivis du sufixe -Gé* (omis également ici). Par exemple : ***Agram*** [*-Gé*];
   - alors que le médicament original s'appelle : ***Clamoxyl***, sa DCI étant : **amoxicilline**.

A

abacavir, *m.*; ***Ziagen***, *m.*; antiviral.

Abboticine, *f.*; **érythromycine**, *f.*; antibiotique.

abciximab, *m.*; ***Réopro***, *m.*; antiagrégant plaquettaire.

Abufène, *m.*; **bêta-alanine**, *f.*; inhibiteur des bouffées de chaleur de la ménopause.

acamprosate, *m.*; ***Aotal***, *m.*; traitement de l'alcoolisme chronique.

acarbose, *m.*; ***Glucor***, *m.*; inhibiteur des α-glucosidases, antidiabétique.

acébutolol, *m.*; ***Sectral***, *m.*; bêtabloquant.

acéclofénac, *m.*; ***Cartrex***, *m.*; anti-inflammatoire non stéroïdien.

acénocoumarol, *m.*; ***Minisintrom***, *m.*; ***Sintrom***, *m.*; anticoagulant.

acétazolamide, *m.*; ***Diamox***, *m.*; diurétique.

acétyl-cystéine, *f.*; ***Exomuc***, *m.*; ***Fluimucil***, *m.*; ***Mucolator***, *m.*; ***Mucomyst***, *m.*; ***Solmucol***, *m.*; ***Tixair***, *m.*; mucolytique.

acétyl-leucine, *f.*; ***Tanganil***, *m.*; antivertigineux.

aciclovir, *m.*; ***Activir***, *m.*; ***Zovirax***, *m.*; antiviral.

acide acétylaminosuccinique; ***Cogitum***, *m.*; psychostimulant.

acide acétyl-salicyclique; ***Aspirine***, *f.*; ***Aspégic***, *m.*; ***Cardiosolupsan***, *m.*; ***Claragine***, *f.*; ***Kardégic***, *m.*; antipyrétique, anti-inflammatoire, antiagrégant plaquettaire, analgésique.

acide ascorbique; ***Laroscorbine***, *f.*; vitamine C.

acide folique; ***Spéciafoldine***, *f.*; antianémique.

acide gras insaturés; ***Maxepa***, *m.*; hypolipémiant.

acide hyaluronique; ***Sinovial***, *m.*; antirhumatismal.

acide ibandronique; ***Bonviva***, *m.*; traitement de l'ostéoporose.

acide méfénamique; ***Ponstil***, *m.*; anti-inflammatoire non stéroïdien.

acide niflumique; ***Nifluril***, *m.*; anti-inflammatoire non stéroïdien.

acide oméga 3; ***Omacor***, *m.*; hypolipémiant.

acide pipémidique; ***Pipram***, *m.*; antibactérien urinaire.

acide tiaprofénique; ***Flanid***, *m.*; ***Surgam***, *m.*; anti-inflammatoire non stéroïdien.

acide tranexamique; ***Exacyl***, *m.*; ***Spotof***, *m.*; hémostatique.

acide ursodésoxycholique; V. *ursodiol*.

Acomplia, *m.*; **rimonabant**, *m.*; traitement de l'obésité.

Actapulgite, *f.*; **silicates**; pansement digestif.

Actilyse, *f.*; **rt PA**, *m.*; **alteplase**, *f.*; thrombolytique.

Actiskénan, *m.*; **morphine**, *f.*; analgésique.

Activir, *m.*; **aciclovir**, *m.*; antiviral.

Actonel, *m.*; **risédronate monosodique**, *m.*; traitement de l'ostéoporose.

Actos, *m.*; **pioglitazone**, *f.*; antidiabétique.

Actrapid, *f.*; **insuline**, *f.*; insuline humaine hémisynthétique.

Adalate, *m.*; **nifédipine**, *f.*; inhibiteur calcique.

adalimumab, *m.*; ***Humira***, *m.*; antirhumatismal.

Adancor, *m.*; **nicorandil**, *m.*; antiangineux.

Adant, *m.*; **hyaluronate de sodium**; antirhumatismal.

adénosine, *f.*; ***Krénosin***, *m.*; antiarythmique.

adrafinil, *m.*; ***Olmifon***, *m.*; psychostimulant.

adrénaline. V. *épinéphrine*.

adriamycine, *f.*; ***Adriblastine***, *f.*; anticancéreux.

Adriblastine, *f.*; **adriamycine**, *f.*; **doxorubicine**, *f.*; anticancéreux.

Advil, *m.*; **ibuprofène**, *m.*; anti-inflammatoire non stéroïdien.

Aérius, *m.*; **desloratadine**, *f.*; antihistaminique.

Aérodiol, *m.*; **œstradiol**, *m.*; œstrogène.

Agénérase, *f.*; **amprénavir**, *m.*; antiviral.

Agram, *m.*; **amoxicilline**, *f.*; antibiotique.

Agrastat, *m.*; **tirofiban**, *m.*; antiagrégant plaquettaire.

Agrippal, *m.*; **vaccin antigrippal**.

Agyrax, *m.*; **méclozine**, *f.*; antivertigineux.

Aiglonyl, *m.*; **sulpiride**, *m.*; neuroleptique.

Akinéton, *m.*; **bipéridène**, *m.*; antiparkinsonien.

albendazole, *m.*; ***Zentel***, *m.*; anthelminthique.

alcool : V. *désintoxication alcoolique*.

alcoolisme chronique (traitement de l')
- **acamprosate, *Aotal*.**
- **naltrexone, *Revia*.**

Aldactone, *f.*; **spironolactone**, *f.*; diurétique.

alendronate monosodique; ***Fosamax***, *m.*; biphosphonate, traitement de l'ostéoporose.

Alève, *m.*; **naproxène**, *m.*; analgésique.

alfuzosine, *f.*; ***Urion***, *m.*; ***Xatral***, *m.*; prostatisme (traitement du).

alimémazine, *f.*; ***Théralène***, *m.*; antihistaminique.

Alkéran, *m.*; **melphalan**, *m.*; anticancéreux.

Allergodil, *m.*; **azélastine**, *f.*; antihistaminique.

allopurinol, *m.*; ***Zyloric***, *m.*; antigoutteux.

alminoprofène, *m.*; ***Minalfène***, *m.*; anti-inflammatoire non stéroïdien.

Almogran, *m.*; **almotriptan**, *m.*; antimigraineux.

almotriptan, *m.*; ***Almogran***, *m.*; antimigraineux.

alpha-bêtabloquant
- **labétalol, *Trandate*.**

alphabloquant
- **alfuzoxine, *Urion*, *Xatral*.**
- **doxazosine, *Zoxan*.**
- **prazosine, *Minipress*.**
- **tamsulosine, *Josir*, *Omix*.**
- **térazosine, *Dysalfa*, *Hytrine*.**

alpha-tocophérol, *m.*; V. *tocophérol*.

alprazolam, *m.*; ***Xanax***, *m.*; anxiolytique.

Alpress, *m.*; **prazosine**, *f.*; antihypertenseur.

Alteis, *m.*; **olmésartan**, *m.*; antagoniste de l'angiotensine II.

alteplase, *f.*; ***Actilyse***, *f.*; thrombolytique.

aluminium (phosphate d'); ***Phosphalugel***, *m.*; antiulcéreux.

Alzheimer (traitement de la maladie d')
- **donépézil, *Aricept*.**
- **galantamine, *Reminyl*.**
- **mémantine, *Ebixa*.**
- **rivastigmine, *Exelon*.**

amantadine, *f.*; ***Mantadix***, *m.*; antiparkinsonien, antiviral.

Amarel, *m.*; **glimépiride**, *m.*; antidiabétique.

ambénonium, *m.*; **Mytélase**, *f.*; antimyasthénique.

ambroxol, *m.*; **Muxol**, *m.*; **Surbronc**, *m.*; mucolytique.

amikacine, *f.*; **Amiklin**, *m.*; antibiotique, aminoglycoside.

Amiklin, *m.*; **amikacine**, *f.*; antibiotique, aminoglycoside.

amiloride, *m.*; **Modamide**, *m.*; diurétique.

aminoglycoside, V. *antibiotique*.

amiodarone, *f.*; **Cordarone**, *f.*; antiarythmique, antiangineux.

amisulpride, *m.*; **Solian**, *m.*; neuroleptique.

amitriptyline, *f.*; **Élavil**, *m.*; **Laroxyl**, *m.*; antidépresseur.

amlodipine, *f.*; **Amlor**, *m.*; inhibiteur calcique.

Amlor, *m.*; **amlodipine**, *f.*; inhibiteur calcique.

Amodex, *m.*; **amoxicilline**, *f.*; antibiotique, pénicilline du groupe A.

amodiaquine, *f.*; **Flavoquine**, *f.*; antipaludéen.

amœbicide. V. *antibactérien imidazolé*.

amorolfine, *f.*; **Locéryl**, *m.*; antifongique.

amoxapine, *f.*; **Défanyl**, *m.*; antidépresseur.

amoxicilline, *f.*; **Agram**, *m.*; **Amodex**, *m.*; **Bristamox**, *m.*; **Clamoxyl**, *m.*; **Flémoxine**, *f.*; **Gramidil**, *m.*; **Hiconcil**, *m.*; antibiotique, pénicilline du groupe A.

amphotéricine B, *f.*; **Fungizone**, *f.*; antifongique.

ampicilline, *f.*; **Totapen**, *m.*; antibiotique, pénicilline du groupe A.

amprénavir, *m.*; **Agénérase**, *f.*; antiviral.

anabolisant stéroïdien
- **nandrolone**, ***Durabolin***, ***Décadurabolin***, ***Dynabolon***.

Amycor, *m.*; **bifonazole**, *m.*; antifongique.

Anafranil, *m.*; **clomipramine**, *f.*; antidépresseur.

Anahelp, *m.*; **épinéphrine**, *f.*; sympathicomimétique.

anakinra, *m.*; **Kinéret**, *m.*; antirhumatismal.

analgésique
- **acide acétyl-salicyclique**, ***Aspirine***, ***Aspégic***, ***Claragine***, ***Juvépirine***, ***Kardégic***.
- **bénorilate**, ***Salipran***.
- **buprénorphine**, ***Subutex***, ***Temgésic***.
- **dihydrocodéine**, ***Dicodin***.
- **floctafénine**, ***Idarac***.
- **fentanyl**, ***Durogésic***.
- **hydromorphone**, ***Sophidone***.
- **morphine**, ***Actiskénan***, ***Kapanol***, ***Oramorph***, ***Moscontin***, ***Sévrédol***, ***Skenan***.
- **naproxène**, ***Alève***, ***Apranax***, ***Naprosyne***.
- **oxycodone**, ***Oxycontin***, ***Oxynorm***.
- **paracétamol**, ***Claradol***, ***Dafalgan***, ***Doliprane***, ***Dolitabs***, ***Dolko***, ***Efféralgan***, ***Géluprane***, ***Paralyoc***.
- **pentazocine**, ***Fortal***.
- **péthidine**, ***Péthidine***.
- **prégabaline**, ***Lyrica***.
- **tramadol**, ***Monoalgic***, ***Monotramal***, ***Monocrixo***, ***Biodalgic***, ***Contramal***, ***Topalgic***, ***Trasédal***, ***Zamudol***, ***Zumalgic***.

V. également : *anti-inflammatoire non stéroïdien*.

analogue de l'ACTH
- **tétracosactide**, ***Synacthène***.

analogues de l'insuline
V. *insuline (analogues de l')*

Anausin, *m.*; **métaclopramide**, *m.*; antiémétisant, antireflux.

Anapen, *m.*; **épinéphrine**, *f.*; sympathicomimétique.

Androcur, *m.*; **cyprotérone**, *f.*; antiandrogène.

Androgel, *m.*; **testostérone**, *f.*; androgène.

androgène,
- **testostérone**, ***Androgel***, ***Androtardyl***. ***Nebido***, ***Intrinsa***.

Androtardyl, *m.*; **testostérone**, *f.*; androgène.

anesthésique local
- **lidocaïne**, ***Dynexan***, ***Xylocaïne***, ***Xylocard***.

Ansatipine, *f.*; **rifabutine**, *f.*; antibiotique.

Antadys, *m.*; **flurbiprofène**, *m.*; anti-inflammatoire non stéroïdien.

antagoniste de l'angiotensine II, (antihypertenseur)
- **candésartan cilexetil**, ***Atacand***, ***Kenzen***.
- **éprosartan**, ***Téveten***.
- **irbésartan**, ***Aprovel***.
- **losartan**, ***Cozaar***.
- **olmésartan**, ***Alteis***, ***Olmetec***.
- **telmisartan**, ***Micardis***, ***Pritor***.
- **valsartan**, ***Nisis***, ***Tareg***.

antalgique V. *analgésique*.

Antarène, *m.*; **ibuprofène**, *m.*; anti-inflammatoire non stéroïdien.

anthelminthique

albendazole, *Zentel.*
diéthylcarbamazine, *Notézine.*
flubendazole, *Fluvermal.*
ivermectine, *Stromectal.*
niclosamide, *Trédémine.*
pipérazine, *Nématorazine.*
praziquantel, *Biltricide.*
pyrantel, *Combantrin, Helmintox.*
pyrvinium, *Povanyl.*
triclabendazole, *Egaten.*

anthocyanosides : *Difrarel, m.*; vasoprotecteur.

anti-acide
magaldrate, *m.*; *Riopan, m.*
V. antiulcéreux.

anti-agrégant plaquettaire
abciximab, *Réopro.*
acide acétyl-salicylique, *Aspirine, Aspégic, Cardiosolupsan, Claragine, Kardégic.*
clopidogrel, *Plavix.*
dipyridamole, *Cléridium, Persantine.*
eptifibatide, *Intégrilin.*
ticlopidine, *Ticlid.*
tirofiban, *Agrastat.*

antialdostérone
canrénoate potassique, *Soludactone.*
éplérénone, *Inspra.*
spironolactone, *Aldactone, Flumach, Practon, Spiroctan, Spironone.*

anti-allergique.
V. *anti-histaminique* et *corticoïde.*

anti-androgène
cyprotérone, *Androcur.*
flutamide, *Eulexine, Prostadirex.*

anti-anémique
acide folique, *Spéciafoldine.*
cyanocobalamine, *Monovitamine B12, Vitamine B12.*
érythropoïétine, *Éprex.*
fer (ascorbate de), *Ascofer.*
fer (fumarate de), *Fumafer.*
fer (hydroxyde de), *Venofer.*
fer (sulfate de), *Fero-grad.*
folinate de calcium, *Lederfoline.*

anti-angineux
amiodarone, *Cordarone.*
isosorbide dinitrate, *Isocard, Langoran, Risordan.*
isosorbide mononitrate, *Monicor.*
molsidomine, *Corvasal.*
nicorandil, *Adancor, Ikorel.*
trinitrine, *Cordipatch, Diafusor, Discotrine, Épinitril, Natispray, Nitridem, Trinipatch.*
V. également : *bêtabloquants, anticalciques.*

anti-arythmique (classification de Vaughan-Williams)
adénosine, *Krénosin.*
amiodarone (III), *Cordarone.*
cibenzoline (Ic), *Cipralan, Exacor.*
disopyramide (Ia), *Isorythm, Rythmodan.*
flécaïnide (Ic), *Flécaïne.*
hydroquinidine (Ia), *Sérécor.*
ibutilide (III), *Corvert.*
lidocaïne (Ib), *Xylocaïne, Xylocard.*
propafénone (Ic), *Rythmol.*
V. également : *digoxine, bêtabloquant, inhibiteur calcique*

anti-asthéniant
arginine (aspartate), *Sargénor.*

anti-asthmatique
montélukast, *Singulair.*
V. *bronchodilatateur et corticoïde.*

antibactérien imidazolé, amœbicide
métronidazole, *Flagyl, Rozex.*
ornidazole, *Tibéral.*

antibactérien urinaire
acide pipémidique, *Pipram.*
énoxacine, *Énoxor.*
fluméquine, *Apurone.*
fosfomycine, *Monuril, Uridoz.*
nitrofurantoïne, *Furadantine.*
nitroxoline, *Nibiol.*
sulfaméthizol, *Rufol.*

antibiotique
amoxicilline, *Agram, Amodex, Bristamox, Clamoxyl, Flémoxine, Gramidil, Hiconcil,* pénicilline du groupe A.
ampicilline, *Totapen,* pénicilline du groupe A.
azithromycine, *Azadose, Zithromax,* macrolide.
pénicilline du groupe A.
benzathine-benzylpénicilline, *Extencilline,* pénicilline G.
céfadroxil, *Oracéfal,* céphalosporine de 1re génération.
céfalexine, *Céporexine, Kéforal,* céphalosporine de 1re génération.
céfapirine, *Céfaloject,*

céphalosporine de 1re génération.
céfatrizine, *f.*; ***Céfaperos***, *m.*; céphalosporine de 1re génération.
céfazoline, ***Céfacidal.***
céfixime, ***Oroken***, céphalosporine de 3e génération.
céfotaxime, ***Claforan***, céphalosporine de 3e génération.
céfotiam hexetil, ***Texodil***, céphalosporine de 3e génération.
cefpodoxime, ***Orelox***, céphalosporine de 3e génération.
céfradine, ***Dexef***, ***Zeefra***, céphalosporine de 1re génération.
ceftazidime, ***Fortum***, céphalosporine de 3e génération.
ceftriaxone, ***Rocéphine***, céphalosporine de 3e génération.
céfuroxime, ***Cépazine***, ***Zinnat***, céphalosporine de 2e génération.
ciprofloxacine, ***Ciflox***, ***Ciloxan***, ***Uniflox***, fluoroquinolone
clarithromycine, ***Mononaxy***, ***Monozeclar***, ***Naxy***, ***Zéclar***, macrolide.
clindamycine, ***Dalacine***, leucosanide.
cloxacilline, ***Orbénine.***
colistine, ***Colimycine.***
dirithromycine, ***Dynabac***, macrolide.
doxycycline, ***Doxy***, ***Doxylis***, ***Granudoxy***, ***Spanor***, ***Tolexine***, ***Vibramycine***, cycline.
érythromycine, ***Abboticine***, ***Égéry***, ***Éry***, ***Éryacné***, ***Érythrocine***, ***Stimycine***, macrolide.
fosfomycine, ***Fosfocine.***
gentamycine, ***Gentalline***, aminoglycoside.
isépamycine, ***Isépalline***, aminoglycoside.
josamycine, ***Josacine***, macrolide.
lévofloxacine, ***Tavanic***, fluoroquinolone.
lincomycine, ***Lincocyne.***
loméfloxacine, ***Décalogiflox***, ***Logiflox***, quinolone.
mezlocilline, ***Baypen***, pénicilline.
midécamycine, ***Mosil***, macrolide.
minocycline, ***Logryx***, ***Mestacine***, ***Mynocine***, ***Minolis***, ***Zacnan***, cycline.
moxifloxacine, ***Izilox***, fluoroquinolone.
nétilmicine, ***Nétromicine***, aminoglycoside.
norfloxacine, ***Noroxine***, fluoroquinolone.
ofloxacine, ***Monoflocet***, ***Oflocet***, fluoroquinolone.
oxacilline, ***Bristopen***, pénicilline M.
péfloxacine, ***Péflacine***, fluoroquinolone.
phénoxyméthyl pénicilline, ***Oracilline***, pénicilline A.
pristinamycine, ***Pyostacine.***
rifabutine, ***Ansatipine***, cycline.
roxithromycine, ***Claramid***, ***Rulid***, macrolide.
spectinomycine, ***Trobicine.***
spiramycine, ***Rovamycine***, macrolide.
streptomycine, **aminoside.**
teicoplanine, ***Targocid.***
télithromycine, ***Ketek.***
thiamphénicol, ***Thiophénicol.***
ticarcilline, ***Ticarpen***, pénicilline.
tobramycine, *f.*; ***Nebcine***, *f.*; aminoside.
vancomycine, ***Vancocine.***
V. également : *anti-infectieux ORL antifongique, antiseptique intestinal, antituberculeux*

anticalcique. V. *inhibiteur calcique.*

anticancéreux
adriamycine, ***Adriblastine.***
bulsulfan, ***Myleran.***
chlorambucil, ***Chloraminophène.***
chlorméthine, ***Caryolysine.***
cisplatine, ***Cisplatyl.***
cyclophosphamide, ***Endoxan.***
doxorubicine, ***Adriblastine.***
étoposide, ***Vépéside.***
hydroxycarbamide, ***Hydréa.***
idarubicine, ***Zavedos.***
melphalan, ***Alkéran.***
mercaptopurine, ***Purinéthol.***
méthotrexate, ***Ledertrexate***, ***Novatrex.***
procarbazine, ***Natulan.***
vinblastine, ***Velbé.***
vincristine, ***Oncovin.***

anticoagulant
acénocoumarol, ***Minisintrom***, ***Sintrom.***
daltéparine, ***Fragmine.***
désirudine, ***Revasc.***
énoxaparine, ***Lovénox.***
fluindione, ***Préviscan.***
héparine, ***Calciparine***,
nadroparine, ***Fraxiparine***, ***Fraxodi.***
tinzaparine, ***Innohep.***
warfarine, ***Coumadine.***

anticonvulsivant
clonazépam, *Rivotril.*
diazépam, *Valium.*
éthosuximide, *Zarontin.*
filbamate, *Taboxa.*
gabapentine, *Neurontin.*
lamotrigine, *Lamictal.*
lévétiracétam, *Keppra.*
oxcarbazépine, *Trileptal.*
phénobarbital, *Aparoxal, Gardénal.*
phénytoïne, *Dihydan.*
prégabaline, *Lyrica.*
tiagabine, *Gabitril.*
topiramate, *Epitomax.*
valproate de sodium, *Dépakine.*
valpromide, *Dépamide.*
vigabatrin, *Sabril.*

antidépresseur
amitriptyline, *Élavil, Laroxyl,* (imipraminique).
amoxapine, *Défanyl.*
citalopram, *Seropram.*
clomipramine, *Anafranil,* (imipraminique).
dosulépine, *Prothiaden,* (imipraminique).
doxépine, *Quitaxon,* (imipraminique).
fluoxétine, *Prozac.*
fluvoxamine, *Floxyfral,*
imipramine,
Tofranil, (imipraminique).
iproniazide, *Marsilid.*
maprotiline, *Ludiomil,* (imipraminique).
miansérine, *Athymil.*
milnacipran, *Ixel.*
moclobémide, *Moclamine.*
oxitriptan, *Lévotonine,* (imipraminique).
paroxétine, *Déroxat, Divarius.*
sertraline, *Zoloft.*
tianeptine, *Stablon.*
trimipramine, *Surmontil,* (imipraminique).
venlafaxine, *Effexor.*

antidiabétique
acarbose, *Glucor.*
carbutamide, *Glucidoral.*
glibenclamide, *Daonil, Euglucan, Hémidaonil, Miglucan.*
exénatide, *Byetta,* incrétinomimétique.
glibornuride, *Glutril.*
gliclazide, *Diamicron.*
glimépiride, *Amarel.*
glipizide, *Glibénèse, Minidiab, Ozidia.*
metformine, *Glucophage, Stagid.*
miglitol, *Diastabol.*
pioglitazone, *Actos.*
répaglinide, *Novonorm.*
rosiglitazone, *Avandia.*
V. également : *insuline, insuline (analogues de l').*

antidiarrhéique
diphénoxylate, *Diarsed.*
Lactobacillus casei, *Bacilor.*
lopéramide, *Arestal, Ercéstop, Imodium, Imossel, Nabutil.*
racécadotril, Tiorfan.

antidiurétique (analogue de l'hormone)
desmopressine, *Minirin.*

antiémétisant
dimenhydrinate, *Dramamine, Mercalm, Nausicalm.*
diphenhydramine, *Nautamine.*
dolasétron, *Anzemet.*
dompéridone, *Bipéridys, Motilium, Motilyo, Péridys.*
granisétron, *Kytril.*
métoclopramide, *Anausin, Primpéran, Prokinyl.*
métopimazine, *Vogalène.*
ondansétron, *Zophren.*
scopolamine, *Scopoderm.*

anti-épileptique V. *anticonvulsivant.*

antifongique
amorolfine, *Lacéryl.*
amphotéricine B, *Fungizone.*
bifonazole, *Amycor.*
ciclopirox, *Mycoster.*
éconazole, *Dermazol, Pévaryl.*
fluconazole, *Béagyne, Triflucan.*
griséofuline, *Griséfuline.*
isoconazole, *Fazol.*
itraconazole, *Sporanox.*
kétoconazole, *Kétoderm.*
miconazole, *Daktarin.*
nystatine, *Mycostatine.*
omoconazole, *Fongamyl, Fongarex.*
sertaconazole, *Monazol.*
sulconazole, *Myk.*
terbinafine, *Lamisil.*
voriconazole, *Vfend.*

antigoutteux
allopurinol, *Zyloric.*

antihistaminique
alimémazine, *Théralène.*
azélastine, *Allergodil, Prorhinite.*
bromphéniramine, *Dimégan.*
buclizine, *Aphilan-R.*
cétirizine, *Reactine, Virlix, Zyrtec.*
cimétidine, *Stomédine, Tagamet,*

desloratadine, *Aérius*.
dexchlorphéniramine, *Polaramine*.
ébastine, *Kestin, Kestinlyo*.
famotidine, *Pepcidac, Pepdine*,
fexofénadine, *Telfast*.
kétotifène, *Zaditen*.
lévocétirizine, *Xyzall*.
loratadine, *Clarityne*.
méquitazine, *Butix, Primalan*.
mizolastine, *Mizollen*.
nizatidine, *Nizaxid*, antiulcéreux.
oxatomide, *Tinset*.
prométhazine, *Phénergan*.
ranitidine, *Azantac, Raniplex*,
tritoqualine, *Hypostamine*.

antihypertenseur
clonidine, *Catapressan*.
diazoxide, *Hyperstat*.
guanfacine, *Estulic*.
minoxidil, *Lonoten*.
moxonidine, *Physiotens*.
prazosine, *Alpress, Minipress*.
rilménidine, *Hypérium*.
urapidil, *Eupressyl, Médiatensyl*.
V. également : *antagoniste de l'angiotensine II, bêtabloquant, diurétique, inhibiteur calcique, inhibiteur de l'enzyme de conversion de l'angiotensine*.

antihypotenseur
heptaminol, *Hept-a-myl*.

anti-infectieux ORL
biclotymol, *Hexaspray*.
chlorhexidine, *Collunovar*.

anti-inflammatoire non stéroïdien
acéclofénac, *Cartrex*.
acide acétyl-salicylique, *Aspirine, Aspégic, Claragine, Kardégic*,
acide méfénamique, *Ponstil*.
acide niflumique, *Nifluril*.
acide tiaprofénique, *Flanid, Surgam*.
alminoprofène, *Minalfène*.
bufexamac, *Parfénac*.
célécoxib, *Célébrex*.
diclofénac, *Dicloced, Flector, Voltarène, Xénid*.
étodolac, *Lodine*.
flurbiprofène, *Antadys, Cébutid, Ocufen, Strefen*.
ibuprofène, *Advil, Antarène, Brufen, Expanfen, Nuréflex, Spifen, Upfen*.
indométacine, *Dolcidium, Indocid*.
kétoprofène, *Bi-profénid, Kétum, Profénid, Topféna, Toprec*.
méloxicam, *Mobic*.
nabumétone, *Nabucox*.
naproxène, *Apranax, Naprosyne*.
nimésulide, *Nexen*.
phénylbutazone, *Butazolidine*.
piroxicam, *Feldène, Proxalyoc, Zofora*.
sulindac, *Arthrocine*.
ténoxicam, *Tilcotil*.

anti-ischémique
buflomédil, *Fonzylane*,
dihydroergotoxine, *Capergyl, Ergodose, Hydergine*.
Ginkgo biloba, *Ginkogink, Ginkor, Tanakan, Tramisal*.
ifenprodil, *Vadilex*.
moxisylyte, *Carlytène, Icavex*.
naftidrofuryl, *Di-actane, Gevatran, Naftilux, Praxilène*.
nicergoline, *Sermion*.
pentoxifylline, *Pentoflux, Torental*.
piribédil, *Trivastal*.
trimétazidine, *Vastarel*.
vinburnine, *Cervoxan*.

antilithiasique biliaire
acide ursodésoxycholique, ou **ursodiol, *Délursan, Ursolvan*.**

antimigraineux
almotriptan, *Almogran*.
carbamazépine, *Tegrétol*.
dihydroergotamine, *Diergo spray*,
élétriptan, *Ikaran, Relpax, Seglor, Tamik*.
frovatriptan, *Tigreat*.
méthysergide, *Désernil*.
naratriptan, *Naramig*.
pizotifène, *Sanmigran*.
sumatriptan, *Imigrane, Imiject*.
zolmitriptan, *Zomig, Zomigoro*.

antimorphinique
nalorphine, *Nalorphine*.
naloxone, *Narcan*.

antimyasthénique
ambénonium, *Mytelase*.
néostigmine, *Prostigmine*.
pyridostigmine, *Mestinon*.

antinaupathique. V. *antiémétisant*.

antiœdémateux cérébral
tétracosactide, *Synacthène*.

antiœstrogène
tamoxifène, *Kessar*, *Nolvadex*, *Oncotam*.

antipaludéen
amodiaquine, *Flavoquine*.
chloroquine, *Nivaquine*.
halofantrine, *Halfan*.
hydroxychloroquine, *Plaquénil*.
méfloquine, *Lariam*.
proguanil, *Paludrine*.
quinine, *Quinine*.

antiparasitaire
pyriméthamine, *Malocide*.

antiparkinsonien
amantadine, *Mantadix*.
bipéridène, *Akinéton*.
bromocriptine, *Bromokin*, *Parlodel*.
entacapone, *Comtan*.
lisuride, *Arolac*, *Dopergine*.
mésilate de pergolide, *Célance*.
pramipexole, *Sifrol*.
ropinirole, *Requip*.
sélégiline, *Déprényl*, *Otrasel*.
trihexyphénidyle, *Artane*, *Parkinane*.
tropatépine, *Lepticur*.

antiplaquettaire. V. *anti-agrégant plaquettaire*.

antiprogestérone
mifépristone, *Mifégyne*.

antipyrétique
acide acétyl-salicylique, *Aspirine*, *Aspégic*, *Claragine*, *Kardégic*, *Sargépirine*.

antireflux
dompéridone, *Motilium*, *Motilyo*, *Péridys*.
ésoméprazole, *Inexium*.
métoclopramide, *Anausin*, *Primpéran*, *Prokinyl*.

antirhumatismal
acide hyaluronique, *Sinovial*.
adalimumab, *Humira*.
anakinra, *Kinéret*.
chondroïtine sulfate sodique, *Chondrosulf*, *Structum*.
diacerhéine, *Art*, *Zondar*.
hyaluronate de sodium, *Adant*, *Arthrum*.
infliximab, *Rémicade*.
léflunomide, *Arava*.
parécoxib, *Dynastat*.
V. également : *anti-inflammatoire non stéroïdien*, *corticoïdes*

antiscabieux
benzoate de benzyle, *Ascabiol*, *Sprégal*.
ivermectine, *Stromectol*.

antiseptique externe
cétrimide, *Cétavlon*.
chlorhexidine, *Hibiscrub*.
hexamidine, *Hexomédine*.
phénylmercure, *Merfène*.
polyvidone iodée, *Bétadine*.
triclocarban, *Septivon*, *Solubacter*.

antiseptique intestinal
colistine, *Colimycine*.
nifuroxazide, *Bifix*, *Ercéfuryl*, *Ercéryl*, *Panfurex*.

antispasmodique
mébévérine, *Colopriv*, *Duspatalin*, *Spasmopriv*.
oxybutynine, *Ditropan*, *Driptane*, *Zatur*.
phloroglucinol, *Spasfon*, *Spassirex*.
pinavérium, *Dicétel*.
scopolamine, *Scopoderm*.
tiémonium, *Viscéralgine*.
trimébutine, *Débridat*, *Modulon*, *Transacalm*.

antithrombotique
danaparoïde sodique, *Orgaran*.
fondaparinux, *Arixtra*.
lépirudine, *Refludan*.
héparines de bas poids moléculaire :
daltéparine, *Fragmine*.
énoxaparine, *Lovénox*.
nadroparine, *Fraxiparine*, *Fraxodi*.
tinzaparine, *Innohep*.

antithyroïdien
benzylthiouracile, *Basdène*.

antituberculeux
éthambutol, *Dexambutol*.
isoniazide, *Rimifon*.
pyrazinamide, *Pirilène*.
rifampicine, *Rifadine*, *Rimactan*.

antitussif
clobutinol, *Silomat*.
codéine, *Néocodion*.
dextrométhorphane, *Dextrocidine*, *Tussidane*.
fenspiride, *Pneumorel*.
hélicidine, *Hélicidine*.
oxomémazine, *Toplexil*.
pholcodine, *Atouxx*.

antiulcéreux (gastrique)
aluminium (phosphate), *Phosphalugel*.
ésoméprazole, *Inexium*.
lansoprazole, *Lanzor*, *Ogastoro*
misoprostol, *Cytotec*.
oméprazole, *Mopral*, *Zoltum*.

pantoprazole, *Eupantol*, *Inipomp*.
rabéprazole, *Pariet*.
ranitidine, *Azantac*, *Raniplex*.
sucralfate, *Kéal*, *Ulcar*.
V. également : *antihistaminique*.

antivertigineux
acétyl-leucine, *Tanganil*.
bêtahistine (dichlorhydrate), *Bêtaserc*, *Évolis*, *Lectil*, *Serc*.
flunarizine, *Sibélium*.
méclozine, *Agyrax*.

antiviral
abacavir, *Ziagen*.
aciclovir, *Activir*, *Zovirax*.
amantadine, *Mantadix*.
amprenavir, *Agénérase*.
azidothymidine (ou zidovudine), *Rétrovir*.
cidofovir, *Vistide*.
didanosine, *Videx*.
éfavirenz, *Sustiva*.
famciclovir, *Oravir*.
foscarnet, *Foscavir*.
indinavir, *Crixivan*.
interféron, *Bêtaféron*, *Imukin*, *Introna*, *Pégasys*, *Rebif*, *Roféron*, *Viraféron*.
lamivudine, *Épivir*, *Zefix*.
névirapine, *Viramune*.
oseltamivir, *Tamiflu*.
palivizumab, *Synagis*.
ribavirine, *Copegus*, *Rébétol*.
ritonavir, *Norvir*.
saquinavir, *Fortovase*, *Invirase*.
stavudine, *Zérit*.
ténofovir disoproxil, *Viréad*.
valaciclovir, *Zélitrex*.
valganciclovir, *Rovalcyte*.
vidarabine, *Vira-MP*.
zanamivir, *Relenza*.
zidovudine (ou azidothymidine), *Rétrovir*.

anxiolytique
alprazolam, *Xanax*, (benzodiazépine).
bromazépam, *Lexomil*, *Quiétiline*, (benzodiazépine).
buspirone, *Buspar*, (benzodiazépine).
clobazam, *Urbanyl*, (benzodiazépine).
clorazépate dipotassique, *Tranxène*, (benzodiazépine).
clotiazépam, *Vératran*.
diazépam, *Novazam*, *Valium*, (benzodiazépine).
escitalopram, *Seroplex*.
étifoxine, *Stresam*.
halopéridol, *Haldol*.
hydroxyzine, *Atarax*.
lévomépromazine, *Nozinan*.
loflazépate d'éthyle, *Victan*.
lorazépam, *Témesta*, (benzodiazépine).
méprobamate, *Équanil*, *Novalm*.
midazolam, *Hypnovel*.
nordazépam, *Nordaz*.
oxazépam, *Séresta*, (benzodiazépine).
prazépam, *Lysanxia*, (benzodiazépine).
propériciazine, *Neuleptil*.

Anzemet, *m.*; dolasétron, *m.*; antiémétisant.

Aotal, *m.*; acamprosate, *m.*; traitement de l'alcoolisme chronique.

Aparoxal, *m.*; phénobarbital, *m.*; anticonvulsivant.

Aphilan-R, *m.*; buclizine, *f.*; antihistaminique.

Apidra, *f.*; insuline glulisine; analogue de l'insuline.

apomorphine, *f.*; *Ixense*, *m.*; *Uprima*, *m.*; traitement des troubles de l'érection,

appétit (stimulant de l')
cyproheptadine, *Périactine*.

Apranax, *m.*; naproxène, *m.*; analgésique, anti-inflammatoire non stéroïdien.

aprotinine, *f.*; *Trasylol*, *m.*; hémostatique.

Aprovel, *m.*; irbésartan, *m.*; antagoniste de l'angiotensine II.

Apurone, *f.*; fluméquine, *f.*; antibactérien urinaire.

Arava, *m.*; léflunomide, *m.*; antirhumatismal.

Arcalion, *m.*; sulbutiamine, *f.*; psychostimulant.

Arédia, *m.*; pamidronate de sodium, *m.*; diphosphonate.

Arestal, *m.*; lopéramide, *m.*; antidiarrhéique.

arginine (aspartate d'); *Sargénor*, *m.*; antiasthéniant.

Aricept, *m.*; donépézil, *m.*; traitement de la maladie d'Alzheimer.

Arixtra, *m.*; fondaparinux, *m.*; antithrombotique.

arnica, *m.*; *Arnicagel*, *m.*; traitement des ecchymoses.

Arnicagel, *m.*; arnica, *m.*; traitement des ecchymoses.

Arolac, *m.*; lisuride, *m.*; antiparkinsonien.

rétinol, *m.*; vitamine A.

Art, *m.*; diacerhéine, *f.*; antirhumatismal.

Artane, *m.*; **trihexyphénidyle**, *m.*; antiparkinsonien.

Artex, *m.*; **tertatolol**, *m.*; bêtabloquant.

Arthrocine, *f.*; **sulindac**, *m.*; anti-inflammatoire non stéroïdien.

Arthrum, *m.*; **hyaluronate de sodium**; antirhumatismal.

Ascabiol, *m.*; **benzoate de benzyle**; antiscabieux.

Ascofer, *m.*; **ascorbate ferreux**; antianémique.

Asmabec, *m.*; **béclométasone**, *f.*; corticoïde.

Asmasal, *m.*; **salbutamol**, *m.*; bêtastimulant, bronchodilatateur.

Aspégic, *m.*; **acide acétyl-salicylique**; antipyrétique, anti-inflammatoire, antiagrégant plaquettaire, analgésique.

Aspirine, *f.*; **acide acétyl-salicylique**; antipyrétique, anti-inflammatoire, antiagrégant plaquettaire, analgésique.

Atacand, *m.*; **candésartan cilexetil**, *m.*; antagoniste de l'angiotensine II, antihypertenseur.

Atarax, *m.*; **hydroxyzine**, *f.*; anxiolytique.

aténolol, *m.*; **Bêtatop**, *m.*; **Ténormine**, *f.*; bêtabloquant.

Athymil, *m.*; **miansérine**, *f.*; antidépresseur.

atorvastatine, *f.*; **Tahor**, *m.*; hypolipémiant.

Atouxx, *m.*; **pholcodine**, *f*; antitussif.

Atropine, *f.*; **atropine**, *f.*; vagolytique.

Atrovent, *m.*; **ipratropium**, *m.*; antiasthmatique.

Aturgyl, *m.*; **fénoxazoline**, *f.*; vasoconstricteur ORL.

Auxitrans, *m.*; **pentaérythritol**, *m.*; laxatif.

Avandia, *f.*; **rosiglitazone**, *f.*; antidiabétique.

Avaxim, *m.*; vaccin anti-hépatite A.

Avibon, *m.*; **rétinol**, *m.*; vitamine A.

Avlocardyl, *m.*; **propranolol**, *m.*; bêtabloquant.

Avodart, *m.*; **dutastéride**, *m.*; traitement du prostatisme.

Axonyl, *m.*; **piracétam**, *m.*; psychostimulant.

Azadose, *m.*; **azithromycine**, *f.*; antibiotique; macrolide.

Azantac, *m.*; **ranitidine**, *f.*; antihistaminique.

azathioprine, *f.*; **Imurel**, *m.*; immunodépresseur.

azélastine, *f.*; **Allergodil**, *m.*; **Prorhinite**, *f.*; antihistaminique.

azidothymidine (ou **zidovudine**), *f.*; **Rétrovir**, *m.*; antiviral.

azithromycine, *f.*; **Azadose**, *m.*; **Zithromax**, *m.*; antibiotique, macrolide.

B

Bacilor, *m.*; **Lactobacillus casei**; antidiarrhéique.

baclofène, *m.*; **Liorésal**, *m.*; myorelaxant.

bambutérol, *m.*; **Oxéol**, *m.*; bêtastimulant.

bamifylline, *f.*; **Trentadil**, *m.*; bronchodilatateur.

Basdène, *m.*; **benzylthiouracile**, *m.*; antithyroïdien.

Baypen, *m.*; **mezlocilline**, *f.*; antibiotique, pénicilline.

Baypress, *m.*; **nitrendipine**, *f.*; inhibiteur calcique.

Béagyne, *f.*; **fluconazole**, *m.*; antifungique.

Bécilan, *m.*; **pyridoxine**, *f.*; vitamine B6.

béclométasone, *f.*; **Asmabec**, *m.*; **Beclospray**, *m.*; **Bécotide**, *m.*; **Bémédrex**, *m.*; **Écobec**, *m.*; **Miflasone**, *f.*; **Nexxair**, *m.*; **Qvar**, *m.*; corticoïde.

Beclospray, *m.*; **béclométasone**, *f.*; corticoïde.

Bécotide, *m.*; **béclométasone**, *f.*; corticoïde.

Bédelix, *m.*; **silicates**, *m. pl.*; pansement digestif.

Béfizal, *m.*; **bézafibrate**, *m.*; hypolipémiant.

Béflavine, *f.*; **riboflavine**, *f.*; vitamine B2.

Bémédrex, *m.*; **béclométasone**, *f.*; corticoïde.

bénazépril, *m.*; **Briem**, *m.*; **Cibacène**; inhibiteur de l'enzyme de conversion de l'angiotensine.

Bénerva, *m.*; **thiamine**, *f.*; vitamine B1.

benfluorex, *m.*; **Médiator**, *m.*; hypolipémiant.

bénorilate, *m.*; **Salipran**, *m.*; analgésique.

benzathine benzylpénicilline, *f.*; **Extencilline**, *f.*; antibiotique, pénicilline G.

benzoate de benzyle; **Ascabiol**, *m.*; **Sprégal**, *m.*; antiscabieux.

benzylthiouracile, *m.*; ***Basdène***, *m.*; antithyroïdien.

Bépanthène, *m.*; **dexpanthénol**, *m.*; vitamine B5.

bépridil, *m.*; ***Unicordium***, *m.*; inhibiteur calcique.

bêta-alanine, *f.*; ***Abufène***, *m.*; inhibiteur des bouffées de chaleur de la ménopause.

bêtabloquant
- **acébutolol, *Sectral.***
- **aténolol, *Bêtatop, Ténormine.***
- **bêtaxolol, *Kerlone.***
- **bisoprolol, *Cardensiel, Cardiocor, Détensiel.***
- **cartéolol, *Cartéol, Mikélan.***
- **carvédilol, *Krédex.***
- **céliprolol, *Célectol.***
- **esmolol, *Brévibloc.***
- **labétalol, *Trandate.***
- **métipranolol, *Bêtanol.***
- **métoprolol, *Lopressor, Seloken, Selozok.***
- **nadolol, *Corgard.***
- **nébivolol, *Nébilox, Temerit.***
- **pindolol, *Visken.***
- **propranolol, *Avlocardyl, Hémipralon.***
- **sotalol, *Sotalex.***
- **tertatolol, *Artex.***
- **timolol, *Digaol, Gaoptol, Nyolol, Ophtim, Timacor, Timoptol.***

Bêtadine, *f.*; **polyvidone iodée**; antiseptique externe.

Bêtaféron, *f.*; **interféron**, *m.*; antiviral.

bêtahistine (dichlorhydrate), *f.*; ***Bêtaserc***, *m.*; ***Évolis***, *m.*; ***Lectil***, *m.*; ***Serc***, *m.*; antivertigineux.

bêtaméthasone, *f.*; ***Bétésil***, *m.*; ***Betnesol***, *m.*; ***Betneval***, *m.*; ***Célestène***, *m.*; ***Célestoderm***, *m.*; ***Diprosone***, *f.*; ***Diprostène***, *m.*; corticoïde.

Bêtanol, *m.*; **métipranolol**, *m.*; bêtabloquant.

Bêtaserc, *m.*; **bêtahistine**, *f.*; antivertigineux.

bêtastimulant utéro-relaxant et bronchodilatateur
- **bambutérol, *Oxéol.***
- **formotérol, *Foradil.***
- **salbutamol, *Asmasal, Ventilastin Buventol, Salbumol, Ventodisk, Ventoline.***
- **salmétérol, *Sérévent.***
- **terbutaline, *Bricanyl.***

Bêtatop, *m.*; **aténolol**, *m.*; bêtabloquant.

bêtaxolol, *m.*; ***Kerlone***, *m.*; bêtabloquant.

Bétésil, *m.*; **bêtaméthasone**, *f.*; corticoïde dermique.

Betnesol, *m.*; **bêtaméthasone**, *f.*; corticoïde.

Betneval, *m.*; **bêtaméthasone**, *f.*; corticoïde.

Bévitine, *f.*; **thiamine**, *f.*; vitamine B1.

bézafibrate, *m.*; ***Béfizal***, *m.*; hypolipémiant.

biclotymol, *m.*; ***Hexaspray***, *m.*; antiinfectieux ORL.

Bifix, *m.*; **nifuroxazide**, *m.*; antiseptique intestinal.

bifonazole, *m.*; ***Amycor***, *m.*; antifongique.

Biltricide, *m.*; **praziquantel**, *m.*; anthelminthique.

Biodalgic, *m.*; **tramadol**, *m.*; analgésique.

Bipéridys, *m.*; **dompéridone**, *f.*; antiémétisant.

biphosphonate : traitement de l'ostéoporose
- **alendronate monosodique, *Fosamax.***
- **clodronate disodique, *Clastoban, Lytos.***
- **étidronate sodique, *Didronal.***
- **pamidronate de sodium, *Arédia.***
- **tiludronate disodique, *Skélid.***

bisacodyl, *m.*; ***Contalax***, *m.*; ***Dulcolax***, *m.*; laxatif.

Bisolvon, *m.*; **bromhexine**, *f.*; mucolytique.

bisoprolol, *m.*; ***Cardensiel***, *m.*; ***Cardiocor***, *m.*; ***Détensiel***, *m.*; bêtabloquant.

Bi-profénid, *m.*; **kétoprofène**, *m.*; anti-inflammatoire non stéroïdien.

Bi-tildiem, *m.*; **diltiazem**, *m.*; inhibiteur calcique.

Bonviva, *m.*; **acide ibandronique**; traitement de l'ostéoporose.

Botox, *m.*; toxine botulique.

botulique (toxine). ***Botox***, *m.*; ***Vistabel***, *m.*

Brévibloc, *m.*; **esmolol**, *m.*; bêtabloquant.

Bricanyl, *m.*; **terbutaline**, *f.*; bêtastimulant, utéro-relaxant, bronchodilatateur.

Briem, *m.*; **bénazépril**, *m.*; inhibiteur de l'enzyme de conversion de l'angiotensine.

Bristamox, *m.*; **amoxicilline**, *f.*; antibiotique, pénicilline du groupe A.

Bristopen, *m.*; **oxacilline**, *f.*; antibiotique.

bromazépam, *m.*; ***Lexomil***, *m.*; ***Quiétiline***, *f.*; anxiolytique.

bromhexine, *f.*; ***Bisolvon***, *m.*; mucolytique.

bromocriptine, *f.*; ***Bromokin***, *m.*; ***Parlodel***, *m.*; antiparkinsonien.

Bromokin, *m.*; **bromocriptine**, *f.*; antiparkinsonien.

bromphéniramine, *f.*; ***Dimégan***, *m.*; antihistaminique.

bronchodilatateur
- **bamifylline**, ***Trentadil.***
- **cromoglycate de sodium**, ***Intercron***, ***Lomudal***, ***Lomusol***, ***Nalcron***, ***Opticron.***
- **formotérol**, ***Foradil***, ***Formoair.***
- **ipratropium**, ***Atrovent.***
- **kélotifène**, ***Zaditen.***
- **salmétérol**, ***Sérévent.***
- **théophylline**, ***Dilatrane***, ***Euphylline***, ***Théostat***, ***Xanthium.***
- **tiotropium**, ***Spiriva.***
- V. également : *bêtastimulant*.

Bronchokod, *m.*; **carbocystéine**, *f.*; mucolytique.

carbocystéine, *f.*; mucolytique.

Brufen, *m.*; **ibuprofène**, *m.*; anti-inflammatoire non stéroïdien.

buclizine, *f.*; ***Aphilan-R***, *m.*; antihistaminique.

budésonide, *m.*; ***Entocort***, *m.*; ***Miflonil***, *m.*; ***Pulmicort***, *m.*; ***Rafton***, *m.*; ***Rhinocort***, *m.*; corticoïde.

bufexamac, *m.*; ***Parfénac***, *m.*; anti-inflammatoire non stéroïdien.

buflomédil, *m.*; ***Fonzylane***, *m.*; anti-ischémique.

bumétanide, *m.*; ***Burinex***, *m.*; diurétique.

buprénorphine, *f.*; ***Subutex***, *m.*; ***Temgésic***, *m.*; analgésique opioïde.

bupropion, *m.*; ***Zyban***, *m.*; désintoxication tabagique.

Burinex, *m.*; **bumétanide**, *m.*; diurétique.

Buspar, *m.*; **buspirone**, *m.*; anxiolytique.

buspirone, *m.*; ***Buspar***, *m.*; anxiolytique.

busulfan, *m.*; ***Myleran***, *m.*; anticancéreux.

Butazolidine, *f.*; **phénylbutazone**, *f.*; anti-inflammatoire non stéroïdien.

Butix, *m.*; **méquitazine**, *f.*; antihistaminique.

Buventol, *m.*; **salbutamol**, *m.*; bêtastimulant, bronchodilatateur.

Byetta, *m.*; **exénatide**, *m.*; incrétinomimétique (antidiabétique).

C

Cacit, *m.*; **calcium**, *m.*; traitement de l'ostéoporose.

Cadens, *m.*; **calcitonine**, *f.*; hormone thyroïdienne hypocalcémiante, traitement de l'ostéoporose.

Calcidia, *m.*; **calcium**, *m.*; traitement de l'ostéoporose.

Calcidose, *f.*; **calcium**, *m.*; traitement de l'ostéoporose.

Calciforte, *m.*; **calcium**, *m.*; traitement de l'ostéoporose.

calciférol, *m.*; ***Dédrogyl***, *m.*; vitamine D.

Calciparine, *f.*; **héparine**, *f.*; anticoagulant.

Calciprat, *m.*; **calcium**, *m.*; traitement de l'ostéoporose.

calcitonine, *f.*; ***Cadens***, *m.*; ***Calsyn***, *m.*; ***Cibacalcine***, *f.*; ***Miacalcic***, *m.*; hormone thyroïdienne hypocalcémiante, traitement de l'ostéoporose.

calcipotriol, *m.*; ***Daivonex***, *m.*; traitement du psoriasis.

calcium, *m.*; ***Cacit***, *m.*; ***Calcidia***, *m.*; ***Calcidose***, *f.*; ***Calciforte***, *m.*; ***Calciprat***, *m.*; ***Calprimum***, *m.*; ***Calperos***, *m.*; ***Caltrate***, *m.*; ***Densical***, *m.*; ***Eucalcic***, *m.*; ***Orocal***, *m.*; ***Ostéocal***, *m.*; ***Ostram***, *m.*; ***Pérical***, *m.*; traitement de l'ostéoporose.

Caldine, *f.*; **lacidipine**, *f.*; inhibiteur calcique.

Calperos, *m.*; **carbonate de calcium**; traitement de l'ostéoporose.

Calprimum, *m.*; **calcium**, *m.*; traitement de l'ostéoporose.

Calsyn, *m.*; **calcitonine**, *f.*; hormone thyroïdienne hypocalcémiante, traitement de l'ostéoporose.

Caltrate, *m.*; **calcium**, *m.*; traitement de l'ostéoporose.

candésartan cilexetil, *m.*; ***Atacand***, *m.*; ***Kenzen***, *m.*; antagoniste de l'angiotensine II, antihypertenseur.

canrénoate potassique; ***Soludactone***, *f.*; diurétique.

Cantabiline, *f.*; **hymécromone**, *f.*; cholérétique.

Capergyl, *m.*; **dihydroergotoxine**, *f.*; anti-ischémique.

Captolane, *m.*; **captopril**, *m.*; inhibiteur de l'enzyme de conversion de l'angiotensine.

captopril, *m.*; **Captolane**, *m.*; **Lopril**, *m.*; inhibiteur de l'enzyme de conversion de l'angiotensine.

carbamazépine, *f.*; **Tegrétol**, *m.*; antimigraineux.

carbocystéine, *f.*; **Bronchokod**, *m.*; **Dimotapp**, *m.*; **Fluditec**, *m.*; **Rhinathiol**, *m.*; mucolytique.

carbutamide, *m.*; **Glucidoral**, *m.*; antidiabétique.

Cardensiel, *m.*; **bisoprolol**, *m.*; bêtabloquant.

Cardiocor, *m.*; **bisoprolol**, *m.*; bêtabloquant.

Cardiosolupsan, *m.*; **acide acétylsalicylique**; antipyrétique, anti-inflammatoire, antiagrégant plaquettaire, analgésique.

cardiotonique
 digoxine, Digoxine, Hémigoxine.
 milrinone, Corotrope.

Carlytène, *m.*; **moxisylyte**, *m.*; anti-ischémique.

Cartéol, *m.*; **cartéolol**, *m.*; bêtabloquant.

cartéolol, *m.*; **Cartéol**, *m.*; **Mikélan**, *m.*; bêtabloquant.

Cartrex, *m.*; **acéclofénac**, *m.*; anti-inflammatoire non stéroïdien.

carvédilol, *m.*; **Krédex**, *m.*; bêtabloquant.

Caryolysine, *f.*; **chlorméthine**, *f.*; anticancéreux.

Catapressan, *m.*; **clonidine**, *f.*; antihypertenseur.

Cébutid, *m.*; **flurbiprofène**, *m.*; anti-inflammatoire non stéroïdien.

Céfacidal, *m.*; **céfazoline**, *f.*; antibiotique céphalosporine de 1re génération.

céfadroxil, *m.*; **Oracéfal**, *m.*; antibiotique, céphalosporine de 1re génération.

céfalexine, *f.*; **Céporexine**, *f.*; **Kéforal**, *m.*; antibiotique, céphalosporine de 1re génération.

Céfaloject, *m.*; **céfapirine**, *f.*; antibiotique, céphalosporine de 1re génération.

Céfaperos, *m.*; **céfatrizine**, *f.*; antibiotique, céphalosporine de 1re génération.

céfapirine, *f.*; **Céfaloject**, *m.*; antibiotique, céphalosporine de 1re génération.

céfatrizine, *f.*; **Céfaperos**, *m.*; antibiotique, céphalosporine de 1re génération.

céfazoline, *f.*; **Céfacidal**, *m.*; antibiotique, céphalosporine de 1re génération.

céfixime, *f.*; **Oroken**, *m.*; antibiotique, céphalosporine de 3e génération.

céfotaxime, *m.*; **Claforan**, *m.*; antibiotique, céphalosporine de 3e génération.

céfotiam hexétil, *m.*; **Texodil**, *m.*; antibiotique, céphalosporine de 3e génération.

cefpodoxime, *m.*; **Orélox**, *m.*; antibiotique, céphalosporine de 3e génération.

céfradine, *f.*; **Dexef**, *m.*; **Zeefra**, *m.*; antibiotique, céphalosporine de 1re génération.

ceftazidime, *f.*; **Fortum**, *m.*; antibiotique, céphalosporine de 3e génération.

ceftriaxone, *f.*; **Rocéphine**, *f.*; antibiotique, céphalosporine de 3e génération.

céfuroxime, *m.*; **Cépazine**, *f.*; **Zinnat**, *m.*; antibiotique, céphalosporine de 2e génération.

Célance, *m.*; **mésilate de pergolide**; antiparkinsonien.

Célébrex, *m.*; **célécoxib**, *m.*; anti-inflammatoire non stéroïdien.

célécoxib, *m.*; **Célébrex**, *m.*; anti-inflammatoire non stéroïdien.

Célectol, *m.*; **céliprolol**, *m.*; bêtabloquant.

Célestène, *m.*; **bêtaméthasone**, *f.*; corticoïde.

Célestoderm, *m.*; **bêtaméthasone**, *f.*; corticoïde dermique.

céliprolol, *m.*; **Célectol**, *m.*; bêtabloquant.

Cépazine, *f.*; **céfuroxime**, *m.*; antibiotique, céphalosporine de 2e génération.

céphalosporines
V. *antibiotique*.

Céporexine, *f.*; **céfalexine**, *f.*; antibiotique, céphalosporine de 1re génération.

Cérazette, *f.*; **désogestrel**, *m.*; progestatif (contraceptif).

Cérulyse, *m.*; **xylène**, *m.*; céruménolytique.

céruménolytique
 xylène, Cérulyse.

Cervoxan, *m.*; **vinburnine**, *f.*; anti-ischémique.

Cétavlon, *m.*; **cétrimide**, *m.*; antiseptique externe.

cétirizine, *f.*; **Reactine**, *f.*; **Virlix**, *m.*; **Zyrtec**, *m.*; antihistaminique.

cétrimide, *m.*; ***Cétavlon***, *m.*; antiseptique externe.

Champix, *m.*; **varénicline**, *f.*; désintoxication tabagique.

chélateur du fer
déféroxamine, *Desféral*.

Chibro-proscar, *m.*; **finastéride**, *m.*; traitement de l'hypertrophie prostatique.

chlorambucil, *m.*; ***Chloraminophène***, *m*; anticancéreux.

Chloraminophène, *m.*; **chlorambucil**, *m*; anticancéreux.

chlorhexidine, *f.*; ***Collunovar***, *m.*; ***Hibiscrub***, *m.*; antiseptique.

chlorméthine, *f.*; ***Caryolysine***, *f.*; anticancéreux.

chloroquine, *f.*; ***Nivaquine***, *f.*; antipaludéen.

chlorpromazine, *f.*; ***Largactil***, *m.*; neuroleptique.

cholérétique
hymécromone, *Cantabiline*.

cholécalciférol, *m.*; ***Zymad***, *m.*; vitamine D.

chondroïtine sulfate sodique, ***Chondrosulf***, *m.*; ***Structum***, *m.*; antirhumatismal.

Chondrosulf, *m.*; **chondroïtine sulfate sodique**; antirhumatismal.

Chronadalate, *m.*; **nifédipine**, *f.*; inhibiteur calcique.

Cialis, *m.*; **tadalafil**, *m.*; traitement des troubles de l'érection.

Cibacalcine, *f.*; **calcitonine**, *f.*; hormone thyroïdienne hypocalcémiante, traitement de l'ostéoporose.

Cibacène, *m.*; **bénazépril**, *m.*; inhibiteur de l'enzyme de conversion de l'angiotensine.

cibenzoline, *f.*; ***Cipralan***, *m.*; ***Exacor***, *m.*; anti-arythmique.

ciclétanine, *f.*; ***Tenstaten***, *m.*; diurétique.

ciclopirox, *m.*; ***Mycoster***, *m.*; antifongique.

ciclosporine, *f.*; ***Néoral***, *m.*; ***Sandimmun***, *m.*; immunodépresseur.

cidofovir, *m.*; ***Vistide***, *m.*; antiviral.

Ciflox, *m.*; **ciprofloxacine**, *f.*; antibiotique, fluoroquinolone.

cilazapril, *m.*; ***Justor***, *m.*; inhibiteur de l'enzyme de conversion de l'angiotensine.

Ciloxan, *m.*; **ciprofloxacine**, *f.*; antibiotique, fluoroquinone.

cimétidine, *f.*; ***Stomédine***, *f.*; ***Tagamet***, *m.*; antiulcéreux, antihistaminique.

Cipralan, *m.*; **cibenzoline**, *f.*; antiarythmique.

ciprofibrate, *m.*; ***Lipanor***, *m.*; hypolipémiant.

ciprofloxacine, *f.*; ***Ciflox***, *m.*; ***Ciloxan***, *m.*; ***Uniflox***, *m.*; antibiotique, fluoroquinolone.

cisplatine, *m.*; ***Cisplatyl***, *m.*; anticancéreux.

Cisplatyl, *m.*; **cisplatine**, *m.*; anticancéreux.

citalopram, *m.*; ***Séropram***, *m.*; antidépresseur.

Claforan, *m.*; **céfotaxime**, *m.*; antibiotique.

Clamoxyl, *m.*; **amoxicilline**, *f.*; antibiotique.

Claradol, *m.*; **paracétamol**, *m.*; analgésique.

Claragine, *f.*; **acide acétyl-salicylique**, antipyrétique, anti-inflammatoire, antiagrégant plaquettaire, analgésique.

Claramid, *m.*; **roxithromycine**, *f.*; antibiotique.

clarithromycine, *f.*; ***Mononaxy***, *m.*; ***Monozeclar***, *m.*; ***Naxy***, *m.*; ***Zéclar***, *m.*; antibiotique, macrolide.

Clarityne, *f.*; **loratadine**, *f.*; antihistaminique.

Clastoban, *m.*; **clodronate disodique**, *m.*; diphosphonate.

Cléridium, *m.*; **dipyridamole**, *m.*; antiagrégant plaquettaire.

Climara, *m.*; **œstradiol**, *m.*; œstrogène.

clindamycine, *f.*; ***Dalacine***, *f.*; antibiotique.

clobazam, *m.*; ***Urbanyl***, *m.*; anxiolytique.

clobutinol, *m.*; ***Silomat***, *m.*; antitussif.

clodronate disodique, *m.*; ***Clastoban***, *m.*; ***Lytos***, *m.*; diphosphonate.

clomipramine, *f.*; ***Anafranil***, *m.*; antidépresseur.

clonazépam, *m.*; ***Rivotril***, *m.*; anticonvulsivant.

clonidine, *f.*; ***Catapressan***, *m.*; antihypertenseur.

clopidogrel, *m.*; ***Plavix***, *m.*; antiagrégant plaquettaire.

Clopixol, *m.*; **zuclopenthixol**, *m.*; neuroleptique.

clorazépate dipotassique; ***Tranxène***, *m.*; anxiolytique.

clotiazépam, *m.*; ***Vératran***, *m.*; anxiolytique.

cloxacilline, *f.*; ***Orbénine***, *f.*; antibiotique.

clozapine, *f.*; ***Léponex***, *m.*; neuroleptique.

codéine, *f.*; ***Néocodion***, *m.*; antitussif.

Cogitum, *m.*; **acide acétylaminosuccinique**, psychostimulant.

colestyramine, *f.*; ***Questran***, *m.*; hypolipémiant.

Colimycine, *f.*; **colistine**, *f.*; antibiotique, antiseptique intestinal.

colistine, *f.*; ***Colimycine***, *f.*; antibiotique, antiseptique intestinal.

Collunovar, *m.*; **chlorhexidine**, *f.*; antiinfectieux ORL.

Colopriv, *m.*; **mébévérine**, *f.*; antispasmodique

Colpotrophine, *f.*; **promestriène**, *m.*; œtrogène.

Coltramyl, *m.*; **triocolchicoside**, *m.*; myorelaxant.

Combantrin, *m.*; **pyrantel**, *m.*; anthelminthique.

Comtan, *m.*; **entacapone**, *m.*; antiparkinsonien.

Contalax, *m.*; **bisacodyl**, *m.*; laxatif.

contraceptif V. *progestatif (contraceptif)*.

Contramal, *m.*; **tramadol**, *m.* : analgésique.

Copegus, *m.*; **ribavirine**, *f.* : antiviral.

Cordarone, *f.*; **amiodarone**, *f.*; antiarythmique, antiangineux.

Cordipatch, *m.*; **trinitrine**, *f.*; antiangineux.

Corgard, *m.*; **nadolol**, *m.*; bêtabloquant.

Corotrope, *m.*; **milrinone**, *f.*; cardiotonique.

Cortancyl, *m.*; **prednisone**, *f.*; corticoïde.

corticoïde
- **béclométasone**, ***Asmabec***, ***Beclospray*** ***Bécotide***. ***Bémédrex***, ***Écobec***, ***Miflasone***, ***Nexxair***, ***Qvar***.
- **bêtaméthasone**, ***Célestène***, ***Diprostène***.
- **budésonide**, ***Entocort***, ***Miflonil***, ***Pulmicort***, ***Rafton***, ***Rhinocort***.
- **cortisone**, ***Cortisone***.
- **dexaméthasone**, ***Dectancyl***.
- **diflucortolone**, ***Nérisone***.
- **flunizolide**, ***Nasalide***.
- **fluticasone**, ***Flixonase***, ***Flixotide***.
- **hydrocortisone**, ***Hydrocortisone***.
- **méthylprednisolone**, ***Dépomédrol***, ***Médrol***, ***Solumédrol***.
- **mométasone**, ***Nasonex***.
- **prednisolone**, ***Hydrocortancyl***, ***Solupred***.
- **prednisone**, ***Cortancyl***.
- **triamcinolone**, ***Kénacort***, ***Nasacort***.
- **tixocortol**, ***Pivalone***.

corticoïde dermique
- **bêtaméthasone**, ***Bétésil***, ***Betnesol***, ***Betneval***, ***Célestoderm***, ***Diprosone***.
- **désonide**, ***Locatop***, ***Tridésonit***.
- **fluocortolone**, ***Ultralan***.
- **fluticazone**, ***Flixovate***.

cortisone, *f.*; ***Cortisone***, *f.*; corticoïde.

Corvasal, *m.*; **molsidomine**, *f.*; antiangineux.

Corvert, *m.*; **ibutilide**, *m.*; anti-arythmique.

Coumadine, *f.*; **warfarine**, *f.*; anticoagulant.

Coversyl, *m.*; **périndopril**, *m.*; inhibiteur de l'enzyme de conversion de l'angiotensine.

Cozaar, *m.*; **losartan**, *m.*; antagoniste de l'angiotensine II.

Créon, *m.*; enzymes pancréatiques.

Crestor, *m.*; **rosuvastatine**, *f.*; hypolipémiant.

Crixivan, *m.*; **indinavir**, *m.*; antiviral.

cromoglycate de sodium, *m.*; ***Intercron***, *m.*; ***Lomudal***, *m.*; ***Lomusol***, *m.*; ***Nalcron***, *m.*; ***Opticron***, *m.*; bronchodilatateur.

cyamémazine, *f.*; ***Tercian***, *m.*; neuroleptique.

cyanocobalamine, *f.*; ***Monovitamine B12***; vitamine B12.

cycline V. *antibiotique*.

cyclophosphamide, *m.*; ***Endoxan***, *m.*; anticancéreux.

ganciclovir, *m.*; antiviral.

Cynomel, *m.*; **liothyronine**, *f.*; hormone thyroïdienne.

cyproheptadine, *f.*; ***Périactine***, *f.*; appétit (stimulant de l').

cyprotérone, *f.*; ***Androcur***, *m.*; antiandrogène.

Cytotec, *m.*; **misoprostol**, *m.*; antiulcéreux.

D

Dafalgan, *m.*; **paracétamol**, *m.*; analgésique.

Daflon, *m.*; **diosmine**, *f.*; phlébotonique.

Daivonex, *m.*; **calcipotriol**, *m.*; traitement du psoriasis.

Daktarin, *m.*; **miconazole**, *m.*; antifongique.

Dalacine, *f.*; **clindamycine**, *f.*; antibiotique.

daltéparine, *f.*; ***Fragmine***, *f.*; héparine de bas poids moléculaire, anticoagulant, antithrombotique.

danaparoïde sodique, ***Orgaran***, *m.*; antithrombotique.

Dantrium, *m.*; **dantrolène**, *m.*; myorelaxant.

dantrolène, *m.*; ***Dantrium***, *m.*; myorelaxant.

Daonil, *m.*; **glibenclamide**, *m.*; antidiabétique.

Débridat, *m.*; **trimébutine**, *f.*; antispasmodique.

Décalogiflox, *m.*; **loméfloxacine**, *f.*; quinolone.

décongestionnant bucco-nasal
 menthe poivrée; ***Locabiotal***, *m.*

Décontractyl, *m.*; **méphénésine**, *f.*; myorelaxant.

Dectancyl, *m.*; **dexaméthasone**, *f.*; corticoïde.

Dédrogyl, *m.*; **calciférol**, *m.*; vitamine D.

Défanyl, *m.*; **amoxapine**, *f.*; antidépresseur.

déféroxamine, *f.*; ***Desféral***, *m.*; chélateur du fer.

Délidose, *f.*; **œstradiol**, *m.*; œstrogène.

deltacortisone, *f.*; V. *prednisone*.

deltahydrocortisone, *f.*; V. *prednisolone*.

Délursan, *m.*; **ursodiol**; *m.*; antilithiasique biliaire.

Densical, *f.*; **carbonate de sodium**; traitement de l'ostéoporose.

Dépakine, *f.*; **valproate de sodium**; anticonvulsivant.

Dépamide, *m.*; **valpromide**, *m.*; anticonvulsivant.

Dépomédrol, *m.*; **méthylprednisolone**, *f.*; corticoïde.

Déprényl, *m.*; **sélégiline**, *f.*; antiparkinsonien.

Dermazol, *m.*; **éconazole**, *m.*; antifungique.

Dermestril, *m.*; **œstradiol**, *m.*; œstrogène.

dermocorticoïde, V. *corticoïde dermique*.

Déroxat, *m.*; **paroxétine**, *f.*; antidépresseur.

Désernil, *m.*; **méthysergide**, *m.*; antimigraineux.

Desféral, *m.*; **déféroxamine**, *f.*; chélateur du fer.

désintoxication alcoolique
 disulfirame, ***Espéral***.

désintoxication tabagique
 bupropion, ***Zyban***.
 nicotine, ***Nicogum***, ***Nicopatch***, ***Nicorette***, ***Nicotinell***.
 varénicline, ***Champix***

désirudine, *f.*; ***Revasc***, *m.*; anticoagulant.

desloratadine, *f.*; ***Aérius***, *m.*; antihistaminique.

desmopressine, *f.*; ***Minirin***, *m.*; antidiurétique (analogue de l'hormone).

désogestrel, *m.*; ***Cérazette***, *f.*; progestatif (contraceptif).

désonide, *m.*; ***Tridésonit***, *m.*; corticoïde dermique.

Détensiel, *m.*; **bisoprolol**, *m.*; bêtabloquant.

Détrusitol, *m.*; **toltérodine**, *f.*; traitement de l'instabilité vésicale.

Dexambutol, *m.*; **éthambutol**, *m.*; antituberculeux.

dexaméthasone, *f.*; ***Dectancyl***, *m.*; corticoïde.

dexchlorphéniramine, *f.*; ***Polaramine***, *f.*; antihistaminique.

Dexef, *m.*; **céfradine**, *m.*; antibiotique, céphalosporine de 1re génération.

dexpanthénol, *m.*; ***Bépanthène***, *m.*; vitamine B5.

dextran, *m.*; ***Promit***, *m.*; soluté de remplissage.

Dextrocidine, *f.*; **dextrométhorphane**; *m.*; antitussif.

dextrométhorphane, *m.*; ***Dextrocidine***, *f.*; ***Tussidane***, *m.*; antitussif.

diacerhéine, *f.*; ***Art***, *m.*; ***Zondar***, *m.*; antirhumatismal.

Diacor, *m.*; **diltiazem**, *m.*; inhibiteur calcique.

Di-actane, *m.*; **naftidrofuryl**, *m.*; anti-ischémique.

Diafusor, *m.*; **trinitrine**, *f.*; antiangineux.

Diamicron, *m.*; **gliclazide**, *m.*; antidiabétique.

Diamox, *m.*; **acétazolamide**, *m.*; diurétique.

Diarsed, *m.*; **diphénoxylate**, *m.*; antidiarrhéique.

Diastabol, *m.*; **miglitol**, *m.*; antidiabétique.

diazépam, *m.*; **Valium**, *m.*; anticonvulsivant, anxiolytique.

diazoxide, *m.*; **Hyperstat**, *m.*; antihypertenseur.

Dicetel, *m.*; **pinaverium**, *m.*; antispasmodique.

Dicloced, *m.*; **diclofénac**, *m.*; anti-inflammatoire non stéroïdien.

diclofénac, *m.*; **Dicloced**, *m.*; **Flector**, *m.*; **Voltarène**, *m.*; **Xénid**, *m.*; anti-inflammatoire non stéroïdien.

Dicodin, *m.*; **dihydrocodéine**, *f.*; analgésique.

Dicynone, *f.*; **étamsylate**, *m.*; hémostatique.

didanosine, *f.*; **Videx**, *m.*; antiviral.

Didronel, *m.*; **étidronate disodique**; traitement de l'ostéoporose.

Diergo-Spray, *m.*; **dihydroergotamine**, *f.*; antimigraineux.

diéthylcarbamazine, *f.*; **Notézine**, *f.*; anthelminthique.

diéthylstilbœstrol, *m.*; **Distilbène**, *m.*; œstrogène.

Diffu-K, *m.*; **potassium**, *m.*

diflucortolone, *f.*; **Nérisone**, *f.*; corticoïde.

Difrarel, *m.*; **anthocyanosides**, *m. pl.*; vasoprotecteur.

Digaol, *m.*; **timolol**, *m.*; bêtabloquant.

digoxine, *f.*; **Digoxine**, *f.*; **Hémigoxine**, *f.*; cardiotonique.

Digoxine, *f.*; **digoxine**, *f.*; cardiotonique.

Dihydran, *m.*; **phénytoïne**, *f.*; anticonvulsivant.

dihydrocodéine, *f.*; **Dicodin**, *m.*; analgésique.

dihydroergotamine, *f.*; **Diergo- Spray**, *m.*; **Ikaran**, *m.*; **Séglor**, *m.*; **Tamik**, *m.*; antimigraineux.

dihydroergotoxine, *f.*; **Capergyl**, *m.*; **Ergodose**, *f.*; **Hydergine**, *f.*; anti-ischémique.

Dilatrane, *m.*; **théophylline**, *f.*; bronchodilatateur.

diltiazem, *m.*; **Bi-tildiem**, *m.*; **Diacor**, *m.*; **Mono-tildiem**, *m.*; **Tildiem**, *m.*; inhibiteur calcique.

Dimégan, *m.*; **bromphéniramine**, *f.*; antihistaminique.

dimenhydrinate, *m.*; **Dramamine**, *f.*; **Mercalm**, *m.*; **Nausicalm**, *m.*; antiémétisant.

Dimotapp, *m.*; **carbocystéine**, *f.*; mucolytique.

dinitrate d'isosorbide. V. ***isosorbide dinitrate***.

Dio, *m.*; **diosmine**, *f.*; phlébotonique.

Diosmil, *m.*; **diosmine**, *f.*; phlébotonique.

diosmine, *f.*; **Daflon**, *m.*; **Dio**, *m.*; **Diosmil**, *m.*; **Diovénor**, *m.*; **Endium**, *m.*; **Flébosmil**, *m.*; **Médiveine**, *m.*; **Veineva**, *m.*; **Vénirène**, *m.*; phlébotonique.

Diovénor, *m.*; **diosmine**, *f.*; phlébotonique.

diphénhydramine, *f.*; **Nautamine**, *f.*; anti-émétisant.

diphénoxylate, *m.*; **Diarsed**, *m.*; antidiarrhétique.

diphosphonate V. *biphosphonate*.

Dipipéron, *m.*; **pipampérone**, *f.*; neuroleptique.

Diprosone, *f.*; **bêtaméthasone**, *f.*; corticoïde.

Diprostène, *m.*; **bêtaméthasone**, *f.*; corticoïde.

dipyridamole, *m.*; **Clèridium**, *m.*; **Persantine**, *f.*; antiagrégant plaquettaire.

dirithromycine, *f.*; **Dynabac**, *m.*; antibiotique.

Discotrine, *f.*; **trinitrine**, *f.*; antiangineux.

disopyramide, *m.*; **Isorythm**, *m.*; **Rythmodan**, *m.*; anti-arythmique.

Distilbène, *m.*; **diéthylstilboestrol**, *m.*; œstrogène.

disulfirame, *m.*; **Espéral**, *m.*; désintoxication alcoolique.

Ditropan, *m.*; **oxybutynine**, *f.*; antispasmodique.

diurétique
- **acétazolamide**, ***Diamox***.
- **amiloride**, ***Modamide***.
- **bumétanide**, ***Burinex***.
- **canrénoate potassique**, ***Soludactone***.
- **ciclétanine**, ***Tenstaten***.
- **furosémide**, ***Lasilix***.
- **hydrochlorothiazide**, ***Esidrex***.
- **indapamide**, ***Fludex***.

pirétanide, ***Eurelix.***
spironolactone, ***Aldactone, Flumach, Practon, Spiroctan, Spironone.***
xipamide, ***Lumitens.***

Divarius, *m.*; **paroxétine**, *f.*; antidépresseur.

dobutamine, *f.*; ***Dobutrex***, *m.*; sympathicomimétique.

Dobutrex, *m.*; **dobutamine**, *f.*; sympathicomimétique.

docusate sodique; ***Jamylène***, *m.*; laxatif.

Dogmatil, *m.*; **sulpiride**, *m.*; neuroleptique.

dolasétron, *m.*; ***Anzemet***, *m.*; antiémétisant.

Dolcidium, *m.*; **indométacine**, *f.*; anti-inflammatoire non-stéroïdien.

Doliprane, *m.*; **paracétamol**, *m.*; analgésique.

Dolitabs, *m.*; **paracétamol**, *m.*; analgésique.

Dolko, *m.*; **paracétamol**, *m.*; analgésique.

dompéridone, *f.*; ***Bipérydis***, *m.*; ***Motilium***, *m.*; ***Motilyo***, *m.*; ***Péridys***, *m.*; antiémétisant, antireflux.

donépézil, *m.*; ***Aricept***, *m.*; traitement de la maladie d'Alzheimer.

Dopamine, *f.*; **dopamine**, *f.*; sympathicomimétique.

Dopergine, *f.*; **lisuride**, *m.*; antiparkinsonien.

dosulépine, *f.*; ***Prothiaden***, *m.*; antidépresseur.

doxazosine, *f.*; ***Zoxan***, *m.*; alphabloquant.

doxépine, *f.*; ***Quitaxon***, *m.*; antidépresseur.

doxorubicine, *f.*; ***Adriblastine***, *f.*; anticancéreux.

Doxy, *m.*; **doxycyline**, *f.*; antibiotique, cycline.

doxycycline, *f.*; ***Doxy***, *m.*; ***Doxylis***, *m.*; ***Granudoxy***, *m.*; ***Spanor***, *m.*; ***Tolexine***, *f.*; ***Vibramycine***, *f.*; antibiotique, cycline.

Doxylis, *m.*; **doxycycline**, *f.*; antibiotique.

Dramamine, *f.*; **dimenhydrinate**, *m.*; antiémétisant.

Driptane, *m.*; **oxybutynine**, *f.*; antispasmodique.

Dulcolax, *m.*; **bisacodyl**, *m.*; laxatif.

Duphalac, *m.*; **lactulose**, *m.*; laxatif.

Duphaston, *m.*; **dydrogestérone**, *f.*; progestérone.

Durogésic, *m.*; **fentanyl**, *m.*; analgésique.

Duspatalin, *m.*; **mébévérine**, *f.*; antispasmodique.

dutastéride, *m.*; ***Avodart***, *m.*; traitement du prostatisme.

dydrogestérone, *f.*; ***Duphaston***, *m.*; progestérone.

Dynabac, *m.*; **dirithromycine**, *f.*; antibiotique.

Dynastat, *m.*; **parécoxib**, *m.*; antirhumatismal.

Dynexan, *m.*; **lidocaïne**, *f.*; anesthésique local.

Dysalfa, *m.*; **térazosine**, *f.*; alphabloquant.

E

ébastine, *f.*; ***Kestin***, *m.*; ***Kestinlyo***, *m.* ; antihistaminique.

Ebixa, *m.*; **mémantine**, *f.*; Alzheimer (traitement de la maladie d').

ecchymoses (traitement des)
arnica, ***Arnicagel.***

Écobec, *m.*; **béclométhasone**, *f.*; corticoïde.

éconazole, *m.*; ***Dermazol***, *m.*; ***Pévaryl***, *m.*; antifongique.

éfavirenz, *m.*; ***Sustiva***, *m.*; antiviral.

Efféralgan, *m.*; **paracétamol**, *m.*; analgésique.

Effexor, *m.*; **venlafaxine**, *f.*; antidépresseur.

Egaten, *m.*; **triclabendazole**, anthelminthique.

Égéry, *m.*; **érythromycine**, *f.*; antibiotique, macrolide.

Élavil, *m.*; **amitriptyline**, *f.*; antidépresseur.

élétriptan, *m.*; ***Relpax***, *m.*; antimigraineux.

Élisor, *m.*; **pravastatine**, *f.*; hypolipémiant.

énalapril, *m.*; ***Rénitec***, *m.*; inhibiteur de l'enzyme de conversion de l'angiotensine.

Enbrel, *m.*; **étanercept**, *m.*; immunodépresseur.

Endium, *m.*; **diosmine**, *f.*; phlébotonique.

Endoxan, *m.*; **cyclophosphamide**, *m.*; anticancéreux.

Engérix B, *m.*; vaccin anti-hépatite B.

énoxacine, *f.*; ***Énoxor***, *m.*; antibactérien urinaire.

énoxaparine, *f.*; ***Lovénox***, *m.*; anticoagulant, antithrombotique; héparine de bas poids moléculaire.

Énoxor, *m.*; **énoxacine**, *f.*; antibactérien urinaire.

entacapone, *m.*; ***Comtan***, *m.*; antiparkinsonien.

Entocort, *m.*; **budésonide**, *m.*; corticoïde.

enzymes pancréatiques. V. *pancréatiques (enzymes).*

Éphynal, *m.*; **tocophérol**, *m.*; vitamine E.

épinéphrine, *f.* (**adrénaline**, *f.*); ***Anahelp***, *m.*; ***Anapen***, *m.*; sympathicomimétique.

Épinitril, *m.*; **trinitrine**, *f.*; antiangineux.

Épitomax, *m.*; **topiramate**, *m.*; anticonvulsivant.

Épivir, *m.*; **lamivudine**, *f.*; antiviral.

éplérénone, *f.*; ***Inspra***, *f.*; antialdostérone.

Éprex, *m.*; **érythropoïétine**, *f.*; antianémique.

éprosartan, *m.*; ***Tévéten***, *m.*; antihypertenseur.

eptifibatide, *m.*; ***Integrilin***, *m.*; antiplaquettaire.

Équanil, *m.*; **méprobamate**, *m.*; anxiolytique.

tiapride, *m.* : neuroleptique.

Ercéfuryl, *m.*; **nifuroxazide**, *m.*; antiseptique intestinal.

Ercéryl, *m.*; **nifuroxazide**, *m.*; antiseptique intestinal.

Ercéstop, *m.*; **lopéramide**, *m.*; antidiarrhéique.

érection (traitement des troubles de l')
apomorphine, *Ixense, Uprima.*
sildénafil, *Viagra.*
tadalafil, *Cialis.* vardénafil, *Lévitra.*
yohimbine, *Yohimbine.*

ergocalciférol, *m.*; ***Stérogyl***, *m.*;

Uvestérol, *m.*; vitamine D.

Ergodose, *f.*; **dihydroergotoxine**, *f.*; anti-ischémique.

Éry, *m.*; **érythromycine**, *f.*; antibiotique.

Éryacné, *m.*; **érythromycine**, *f.*; antibiotique.

Érythrocine, *f.*; **érythromycine**, *f.*; antibiotique, macrolide.

érythromycine, *f.*; ***Abboticine***, *f.*; ***Égéry***, *m.*; ***Éry***, *m.*; ***Éryacné***, *f.*; ***Érythrocine***, *f.*; ***Stimycine;*** antibiotique, macrolide.

érythropoïétine, *m.*; ***Éprex***, *m.*; antianémique.

Esbériven, *m.*; **rutosides**, *m. pl*; vasoprotecteur.

escitalopram, *m.*; ***Seroplex***, *m.*; anxiolytique.

Ésidrex, *m.*; **hydrochlorothiazide**, *m.*; diurétique.

esmolol, *m.*; ***Brévibloc***, *m.*; bêtabloquant.

ésoméprazole, *m.*; ***Inexion***, *m.*; antiulcéreux.

Espéral, *m.*; **disulfirame**, *m.*; désintoxication alcoolique.

estazolam, *m.*; ***Nuctalon***, *m.*; hypnotique.

Estima, *f.*; **progestérone**, *f.*; traitement de la ménopause.

Estraderm, *m.*; **œstradiol**, *m.*; œstrogène.

estradiol, *m.*; V. *œstradiol.*

Estreva, *m.*; **œstradiol**, *m.*; œstrogène.

estriol, *m.*; V. *œstriol.*

Estrofem, *m.*; **œstradiol**, *m.*; œstrogène.

estrogène, V. *œstrogène.*

Estulic, *m.*; **guanfacine**, *f.*; antihypertenseur.

étamsylate, *m.*; ***Dicynone***, *f.*; hémostatique.

étanercept, *m.*; ***Enbrel***, *m.*; immunodépresseur.

éthambutol, *m.*; ***Dexambutol***, *m.*; ***Myambutol***, *m.*; antituberculeux.

éthosuximide, *m.*; ***Zarontin***, *m.*; anticonvulsivant.

étidronate disodique; ***Didronel***, *m.*; traitement de l'ostéoporose.

étifoxine, *f.*; ***Stresam***, *m.*; anxiolytique.

Etioven, *m.*; **naftazone**, *f.*; phlébotonique.

étodolac, *m.*; ***Lodine***, *f.*; anti-inflammatoire non stéroïdien.

étonogestrel, *m.*; ***Implanon***, *m.*; progestatif (contraceptif).

étoposide, *m.*; ***Vépéside***, *m.*; anticancéreux.

Eucalcic, *m.*; **calcium**, *m.*; traitement de l'ostéoporose.

Euglucan, *m.*; **glibenclamide**, *m.*; antidiabétique.

Eulexine, *f.*; **flutamide**, *m.*; anti-androgène.

Eupantol, *m.*; **pantoprazole**, *m.*; antiulcéreux.

Euphylline, *f.*; **théophylline**, *f.*; bronchodilatateur.

Eupressyl, *m.*; **urapidil**, *m.*; antihypertenseur.

Eurélix, *m.*; **pirétanide**, *m.*; diurétique.

Eurobiol, *m.*; enzymes pancréatiques.

Évista, *m.*; **raloxifène**, *m.*; traitement de l'ostéoporose.

Évolis, *m.*; **bêtahistine**, *f.*; antivertigineux.

Exacor, *m.*; **cibenzoline**, *f.*; antiarythmique.

Exacyl, *m.*; **acide tranexamique**; hémostatique.

Exelon, *m.*; **rivastigmine**, *f.*; traitement de la maladie d'Alzheimer.

exénatide, *m.*; ***Byetta***, *m.*; incrétinomimétique (antidiabétique).

Exomuc, *m.*; **acétyl-cystéine**, *f.*; mucolytique.

Expanfen, *m.*; **ibuprofène**, *m.*; anti-inflammatoire non stéroïdien.

Extencilline, *f.*; **benzathine-benzylpénicilline**, *f.*; antibiotique.

ézétimibe, *m.*; ***Ezetrol***, *m.*; hypolipémiant.

Ezetrol, *m.*; **ézétimibe**, *m.*; hypolipémiant.

ézoméprazole, *m.*; ***Inexium***, *m.*; antireflux.

F

famciclovir, *m.*; ***Oravir***, *m.*; antiviral.

famotidine, *m.*; ***Pepcidac***, *m.*; ***Pepdine***, *f.*; antiulcéreux, antihistaminique.

Fazol, *m.*; **isoconazole**, *m.*; antifongique.

Fégénor, *m.*; **fénofibrate**, *m*; hypolipémiant.

felbamate, *m.*; ***Taloxa***, *m.*; anticonvulsivant.

Feldène, *m.*; **piroxicam**, *m.*; anti-inflammatoire non stéroïdien.

félodipine, *f.*; ***Flodil***, *m.*; inhibiteur calcique.

Femsept, *m.*; **œstradiol**, *m.*; œstrogène.

fénofibrate, *m.*; ***Fégénor***, *m.*; ***Lipanthyl***, *m.*; ***Sécalip***, *m.*; hypolipémiant.

fénoxazoline, *f.*; ***Aturgyl***, *m.*; vasoconstricteur ORL.

fenspiride, *m.*; ***Pneumorel***, *m.*; antitussif.

fentanyl, *m.*; ***Durogésic***, *m.*; analgésique.

fer (ascorbate de); ***Ascofer***, *m.*; antianémique.

fer (fumarate de); ***Fumafer***, *m.*; antianémique.

fer (hydroxyde ferrique); ***Vénofer***, *m.*; antianémique.

fer (sulfate de); ***Fero-grad***, *m.*; antianémique.

Fero-grad, *m.*; **fer (sulfate de)**; antianémique.

fexofénadine, *f.*; ***Telfast***, *m.*; antihistaminique.

fibrinolytique. V. *thrombolytique*.

finastéride, *m.*; ***Chibro-proscar***, *m.*; traitement de l'hypertrophie prostatique.

Flagyl, *m.*; **métronidazole**, *m.*; antibactérien imidazolé.

Flanid, *m.*; **acide tiaprofénique**; anti-inflammatoire non stéroïdien.

Flavoquine, *f.*; **amodioquine**, *f.*; antipaludéen.

Flébosmil, *m.*; **diosmine**, *f.*; phlébotonique.

Flécaïne, *f.*; **flécaïnide**, *m.*; anti-arythmique.

flécaïnide, *m.*; ***Flécaïne***, *f.*; anti-arythmique.

Flector, *m.*; **diclofénac**, *m.*; anti-inflammatoire non stéroïdien.

Flémoxine, *f.*; **amoxicilline**, *f.*; antibiotique.

Flixonase, *m.*; **fluticasone**, *f.*; corticoïde.

Flixotide, *m.*; **fluticasone**, *f.*; corticoïde antiasthmatique.

Flixovate, *m.*; **fluticazone**, *f.*; corticoïde dermique.

floctafénine, *f.*; ***Idarac***, *m.*; analgésique.

Flodil, *m.*; **félodipine**, *f.*; inhibiteur calcique.

Floxyfral, *m.*; **fluvoxamine**, *f.*; antidépresseur.

Fluanxol, *m.*; **flupentixol**, *m.*; neuroleptique.

flubendazole, *m.*; ***Fluvermal***, *m.*; anthelminthique.

fluconazole, *m.*; ***Béagyne***, *f.*; ***Triflucan***, *m.*; antifongique.

Fludex, *m.*; **indapamide**, *m.*; diurétique.

fluidifiant bronchique
V. *mucolytique*.

Fluditec, *m.*; **carbocystéine**, *f.*; mucolytique.

Fluimucil, *m.*; **acétyl-cystéine**, *f.*; mucolytique.

fluindione, *m.*; ***Préviscan***, *m.*; anticoagulant.

Flumach, *m.*; **spironolactone**, *f.*; diurétique.

fluméquine, *f.*; ***Apurone***, *f.*; antibactérien urinaire.

flunarizine, *f.*; ***Sibélium***, *m.*; antivertigineux.

flunisolide, *m.*; ***Nasalide***, *m.*; corticoïde.

flunitrazépam, *m.*; ***Narcozep***, *m.*; ***Rohypnol***, *m.*; hypnotique.

fluocortolone, *f.*; ***Ultralan***, *m.*; corticoïde dermique.

fluoroquinolone V. *antibiotique*.

fluoxétine, *f.*; ***Prozac***, *m.*; antidépresseur.

flupentixol, *m.*; ***Fluanxol***, *m.*; neuroleptique.

fluphénazine, *f.*; ***Moditen***, *m.*; neuroleptique.

flurbiprofène, *m.*; ***Antadys***, *m.*; ***Cébutid***, *m.*; ***Ocufen***, *m.*; ***Strefen***, *m.*; anti-inflammatoire non stéroïdien.

flutamide, *m.*; ***Eulexine***, *f.*; ***Prostadirex***, *m.*; anti-androgène.

fluticasone, *f.*; ***Flixonase***, *m.*; ***Flixotide***, *m.*; corticoïde antiasthmatique.

fluticasone, *m.*; ***Flixovate***, *m.*; corticoïde dermique.

fluvastatine, *f.*; ***Fractal***, *m.*; ***Lescol***, *m.*; hypolipémiant.

Fluvermal, *m.*; **flubendazole**, *m.*; anthelminthique.

fluvoxamine, *f.*; ***Floxyfral***, *m.*; antidépresseur.

folinate de calcium; ***Lederfoline***, *f.*; antianémique.

fondaparinux, *m.*; ***Arixtra***, *m.*; antithrombotique.

Fongamyl, *m.*; **omoconazole**, *m.*; antifongique.

Fongarex, *m.*; **omoconazole**, *m.*; antifongique.

Fonzylane, *m.*; **buflomédil**, *m.*; anti-ischémique.

Foradil, *m.*; **formotérol**, *m.*; bronchodilatateur.

Forlax, *m.*; **macrogol**, *m.*; laxatif.

Formoair, *m.*; **formotérol**, *m.*; bronchodilatateur.

formotérol, *m.*; ***Foradil***, *m.*; ***Formoair***, *m.*; bronchodilatateur.

Fortal, *m.*; **pentazocine**, *f.*; analgésique.

Fortovase, *m.*; **saquinavir**, *m.*; antiviral.

Fortum, *m.*; **ceftazidime**, *m.*; antibiotique, céphalosporine de 3e génération.

Fosamax, *m.*; **alendronate sodique**; biphosphonate, traitement de l'ostéoporose.

foscarnet, *m.*; ***Foscavir***, *m.*; antiviral.

Foscarvir, *m.*; **foscarnet**, *m.*; antiviral.

Fosfocine, *f.*; **fosfomycine**, *f.*

fosfomycine, *f.*; ***Fosfocine***, *f.*; antibiotique; ***Monuril***, *m.*; ***Uridoz***, *m.*; antibactérien urinaire.

fosinopril, *m.*; ***Fozitec***, *m.*; inhibiteur de l'enzyme de conversion de l'angiotensine.

Fozitec, *m.*; **fosinopril**, *m.*; inhibiteur de l'enzyme de conversion de l'angiotensine.

Fractal, *m.*; **fluvastatine**, *f.*; hypolipémiant.

Fragmine, *f.*; **daltéparine**, *f.*; anticoagulant, antithrombotique, héparine de bas poids moléculaire.

Fraxiparine, *f.*; **nadroparine**, *f.*; anticoagulant, antithrombotique, héparine de bas poids moléculaire.

Fraxodi, *m.*; **nadroparine**, *f.*; anticoagulant, antithrombotique, héparine de bas poids moléculaire.

frovatriptan, *m.*; ***Tigreat***, *m.*; antimigraineux.

Fumafer, *m.*; **fer (fumarate de)**; antianémique.

Fungizone, *f.*; **amphotéricine B**, *f.*; antifongique.

Furadantine, *f.*; **nitrofurantoïne**, *f.*; antibactérien urinaire.

furosémide, *m.*; ***Lasilix***, *m.*; diurétique.

G

Gabacet, *m.*; **piracétam**, *m.*; psychostimulant.

gabapentine, *f.*; ***Neurontin***, *m.*; anticonvulsivant.

Gabitril, *m.*; **tiagabine**, *f.*; anticonvulsivant.

galantamine, *f.*; ***Réminyl***, *m.*; traitement de la maladie d'Alzheimer.

Gaoptol, *m.*; **timolol**, *m.*; bêtabloquant.

Gardasil, *m.*; vaccin anti-papillomavirus humain.

Gardénal, *m.*; **phénobarbital**, *m.*; anticonvulsivant.

gélatine, *f.*; ***Gélofusine***, *f.*; ***Plasmion***, *m.*; soluté de remplissage.

Gélofusine, *f.*; **gélatine**, *f.*; soluté de remplissage.

Géluprane, *m.*; **paracétamol**, *m.*; analgésique.

gemfibrozil, *m.*; ***Lipur***, *m.*; hypolipémiant.

Genhevac B, *m.*; vaccin anti-hépatite B.

Gentalline, *f.*; **gentamycine**, *f.*; antibiotique.

gentamycine, *f.*; ***Gentalline***, *f.*; antibiotique.

Géram, *m.*; **piracétam**, *m.*; psychostimulant.

Gévatran, *m.*; **naftidrofuryl**, *m.*; anti-ischémique.

Gingko biloba; ***Ginkogink***, *m.*; ***Ginkor***, *m.*; ***Tanakan***, *m.*; ***Tramisal***, *m.*; anti-ischémique.

Ginkor, *m.*; **Ginkgo biloba**; anti-ischémique.

Ginkogink, *m.*; **Ginkgo biloba**, *m.*; anti-ischémique.

glibenclamide, *m.*; ***Daonil***, *m.*; ***Euglucan***, *m.*; ***Hémidaonil***, *m.*; ***Miglucan***, *m.*; antidiabétique.

Glibenèse, *m.*; **glipizide**, *m.*; antidiabétique.

glibornuride, *m.*; ***Glutril***, *m.*; antidiabétique.

gliclazide, *m.*; ***Diamicron***, *m.*; antidiabétique.

glimépiride, *m.*; ***Asmarel***, *m.*; antidiabétique.

glipizide, *m.*; ***Glibenèse***, *m.*; ***Minidiab***, *m.*; ***Ozidia***, *m.*; antidiabétique.

Glucidoral, *m.*; **carbutamide**, *m.*; antidiabétique.

Glucophage, *m.*; **metformine**, *f.*; antidiabétique.

Glucor, *m.*; **acarbose**, *m.*; inhibiteur des α-glucosidases, antidiabétique.

Glutril, *m.*; **glibornuride**, *m.*; antidiabétique.

gomme sterculia; ***Normacol***, *m.*; laxatif.

Gramidil, *m.*; **amoxicilline**, *f.*; antibiotique, pénicilline du groupe A.

granisétron, *m.*; ***Kytril***, *m.*; antiémétisant.

Granudoxy, *m.*; **doxycycline**, *f.*; antibiotique.

Griséfuline, *f.*; **griséofulvine**, *f.*; antifongique.

griséofulvine, *f.*; ***Griséfuline***, *f.*; antifongique.

guanfacine, *f.*; ***Estulic***, *m.*; antihypertenseur.

H

Halcion, *m.*; **trazolam**, *m.*; hypnotique.

Haldol, *m.*; **halopéridol**, *m.*; anxiolytique, neuroleptique.

Halfan, *m.*; **halofantrine**, *m.*; antipaludéen.

halofantrine, *f.*; ***Halfan***, *m.*; antipaludéen.

halopéridol, *m.*; ***Haldol***, *m.*; anxiolytique, neuroleptique.

pentoxifylline, *f.*; anti-ischémique.

Havlane, *m.*; **loprazolam**, *m.*; hypnotique.

Havrix, *m.*; vaccin antihépatite A.

Hbvaxpro, *m.*; vaccin de l'hépatite B.

Hélicidine, *f.*; **hélicidine**, *f.*; antitussif.

Helmintox, *m.*; **pyrantel**, *m.*; anthelminthique.

Hémidaonil, *m.*; **glibenclamide**, *m.*; antidiabétique.

Hémigoxine, *f.*; **digoxine**, *f.*; cardiotonique.

Hémipralon, *m.*; **propranolol**, *m.*; bêtabloquant.

hémostatique

- **acide tranexamique, *Exacyl*, *Spotof*.**
- **aprotinine, *Antagosan*, *Trasylol*.**
- **étamsylate, *Dicynone*.**

héparine, *f.*; ***Calciparine***, *f.*; ***Clivarine***, *f.*; ***Innohep***, *m.*; anticoagulant. V. également *antithrombotique*.

heptaminol, *m.*; ***Hept-a-myl***, *m.*; antihypotenseur.

Hept-a-myl, *m.*; **heptaminol**, *m.*; antihypotenseur.

hexamidine, *f.*; ***Hexomédine***, *f.*; antiseptique externe.

Hexaspray, *m.*; **biclotymol**, *m.*; antiinfectieux ORL.

Hexomédine, *f.*; **hexamidine**, *f.*; antiseptique externe.

Hibiscrub, *m.*; **chlorhexidine**, *f.*; antiseptique externe.

Hiconcil, *m.*; **amoxicilline**, *f.*; antibiotique.

hormone thyroïdienne
hypocalcémiante
calcitonine, *Calcitar*, *Calsyn*, *Cibacalcine*, *Miacalcic*.
hormone thyroïdienne
liothyronine, *Cynomel*.
lévothyroxine sodique, *Lévothyrox*.

huile de paraffine; ***Lubentyl***, *m.*; ***Lansoyl***, *m.*; laxatif.

Humalog, *m.*; analogue de l'**insuline**, *m.*

Humira, *m.*; **adalimumab**, *m.*; antirhumatismal.

hyaluronate de sodium, ***Adant***, *m.*; ***Arthrum***, *m.*; antirhumatismal.

Hydergine, *f.*; **dihydroergotoxine**, *f.*; anti-ischémique.

Hydréa, *f.*; **hydroxycarbamide**, *m.*; anticancéreux.

hydrochlorothiazide, *m.*; ***Esidrex***, *m.*; diurétique.

Hydrocortancyl, *m.*; **prednisolone**, *f.*; corticoïde.

hydrocortisone *f.*; ***Hydrocortisone*** *f.* corticoïde.

hydromorphone, *f.*; ***Sophidone***, *f.*; analgésique.

hydroquinidine, *f.*; ***Sérécor***, *m.*; antiarythmique.

hydroxy-éthyl-amidon, *m.*; ***Hestéril***, *m.*; soluté de remplissage.

hydroxycarbamide, *m.*; ***Hydréa***, *f.*; anticancéreux.

hydroxychloroquine, *f.*; ***Plaquénil***, *m.*; antipaludéen.

hydroxyéthylamidon, *m.*; ***Hyperhes***, *m.*; soluté de remplissage.

hydroxyzine, *f.*; ***Atarax***, *m.*; anxiolytique.

hymécromone, *f.*; ***Cantabiline***, *f.*; cholérétique.

Hyperhes, *m.*; **hydroxyéthylamidon**, *m.*; soluté de remplissage.

Hypérium, *m.*; **rilménidine**, *f.*; antihypertenseur.

Hyperstat, *m.*; **diazoxide**, *m.*; antihypertenseur.

hypnotique
estazolam, *Nuctalon*.
flunitrazépam, *Narcozep*, *Rohypnol*.
loprazolam, *Havlane*.
lormétazépam, *Noctamide*.
nitrazépam, *Mogadon*.
témazépam, *Normison*.
triazolam, *Halcion*.
zolpidem, *Stilnox*.
zopiclone, *Imovane*.

Hypnovel, *m.*; **midazolam**, *m.*; anxiolytique.

hypolipémiant
acides gras insaturés, *Maxépa*.
acides oméga 3, *Omacon*, *m.*
atorvastatine, *Tahor*.
benfluorex, *Médiator*.
bézafibrate, *Béfizal*.
ciprofibrate, *Lipanor*.
colestyramine, *Questran*.
ézétimibe, *Ezetrol*
fénofibrate, *Fégénor*, *Lipanthyl*, *Sécalip*.
fluvastatine, *Fractal*, *Lescol*.
gemfibrozil, *Lipur*.
pravastatine, *Élisor*, *Vasten*.
rosuvastatine, *Crestor*.
simvastatine, *Lodalès*, *Zocor*.
vitamine E, *Éphynal*, *Tocalfa*, *Toco*, *Tocolion*.

hyposialie (traitement de l')
pilocarpine, *f.*; ***Salagen***, *m.*

Hypostamine, *f.*; **tritoqualine**, *f.*; antihistaminique.

Hytrine, *f.*; **térazosine**, *f.*; alphabloquant, hypertrophie prostatique.

I

ibuprofène, *m.*; ***Advil***, *m.*; ***Antarène***, *m.*; ***Brufen***, *m.*; ***Expanfen***, *m.*; ***Nuréflex***, *m.*; ***Spifen***, *m.*; ***Upfen***, *m.*; anti-inflammatoire non stéroïdien.

ibutilide, *m.*; ***Corvert***, *m.*; anti-arythmique.

Icavex, *m.*; **moxisylyte**, *m.*; anti-ischémique.

Icaz, *m.*; **isradipine**, *f.*; inhibiteur calcique.

Idarac, *m.*; **floctafénine**, *f.*; analgésique.

idarubicine, *f.*; ***Zavedos***, *m.*; anticancéreux.

ifenprodil, *m.*; ***Vadilex***, *m.*; anti-ischémique.

Ikaran, *m.*; **dihydroergotamine**, *f.*; antimigraineux.

Ikorel, *m.*; **nicorandil**, *m.*; antiangineux.

imidapril, *m.*; ***Tanatril***, *m.*; inhibiteur de l'enzyme de conversion.

Imigrane, *m.*; sumatriptan, *m.*; antimigraineux.

Imiject, *m.*; sumatriptan, *m.*; antimigraineux.

imipramine, *f.*; *Tofranil*, *m.*; antidépresseur.

Immugrip, *m.*; vaccin antigrippal.

immunodépresseur
- azathioprine, *Imurel.*
- ciclosporine, *Néoral*, *Sandimmun.*
- étanercept, *Enbrel.*
- tacrolimus, *Prograf*, *Protopic.*
- sirolimus, *Rapamune.*

Imodium, *m.*; lopéramide, *m.*; antidiarrhéique.

Imossel, *m.*; lopéramide, *m.*; antidiarrhéique.

Imovane, *m.*; zopiclone, *m.*; hypnotique.

Implanon, *m.*; étonogestrel, *m.*; progestatif (contraceptif).

Importal, *m.*; lactitol, *m.*; laxatif.

Imukin, *m.*; interféron, *m.*; antiviral.

Imurel, *m.*; azathioprine, *f.*; immunodépresseur.

indapamide, *m.*; *Fludex*, *m.*; diurétique.

indinavir, *m.*; *Crixivan*, *m.*; antiviral.

Indocid, *m.*; indométacine, *f.*; anti-inflammatoire non stéroïdien.

indométacine, *f.*; *Dolcidium*, *m.*; *Indocid*, *m.*; anti-inflammatoire non stéroïdien.

Inexium, *m.*; ésoméprazole, *m.*; antiulcéreux.

infliximab, *m.*; *Rémicade*, *m.*; antirhumatismal.

Influvac, *m.*; vaccin antigrippal.

inhibiteur calcique
- amlodipine, *Amlor.*
- bépridil, *Unicordium.*
- diltiazem, *Bi-tildiem*, *Diacor*, *Mono-tildiem*, *Tildiem.*
- félodipine, *Flodil.*
- isradipine, *Icaz.*
- ivabradine, *Procoralan.*
- lacidipine, *Caldine.*
- lercanidipine, *Lercan*, *Zanidip.*
- manidipine, *Iperten.*
- nicardipine, *Loxen.*
- nifédipine, *Adalate*, *Chronadalate.*
- nimodipine, *Nimotop.*
- nitrendipine, *Baypress*, *Nidrel.*
- vérapamil, *Isoptine.*

inhibiteur de la pompe à protons (antiulcéreux gastrique)
- lansoprazole, *Lanzor*, *Ogast.*
- pantoprazole, *Eupantol*, *Inipomp.*

inhibiteur de l'enzyme de conversion de l'angiotensine
- bénazépril, *Briem*, *Cibacène.*
- captopril, *Captolane*, *Lopril.*
- cilazapril, *Justor.*
- énalapril, *Rénitec.*
- fosinopril, *Fozitec.*
- imidapril, *Tanatril.*
- lisinopril, *Prinivil*, *Zestril.*
- moexipril, *Moex.*
- périndopril, *Coversyl.*
- quinapril, *Korec.*
- ramipril, *Triatec*, *Triateckit.*
- trandolapril, *Odrik.*
- zofénopril, *Zofénil.*

inhibiteur des bouffées de chaleur de la ménopause
- bêta-alanine, *Abufène.*

Inipomp, *m.*; pantoprazole, *m.*; antiulcéreux.

Innohep, *m.*; tinzaparine, *f.*; anticoagulant, antithrombotique.

Inspra, *f.*; éplérénone, *f.*; antialdostérone.

Insulatard, *f.*; insuline, *f.*; insuline humaine.

Insumm, *f.*; insuline, *f.*; insuline humaine hémisynthétique.

insuline, *f.*; *Actrapid*, *f.*; *Insulatard*, *f.*; *Insuman*, *f.*; *Mixtard*, *f.*; *Monotard*, *f.*; *Umuline*, *f.*

insuline (analogues de l')
- i. asparte, *Novomix*, *Novorapid.*
- i. detemir, *Levemir.*
- i. glargine, *Lantus.*
- i. glulisine, *Apidra.*
- i. lispro, *Humalog.*

Integrilin, *m.*; eptifibatide, *m.*; antiagrégant plaquettaire.

Intercron, *m.*; cromoglycate de sodium, bronchodilatateur.

interféron, *m.*; *Bêtaféron*, *m.*; *Imukin*, *m.*; *Introna*, *m.*; *Rebif*, *m.*; *Pégasys*, *m*; *Roféron*, *m.*; *Viraféron*, *m.*; antiviral.

Intrinsa, *m.*; testostérone, *f.*; androgène.

Introna, *m.*; interféron, *m.*; antiviral.

Invirase, *f.*; saquinavir, *m.*; antiviral.

Iperten, *m.*; manidipine, *f.*; inhibiteur calcique.

ipratropium, *m.*; *Atrovent*, *m.*; antiasthmatique.

ipronazide, *m.*; ***Marsilid***, *m.*; antidépresseur.

irbésartan, *m.*; ***Aprovel***, *m.*; antagoniste de l'angiotensine II.

Isépalline, *f.*; **isépamycine**, *f.*; antibiotique.

isépamycine, *f.*; ***Isépalline***, *f.*; antibiotique.

Isocard, *m.*; **isosorbide dinitrate**; antiangineux.

isoconazole, *m.*; ***Fazol***, *m.*; antifongique.

isoniazide, *m.*; ***Rimifon***, *m.*; antituberculeux.

isoprénaline, *f.*; ***Isuprel***, *m.*; ***Alupent***, *m.*; sympathomimétique.

Isoptine, *f.*; **vérapamil**, *m.*; inhibiteur calcique.

Isorythm, *m.*; **disopyramide**, *m.*; antiarythmique.

isosorbide dinitrate; ***Isocard***, *m.*; ***Langoran***, *m.*; ***Risordan***, *m.*; antiangineux.

isosorbide mononitrate; ***Monicor***, *m.*; antiangineux.

ispaghule, *f.*; ***Spagulax***, *m.*; laxatif.

isradipine, *f.*; ***Icaz***, *m.*; inhibiteur calcique.

Isuprel, *m.*; **isoprénaline**, *f.*; sympathomimétique.

itraconazole, *m.*; ***Sporanox***, *m.*; antifongique.

ivabradine, *f.*; ***Procoralan***, *m.*; inhibiteur calcique.

ivernectine, *f.*; ***Stromectol***, *m.*; anthelminthique, antiscabieux.

Ixel, *m.*; **milnacipran**, *m.*; antidépresseur.

Ixense, *m.*; **apomorphine**, *f.*; traitement des troubles de l'érection.

Izilox, *m.*; **moxifloxacine**, *f.*; fluoroquinolone, antibiotique.

J

Jamylène, *m.*; **docusate sodique**; laxatif.

Josacine, *f.*; **josamycine**, *f.*; antibiotique, macrolide.

josamycine, *f.*; ***Josacine***, *f.*; antibiotique, macrolide.

Josir, *m.*; **tamsulosine**, *f.*; hypertrophie prostatique (traitement de l').

Justor, *m.*; **cilazapril**, *m.*; inhibiteur de l'enzyme de conversion de l'angiotensine.

K

Kaléorid, *m.*; **potassium**, *m.*

Kapanol, *m.*; **morphine**, *f.*; analgésique.

Kardégic, *m.*; **acide acétylsalicylique**; antipyrétique, anti-inflammatoire, antiagrégant plaquettaire anti-inflammatoire.

Kayexalate, *m.*; **polystyrène de sodium**; potassium (résine échangeuse de).

Kéal, *m.*; **sucralfate**, *m.*; antiulcéreux.

Kéforal, *m.*; **céfalexine**, *f.*; antibiotique.

Kénacort, *m.*; **triamcinolone**, *f.*; corticoïde.

Kenzen, *m.*; **candésartan cilexetil**; antagoniste de l'angiotensine II, antihypertenseur.

Keppra; *m.*; **lévétiracétam**, *m.*; anticonvulsivant.

Kerlone, *m.*; **bétaxolol**, *m.*; bêtabloquant.

Kessar, *m.*; **tamoxifène**, *m.*; antiœstrogène.

Kestin, *m.*; **ébastine**, *f.*; antihistaminique.

Kestinlyo, *m.*; **ébastine**, *f.*; antihistaminique.

Ketek, *m.*; **télithromycine**, *f.*; antibiotique.

kétoconazole, *m.*; ***Kétoderm***, *m.*; antifongique.

Kétoderm, *m.*; **kétoconazole**, *m.*; antifongique.

kétoprofène, *m.*; ***Bi-profénid***, *m.*; ***Kétum***, *m.*; ***Profénid***, *m.*; ***Topféna***, *m.*; ***Toprec***, *m.*; anti-inflammatoire non stéroïdien.

kétotifène, *m.*; ***Zaditen***, *m.*; antihistaminique.

Kétum, *m.*; **kétoprofène**, *m.*; anti-inflammatoire non stéroïdien.

Kinéret, *m.*; **anakinra**, *m.*; antirhumatismal.

Korec, *m.*; **quinapril**, *m.*; inhibiteur de l'enzyme de conversion de l'angiotensine.

Krédex, *m.*; **carvédilol**, *m.*; bêtabloquant.

Krénosin, *m.*; **adénosine**, *f.*; antiarythmique.

Kytril, *m.*; **granisétron**, *m.*; antiémétisant.

L

labétalol, *m.*; ***Trandate***, *m.*; alpha-bêtabloquant.

lacidipine, *f.*; ***Caldine***, *f.*; inhibiteur calcique.

lactitol, *m.*; ***Importal***, *m.*; laxatif.

lactulose, *m.*; ***Duphalac***, *m.*; laxatif.

Lamictal, *m.*; **lamotrigine**, *f.*; anticonvulsivant.

Lamisil, *m.*; **terbinafine**, *f.*; antifongique.

lamivudine, *f.*; ***Épivir***, *m.*; ***Zeffix***, *m.*; antiviral.

lamotrigine, *f.*; ***Lamictal***, *m.*; anticonvulsivant.

Langoran, *m.*; **isosorbide dinitrate**; antiangineux.

lansoprazole, *m.*; ***Lanzor***, *m.*; ***Ogast***, *m.*; ***Ogastoro***, *m.*; antiulcéreux, inhibiteur de la pompe à protons.

Lansoyl, *m.*; **huile de paraffine**; laxatif.

Lantus, *m.*; **insuline**, *f.*; insuline glargine.

Lanzor, *m.*; **lansoprazole**, *m.*; antiulcéreux, inhibiteur de la pompe à protons.

Largactil, *m.*; **chlorpromazine**, *f.*; neuroleptique.

Lariam, *m.*; **méfloquine**, *f.*; antipaludéen.

Laroscorbine, *f.*; **acide ascorbique**; vitamine C.

Laroxyl, *m.*; **amitriptyline**, *f.*; antidépresseur.

Lasilix, *m.*; **furosémide**, *m.*; diurétique.

laxatif
- **docusate sodique, *Jamylène.***
- **gomme sterculia, *Normacol.***
- **huile de paraffine, *Lubentyl, Lansoyl.***
- **ispaghule, *Spagulax.***
- **lactitol, *Importal.***
- **lactulose, *Duphalac.***
- **macrogol, *Forlax, Transipeg.***
- **pentaérythritol, *Auxitrans.***
- **sorbitol, *Microlax.***

Lectil, *m.*; **bêtahistine**, *f.*; antivertigineux.

Lederfoline, *f.*; **folinate de calcium**; antianémique.

Ledertrexate, *m.*; **méthotrexate**, *m.*; anticancéreux.

léflunomide, *m.*; ***Arava***, *m.*; antirhumatismal.

lépirudine, *f.*; ***Refludan***, *m.*; antithrombotique.

Léponex, *m.*; **clozapine**, *f.*; neuroleptique.

Lepticur, *m.*; **tropatépine**, *f.*; antiparkinsonien.

Lercan, *m.*; **lercanidipine**, *f.*; inhibiteur calcique.

lercanidipine, *f.*; ***Lercan***, *m.*; ***Zanidip***, *m.*; inhibiteur calcique.

Lescol, *m.*; **fluvastatine**, *f.*; hypolipémiant.

Levemir, *m.*; **insuline detemir**, insuline (analogue de l').

Levitra, *m.*; **vardénafil**, *m.*; traitement des troubles de l'érection.

lévétiracétam, *m.*; ***Keppra***, *m.*; anticonvulsivant.

lévocétirizine, *f.*; ***Xyzall***, *m.*; antihistaminique.

lévofloxacine, *f.*; ***Tavanic***, *m.*; fluoroquinolone.

lévomépromazine, *f.*; ***Nozinan***, *m.*; anxiolytique, neuroleptique.

lévonorgestrel, *f.*; ***Microval***, *m.*; ***Norlevo***, *m.*; ***Vikela***, *m.*; progestatif.

Lévothyrox, *m.*; **lévothyroxine sodique**; hormone thyroïdienne.

lévothyroxine sodique; ***Lévothyrox***, *m.*; hormone thyroïdienne.

Lévotonine, *f.*; **oxitriptan**, *m.*; antidépresseur.

Lexomil, *m.*; **bromazépam**, *m.*; anxiolytique.

lidocaïne, *f.*; ***Dynexan***, *m.*; ***Xylocaïne***, *f.*; ***Xylocard***, *f.*; anti-arythmique, anesthésique local.

Lincocyne, *f.*; **lincomycine**, *f.*; antibiotique.

lincomycine, *f.*; ***Lincocyne***, *f.*; antibiotique.

Liorésal, *m.*; **baclofène**, *m.*; myorelaxant.

liothyronine, *f.*; ***Cynomel***, *m.*; hormone thyroïdienne.

Lipanor, *m.*; **ciprofibrate**, *m.*; hypolipémiant.

Lipanthyl, *m.*; **fénofibrate**, *m.*; hypolipémiant.

Lipur, *m.*; **gemfibrozil**, *m.*; hypolipémiant.

lisinopril, *m.*; ***Prinivil***, *m.*; ***Zestril***, *m.*; inhibiteur de l'enzyme de conversion de l'angiotensine.

lisuride, *m.*; ***Arolac***, *m.*; ***Dopergine***, *f.*; antiparkinsonien.

lithium, *m.*; ***Neurolithium***, *m.*; ***Téralithe***, *m.*; thymorégulateur.

Livial, *m.*; **tibolone**, *f.*; traitement de la ménopause.

Locabiotal, *m.*; **menthe poivrée**, décongestionnant bucco-nasal.

Locatop, *m.*; **désonide**, *m.*; corticoïde dermique.

Locéryl, *m.*; **amorolfine**, *f.*; antifongique.

Lodalès, *m.*; **simvastatine**, *f.*; hypolipémiant.

Lodine, *f.*; **étodolac**, *m.*; anti-inflammatoire non stéroïdien.

loflazépate d'éthyle; **Victan**, *m.*; anxiolytique.

Logiflox, *m.*; **loméfloxacine**, *f.*; quinolone.

Logryx, *m.*; **minocycline**, *f.*; antibiotique.

loméfloxacine, *f.*; **Décalogiflox**, *m.*; **Logiflox**, *m.*; quinolone.

Lomudal, *m.*; **cromoglycate de sodium**; bronchodilatateur.

Lomusol, *m.*; **cromoglycate de sodium**; bronchodilatateur.

Lonoten, *m.*; **minoxidil**, *m.*; antihypertenseur.

lopéramide, *m.*; **Arestal**, *m.*; **Ercéstop**, *m.*; **Imodium**, *m.*; **Imossel**, *m.*; **Nabutil**, *m.*; antidiarrhéique.

loprazolam, *m.*; **Havlane**, *m.*; hypnotique.

Lopressor, *m.*; **métoprolol**, *m.*; bêtabloquant.

Lopril, *m.*; **captopril**, *m.*; inhibiteur de l'enzyme de conversion de l'angiotensine.

loratadine, *f.*; **Clarityne**, *f.*; antihistaminique.

lorazépam, *m.*; **Témesta**, *m.*; anxiolytique.

lormétazépam, *m.*; **Noctamide**, *m.*; hypnotique.

losartan, *m.*; **Cozaar**, *m.*; antagoniste de l'angiotensine II.

Lovénox, *m.*; **énoxaparine**, *f.*; anticoagulant, antithrombotique.

Loxapac, *m.*; **loxapine**, *f.*; neuroleptique.

loxapine, *f.*; **Loxapac**, *m.*; neuroleptique.

Loxen, *m.*; **nicardipine**, *f.*; inhibiteur calcique.

Lubentyl, *m.*; **huile de paraffine**; laxatif.

Ludiomil, *m.*; **maprotiline**, *m.*; antidépresseur.

Lumirelax, *m.*; **méthocarbamol**, *m.*; myorelaxant.

Lumitens, *m.*; **xipamide**, *m.*; diurétique.

Lutényl, *m.*; **nomégestrol**, *m.*; progestérone.

Lyrica, *m.*; **prégabaline**, *f.*; antalgique, anticonvulsivant.

Lysanxia, *m.*; **prazépam**, *m.*; anxiolytique.

Lytos, *m.*; **clodronate disodique**; diphosphonate.

M

macrogol, *m.*; **Forlax**, *m.*; **Transipeg**, *m.*; laxatif. macrolide V. *antibiotique*.

Mag 2, *m.*; **magnésium**, *m.*

magaldrate, *m.*; **Riopan**, *m.*; antiacide.

magnésium, *m.*; **Mag 2**, *m.*; **Magnéspasmyl**, *m.*

Magnéspasmyl, *m.*; **magnésium**, *m.*

Malocide, *m.*; **pyriméthamine**, *f.*; antiparasitaire.

manidipine, *f.*; **Iperten**, *m.*; inhibiteur calcique.

Mantadix, *m.*; **amantadine**, *f.*; antiparkinsonien, antiviral.

maprotiline, *m.*; **Ludiomil**, *m.*; antidépresseur.

Marsilid, *m.*; **iproniazide**, *m.*; antidépresseur.

Maxépa, *m.*; **acides gras insaturés**; hypolipémiant.

mébévérine, *f.*; **Colopriv**, *m.*; **Duspatalin**, *m.*; **Spasmopriv**, *m.*; antispasmodique.

Mecir, *m.*; **tamsulosine**, *f.*; traitement du prostatisme.

méclozine, *f.*; **Agyrax**, *m.*; antivertigineux.

Médiatensyl, *m.*; **urapidil**, *m.*; antihypertenseur.

Médiator, *m.*; **benfluorex**, *m.*; hypolipémiant.

Médiveine, *m.*; **diosmine**, *f.*; phlébotonique.

Médrol, *m.*; **méthylprednisolone**, *f.*; corticoïde.

méfloquine, *f.*; **Lariam**, *m.*; antipaludéen.

Mégace, *m.*; **mégestrol**, *m.*; progestatif.

Mégavix, *m.*; **tétrazépam**, *m.*; myorelaxant.

mégestrol, *m.*; **Mégace**, *m.*; progestatif.

méloxicam, *m.*; **Mobic**, *m.*; anti-inflammatoire non stéroïdien.

melphalan, *m.*; **Alkéran**, *m.*; anticancéreux.

mémantine, *f.*; ***Ebixa***, *m.*; Alzheimer (traitement de la maladie d').

ménopause (traitement de la) V. *progestérone et dérivés (ménopause)*

Menaelle, *f.*; **progestérone**, *f.*

Ménorest, *m.*; **œstradiol**, *m.*; œstrogène.

menthe poivrée; ***Locabiotal***, *m.*; décongestionnant bucco-nasal.

méphénésine, *f.*; ***Décontractyl***, *m.*; myorelaxant.

méprobamate, *m.*; ***Equanil***, *m.*; ***Novalm***, *m.*; anxiolytique.

méquitazine, *f.*; ***Butix***, *m.*; ***Primalan***, *m.*; antihistaminique.

Mercalm, *m.*; **dimenhydrinate**, *m.*; antiémétisant.

mercaptopurine, *f.*; ***Purinéthol***, *m.*; anticancéreux.

Merfène, *m.*; **phénylmercure**, *m.*; antiseptique externe.

Mestacine, *f.*; **minocycline**, *f.*; antibiotique.

Mestinon, *m.*; **pyridostigmine**, *f.*; antimyasthénique.

Métalyse, *m.*; **ténecteplase**, *m.*; thrombolytique.

metformine, *f.*; ***Glucophage***, *m.*; ***Stagid***, *m.*; biguanide; antidiabétique.

Méthergin, *m.*; **méthylergométrine**, *f.*; ocytocique.

méthocarbamol, *m.*; ***Lumirelax***, *m.*; myorelaxant.

méthotrexate, *m.*; ***Ledertrexate***, *m.*; ***Novatrex***, *m.*; anticancéreux.

méthylergométrine, *f.*; ***Méthergin***, *m.*; ocytocique.

méthylphénidate, *m.*; ***Ritaline***, *f.*; psychostimulant.

méthylprednisolone, *f.*; ***Dépomédrol***, *m.*; ***Médrol***, *m.*; ***Solumédrol***, *m.*; corticoïde.

méthysergide, *m.*; ***Désernil***, *m.*; antimigraineux.

métipranolol, *m.*; ***Bêtanol***, *m.*; bêtabloquant.

métoclopramide, *m.*; ***Anausin***, *m.*; ***Primpéran***, *m.*; ***Prokinyl***, *m.*; antiémétisant; antireflux.

métopimazine, *f.*; ***Vogalène***, *m.*; antiémétisant.

métoprolol, *m.*; ***Lopressor***, *m.*; ***Seloken***, *m.*; ***Selozok***, *m.*; bêtabloquant.

métronidazole, *m.*; ***Flagyl***, *m.*; ***Rozex***, *m.*; antibactérien imidazolé.

mezlocilline, *f.*; ***Baypen***, *m.*; antibiotique, pénicilline.

Miacalcic, *m.*; **calcitonine**, *f.*; hormone thyroïdienne hypocalcémiante, traitement de l'ostéoporose.

miansérine, *f.*; ***Athymil***, *m.*; antidépresseur.

Micardis, *m.*; **telmisartan**, *m.*; antagoniste de l'angiotensine II, antihypertenseur.

miconazole, *m.*; ***Daktarin***, *m.*; antifongique.

Microlax, *m.*; **sorbitol**, *m.*; laxatif rectal.

Microval, *m.*; **lévonorgestrel**, *f.*; progestatif.

midazolam, *m.*; ***Hypnovel***, *m.*; anxiolytique.

midécamycine, *f.*; ***Mosil***, *m.*; antibiotique, macrolide.

Mifégyne, *m.*; **mifépristone**, *f.*; antiprogestérone.

mifépristone, *f.*; ***Mifégyne***, *f.*; antiprogestérone.

Miflasone, *f.*; **béclométasone**, *f.*; antiasthmatique.

Miflonil, *m.*; **budésonide**, *m.*; corticoïde.

miglitol, *m.*; ***Diastabol***, *m.*; antidiabétique.

Miglucan *m.*; **glibenclamide**, *m.*; antidiabétique.

Mikélan, *m.*; **cartéolol**, *m.*; bêtabloquant.

Milligynon, *m.*; **noréthistérone**, *f.*; progestatif.

milnacipran, *m.*; ***Ixel***, *m.*; antidépresseur.

milrinone, *f.*; ***Corotrope***, *m.*; cardiotonique.

Minalfène, *m.*; **alminoprofène**, *m.*; anti-inflammatoire non stéroïdien.

Minidiab, *m.*; **glipizide**, *m.*; antidiabétique.

Minipress, *m.*; **prazosine**, *f.*; antihypertenseur.

Minirin, *m.*; **desmopressine**, *f.*; antidiurétique (analogue de l'hormone).

Minisintrom, *m.*; **acénocoumarol**, *m.*; anticoagulant.

minocycline, *f.*; ***Logryx***, *m.*; ***Mestacine***, *f.*; ***Minolis***, *m.*; ***Mynocine***, *f.*; ***Zacnan***, *m.*; antibiotique.

Minolis, *m.*; **minocycline**, *f.*; antibiotique.

minoxidil, *m.*; ***Lonoten***, *m.*; antihypertenseur.

Miorel, *m.*; **thiocolchicoside**, *m.*; myorelaxant.

misoprostol, *m.*; ***Cytotec***, *m.*; antiulcéreux.

Mixtard, *f.*; **insuline**, *f.*; insuline humaine.

mizolastine, *f.*; ***Mizollen***, *m.*; antihistaminique, anti-allergique.

Mizollen, *m.*; **mizolastine**, *f.*; antihistaminique, antiallergique.

Mobic, *m.*; **méloxicam**, *m.*; anti-inflammatoire non stéroïdien.

Moclamine, *f.*; **moclobémide**, *m.*; antidépresseur (IMAO)

moclobémide, *m.*; ***Moclamine***, *f.*; antidépresseur (IMAO).

modafinil, *m.*; ***Modiodal***, *m.*; psychostimulant.

Modamide, *m.*; **amiloride**, *m.*; diurétique.

Modiodal, *m.*; **modafinil**, *m.*; psychostimulant.

Moditen, *m.*; **fluphénazine**, *f.*; neuroleptique.

Modulon, *m.*; **trimébutine**, *f.*; antispasmodique.

Moex, *m.*; **moexipril**, *m.*; inhibiteur de l'enzyme de conversion.

moexipril, *m.*; ***Moex***, *m.*; inhibiteur de l'enzyme de conversion.

Mogadon, *m.*; **nitrazépam**, *m.*; hypnotique.

molsidomine, *f.*; ***Corvasal***, *m.*; antiangineux.

mométasone, *f.*; ***Nasonex***, *m.*; corticoïde nasal.

Monazol, *m.*; **sertaconazole**, *m.*; antifongique.

Monicor, *m.*; **isosorbide mononitrate**; antiangineux.

Monoalgic, *m.*; **tramadol**, *m.*; analgésique.

Monocrixo, *m.*; **tramadol**, *m.*; analgésique.

Monoflocet, *m.*; **ofloxacine**, *f.*; antibiotique; fluoroquinolone.

Mononaxy, *m.*; **clarithromycine**, *f.*; antibiotique, macrolide.

Monotildiem, *m.*; **diltiazem**, *m.*; inhibiteur calcique.

Monotramal, *m.*; **tramadol**, *m.*; analgésique.

Monovitamine B12, **cyanocobalamine**, *f.*; antianémique.

Monozeclar, *m.*; **clarithromycine**, *f.*; antibiotique, macrolide.

montélukast, *m.*; ***Singulair***, *m.*; antiasthmatique.

Monuril, *m.*; **fosfomycine**, *f.*; antibactérien urinaire.

Mopral, *m.*; **oméprazole**, *m.*; antiulcéreux.

morphine, *f.*; ***Actiskénan***, *m.*; ***Kapanol***, *m.*; ***Moscontin***, *m.*; ***Oramorph***, *f.*; ***Sevredol***, *m.*; ***Skénan***, *m.*; analgésique.

Moscontin, *m.*; **morphine**, *f.*; analgésique.

Mosil, *m.*; **midécamycine**, *f.*; antibiotique; macrolide.

Motilium, *m.*; **dompéridone**, *f.*; antiémétisant; antireflux.

Motilyo, *m.*; **dompéridone**, *f.*; antiémétisant, antireflux.

moxifloxacine, *f.*; ***Izilox***, *m.*; fluoroquinolone, antibiotique.

moxisylyte, *m.*; ***Carlytène***, *m.*; ***Icavex***, *m.*; anti-ischémique.

moxonidine, *f.*; ***Physiotens***, *m.*; antihypertenseur.

Mucolator, *m.*; **acétyl-cystéine**, *f.*; mucolytique.

mucolytique
- **acétyl-cystéine**, ***Exomuc***, ***Fluimucil***, ***Mucolator***, ***Mucomyst***, ***Solmucol***, ***Tixair.***
- **ambroxol**, ***Muxol***, ***Surbronc.***
- **bromhexine**, ***Bisolvon.***
- **carbocystéine**, ***Bronchokod***, ***Dimotapp***, ***Fluditec***, ***Rhinathiol.***

Mucomyst, *m.*; **acétyl-cystéine**, *f.*; mucolytique.

Mutagrip, *m.*; vaccin antigrippal.

Muxol, *m.*; **ambroxol**, *m.*; mucolytique.

Mycostatine, *f.*; **nystatine**, *f.*; antifongique.

Mycoster, *m.*; **ciclopirox**, *m.*; antifongique.

Myk, *m.*; **sulconazole**, *m.*; antifongique.

Myleran, *m.*; **busulfan**, *m*; anticancéreux.

Mynocine, *f.*; **minocycline**, *f.*; antibiotique.

Myolastan, *m.*; **tétrazépam**, *m.*; myorelaxant.

Myoplège, *m.*; **thiocolchicoside**; myorelaxant.

myorelaxant
- **baclofène**, ***Liorésal.***
- **dantrolène**, ***Dantrium.***
- **méphénésine**, ***Décontractyl.***
- **méthocarbamol**, ***Lumirelax.***
- **thiocolchicoside**, ***Coltramyl***, ***Miorel***, ***Myoplège.***

tétrazépam, ***Mégavix***, ***Myolastan***, ***Panos***.

Mytélase, *f.*; **ambénonium**, *m.*; antimyasthénique.

N

Nabucox, *m.*; **nabumétone**, anti-inflammatoire non stéroïdien.

nabumétone, *f.*; ***Nabucox***, *m.*; anti-inflammatoire non stéroïdien.

Nabutil, *m.*; **lopéramide**, *m.*; antidiarrhéique.

nadolol, *m.*; ***Corgard***, *m.*; bêtabloquant.

nadroparine, *f.*; ***Fraxiparine***, *f.*; ***Fraxodi***, *m.*; anticoagulant, antithrombotique, héparine de bas poids moléculaire.

naftazone, *f.*; ***Étioven***, *m.*; phlébotonique.

naftidrofuryl, *m.*; ***Diactane***, *m.*; ***Gevatran***, *m.*; ***Naftilux***, *m.*; ***Praxilène***, *m.*; anti-ischémique.

Naftilux, *m.*; **naftidrofuryl**, *m.*; anti-ischémique.

Nalcron, *m.*; **cromoglycate de sodium**; bronchodilatateur.

nalorphine, *f.*; ***Nalorphine***, *f.*; antimorphinique.

naloxone, *f.*; ***Varcan***, *m.*; antimorphinique.

naltrexone, *f.*; ***Revia***, *m.*; traitement de l'alcoolisme chronique.

Naprosyne, *m.*; **naproxène**, *m.*; analgésique, anti-inflammatoire non stéroïdien.

naproxène, *m.*; ***Apranax***, *m.*; ***Naprosyne***, *m.*; analgésique, anti-inflammatoire non stéroïdien.

Naramig, *m.*; **naratriptan**, *m.*; antimigraineux.

naratriptan, *m.*; ***Naramig***, *m.*; antimigraineux.

Narcan, *m.*; **naloxone**, *f.*; antimorphinique.

Narcozep, *m.*; **flunitrazépam**, *m.*; hypnotique.

Nasacort, *m.*; **triamcinolone**, *f.*; corticoïde.

Nasalide, *m.*; **flunisolide**, *m.*; corticoïde.

Nasonex, *m.*; **mométasone**, *f.*; corticoïde nasal.

Natispray, *m.*; **trinitrine**, *f.*; antiangineux.

Natulan, *m.*; **procarbazine**, *f.*; anticancéreux.

Nausicalm, *m.*; **dimenhydrinate**, *m.*; antiémétisant.

Nautamine, *f.*; **diphenhydramine**, *f.*; antiémétisant.

Naxy, *m.*; **clarithromycine**, *f.*; antibiotique, macrolide.

Nebcine, *f.*; **tobramycine**, *f.*; antibiotique.

Nebido, *m.*; **testostérone**, *f.*; androgène.

Nébilox, *m.*; **nébivolol**, *m.*; bêtabloquant.

nébivolol, *m.*; ***Nébilox***, *m.*; ***Temerit***, *m.*; bêtabloquant.

Néocodion, *m.*; **codéine**, *f.*; antitussif.

Néoral, *m.*; **ciclosporine**, *f.*; immunodépresseur.

néostigmine, *f.*; ***Prostigmine***, *f.*; antimyasthénique.

Néosynéphrine, *f.*; **phényléphrine**, *f.*; sympathicomimétique.

Nérisone, *f.*; **diflucortolone**, *f.*; corticoïde.

nétilmicine, *f.*; ***Nétromicine***, *f.*; antibiotique; aminoglycoside.

Nétromicine, *f.*; **nétilmicine**, *f.*; antibiotique.

Neuleptil, *m.*; **propériciazine**, *f.*; anxiolytique.

neuroleptique

- **amisulpride**, ***Solian***.
- **chlorpromazine**, ***Largactil***.
- **clozapine**, ***Léponex***.
- **cyamémazine**, ***Tercian***.
- **fluphénazine**, ***Moditen***.
- **flupentixol**, ***Fluanxol***.
- **halopéridol**, ***Haldol***.
- **lévomépromazine**, ***Nozinan***.
- **loxapine**, ***Loxapac***.
- **olanzapine**, ***Zyprexa***.
- **perphénazine**, ***Trilifan***.
- **pimozide**, ***Orap***.
- **pipampérone**, ***Dipipéron***.
- **rispéridone**, ***Risperdal***, ***Risperdaloro***.
- **sulpiride**, ***Aiglonyl***, ***Dogmatil***, ***Synédil***.
- **tiapride**, ***Tiapridal***.
- **zuclopenthixol**, ***Clopixol***.

Neurolithium, *m.*; **lithium**, *m.*; thymorégulateur.

Neurontin, *m.*; **gabapentine**, *f.*; anticonvulsivant.

névirapine, *f.*; ***Viramune***, *m.*; antiviral.

Nexen, *m.*; **nimésulide**, *m.*; anti-inflammatoire non stéroïdien.

Nexxair, *m.*; **béclométasone**, *f.*; corticoïde.

Nibiol, *m.*; **nitroxoline**, *f.*; antibactérien urinaire.

nicardipine, *f.*; ***Loxen***, *m.*; inhibiteur calcique.

nicergoline, *f.*; ***Sermion***, *m.*; anti-ischémique.

niclosamide, *m.*; ***Trédémine***, *f.*; anthelminthique.

Nicobion, *m.*; **nicotinamide**, *m.*; vitamine PP.

Nicogum, *m.*; **nicotine**, *f.*; désintoxication tabagique.

Nicopatch, *m.*; **nicotine**, *f.*; désintoxication tabagique.

nicorandil, *m.*; ***Adancor***, *m.*; ***Ikorel***, *m.*; antiangineux.

Nicorette, *f.*; **nicotine**, *f.*; désintoxication tabagique.

nicotinamide, *m.*; ***Nicobion***, *m.*; vitamine PP.

nicotine, *f.*; ***Nicogum***, *m.*; ***Nicopatch***, *m.*; ***Nicorette***, *f.*; ***Nicotinell***, *m.*; ***Niquitin***, *m.*; désintoxication tabagique.

Nicotinell, *m.*; **nicotine**, *f.*; désintoxication tabagique.

Nidrel, *m.*; **nitrendipine**, *f.*; inhibiteur calcique.

nifédipine, *f.*; ***Adalate***, *m.*; ***Chronadalate***, *m.*; inhibiteur calcique.

Nifluril, *m.*; **acide niflumique**; anti-inflammatoire non stéroïdien.

nifuroxazide, *m.*; ***Bifix***, *m.*; ***Ercéfuryl***, *m.*; ***Ercéryl***, *m.*; ***Panfurex***, *m.*; antiseptique intestinal.

nimésulide, *m.*; ***Nexen***, *m.*; anti-inflammatoire non stéroïdien.

nimodipine, *f.*; ***Nimotop***, *m.*; inhibiteur calcique.

Nimotop, *m.*; **nimodipine**, *f.*; inhibiteur calcique.

Niquitin, *m.*; **nicotine** ; désintoxication tabagique.

Nisis, *m.*; **valsartan**, *m.*; antagoniste de l'angiotensine II.

nitrazépam, *m.*; ***Mogadon***, *m.*; hypnotique.

nitrendipine, *f.*; ***Baypress***, *m.*; ***Nidrel***, *m.*; inhibiteur calcique.

Nitriderm, *m.*; **trinitrine**, *f.*; antiangineux.

nitrofurantoïne, *f.*; ***Furadantine***, *f.*; antibactérien urinaire.

nitroxoline, *f.*; ***Nibiol***, *m.*; antibactérien urinaire.

Nivaquine, *f.*; **chloroquine**, *f.*; antipaludéen.

nizatidine, *f.*; ***Nizaxid***, *m.*; antiulcéreux, antihistaminique.

Nizaxid, *m.*; **nizatidine**, *f.*; antiulcéreux, antihistaminique.

Noctamide, *m.*; **lormétazépam**, *m.*; hypnotique.

Nolvadex, *m.*; **tamoxifène**, *m.*; antiœstrogène.

nomégestrol, *m.*; ***Lutényl***, *m.*; progestérone.

Nootropyl, *m.*; **piracétam**, *m.*; psychostimulant.

Nordaz, *m.*; **nordazépam**, *m.*; anxiolytique.

nordazépam, *m.*; ***Nordaz***, *m.*; anxiolytique.

noréthistérone, *f.*; ***Milligynon***, *m.*; ***Primolut-Nor***, *m.*; progestatif.

norfloxacine, *f.*; ***Noroxine***, *f.*; antibiotique; fluoroquinolone.

Norlevo, *m.*; **lévonorgestrel**, *m.*; progestatif, contraceptif d'urgence.

Normacol, *m.*; **gomme sterculia**; laxatif.

Normison, *m.*; **témazépam**, *m.*; hypnotique.

normolipémiant V. *hypolipémiant*.

Noroxine, *f.*; **norfloxacine**, *f.*; antibiotique.

Norvir, *m.*; **ritonavir**, *m.*; antiviral.

Notézine, *f.*; **diéthylcarbamazine**, *f.*; anthelminthique.

Novalm, *m.*; **méprobamate**, *m.*; anxiolytique.

Novatrex, *m.*; **méthotrexate**, *m.*; anticancéreux.

Novomix, *m.*; **insuline asparte**; analogue de l'insuline.

Novonorm, *m.*; **répaglinide**, *m.*; antidiabétique.

Novorapid, *m.*; **insuline asparate**.; analogue de l'insuline.

Nozinan, *m.*; **lévomépromazine**, *f.*; anxiolytique, neuroleptique.

Nuctalon, *m.*; **estazolam**, *m.*; hypnotique.

Nuréflex, *m.*; **ibuprofène**, *m.*; anti-inflammatoire non stéroïdien.

Nyolol, *m.*; **timolol**, *m.*; bêtabloquant.

nystatine, *f.*; ***Mycostatine***, *f.*; antifongique.

O

obésité (traitement de l')
orlistat, *Xénical*.
rimonabant, *Acomplia*.
sibutramine, *Sibutral*.

Ocufen, *m.*; **flurbiprofène**, *m.*; anti-inflammatoire non stéroïdien.

ocytocique
méthylergométrine, *Méthergin*.

Odrik, *m.*; **trandolapril**, *m.*; inhibiteur de l'enzyme de conversion de l'angiotensine.

Œsclim, *m.*; **œstradiol**, *m.*; œstrogène.

œstradiol, *m.*; ***Aérodiol***, *m.*; ***Climara***, *m.*; ***Délidose***, *m.*; ***Dermestril***, *m.*; ***Estraderm***, *m.*; ***Estreva***, *m.*; ***Estrofem***, *m.*; ***Femsept***, *m.*; ***Ménorest***, *m.*; ***Œsclim***, *m.*; ***Œstrodose***, *f.*; ***Œstrogel***, *m.*; ***Oromone***, *f.*; ***Provames***, *m.*; œstrogène.

Œstrodose, *f.*; **œstradiol**, *m.*; œstrogène.

Œstrogel, *m.*; **œstradiol**, *m.*; œstrogène.

œstrogène
œstradiol, *Aérodiol*, *Climara*, *Délidose*, *Dermestril*, *Estraderm*, *Estreva*, *Estrofem*, *Femsept*, *Ménorest*, *Oesclim*, *Œstrodose*, *Œstrogel*, *Oromone*, *Provames*, diéthylstilboestrol, *Distilbène*.
promestriène, *Colpotrophine*.

Oflocet, *m.*; **ofloxacine**, *f.*; antibiotique; fluoroquinolone.

ofloxacine, *f.*; ***Monoflocet***, *m.*; ***Oflocet***, *m.*; antibiotique; fluoroquinolone.

Ogast, *m.*; **lansoprazole**, *m.*; antiulcéreux, inhibiteur de la pompe à protons.

Ogastoro, *m.*; **lansoprazole**, *m.*; antiulcéreux, inhibiteur de la pompe à protons.

olanzapine, *f.*; ***Zyprexa***, *m.*; neuroleptique.

olmésartan, *m.*; ***Alteis***, *m.*; ***Olmetec***, *m.*; antagoniste de l'angiotensine II.

Olmetec, *m.*; **olmésartan**, *m.*; antagoniste de l'angiotensine II.

Olmifon, *m.*; **adrafinil**, *m.*; psychostimulant.

Omacor, *m.*; **acides oméga 3**; hypolipémiant.

oméprazole, *m.*; ***Mopral***, *m.*; ***Zoltum***, *m.*; antiulcéreux.

Omexel, *m.*; **tamsulosine**, *f.*; prostatisme (traitement du).

Omix, *m.*; **tamsulosine**, *f.*; prostatisme.

omoconazole, *m.*; ***Fongamyl***, *m.*; ***Fongarex***, *m.*; antifongique.

Oncotam, *m.*; **tamoxifène**, *m.*; antiœstrogène.

Oncovin, *m.*; **vincristine**, *f.*; anticancéreux.

ondansétron, *m.*; ***Zophren***, *m.*; antiémétisant.

Ophtim, *m.*; **timolol**, *m.*; bêtabloquant.

Opticron, *m.*; **cromoglycate de sodium**; bronchodilatateur.

Optruma, *m.*; **raloxifène**, *m.*; traitement de l'ostéoporose.

Oracéfal, *m.*; **céfadroxil**, *m.*; antibiotique.

Oracilline, *f.*; **phénoxyméthyl-pénicilline**, *f.*; antibiotique.

Oramorph, *f.*; **morphine**; analgésique.

Orap, *m.*; **pimozide**, *m.*; neuroleptique.

Oravir, *m.*; **famciclovir**, *m.*; antiviral.

Orbénine, *f.*; **cloxacilline**, *f.*; antibiotique.

Orélox, *m.*; **cefpodoxime**, *f.*; antibiotique.

Orgamétril, *m.*; **lynestrénol**, *m.*; progestatif.

Orgaran, *m.*; **danaparoïde sodique**; antithrombotique.

orlistat, *m.*; ***Xénical***, *m.*; traitement de l'obésité.

ornidazole, *m.*; ***Tibéral***, *m.*; antibactérien imidazolé.

Orocal, *m.*; **calcium**, *m.*; traitement de l'ostéoporose.

Oroken, *m.*; **céfixime**, *f.*; antibiotique.

Oromone, *f.*; **œstradiol**, *m.*; œstrogène.

oseltamivir, *m.*; ***Tamiflu***, *m.*; antiviral antigrippal.

Ostéocal, *m.*; **calcium**, *m.*; traitement de l'ostéoporose.

ostéoporose (traitement de l')
acide ibandronique, *Bonviva*.
alendronate monosodique, *Fosamax*.
calcitonine, *Cadens*, *Calsyn*, *Cibacalcine*, *Miacalcic*, *Staporos*.
calcium, *Cacit*, *Calcidia*, *Calcidose*, *Calciforte*, *Calciprat*, *Calperos*, *Calprimum*, *Caltrate*, *Densical*, *Eucalcic*, *Orocal*, *Ostéocal*, *Ostram*, *Pérical*.
clodronate disodique, *Clastoban*, *Lytos*.
étidronate disodique, *Didronel*.
pamidronate de sodium, *Arédia*.
raloxifène, *Évista*, *Optruma*.

risédronate monosodique, *Actonel.*
strontium (ranélate de), *Protelos.*
tiludronate de sodium, *Skélid.*
vitamine D, *Ergocalciférol*, *Stérogyl*, *Uvestérol*, *Vitadone.*

Ostram, *m.*; **calcium**, *m.*; traitement de l'ostéoporose.

Otrasel, *m.*; **sélégiline**, *f.*; antiparkinsonien.

oxacilline, *f.*; ***Bristopen***, *m.*; antibiotique; pénicilline M.

oxatomide, *m.*; ***Tinset***, *m.*; antihistaminique.

oxazépam, *m.*; ***Séresta***, *m.*; anxiolytique.

oxcarbazépine, *f.*; ***Trileptal***, *m.*; anticonvulsivant.

Oxéol, *m.*; **bambutérol**, *m.*; bêtastimulant.

oxitriptan, *m.*; ***Lévotonine***, *f.*; antidépresseur.

oxomémazine, *f.*; ***Toplexil***, *m.*; antitussif.

oxybutynine, *f.*; ***Ditropan***, *m.*; ***Driptane***, *m.*; ***Zatur***, *m.*; antispasmodique.

oxycodone, *m.*; ***Oxycontin***, *m.*; ***Oxynorm***, *m.*; analgésique.

Oxycontin, *m.*; **oxycodone**, *m.*; analgésique.

Oxynorm, *m.*; **oxycodone**, *f.*; analgésique.

Ozidia, *m.*; **glipizide**, *m.*; antidiabétique.

P

palivizumab, *m.*; ***Synagis***, *m.*; antiviral.

Paludrine, *f.*; **proguanil**, *m.*; antipaludéen.

pamidronate de sodium; ***Arédia***, *m.*; diphosphonate.

pancréatiques (enzymes)
Créon
Eurobiol.

Panfurex, *m.*; **nifuroxazide**, *m.*; antiseptique intestinal.

Panos, *m.*; **tétrazépam**, *m.*; myorelaxant.

pansements digestifs
silicates, *Actapulgite*, *Bédélix*, *Smecta.*

pantoprazole, *m.*; ***Eupantol***, *m.*; ***Inipomp***, *m.*; antiulcéreux.

paracétamol, *m.*; ***Claradol***, *m.*; ***Dafalgan***, *m.*; ***Doliprane***, *m.*; ***Dolitabs***, *m.*; ***Dolko***, *m.*; ***Efféralgan***, *m.*; ***Géluprane***, *m.*; ***Paralyoc***, *m.*; analgésique.

Paralyoc, *m.*; **paracétamol**, *m.*; analgésique.

parécoxib, *m.*; ***Dynastat***, *m.*; antirhumatismal.

Parfénac, *m.*; **bufexamac**, *m.*; anti-inflammatoire non stéroïdien.

Pariet, *m.*; **rabéprazole**, *m.*; antiulcéreux.

Parkinane, *m.*; **trihexyphénidyle**, *m.*; antiparkinsonien.

Parlodel, *m.*; **bromocriptine**, *f.*; antiparkinsonien.

paroxétine, *f.*; ***Déroxat***, *m.*; ***Divarius***, *m.*; antidépresseur.

Péflacine, *f.*; **péfloxacine**, *f.*; antibiotique.

péfloxacine, *f.*; ***Péflacine***, *f.*; antibiotique; fluoroquinolone.

Pégasys, *m.*; **interféron**, *m.*; antiviral.

pénicilline V. *antibiotique.*

pentaérythritol, *m.*; ***Auxitrans***, *m.*; laxatif.

pentazocine, *f.*; ***Fortal***, *m.*; analgésique.

Pentoflux, *m.*; **pentoxifylline**, *m.*; anti-ischémique.

pentoxifylline, *f.*; ***Pentoflux***, *m.*; ***Torental***, *m.*; anti-ischémique. ***Pepcidac***, *m.*; **famotidine**, *f.*; antiulcéreux; antihistaminique.

Pepdine, *f.*; **famotidine**, *f.*; antiulcéreux, antihistaminique.

pergolide, *m.*; ***Célance***, *m.*; antiparkinsonien.

Périactine, *f.*; **cyproheptadine**, *f.*; appétit (stimulant de l').

Pérical, *m.*; **calcium**; traitement de l'ostéoporose.

Péridys, *m.*; **dompéridone**, *f.*; antiémétisant; antireflux.

périndopril, *m.*; ***Coversyl***, *m.*; inhibiteur de l'enzyme de conversion de l'angiotensine.

Permixon, *m.*; **Serenoa repens**; prostatisme (traitement du).

perphénazine, *f.*; ***Trilifan***, *m.*; neuroleptique.

Persantine, *f.*; **dipyridamole**, *m.*; antiagrégant plaquettaire.

péthidine, *f.*; ***Péthidine***, *f.*; analgésique.

Pévaryl, *m.*; **éconazole**, *m.*; antifongique.

Phénergan, *m.*; **prométhazine**, *f.*; antihistaminique.

phénobarbital, *m.*; ***Aparoxal***, *m.*; ***Gardénal***, *m.*; anticonvulsivant.

phénoxyméthyl pénicilline, *f.*; ***Oracilline,*** *f.*; antibiotique; pénicilline A.

phénylbutazone, *f.*; ***Butazolidine,*** *f.* anti-inflammatoire non stéroïdien.

phényléphrine, *f.*; ***Néosynéphrine,*** *f.*;. sympathicomimétique.

phénylmercure, *m.*; ***Merfène,*** *m.*; antiseptique externe.

phénytoïne, *f.*; ***Dihydan,*** *m.*; anticonvulsivant.

phlébotonique

diosmine, ***Daflon,*** ***Dio,*** ***Diosmil,*** ***Diovénor,*** ***Endium,*** ***Flébosmil,*** ***Médiveine,*** ***Veineva,*** ***Vénirène.***

naftazone, ***Etioven.***

troxérutine, ***Rhéoflux,*** ***Veinamitol.***

phloroglucinol, *m.*; ***Spasfon,*** *m.*; ***Spassirex,*** *m.*; antispasmodique.

pholcodine, *f.*; ***Atouxx,*** *m.*; antitussif.

Phosphalugel, *m.*; **aluminium (phosphate d');** antiulcéreux.

Physiotens, *m.*; **moxonidine,** *f.*; antihypertenseur.

pilocarpine, *f.*; ***Salagen,*** *m.*; traitement de l'hyposialie.

pimozide, *m.*; ***Orap,*** *m.*; neuroleptique.

pinavérium, *m.*; ***Dicétel,*** *m.*; antispasmodique.

pindolol, *m.*; ***Visken,*** *m.*; bêtabloquant.

pioglitazone, *f.*; ***Actos,*** *m.*; antidiabétique.

pipampérone, *f.*; ***Dipipéron,*** *m.*; neuroleptique.

Pipram, *m.*; **acide pipémidique;** antibactérien urinaire.

piracétam, *m.*; ***Axonyl,*** *m.*; ***Gabacet,*** *m.*; ***Géram,*** *m.*; ***Nootropyl,*** *m.*; psychostimulant.

pirétanide, *m.*; ***Eurelix,*** *m.*; diurétique.

piribédil, *m.*; ***Trivastal,*** *m.*; anti-ischémique.

Pirilène, *m.*; **pyrazinamide,** *m.*; antituberculeux.

piroxicam, *m.*; ***Feldène,*** *m.*; ***Proxalyoc,*** *m.*; ***Zofora,*** *m.*; anti-inflammatoire non stéroïdien.

Pivalone, *f.*; **tixocortol,** *m.*; corticoïde.

pizotifène, *m.*; ***Sanmigran,*** *m.*; antimigraineux.

Plaquénil, *m.*; **hydroxychloroquine,** *f.*; antipaludéen.

Plasmion, *m.*; **gélatine,** *f.*; soluté de remplissage.

Plavix, *m.*; **clopidogrel,** *m.*; antiagrégant plaquettaire.

Pneumorel, *m.*; **fenspiride,** *m.*; antitussif.

Polaramine, *f.*; **dexchlorphéniramine,** *f.*; antihistaminique.

polystyrène de sodium; ***Kayexalate,*** *m.*; potassium (résine échangeuse de).

polyvidone iodée; ***Bétadine,*** *f.*; antiseptique externe.

Ponstil, *m.*; **acide méfénamique;** anti-inflammatoire non stéroïdien.

potassium, *m.*; ***Diffu-K,*** *m.*; ***Kaléorid,*** *m.*;

potassium (résine échangeuse de)

polystyrène de sodium, ***Kayexalate.***

Povanyl, *m.*; **pyrvinium,** *m.*; anthelminthique.

Practon, *m.*; **spironolactone,** *f.*; diurétique.

pramipexole, *m.*; ***Sifrol,*** *m.*; antiparkinsonien.

pravastatine, *f.*; ***Élisor,*** *m.*; ***Vasten,*** *m.*; hypolipémiant; inhibiteur de la HMGCoA-réductase.

Praxilène, *m.*; **naftidrofuryl,** *m.*; anti-ischémique.

prazépam, *m.*; ***Lysanxia,*** *m.*; anxiolytique.

praziquantel, *m.*; ***Biltricide,*** *m.*; anthelminthique.

prazosine, *f.*; ***Alpress,*** *m.*; ***Minipress,*** *m.*; antihypertenseur.

prednisolone, *f.*; ***Hydrocortancyl,*** *m.*; ***Solupred,*** *m.*; corticoïde.

prednisone, *f.*; ***Cortancyl,*** *m.*; corticoïde.

prégabaline, *f.*; ***Lyrica,*** *m.*; antalgique, anticonvulsivant.

Prévenar, *m.*; vaccin antipneumococcique.

Prévigrip, *m.*; vaccin antigrippal.

Préviscan, *m.*; **fluindione,** *m.*; anticoagulant.

Primalan, *m.*; **méquitazine,** *f.*; antihistaminique.

Primolut-Nor, *m.*; **noréthistérone,** *f.*; progestatif.

Primpéran, *m.*; **métoclopramide,** *m.*; antiémétisant; antireflux.

Prinivil, *m.*; **lisinopril,** *m.*; inhibiteur de l'enzyme de conversion de l'angiotensine.

pristinamycine, *f.*; ***Pyostacine***, *f.*; antibiotique.

Pritor, *m.*; **telmisartan**, *m.*; antagoniste de l'angiotensine II.

procarbazine, *f.*; ***Natulan***, *m.*; anticancéreux.

Procoralan, *m.*; **ivabradine**, *f.*; inhibiteur calcique.

Profénid, *m.*; **kétoprofène**, *m.*; anti-inflammatoire non stéroïdien.

progestatif (contraceptif)
- **désogestrel, *Cérazette.***
- **étonogestrel, *Implanon.***
- **lévonorgestrel, *Microval, Norlevo, Vikela.***
- **lynestrénol, *Orgamétril.***
- **mégestrol, *Megace.***
- **noréthistérone, *Milligynon, Primolut-Nor.***

progestérone et dérivés (ménopause)
- **didrogestérone, *Duphaston.***
- **nomégestrol, *Lutényl.***
- **progestérone, *Estima, Menaelle, Utrogestan.***
- **promégestone, *Surgestone.***
- **tibolone, *Livial.***

progestérone, *f.*; ***Estima***, *f.*; ***Menaelle***, *f.*; ***Utrogestan***, *m.*

Prograf, *m.*; **tacrolimus**, *m.*; immunodépresseur.

proguanil, *m.*; ***Paludrine***, *f.*; antipaludéen.

Prokinyl, *m.*; **métoclopramide**, *m.*; antiémétisant; antireflux.

promégestone, *f.*; ***Surgestone***, *f.*; progestatif.

promestriène, *m.*; ***Colpotrophine***, *f.*; œstrogène.

prométhazine, *f.*; ***Phénergan***, *m.*; antihistaminique.

Promit, *m.*; **dextran**, *m.*; soluté de remplissage.

propafénone, *f.*; ***Rythmol***, *m.*; antiarythmique.

propériciazine, *f.*; ***Neuleptil***, *m.*; anxiolytique.

propranolol, *m.*; ***Avlocardyl***, *m.*; ***Hémipralon***, *m.*; bêtabloquant.

Prorhinite, *m.*; **azélastine**, *f.*; antihistaminique.

Prostadirex, *m.*; **flutamide**, *m.*; antiandrogène.

prostatisme (traitement du) ou de l'hypertrophie prostatique
- **alfuzosine, *Urion, Xatral.***
- **doxazosine, *Zoxan.***
- **dutastéride, *Avodart.***
- **finastéride; *Chibro-proscar.***
- **Pygeum africanum, *Tadénan.***
- **Serenoa repens, *Permixon.***
- **tamsulosine, *Josir, Mecir, Omexel, Omix.***
- **térazosine, *Dysalfa, Hytrine.***

Prostigmine, *f.*; **néostigmine**, *f.*; antimyasthénique.

Protelos, *m.*; **ranélate de strontium**; traitement de l'ostéoporose.

Prothiaden, *m.*; **dosulépine**, *f.*; antidépresseur.

Protopic, *m.*; **tacrolimus**, *m.*; immunodépresseur.

Provames, *m.*; **œstradiol**, *m.*; œstrogène.

Proxalyoc, *m.*; **piroxicam**, *m.*; anti-inflammatoire non stéroïdien.

Prozac, *m.*; **fluoxétine**, *f.*; antidépresseur.

psoriasis (traitement du).
- **calcitriol, *Silkis*, calcipotriol, *Daivonex*, tazarotène, *Zorac.***

psychostimulant
- **acide acétylaminosuccinique, *Cogitum.***
- **adrafinil, *Olmifon.***
- **méthylphénidate, *Ritaline.***
- **modafinil, *Modiodal.***
- **piracétam, *Axonyl, Gabacet, Géram, Nootropyl.***
- **sulbutiamine, *Arcalion.***

Pulmicort, *m.*; **budésonide**, *m.*; corticoïde.

Purinéthol, *m.*; **mercaptopurine**, *f.*; anticancéreux.

Pygeum africanum; ***Tadénan***, *m.*; prostatisme (traitement du).

Pyostacine, *f.*; **pristinamycine**, *f.*; antibiotique.

pyrantel, *m.*; ***Combantrin***, *m.*; ***Helmintox***, *m.*; anthelminthique.

pyrazinamide, *m.*; ***Pirilène***, *m.*; antituberculeux.

pyridostigmine, *f.*; ***Mestinon***, *m.*; antimyasthénique.

pyridoxine, *f.*; ***Bécilan***, *m.*; vitamine B6.

pyriméthamine, *f.*; ***Malocide***, *m.*; antiparasitaire.

pyrvinium, *m.*; ***Povanyl***, *m.*; anthelminthique.

Q

Questran, *m.*; **colestyramine**, *f.*; hypolipémiant.

Quiétiline, *f.*; **bromazépam**, *m.*; anxiolytique.

quinapril, *m.*; ***Korec***, *m.*; inhibiteur de l'enzyme de conversion de l'angiotensine.

quinine, *f.*; ***Quinine***, *f.*; antipaludéen.

quinolone. V. *antibiotique.*

Quitaxon, *m.*; **doxépine**, *f.*; antidépresseur.

Qvar, *m.*; **béclométasone**, *m.*; corticoïde.

R

rabéprazole, *m.*; ***Pariet***, *m.*; antiulcéreux.

racécadotril, *m.*; ***Tiorfan***, *m.*; antidiarrhétique.

Rafton, *m.*; **budésonide**, *m.*; corticoïde.

raloxifène, *m.*; ***Évista***, *m.*; ***Optruma***, *m.*; traitement de l'ostéoporose.

ramipril, *m.*; ***Triatec***, *m.*; ***Triateckit***, *m.*; inhibiteur de l'enzyme de conversion de l'angiotensine.

Raniplex, *m.*; **ranitidine**, *f.*; antiulcéreux, antihistaminique.

ranitidine, *f.*; ***Azantac***, *m.*; ***Raniplex***, *m.*; antiulcéreux, antihistaminique.

Rapamune, *m.*; **sirolimus**, *m.*; immunodépresseur.

Rapilysin, *m.*; **reteplase**, *m.*; thrombolytique.

Reactine, *f.*; **cétirizine**, *f.*; antihistaminique.

Rebetol, *m.*; **ribavirine**, *f.*; antiviral.

Rebif, *m.*; **interféron**, *m.*; antiviral.

Refludan, *m.*; **lépirudine**, *f.*; antithrombotique.

Relenza, *m.*; **zanamivir**, *m.*; antiviral.

Relpax, *m.*; **élétriptan**, *m.*; antimigraineux.

Rémicade, *m.*; **infliximab**, *m.*; antirhumatismal.

Reminyl, *m.*; **galantamine**, *f.*; traitement de la maladie d'Alzheimer.

Rénitec, *m.*; **énalapril**, *m.*; inhibiteur de l'enzyme de conversion de l'angiotensine.

Réopro, *m.*; **abciximab**, *m.*; antiagrégant plaquettaire.

répaglinide, *m.*; ***Novonorm***, *m.*; antidiabétique.

Réquip, *m.*; **ropinirole**, *m.*; antiparkinsonien.

reteplase, *m.*; ***Rapilysin***, *m.*; thrombolytique.

rétinol, *m.*; ***Avibon***, *m.*; vitamine A.

Rétrovir, *m.*; **azidothymidine (ou zidovudine)**, *f.*; antiviral.

Revasc, *m.*; **désidurine**, *f.*; anticoagulant.

Revia, *m.*; **naltrexone**, *f.*; traitement de l'alcoolisme chronique.

Rhéoflux, *m.*; **troxérutine**, *f.*; phlébotonique.

Rhinathiol, *m.*; **carbocystéine**, *f.*; mucolytique.

Rhinocort, *m.*; **budésonide**, *m.*; corticoïde.

ribavirine, *f.*; ***Copegus***, ***Rebetol***, *m.*; antiviral.

riboflavine, *f.*; ***Béflavine***, *f.*; vitamine B2.

Rifabutine, *f.*; **ansatipine**, *f.*; antituberculeux.

Rifadine, *f.*; **rifampicine**, *f.*; antibiotique.

rifampicine, *f.*; ***Rifadine***, *f.*; ***Rimactan***, *m.*; antituberculeux.

rilménidine, *f.*; ***Hypérium***, *m.*; antihypertenseur.

Rimactan, *m.*; **rifampicine**, *f.*; antituberculeux.

Rimifon, *m.*; **isoniazide**, *m.*; antituberculeux.

rimonabant, *m.*; ***Acomplia***, *m.*; traitement de l'obésité.

Riopan, *m.*; **magaldrate**, *m.*; antiacide.

risédronate monosodique, *m.*; ***Actonel***, *m.*; traitement de l'ostéoporose.

Risordan, *m.*; **isosorbide dinitrate**; antiangineux.

Risperdal, *m.*; **rispéridone**, *f.*; neuroleptique.

Risperdaloro, *m.*; **rispéridone**, *f.*; neuroleptique.

rispéridone, *f.*; ***Risperdal***, *m.*; ***Risperdaloro***, *m.*; neuroleptique.

Ritaline, *m.*; **méthylphénidate**, *m.*; psychostimulant.

ritonavir, *m.*; ***Norvir***, *m.*; antiviral.

rivastigmine, *m.*; ***Exelon***, *m.*; traitement de la maladie d'Alzheimer.

Rivotril, *m.*; **clonazépam**, *m.*; anticonvulsivant.

Rocéphine, *f.*; **ceftriaxone**, *f.*; antibiotique.

Roféron, *m.*; **interféron**, *m.*; antiviral.

Rohypnol, *m.*; **flunitrazépam**, *f.*; hypnotique.

ropinirole, *m.*; ***Réquip***, *m.*; antiparkinsonien.

rosiglitazone, *f.*; ***Avandia***, *m.*; antidiabétique.

rosuvastatine, *f.*; ***Crestor***, *m.*; hypolipémiant.

Rouvax, *m.*; vaccin contre la rougeole.

Rovalcyte, *m.*; **valganciclovir**, *m.*; antiviral.

Rovamycine, *f.*; **spiramycine**, *f.*; antibiotique.

roxithromycine, *f.*; ***Claramid***, *m.*; ***Rulid***, *m.*; antibiotique; macrolide.

Rozex, *m.*; **métronidazole**, *m.*; antibactérien imidazolé.

rPA, *m.*; ***Rapilysin***, *m.*; thrombolytique.

rt PA, *m.*; ***Actilyse***, *f.*; thrombolytique.

Rudivax, *m.*; vaccin contre la rubéole.

Rufol, *m.*; **sulfaméthizol**, *m.*; antibactérien urinaire.

Rulid, *m.*; **roxithromycine**, *f.*; antibiotique.

rutosides, *m. pl*; ***Esbériven***, *m.*; vasoprotecteurs.

Rythmodan, *m.*; **disopyramide**, *m.*; antiarythmique.

Rythmol, *m.*; **propafénone**, *f.*; antiarythmique.

S

Sabril, *m.*; **vigabatrin**, *m.*; anticonvulsivant.

Salagen, *m.*; **pilocarpine**, *f.*; traitement de l'hyposialie.

Salbumol, *m.*; **salbutamol**, *m.*; bêtastimulant, utéro-relaxant, bronchodilatateur.

salbutamol, *m.*; ***Asmasal***, *m.*; ***Buventol***, *m.*; ***Salbumol***, *m.*; ***Ventilastin***, *m.*; ***Ventodisk***, *m.*; ***Ventoline***, *f.*; bêtastimulant, utéro-relaxant, bronchodilatateur.

Salipran, *m.*; **bénorilate**, *m.*; analgésique.

salmétérol, *m.*; ***Sérévent***, *m.*; bronchodilatateur.

Sandimmun, *m.*; **ciclosporine**, *f.*; immunodépresseur.

Sanmigran, *m.*; **pizotifène**, *m.*; antimigraineux.

saquinavir, *m.*; ***Fortovase***, *m.*; ***Invirase***, *f.*; antiviral.

Sargénor, *m.*; **arginine (aspartate)**; antiasthéniant.

sclérosant variqueux
tétradécylsulfate de sodium, ***Trombovar***.

Scopoderm, *m.*; **scopolamine**, *f.*; antiémétisant, antispasmodique.

scopolamine, *f.*; ***Scopoderm***, *m.*; antiémétisant, antispasmodique.

Sécalip, *m.*; **fénofibrate**, *m.*; hypolipémiant.

Sectral, *m.*; **acébutolol**, *m.*; bêtabloquant.

Seglor, *m.*; **dihydroergotamine**, *f.*; antimigraineux.

sélégiline, *f.*; ***Déprényl***, *m.*; ***Otrasel***, *m.*; antiparkinsonien.

Seloken, *m.*; **métoprolol**, *m.*; bêtabloquant.

Selozok, *m.*; **métoprolol**, *m.*; bêtabloquant.

Septivon, *m.*; **triclocarban**, *m.*; antiseptique externe.

Serc, *m.*; **bêtahistine (dichlorhydrate de)**, *f.*; antivertigineux.

Sérécor, *m.*; **hydroquinidine**, *f.*; antiarythmique.

Serenoa repens; ***Permixon***, *m.*; prostatisme (traitement du).

Séresta, *m.*; **oxazépam**, *m.*; anxiolytique.

Sérévent, *m.*; **salmétérol**, *m.*; bronchodilatateur.

Sermion, *m.*; **nicergoline**, *f.*; anti-ischémique.

Seroplex, *m.*; **escitalopram**, *m.*; anxiolytique.

Séropram, *m.*; **citalopram**, *m.*; antidépresseur.

sertaconazole, *m.*; ***Monazol***, *m.*; antifongique.

sertraline, *f.*; ***Zoloft***, *m.*; antidépresseur.

Sevrédol, *m.*; **morphine**, *f.*; analgésique.

Sibélium, *m.*; **flunarizine**, *f.*; antivertigineux.

Sibutral, *m.*; **sibutramine**, *f.*; traitement de l'obésité.

sibutramine, *f.*; **Sibutral**, *m.*; traitement de l'obésité.

Sifrol, *m.*; **pramipexole**, *m.*; antiparkinsonien.

sildénafil, *m.*; **Viagra**, *m.*; traitement des troubles de l'érection.

silicates, *m. pl.*; **Actapulgite**, *f.*; **Bédelix**, *m.*; **Gastropulgite**, *f.*; **Smecta**, *m.*; pansements digestifs.

Silomat, *m.*; **clobutinol**, *m.*; antitussif.

Silkis, *m.*; **calcitriol**, *m.*; traitement du psoriasis.

simvastatine, *f.*; **Lodalès**, *m.*; **Zocor**, *m.*; hypolipémiant; inhibiteur de la HMG-CoA-réductase.

Singulair, *m.*; **montélukast**, *m.*; antiasthmatique.

Sinovial, *m.*; **acide hyaluronique**, antirhumatismal.

Sintrom, *m.*; **acénocoumarol**, *m.*; anticoagulant.

sirolimus, *m.*; **Rapamune**, *m.*; immunodépresseur.

Skélid, *m.*; **tiludronate disodique**; diphosphonate.

Skénan, *m.*; **morphine**, *f.*; analgésique.

Smecta, *m.*; **silicates**, *m. pl.*; pansement digestif.

Solian, *m.*; **amisulpride**, *m.*; neuroleptique.

Solmucol, *m.*; **acétyl-cystéine**, *f.*; mucolytique.

Solubacter, *m.*; **triclocarban**, *m.*; antiseptique externe.

Soludactone, *f.*; **canrénoate potassique**; diurétique.

Solumédrol, *m.*; **méthylprednisolone**, *f.*; corticoïde.

Solupred, *m.*; **prednisolone**, *f.*; corticoïde.

soluté de remplissage
- **dextran**, ***Promit***.
- **gélatine**, ***Gélofusine***, ***Plasmion***.
- **hydroxyéthylamidon**, ***Hyperes***.

somnifère, *V. hypnotique*.

Sophidone, *f.*; **hydromorphone**, *f.*; analgésique.

sorbitol, *m.*; **Microlax**, *m.*; laxatif rectal.

Sotalex, *m.*; **sotalol**, *m.*; bêtabloquant.

sotalol, *m.*; **Sotalex**, *m.*; bêtabloquant.

Spagulax, *m.*; **ispaghule**, *f.*; laxatif.

Spanor, *m.*; **doxycycline**, *f.*; antibiotique.

Spasfon, *m.*; **phloroglucinol**, *m.*; antispasmodique.

Spasmopriv, *m.*; **mébévérine**, *s. f.*; antispasmodique.

Spassirex, *m.*; **phloroglucinol**, *m.*; antispasmodique.

Spéciafoldine, *f.*; **acide folique**; antianémique.

spectinomycine, *f.*; **Trobicine**, *f.*; antibiotique.

Spifen, *m.*; **ibuprofène**, *m.*; anti-inflammatoire non-stéroïdien.

spiramycine, *f.*; **Rovamycine**, *f.*; antibiotique; macrolide.

Spiriva, *m.*; **tiotropium**, *m.*; bronchodilatateur.

Spiroctan, *m.*; **spironolactone**, *f.*; diurétique.

spironolactone, *f.*; **Aldactone**, *f.*; **Flumach**, *m.*; **Practon**, *m.*; **Spiroctan**, *m.*; **Spironone**, *f.*; diurétique.

Spironone, *f.*; **spironolactone**, *f.*; diurétique.

Sporanox, *m.*; **itraconazole**, *m.*; antifongique.

Spotof, *m.*; **acide tranexamique**; hémostatique.

Sprégal, *m.*; **benzoate de benzyle**, antiscabieux.

Stablon, *m.*; **tianeptine**, *f.*; antidépresseur.

Stagid, *m.*; **metformine**, *f.*; antidiabétique.

Stamaril, *m.*; vaccin anti-amaril.

stavudine, *f.*; **Zérit**, *m.*; antiviral.

Stérogyl, *m.*; **ergocalciférol**, *m.*; vitamine D.

Stilnox, *m.*; **zolpidem**, *m.*; hypnotique.

Stimycine, *f.*; **érythromycine**, *f.*; antibiotique.

Stomédine, *f.*; **cimétidine**, *f.*; antiulcéreux; antihistaminique.

Strefen, *m.*; **flurbiprofène**, *m.*; anti-inflammatoire non stéroïdien.

Streptase, *f.*; **streptokinase**, *f.*; thrombolytique.

streptokinase, *f.*; **Streptase**, *f.*; thrombolytique.

streptomycine, *f.*; antibiotique.

Stresam, *m.*; **épifoxine**, *f.*; anxiolytique.

Stromectol, *m.* ; **ivermectine** *f.* ; anthelminthique, antiscabieux.

strontium (ranélate de), ***Protelos***, *m.* ; traitement de l'ostéoporose.

Structum, *m.* ; **chondroïtine sulfate sodique**, antirhumatismal.

Subutex, *m.* ; **buprénorphine**, *f.* ; analgésique.

sucralfate, *m.* ; ***Kéal***, *m.* ; ***Ulcar***, *m.* ; antiulcéreux.

sulbutiamine, *f.* ; ***Arcalion***, *m.* ; psychostimulant.

sulconazole, *m.* ; ***Myk***, *m.* ; antifongique.

sulfaméthizol, *m.* ; ***Rufol***, *m.* ; antibactérien urinaire.

sulindac, *m.* ; ***Arthrocine***, *f.* ; anti-inflammatoire non stéroïdien.

sulpiride, *m.* ; ***Aiglonyl***, *m.* ; ***Dogmatil***, *m.* ; ***Synédil***, *m.* ; neuroleptique.

sumatriptan, *m.* ; ***Imigrane***, *m.* ; ***Imiject***, *m.* ; antimigraineux.

Surbronc, *m.* ; **ambroxol**, *m.* ; mucolytique.

Surgam, *m.* ; **acide tiaprofénique** ; anti-inflammatoire non stéroïdien.

Surgestone, *f.* ; **promégestone**, *f.* ; progestatif.

Surmontil, *m.* ; **trimipramine**, *f.* ; antidépresseur.

Sustiva, *m.* ; **éfavirenz**, *m.* ; antiviral.

sympathicomimétique
- **dobutamine, *Dobutrex*.**
- **dopamine, *Dopamine*.**
- **épinéphrine (adrénaline), *Anahelp, Anapen*.**
- **isoprénaline, *Isuprel*.**
- **phényléphrine, *Néosynéphrine*.**

Synacthène, *m.* ; **tétracosactide**, *m.* ; analogue de l'ACTH, antiœdémateux cérébral.

Synagis, *m.* ; **palivizumab**, *m.* ; antiviral.

Synédil, *m.* ; **sulpiride**, *m.* ; neuroleptique.

T

tabac : V. *désintoxication tabagique*.

tacrolimus, *m.* ; ***Prograf***, *m.* ; ***Protopic***, *m.* ; immunodépresseur.

tadalafil, *m.* ; ***Cialis***, *m.* ; traitement des troubles de l'érection.

Tadénan, *m.* ; **Pygeum africanum** ; prostatisme (traitement du).

Tagamet, *m.* ; **cimétidine**, *f.* ; antiulcéreux, antihistaminique.

Tahor, *m.* ; **atorvastatine**, *f.* ; hypolipémiant.

Taketiam, *m.* ; **céfotiam hexetil** ; antibiotique, céphalosporine de 3e génération.

Taloxa, *m.* ; **felbamate**, *m.* ; anticonvulsivant.

Tamik, *m.* ; **dihydroergotamine**, *f.* ; antimigraineux.

Tamiflu, *m.* ; **oseltamivir**, *m.* ; antiviral antigrippal.

tamoxifène, *m.* ; ***Kessar***, *m.* ; ***Nolvadex***, *m.* ; ***Oncotam***, *m.* ; antiœstrogène.

tamsulosine, *f.* ; ***Josir***, *m.* ; ***Mecir***, *m.* ; ***Omexel***, *m.* ; ***Omix***, *m.* ; traitement de l'hypertrophie prostatique.

Tanakan, *m.* ; **Ginkgo biloba** ; anti-ischémique.

Tanatril, *m.* ; **imidapril**, *m.* ; inhibiteur de l'enzyme de conversion de l'angiotensine.

Tanganil, *m.* ; **acétyl-leucine**, *f.* ; antivertigineux.

Tareg, *m.* ; **valsartan**, *m.* ; antagoniste de l'angiotensine II.

Targocid, *m.* ; **teicoplanine**, *f.* ; antibiotique.

Tavanic, *m.* ; **lévofloxacine**, *f.* ; fluoroquinolone.

tazarotène, *m.* ; ***Zorac***, *m.* ; traitement du psoriasis.

Tégrétol, *m.* ; **carbamazépine**, *f.* ; antimigraineux.

teicoplanine, *f.* ; ***Targocid***, *m.* ; antibiotique.

Telfast, *m.* ; **fexofénadine**, *f.* ; anti-histaminique.

télithromycine, *f.* ; ***Ketek***, *m.* ; antibiotique.

telmisartan, *m.* ; ***Micardis***, *m.* ; ***Pritor***, *m.* ; antagoniste de l'angiotensine II.

témazépam, *m.* ; ***Normison***, *m.* ; hypnotique.

Temerit, *m.* ; **nébivolol**, *m.* ; bêtabloquant.

Témesta, *m.* ; **lorazépam**, *m.* ; anxiolytique.

Temgésic, *m.* ; **buprénorphine**, *f.* ; analgésique.

ténecteplase, *m.* ; ***Métalyse***, *m.* ; thrombolytique.

tenofovir disoproxil, *m.*; ***Viréad***, *m.*; antiviral.

Ténormine, *f.*; **aténolol**, *m.*; bêtabloquant.

ténoxicam, *m.*; ***Tilcotil***, *m.*; anti-inflammatoire non stéroïdien.

Tenstaten, *m.*; **ciclétanine**, *f.*; diurétique.

Téralithe, *m.*; **lithium**, *m.*; thymorégulateur.

térazosine, *f.*; ***Dysalfa***, *m.*; ***Hytrine***, *f.*; hypertrophie prostatique (traitement de l').

terbinafine, *f.*; ***Lamisil***, *m.*; antifongique.

terbutaline, *f.*; ***Bricanyl***, *m.*; bêtastimulant, utéro-relaxant, bronchodilatateur.

Tercian, *m.*; **cyamémazine**, *f.*; neuroleptique.

tertatolol, *m.*; ***Artex***, *m.*; bêtabloquant.

testostérone, *f.*; ***Androgel***, *m.*; ***Androtardyl***, *m.*; ***Intrinsa***, *m.*; ***Nebido***, *m.*; androgène.

tétracosactide, *m.*; ***Synacthène***, *m.*; analogue de l'ACTH, antiœdémateux cérébral.

tétradécylsulfate de sodium; ***Trombovar***, *m.*; sclérosant variqueux.

tétrazépam, *m.*; ***Mégavix***, *m.*; ***Myolastan***, *m.*; ***Panos***, *m.*; myorelaxant.

Teveten, *m.*; **éprosartan**, *m.*; antihypertenseur.

Texodil, *m.*; **cefotiam hexetil**, *m.*; antibiotique, céphalosporine de 3e génération.

théophylline, *f.*; ***Dilatrane***, *m.*; ***Euphylline***, *f.*; ***Théostat***, *m.*; ***Xanthium***, *m.*; bronchodilatateur.

Théostat, *m.*; **théophylline**, *f.*; bronchodilatateur.

Théralène, *m.*; **alimémazine**, *f.*; antihistaminique.

thiamine, *f.*; ***Bénerva***, *m.*; ***Bévitine***, *f.*; vitamine B1.

thiamphénicol, *m.*; ***Thiophénicol***, *m.*; antibiotique.

thiocolchicoside, *m.*; ***Coltramyl*** *m.*; ***Miorel***, *m.*; ***Myoplège***, *m.*; myorelaxant.

Thiophénicol, *m.*; **thiamphénicol**, *m.*; antibiotique.

thrombolytique
- **alteplase, rt PA, *Actilyse.***
- **reteplase, r-PA, *Rapilysin.***
- **streptokinase, *Streptase.***
- **ténecteplase, *Métalyse.***

thymorégulateur
- **lithium, *Neurolithium*, *Téralithe.***

tiagabine, *f.*; ***Gabitril***, *m.*; anticonvulsivant.

tianeptine, *f.*; ***Stablon***, *m.*; antidépresseur.

Tiapridal, *m.*; **tiapride**, *m.*; neuroleptique.

tiapride, *m.*; ***Tiapridal***, *m.*; neuroleptique.

Tibéral, *m.*; **ornidazole**, *m.*; antibactérien imidazolé.

tibolone, *f.*; ***Livial***, *m.*; traitement de la ménopause.

ticarcilline, *f.*; ***Ticarpen***, *m.*; antibiotique; pénicilline.

Ticarpen, *m.*; **ticarcilline**, *f.*; antibiotique; pénicilline.

Ticlid, *m.*; **ticlopidine**, *f.*; antiagrégant plaquettaire.

ticlopidine, *f.*; ***Ticlid***, *m.*; antiagrégant plaquettaire.

Ticovac, *m.*; vaccin anti-encéphalite à tiques.

tiémonium, *m.*; ***Viscéralgine***, *f.*; antispasmodique.

Tigreat, *m.*; **frovatriptan**, *m.*; antimigraineux.

Tilcotil, *m.*; **ténoxicam**, *m.*; anti-inflammatoire non stéroïdien.

Tildiem, *m.*; **diltiazem**, *m.*; inhibiteur calcique.

tiludranate disodique; ***Skélid***, *m.*; diphosphonate.

Timacor, *m.*; **timolol**, *m.*; bêtabloquant.

timolol, *m.*; ***Digaol***, *m.*; ***Gaoptol***, *m.*; ***Nyolol***, *m.*; ***Ophtim***, *m.*; ***Timacor***, *m.*; ***Timoptol***, *m.*; bêtabloquant.

Timoptol, *m.*; **timolol**, *m.*; bêtabloquant.

Tinset, *m.*; **oxatomide**, *m.*; antihistaminique.

tinzaparine, *f.*; ***Innohep***, *m.*; anticoagulant; antithrombotique.

Tiorfan, *m.*; **racécadotril**, *m.*; antidiarrhéique.

tiotropium, *m.*; ***Spiriva***, *m.*; bronchodilatateur.

tirofiban, *m.*; ***Agrastat***, *m.*; antiagrégant plaquettaire.

Tixair, *m.*; **acétyl-cystéine**, *f.*; mucolytique.

tixocortol, *m.*; ***Pivalone***, *m.*; corticoïde.

tobramycine, *f.*; ***Nebcine***, *f.*; antibiotique.

Toco, *m.*; **tocophérol**, *m.*; vitamine E (hypolipémiant).

Tocolion, *m.*; **alphatocophérol**, *m.*; vitamine E (hypolipémiant).

tocophérol, *m.*; **Éphynal**, *m.*; **Toco**, *m.*; **Tocolion**, *m.*; vitamine E (hypolipémiant).

Tofranil, *m.*; **imipramine**, *f.*; antidépresseur.

Tolexine, *f.*; **doxycycline**, *f.*; antibiotique, cyline.

toltérodine, *f.*; **Détrusitol**, *m.*; traitement de l'instabilité vésicale.

tonicardiaque V. *cardiotonique*.

Topalgic, *m.*; **tramadol**, *m.*; analgésique.

Topféna, *m.*; **kétoprofène**, *m.*; anti-inflammatoire non stéroïdien.

topiramate, *m.*; **Épitomax**, *m.*; anticonvulsivant.

Toplexil, *m.*; **oxomémazine**, *f.*; antitussif.

Toprec, *m.*; **kétoprofène**, *f.*; anti-inflammatoire non stéroïdien.

Torental, *m.*; **pentoxifylline**, *f.*; anti-ischémique.

Totapen, *m.*; **ampicilline**, *f.*; antibiotique, pénicilline du groupe A.

tramadol, *m.*; **Biodalgic**, *m.*; **Contramal**, *m.*; **Monoalgic**, *m.*; **Monocrixo**, *m.*; **Monotramal**, *m.*; **Topalgic**, *m.*; **Zamudol**, *m.*; **Zumalgic**, *m.*; analgésique.

Tramisal, *m.*; **Gingko biloba**, *m.*; anti-ischémique.

Trandate, *m.*; **labétalol**, *m.*; alpha-bêtabloquant.

trandolapril, *m.*; **Odrik**, *m.*; inhibiteur de l'enzyme de conversion de l'angiotensine.

Transacalm, *m.*; **trimébutine**, *f.*; antispasmodique.

Transipeg, *m.*; **macrogol**, *m.*; laxatif.

Tranxène, *m.*; **clorazépate dipotassique**; anxiolytique.

Trasylol, *m.*; **aprotinine**, *f.*; hémostatique.

Trédémine, *f.*; **niclosamide**, *m.*; anthelminthique.

Trentadil, *m.*; **bamifylline**, *f.*; bronchodilatateur.

triamcinolone, *f.*; **Kénacort**, *m.*; **Nasacort**, *m.*; corticoïde.

Triatec, *m.*; **ramipril**, *m.*; inhibiteur de l'enzyme de conversion de l'angiotensine.

Triateckit, *m.*; **ramipril**, *m.*; inhibiteur de l'enzyme de conversion de l'angiotensine.

triazolam, *m.*; **Halcion**, *m.*; hypnotique.

triclabendazole, *m.*; **Egaten**, *m.*; anthelminthique.

triclocarban, *m.*; **Septivon**, *m.*; **Solubacter**, *m.*; antiseptique externe.

Triflucan, *m.*; **fluconazole**, *m.*; antifongique.

trihexyphénidyle, *m.*; **Artane**, *m.*; **Parkinane**, *m.*; antiparkinsonien.

Trileptal, *m.*; **oxcarbazépine**, *f.*; anticonvulsivant.

Trilifan, *m.*; **perphénazine**, *f.*; neuroleptique.

trimébutine, *f.*; **Débridat**, *m.*; **Modulon**, *m.*; **Transacalm**, *m.*; antispasmodique.

trimétazidine, *f.*; **Vastarel**, *m.*; anti-ischémique.

trimipramine, *f.*; **Surmontil**, *m.*; antidépresseur.

Trinipatch, *m.*; **trinitrine**, *f.*; antiangineux.

trinitrine, *f.*; **Cordipatch**, *m.*; **Diafusor**, *m.*; **Discotrine**, *m.*; **Épinitril**, *m.*; **Natispray**, *m.*; **Nitriderm**, *m.*; **Trinipatch**, *m.*; antiangineux.

tritoqualine, *f.*; **Hypostamine**, *f.*; antihistaminique.

Trivastal, *m.*; **piribédil**, *m.*; anti-ischémique.

Trobicine, *f.*; **spectinomycine**, *f.*; antibiotique.

Trombovar, *m.*; **tétradécylsulfate de sodium**; sclérosant variqueux.

tropatépine, *f.*; **Lepticur**, *m.*; antiparkinsonien.

troxérutine, *f.*; **Rhéoflux**, *m.*; **Veinamitol**, *m.*; phlébotonique.

Tussidane, *m.*; **dextrométhorphane**, *m.*; antitussif.

Typhim Vi, *m.*; vaccin contre la fièvre typhoïde.

U

Ulcar, *m.*; **sucralfate**, *m.*; antiulcéreux.

Ultralan, *m.*; **fluocortolone**, *f.*; corticoïde dermique.

Ultratard, *f.*; **insuline**, *f.*

Umuline, *f.*; **insuline**, *f.*; insuline humaine hémisynthétique.

Unicordium, *m.*; **bépridil**, *m.*; inhibiteur calcique.

Uniflox, *m.*; **ciprofloxacine**, *f.*; antibiotique.

Upfen, *m.*; **ibuprofène**, *m.*; anti-inflammatoire non stéroïdien.

Uprima, *m.*; **apomorphine**, *f.*; traitement des troubles de l'érection.

urapidil, *m.*; ***Eupressyl***, *m.*; ***Médiatensyl***, *m.*; antihypertenseur.

Urbanyl, *m.*; **clobazam**, *m.*; anxiolytique.

Uridoz, *m.*; **fosfomycine**, *f.*; antibactérien urinaire.

Urion, *m.*; **alfuzosine**, *f.*; prostatisme (traitement du).

ursodiol, *m.*; ***Délursan***, *m.*; ***Ursolvan***, *m.*; antilithiasique biliaire.

Ursolvan, *m.*; **ursodiol**, *m.*; antilithiasique biliaire.

Utrogestan, *m.*; **progestérone**, *f.*

Uvestérol, *m.*; **ergocalciférol**, *m.*; vitamine D.

V

vaccins
- **vaccin anti-amaril, *Stamaril***, *m.*
- **vaccin anti-encéphalite à tiques; *Ticovac***, *m.*
- **vaccin antigrippal; *Agrippal***, *m.*; ***Immugrip***, *m.*; ***Influvac***, *m.*; ***Mutagrip***, *m.*; ***Prévigrip***, *m.*; ***Vaxigrip***, *m.*
- **vaccin anti-hépatite A; *Avaxim***, *m.*; ***Havrix***, *m.*
- **vaccin anti-hépatite B; *Engerix B***, *m.*; ***Genhevac B***, *m.*; ***Hbvaxpro***, *m.*
- **vaccin anti-papillomavirus humain *Gardasil***, *m.*
- **vaccin antipneumococcique; *Prevenar*,**
- **vaccin antirougeole; *Rouvax***, *m.*
- **vaccin antirubéole; *Rudivax***, *m.*
- **vaccin antityphoïdique; *Typhim Vi***, *m.*
- **vaccin antivaricelle; *Varilrix*, *Varivax*.**

Vadilex, *m.*; **ifenprodil**, *m.*; anti-ischémique.

vagolytique
- **atropine**, *f.*; ***Atropine***, *f.*

valaciclovir, *m.*; ***Zélitrex***, *m.*; antiviral.

Valium, *m.*; **diazépam**, *m.*; anticonvulsivant, anxiolytique.

valganciclovir, *m.*; ***Rovalcyte***, *m.*; antiviral.

valproate de sodium; ***Dépakine***, *f.*; anticonvulsivant.

valpromide, *m.*; ***Dépamide***, *m.*; anticonvulsivant.

valsartan, *m.*; ***Nisis***, *m.*; ***Tareg***, *m.*; antagoniste de l'angiotensine II.

Vancocine, *f.*; **vancomycine**, *f.*; antibiotique.

vancomycine, *f.*; ***Vancocine***, *f.*; antibiotique.

vardénafil, *m.*; ***Levitra***, *m.*; traitement des troubles de l'érection.

varénicline, *f.*; ***Champix***, *m.*; désintoxication tabagique.

vasoconstricteur ORL
- **fénoxazoline, *Aturgyl*.**

vasoprotecteur
- **anthocyanosides, *Difrarel*.**
- **rutosides, *Esbériven*.**

Varilrix, *m.*; vaccin antivaricelle.

Varivax, *m.*; vaccin antivaricelle.

Vastarel, *m.*; **trimétazidine**, *f.*; anti-ischémique.

Vasten, *m.*; **pravastatine**, *f.*; hypolipémiant.

Vaxigrip, *m.*; vaccin antigrippal.

Veinamitol, *m.*; **troxérutine**, *f.*; phlébotonique.

Veineva, *m.*; **diosmine**, *f.*; phlébotonique.

veinotonique V. *phlébotonique*.

Velbé, *m.*; **vinblastine**, *f.*; anticancéreux.

Vénirène, *m.*; **diosmine**, *f.*; phlébotonique.

venlafaxine, *f.*; ***Effexor***, *m.*; antidépresseur.

Vénofer, *m.*; **hydroxyde de fer**; antianémique.

Ventilastin, *m.*; **salbutamol**, *m.*; bêtastimulant, bronchodilatateur.

Ventodisk, *m.*; **salbutamol**, *m.*; bêtastimulant bronchodilatateur.

Ventoline, *f.*; **salbutamol**, *m.*; bêtastimulant utéro-relaxant, bronchodilatateur.

Vépéside, *m.*; **étoposide**, *m.*; anticancéreux.

vérapamil, *m.*; ***Isoptine***, *f.*; inhibiteur calcique.

Vératran, *m.*; **clotiazépam**, *m.*; anxiolytique.

vésicale (traitement de l'instabilité)
toltérodine, *Détrusitol.*

Vfend, *m.*; **voriconazole**, *m.*; antifongique.

Viagra, *m.*; **sildénafil**, *m.*; traitement des troubles de l'érection.

Vibramycine, *f.*; **doxycycline**, *f.*; antibiotique.

Victan, *m.*; **loflazépate d'éthyle**; anxiolytique.

vidarabine, *f.*; ***Vira-MP***, *m.*; antiviral.

Videx, *m.*; **didanosine**, *f.*; antiviral.

vigabatrin, *m.*; ***Sabril***, *m.*; anticonvulsivant.

Vikela, *m.*; **lévonorgestrel**, *m.*; contraceptif d'urgence.

vinblastine, *f.*; ***Velbé***, *m.*; anticancéreux.

vinburnine, *f.*; ***Cervoxan***, *m.*; anti-ischémique.

vincristine, *f.*; ***Oncovin***, *m.*; anticancéreux.

Viraféron, *m.*; **interféron**, *m.*; antiviral.

Viramune, *m.*; **névirapine**, *f.*; antiviral.

Vira-MP, *m.*; **vidarabine**, *f.*; antiviral.

Viréad, *m.*; **tenofovir disoproxil**, *m.*; antiviral.

Virlix, *m.*; **cétirizine**, *f.*; antihistaminique.

Viscéralgine, *f.*; **tiémonium**, *m.*; antispasmodique.

Visken, *m.*; **pindolol**, *m.*; bêtabloquant.

Vistabel, *m.*; toxine botulique.

Vistide, *m.*; **cidofovir**, *m.*; antiviral.

vitamine A
rétinol, *Avibon.*

vitamine B1
thiamine, *Bénerva, Bévitine.*

vitamine B2
riboflavine, *Béflavine.*

vitamine B5
dexpanthénol, *Bépanthène.*

vitamine B6
pyridoxine, *Bécilan.*

vitamine B12
Cyanocobalamine, *Monovitamine B12*

vitamine C
acide ascorbique, *Laroscorbine.*

vitamine D (traitement de l'ostéoporose)
ergocalciférol, *Stérogyl, Uvestérol.*
calciférol, *Dédrogyl*, cholécalciférol, *Zymad.*

vitamine E (hypolipémiant)
alpha-tocophérol ou **tocophérol, *Éphynal, Toco, Tocolion.***

vitamine PP
nicotinamide, *Nicobion.*

Vogalène, *m.*; **métopimazine**, *f.*; antiémétisant.

Voltarène, *m.*; **diclofénac**, *m.*; anti-inflammatoire non stéroïdien.

voriconazole, *m.*; ***Vfend***, *m.*; antifongique.

W

warfarine, *f.*; ***Coumadine***, *f.*; anticoagulant.

X

Xanax, *m.*; **alprazolam**, *m.*; anxiolytique.

Xanthium, *m.*; **théophylline**, *f.*; bronchodilatateur.

Xatral, *m.*; **alfuzosine**, *f.*; prostatisme (traitement du).

Xénical, *m.*; **orlistat**, *m.*; traitement de l'obésité.

Xénid, *m.*; **diclofénac**, *m.*; anti-inflammatoire non stéroïdien.

xipamide, *m.*; ***Lumitens***, *m.*; diurétique.

xylène, *m.*; ***Cérulyse***, *m.*; céruménolytique.

Xylocaïne, *f.*; **lidocaïne**, *f.*; antiarythmique, anesthésique local.

Xylocard, *m.*; **lidocaïne**, *f.*; antiarythmique, anesthésique local.

Xyzall, *m.*; **lévocétirizine**, *f.*; antihistaminique.

Y

Yocoral, *m.*; **yohimbine**, *f.*; traitement des troubles de l'érection.

yohimbine, *f.*; *Yocoral*, *m.*; *Yohimbine*, *f.*; traitement des troubles de l'érection.

Z

Zacnan, *m.*; **minocycline**, *f.*; antibiotique.

Zaditen, *m.*; **kétotifène**, *m.*; antihistaminique.

Zamudol, *m.*; **tramadol**, *m.*; analgésique.

zanamivir, *m.*; *Relenza*, *m.*; antiviral.

Zanidip, *m.*; **lercanidipine**, *f.*; inhibiteur calcique.

Zarontin, *m.*; **éthosuximide**, *m.*; anticonvulsivant.

Zatur, *m.*; **oxybutynine**, *f.*; antispasmodique.

Zavedos, *m.*; **idarubicine**, *f.*; anticancéreux.

Zéclar, *m.*; **clarithromycine**, *f.*; antibiotique, macrolide.

Zeefra, *m.*; **céfradine**, *f.*; antibiotique; céphalosporine de 1re génération.

Zeffix, *m.*; **lamivudine**, *m.*; antiviral.

Zélitrex, *m.*; **valaciclovir**, *m.*; antiviral.

Zentel, *m.*; **albendazole**, *m.*; anthelminthique.

Zérit *m.*; **stavudine**, *f.*; antiviral.

Zestril, *m.*; **lisinopril**, *m.*; inhibiteur de l'enzyme de conversion de l'angiotensine.

Ziagen, *m.*; **abacavir**, *m.*; antiviral.

zidovudine (ou **azidothymidine**), *f.*; *Rétrovir*, *m.*; antiviral.

Zinnat, *m.*; **céfuroxime**, *m.*; antibiotique.

Zithromax, *m.*; **azithromycine**, *f.*; antibiotique; macrolide.

Zocor, *m.*; **simvastatine**, *f.*; hypolipémiant.

Zofénil, *m.*; **zofénopril**, *m.*; inhibiteur de l'enzyme de conversion de l'angiotensine.

zofénopril, *m.*; *Zofénil*, *m.*; inhibiteur de l'enzyme de conversion de l'angiotensine.

Zofora, *m.*; **piroxicam**, *m.*; anti-inflammatoire non stéroïdien.

zolmitriptan, *m.*; *Zomig*, *m.*; *Zomigoro*, *m.*; antimigraineux.

Zoloft, *m.*; **sertraline**, *f.*; antidépresseur.

Zolpidem, *m.*; *Stilnox*, *m.*; hypnotique.

Zoltum, *m.*; **oméprazole**, *m.*; antiulcéreux.

Zomig, *m.*; **zolmitriptan**, *m.*; antimigraineux.

Zomigoro, *m.*; **zolmitriptan**, *m.*; antimigraineux.

Zondar, *m.*; **diacerhéine**, *f.*; antirhumatismal.

Zophren, *m.*; **ondansétron**, *m.*; antiémétisant.

zopiclone, *m.*; *Imovane*, *m.*; hypnotique.

Zorac, *m.*; **tazarotène**, *m.*; traitement du psoriasis.

Zovirax, *m.*; **aciclovir**, *m.*; antiviral.

Zoxan, *m.*; **doxazosine**, *f.*; alphabloquant.

zuclopenthixol, *m.*; *Clopixol*, *m.*; neuroleptique.

Zumalgic, *m.*; **tramadol**, *m.*; analgésique.

Zyban, *m.*; **bupropion**, *m.*; désintoxication tabagique.

Zyloric, *m.*; **allopurinol**, *m.*; antigoutteux.

Zymad, *m.*; **cholécalciférol**, *m.*; vitamine D.

Zyprexa, *m.*; **olanzapine**, *f.*; neuroleptique.

Zyrtec, *m.*; **cétirizine**, *f.*; antihistaminique.

Annexes
décrets et circulaires

Ministère de la santé et de la protection sociale

Décret n° 2004-802 du 29 juillet 2004 relatif aux parties IV et V (dispositions réglementaires) du code de la santé publique et modifiant certaines dispositions de ce code.

NOR : SANP0422530D

ANNEXE

PARTIE IV
Professions de santé

LIVRE III
AUXILIAIRES MÉDICAUX

Titre Ier
PROFESSION D'INFIRMIER OU D'INFIRMIÈRE

Chapitre Ier
Exercice de la profession

Section I
Actes professionnels

Article R. 4311-1

L'exercice de la profession d'infirmier ou d'infirmière comporte l'analyse, l'organisation, la réalisation de soins infirmiers et leur évaluation, la contribution au recueil de données cliniques et épidémiologiques et la participation à des actions de prévention, de dépistage, de formation et d'éducation à la santé.

Dans l'ensemble de ces activités, les infirmiers et infirmières sont soumis au respect des règles professionnelles et notamment du secret professionnel.

Ils exercent leur activité en relation avec les autres professionnels du secteur de la santé, du secteur social et médico-social et du secteur éducatif.

Article R. 4311-2

Les soins infirmiers, préventifs, curatifs ou palliatifs, intègrent qualité technique et qualité des relations avec le malade. Ils sont réalisés en tenant compte de l'évolution des sciences et des techniques. Ils ont pour objet, dans le respect des droits de la personne, dans le souci de son éducation à la santé et en tenant compte de la personnalité de celle-ci dans ses composantes physiologique, psychologique, économique, sociale et culturelle :

1° De protéger, maintenir, restaurer et promouvoir la santé physique et mentale des personnes ou l'autonomie de leurs fonctions vitales physiques et psychiques en vue de favoriser leur maintien, leur insertion ou leur réinsertion dans leur cadre de vie familial ou social ;

2° De concourir à la mise en place de méthodes et au recueil des informations utiles aux autres professionnels, et notamment aux médecins pour poser leur diagnostic et évaluer l'effet de leurs prescriptions;

3° De participer à l'évaluation du degré de dépendance des personnes;

4° De contribuer à la mise en œuvre des traitements en participant à la surveillance clinique et à l'application des prescriptions médicales contenues, le cas échéant, dans des protocoles établis à l'initiative du ou des médecins prescripteurs ;

5° De participer à la prévention, à l'évaluation et au soulagement de la douleur et de la détresse physique et psychique des personnes, particulièrement en fin de vie au moyen des soins palliatifs, et d'accompagner, en tant que de besoin, leur entourage.

Article R. 4311-3

Relèvent du rôle propre de l'infirmier ou de l'infirmière les soins liés aux fonctions d'entretien et de continuité de la vie et visant à compenser partiellement ou totalement un manque ou une diminution d'autonomie d'une personne ou d'un groupe de personnes. Dans ce cadre, l'infirmier ou l'infirmière a compétence pour prendre les initiatives et accomplir les soins qu'il juge nécessaires conformément aux dispositions des articles R. 4311-5 et R. 4311-6. Il identifie les besoins de la personne, pose un diagnostic infirmier, formule des objectifs de soins, met en œuvre les actions appropriées et les évalue. Il peut élaborer, avec la participation des membres de l'équipe soignante, des protocoles de soins infirmiers relevant de son initiative. Il est chargé de la conception, de l'utilisation et de la gestion du dossier de soins infirmiers.

Article R. 4311-4

Lorsque les actes accomplis et les soins dispensés relevant de son rôle propre sont dispensés dans un établissement ou un service à domicile à caractère sanitaire, social ou médico-social, l'infirmier ou l'infirmière peut, sous sa responsabilité, les assurer avec la collaboration d'aides-soignants, d'auxiliaires de puériculture ou d'aides médico-psychologiques qu'il encadre et dans les limites de la qualification reconnue à ces derniers du fait de leur formation. Cette collaboration peut s'inscrire dans le cadre des protocoles de soins infirmiers mentionnés à l'article R. 4311-3.

Article R. 4311-5

Dans le cadre de son rôle propre, l'infirmier ou l'infirmière accomplit les actes ou dispense les soins suivants visant à identifier les risques et à assurer le confort et la sécurité de la personne et de son environnement et comprenant son information et celle de son entourage :

1° Soins et procédés visant à assurer l'hygiène de la personne et de son environnement;

2° Surveillance de l'hygiène et de l'équilibre alimentaire;

3° Dépistage et évaluation des risques de maltraitance;

4° Aide à la prise des médicaments présentés sous forme non injectable;

5° Vérification de leur prise;

6° Surveillance de leurs effets et éducation du patient;

7° Administration de l'alimentation par sonde gastrique, sous réserve des dispositions prévues à l'article R. 4311-7 et changement de sonde d'alimentation gastrique;

8° Soins et surveillance de patients en assistance nutritive entérale ou parentérale ;

9° Surveillance de l'élimination intestinale et urinaire et changement de sondes vésicales;

10° Soins et surveillance des patients sous dialyse rénale ou péritonéale;

11° Soins et surveillance des patients placés en milieu stérile;

12° Installation du patient dans une position en rapport avec sa pathologie ou son handicap;

13° Préparation et surveillance du repos et du sommeil;

14° Lever du patient et aide à la marche ne faisant pas appel aux techniques de rééducation;

15° Aspirations des sécrétions d'un patient qu'il soit ou non intubé ou trachéotomisé;

16° Ventilation manuelle instrumentale par masque;

17° Utilisation d'un défibrillateur semi-automatique et surveillance de la personne placée sous cet appareil;

18° Administration en aérosols de produits non médicamenteux;

19° Recueil des observations de toute nature susceptibles de concourir à la connaissance de l'état de santé de la personne et appréciation des principaux paramètres servant à sa surveillance : température, pulsations, pression artérielle, rythme respiratoire, volume de la diurèse, poids, mensurations, réflexes pupillaires, réflexes de défense cutanée, observations des manifestations de l'état de conscience, évaluation de la douleur;

20° Réalisation, surveillance et renouvellement des pansements non médicamenteux ;

21° Réalisation et surveillance des pansements et des bandages autres que ceux mentionnés à l'article R. 4311-7;

22° Prévention et soins d'escarres;

23° Prévention non médicamenteuse des thromboses veineuses;

24° Soins et surveillance d'ulcères cutanés chroniques;

25° Toilette périnéale;

26° Préparation du patient en vue d'une intervention, notamment soins cutanés préopératoires;

27° Recherche des signes de complications pouvant survenir chez un patient porteur d'un dispositif d'immobilisation ou de contention;

28° Soins de bouche avec application de produits non médicamenteux;

29° Irrigation de l'œil et instillation de collyres;

30° Participation à la réalisation des tests à la sueur et recueil des sécrétions lacrymales;

31° Surveillance de scarifications, injections et perfusions mentionnées aux articles R. 4311-7 et R. 4311-9;

32° Surveillance de patients ayant fait l'objet de ponction à visée diagnostique ou thérapeutique;

33° Pose de timbres tuberculiniques et lecture;

34° Détection de parasitoses externes et soins aux personnes atteintes de celles-ci;

35° Surveillance des fonctions vitales et maintien de ces fonctions par des moyens non invasifs et n'impliquant pas le recours à des médicaments;

36° Surveillance des cathéters, sondes et drains;

37° Participation à la réalisation d'explorations fonctionnelles, à l'exception de celles mentionnées à l'article R. 4311-10, et pratique d'examens non vulnérants de dépistage de troubles sensoriels;

38° Participation à la procédure de désinfection et de stérilisation des dispositifs médicaux réutilisables;

39° Recueil des données biologiques obtenues par des techniques à lecture instantanée suivantes :

a) Urines : glycosurie acétonurie, protéinurie, recherche de sang, potentiels en ions hydrogène, pH;

b) Sang : glycémie, acétonémie;

40° Entretien d'accueil privilégiant l'écoute de la personne avec orientation si nécessaire;

41° Aide et soutien psychologique;

42° Observation et surveillance des troubles du comportement.

Article R. 4311-6

Dans le domaine de la santé mentale, outre les actes et soins mentionnés à l'article R. 4311-5, l'infirmier ou l'infirmière accomplit les actes et soins suivants :

1° Entretien d'accueil du patient et de son entourage;

2° Activités à visée sociothérapeutique individuelle ou de groupe;

3° Surveillance des personnes en chambre d'isolement;

4° Surveillance et évaluation des engagements thérapeutiques qui associent le médecin, l'infirmier ou l'infirmière et le patient.

Article R. 4311-7

L'infirmier ou l'infirmière est habilité à pratiquer les actes suivants soit en application d'une prescription médicale qui, sauf urgence, est écrite, qualitative et quantitative, datée et signée, soit en application d'un protocole écrit, qualitatif et quantitatif, préalablement établi, daté et signé par un médecin :

1° Scarifications, injections et perfusions autres que celles mentionnées au deuxième alinéa de l'article R. 4311-9, instillations et pulvérisations;

2° Scarifications et injections destinées aux vaccinations ou aux tests tuberculiniques ;

3° Mise en place et ablation d'un cathéter court ou d'une aiguille pour perfusion dans une veine superficielle des membres ou dans une veine épicrânienne ;

4° Surveillance de cathéters veineux centraux et de montages d'accès vasculaires implantables mis en place par un médecin;

5° Injections et perfusions, à l'exclusion de la première, dans ces cathéters ainsi que dans les cathéters veineux centraux et ces montages :

a) De produits autres que ceux mentionnés au deuxième alinéa de l'article R. 4311-9;

b) De produits ne contribuant pas aux techniques d'anesthésie générale ou locorégionale mentionnées à l'article R. 4311-12.

Ces injections et perfusions font l'objet d'un compte rendu d'exécution écrit, daté et signé par l'infirmier ou l'infirmière et transcrit dans le dossier de soins infirmiers;

6° Administration des médicaments sans préjudice des dispositions prévues à l'article R. 4311-6;

7° Pose de dispositifs transcutanés et surveillance de leurs effets;

8° Renouvellement du matériel de pansements médicamenteux;

9° Réalisation et surveillance de pansements spécifiques;

10° Ablation du matériel de réparation cutanée;

11° Pose de bandages de contention;

12° Ablation des dispositifs d'immobilisation et de contention;

13° Renouvellement et ablation des pansements médicamenteux, des systèmes de tamponnement et de drainage, à l'exception des drains pleuraux et médiastinaux;

14° Pose de sondes gastriques en vue de tubage, d'aspiration, de lavage ou d'alimentation gastrique;

15° Pose de sondes vésicales en vue de prélèvement d'urines, de lavage, d'instillation, d'irrigation ou de drainage de la vessie, sous réserve des dispositions du troisième alinéa de l'article R. 4311-10;

16° Instillation intra-urétrale;

17° Injection vaginale;

18° Pose de sondes rectales, lavements, extractions de fécalomes, pose et surveillance de goutte-à-goutte rectal;

19° Appareillage, irrigation et surveillance d'une plaie, d'une fistule ou d'une stomie;

20° Soins et surveillance d'une plastie;

21° Participation aux techniques de dilatation de cicatrices ou de stomies;

22° Soins et surveillance d'un patient intubé ou trachéotomisé, le premier changement de canule de trachéotomie étant effectué par un médecin;

23° Participation à l'hyperthermie et à l'hypothermie;

24° Administration en aérosols et pulvérisations de produits médicamenteux;

25° Soins de bouche avec application de produits médicamenteux et, en tant que de besoin, aide instrumentale;

26° Lavage de sinus par l'intermédiaire de cathéters fixés par le médecin;

27° Bains d'oreilles et instillations médicamenteuses ;

28° Enregistrements simples d'électrocardiogrammes, d'électro-encéphalogrammes et de potentiels évoqués sous réserve des dispositions prévues à l'article R. 4311-10;

29° Mesure de la pression veineuse centrale;

30° Vérification du fonctionnement des appareils de ventilation assistée ou du monitorage, contrôle des différents paramètres et surveillance des patients placés sous ces appareils;

31° Pose d'une sonde à oxygène;

32° Installation et surveillance des personnes placées sous oxygénothérapie normobare et à l'intérieur d'un caisson hyperbare;

33° Branchement, surveillance et débranchement d'une dialyse rénale, péritonéale ou d'un circuit d'échanges plasmatique;

34° Saignées;

35° Prélèvements de sang par ponction veineuse ou capillaire ou par cathéter veineux;

36° Prélèvements de sang par ponction artérielle pour gazométrie;

37° Prélèvements non sanglants effectués au niveau des téguments ou des muqueuses directement accessibles;

38° Prélèvements et collecte de sécrétions et d'excrétions;

39° Recueil aseptique des urines;

40° Transmission des indications techniques se rapportant aux prélèvements en vue d'analyses de biologie médicale;

41° Soins et surveillance des personnes lors des transports sanitaires programmés entre établissements de soins;

42° Entretien individuel et utilisation au sein d'une équipe pluridisciplinaire de techniques de médiation à visée thérapeutique ou psychothérapique;

43° Mise en œuvre des engagements thérapeutiques qui associent le médecin, l'infirmier ou l'infirmière et le patient, et des protocoles d'isolement.

Article R. 4311-8

L'infirmier ou l'infirmière est habilité à entreprendre et à adapter les traitements antalgiques, dans le cadre des protocoles préétablis, écrits, datés et signés par un médecin. Le protocole est intégré dans le dossier de soins infirmiers.

Article R. 4311-9

L'infirmier ou l'infirmière est habilité à accomplir sur prescription médicale écrite, qualitative et quantitative, datée et signée, les actes et soins suivants, à condition qu'un médecin puisse intervenir à tout moment :

1° Injections et perfusions de produits d'origine humaine nécessitant, préalablement à leur réalisation, lorsque le produit l'exige, un contrôle d'identité et de compatibilité obligatoire effectué par l'infirmier ou l'infirmière;

2° Injections de médicaments à des fins analgésiques dans des cathéters périduraux et intrathécaux ou placés à proximité d'un tronc ou d'un plexus nerveux, mis en place par un médecin et après que celui-ci a effectué la première injection;

3° Préparation, utilisation et surveillance des appareils de circulation extracorporelle ;

4° Ablation de cathéters centraux et intrathécaux;

5° Application d'un garrot pneumatique d'usage chirurgical;

6° Pose de dispositifs d'immobilisation;

7° Utilisation d'un défibrillateur manuel;

8° Soins et surveillance des personnes, en postopératoire, sous réserve des dispositions prévues à l'article R. 4311-12;

9° Techniques de régulation thermique, y compris en milieu psychiatrique;

10° Cures de sevrage et de sommeil.

Article R. 4311-10

L'infirmier ou l'infirmière participe à la mise en œuvre par le médecin des techniques suivantes :

1° Première injection d'une série d'allergènes;

2° Premier sondage vésical chez l'homme en cas de rétention;

3° Enregistrement d'électrocardiogrammes et d'électroencéphalogrammes avec épreuves d'effort ou emploi de médicaments modificateurs;

4° Prise et recueil de pression hémodynamique faisant appel à des techniques à caractère vulnérant autres que celles mentionnées à l'article R. 4311-7;

5° Actions mises en œuvre en vue de faire face à des situations d'urgence vitale;

6° Explorations fonctionnelles comportant des épreuves pharmacodynamiques, d'effort, de stimulation ou des tests de provocation;

7° Pose de systèmes d'immobilisation après réduction;

8° Activités, en équipe pluridisciplinaire, de transplantation d'organes et de greffe de tissus;

9° Transports sanitaires :

a) Transports sanitaires urgents entre établissements de soins effectués dans le cadre d'un service mobile d'urgence et de réanimation;

b) Transports sanitaires médicalisés du lieu de la détresse vers un établissement de santé effectués dans le cadre d'un service mobile d'urgence et de réanimation;

10° Sismothérapie et insulinothérapie à visée psychiatrique.

Article R. 4311-11

L'infirmier ou l'infirmière titulaire du diplôme d'État de bloc opératoire ou en cours de formation préparant à ce diplôme, exerce en priorité les activités suivantes :

1° Gestion des risques liés à l'activité et à l'environnement opératoire;

2° Élaboration et mise en œuvre d'une démarche de soins individualisée en bloc opératoire et secteurs associés;

3° Organisation et coordination des soins infirmiers en salle d'intervention;

4° Traçabilité des activités au bloc opératoire et en secteurs associés;

5° Participation à l'élaboration, à l'application et au contrôle des procédures de désinfection et de stérilisation des dispositifs médicaux réutilisables visant à la prévention des infections nosocomiales au bloc opératoire et en secteurs associés.

En per-opératoire, l'infirmier ou l'infirmière titulaire du diplôme d'État de bloc opératoire ou l'infirmier ou l'infirmière en cours de formation préparant à ce diplôme exerce les activités de circulant, d'instrumentiste et d'aide opératoire en présence de l'opérateur.

Il est habilité à exercer dans tous les secteurs où sont pratiqués des actes invasifs à visée diagnostique, thérapeutique, ou diagnostique et thérapeutique dans les secteurs de stérilisation du matériel médico-chirurgical et dans les services d'hygiène hospitalière.

Article R. 4311-12

L'infirmier ou l'infirmière, anesthésiste diplômé d'État, est seul habilité, à condition qu'un médecin anesthésiste-réanimateur puisse intervenir à tout moment, et après qu'un médecin anesthésiste-réanimateur a examiné le patient et établi le protocole, à appliquer les techniques suivantes :

1° Anesthésie générale;

2° Anesthésie loco-régionale et réinjections dans le cas où un dispositif a été mis en place par un médecin anesthésiste-réanimateur;

3° Réanimation per-opératoire.

Il accomplit les soins et peut, à l'initiative exclusive du médecin anesthésiste-réanimateur, réaliser les gestes techniques qui concourent à l'application du protocole.

En salle de surveillance postinterventionnelle, il assure les actes relevant des techniques d'anesthésie citées aux 1°, 2° et 3° et est habilité à la prise en charge de la douleur postopératoire relevant des mêmes techniques.

Les transports sanitaires mentionnés à l'article R. 4311-10 sont réalisés en priorité par l'infirmier ou l'infirmière anesthésiste diplômé d'État.

L'infirmier ou l'infirmière, en cours de formation préparant à ce diplôme, peut participer à ces activités en présence d'un infirmier anesthésiste diplômé d'État.

Article R. 4311-13

Les actes concernant les enfants de la naissance à l'adolescence, et en particulier ceux ci-dessous énumérés, sont dispensés en priorité par une infirmière titulaire du diplôme d'État de puéricultrice et l'infirmier ou l'infirmière en cours de formation préparant à ce diplôme :

1° Suivi de l'enfant dans son développement et son milieu de vie;
2° Surveillance du régime alimentaire du nourrisson;
3° Prévention et dépistage précoce des inadaptations et des handicaps;
4° Soins du nouveau-né en réanimation;
5° Installation, surveillance et sortie du nouveau-né placé en incubateur ou sous photothérapie.

Article R. 4311-14

En l'absence d'un médecin, l'infirmier ou l'infirmière est habilité, après avoir reconnu une situation comme relevant de l'urgence ou de la détresse psychologique, à mettre en œuvre des protocoles de soins d'urgence, préalablement écrits, datés et signés par le médecin responsable. Dans ce cas, l'infirmier ou l'infirmière accomplit les actes conservatoires nécessaires jusqu'à l'intervention d'un médecin. Ces actes doivent obligatoirement faire l'objet de sa part d'un compte rendu écrit, daté, signé, remis au médecin et annexé au dossier du patient.

En cas d'urgence et en dehors de la mise en œuvre du protocole, l'infirmier ou l'infirmière décide des gestes à pratiquer en attendant que puisse intervenir un médecin. Il prend toutes mesures en son pouvoir afin de diriger la personne vers la structure de soins la plus appropriée à son état.

Article R. 4311-15

Selon le secteur d'activité où il exerce, y compris dans le cadre des réseaux de soins, et en fonction des besoins de santé identifiés, l'infirmier ou l'infirmière propose des actions, les organise ou y participe dans les domaines suivants :

1° Formation initiale et formation continue du personnel infirmier, des personnels qui l'assistent et éventuellement d'autres personnels de santé;

2° Encadrement des stagiaires en formation;

3° Formation, éducation, prévention et dépistage, notamment dans le domaine des soins de santé primaires et communautaires;

4° Dépistage, prévention et éducation en matière d'hygiène, de santé individuelle et collective et de sécurité;

5° Dépistage des maladies sexuellement transmissibles, des maladies professionnelles, des maladies endémiques, des pratiques addictives;

6° Éducation à la sexualité;

7° Participation à des actions de santé publique;

8° Recherche dans le domaine des soins infirmiers et participation à des actions de recherche pluridisciplinaire.

Il participe également à des actions de secours, de médecine de catastrophe et d'aide humanitaire, ainsi qu'à toute action coordonnée des professions de santé et des professions sociales conduisant à une prise en charge globale des personnes.

Chapitre II
Règles professionnelles

Section I
Dispositions communes à tous les modes d'exercice

Sous-section 1
Devoirs généraux

Article R. 4312-1

Les dispositions du présent chapitre s'imposent à toute personne exerçant la profession d'infirmier ou d'infirmière telle qu'elle est définie à l'article L. 4311-1, et quel que soit le mode d'exercice de cette profession.

Article R. 4312-2

L'infirmier ou l'infirmière exerce sa profession dans le respect de la vie et de la personne humaine. Il respecte la dignité et l'intimité du patient et de la famille.

Article R. 4312-3

L'infirmier ou l'infirmière n'accomplit que les actes professionnels qui relèvent de sa compétence en vertu des dispositions de la section I du chapitre Ier du présent titre, prises en application des articles L. 4161-1, L. 4311-1 et L. 6211-8.

Article R. 4312-4

Le secret professionnel s'impose à tout infirmier ou infirmière et à tout étudiant infirmier dans les conditions établies par la loi.
Le secret couvre non seulement ce qui lui a été confié, mais aussi ce qu'il a vu, lu, entendu, constaté ou compris.
L'infirmier ou l'infirmière instruit ses collaborateurs de leurs obligations en matière de secret professionnel et veille à ce qu'ils s'y conforment.

Article R. 4312-5

L'infirmier ou l'infirmière doit, sur le lieu de son exercice, veiller à préserver autant qu'il lui est possible la confidentialité des soins dispensés.

Article R. 4312-6

L'infirmier ou l'infirmière est tenu de porter assistance aux malades ou blessés en péril.

Article R. 4312-7

Lorsqu'un infirmier ou une infirmière discerne dans l'exercice de sa profession qu'un mineur est victime de sévices ou de privations, il doit mettre en œuvre les moyens les plus adéquats pour le protéger, en n'hésitant pas, si cela est nécessaire, à alerter les autorités médicales ou administratives compétentes lorsqu'il s'agit d'un mineur de quinze ans.

Article R. 4312-8

L'infirmier ou l'infirmière doit respecter le droit du patient de s'adresser au professionnel de santé de son choix.

Article R. 4312-9

L'infirmier ou l'infirmière ne peut aliéner son indépendance professionnelle sous quelque forme que ce soit. Il ne peut notamment accepter une rétribution fondée sur des obligations de rendement qui auraient pour conséquence une restriction ou un abandon de cette indépendance.

Article R. 4312-10

Pour garantir la qualité des soins qu'il dispense et la sécurité du patient, l'infirmier ou l'infirmière a le devoir d'actualiser et de perfectionner ses connaissances professionnelles.
Il a également le devoir de ne pas utiliser des techniques nouvelles de soins infirmiers qui feraient courir au patient un risque injustifié.

Article R. 4312-11

L'infirmier ou l'infirmière respecte et fait respecter les règles d'hygiène dans l'administration des soins, dans l'utilisation des matériels et dans la tenue des locaux. Il s'assure de la bonne élimination des déchets solides et liquides qui résultent de ses actes professionnels.

Article R. 4312-12

Les infirmiers ou infirmières doivent entretenir entre eux des rapports de bonne confraternité. Il leur est interdit de calomnier un autre professionnel de la santé, de médire de lui ou de se faire écho de propos susceptibles de lui nuire dans l'exercice de sa profession. Un infirmier ou une infirmière en conflit avec un confrère doit rechercher la conciliation.

Article R. 4312-13

Le mode d'exercice de l'infirmier ou de l'infirmière est salarié ou libéral. Il peut également être mixte.

Article R. 4312-14

L'infirmier ou l'infirmière est personnellement responsable des actes professionnels qu'il est habilité à effectuer.

Dans le cadre de son rôle propre, l'infirmier ou l'infirmière est également responsable des actes qu'il assure avec la collaboration des aides-soignants et des auxiliaires de puériculture qu'il encadre.

Article R. 4312-15

L'infirmier ou l'infirmière doit prendre toutes précautions en son pouvoir pour éviter que des personnes non autorisées puissent avoir accès aux médicaments et produits qu'il est appelé à utiliser dans le cadre de son exercice.

Article R. 4312-16

L'infirmier ou l'infirmière a le devoir d'établir correctement les documents qui sont nécessaires aux patients. Il lui est interdit d'en faire ou d'en favoriser une utilisation frauduleuse, ainsi que d'établir des documents de complaisance.

Article R. 4312-17

L'infirmier ou l'infirmière ne doit pas user de sa situation professionnelle pour tenter d'obtenir pour lui-même ou pour autrui un avantage ou un profit injustifié ou pour commettre un acte contraire à la probité.

Sont interdits tout acte de nature à procurer à un patient un avantage matériel injustifié ou illicite, toute ristourne en argent ou en nature faite à un patient.

Il est également interdit à un infirmier ou une infirmière d'accepter une commission pour un acte infirmier quelconque ou pour l'utilisation de matériels ou de technologies nouvelles.

Article R. 4312-18

Il est interdit à un infirmier ou une infirmière de se livrer ou de participer à des fins lucratives à toute distribution de médicaments et d'appareils ou de produits ayant un rapport avec son activité professionnelle.

Article R. 4312-19

L'infirmier ou l'infirmière ne doit pas proposer au patient ou à son entourage, comme salutaire ou sans danger, un remède ou un procédé illusoire ou insuffisamment éprouvé.

Il ne doit pas diffuser dans les milieux professionnels ou médicaux une technique ou un procédé nouveau de soins infirmiers insuffisamment éprouvés sans accompagner cette diffusion des réserves qui s'imposent.

Article R. 4312-20

L'infirmier ou l'infirmière ne peut exercer en dehors d'activités de soins, de prévention, d'éducation de la santé, de formation ou de recherche une autre activité lui permettant de tirer profit des compétences qui lui sont reconnues par la réglementation.

Il ne peut exercer une autre activité professionnelle que si un tel cumul est compatible avec la dignité et la qualité qu'exige son exercice professionnel et n'est pas exclu par la réglementation en vigueur.

Article R. 4312-21

Est interdite à l'infirmier ou à l'infirmière toute forme de compérage, notamment avec des personnes exerçant une profession médicale ou paramédicale, des pharmaciens ou des directeurs de laboratoires d'analyses de biologie médicale, des établissements de fabrication et de vente de remèdes, d'appareils, de matériels ou de produits nécessaires à l'exercice de sa profession ainsi qu'avec tout établissement de soins, médico-social ou social.

Article R. 4312-22

L'infirmier ou l'infirmière auquel une autorité qualifiée fait appel soit pour collaborer à un dispositif de secours mis en place pour répondre à une situation d'urgence, soit en cas de sinistre ou de calamité, doit répondre à cet appel et apporter son concours.

Article R. 4312-23

L'infirmier ou l'infirmière peut exercer sa profession dans un local aménagé par une entreprise ou un établissement pour les soins dispensés à son personnel.

Article R. 4312-24

Dans le cas où il est interrogé à l'occasion d'une procédure disciplinaire, l'infirmier ou l'infirmière est tenu, dans la mesure compatible avec le respect du secret professionnel, de révéler les faits utiles à l'instruction parvenus à sa connaissance.

Sous-section 2
Devoirs envers les patients

Article R. 4312-25

L'infirmier ou l'infirmière doit dispenser ses soins à toute personne avec la même conscience quels que soient les sentiments qu'il peut éprouver à son égard et quels que soient l'origine de cette personne, son sexe, son âge, son appartenance ou non-appartenance à une ethnie, à une nation ou à une religion déterminée, ses mœurs, sa situation de famille, sa maladie ou son handicap et sa réputation.

Article R. 4312-26

L'infirmier ou l'infirmière agit en toute circonstance dans l'intérêt du patient.

Article R. 4312-27

Lorsqu'il participe à des recherches biomédicales, l'infirmier ou l'infirmière doit le faire dans le respect des dispositions du titre II du livre Ier de la partie I du présent code.

Article R. 4312-28

L'infirmier ou l'infirmière peut établir pour chaque patient un dossier de soins infirmiers contenant tous les éléments relatifs à son propre rôle et permettant le suivi du patient.

L'infirmier ou l'infirmière, quel que soit son mode d'exercice, doit veiller à la protection contre toute indiscrétion de ses fiches de soins et des documents qu'il peut détenir concernant les patients qu'il prend en charge. Lorsqu'il a recours à des procédés informatiques, quel que soit le moyen de stockage des données, il doit prendre toutes les mesures qui sont de son ressort pour en assurer la protection, notamment au regard des règles du secret professionnel.

Article R. 4312-29

L'infirmier ou l'infirmière applique et respecte la prescription médicale écrite, datée et signée par le médecin prescripteur, ainsi que les protocoles thérapeutiques et de soins d'urgence que celui-ci a déterminés.

Il vérifie et respecte la date de péremption et le mode d'emploi des produits ou matériels qu'il utilise.

Il doit demander au médecin prescripteur un complément d'information chaque fois qu'il le juge utile, notamment s'il estime être insuffisamment éclairé.

L'infirmier ou l'infirmière communique au médecin prescripteur toute information en sa possession susceptible de concourir à l'établissement du diagnostic ou de permettre une meilleure adaptation du traitement en fonction de l'état de santé du patient et de son évolution.

Chaque fois qu'il l'estime indispensable, l'infirmier ou l'infirmière demande au médecin prescripteur d'établir un protocole thérapeutique et de soins d'urgence écrit, daté et signé.

En cas de mise en œuvre d'un protocole écrit de soins d'urgence ou d'actes conservatoires accomplis jusqu'à l'intervention d'un médecin, l'infirmier ou l'infirmière remet à ce dernier un compte rendu écrit, daté et signé.

Article R. 4312-30

Dès qu'il a accepté d'effectuer des soins, l'infirmier ou l'infirmière est tenu d'en assurer la continuité, sous réserve des dispositions de l'article R. 4312-41.

Article R. 4312-31

L'infirmier ou l'infirmière chargé d'un rôle de coordination et d'encadrement veille à la bonne exécution des actes accomplis par les infirmiers ou infirmières, aides-soignants, auxiliaires de puériculture et par les étudiants infirmiers placés sous sa responsabilité.

Article R. 4312-32

L'infirmier ou l'infirmière informe le patient ou son représentant légal, à leur demande, et de façon adaptée, intelligible et loyale, des moyens ou des techniques mis en œuvre. Il en est de même des soins à propos desquels il donne tous les conseils utiles à leur bon déroulement.